"十四五"时期国家重点出版物出版专项规划项目
急诊医学与急危重症医疗服务体系建设丛书
丛书主编：陈玉国

# 实用急诊护理学

主　审　陈玉国
主　编　曹英娟
副主编　甘秀妮　张　敏　姜　玫
编　委　（按姓名汉语拼音排序）

曹英娟（山东大学齐鲁医院）
陈　欧（山东大学护理与康复学院）
戴　娜（山东大学齐鲁医院）
段元秀（山东大学齐鲁医院）
冯　英（青岛大学附属医院）
甘秀妮（重庆医科大学附属第二医院）
高永莉（四川大学华西医院）
龚　静（重庆医科大学附属第二医院）
郭　杰（山东大学齐鲁医院）
郭卫婷（山东大学齐鲁医院）
韩玉萍（山东第一医科大学附属省立医院）
郝俊萍（山东大学齐鲁医院）
黄素芳（华中科技大学同济医学院附属同济医院）
姜　玫（山东大学齐鲁医院）
金静芬（浙江大学医学院附属第二医院）
李　苹（山东大学齐鲁医院）
李　尧（山东大学齐鲁医院）
李永丽（山东大学齐鲁医院）
蔺　楠（山东大学齐鲁医院）
刘春青（山东大学齐鲁医院）
刘　嘉（山东大学齐鲁医院）
刘　可（山东大学齐鲁医院）
刘　娜（重庆医科大学附属第二医院）
刘　青（山东大学齐鲁医院）
刘颖青（首都医科大学附属北京朝阳医院）
罗成琴（重庆医科大学附属第二医院）
马爱霞（山东大学齐鲁医院）
马梦颖（山东大学齐鲁医院）
孟丽红（山东第一医科大学第一附属医院）

乔　莹（山东大学齐鲁医院）
石　蕾（山东大学齐鲁医院）
石　萍（山东大学齐鲁医院）
孙　波（山东大学齐鲁医院）
王　红（山东大学齐鲁医院）
王明堂（山东大学齐鲁医院）
王文君（山东大学齐鲁医院）
王兴蕾（山东大学第二医院）
尉喜燕（山东大学齐鲁医院）
吴慎然（山东第一医科大学第二附属医院）
肖　哲（山东大学齐鲁医院）
徐志勇（山东大学齐鲁医院）
颜　艳（山东大学齐鲁医院）
尹　霞（山东大学齐鲁医院）
张长敏（山东大学齐鲁医院）
张春雨（山东大学齐鲁医院）
张　晶（山东大学齐鲁医院）
张　琳（山东大学齐鲁医院）
张　敏（山东大学齐鲁医院）
张　璇（山东大学齐鲁医院）
张艳艳（山东大学齐鲁医院）
张　震（山东大学齐鲁医院）
赵厚良（山东大学齐鲁医院）
赵　明（山东大学齐鲁医院）
郑会珍（山东大学齐鲁医院）
郑秋兰（重庆医科大学附属第二医院）
郑盛隆（山东大学齐鲁医院）
周　敏（山东大学齐鲁医院）

编写秘书　刘玉鑫（山东大学齐鲁医院）　　　郑秋兰（重庆医科大学附属第二医院）
　　　　　杨　绘（济宁市第二人民医院）

北京大学医学出版社

SHIYONG JIZHEN HULIXUE

#### 图书在版编目（CIP）数据

实用急诊护理学 / 曹英娟主编. -- 北京 ：北京大学医学出版社，2025.4. -- ISBN 978-7-5659-3179-6

Ⅰ．R472.2

中国国家版本馆 CIP 数据核字第 20248BA908 号

### 实用急诊护理学

主　　编：曹英娟
出版发行：北京大学医学出版社
地　　址：(100191) 北京市海淀区学院路 38 号　北京大学医学部院内
电　　话：发行部 010-82802230；图书邮购 010-82802495
网　　址：http://www.pumpress.com.cn
E-mail：booksale@bjmu.edu.cn
印　　刷：北京信彩瑞禾印刷厂
经　　销：新华书店
责任编辑：赵欣　　责任校对：靳新强　　责任印制：李啸
开　　本：850 mm×1168 mm　1/16　　印张：43　　字数：1234 千字
版　　次：2025 年 4 月第 1 版　2025 年 4 月第 1 次印刷
书　　号：ISBN 978-7-5659-3179-6
定　　价：220.00 元

版权所有，违者必究
（凡属质量问题请与本社发行部联系退换）

# 序

健康是促进人的全面发展的必然要求，是社会发展的基础条件。2016年，中共中央、国务院印发的《"健康中国2030"规划纲要》指出，要把健康融入所有政策，加快转变健康领域发展方式，全方位、全周期地维护和保障人民健康，大幅提高健康水平。在此背景下，卫生健康事业发展迅速，护理工作作为卫生健康事业的重要组成部分，也面临着前所未有的机遇和挑战。

"十三五"时期护理事业快速发展，护士作为护理事业的主力军，队伍持续发展壮大，2020年底，全国注册护士总数470万人。2021年，国家卫生健康委制定发布了《"十四五"国家临床专科能力建设规划》，对临床专科能力建设做出整体性、系统性、制度性安排。以临床能力为核心，围绕专科技术带头人和核心专家打造临床团队和人才梯队。充分发挥专科内多学科融合的优势，培育临床专科技术特色，促进技术创新发展。按照院科两级责任制的要求，将专科作为医疗质量安全管理的单元，健全专科医疗质量安全管理体系，培育专科特色文化。"十四五"时期护理事业发展面临新形势、新要求。《全国护理事业发展规划（2021—2025年）》指出，要加强护士队伍建设，在持续增加护士数量的基础上，进一步加强护士培养培训，尤其是急诊急救等紧缺护理专业护士的岗位培训。

急诊科是医院重症患者最集中、病种最多、抢救和管理任务最重的科室，护士需要掌握跨学科、跨专业的知识和技能。近年来，随着急诊医学的发展和社会需求的不断提高，急诊护理的范畴日趋扩大，内容也更加丰富。加强急诊护理专科教育和相关培训，落实急危重症支持技术战线前移，有助于提高护士知识技能储备及应对急危重症和突发公共卫生事件的综合处置能力，助力实现2030年突发事件卫生应急处置能力和紧急医学救援能力达到发达国家水平的战略目标。

《实用急诊护理学》坚持立足岗位、分类施策的原则，以基础知识、基本技能、护理质量与患者安全等为框架，内容系统、科学、严谨、实用、可操作性强。编委均为来自全国各三级甲等医院的急诊临床护理专家，对于急诊护理知识、技能及最新进展具有权威性，他们满怀热忱，编写了这部《实用急诊护理学》。借此机会，谨向为此书的出版付出了无数心血与艰辛劳动的全体人员致以崇高的敬意，并向为此书的编写提供指导与帮助的各界人士、学者表示衷心的感谢！

陈玉国

# 前　言

急诊护理学是研究各类急性病、急性创伤、慢性病急性发作及急危重症抢救、护理的综合性专业学科，具有其独特的逻辑性思维和临床护理工作方式。随着医疗卫生改革配套政策的不断推出及持续推进，急诊科建设也面临着新的挑战和发展机遇，急诊护理专科的培训教育也需要与时俱进，开拓创新，迫切需要提升急诊护理人员的应急、沟通、科研与临床技能等全方位的水平。

为加强我国医药卫生队伍人才建设、贯彻落实教育部相关精神、适应护理学教育发展趋势，我们编写了此书。本书参考国内外急诊护理最新理论和技术发展，以编者丰富的临床与教学经验为基础，力求突出科学性、创新性、实用性等。全书共分为六篇四十五章。第一篇是总论，包括急诊护理学概述、急救医疗服务体系的组成与管理，以及急诊护理循证实践探索、急诊患者安宁疗护、急诊护理伦理等知识；第二篇是急诊护理，从预检分诊到护理评估，从系统功能监测到危急值管理，同时关注危重患者转运、营养支持、镇静镇痛及常见并发症的预防；第三篇是系统急症护理，全面介绍各系统常见急症护理，也包括妇产科、五官科、皮肤科等常见急症的处理；第四篇是急诊护理技术，与第三篇相承接，详细描述了相应的急救技能技术；第五篇是急诊护理质量与安全，关注医护人员、患者的安全问题，并对其进行质量控制与改进；第六篇是灾难与应急管理，包括医护人员对突发公共卫生事件的应急处置与管理等内容。

本书编者来自国内不同地区的医院及护理院校，在急诊护理学领域有较高的学术水平和丰富的临床与教学工作经验。本次编写得到了北京市护理学会、四川大学华西医院、重庆医科大学附属第二医院、华中科技大学同济医学院附属同济医院、浙江大学医学院附属第二医院、山东第一医科大学附属省立医院、山东大学护理与康复学院、山东大学第二医院等参编单位领导和专家的支持与鼓励，在此表示深深的感谢！由于编者水平有限，书中难免存在疏漏及不妥之处，恳请广大读者不吝指正。

曹英娟

# 目 录

## 第一篇 总论

- **第一章 急诊护理学概述** …………… 3
  - 第一节 急诊护理学起源 …………… 3
  - 第二节 急诊护理学的发展与管理 …… 4

- **第二章 急救医疗服务体系的组成与管理** …………… 7
  - 第一节 急救医疗服务体系的架构 …… 7
  - 第二节 急救医疗服务体系的管理 …… 14
  - 第三节 急诊护理人员素质要求 …… 17
  - 第四节 急诊专科护理资质认证 …… 20

- **第三章 急诊护理循证实践探索** …… 24
  - 第一节 循证护理概述 …………… 24
  - 第二节 急诊护理循证实践案例 …… 26

- **第四章 急诊护理伦理** …………… 31
  - 第一节 急诊患者护理的伦理问题 …… 31
  - 第二节 急诊患者护理的伦理要求 …… 34

- **第五章 急诊患者疾病体验** …………… 37
  - 第一节 急诊患者的感知与体验及其提升措施 …… 37
  - 第二节 急诊优质护理服务模式 …… 39

- **第六章 急诊患者安宁疗护** …………… 42
  - 第一节 生命教育与器官捐献 …… 42
  - 第二节 安宁疗护服务模式 …… 46

## 第二篇 急诊护理

- **第七章 急诊预检分诊** …………… 53
  - 第一节 概述 …………… 53
  - 第二节 预检分诊工具 …………… 55
  - 第三节 急诊预检分诊流程 …… 61

- **第八章 急诊护理评估** …………… 70
  - 第一节 初级评估 …………… 70
  - 第二节 次级评估 …………… 72
  - 第三节 急诊护理评判性思维 …… 74

- **第九章 系统功能监测** …………… 76
  - 第一节 患者风险评估 …………… 76
  - 第二节 循环系统功能监测 …… 78
  - 第三节 呼吸系统功能监测 …… 84
  - 第四节 神经系统功能监测 …… 88
  - 第五节 消化系统功能监测 …… 90
  - 第六节 泌尿系统功能监测 …… 93

- **第十章 危急值管理** …………… 96
  - 第一节 概述 …………… 96

第二节 血清学危急值………… 97
第三节 影像学危急值………… 100

- 第十一章 营养支持………… **104**
  第一节 概述………… 104
  第二节 肠内营养………… 108
  第三节 肠外营养………… 112

- 第十二章 镇痛与镇静………… **116**
  第一节 镇痛………… 116
  第二节 镇静………… 122

- 第十三章 常见并发症的预防………… **125**
  第一节 呼吸机相关性肺炎………… 125
  第二节 静脉血栓栓塞症………… 130
  第三节 血管导管相关感染………… 135
  第四节 谵妄………… 140

- 第十四章 危重患者转运………… **143**
  第一节 概述………… 143
  第二节 院内转运………… 144
  第三节 院际转运………… 146

## 第三篇 系统急症护理

- 第十五章 循环系统急症………… **151**
  第一节 急性冠脉综合征………… 151
  第二节 急性心力衰竭………… 166
  第三节 严重心律失常………… 172
  第四节 急诊高血压………… 177
  第五节 主动脉夹层………… 181
  第六节 病毒性心肌炎………… 185
  第七节 心搏骤停与心肺脑复苏…… 187
  第八节 心脏压塞………… 195

- 第十六章 呼吸系统急症………… **199**
  第一节 急性呼吸衰竭………… 199
  第二节 急性呼吸窘迫综合征………… 204
  第三节 慢性阻塞性肺疾病急性
  发作………… 208
  第四节 哮喘急性发作………… 213
  第五节 肺栓塞………… 216
  第六节 自发性气胸………… 221

- 第十七章 消化系统急症………… **226**
  第一节 消化道出血………… 226
  第二节 急性胰腺炎………… 230
  第三节 肠梗阻………… 234
  第四节 急性肝衰竭………… 238

- 第十八章 神经系统急症………… **243**
  第一节 急性脑血管病………… 243
  第二节 癫痫急性发作………… 256
  第三节 重症肌无力………… 260

- 第十九章 血液系统急症………… **265**
  第一节 严重急性贫血………… 265
  第二节 急性白血病………… 268
  第三节 急性出血性疾病………… 272
  第四节 弥散性血管内凝血………… 276

- 第二十章 泌尿系统急症………… **281**
  第一节 急性肾衰竭………… 281
  第二节 泌尿系感染………… 286
  第三节 尿路梗阻和结石………… 289

- 第二十一章 内分泌系统急症………… **292**
  第一节 糖尿病相关急症………… 292
  第二节 肾上腺危象………… 299

第三节　高血钙危象……………… 302

- 第二十二章　急性创伤与外科急症 ………………………………… **305**
  - 第一节　概述……………………… 305
  - 第二节　多发伤…………………… 312
  - 第三节　颅脑损伤………………… 319
  - 第四节　脊柱创伤………………… 324
  - 第五节　胸腹部创伤……………… 328
  - 第六节　肌肉与骨骼创伤………… 336
  - 第七节　烧伤……………………… 341

- 第二十三章　休克 ……………… **348**
  - 第一节　概述……………………… 348
  - 第二节　心源性休克……………… 352
  - 第三节　低血容量性休克………… 356
  - 第四节　梗阻性休克……………… 360
  - 第五节　分布性休克……………… 364

- 第二十四章　急性中毒 ………… **370**
  - 第一节　概述……………………… 370
  - 第二节　农药中毒………………… 372
  - 第三节　精神类药物中毒………… 377
  - 第四节　有害气体中毒…………… 380
  - 第五节　氰化物中毒……………… 384
  - 第六节　食物中毒………………… 386
  - 第七节　昆虫与动物咬伤中毒…… 388

- 第二十五章　环境及理化因素损伤 ………………………………… **395**
  - 第一节　中暑……………………… 395

  - 第二节　淹溺……………………… 399
  - 第三节　电击伤…………………… 403
  - 第四节　放射病…………………… 406
  - 第五节　低温症…………………… 409
  - 第六节　高原病…………………… 412

- 第二十六章　妇产科急症……… **416**
  - 第一节　妇科急腹症……………… 416
  - 第二节　阴道出血………………… 419
  - 第三节　妇产科急性感染………… 423
  - 第四节　妊娠相关急症…………… 426

- 第二十七章　五官科急症……… **432**
  - 第一节　口腔颌面部损伤及急性感染 …………………………… 432
  - 第二节　眼科急症………………… 436
  - 第三节　急性喉阻塞……………… 440
  - 第四节　突发性聋与耳蜗前庭急症 ………………………………… 443

- 第二十八章　皮肤科急症……… **447**
  - 第一节　荨麻疹…………………… 447
  - 第二节　丹毒……………………… 449
  - 第三节　血管性水肿……………… 452

- 第二十九章　多器官功能衰竭……… **455**
  - 第一节　脓毒血症………………… 455
  - 第二节　全身炎症反应综合征…… 458
  - 第三节　多器官功能障碍综合征…… 461

# 第四篇　急诊护理技术

- **第三十章　呼吸管理相关技术**……… **469**
  - 第一节　人工气道建立…………… 469
  - 第二节　氧疗技术………………… 484

  - 第三节　机械通气………………… 490
  - 第四节　胸膜腔穿刺术…………… 498
  - 第五节　胸腔闭式引流术………… 500

- 第三十一章　心脏管理相关技术…… **503**
  - 第一节　心电图技术………………… **503**
  - 第二节　电除颤与电复律…………… **507**
  - 第三节　主动脉内球囊反搏术……… **511**
  - 第四节　体外膜肺氧合……………… **514**
  - 第五节　心肺复苏术………………… **518**

- 第三十二章　洗胃术…………………… **524**

- 第三十三章　创伤管理相关技术……… **528**
  - 第一节　清创术……………………… **528**
  - 第二节　止血、包扎、固定、搬运术………………………… **531**

- 第三十四章　血管通路管理相关技术…………………………… **541**
  - 第一节　动脉穿刺置管术…………… **541**
  - 第二节　深静脉穿刺置管术………… **543**
  - 第三节　骨髓腔穿刺术……………… **546**

- 第三十五章　连续性血液净化技术…… **548**

- 第三十六章　亚低温治疗技术………… **555**

- 第三十七章　床旁快速检验技术……… **562**
  - 第一节　概述………………………… **562**
  - 第二节　床旁快速动脉血气分析检测技术………………… **564**
  - 第三节　床旁快速心脏生化标志物检测技术………………… **567**
  - 第四节　其他指标床旁快速检测技术……………………… **569**

# 第五篇　急诊护理质量与安全

- 第三十八章　急诊医疗服务风险评估…………………………… **575**
  - 第一节　急诊护士风险管理………… **575**
  - 第二节　医疗服务与法律法规……… **579**

- 第三十九章　职业暴露与职业防护… **583**
  - 第一节　急诊科感染预防与控制…… **583**
  - 第二节　护理人员的职业暴露……… **587**
  - 第三节　护理人员的职业防护……… **590**

- 第四十章　感染控制管理…………… **594**
  - 第一节　人员防护…………………… **595**
  - 第二节　环境消毒与医疗废物处理………………………… **600**
  - 第三节　尸体处理方法……………… **605**
  - 第四节　终末消毒…………………… **605**

- 第四十一章　护理质量控制………… **608**
  - 第一节　急诊流程管理……………… **608**
  - 第二节　急诊护理持续质量改进…… **616**
  - 第三节　急诊护理质量敏感指标…… **620**

- 第四十二章　急诊患者安全管理…… **627**

# 第六篇　灾难与应急管理

- **第四十三章　灾难护理** …………… **639**
  - 第一节　概述 …………………… 639
  - 第二节　灾难应急准备 ………… 640
  - 第三节　灾难现场救护 ………… 644
  - 第四节　灾难心理危机干预 …… 650

- **第四十四章　应急管理** …………… **654**
  - 第一节　概述 …………………… 654
  - 第二节　院内应急管理 ………… 656
  - 第三节　突发公共卫生事件应急
    管理 …………………………… 660

- **第四十五章　公众科普与培训** …… **665**
  - 第一节　目击者急救知识培训 … 665
  - 第二节　常用急救知识科普 …… 670

- **主要参考文献** ………………………………………………………………… **675**

# 第一篇 总论

# 第一章 急诊护理学概述

急诊护理学是针对各类急性病症、急性创伤、慢性疾病急性发作、各类危重症及突发公共卫生事件的抢救护理应对与管理，以现代医学科学体系为框架，以护理学专业理论为基础，以挽救患者生命、提高抢救成功率、促进患者康复、减少伤残率、提高生命质量为目的，研究急危重症护理理论、专科技术、临床实践和科学管理的一门综合性应用学科，是现代护理学的重要专业之一。

## 第一节 急诊护理学起源

### 一、国际急诊护理学的起源

现代急诊护理学起源于19世纪中期，1854—1856年的克里米亚战争期间，佛洛伦斯·南丁格尔（F. Nightingale）带领38名护士前往战地救护，倡导设立专门病房，将危重患者集中观察护理，这就是"监护室"的雏形，使前线英国伤病员的死亡率由42%降至2%，挽救了无数伤病员的生命，充分体现了急救护理在急危重症救治中的重要作用。

20世纪50年代初期，北欧暴发了大规模的脊髓灰质炎，许多患者因呼吸肌麻痹不能自主呼吸，需要辅助呼吸治疗并配合特殊的护理技术，此时急诊护理学得到真正的发展，各大医院建立相应的监护病房或单元。

1970年，美国危重症医学会成立；1972年，美国医学会正式承认急诊医学为一门独立的学科；1979年，国际上正式承认急诊医学为医学科学中的独立专业学科。

到20世纪90年代，急救医疗服务体系得到迅速发展，急诊护理不仅限于院内急诊科或急救中心，而且包含院前急救、院内急诊、急危重症救治、灾害护理学等多项内容。

### 二、我国急诊护理学的起源

我国急诊护理学的起源可以追溯到远古时期。人类在自身生存与自然灾害、意外伤害及疾病斗争的过程中总结经验，反复实践，逐渐发展为急诊医学，也开启了急诊护理学的实践。春秋战国时期的《黄帝内经》、汉代的《神农本草经》和《伤寒杂病论》均开创了中医急诊辨证论治的先河，张仲景创造性地提出用人工呼吸的办法抢救自缢患者；东晋葛洪的《肘后备急方》、唐代孙思邈的《备急千金药方》、元代危亦林的《世医得效方》均记载了多种急症医方，这些丰富的中医备急医学遗产体现了中医在急诊理论与实践中的独特见解与经验，为急诊医学和急诊护理学的实践与发展奠定了基础。

我国近代急诊护理学始于第二次国内革命战争时期的中央苏区对伤员的战地救护和快速后转。早在井冈山时期，红军就设有卫生队和担架队。1928年，红四军创建了第一所正规医院——小井红军医院，逐渐建立了层层相连的战时救护体系，设立战地救护小组、救护所、卫生队、卫生部、野战医院和后方医院。随军战地救护组负责军队日常的医疗卫生工作，包括医生、卫生员和看护员等。医生负责查看病情、诊断、开处方，卫生员负责简单的包扎与治疗，看护员则负责照料伤病员。1932年2月，第一所中国工农红军军医学校在江西于都正式开学。1933年5月，中国工农红军军医学校更名为中国工农红军卫生学校，同年10月与从汀州迁来的中央红色医务学校合并，仍取名为中国工农红军卫生学校，是中央苏区时期最重要的一所医务学校，是中国共产党领导下开展医学教育的一面旗帜，培养了大量的看护（护士）、保健班等学员。此外，根据地还开办了红色护士学校、医药干部学校、卫生训练班等医药卫生学校和卫生人员培训机构，为中央苏区医疗卫生队伍的壮大和发展做出了积极贡献。1934年10月，中国工农红军卫生学校奉命随军开始了史无前例的二万五千里长征。1937年8月，中国工农红军卫生学校更名为八路军军医学校，1940年9月，更名为中国医科大学。我国医疗卫生战线广大医务工作者遵循的"救死扶伤，实行革命的人道主义"医德基本原则，就是毛泽东于1941年为中国医科大学十四期毕业生的亲笔题词。

## 第二节 急诊护理学的发展与管理

我国现代急诊护理学的早期护理实践并没有专门的急诊、急救和危重症护理学相关概念，急诊只是医院门诊中的一个诊室。20世纪50年代中期，国内一些大、中城市建立了规模小、设备简陋的急救站。20世纪60年代，我国出现少量的救护车，救护车内仅配备担架，只能转运伤病员。直到1980—1984年卫生部先后颁发了《加强城市急救工作的意见》《关于发布医院急诊科（室）建设方案（试行）的通知》的文件后，北京、上海等大城市正式相继成立了急救中心，我国急诊护理学进入初步发展阶段。1981年，《中国急救医学》杂志创刊。1986年，原国家卫生部正式批准启用急救统一呼叫号码"120"，部分地区开始试行医疗急救电话"120"、公安报警电话"110"、火警电话"119"、交通事故报警电话"122"等四警合一的联动机制，北京、上海、广州等发达城市还积极探索海、陆、空立体救援新模式、全国整体急救医疗网络（急救中心-急诊科-ICU）一体化服务体系。1986年11月，我国通过了《中华人民共和国急救医疗法》，许多医院相继成立、发展了急诊科，使急诊规模从门诊的一个诊室相继发展为急诊室、急诊科和急救中心，同时促进了急诊护理学与急诊医学的同步发展，主要研究急诊和危重症领域的知识与急救技术。

1983年，急诊医学被原卫生部和教育部正式承认为独立学科。1985年，国家学位评定委员会正式批准设置急诊医学研究生点。1987年，中华医学会急诊医学分会成立。1997年中国病理生理学会危重病医学专业委员会成立。2005年，中华医学会重症医学分会成立。1992年成立"灾害医学专业组"，研究防灾、减灾问题。2005年，卫生行政部门设立了应急办公室，灾难医疗工作正式纳入国家卫生行政管理。2011年12月7日，中华医学会第84个分会——灾难医学会在上海成立，标志着中国的灾难医学学科及灾难医学事业完成了从无到有的蜕变。此后，中华护理学会分别成立了门急诊护理和危重症护理专业委员会，这些里程碑事件标志着中国急诊1.0时代正式开启。1988年，第二军医大学开设了国内第一门"急救护理学"课程。此后，教育部将"急救护理学"确定为护理学科的必修课程。1989年，原卫生部将医院建立急诊科和ICU作为医院等级评定的条件之一，明确了急诊、危重症医学及护理学在医院建设中不可或缺的地位，我国急危重症护理学随之进入快速发展阶段。1995年4月，原卫生部发布了《灾难事故医疗救援工作管理办法》；2001年4月，国务院颁布了《关于特大安全事故行政责任追究的规定》。2003年，严重急性呼吸综合征（severe acute respiratory syndrome，SARS）暴发流行，为进一步提高急诊应急能力，国务院于同年5月又颁布了《突发公共卫生事件应急条例》。2005年，《中国护理事业发展规划纲要（2005—2010年）》中《专科护理领域护士培训大纲》的颁布开启了急诊专科护士、重症监护专科护士的专科资质培训。2006年以后相继有一些护理院校将"灾害医学"或"灾害护理学"纳入课程计划。2008年5月汶川地震，国家投入巨资建立健全突发公共卫生事件紧急医疗救治体系，我国在应急反应能力方面有了大幅提高，急诊医学与急危重症护理学在应对大型灾害中的地位得到进一步提升和完善。北京护理学会于2008年10月13日举办首期急诊专业护士资格认证师资培训班。2009年，由杨晓媛主编的《灾害护理学》（军事医学科学出版社出版）成为汶川地震后关于灾害急救护理的第一部灾害护理教材。四川大学联合香港理工大学开始联合培养灾害护理专业的硕士与博士研究生，这是我国首次正式开展的高层次灾害护理专业人才培养项目。2009年，中华护理学会灾害护理专业委员会成立，致力于我国灾害护理人才培训，为抗击灾害充分做好人才储备。中华护理学会及护理教育中心设立了多个培训基地并多次举办了急危重症护理学习培训班，培养了大批急诊护理人才，进一步推动了急诊护理学的发展。目前，急危重症护理学也是全国医学高等本科、职业教育护理专业的必修课。

2009年，卫生部为指导和加强医疗机构急诊科的规范化建设和管理，促进急诊医学的发展，印发《急诊科建设与管理指南（试行）》通知，三级综合医院和有条件的二级综合医院应当设急诊手术室和急诊重症监护室，院前-院内-EICU职能逐渐成熟，标志着急诊从功能科室向专业学科蜕变，开启了具有中国特色的急诊2.0时代，更加丰富了急诊护理学的内涵，促进了急诊专科护理及亚专科的发展。2011年，国家护士执业资格考试首次将急救护理学纳入考试范畴。2015年3月17日，国家卫生和计划生育委员会发布《关于提升急性心脑血管疾病医疗救治能力的通知》，对心脑血管疾病救治提出了技术标准和考核指标，强调建立急诊绿色通道，加强急诊急救体系建设，有条件的医院相继建立了胸痛中心、卒中中心。《护理事业建设发展"十四五"规划纲要（2016—2020年）》又提到继续落实专科护士培训制度，重点在重症监护、急诊急救等领域集中培养"知识全、专业精、技能高"的临床护理骨干。2019年新型冠状病毒感染的暴发流行再一次增加了国家对突发公共卫生事件的应急体系建设和能力提升的重视。2021年，国家卫生健康委制定发布了《"十四五"国家临床专科能力建设规划》，对临床专科能力建设作出整体性、系统性、制度性安排。2023年，国家卫生健康委印发《关于推动临床专科能力建设的指导意见》，要求二级以上综合医院要全面提升急诊服务能力，满足人民群众基本看病就医需求；强化重症等平台学科的专业技术水平，提升平台学科医疗服务支撑作用，优化临床专科建设与管理模式。

目前，各级医院已普遍设立了急诊科或者急救中心。2017年10月，国家卫生计生委医政医管局委托中华医学会急诊医学分会组织开展了我国急诊急救大平台建设试点准备工作。"急诊急救大平台"建设以中华医学会急诊医学分会急诊急救大联盟和急诊专科医联体为抓手，整合了全国急诊医疗资源，落实国家"分级诊疗"与"五大中心建设"规划，创新服务模式，优化流程，开通快捷高效的"绿色通道"服务系统，构建集院前急救、院内急诊科救治、重症监护病房救治和各专科"生命绿色通道"为一体的急救网络。急诊医学迎来了新一轮快速发展的好时机，急诊医学进入3.0时代。基于网络和现代科学技术的大数据时代的急诊医学学科的总体目标是真正能做到以急诊"时间线""时间窗"为导向，以急危重症程度为核心，以急诊患者需求为宗旨，达到"呼叫即急救，上车即入院"，为患者提供优质高效的急诊医护服务，提高救治成功率，降低病死率与致残率。随着社会的快速发展，城市人口相对集中，人口老龄化加速，自然灾害事故、各类突发公共卫生事件频繁出现，社会对急诊护理学服务、急诊专科护理人才的需求进一步增加，要求急诊科能够不断提供高效、高质量的医疗救护服务-医护融合服务模式，从而促进急诊护理学冲刺进入高质量发展的快车道。

（曹英娟）

# 第二章 急救医疗服务体系的组成与管理

随着社会经济的快速发展，城市交通高度发达，人口老龄化加速，心脑血管疾病发病率持续增高，我国居民的健康问题已经发生转型，社会对急救医疗服务需求增加。应建立一个科学、高效、严密的急救医疗服务体系，提高急救医疗救治的及时性、时效性，以适应社会经济发展需要。

## 第一节 急救医疗服务体系的架构

急救医疗服务体系（emergency medical service system，EMSS）是一个集院前急救、院内急诊科、重症监护病房和各专科的"生命绿色通道"为一体的急救网络。系统的组成部分各自承担其工作责任和任务，完善的院前急救通信指挥系统、具有监测和急救设施的运输工具，将院前急救与高水平的医院急诊服务和强化治疗紧密结合，形成了一个科学、高效、严密的组织结构。EMSS 在概念上强调紧急医疗的及时性、连续性、层次性和系统性，适用于常规医疗和重大灾害事故的紧急医疗。

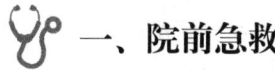

### 一、院前急救

（一）概述

院前急救是指在医院以外的地方，对各类有生命危险的急症、创伤、中毒、灾难事故等进行现场救护、转运及途中救护的总称，是急救医疗服务体系中的首要环节和重要组成部分。院前急救工作效能评估已成为衡量区域医疗服务水平与能力的一个重要指标。

（二）院前急救的任务及工作范围

院前急救是我国社会保障制度中的一项重要内容，它是一种基本的、具有普遍性的、可持续发展的公共健康服务，其主要职责及工作范围如下：

**1. 院前急救是对求救者所做的应急反应** 求救患者可以分成三类：①短期内有生命危险的患者，例如急性心肌梗死、严重创伤、严重烧伤、休克等患者，占所有求救患者的 10%～15%，需要挽救患者生命或维持生命体征；②急症患者，如骨折、急腹症、严重哮喘等患者，占

70%~80%，需进行就地处置，使其病情稳定，避免发生并发症；③慢病患者，这类患者占10%~15%，可暂不进行现场急救，只需由120救护车进行转运。

**2. 突发公共卫生事件或灾害性事故发生时的紧急救援** 在自然灾害和人为灾害中，因人员伤亡多、伤情重、形势复杂，需要与消防、交通、公安等救灾力量紧密合作，确保自身的安全，及时进行急救。结合具体情况制定应急方案，对伤员就地检伤分级、分流抢救，并按不同的条件进行疏散。

**3. 执行特殊任务时的医疗保障** 用于地方大型集会、重要会议、国际赛事、外国元首来访等。在完成这项工作时，要增强责任感，不能擅自离开岗位，时刻准备应对各类突发情况。如发生事故时，应按上述第1、2两项规定进行处理。

**4. 急救知识和技能的传播** 通过广播、电视、报刊等宣传急救知识，以及为红十字会、司机、警察、导游等特殊群体提供急救技能常识普及，使急救现场的第一目击者能够对伤病员进行必要的急救，实现非专业与专业医疗救护之间的连续性。另外，具备条件的医院可以承担一些科研和教学工作。

**5. 通信网络中的枢纽任务** 通信网络主要由以下三部分组成：①居民与急救中心之间的交流；②急救中心、救护车、急救医院之间的交流，也就是EMSS的内部交流；③急救中心与上级领导、卫生行政部门和其他紧急救援机构的联系。院前急救通信网络在急救全过程中，除了接收急救信息外，还担负着信息传递、指挥调度，与上级领导、救灾应急指挥中心、现场、急救车辆、医院急诊科等的联络功能，具有承上启下、沟通信息的枢纽作用。5G信息化网络为这种信息的传递沟通，以及无缝实时传输和及早识别、诊断、干预提供了可能。

（三）院前急救的组织形式

**1. 国外院前急救模式** 由于各国的人员训练和组织方式不同，救援工作的内容和形式也不同。美国将国家分为303个急救服务区域，由区域应急医疗服务中心负责提供区域应急救援方案，并对重点疾病的应急评估指标进行评估。法国按地域分为101个紧急卫生保健系统（SAMU）。每一个SAMU都设有几个机动紧急医疗单位，也就是移动重症监护装置，负责SAMU所发布的紧急救援工作。当前，国际上对院前急救模式的研究大致可以划分为英美模式与法德模式。

（1）英美模式：以"急"与"快"为特征，急救中心接到紧急求助电话后，第一时间出动120及急救人员，并携带简易医疗设备进行简单的医疗处理，以尽快把患者送到医院进行进一步的检查和处理。美国、英国、加拿大、澳大利亚、韩国、日本、中国等国家和地区都采用了类似的急救模式。由于救护人员大都是经过专业训练的消防人员，他们除了担负急救工作外，还担负着交通事故、自杀、化学品中毒、溺死等应急任务。在意外伤害、灾难等事故的现场救助中，这种模式具有良好的应用前景。

（2）法德模式：这种模式的主要特点是救护人员携带足够的救援设备，救护车充当"特护病房"。通过将救护车作为"重症监护室"，并在到达现场后立即提供医疗服务，可以很好地把握4~6 min的"黄金时间"，尽可能多地提供紧急治疗，提高患者的存活率。法国的移动重症监护室（mobile intensive care unit, MICU）是一个典型的例子。它由一名复苏医生（或急诊医生）、一名熟悉麻醉的护士和一名救护车驾驶员组成，他们可以在现场做出准确判断，提供初步护理。其目的是稳定患者的生命体征，并在全面评估后将其送往医院，缩短在急诊科开始治疗的时间。采用这种模式的国家包括德国、法国、意大利、奥地利、瑞典和瑞士等。

**2. 国内院前急救模式** 20世纪50年代，我国在大中城市设立了一种专门的院外急救中心，即急救站；1980年，原国家卫生部颁布《关于加强城市急救工作的意见》，提出要在城市建设急救中心、急救站，并在全国范围内形成急救网络，尽量减小急救半径，随后引进欧美医疗体系，设立急救中心。根据社会、经济、地区、人口的自然分布和医疗资源的分配,目前国内已经形成了多种急救方式并存的急救模式,并在全国范围内得到了广泛的应用,中国的院前急救模式可分为6种类型(表2-1)。

表2-1 中国的院前急救模式

| 急救模式类型 | 组织形式 | 代表地区 |
| --- | --- | --- |
| 独立型 | 是指独立的急救中心,派遣医务人员和救护车在现场对患者进行抢救和紧急转运 | 北京和沈阳 |
| 指挥型 | 急救中心只负责院前急救的管理和调度,以就近急救为原则,不提供医护人员和救护车 | 广州和深圳 |
| 院前型 | 急救中心负责不同地区医院的分类和调配,遵循就近转运、分散调配、分层救援的原则 | 上海和杭州 |
| 依托型 | 院前急救依托医院,由医院急诊部门负责统一调度,既有院前救护,又有院内救护 | 重庆和海南 |
| 联动型 | 将"四警"(交警、特警、公安民警、刑警)的力量结合起来统一行动 | 苏州 |
| 消防结合模式 | 在这种应急模式中,消防部门负责处理医院以外的突发事件,还包括对严重事故的救援服务 | 香港 |

不同类型的急救模式各有利弊,但总体而言,中国各城市均已建立起相应的急救医疗体系,并在院前、院内急诊科和重症监护病房之间形成了一条"绿色"的生命线。

根据城市规模、人口密度、经济发展等地区特征,制订区域医疗救治模式。建立统一管理、统一调度的医院急诊网络,包括三级、二级应急医疗机构,保证急救半径和反应时间。急救半径是指急救单元所执行院外急救服务区域的半径,它代表院外急救服务范围的最长直线辐射距离。市区急救半径一般在 3~5 km,郊区、县在 10~15 km。反应时间是从接到呼救电话到120救护车抵达的时间,它是衡量急诊服务功能的一个主要指标,院前急救反应时间的国际目标要求为 5~10 min。

(四)急救医疗服务体系的启动

紧急医疗保障系统指挥调度中心的调度员在接到紧急求救电话后,应询问对方的姓名、性别、年龄、联系方式、具体位置、最严重的病情,如昏迷、大出血、呼吸困难等。如果是灾难或紧急情况,应对其性质、严重程度、原因、受伤人数等进行清晰的评价,并对现场所采用的急救方法进行分析。通过上述资料,可以快速地判断求救者所需的救援方法,并立即派出合适的专业救护人员。

(五)现场急救护理

医务人员到达现场后,关键的急救措施包括现场评估、确保有效呼吸、维持循环功能、脊柱保护和稳定、骨折固定和止血等。

(六)转运及途中救护

目前国内应用最广泛的是救护车,还有火车、轮船、快艇、直升机等交通工具。在国内一些城市,已经开始以地面急救为基础,进行空中交通和急救。针对患者的不同情况,采用适当的运输方式,并结合交通工具的特性和具体条件,选择适当的运输工具。加强转运期间的监护和治疗,确保转运安全,做好抢救、观察、监护等相关的医疗记录,以及伤病员的交接。

## 二、医院急诊科

医院急诊科（hospital emergency department）不仅是社会急救体系的重要构成部分，而且是开展院内急症救治的首诊场所。一切医疗护理过程均体现了"急"的特征，时间就是生命，迅速稳定患者的生命体征，并为患者及时有效获得后续的专科诊疗服务竭力提供支持和保障。

（一）设置与布局

急诊科设置与布局既要以方便患者就诊治疗、符合急诊救治流程为原则，又要有利于医院感染的预防和控制。在急诊科建设中，坚持各部门集中分布并相对独立，做到合理的多层次分区及多种急救过程的环节分离，以最大限度地保证急诊安全，提高急诊工作效率。

**1. 总体布局** 急诊科应设置于院内患者能迅速到达且独立的区域，周围最好邻近大型影像检查等急诊医疗依赖较强的部门，保持绿色通道通畅。急诊区域最明显的位置设置为预检分诊台，能就近进入相应的治疗区域。预检分诊台、候诊区、各专业诊室、抢救室、清创室、X线检查室、心电图室、药房以及挂号人工充值收费、医保审核、急诊住院办理等各部门以一楼平面展开为宜，并设立指示、指引标识，就近设置自助服务区，提供自助服务；一些重要部门，如输液室、观察室、隔离室、急诊病房、急诊重症监护病房（emergency intensive care unit，EICU）、手术室以及其他功能检查部门可设置在邻近的楼层。便民、志愿服务驿站设置在入口处。

**2. 区域布局** 急诊科应设医疗区和支持区。医疗区包括预检分诊台、诊疗室、抢救室、治疗室和处置室、急诊清创室和观察室等，有条件的医院可设置急诊手术室和急诊重症监护病房；支持区包括挂号处、收费处、各类辅助检查部门、药房和安全保卫部门、自助服务区、便民服务区等。医疗区和支持区应做到合理布局，利于缩短急诊检查和抢救半径。

（1）医疗区

1）预检分诊台：急诊分诊台需设置在急诊区域明显的位置，标识清楚。分诊台需具备宽敞的空间以及充足的室内照明，且与挂号处相邻，邻近候诊区，连接抢救、治疗区。

2）诊疗室：根据医院类型、执业范围和接诊能力等，开设内科、外科、妇产科、五官科、皮肤科等急诊诊室以及儿科急诊独立的接诊区，有条件的医院设立隔离诊室。每个诊室应配备诊察床和临床常用检查器械，有条件的医院可配备中心供氧和吸引装置、计算机、打印机，在计算机中可查询检验与检查结果以及影像学资料等。对患者实行首诊负责制，部分疑难、危重患者由专科申请MDT会诊解决。

3）抢救室：抢救室应邻近急诊入口，根据医院等级设置适量的抢救床，通常按照急诊科每日就诊患者数量4%的规模设定抢救床位，有条件者可设置复苏室（单元）、隔离抢救室及平战结合区域。抢救床占地面积不应少于12 m$^2$，并有足够的空间。床为抢救专用推床，可抬高床头，两侧有床栏，轮子有刹车，易于转送及固定，两张床之间应有隔开的床帘。抢救室内应备有完好的急救药品、器械、轨道式悬挂输液架（每床2～3个），以及处于备用状态的心肺复苏机、监护仪等抢救设备，并应具有必要时施行紧急外科处置的功能。抢救室内还需备有移动式抢救车1～2辆，标识醒目。患者滞留时间原则上不超过24 h。

4）急诊清创室：急诊清创室内应光线充足，空气流通，有冷暖设备，分清洁区、污染区，并有明显标识。配有清创、缝合、换药用物品及中心供氧和吸引装置、简易手术床、活动手术托盘、无影灯、紫外线灯、器械柜、污物桶、洗手池等。各种药品分类放置，无菌物品按消毒规范要求专柜放置。

5）治疗室和处置室：急诊科应设有独立的治疗室和处置室，治疗室应设在各诊室中央，便于患者治疗，根据医院急诊就诊人数配备相应数量的输液椅、轨道式悬挂输液架、输液用品和抢救药品、器材，根据医院条件可设立卧位输液区和坐位输液区，可配置中心供氧和吸引装置。处置室用于存放和中转病区污染物品。

6) 急诊手术室：急诊手术室应在邻近抢救室与急诊监护室的同一个层面设立，自成一区，但相互间有垂直水平交通，便于与化验室、血库、放射科等部门联系。有条件的急诊手术室可设大、小两间，小房间（30 m²）适用于一般急诊手术，大房间（50 m²）适用于较大手术（胸、腹、脑手术）。内部结构和设备参照手术室要求，附设洗手间、器械间、布类间、男女更衣室等。能适应急诊应急的各种手术或清创。

7) 观察室：急诊科应根据医院等级、患者流量和专业特点设置一定数量的观察床位，一般观察床位数宜为日急诊患者数的8%~12%。患者留观时间原则上不超过72 h。设有护士站、治疗室、输液准备室、隔离室等，基本设置与普通病房相同。

8) 急诊重症监护病房（EICU）：为严重创伤、中毒、各种休克、心力衰竭、急性呼吸衰竭等各种急危重症患者提供监护和强化治疗。床位数应不少于日流水患者的4%。室内配备监护仪、除颤起搏器、呼吸机、心电图机、体外膜肺氧合、供氧装置和负压吸引装置等设备，随时掌握患者的生命体征变化情况。

9) 急诊病房：根据医院情况及急诊科规模设立急诊病房，以缓解急诊患者入院难的矛盾，弥补医院某些专科设置的缺失，促进急诊患者分流。急诊病房设施配备按住院病房的标准，并纳入医院编制床位数。急诊病房住院的患者疾病谱广泛，涉及多专科，尽量将不同系统疾病的患者分类安置，防止院内交叉感染，加强病房管理。

(2) 支持区：包括急诊医技部门、辅助及支持部门等。

1) 急诊医技部门：包括药房、检验室、X线检查室、心电图室、超声室等。

2) 辅助及支持部门：包括挂号处、收费处及安保等。目前，已有部分医院对急诊后勤实行了社会化管理，卫生工作、患者运送以及物品传递等均由经过培训的非医务工作者来完成。耗材、药品、标本等施行物流传递。设置家属等候区域及储物空间。

（二）基本仪器设备及药品配置要求

**1. 仪器与设备** 急诊科应配有心电图机、心脏起搏器/除颤仪、简易呼吸器、呼吸机、心电监护仪、负压吸引器、给氧设备、洗胃机、血液净化设备和快速床旁检验设备。有条件的医院还应配备便携式超声仪和床旁X线机。

**2. 急救器械** 急诊科应配有一般急救搬动、转运器械以及各种基本手术器械。

**3. 急救药品** 常规准备：

(1) 心脏复苏药物、呼吸兴奋药、血管活性药、利尿及脱水药、抗心律失常药等。

(2) 镇静、镇痛、止血、解毒、平喘、纠正水电解质代谢紊乱及酸碱失衡、静脉补液、局部麻醉、激素等急救药品。

（三）工作范畴

急诊工作是医疗救护工作的重要构成部分，急危重症患者病情重、变化快，需要及时做出正确诊断并给予恰当治疗，包括急性病、急性创伤、慢性病急性发作的救治，自然或社会灾害医学救援以及群体中毒救治等。急诊医学主要以医院为基础，同时也承担广泛的院前救护职责。

**1. 院前急救护理** 目前大多数急诊科兼顾担任院前救护任务，在急救现场或救护途中为患者提供连续的医疗护理服务。主要任务是把有效的初步急救措施，以最快速度送到伤病员身边，以维持患者的生命，为院内进一步救治提供支持。

**2. 院内急救护理** 医院急诊科作为急救医疗体系的重要环节，必须根据患者的病情分级、分区救治，对于休克、心搏骤停、成人呼吸窘迫综合征（ARDS）、多器官功能衰竭（MOF）、急性心肌梗死（AMI）、严重创伤等危重症患者，急诊科护理人员应密切配合医生，预见性地发现问题，及时发现危及生命的指征，落实危重患者优先处理措施。组织协调各部门，随时投入抢救工作，必要时参与急诊手术。

## 三、急诊重症监护病房

重症监护病房（intensive care unit，ICU）是随着医疗护理专业发展，为适应急危重症患者的强化医疗需要，集现代化医疗护理技术为一体的医疗组织管理形式，是复苏后续的一种更高层次的医疗服务，是社会现代化和医学科学发展的必然趋势。通过受过专门训练和富有经验的医护技术人员、完备的临床病理生理监测和抢救治疗设备，以及严格的科学管理，使危重症患者的预后得以改善。根据《急诊科建设与管理指南》建议，三级综合医院和有条件的二级综合医院应当设立急诊重症监护病房。由于各地区各医院的条件不同，其运转模式同重症监护病房，通常可分为3类：专科ICU、综合ICU、部分综合ICU。

### （一）EICU布局

**1. 总体布局** EICU的位置应设置在邻近急诊科、手术室、医学影像科、化验室和输血科（血库）等重要辅助科室旁，便于患者转运、监护、检查和治疗的区域，同时也要有利于医护人员的工作。病房应根据医院等级和专业特点设置床位数，床位利用率以75%为宜，在全年平均病床利用率在85%以上的情况下，可以适当地进行扩建。EICU应为紧急情况预留至少一张空床。环境布置尚应考虑患者及工作人员的心理状态和情绪。可以设置医疗区、医疗辅助室、污物处理区域和医护人员辅助生活区域等，并具有一定的独立性，以降低相互影响和便于控制感染。医疗辅助室与医疗区域面积之比为1.5∶1或更大。各地区在装修中必须遵守不积尘、不产尘、防腐蚀、防潮、防霉、防静电、易于清洁和满足防火要求等原则。

**2. 区域布局**

（1）医疗区

1）床单元：通常以大间与单间结合方式为主，至少要有两个单间病室，用于收治隔离患者。大间病室床间距1.5~2m，床头与墙壁间距离1m；单间占地面积以15~18 $m^2$ 为宜，每室有洗手池，床间有遮隔设施。应用多功能可动床，床头柜放在床头一侧，摆放护理托盘、吸痰物品、患者清洁用品等；床尾部要留出充足的空间，便于各种仪器、药品的摆放，且方便医护人员进行各种检查、操作和治疗。

2）室温：宜24±1.5℃，湿度55%~65%，安装空气消毒过滤装置，有条件的设层流装置。室内应有时钟，方便查看时间。

（2）医疗辅助室：包括工作站、通道、治疗室、配药室、仪器室、医护人员办公室、会诊室、示教室、家属接待室、实验室、营养储备室、库房等。

1）工作站：位于医疗区域中心，以中心工作站为中心，呈圆形、扇形、T形等布置，并配备中心监控及控制设备，方便动态观察患者。

2）通道：隔离人流和物流，以降低干扰和交叉感染。设立员工通道和患者通道、污物通道等独立通道。

3）治疗室：至少设置2个。一个用于需要无菌技术操作的治疗和护理，进入前需戴好口罩和帽子；另一个用于只需要达到清洁要求的治疗和护理。

4）仪器室：配备必要的手术器械，供紧急气管切开、动静脉造瘘术或ICP监测钻孔手术时用。由于ICU使用仪器设备较多，有条件的ICU最好设置仪器室，供仪器设备放置和维护使用。

5）实验室：便于床边快速检测项目集中管理。

（3）污物处理区域：包括清洁室、污废物处理室和盥洗室等，设置在医疗区域的一端，避免污染医疗区域。

(4) 医护人员辅助生活区：包括休息室、更衣室、进餐室等，并与医疗区之间设有缓冲区。

## (二) EICU 人员配备

EICU 应配备足够数量的专业医务人员，且具备基本急救技能和基本操作技能，具有独立工作能力。其素质要求包括：①良好的职业道德，具有较强的责任心，勇于探索和创新；②具有奉献精神及良好身体素质的中青年医护人员；③具有扎实的基础医学理论知识，相关的药理学、伦理知识，熟练护理技能等。

**1. 医生配置** 科主任一名；主任医师/副主任医师 1～2 名；主治医师 2～3 名；高年资住院医师 4～5 名，医生需经急诊科、内科、麻醉科及外科规范化培训 3 年，医生人数与床位数比为 0.8:1。

**2. 护士配置** EICU 护士应接受严格的专业训练，专科准入资格考核合格。护士人数与床位数比为 (2.5～3):1。

**3. 其他人员** 生物医学工程师、呼吸治疗师、临床药师、护工、清洁工等。

## (三) EICU 基本设备配置要求

**1. 设备带** 每张床都配有功能完整的设备带或支架，提供电、氧、压缩空气、负压等功能。每个监护室安装 12 个或更多的电源插座、2 个或更多的氧端口、2 个或更多的压缩空气端口和 2 个负压吸入端口，并具备至少 2～4 个网络接口，用于呼吸机、监护仪、输液系统的运行、监控、床边的电子记录。医院和生活用的电线分开。每一张床的电力供给都要有一个单独的反馈回路。应配备备用电源及漏电保护设备；各线路插口必须在主板上安装一个单独的断路器。

**2. 病床** 应有适当的病床，并配有防止压力性损伤的床垫。

**3. 监控体系** 每张病床都配有床边监护，对患者进行心电、血压、脉搏、血氧饱和度、有创压力、体温的监测。为了方便患者的转移，每个 EICU 单元都要配备一台便携式的监护仪。

**4. 呼吸机** 在三级综合医院，EICU 的基本要求是每床一台，二级医院的 EICU 可以根据实际情况配置相应的呼吸机。为了方便患者的安全转移，EICU 应该配备一套便携式呼吸机装备。

**5. 注射泵** 每个病床配备注射泵和微型注射器，而微型注射器的数量原则上是每床至少有 4 个，并视情况配有一定数量的肠内营养输液泵。

**6. 其他必备设备** 心电图机、血气分析仪、除颤仪、急救车（配备喉镜、气管导管、各种管道接头）、纤维支气管镜、升降温设备等。三级医院应配备血液净化装置、血流动力学、床旁超声、氧气代谢监测系统。

**7. 可选设备** 除了以上所列设备外，如果有条件，可以根据要求配备下列设备，如简易生化分析仪、乳酸分析仪、闭路电视探视系统、脑电双频指数监护仪、输液加温设备、胃黏膜二氧化碳张力及 pHi 测定仪、呼气末二氧化碳及代谢监测设备、体外膜肺氧合、床边脑电图和颅内压监测设备、主动脉内球囊反搏和左心辅助循环装置、反搏处理设备、胸部震荡排痰装置等。

## (四) EICU 收治范围

EICU 主要收治急性、可逆、已经危及生命的脏器或系统功能衰竭患者，在接受严格的监护和强化治疗后，短期内可以康复；对潜在威胁的患者进行严格的监测和有效的治疗，可降低患者的死亡率；在长期器官或系统功能不全的情况下，发生急性病情恶化并有生命危险，经严格的监测和治疗后，有可能恢复到原先的或接近于原先的状况；其他适宜于在监护病房接受护理的患者。EICU 通常不接收长期消耗性疾病、终末状态、不可逆性疾病以及无法通过强化监控疗法获益的患者。

（黄素芳）

## 第二节 急救医疗服务体系的管理

### 一、院前急救的管理

院前急救以院前医疗急救网络为基础,由急救中心(站)和院内急救网络共同组成,旨在提高抢救成功率,减少伤残,减轻痛苦,维持生命。

(一)统一标识及专人管理

**1. 统一标识** 院前急救医疗人员应着装统一,并标识急救中心(站)名称和急救号码。救护车必须符合救护车行业的专业要求,其综合标识图案、灯光、报警器必须符合技术要求。"120"是全国院前急救呼叫号码,急救中心(站)应建立"120"呼叫受理系统和指挥中心,其他单位和个人不得将"120"设立为呼叫号码。北京红十字会于2001年9月19日启用"999"急救电话。

**2. 专人值守** 急救中心(站)应设立专职岗位,每天24小时受理"120"院前急救呼叫信息。受理人员经过市级急救中心培训并考核合格方可上岗。

**3. 救护车管理** 除院前急救服务外,院前医疗急救网络救护车不得用于其他任何形式的急救服务。院前医疗急救网络救护车仅供急救中心(站)与急救网络医院开展院前急救工作。

(二)遵守相应法规

开展院前急救工作应当遵循国家医疗卫生相关法律法规、规章制度,保证技术操作符合诊疗指南相关规范。

(三)制定院前急救标准、流程和考核指标

急救中心(站)应制定相关院前急救工作的规章制度,明确人员岗位职责和培训考核标准,关注院前急救工作的质量控制、专业培训和相应管理。加强医疗质量,确保院前急救医疗安全,规范服务流程,锻炼院前急救人员迅速处理突发状况的能力。

(四)人员配置

院前急救人员主要包括医生、护士和医疗救护员。按照有关法律法规规定,医生、护士应持有相应的执业资格证书。医疗救护员应遵循国家相关规定,经过培训并考核合格,取得国家执业资格证书;经过岗位所在市级急救中心(站)培训并考核合格方可上岗。医疗救护员可在现场对常见急症进行初步处理,现场实施心肺复苏、初步救治、搬运、护送患者,并现场指导公众自救、互救。

(五)院前急救人员的调配及患者转运

**1. 人员调配** 接到"120"急救电话后,急救中心(站)应根据实际情况,及时调派救护车和专业人员前往急救。任何急救中心(站)不得借口指挥调度,拒绝、拖延或转移呼叫者的院前急救需求。对地理位置偏远、交通欠发达地区,可根据当地实际情况建立独立的急救中心(站),或依托医疗机构设置相对完善的调度平台,实现市、县级的统一接收和调度,提高调度效率。

**2. 转运救治** 急救中心（站）和急救网络内的医院应实现统一接听急救电话，统一调度车辆和人员。按照就近、紧急、满足专业需求和患者意愿的原则，将患者转送到医疗机构进行治疗。

### （六）保管急救记录及规范报告

急救网络需遵循医疗机构病历管理的相关规定，切实做好"120"紧急呼叫的接听、指挥、调度并记录，以及现场复苏、监护转诊、中途救治、住院接诊记录。如出现突发事件，急救中心（站）应依照相关规定开展现场紧急医疗救援和信息报告工作。

### （七）急救费用

急救中心（站）和急救网络医院可依据国家有关规定收取院前急救的服务费用。急救网络需规范院前急救服务相关收费项目，保证服务成本的科学核算，衔接财政补助，制定合理的医疗服务价格并动态调整，保障院前医疗急救网络运行。不得因费用问题拒绝或者延误院前急救。

### （八）物资储备

院前医疗急救网络应依照相关规定做好应急储备物资管理等工作。各种抢救药物和仪器要做到固定数量、固定地点、专人管理、定期检查，并处于备用状态。

### （九）普及急救知识和技能

院前急救网络应当向公众提供急救知识和初步急救技能的培训普及工作。同时可以联合红十字会、公立医院及相关媒体等多方力量，开展基本急救技能的全民健康教育，如徒手心肺复苏技术等。

## 二、急诊科护理管理

### （一）急诊科护理组织管理形式

急诊科护士长应在医院护理部领导下开展本科室的护理管理工作。护士长以急诊科护理质量的第一责任人身份负责急诊科的护理管理工作。

### （二）人员配备及基本要求

**1. 人员配置** 应配备固定的、单独编制的急诊护士，且不少于在岗护士的75%，护士结构梯队合理。护士数应根据医院急诊规模、每日就诊人次、观察床位数、病种、急诊科救护和教学功能等合理配备。

**2. 人员资质** 急诊科护士应熟练掌握专业理论知识和操作技能，并具有不少于3年的临床护理工作经验，接受专门的培训并考核合格。掌握急危重症患者的急救护理技能，能够完成技术配合及开展其他急诊护理工作。接受急救技能的定期再培训，培训周期不超过2年。

**3. 护士长资质** 具备主管护师以上任职资格及2年以上急诊临床护理工作经验的护士方可担任三级综合医院急诊科护士长。具备护师以上任职资格及1年以上急诊临床护理工作经验的护士可担任二级综合医院的急诊科护士长。

**4. 卫生工作人员** 应配备一定数量的卫生工作人员实施全程服务，负责护送患者开展检查、办理住院等，以减少就诊的中间环节。

### （三）管理基本要求

**1. 规范运行** 为保障急救绿色通道的畅通，保证护理服务的质量与安全，急诊科应建立、健全各项规章制度、岗位职责以及相关护理技术规范和操作规程，并严格遵守和执行。不得以任何理由拒绝或推诿急诊患者，保证急诊救护的及时、有效进行。

**2. 分级救治** 设立急诊分诊制度并严格执行，按急诊分诊标准对患者进行分诊分级，依据患者病情轻重缓急调整就诊顺序，对可能存在生命安全风险的患者立即实施抢救。

**3. 制定急救预案** 构建常见急危重症的抢救流程和处置预案，做到抢救关键措施和医护配合有章可循。

**4. 完善急救备用物资管理机制** 应定期检查和维护急诊科内抢救设备，保证设备完好，合理摆放，有序管理。各种抢救药物和仪器要做到固定数量、固定地点、专人管理、定期检查，并处于有效期内和备用状态。麻醉药品和精神药品等特殊药品的管理遵循国家相关规定。

**5. 规范文书** 应按病历书写有关规定书写急诊、留观患者的护理文书，确保每一位急诊患者都有病历信息记载，以反映诊疗护理全过程和患者的转归。

**6. 加强质控** 医院应加强对急诊科的质量控制和管理，建立相应制度与机制。急诊科内部应指定专人负责科室的护理质量和安全管理。

**7. 及时上报** 急诊科遇到重大抢救、突发公共卫生事件或群体灾害事件时，按照规定及时上报医院相关部门，医院根据情况启动相应的处置流程。

**8. 院内感染管理** 急诊科应遵循《医院感染管理办法》及相关法律法规的要求，设立隔离病房和转运路线，保证医院感染管理，严格执行操作规范，减少医院感染风险。

## 三、急诊重症监护病房管理

### （一）人员配备及基本要求

**1. 人员编制** 护士人数与病床数之比应在（2.5～3）∶1以上，如有需要，可以适当配置医疗辅助人员。

**2. 专业资质** 护士必须持有相关执业资格证书，经过严格岗位准入的专业理论和技术培训，并考核合格。

**3. 护士长资质** 护士长应当具有中级以上专业技术职务任职资格，在重症监护领域工作时长不少于3年，负责本科室的护理管理工作，具备一定管理能力。

### （二）管理基本要求

**1. 规范流程** EICU应建立、健全各项规章制度、岗位职责以及相关护理技术规范和操作规程，并严格遵守和执行，从而保证护理服务的质量和安全。

**2. EICU质量指标** EICU应有明确的质量和安全指标，如感染性休克1 h/3 h集束化治疗完成率、EICU深静脉血栓（DVT）预防率、EICU非计划气管插管拔管率、EICU气管插管拔管后48 h内再插管率、呼吸机相关性肺炎（VAP）发病率、血管内导管相关血流感染（CRBSI）发病率、导尿管相关尿路感染（CAUTI）发病率等。加强质量控制和管理，指定专（兼）职人员负责护理质量和安全管理。

**3. 规范护理文书** 应按病历书写有关规定书写患者护理文书，反映治疗护理全过程。

**4. 完善备用物资管理机制** 抢救物品存放于固定地点。依据规范使用药品及一次性医用耗材，并及时记录。仪器和设备必须保持随时启用状态，专人负责维护和消毒，定期进行质量检查。

**5．医院监管功能** 医疗、护理、医院感染等管理部门应履行日常监管职能，加强对 EICU 的医疗管理与质量评价。医院应采取一定措施保证 EICU 护士具备符合要求的技术操作能力，并定期开展评估。医院应建立和完善 EICU 信息管理系统，保障 EICU 获得医技科室检查结果、质量管理效果以及医院感染监控信息的及时性。

### （三）医院感染管理

**1．严格规范操作** 应遵循《医院感染管理办法》及相关法律法规的要求，加强医院感染管理和特殊感染患者的隔离，严格执行标准预防及手卫生规范。严格执行预防、控制呼吸机相关性肺炎、血管内导管所致血行感染、留置导尿管所致感染的各项措施，包括手卫生、避免插入不必要的导管、插入时采取全面的无菌屏障预防措施、优先使用锁骨下静脉插入部位、使用 2% 氯己定（洗必泰）乙醇制剂进行皮肤防护、立即更换湿润或分离的导管敷料以及尽快移除导管等。

**2．布局装饰** 放置病床的医疗区域、医疗辅助用房区域、污物处理区域和医务人员生活辅助用房区域相对独立，控制医院感染。禁止在室内摆放干花、鲜花或盆栽植物。装饰必须符合不产尘、不积尘、耐腐蚀、防潮防霉、防静电、易清洁和防火的原则。

**3．定期消杀** 定期对病室进行彻底清洁和消毒，定时开窗通风或机械通风，保证 EICU 室内空气流通，空气新鲜、无异味。保持墙面和门窗清洁和无尘。地面湿式清扫，物体表面及地面每日用消毒液擦拭两次。治疗室、处置室保持清洁整齐，每天进行空气消毒，每个月完成空气培养记录。

**4．隔离措施** 分开安置感染患者与非感染患者，依据其传染途径实施相应的隔离措施，同类感染患者应相对集中，单独安置 MRSA、泛耐药鲍曼不动杆菌等感染或携带者，以避免交叉感染。将患有空气传播感染疾病的患者隔离于负压病房。接受器官移植等免疫功能明显受损的患者，则安置于正压病房。医务人员不能同时照料正、负压病房内的患者。如无禁忌证，应将床头抬高 30°～45°。

**5．合理动线** 应有合理的人员及物品流向，包括患者流线、医疗流线、访客流线、洁品流线、污物流线等，条件允许的医院可以设置不同的进出通道。

**6．限制探视** 应严格限制非医务人员的探访，探视人有疑似或证实呼吸道感染症状时，禁止探视。严格限制儿童探视。探视者进入 EICU 前需穿隔离衣、戴口罩和穿鞋套，避免交叉感染。进入病室前后消毒双手。探视时间控制在 1 h 之内，且探视期间避免接触患者及患者周围物体。疑似患有高传染性感染病，如禽流感、SARS 等的患者，避免探视。

（黄素芳）

## 第三节　急诊护理人员素质要求

### 一、职业品德要求

急诊科作为医院救护的前沿，其医疗救护质量将直接反映医院整体医疗水平，也直接影响急救患者的生命安危和治疗效果。作为急救医疗活动的主体，急诊护士的职业道德在护理决策过程和结果中起到重要作用。因此，与其他素质要求相比，护理职业道德在急诊护士当中充当着更为重要的作用。

### (一)高度的责任感

急救是一场争分夺秒的战斗。急诊患者的病情瞬息万变,若不及时给予适当的紧急处理,就会造成病情延误,甚至威胁患者的生命。在急诊救护的过程中,护士不仅是主要的参与协调者,也是直接的操作者。急诊科护士应在工作中时刻保持时间紧迫感,树立"与生命赛跑"的高度责任感,严格恪守自己的工作职责范围,对每一位患者都做到尽职尽责。执行护理急救时,急诊科护士应慎独慎微,以敬畏生命、科学求实的态度执行每一项护理操作。

### (二)深厚的同情心

在急救医疗活动中,患者和家属饱受病情折磨,时常不能理解医护人员的行为与决策,造成护患沟通的阻力。这种情况下,若缺乏深厚的同情心,则会对急诊工作及病患、家属产生厌恶甚至倦怠心理。因此,急诊护士应换位思考,体恤患者病痛与家属无助焦虑的心理,做到护患共情、耐心细致、善解人意,竭力解除患者顾虑。

### (三)科学严谨的精神

急诊护理的开展基于循证护理的科学思想,遵循严格按照操作程序、严格执行医嘱的要求。护士是否严格遵守护理制度、恪守各项操作规程、严格核对执行医嘱,直接影响临床护理工作的质量,甚至患者的生命安危。急诊护理工作中每日处置大量医嘱,护士必须做到准确、及时,科学严谨的精神不仅体现在严格按医嘱执行各项治疗、遵守各项技术操作规范上,也体现在对急危重症患者的病情观察之中。因此,对于每一位患者,急诊护士都应对其病情了然于心,以保证医护沟通的质量和患者病情处理的及时性。

### (四)积极主动的态度

在严格遵守医疗护理规程的同时,急诊护士也应具备积极主动的态度,以预见性的思维应对随时可能出现的突发情况。面临患者病情突然变化,应从患者的利益出发,不失时机地给患者以有效、合理的处置,而消极被动则会延误患者的最佳抢救时机。尤其是在患者生命受到威胁时,急诊护士作为第一接诊人,应在医生未到达之前就做好体位安置、静脉通道建立、吸氧、吸痰、心脏按压等准备工作,主动承担必要的抢救任务。对一些患者病情突然变化、出现药物不良反应等状况,应及时主动汇报医生,积极配合医生的治疗,并主动汇报患者病情,为其治疗方案提供参考。对于自杀、投毒、伤人等存在伦理法律冲突的事件,急诊护士应先妥善安置患者,再及时与医院总值班联系和公安机构报备。及时做好抢救记录,要详细、准确、公正地反映病情;操作严谨,态度热情,予以正面劝导,不能歧视、挖苦。

## 二、核心能力要求

急诊护士在处理各类突发事件、紧急医疗救护任务中充当着主力军,其核心能力将直接影响护理质量与安全。处于不断演变的社会、经济与医疗环境中,急诊护士必须与时俱进、保障提供高标准护理质量的能力。对于急诊护士而言,其最重要的核心能力包括6项,即专业实践能力、降阶梯思维能力、评判性思维能力、组织管理能力、沟通协调能力和专业发展能力。

### (一)专业实践能力

娴熟的专业技术在急诊实践中是为患者赢得宝贵生命的关键因素。急诊护理工作的主要对象为紧急住院治疗的病情危重的患者,一般来说,急诊科接收的患者大多为受伤情况较为复杂及病情程度严重的患者，并且急诊科患者的疾病相对来说较为集中，具有较强的流动性。因此，急诊科的护士应不断地加强自身的专业素质，掌握急诊护理所需的基础知识、技能和相关的专业知识，以应对临床急诊救护工作的业务需求。

### （二）降阶梯思维能力

急诊护士遇到危重患者时应懂得如何思考：要抓住危及生命的主要矛盾、高风险因素，分清轻重缓急，从迅速致命疾病的急救护理措施入手，合理安排抢救措施。降阶梯思维法作为一种创新的、科学的急诊思维方法，在临床急救护理的应用中得到了普遍认可。降阶梯思维是指在急诊临床进行症状鉴别诊断时，从严重疾病到一般疾病，从迅速致命疾病到进展较慢疾病依次鉴别，抢救时有重点，实施有预见性且有效的救护措施的一种思维方式，也是急诊护理人员应当遵循的思考方式。

### （三）评判性思维能力

在急诊工作早期，有八成以上的护士在面临临床紧急事件（如严重创伤、心脏骤停等情况）时会感到紧张和有压力，而阻碍其独立思考和解决问题的能力。但急诊救护过程中，是否具备评判性思维是影响急诊护士分析、评估、判断、决策过程和结果的关键。若机械、不假思索地按照常规执行医嘱，则可能为患者诊疗结果埋下隐患，甚至造成医疗护理差错。因此，急诊护士应密切观察患者病情，结合自己所学知识对患者病情做出清晰的判断，并仔细核对医嘱，保障其无误执行。

### （四）组织管理能力

作为急诊患者的初诊者和急诊抢救的组织者，组织管理能力是急诊护士的必备能力。在繁琐复杂的抢救流程中，急诊护士应充分协调好各类医护人员的职责分工。在应对突发事件或批量急诊患者时，急诊护士需做好应对计划，调配抢救小组。对于不同病种的患者，急诊护士务必分清轻重缓急，紧张有序地安排各类患者就诊，发挥团队的力量，监督和指导相关人员按照规定实施各项干预措施。

### （五）沟通协调能力

整体护理活动的实践表明，护士需要花70%的时间与他人进行沟通交流。在急诊诊疗护理的过程中，急诊护士常需花费大量时间向患者及家属解释说明诊疗流程。有效的沟通是提高护理服务质量和患者满意度的保证，有助于医疗护理计划顺利进行。面对病情复杂的急诊患者，接诊过程中常需要多学科合作以保证患者的生命安全和医疗护理质量。因此，在与其他医技护人员进行协作，尤其是与患者及家属交流遇到潜在冲突时，就需要护士具备娴熟的沟通协调能力来化解矛盾，避免冲突的发生。

### （六）专业发展能力

急诊患者病情的复杂程度及其对于医疗护理质量需求的不断增加，促使医疗护理知识的不断更新以及诊疗技术的不断发展。因此，急诊护士应注重培养终身学习的意识和习惯。只有具备了较强的自我学习能力，才能紧跟学科发展的步伐，才能促进自身职业素养的提高和专业学科的发展。在医学知识体系快速更新的背景下，急诊科护士应致力于成长为一名"学习型"护士，并逐渐修炼为一名"专家型"护士。

## 三、身心素质要求

一方面，急诊患者病情复杂、变化迅速，这也决定了急诊科工作具有抢救任务多、时间紧迫的特点；另一方面，急诊科护患、医护沟通频繁，容易造成人际关系紧张，因此急诊护士的工作压力整体水平较高。为保证临床救护质量，急诊护士应具备坚韧的意志、冷静的思维和强健的体魄。

### （一）坚韧的意志

急诊科汇聚了各种病情复杂危重的患者，使得急救任务尤为繁重，在医护、护患交流时也会存在各种潜在的人际关系冲突。坚韧不拔的意志对于急诊护士抵抗高强度工作压力和复杂的人际关系不可或缺。因此，急诊护士应提升心理适应能力，提高压力应对技巧，避免职业压力所造成的心理困扰和职业倦怠感。

### （二）冷静的思维

急诊科患者病情瞬息万变，紧急情况时有发生，在紧急状况下做到头脑冷静、思维清晰、临危不乱，是保证护理程序正确执行的关键。在遇到患者心脏骤停、生命体征不稳定时，急诊护士应随时做好应对措施，在对患者进行妥善处置的同时，还应仔细观察、冷静思考，积极配合医生进行医疗救护。在紧急情况下，急诊护士时常面临医生的催促和家属的质疑，若此时不能保持沉着冷静、做到心中有数，则可能会影响团队工作的正常运行，甚至影响患者最终的抢救效果。因此，急诊护士在平时训练中提升自身专业素质的同时，还应注意保持情绪稳定和思维清晰，以保证专业知识、技能的充分发挥。

### （三）强健的体魄

急诊科的护理工作烦琐，节奏紧张，护士除了完成正常的护理工作以外，还需要有充沛的体力应对突如其来的抢救任务。由于病情复杂，抢救时间难以估计，对于病情较重的患者，抢救时长通常持续数小时以上。在一些特殊状况下，还会面临批量患者的抢救任务。因此，强健的身体对于急诊护士而言显得尤为重要，是保证患者获得可持续、高质量护理的必要条件。

（黄素芳）

## 第四节　急诊专科护理资质认证

资质认证是规范职业行为、保证人才素质的重要条件，是护理事业发展的必然趋势。专业认证可以提高护士的工作满意度和工作授能感，提供高品质医疗护理服务。开展急诊专科护士资质认证，对促进护理行业的专科化发展和急诊专科护士的持续性发展意义深远。国际上许多专科护士发展较成熟的国家对急诊护士已实行有体系的资质认证，要求注册护士在经过专门培训和考核后获得证书，方可成为专科护士。

## 一、国外急诊专科护理资质认证

### (一)美国急诊专科护理资质认证

专科护理最早起源于美国,经历了一百多年的历史,专科护士逐步发展为初级和高级两个级别,分化出专科护士(specialty nurse,SN)和临床专科护士(clinical nurse specialist,CNS)两个层次。前者属于非高级实践(non-advanced practice)范畴,后者属于高级实践(advanced practice)范畴,即高级实践护士(advanced practice nurse,APN)的角色之一。资质认证一般分为首次认证和延续认证,目前设立包括急危重症护理、老年护理、成人精神和心理卫生护理、社区护理等不同专科领域,不同领域和不同层次的专科护士认证资格也存在差异,其他国家的专科资质认证制度基本效仿美国。

美国护士协会(American Nurses Association,ANA)下属的美国护士认证中心(American Nurses Credentialing Center,ANCC)是美国最大、最权威的专科护士资格再认证机构,其制定统一的认证标准,指导各护理学术机构实施资质认证。2017年,美国执业护士学会认证委员会(AANPCB)与美国急诊执业护士学会(AAENP)合作为急诊执业护士(ENP)提供认证考试。此外,美国急危重症护士协会(American Association of Critical Care Nurses,AACN)也提供急诊专科护士资格认证。AACN申请认证资格包括专业护理对象和专科护理层级,需满足相对应的认证资格,并通过考试。专业护理对象分为急症/重症的成人、儿科、新生儿,专科护理层级分为急症/重症监护护理护士、急症/重症监护知识专家、渐进式护理知识专家等。以直接护理急症/危重症成年患者的专科护士资格认证为例:

首次认证资格要求为:①取得美国有效的护士执业证书;②近2年内作为执业护士直接护理急症/危重症成人患者临床实践时数达1750 h(其中申请前1年应有累积875 h的专科临床实践)或近5年作为执业护士直接护理急症/危重症成年患者临床实践时数达2000 h(其中申请前1年应有累积144 h的专科临床实践)。临床实践的条件应满足三个要求:①专科护理临床实践应在美国或加拿大的机构或确定与美国急症/重症监护护理实践标准相当的机构中完成;②作为管理者、导师、实习生等身份,要积极参与临床实践,认证资格中大部分临床护理实践时间必须用于急症/危重症患者的护理;③需提供临床主管或专业同事(RN或医生)的联系方式供审核资质时使用。

延续认证资格要求为:通过再认证考试或满足继续教育认证分数点(continuing education recognition points,CERP)。继续教育认证标准为:①持有美国有效护士执业证书;②需要完成100个CERP,其中A类至少60个CERP,B类和C类各10个,加上自选方向20个,共100个CERP(其中A类为临床护理诊断和临床问诊;B类为学习临床道德和法律规范、人文关怀、多元化护理和自主学习;C类为合作能力和系统思维);③近3年内作为执业护士直接护理急症/危重症成人患者临床实践时数达432 h(其中申请前1年应有累积144 h的专科临床实践),其临床实践的条件同首次认证。

### (二)日本急诊专科护理资质认证

日本护理协会(Japanese Nursing Association,JNA)是日本唯一许可的专科护士认证机构,日本急诊专科护士资格证由日本护理协会急救护理分会承担。日本在1987年开始专科护理的探索,于1993年引进美国CNS的专科护士培养方案并开始培养专科护士,在1994年制定了日本专科护士资格认证制度,且将专科护士分为注册护士(certified nurse,CN)和注册专科护士(certified nurse specialist,CNS)两个级别。

日本急诊专科护士首次认证要求为：①具有日本护士执业证书；②取得护理硕士研究生学位；③有 5 年以上的临床护理经验（包括 3 年以上的急诊急救领域护理实践经验）；④完成实践、咨询、协调、道德协调、教育、研究 6 方面实践能力培训；⑤无论全职还是兼职，继续保持护理实践；⑥通过认证考试。日本护理学会及临床护理专家、专科护士鉴定部门的延续认证要求规定：临床护理专家、临床专科护士每 5 年必须重新进行 1 次资格审查，考核方式为证书审查和笔试，其审核要求包括：①近 5 年内从事护理实践时数达到 2000 h；②能够从事实践、指导、咨询等实际工作内容；③近 5 年内完成 100 学分以上的培训成绩和科研成绩（培训成绩包括参与社会活动、教育、参加培训、参加学术会议或研究会议；科研成绩包括发表学术会议论文、发表学会期刊论文、参加专科护理领域前沿动态学习；参加学会的学术会议）。个人须在证书期满前 12 个月内提出资格再认证申请，提交继续教育学分证明。

### （三）加拿大急诊专科护理资质认证

加拿大专科护理也分为初级和高级两个级别，初级专科护士的资格认证由加拿大护士协会（Canada Nurse Association，CNA）统一进行。目前各专业护理协会及其下属专科资格认证机构已提供包括 22 个护理实践专业的认证，其中，急诊护理协会（Emergency Nurse Certified，ENC）承担急诊专科护士资格认证。

CNA 申请首次认证资格为：①持有加拿大有效的注册护士执照。②两种认证方案满足一种即可。方案一为近 5 年内在本护理专业方面有 1950 h 的临床护理经验，方案二为近 5 年内在本护理专业方面有 1000 h 的经验加上 300 h 的正规教育，包括专科课程学习或大学课程学习，由本专科领域的管理者出具时数证明；③参与考核且成绩合格。加拿大急诊专科护士延续认证要求 5 年内可以通过完成 100 h 急诊护理实践相关的继续教育或者重新进行资格认证考试来维持专科护士资质。

## 二、我国急诊专科护理资质认证

我国的专科护士资质认证开展较晚，从 2005 年"十一五"时期的《中国护理事业发展规划纲要（2005—2010 年）》开始，全国各地陆续开展专科护士的培训和资质认证，不断探索专科护士的培养制度。我国香港地区将 CNS（clinical nurse specialist）翻译为"专科护士"引入我国，并于 1994 年设立医院管理局对专科护士实施认证，这是我国对专科护理制度的初步探索。1996 年，台湾护理学会开始急诊护理师等专科护士资质认证考试，申报认证的条件是：①持有护理师证书；②有 3 年以上急诊专科领域临床实践经验；③具有台湾护理学会及合办学会的会员身份；④通过专科护士资格认证考试并获得证书。延续认证周期为 6 年，其资格审查要求为：6 年内完成 240 学分以上的进阶护理师继续教育学分，有 2 年以上专科护理的临床实践经验。内地于 20 世纪开始专科护士培训的尝试，上海、北京、四川、安徽、广东等省区市纷纷开设急诊专科护士培训班，学员完成培训且成绩合格即可获得当地卫生健康委员会或者护理学会颁发的急诊专科护士资格证书。2016 年，首届国际专科护士大会在杭州召开，国内外专家对专科护士的培养高度重视，我国与美国 ANCC 合作推进我国专科护士的发展与国际接轨，推广国际先进专科护士培养经验，完善中国专科护士培养体系，提高专科护理质量。

各省区市在大力开展急诊专科护士培训和资质考核的同时，也逐渐增加了延续认证的要求，但专科护士培训与管理中存在的不足也日渐显露。目前我国专科护士认证准入门槛较低，大部分省份和机构专科护理资质认证学历要求为专科及以上，这与我国目前护理队伍整体学历层次现状有关，降低准入标准能更多地选拔潜在的专科护理人才。另外，各地认证机构不同，认证体系和测评工具标准尚不统一。我国急诊专科护士资格认证机构多为中华护理学会、各省区市护理学会或卫生健康委员会，各地急诊专科护士的培训多由各省区市护理学会和医院合作进行。各地区在认证机构、资格认证要求和证书名称等方面存在差异，出现省市间证书互不相认的情况。如四川省是由各培训基地开展急诊专科护士培训，通过考核后由四川省护理学会颁发"四川省专科护士培训合格证"，而浙江省是由浙江省卫生健康委员会颁发"浙江省急诊专科护士培训合格证书"。再有，现阶段我国在获得急诊专科护士资格证书后即终生有效，缺乏后续的监督管理机制，不利于专科护士能力和护理质量的保障。仅浙江省和广东省对延续认证有所要求，浙江省明确要求在获得证书后对专科护士进行定期检查，3次考核不合格将撤销专科护士资格证书，广东省则要求在取得急诊专科护士培训结业证书后，学员仍需在原单位按照相关要求继续满1年的临床实践后，参与广东省护理学会急诊护理专业委员会组织的认证考核，合格者被授予"广东省急诊专科护士资格证书"。

目前，我国急诊专科护士主要认证条件可归纳为以下要素：取得护士资格证；专科及以上学历；大学英语四级及以上水平；有5年以上的急诊护理实践经验（本科学历者3年）；参与3～6个月的急诊专科培训并且理论和临床实践考核合格；完成论文（综述）和答辩考核合格。学者们建议设立专科护士资格再认证的周期为3～5年，具体再认证机构可由省护理学会和专业委员会或者省护理学会和专科护士培训基地来完成。

（黄素芳）

# 第二章 急诊护理循证实践探索

## 第一节 循证护理概述

循证实践作为一种观念和工作方法，对当今临床医学和护理学的发展带来深远的影响，循证护理实践已成为全球护理的共识。循证护理作为循证实践的分支之一，对促进护理决策的科学性、保证护理实践的安全性、提高护理措施的有效性、节约卫生资源具有重要的临床意义。护理学科在我国处于迅速发展中，尤其是护理学科成为一级学科后，循证护理成为我国护理专业人员关注的重点，对提高护理实践的科学性和专业化水平起到重要作用。本节主要介绍循证护理的概念、步骤、意义和发展趋势等。

### 一、循证护理的概念

循证护理（evidence-based nursing，EBN）可定义为护理人员在计划其护理活动过程中，审慎地（conscientiousl）、明确地（explicitly）、明智地（judiciously）将科研结论与其临床经验以及患者愿望相结合，获取证据，作为临床护理决策的依据的过程。循证护理建立在护理人员的临床实践基础上，它强调以临床实践中特定的、具体化的问题为出发点，将来自科学研究的结论与其临床知识和经验、患者需求审慎地、明确地、明智地结合起来，促进直接经验和间接经验在实践中的综合应用，并通过实施过程，激发团队精神和协作气氛，改革工作程序和方法，提高照护水平和患者满意度。循证护理注重终末评价和质量管理，能有效地提高护理质量，节约卫生资源。

### 二、循证护理的基本要素

循证护理是引导科学、有效地开展临床护理决策的理念和方法，循证护理的核心要素为：①所有可获得的来自系统性研究的最佳证据（best available external evidence from systematic research）；②护理人员的专业判断（clinical expertise）；③患者的需求和偏好（patient preferences）；④应用证据的场景（context）。

## 三、循证护理实践的基本步骤

循证护理实践是一个系统的过程,涉及护理组织、各级各层护理人员。循证护理实践主要包括4个阶段:证据生成(evidence generation)、证据综合(evidence synthesis)、证据传播(evidence transfer),以及证据应用(evidence utilization)。具体过程包括8个步骤:①明确问题;②系统的文献检索;③严格评价证据;④通过系统评价汇总证据;⑤传播证据;⑥引入证据;⑦应用证据;⑧评价证据应用后的效果。

## 四、循证护理的意义

循证护理实践将成为未来护理实践的必然趋势,护理人员通过掌握最佳证据,并依据患者的需要,运用自己的专业知识、技能和临床判断,使证据的应用具有可行性。循证护理的临床意义在于:

1. 循证护理可帮助护理人员更新专业观、改进工作方法。
2. 循证护理有利于促进护理知识向临床实践转化。
3. 循证护理可顺应医疗卫生领域有效利用卫生资源的趋势。
4. 循证护理可促进临床护理实践的科学性和有效性。
5. 循证护理有利于科学、有效地制定临床护理决策。
6. 开展循证实践有助于加强多学科合作,提高国际化水平。

急诊护理人员有效运用循证护理方法,对评判性思维能力、文献检索能力以及国外文献阅读能力都提出了更高的要求和挑战,在基于现有最佳科学及实践证据的基础上解决实际问题,不断推动急诊护理学向前发展。

## 五、循证护理实践的常见误区

循证护理作为一种基于最新和最可靠的临床证据的实践方法,旨在提高患者护理的质量和效果。然而在对循证护理的理解上,常存在误区。探讨这些误区,有利于揭示循证护理的本质。

误区一:简单地将循证护理等同于将文献综述后的结果应用于临床实践。
误区二:将系统评价等同于一般综述。
误区三:将循证护理等同于系统评价或 meta 分析。
误区四:将系统评价等同于 meta 分析。
误区五:将循证护理等同于开展原始研究。
误区六:将证据等同于随机对照试验(RCT)结果。

在实施循证护理过程中也存在认识的局限性,如仅仅依赖指南和临床路径、完全排斥经验和临床判断、只片面关注治疗手段而忽视了全面护理及其他方面、认为所有临床问题都可以通过循证护理解决等。循证护理的本质在于整合最好的外部证据、临床专家经验和患者价值观,以制定最佳护理决策。而循证护理并不适用于所有临床问题,也不能解决所有争议性问题。因此,在实践中,需要灵活运用循证护理的原则和方法,以达到最佳的患者护理效果。

## 六、循证护理实践展望

政策的支持和深入细致的培训才能真正使护理人员接受、学会、应用循证护理。行政管理层和决策机构对循证护理的认同和积极支持，是实施循证护理的关键。

循证护理的推广还需加强循证实践机构的密切合作和联系，以获取最新的信息和技术支持，同时，通过医护之间在循证实践上的合作，形成多学科团队，用共同的程序和方法开展循证实践，这是推广循证护理的重要前提。

推动基于我国护理学科渐进的护理实践，深化专科护理建设，已成为我国护理学科建设的重点。循证护理将在我国护理学科建设中起到重要的作用。展望我国循证护理实践的发展，以下4个方面为重点：①构建我国本土化的循证护理证据资源：推动规范的系统评价，构建循证护理实践指南，引进国外的循证护理资源并进行本土化，建立循证护理资源数据库。②在专科护理实践中融入循证护理的理念和方法；开展基于证据的持续护理质量改进，推动我国高级护理实践的发展和专科护理水平。③开展多层次循证护理培训：针对护理人员开展循证护理理念和方法的普及；针对一线护理管理者、专科护士开展证据应用和知识转化培训；针对护理研究者开展系统评价培训，培养一批具有循证护理能力的临床护理人才。④加强多学科合作和国际交流，促进循证护理在方法学和实践应用上的发展：循证护理来源于循证医学，在方法学上应加入临床流行病学、循证医学的大平台中，并与循证护理的国际发展趋势保持同步。

总之，通过护理领域的决策者、管理者、临床实践者、研究者、教育者的共同努力，通过与国内外多学科循证实践机构的密切合作，循证护理可在我国得以进一步迅速发展。

（曹英娟）

# 第二节　急诊护理循证实践案例

## 一、急性主动脉夹层患者急诊目标血压管理的循证实践

急性主动脉夹层（acute aortic dissection，AAD）是一种极其凶险的主动脉疾病。我国AAD年发病率约2.8/10万，若患者未得到及时救治，1/3、1/2的患者分别在发病最初的24 h、48 h内死亡。我国50.1%～75.9%的AAD患者并存高血压，未经治疗的高血压不仅导致夹层扩展，还会损伤靶器官，是公认的AAD最重要且可干预的危险因素，血压管理已成为AAD首要的治疗原则并贯穿始终。目前AAD血压管理缺乏高等级的证据支持，管理效果未见明显改善；而急诊科作为患者发病后就诊的第一站，急诊血压管理大多基于医护人员的临床经验，且针对指南中推荐的目标血压值，部分医护人员用药保守，不敢过多降低患者的血压，导致目标血压达标率较低。为提高AAD患者目标血压值达标率，基于知识转化模式，根据权益相关人群意见、临床情境和总结的最佳证据，遴选适合临床实践场所的证据制订循证实践方案，并参照JBI循证卫生保健模式开展循证实践，取得了较满意的效果。

（一）护理问题

确立临床问题为："如何提高 AAD 患者急诊目标血压达标率？"根据 PIPOST 构建循证护理问题。P（population）：AAD 患者，年龄≥ 18 岁；I（intervention）：目标血压管理的系列干预措施；P（professional）：急诊科医护人员；O（outcome）：30 min、60 min 内目标血压达标率；S（setting）：安徽省某三甲医院急诊科；T（type of evidence）：相关指南、专家共识、系统评价等。

（二）检索证据

以"主动脉夹层、主动脉瘤、壁内血肿、穿透性动脉粥样硬化性溃疡、主动脉综合征"，以及"血压管理、血压控制、高血压、低血压、血流动力学"为中文关键词；以"aortic dissection、aortic aneurysm、intramural haematoma、penetrating atherosclerotic ulcer、aortic syndrome"，以及"blood pressure management、blood pressure control、hypertension、hypotension、hemodynamics"为英文关键词，检索国内外数据库及专业协会网站，检索时限为 2010 年 1 月 1 日至 2021 年 4 月 10 日。纳入标准：研究对象为成年非创伤性 AAD 患者；研究内容为 AAD 血压管理；证据类型为临床指南、专家共识、系统评价、随机对照试验等；语言为中、英文。排除标准：创伤性 AAD；妊娠；无法获取全文；质量 B 级以下文献；重复发表；指南解读或摘要；会议摘要；已更新的旧版指南或专家共识。优先纳入循证证据、高质量证据、最新发表的权威证据。UpToDate 来源的证据级别最高，符合临床情境的证据直接采用；指南采用 AGREE Ⅱ评价工具；系统评价采用 AMSTAR 评价工具；专家共识采用 JBI（Joanna Briggs Institute）循证卫生保健中心评价标准（2016）进行评价。最终纳入文献 16 篇，其中临床决策 9 篇，指南 4 篇，专家共识 3 篇。

（三）证据内容

1. **目标血压值设定** 评估有无心、肾、脑、肠道等靶器官损伤，并以此决定目标血压值及达到目标的时间；初始目标值：患者可耐受情况下收缩压 100～120 mmHg 或< 130/80 mmHg（并存糖尿病或慢性肾衰竭）；心率 60～80 次/分；对于血流动力学不稳定的 AAD 破裂者，维持收缩压 80～100 mmHg；推荐 30 min 内降至初始目标值（在保证器官灌注的前提下）。

2. **管理策略** 初始治疗是控制血压和心率；决策需个体化，考虑患者的共存疾病（如脑卒中、肾衰竭、糖尿病）、年龄以及期望；推荐动态测量四肢血压。

3. **病情观察** 根据不同位置体表动脉搏动情况和血压值可推测 AAD 累及的范围和严重程度；高血压控制不佳伴肌酐升高，每小时尿量下降或腰痛时，应怀疑肾缺血的存在；严重胸、腹、腰或背部疼痛伴低血压，考虑 AAD 破裂；低血压时需评估有无奇脉等心脏压塞征象；当收缩压< 90 mmHg，或休克指数> 1 并存在心包积液时，考虑与 AAD 破裂有关，不推荐心包穿刺；低血压、两臂之间收缩压差> 20 mmHg 或近端肢体动脉搏动缺失是高危体征，可指导初步诊断。

4. **病史采集** 有无高血压、主动脉瓣膜病、主动脉介入史、马方综合征等病史或家族遗传史；有无可卡因、甲基苯丙胺等特殊用药史。

5. **药物选择** 高血压者推荐联合抗高血压药物治疗，低血压者推荐限制性液体复苏；推荐建立 2 条大口径的静脉留置针通道，初始治疗为静脉输注 β 受体阻滞剂，首选艾司洛尔；β 受体阻滞剂禁忌者（如哮喘、心力衰竭、慢性阻塞性肺疾病或房室传导阻滞）或慎用者（运动员、主动脉瓣反流），可采用血管紧张素转换酶抑制剂或血管紧张素Ⅱ受体阻滞剂替代，推荐地尔硫䓬、乌拉地尔；若 β 受体阻滞剂未能充分降压，推荐联用硝普钠，需避光使用并密切监测血压变化及氰化物中毒表现，肾功能不全者慎用；AAD 累及冠状动脉者推荐硝酸甘油，观察有无头痛和心动过速;心率未得到控制之前,不应单纯使用血管扩张剂,以避免相关反射性心动过速;推荐镇痛治疗,首选阿片类药物。

**6. 辅助检查** 听诊心律,有无杂音和额外心音;及时完善心电图、血常规、血生化、心脏标志物、凝血功能、动脉血气、尿常规、头胸腹部CT或经食管超声心动图检查,评估有无靶器官损伤;血流动力学稳定时首选主动脉CT血管成像检查,不稳定时推荐床边经食管或经胸壁超声心动图检查,血流动力学稳定且肾功能不全或碘造影剂过敏者首选磁共振血管成像。

**7. 健康教育** 绝对卧床休息,杜绝剧烈活动及用力排便、咳嗽;告知患者及其家属高血压危险因素,戒烟,给予疾病相关知识宣教、心理疏导。

### (四)制订循证实践方案

**1. 开展专题培训** 硕士研究生及院内心血管外科专家就AAD相关知识、血压管理策略等对急诊科医护人员进行专项培训、应急预案演练。培训时间为2021年7月,共培训5次,包括专题讲座5学时及应急预案演练5次。

**2. 方案制订** 循证实践小组根据遴选的证据制订AAD急诊目标血压管理实践方案,并制订了护士和患方知识手册。方案构建后,函询专家小组与急诊医疗管理者、有丰富AAD救治经验的心血管外科医疗、护理专家(共6名)就方案的可行性、临床意义及覆盖面逐一进行讨论并确定最终方案。

**3. 循证实践** 选择安徽省某三甲医院急诊科作为循证实践场所,其拥有急诊抢救床位30张,护士45名,每年收治AAD患者300余例。2021年8—9月,循证实践小组将制订的循证实践方案应用于临床实践。AAD患者纳入标准:非创伤性AAD;年龄≥18岁。排除标准:妊娠、并存创伤;家属放弃抢救者。医生纳入标准:急诊科工作年限≥5年;主治医师及以上职称;硕士及以上学历。医生排除标准:规培及进修医生。护士纳入标准:急诊科工作年限≥5年;护师及以上职称;大专及以上学历。护士排除标准:审查小组人员;规培及进修护士。

### (五)结果

**1. 循证实践前后患者目标血压值、心率值达标率比较** 循证实践后30 min、60 min内目标血压值达标分别由循证实践前的1例、6例提升至11例、22例,循证实践前后比较,$\chi^2$ = 10.057、15.238,$P$均< 0.01。目标心率值达标分别由循证实践前的9例、13例提升至20例、29例,循证实践前后比较,$\chi^2$ = 7.124、10.516,$P$均< 0.01。

**2. 循证实践前后急诊科医护人员对AAD目标血压管理相关知识得分比较** 循证实践前急诊科医生、护士相关知识得分分别为85.00±3.54分、62.17±8.58分,循证实践后分别为100分、85.83±7.78分,循证实践前后比较,$t$ = −9.487、−11.195,$P$均< 0.01。

## 二、急诊气管插管护理的循证实践

随着医学技术的不断发展,气管插管的建立与使用已广泛应用于临床。一方面,气管插管对危重症患者的抢救和治疗起到了至关重要的作用;另一方面,气管插管的建立也破坏了呼吸道原有的解剖结构和正常功能,对患者健康造成潜在威胁。做好气管插管的护理,在很大程度上能够预防患者并发症的发生,减轻对患者的生理创伤和心理影响,使气管插管的治疗效果得以最大限度地体现。

### (一)护理问题

在气管插管的日常维护过程中,护士应注意哪些关键环节的问题?

## （二）检索证据

以中文检索关键词"气管插管、护理"、英文检索关键词"endotracheal tube、management/nursing"检索该领域的相关证据资源，主要检索澳大利亚 JBI 循证卫生保健数据和中国知网（CNKI）数据库，检索截止日期为 2016 年 2 月。下述内容主要来源于澳大利亚 JBI 循证护理中心关于人工气道管理的相关资料，内容类型主要是证据总结（evidence summaries），并参考了国内相关最新的专家共识和相关 meta 分析。

## （三）证据内容

气管插管有经口和经鼻两种方式，推荐首选经口气管插管。

**1. 气管插管的型号和材料选择**　应为患者选择合适型号的气管插管。导管型号较大，气囊充气后横截面积较气道大，易形成褶皱缝隙，造成漏气、误吸；导管型号较小，气囊难以封闭气道，造成气体泄漏。一项随机对照试验研究表明，相对于直径为 8 mm 气管插管的患者，直径为 7.0 mm 或 7.5 mm 气管插管的患者的呼吸频次、呼吸频次/潮气量比值、压力时间乘积（pressure time product，PTP）3 项指标均显著增高，潮气量明显降低。此外，当气囊压合适且位置恰当，但仍存在漏气时，应考虑更换其他型号的气管插管。

气管插管气囊的材料建议采用聚氨酯制成的圆锥形气囊以预防呼吸机相关性肺炎（ventilator associated pneumonia，VAP）的发生，这尤其适用于长期机械通气者。一项随机对照试验表明，相对于聚氯乙烯材料制成的气囊，由聚氨酯制成的气管插管气囊所导致的 VAP 发生率更低。

**2. 患者耐受程度的评估**　留置气管插管会造成患者不适，表现为患者躁动甚至是呼吸循环状态发生改变，因此应定期评估患者对气管插管的耐受程度，并进行适当的镇痛和镇静治疗，必要情况下可考虑四肢约束。

**3. 气管插管的固定**　气管插管必须始终固定良好，以确保患者的最佳通气状态，避免可能的插管移位或非计划性脱管。目前认为气管插管移位是造成气道损伤的最主要因素，并可能导致一系列并发症，如支气管痉挛、呼吸窘迫、心肌梗死以及颜面部和气管黏膜损伤等。但目前对于何种方法固定气管插管最有效，尚无确切结论。一项系统评价研究表明，对于不同种类的气管插管固定策略，包括斜纹布、棉带、黏性胶带、纱布或支架，目前尚无确切证据表明哪种方法更为有效。有研究表明相对于气管插管支架，使用黏性胶带固定的气管插管，在拔管时需要更大的力量。

**4. 气囊内压力的管理**　气囊的基本作用是防止漏气和误吸，气囊管理是人工气道管理的一个重要环节，对防止气道漏气、避免口腔分泌物和胃内容物误入气道、防止气道黏膜损伤和减少 VAP 均具有重要意义。影响气囊内压力的因素较多，包括注入气囊内气体的量、气管内径大小、胸腔内气压的改变等，此外，某些麻醉剂，如 $N_2O$ 有可能渗透进入气囊，从而增加气囊内压力。

（1）气囊内压力的合理范围：气囊内压力过高或过低均对会对患者产生不利影响。一方面，如果气囊内压力过低，有可能不能有效封闭气道，造成气管插管漏气、潮气量不足以及误吸。临床上，保持气囊内压力水平在 20～30 $cmH_2O$ 是常规实践操作。然而一项前瞻性观察性研究表明，在常规测量 3 小时以后，由于气囊通常会微漏气而导致囊内压力下降，不能保持在目标压力范围内，这可能会导致患者口咽分泌物误吸，甚至是发生 VAP。有研究报道，对于接受正压通气的患者，气囊内压至少应为 27 $cmH_2O$。一般认为，可以接受的气囊内最大压力介于 25～40 $cmH_2O$。中华医学会呼吸病学分会推荐应使气囊充气后维持在 25～30 $cmH_2O$。此外，当患者的气道压较低或自主呼吸较弱以及进行吸痰时可适当增加气囊压；当患者改变体位后，宜重新测量气囊压。

（2）气囊内压力的评估方法：气囊内压力的评估方法有多种，包括气囊内压力监测（cuff

pressure monitoring，CPM）最小漏气技术（minimal leak technique，MLT）和最小闭合容量（minimal occlusive volume，MOV）技术，可有效保证通气和预防气囊对黏膜的压迫性损伤。一项前瞻性研究比较了估测气囊内压力和直接测量气囊内压力（采用压力表）两种方法的优劣，结果表明，相对于估测气囊内压力，直接测量气囊内压力能够更有效地避免气囊充气过度或充气不足。一项重复测量交叉试验研究，对经口进行气管插管并接受机械通气的患者持续进行气囊内压力监测，保持气囊内压力至少为 22 $cmH_2O$，结果发现，接受此干预的患者气囊内压力能够保持在最佳范围内，而没有接受此干预的患者气囊内压力随时间推移而下降。此外，相对于 MOV 技术，容量-时间曲线技术与更低的气囊内压力和更少的气囊内注射气体量相关。压力-容量环（pressure-volume loop，PV-L）闭合技术可用以有效检测气管插管气囊的功能。另有研究表明，通过测量患者气管内径（可采用 X 线在胸骨锁骨角处进行确定）或根据患者身高及年龄估测最佳气囊内容量，均比指触经验法更可靠。国内指南不建议采用根据经验判定充气的指触法给予气囊充气。

**5. 气管插管内壁的清洁** 气管插管是形成 VAP 的独立因素，而气管导管内壁上细菌生物膜的形成、分散和脱落被认为是 VAP 难以治愈的重要原因，因此做好气管插管内壁的清理至关重要。

**6. 气管插管的拔除** 气管插管拔除是气管插管患者撤离机械通气时的最后步骤。延迟拔管有可能导致 VAP，延长 ICU 和总的住院时间，甚至可能增加患者病死率；另外，如果拔管失败（发生率可高达20%），也可能导致 ICU 和总的住院时间延长，医疗费用增加，甚至需要气管切开和提供长期的紧急照护。气管插管拔除指征的评估：当患者不再需要机械通气时，在拔管前首先需要评估患者气道保护和气道通畅能力，以便为拔管做好充分准备，评估内容主要包括咳嗽、意识状态、气道分泌物的量以及气囊漏气试验等。

（四）评价证据

由于气管插管及相关护理措施属于有创操作，对患者的生理和心理负面影响较大，从伦理和患者安全的角度考虑，不适合进行临床人体试验，目前相关研究多处于动物实验阶段。此外，本章实践内容中部分证据为已经发表的指南内容或权威专家的意见，缺乏严格的临床试验证据，但即便如此，本章节中的相关建议多数是经过临床实践验证的有效措施，值得临床推广和参考。

（李 苹）

# 第四章 急诊护理伦理

## 第一节 急诊患者护理的伦理问题

随着急诊医学学科的发展，国内医护人员也随着医学模式改变而转变，护理伦理观念逐渐被引入临床实践中，"以疾病为中心"的旧的医疗模式已无法满足社会的需求，更多人性化和理性化的服务需求也正在逐渐引起医护人员的关注和研究。随着医护救治工作更加趋于精细化和人性化，急诊服务不但要对急危重症患者进行抢救服务，更要满足患者及其家属社会、心理、精神、伦理等多方面的需求，这样才能达到"以人为本"的目的。

急诊科是医院抢救突发、紧急、危重患者的重要场所，具有点多面广，患者就诊时间、数量、病种、病情随机性很大，且病情复杂、危重，对救治时限和救护技术要求高的特点，因此，护理工作具有更高的风险性并承担着较大的法律责任。为了减少这些隐患，应加强急救技术的训练，同时更应重视急诊科护理伦理问题。作为急诊科的护士必须具备较强的伦理素养和风险意识，做好工作环节中的风险评估和护理伦理风险的防范，才能促进护理安全，提升整体救护质量。

### 一、急诊护理工作的特点

急诊科医务人员的服务对象大多是要紧急处理的急危重症患者，如各种外伤、急腹症、高热、昏迷、中毒者或短时间内就可能出现生命危险者。因此，急诊护理有别于一般护理。

#### （一）随机性

急诊患者发病突然，因而就诊时间、人数、病种、病情危重程度等都难以预料，具有很大的随机性。随着社会的发展，各种突发事件的增多，短时间内可能有大批伤员到达并需要紧急处置与抢救，工作量骤然增加。急诊护理人员必须常备不懈，处于"战备"状态，工作要有预案，随时做好思想、业务、急救设备、抢救药品、呼叫系统方面的准备，以便及时抢救各类患者。

#### （二）紧迫性

多数急诊患者病情紧急、危重、变化迅速，还有一些患者神志不清、意识模糊或意识障碍，不允许按部就班地进行询问和评估，而是需要立刻全力投入抢救。对某些病情危急的患者，如各种中毒、出血不止、心脏骤停等患者，护士应有洞如观火的观察力，工作主动，处置积极，全力以赴,以免贻误抢救时机。因此,急诊护士必须争分夺秒,尽量缩短从接诊到抢救的时间,挽救患者的生命。

### (三) 主动性

急诊患者发病急,病情变化迅速,往往涉及多系统、多器官、多学科,经常需要多学科、多专业医务人员协同抢救。要求急诊护理人员有准确的判断能力,能根据病种、病情及时通知有关科室的医生进行诊治和抢救。在医生到来之前,护理人员除了严密观察病情变化,做好必要的抢救准备工作外,还应根据病情的需要,主动及时地给予紧急处理,如吸氧、吸痰、心肺复苏、监测生命体征、建立静脉输液通路、血型交叉检验、消毒隔离等,为医生诊断、治疗提供必要的帮助,赢得抢救成功的先机。在医生到来之后,护理人员应机敏镇定地与医生密切配合,全力以赴,挽救患者生命。

### (四) 护理任务艰巨

急危重症患者病情紧急、变化快,需要迅速投入抢救;急危重症患者痛苦不堪,甚至意识不清而生活难以自理,不仅护理工作量大,而且患者配合医护困难;急危重症患者和家属顾虑较多,心理活动复杂,需要加强心理护理,但是疏导起来又较困难。以上都表明,急危重症患者的护理具有艰巨性的特点。

### (五) 护士素质要求高

急危重症患者抢救护理任务艰巨,护士必须具有全面的业务素质、良好的身心素质、丰富的临床护理与抢救经验,以及较高的职业道德修养。然而,急危重症患者的抢救护理也为护士提供了展现知识、经验、技术水平和身心健康程度以及高尚道德情操的机会,而且通过护理患者使以上方面可以进一步升华。如果护士的各方面素质达不到应有的高度,就不能担负起急危重症患者的抢救护理工作,勉强担任也难以完成护理任务,甚至会发生意想不到的严重后果。

### (六) 护理伦理难题多

急危重症患者抢救护理工作经常会遇到一些伦理难题,如履行人道主义与经济效益的矛盾,讲真话与保护性医疗的矛盾,知情同意与保护患者利益的矛盾;卫生资源分配与患者实际需要的矛盾;患者拒绝治疗与维持患者生命的矛盾,安乐死与现行法律的矛盾,临床治疗、临床实验实施与患者及家属知情同意难以接受等矛盾。因此,急危重症患者抢救护理的伦理决策十分困难。

## 二、急诊常见的护理伦理问题

急诊科是急救前沿,接诊各种急、危、重、创等患者,所涉及的内容繁多,情况紧急,工作量大,因此,在短暂的时间内给患者以高质量的护理、给家属以恰当的安慰、维持一个安全的就诊秩序,是提高医疗质量的保证。在整个过程中,护理人员最早、最直接将伦理学应用于整个诊治过程中。近年来,随着急诊医学不断发展,急诊医护伦理问题随之加深。

### (一) 及时抢救与妥善诊治的问题

急诊患者病情较重,需要得到及时快速的救治。可以说,救治工作的成败很大程度上取决于抢救时机的把握,但同时,确保诊治的正确性也是救治工作成功的关键因素,二者缺一不可。急诊患者病情变化较快,要求护理人员当机立断,果断采取相应的措施,否则就会延误抢救时机。而正确诊治需要一个过程,如化验、超声、X线摄片、心电图等这些常见的检查都需要一定的时间。作为急诊室的护理人员要妥善处理好二者的关系，尽快、尽早地做出最好的处理，以患者的利益为重，不瞻前顾后，要勇于负责、果断决策、迅速行动。如果单纯为了追求及时性而没有准确诊疗，很容易贻误患者的生命，而反过来，如果单纯为了准确，就会出现患者罪受了、钱花了、病查清了，但抢救时机却失去了的局面。

### （二）果断处理与患者权益的关系问题

果断处理是指在患者面临风险或护理人员处于两难决策困境时，能快速做出决定，选择最合理的方法进行抢救。但由于抢救时机的紧迫性，往往缩短了与患者或家属的沟通时间，患者的自主权会受到一定影响，特别是患者有生命危险时，有的甚至来不及与家属或患者沟通，事后往往因为他们的不理解而出现一些纠纷。因此，作为急诊室的护理人员，一定要权衡二者的关系，在需要果断处理时，一定要慎重考虑，主动救治，选择符合患者最大利益的决策，同时尽可能做好沟通工作，取得患者或家属的配合。

### （三）繁忙的工作中与患者的沟通问题

护患关系是由护士与患者相互作用形成的一种特殊环境中的人际关系，是护理伦理学关注的核心问题。良好的护患关系可以大大降低护理风险的发生。要形成良好的护患关系，就必须注重护患沟通。大多数患者对医院和医护人员是否满意，也主要在于医护人员是否耐心、认真，是否具有深切的同情心，是否尽了最大的努力去做好本职工作，而这些都是通过护士的言行来表现的。因护理解释工作不到位而导致患者误解引起的风险事件也占较大比例。急诊工作忙碌而紧张，没有很多时间与患者或家属仔细沟通，而急诊患者或家属因病情危急，心理处于紧张、恐惧状态，非常希望了解患者的病情发展和治疗情况，得到护理人员的关心、鼓励。如果护士面对患者及家属的提问时态度过激，语言粗鲁，回答简单、生硬，就会导致患者的不满及投诉。此外，急诊患者的病情具有突发性和不可预见性，在诊断、治疗中转运和交接环节也比较多，随时可能出现护理风险或护理并发症。如果护士未及时履行风险告知义务，对风险较大的护理技术操作及患者在转运过程中可能发生的危险没有及时、准确告知并取得患者和家属的理解，一旦出现意外情况，就会导致患者满意度下降，引起护患纠纷。因此，作为急诊的护理人员，应在繁忙的情况下，用简洁、适当的语言安抚患者，告知病情，尽可能满足患者的知情需要和心理需求，取得他们的配合，防止纠纷和冲突。

### （四）救护能力不足的问题

急诊科伤病员比较多、病情复杂，如果在实施救护的过程中因为护理人员的业务知识缺乏、操作技能差、工作经验不足等，使患者的病情变化不能及时发现或不能采用正确的方法对患者实施救护、缺乏应急能力和组织协调能力、对患者的询问无法做出正确的解答，有的甚至使患者的伤残进一步加重，均会导致护理风险的发生。因此，作为急诊护理人员，应明确自身职责，勤练各种急救技能，在救护患者的过程中，尽可能做到准确、高效，如静脉穿刺时一针见血，置入各种管道时一次性成功，对心电监护仪、洗胃机、吸痰器等急救设备熟练使用，避免增加患者的痛苦和病情变化的风险，赢得抢救时机。

### （五）制度执行不严格的问题

护理伦理包含着道德原则和诸多的道德规范，也包括具有护理职业特质的伦理原则，如"尊重""行善""不伤害""公正""自主""守密"，其中，"不伤害"就是要确保患者的安全。而制度是规范、约束各项医护活动以达到预防风险事件、实施安全管理的核心内容。在急诊救护工作中，护士还存在因没有严格执行三查七对、无菌操作、分级护理制度，导致给药错误，对患者病情评估不充分、治疗不及时等制度执行错误，而使患者利益受到损害，引发护理不良事件和纠纷。南丁格尔所创立的护理道德规范认为：护士应不议论别人的闲话，不与他人谈论患者病情，头脑清醒，绝对忠诚，有敏锐的观察力和充分的同情心。要求护士应对患者表达同情、关心、真诚相助、冷静、理智等情感。急诊护士在抢救患者时难免会暴露其身体或身体的某一部分，在抢救过程中护士往往专注于救治生命，会忽视对患者隐私和病情等的保护，因而侵害了患者的权利，导致护理风险事件的发生。

（李 苹）

## 第二节 急诊患者护理的伦理要求

医学伦理学是应用伦理学来探讨和解决现代医疗卫生工作中医患关系行为的学科。急诊科人员繁杂、患者心理反应激烈的特点，使急诊科工作人员随时会陷入医疗纠纷的泥潭中进退两难，需要急诊科工作人员坚守患者利益第一原则，具体情况具体分析，给予尽量优化的处理。

### 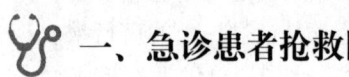一、急诊患者抢救阶段

（一）急患者之所急的情感

急诊患者多为遭受了意外伤害或病情突然恶化，如果抢救不及时，方法不得当，可能会导致死亡或留下严重后遗症。因此，急诊护理人员要积极抢救，牢固树立"时间就是生命"的观念，工作中时刻突出一个"急"字，争分夺秒地抢救。当急诊患者入院后，护理人员应在短时间内迅速判断，通知医生，并主动进行抢救、治疗，避免拖拉、推诿等不当行为。提供人性化服务，安抚患者，让其感受到生命的希望，安慰家属，就近等候等。

（二）高度的责任感

急诊患者往往病情危重，有些抢救措施有一定的风险，需承担一定的责任。急诊护理人员要从患者利益出发，不失时机地妥善处理，如及时吸氧、洗胃、人工呼吸、胸外心脏按压、止血、输液、保留排泄物送化验等，并详细、准确地做好抢救记录；对因交通事故或打架斗殴可能导致法律纠纷的患者，要公正地反映病情，对待意识不清的患者，本着慎独的精神，提供耐心周到的服务；对有或疑有传染性疾病的患者，要做好消毒隔离，防止交叉感染。另外，护理人员应随时做好抢救的准备，积极防范工作中的薄弱环节，熟练掌握各种急救护理技术，熟悉各种突发事件的应急预案，如群体伤、传染病、无名氏等应急预案，提高抢救成功率。急救设备时刻处于备用状态，避免意外情况的出现，如人工气囊漏气、电动洗胃机压力不足、吸引器负压不足等，避免因此酿成医疗事故和纠纷。在交接班、节假日等特殊时节，尤其注意加强责任心，做到工作制度化、规范化。

（三）同理心

由于病情较急，可能危及生命，患者和家属均处于极度焦虑、恐惧中，常把生命的希望寄托在医护人员身上，因此，护理人员不能辜负患者的信赖，应认真担负起救死扶伤的重任，争分夺秒、全力以赴地投入抢救护理中。同时，重视对患者及其家属的关怀，以良好的工作作风、温和的态度安慰他们的不良情绪。而面对家属的不冷静，或提出不合理的要求时，护理人员应换位思

考，同情、体谅患者或家属，耐心做好解释工作，沉着、冷静地处理，取得患者或家属的配合。绝对不允许护理人员在抢救过程中态度生硬、动作粗暴，也不允许护理人员漫不经心、闲谈说笑，这些都是不道德的行为。

### （四）优化技能、坚守慎独

精湛的医疗技术是保证患者得到最好救助的前提和基础。医务人员应该有计划进行急诊抢救技能训练，不断强化专业学习，练成扎实的急诊急救基本功，真正造福于患者。医务人员必须具备有胆识和审慎的品质，并处理好两者的关系。在急诊工作中特别重要的是，要求医务人员具备高度的医德自觉性和自律修养。

### （五）尊重生命的人道主义精神

尊重患者的生命是医学人道主义的最基本思想，它要求医务人员要不断提高职业责任感，主动积极救治患者的生命。急诊室中有不同病情、不同类型的患者，护理人员应一视同仁，尊重每一位患者。如对于急诊中的"三无患者"（无身份、无家属或单位、无经济来源患者），护理人员应及时救治，并负责和协调就诊过程中的一切需要，实施特护或监护；对于自杀的患者，应像其他患者一样，以最佳的治疗护理方案进行急救。绝对不能歧视怠慢、讽刺挖苦，应保护患者的隐私，尊重患者的人格。在患者病情基本稳定后，医护人员应给予无微不至的关怀和耐心的开导，使患者敞开心扉，帮助患者摆脱悲观厌世情绪，重新树立生活的信心。

### （六）尊重患者自主性和知情同意

临床中尊重患者自主性意味着医生及医疗机构应尊重医疗需求方患者在诊疗过程中追求个人目标的意愿和行为。在医疗中落实尊重患者自主性原则的实践方式是知情同意。知情同意是指医生向患者说明拟定的诊疗方案、替代方案及其获益和风险后，具备决策能力的患者接受该诊疗方案意愿的沟通交流过程。落实尊重患者自主性是目标，实施知情同意是达成目标的重要途径。患者自主性意味着患者参与医疗决策的意愿增加，完全由医生主导进行决策的家长制-权威型医疗模式不再被社会大众接受，医疗模式转变为医患共同决策，即医患之间通过知情同意过程实现信息分享、讨论协商，最终达成一致决策。患者有同意或拒绝医生所建议诊疗方案的选择自由，医生可以对患者教育和劝说，但要避免胁迫。患者在理解医生告知的相关信息后可拒绝医生建议的诊疗方案。此时要在病历中记录诊疗措施的必要性、风险、获益及其替代方案、拒绝诊疗的后果等信息均已告知患者，患者拒绝的原因也应记录在案。

### （七）团结协作的互助精神

急诊患者病情复杂多变，需要多学科、跨专业医务人员协同抢救。护理人员要具有较强的应变能力，既要迅速通知相关专家会诊，又要严密监护病情；既要配合医生优先抢救生命垂危的患者，又要密切关注病情的细微变化并详细记录。大量事实证明，医护人员之间的默契配合可为抢救患者赢得宝贵的时机。因此，所有参加抢救的医生、护理人员、麻醉师、其他医技人员等都要团结协作、互相支持，体现团队精神。

## 二、急诊患者临终阶段

### （一）以人为本

**1. 生理关怀，减轻身体痛苦** 终末期患者在终末期受到多种症状的折磨，作为责任护士，应密切观察患者病情变化,应用"医护一体化"的工作模式,及时、正确地为患者提供各种症状护理。应根据患者的病情,制订个体化护理方案并认真实施,真正把整体护理落到实处,使每位患者都处于心身的最佳康复状态。从饮食护理、口腔与皮肤护理、排泄护理、睡眠护理等方面加强生活护理。

**2. 尊重生命,给予患者尊严** 要尊重患者的生命价值,医护人员应尽最大努力去维护患者的生命。当生命无法挽回的时候,护士应让患者享受到生命的尊严。

**3. 加强沟通,提高个案护理** 急诊护士在工作中要接受患者特征性的思想和行为,保护患者的隐私,包括患者的病情、治疗方案、措施等,做到不在公共场合讨论患者病情,不随意向患者朋友或他人交代疾病信息。

**4. 心理关怀,维护内心平静** 为患者提供24小时无缝隙的灵性关怀,采用同理心和移情技巧,帮助患者认清面临的各种选项,帮助其做出最合适的选择,当患者选择确定后,急诊护士不能干涉,更不能要求患者修改决定。

### (二)悲伤辅导

1. 通知家属患者死亡临近。
2. 提醒家属通知亲属和朋友及时赶到医院。
3. 指导家属做一些必要的事后准备。
4. 允许家属在患者临终时陪伴患者。

---

**实践分享**

随着疾病进展,王女士的意识从嗜睡到昏迷,呼吸变得浅快,肢体越来越冰冷,发出呼噜声,血压低,脉搏细数,进入濒死期。按王女士清醒时的嘱托,放弃一切有创抢救,想有尊严地离开这个世界。允许王女士的至亲即她的父母和丈夫24小时陪伴。这一阶段的护理措施如下。

(1) 与家属保持连续的沟通:协助医生为家属介绍患者准确的疾病状况及目前的治疗措施。父母知道女儿已濒临死亡,他们很爱自己的女儿,特别希望参与到照顾中来,以确保女儿最后生命阶段的生理和心理舒适。医护人员与家属保持连续性沟通,教会家属给王女士进行抚触和按摩;面对王女士临终前的呼吸、心率以及肢体温度的变化,父母非常焦虑,医护人员为他们讲解这是正常的死亡过程,每一位临终患者身体都会经历这段过程。

(2) 尊重文化和提供互动机会:父母含泪坐在王女士床边,脸上露出担忧的表情,显得焦虑不安。护士注意到他们的这些非语言行为,宣教过程尽可能提供互动机会,鼓励他们提出问题,并给予支持。

(3) 提供治疗性陪伴:护士告知王女士的父母医护人员会一直和他们在一起。提供治疗性陪伴,多花一些时间和他们在一起,默默支持患者家属,努力让他们安心。

(4) 发挥家庭作用:王女士无法再进行任何社交或有目的互动,此时鼓励家人为她做她想做的事情。护理的目标是尽量保证王女士身体舒适,在症状控制及躯体舒适的基础上,家属陪伴在王女士身边,轻轻地代替王女士对过去的人生心怀感恩说"谢谢",对自己过去所犯的错表示歉意,说"对不起",并与挚爱的人告别说"再见",如此的道谢、道歉、道爱、道别,能使终末期患者的思想境界得到升华,可以在家人的陪伴中平静安详地离世。

(李 苹)

# 第五章 急诊患者疾病体验

急诊科是医院提供医疗护理服务的一线,也是患者紧急情况下寻求医疗照护的一线。急诊患者由于发病急、病情重、变化快,其对突然患病缺乏足够的认知,加之对急诊陌生环境以及对疾病本身的体验,容易使患者产生不良情绪,与医护人员发生冲突,甚至演变成医疗纠纷。因此,如何在保证患者安全的基础上,维持良好的护患关系、注重患者的感受与权益,已成为当前急诊医护关注的重点。

## 第一节 急诊患者的感知与体验及其提升措施

急诊科作为救治突发性、危重性病症、外伤及中毒患者必不可少的科室,是与病房连接的重要纽带。急诊实施救治工作的及时性、有效性与患者生命安全紧密相关,临床需在最短时间内制定并实施有效救治措施,使患者的痛苦得到最大限度的缓解。但因传统生物医学模式对急诊工作造成的影响,既往医护人员在繁忙的工作中多重点关注患者的治疗效果,以"病"为主,而常常忽略"人",主观认为分秒必争地抢救患者生命是急诊工作的关键,易忽视患者心理需求;随着生物 - 心理 - 社会医学模式的发展,医疗护理关注模式从单一治疗扩大至整体康复,患者心理健康得到重视,良好的人文关怀有助于提高治疗依从性和生活质量。因此,了解疾病经历,探索患者的感知与体验,有助于明确疾病管理障碍并优化后续应对策略。

### 一、急诊患者的主要心理体验

1. **急切与紧张** 急诊患者常常因突发性、剧烈性和不可预测性,带着缓解病症、解除痛苦的急切心理前来就诊,易表现为精神紧张、手足无措。如腹痛、结石患者等。
2. **焦虑与恐惧** 这是急危重患者最常见的心理反应。因发病突然、病情凶猛、发展迅速和瞬间袭来的天灾人祸,往往使患者缺乏足够的思想准备,过分的恐惧使其失去心理上的平衡,表现为精神紧张、焦虑、恐惧不安。如颅脑外伤、心肌梗死、大咯血患者等。
3. **无助感** 因患者不了解自己病情真实的严重程度及治疗情况,或者不知道如何应对当前的状况而产生孤独感和无助感。
4. **自责感** 患者可能会悔恨自己没能更好地管理好自己的健康,或者认为自己不应该让病情恶化到需要急诊治疗的地步而产生自责。

**5. 情绪易激动**　多见于与人生气、打架斗殴、酒精中毒、服毒自杀等患者。表现为情绪反常、乱吼乱叫、不配合治疗、不让做检查、拔掉输液针头、拔掉氧气鼻导管等。

**6. 烦躁与愤怒不满**　有些患者病情复杂，一时难以确诊，需要做相应检查和会诊，就诊时间的延长常会让患者及家属误认为是医护人员专业能力不足或者没有得到足够的关注和重视，而不能做出正确的诊断；或因划价、交费、取药过程中的不顺利，或是医疗费用与自身经济实力之间的矛盾等产生不满甚至有转院念头。在这种情况下，急诊护士稍有不慎，就会激发患者的愤怒不满情绪。

这些心理体验可能会对患者的治疗和康复产生负面影响，因此医护人员应该关注患者的心理健康状况，并提供必要的支持和帮助。

## 二、急诊患者感知与体验的影响因素

**1. 护士态度**　大量研究显示，绝大多数患者认为，在与护士的接触中，护士良好的服务态度最让他们感到温暖，感觉被礼貌对待，受到尊重，从而感受到关怀。同时，护士对患者不良情绪的忍让、宽容和理解，也体现了对患者的尊重，让他们感受到关怀。这与急诊科患者缺乏安全感、感情易脆弱密切相关。因此，在急诊护理工作中，对于不同年龄、职业、疾病的患者，护士均应一视同仁，以良好的服务态度服务每一位患者，建立良好的第一印象，减轻患者的陌生感，拉近护患沟通距离；同时，护士应具有职业涵养，能够宽容、忍让、理解并关怀急诊患者的异常情绪，减少不必要的纠纷，体现出人文关怀的内涵，从而塑造护士优良的职业道德形象。

**2. 护理服务的及时性**　急诊患者强调反应迅速、快速治疗、反复查看是具有关怀性的行为，护理服务的及时性对患者至关重要。在患者所感知的关怀行为中，护理服务的及时性具有最高的关怀性。这与急诊患者希望快速解决病痛、解决问题的急切心理有直接关系。

**3. 护士的专业知识和技能**　护理关怀理论家 Watson 将人际护理行为分为两个方面，即工具性行为（如发药及注射）和表达性行为（如倾听、给予情感支持）。护理技术在本质上具有深刻的人文精神，是关怀人的具体手段，其最终的目的、出发点和归宿点依然是实现对生命的关怀。高水平的护理操作在减轻患者痛苦的同时，也获得患者的信任，给患者以安全感。护士熟练的操作技术是一种综合性的非语言交流，是维系护患关系、建立护患和谐的桥梁。

**4. 人文关怀**　由于急诊就诊患者病情紧急，对医院的环境及工作程序不熟悉，对他人持不信任和怀疑的态度，以及长时间的等候，使患者及家属言语上表现出对医院管理的不满、愤怒。护理人员首先要保持克制，避免冲突，保持良好的语言沟通。培养护理人员同理心，多换位思考，安抚解释，取得患者的理解。平和地对待每一位患者，特别是老年人、残疾人、外地人，护士更应主动地迎接，增进交流，解除其对环境的陌生感，使其得到心理上的安全。

**5. 服务流程**　环境的改变会加重患者的不安情绪，使患者没有归属感，单纯熟练的护理技术操作远远不能满足患者的心理需求，服务流程指引不明确时，易加重患者焦虑。因此，只有简化医院急诊服务流程，体现"以患者为中心"的人性化服务，才能进一步提高患者的就医照护体验。

## 三、提升急诊患者感知与体验的措施

**1. 不断提高急诊医护服务水平**　急诊科是抢救危重患者的阵地，处于医疗护理工作的前沿，由于患者病情复杂多变，抢救任务繁重，导致急诊科易发生纠纷。医院管理人员本着服务临床的理念，努力搭建沟通协商的平台，各部门联合协作，以时间为主线梳理简化流程并设定初期目标，形成一个多维、立体、全覆盖、无缝隙、跨专业的急诊医疗体系，不断提高急诊医护服务水平。

**2. 不断完善人文关怀** 《护士条例》第三章第十八条规定，护士应当尊重、关心、爱护患者，保护患者的隐私。人文关怀是一种主动关怀人的意愿、意识和责任，并在具体行动中体现出来的价值观和态度。尊重每一位服务对象，善待每个生命，是护士人文关怀素养的首要因素。在急诊护理工作中，护士应该时刻注意把患者放在第一位，从患者的角度出发进行换位思考，对患者的疾病感同身受，积极帮助患者，为他们排忧解难。作为管理者，应经常到病区检查患者情况，及时发现问题，提供指导和建议。护理人员应在第一时间对患者予以特别关注，为患者提供良好的关怀护理，满足其多方面的需求。

**3. 加快服务流程改善** 急诊科等待时间被认为是近年来及时获得急救护理的主要障碍。已证明急诊等待时间长会增加病死率和医疗保健成本。通过流程的标准化和所有员工参与流程改进，不断推动流程标准化和消除浪费，可有效减少等待时间，建立规范清楚的标识系统，缩短就诊等候时间，完善门诊各项便民措施，开展一站式服务等。

**4. 加大科普信息支持** 随着社会的发展，快节奏的生活以及不良的生活方式导致各种疾病发病率日趋增加。基于此，普通大众需要有足够的医学科普信息储备及获取医学信息的意识和能力，才能应对日益严重的健康问题。有效医学科普信息的缺失以及获取及时有效医学信息的意识和能力的缺乏，是导致当下医患纠纷的原因之一。因此，提高全民的健康素养，增进公众对自我健康照护的责任和参与，鼓励患者参与患者安全，必须加强医学科普的传播和教育。急诊护士应认识到健康教育的重要性，积极适时地开展形式多样的健康教育，以帮助患者纠正不良的行为习惯，促进患者养成健康的行为方式，减少就医次数，从而节约医疗资源和社会资源。当面对突发医疗紧急情况时，公众能及时参与医护决策，配合并理解医护人员的治疗，减少医疗纠纷。

**5. 提供有效的人文关怀护理** 由于急诊患者疾病的突发性，给患者的身体和精神都带来痛苦，同时患者由于医疗知识缺乏和自身经济状况等问题，易出现复杂的应激心理反应，对患者的身心健康及疾病康复产生不利影响。护士的简单动作或言语鼓励，以及心理上的疏导、安慰都能对急诊患者产生积极的影响。急诊护士首先要知晓急诊患者的心理特点，善于换位思考，学会洞悉患者的心理；其次，要鼓励患者说出内心的感受，让患者适时地发泄压抑的情绪，以积极良好的心态接受治疗和护理；最后，注意评估患者的不同心理需求，必要时与家属取得沟通，以提供有效的且为患者所需要的人文关怀，达到促进患者身心康复的目的。

（韩玉萍）

## 第二节　急诊优质护理服务模式

急诊抢救工作的关键在于提高抢救成功率、挽救患者生命，但因外界环境差异及医疗水平高低、患者自身状况等因素对抢救成功率的影响，医疗纠纷发生率较高，而优质护理能够调动护理人员的工作积极性和主观能动性，要求护理人员主动对各项急救措施进行全面落实，减少抢救时间流逝，预防意外情况发生，保证患者入院就医的安全性，提高院内外抢救成功率，降低医疗护理风险，改善护患关系，满足患者生理、心理需求，提高护理质量与患者满意度，提升医院形象，值得临床推广。

## 一、优质护理服务的研究背景及现状

优质护理服务作为临床护理工作的重要组成部分,以患者为工作中心,进一步强化基础护理,全面落实责任护理制,深化护理专业的相关内涵,目的在于使整体护理服务水平得到有效提高。其中以患者为工作中心要求医护人员在行为、观念上,全面为患者着想,将患者放在所有活动的首位,并根据患者具体需求,提升护理服务质量;同时对服务成本进行控制,合理制定、调整方便措施,将工作流程进行一定程度的简化,为患者提供优质、满意、高效的医疗护理服务。优质护理的主要内涵为:对患者提出的基本生活需求进行最大限度的满足,维持躯体舒适度,帮助调节、稳定患者心理状态,保障患者安全,并获取患者家庭及社会的支持、协调,进而提升患者及社会对医院工作的满意度。近年来,护理界逐渐将护理服务的工作重点向"护理结果、增进舒适、满足患者需求"等方面转变,且存在向专科发展的趋势。

## 二、急诊患者的护理服务需求

1. **心理精神方面** 研究发现,急诊收治的患者多为突遭意外,或是病情发生急剧恶化,患者对此无思想准备,并因对疾病发生原因、治疗转归的不确定,无法预测后果,导致一些患者难以较好地面对手术与其他治疗,易出现紧张、抑郁、焦虑等不良心理状态。若患者未及时得到有效的心理护理,或护理人员在护理患者时表现出冷落、怠慢、忽视的态度,易导致患者感受到不被尊重,而产生强烈的心理不舒适感。

2. **身体方面** 急诊患者常因疾病或意外伤害而伴有不同程度的疼痛感,呼吸困难、被动体位、有创操作、创面处理等对患者舒适感造成严重不良影响。对于因疾病引起的机体口渴及恶心呕吐、饥饿等情况,亦能导致患者身体产生不舒适感,均影响护理工作的开展,需要及时实施护理干预。

3. **社会需求** 急诊患者的社会需求包括多方面,很多患者在发生意外事件进入急诊科后无家属陪同,且缺乏经济支持,进而导致患者出现严重的恐慌心理;部分患者入院后对家庭以及工作等存在担心心理,导致角色无法快速转变,此时护理人员需要加强对患者实施角色转变护理,进而提高患者配合度。

4. **环境需求** 急诊科由于工作环境嘈杂,有些患者因剧烈疼痛而发生痛苦呻吟,有些患者的治疗药物气味刺鼻,有些患者抢救场面紧张等,均会对患者心理带来一定压力,进而对疾病恢复产生阻碍作用。除此之外,很多患者因环境陌生,导致舒适度下降,进而影响治疗依从性,不利于抢救工作的顺利开展。

## 三、优质护理服务干预措施

1. **深化优质护理服务理念以及增强责任意识** 在医院护理工作管理过程中,应用优质护理服务的相关知识,定期组织培训,加强护理人员对护理工作的理解,并组织换位思考活动,引导护理人员理解患者及其家属心情,并对患者实施有效的情感干预措施,帮助其调节心理状态,让患者感受到温暖。通过培训活动的开展,激发护理人员的责任意识,提高工作积极性与主动性,使其在顺利开展护理服务的同时对急诊治疗起到辅助效果。

2. **重视服务技能与能力提升** 加强护理人员工作技能培训,认真贯彻落实优质护理服务相关理念,有效提高护理质量。在技能培训过程中,优先重点培训小组组长及组内骨干人员,有效发挥其在小组内的带动作用及监督职能。护理人员在实施护理活动过程中,需要保持专业、科学的态度，将更好的形象展示给患者，增加患者的信任度。重视急诊救治岗位与护理人员的能级匹配，实施分层培训，针对护理人员的岗位及技术水平进行个性化培训，以提高护理工作质量及效果。除此之外，医院需要定期组织专项技能培训，为患者提供个性化及综合性护理干预。对护理技术不成熟的护理人员，医院需要组织对其进行应急护理培训，培训内容主要包括抢救方法、抢救流程、疾病分析以及抢救仪器的使用等，实现抢救流程的规范化与整体化；对护理技术较高的护理人员，对其进一步进行专科技能培训，提高其科研能力。

**3. 开展独特的急诊科优质护理**　优化急诊护理流程，重视环境改善，并根据患者实际状况及时调整抢救设备。对无家属陪同的急诊患者，护理人员应积极主动地实施优质护理措施，如帮助其挂号、通知家属以及取药等；对有家属陪同或清醒状态下的患者，护理人员需要及时为其普及疾病知识，并告知其治疗方法以及相关诊疗信息，加强患者及其家属对诊疗知识的认知，进而提高依从性。除此之外，护理人员需要根据天气状况为患者提供适宜环境温度的舒适护理。

**4. 强化风险管理、完善交接**　急诊科室患者病情不稳定，护理人员需要及时对患者进行风险管理，在护理工作交接过程中需要保证操作严谨，并不断优化交接流程。急诊护理工作人员需要对患者入院后的各个流程进行严格记录并实施科学护理，了解患者病情状况，比如病情动态变化、疾病检测结果、入院检查相关项目以及用药状况等，对患者实施预见性护理，为患者提供安全保障。除此之外，护理人员需要做好各部门间交接工作，对交接状况（患者生命体征、饮食状况、用药情况以及负责人等）进行严格记录，交接结束后需要对方责任护理人员签字确认。

**5. 帮助患者获取社会支持**　对于缺乏家属关爱的患者，护理人员需要及时帮助患者联系家属，在此期间给予患者关心与陪伴；对外地急诊患者，可以联系患者的朋友、同事等，告知其来院探望，进而有效降低患者的恐惧情绪；对无法联系到家属的患者，护理人员可以寻求媒体或相关机构的帮助，对患者提供资金支持，给予患者社会温暖。

**6. 心理护理**　护理人员需要及时关注患者的情绪变化，时刻与患者保持沟通状态，在沟通的过程中保持热情、和蔼的态度，增加患者对护理人员的信任度，构建和谐的护患关系。除此之外，护理人员需要及时向患者及其家属普及疾病相关知识，加强患者对疾病的认知，并积极帮助患者解决疑虑问题，让患者感受到关爱。护理人员需要落实人文关怀护理，引导患者以积极、乐观的态度对抗疾病，提升治疗信心。

**7. 营造舒适的治疗环境**　临床研究结果显示，舒适的住院环境可以有效增加患者康复效果。护理人员在对急诊患者实施护理工作时需要观察患者病情变化，为患者提供舒适的室内温度及湿度，即温度 18～22℃、湿度 55% 左右。除此之外，定期开窗通风，注意空气流通，控制病室内噪声，合理设置监护仪报警参数，严格控制患者家属探视，为患者营造舒适的就医环境。

（韩玉萍）

# 第六章 急诊患者安宁疗护

## 第一节 生命教育与器官捐献

### 一、生命教育概述

1968年，美国的唐纳·华特士出版了《生命教育》一书，首次提出生命教育的思想。人生命的全过程是由一次次的生命活动所组成的，一次次生命活动的质量决定人生命过程的质量，教育就是对人的每一次生命活动进行关怀，学习过程就是享受生命的过程，这种关怀是社会价值、个人价值和教育自身发展价值在"生命活动"实践中的统一。近年来，日本、英国、中国台湾、中国香港等国家和地区竭力倡导生命教育，各种学术团体纷纷建立。目前，我国香港各大院校均将死亡或有关生命的议程纳入课程中；台湾地区构建了以死亡教育为核心内容的生命教育体系，该体系以高等医学院校为起点，以临终关怀与生死相关议题为主题开展，并逐渐拓展至普通非医学院校。我国大陆由于受到传统文化的影响，生命教育发展相对迟缓，明确的生命教育直到20世纪90年代才逐渐被学术界所关注。1997年，陈元伦等编著了《人的优逝》，用于医学院校的死亡教育。2005年，山东大学医学院率先开设"死亡文化与生死教育"选修课；2006年，南方医科大学开设"人的优逝"选修课。但有关教育内容、教育方式及教育模式的研究仍处于起步探索阶段。

何为生命教育？生命教育是在生命活动中进行教育，是通过生命活动进行教育，是为了生命而进行教育。肖敬在《浅谈生命教育读本》中认为生命教育是以生命为核心，以教育为手段，倡导认识生命、珍惜生命、尊重生命、爱护生命、享受生命、超越生命的一种提升生命质量、获得生命价值的教育活动。生命教育有广义与狭义两种含义：狭义的生命教育是指对生命本身的关注，包括个人与他人的生命，进而扩展到一切自然生命。广义的生命教育是一种全人的教育，它涵盖了人从出生到死亡的整个过程和这一过程中所涉及的各个方面，不仅包括人的生存与生活，而且包括对人生存能力的培养和生命价值的提升。

### 二、生命教育的内容

认识生命、珍惜生命，尊重生命、热爱生命是生命教育的目标。它是从生理、心理和伦理三个层面关怀人的生命历程，让人们认识到生命的意义，感悟到生命的可贵，关怀和尊重他人的生命。

国内外生命教育多以 Leviton 提出的三个层面展开，即死亡的本质、对死亡和濒死的态度及其引起的情绪、对死亡与濒死的应对。具体内容包括：死亡的基本知识，死亡与生命的辩证关系，中西方死亡哲学及特殊文化中的生死观，对死亡及濒死的态度，文学、美学、宗教等死亡文化，死亡心理学，死亡权利学、与死亡相关的伦理问题，慢性疼痛的止痛治疗，濒死体验，安宁疗护，生命意义，生前预嘱，遗嘱处理死亡价值观的探讨，优逝教育等，以及针对学校教学过程中适合于中小学阶段的具体教育内容等。

## 三、生命教育的方式及途径

综合国外和我国港台地区研究，结合内地实际，我国成年人的生命教育应根据不同的人群分层开展，即普及性教育、专业性教育、特定对象教育三个层面，针对受众对象选择不同的内容和差异化的教育方式。

### （一）普及性教育

**1. 受众对象** 所有社会公众（含医学院校的学生、医务人员、慢性病进展期患者和家属等）。

**2. 教育内容** 以认识死亡为主，如死亡基本知识、死亡与生命的辩证关系、死亡哲学与生死观、优逝教育等。

**3. 教育方式及途径**

（1）推荐阅读浏览法：图书、期刊、宣传资料等。

推荐书目：《死亡如此多情》《医师与生死》《烟雾弥漫你的眼》《此生未完成》《向死而生》《直视骄阳·征服死亡恐惧》《最好的告别》《死亡教育》《人的优逝》《安然告别》等。

（2）推荐影片欣赏法：通过电影、电视、网络媒体、自媒体等途径进行生死教育相关的影片欣赏。

推荐影视：《唐山大地震》《生命里》《摆渡人》《人间世》《遗愿清单》《入殓师》《滚蛋吧！肿瘤君》《BBC 地平线：我们需要谈谈死亡》《临终笔记》等。

### （二）专业性教育

**1. 受众对象** 主要为医学生、医务工作者（包括医疗卫生管理工作者）及有志于深入了解和研究死亡相关知识的社会人士。

**2. 教育内容** 从认识死亡到直面死亡。在临床工作中，培养一些懂得医学、社会学、教育学、心理学等相关知识的医务人员和专业生死教育师资是开展生死教育的关键。

**3. 教育方式及途径**

（1）推荐阅读浏览法：同普及性教育。

（2）推荐影片欣赏法：同普及性教育。

（3）课堂授课：讲授生命价值、生死观、死亡相关知识、生命教育相关技能等方面知识。讲授人可以是学校的老师、医务工作者、受过教育培训的社会工作者，讲授地点可以是学校课堂、社会公众场所、医院等地方，为受众对象提供"以死观生""向死而生"的死亡、濒死等相关知识和技能。

（4）体验式教学法

1）志愿者陪伴教育：安排受教育对象到医院肿瘤科病房或安宁疗护中心，陪患者聊天，做一些基础护理，如帮助患者剪指甲、洗头、聊天，和终末期患者一起制作手工，装扮床单位和病房，协助制作贺卡，帮助完成一些力所能及的愿望等。

2）死亡体验法：我国港台地区的生死教育应用较多，如入棺体验、参观墓地、书写遗嘱、书写自己的墓志铭、临终关爱志愿者服务等，还有参观殡仪馆，参观体验遗体更衣、检查、化妆、遗体告别、火化、装拣骨灰等，近距离接触逝者，感受生死。

3）仿真模拟法：利用标准化病人模拟教学。包括基于模拟人、标准化病人或基于计算机程序、虚拟仿真、混合模拟及任务汇报等。

（三）特定对象教育——对晚期患者和家属的生死教育

**1. 受众对象** 以终末期患者、癌症患者、其他慢性病晚期患者及其家属为主。

**2. 教育内容** 选择适当时机、利用适当方式、在双方建立相互信任基础上进行交流。主要是帮助其回顾人生经历、发现生命的意义；预先做好"嘱咐"和"安排"离世后的事宜；协助四道人生——"道谢、道歉、道爱、道别"，达到生死两无憾，缓解精神困扰。

**3. 教育方式及途径**

(1) 适时告知病情：专业人员与癌症患者家属进行沟通，寻找合适的时机告知患者病情，使其掌握自己的状况，只有患者理性地认知了自己的疾病，才能更好、更积极地配合治疗。当患者和家属都能坦然面对的时候，心理会轻松很多。

(2) 引导人生回顾：选择患者状态较好时段引导其进行人生回顾。如引导患者：①您人生中最快乐的时光是什么？为什么？②您生命中最重要的人有哪些？③您人生中有没有刻骨铭心的经历呢？④您属于哪种性格的人？您的兴趣爱好是什么？⑤您如何评价自己的一生？⑥现如今对您来说什么事情最重要？⑦您对以后的生活有什么规划和期望？启发对人生的回顾，引发对人生的领悟。

(3) 启发人生意义：帮助他/她体会到这一生，不论长短，都是有意义的，即意义治疗法（logo therapy）。引导启发患者：①我珍惜现在的每一天；②我会在未来的日子完成我的心愿，为活着的每一天赋予意义，让生命无悔；③接下来的1周/1个月/3个月，我可以做………

(4) 讨论照护计划：在适当的时机，尤其是在患者或家属提及晚期照护计划时，指导其和家人商量希望选择什么样的医疗方式、个人有哪些疑惑或不清楚的地方等。比如：您对今后的治疗有什么想法？最希望在治疗方面做哪些事情？应充分尊重患者知情权与决策权，深入患者内心，让患者参与治疗决策，真正获得生命的质量。

(5) 协助履行四道人生："台湾安宁疗护之母"赵可式博士倡导在照顾晚期患者时协助其履行四道人生，即"道谢、道歉、道爱、道别"。引导患者与其家人、朋友、同事相互道谢、道歉、道爱、道别，彼此交流分享。如：①感谢大家！感谢所有的亲人和朋友！天南海北，山高路远，我从不畏惧前行路上的阻碍！因为有大家的陪伴！②感谢你们，我的爱人和孩子，你们给了我太多的关心和照顾，这一辈子我拥有你们足矣！③以前我在家里对你们发火的时候，是我不对，请你们原谅！④我走后，你们要坚强，不要想我，每个人都要好好生活！协助患者完成道谢、道歉、道爱、道别，完成心愿，达到生死两无憾。

(6) 妥善指导预备后事：为自己选择遗像、安葬仪式、丧礼仪式的安排、留给亲人们和朋友们的礼物、保险安排、遗产安排、交代自己的心愿，让家人知道如何安排处理日后的事情。如果有意愿的话，也可以讨论器官捐赠等事宜。引导患者交代未完成的事宜，尽早完成自己的心愿。如：①您还有什么事情需要告诉家人的？②您还有什么放心不下的？③您今后有什么打算？④您想怎么安排身后事？………

## 四、器官捐献

1954年,美国医学家哈特韦尔·哈里森和约瑟夫默里成功地完成了世界第一例器官移植手术。几十年来,器官移植已在世界各国广泛开展。我国在人体器官捐献的程序制定、管理等方面也取得显著进展。2015年8月2日,我国首部《中国器官捐献指南》正式发布,公民自愿捐献成为唯一合法的器官来源。

### (一)器官捐献流程

我国人体器官捐献分三类:中国一类(C-Ⅰ),即国际标准化脑死亡器官捐献(donation after brain death,DBD);中国二类(C-Ⅱ),即国际标准化心脏死亡器官捐献(donation after cardiac death,DCD);中国三类(C-Ⅲ),即中国过渡时期脑-心双死亡标准捐献(donation after brain death awaiting cardiac death,DBCD)。这三类死亡判断标准并存。下面介绍DCD工作流程。

**1. 发现潜在捐献者**

(1) 潜在的器官捐献者条件:①需要机械通气或循环支持的严重神经损伤和(或)其他器官衰竭,推荐参考美国器官资源共享网络评估标准进行初步评估;②家属提出撤除支持治疗申请,经医生会诊讨论,明确患者的预后不良,死亡无法避免。

(2) 决定撤除支持治疗:医生告知家属,患者的病情无法避免死亡。家属在充分理解并接受患者病情的基础上,决定撤除支持治疗。关于撤除心肺支持的讨论与器官组织捐献的讨论应该相互分开。

(3) 联系省级人体器官捐献委员会(provincial organ donation committee,PODC),咨询人体器官获取组织成员小组,提交患者的基本材料,确定是否符合捐献的最低标准。

**2. 初步评估**

(1) 评估DCD的可行性:如果患者符合捐献标准,且预计在撤除心肺支持治疗后60分钟内死亡,则可以考虑DCD。

(2) 正式提交省级人体器官捐献委员会:PODC指派器官捐献协调员到达捐献医院,深入地访谈患者的家属,解释DCD的具体过程和要求,讨论DCD的所有相关问题,并得到书面的知情同意。

**3. 知情同意**

(1) 与家属探讨捐献相关问题:器官的捐献应该成为高质量的临终医疗护理的一部分,因此应该向所有可能适合捐献的患者和(或)家属提出捐献的问题。

(2) 获得知情同意:在家属充分理解器官捐献的含义及流程后,器官捐献协调员应与家属签署正式的知情同意书。

(3) 上报备案:将DCD材料上报医院捐献委员会或伦理委员会备案。医院捐献委员会或伦理委员会负责监管器官捐献过程。确定知情同意等法律程序是否完备,同时上报到省级人体器官捐献办公室。

**4. 供者管理及综合评估** 为患者准备组织器官捐献需要综合评估患者及采取大量的医疗干预,必须遵守知情同意和无害原则。综合评估应包括患者的一般资料、详细的个人史、既往史及实验室检查等项目。

**5. 撤除心肺支持,宣布死亡。**

**6. 器官切取** 一旦宣布死亡,尽快做好切取术前准备,尽量缩短热缺血时间。

**7. 病例回顾总结** 完成每一例DCD应进行病例回顾,并整理相关文件,上报医院捐献委员会(或伦理委员会)和PODC,备案管理。

### （二）护士在器官捐献中的作用

**1. 教育者** 在我国，受传统道德伦理观念的影响，捐献遗体器官的观念在大多数公民中还相当淡薄。护士作为医疗卫生工作者，应积极开展器官捐献知识及政策的普及、宣传，引导人们树立正确的价值观，提高人们自愿捐献器官的积极性。

**2. 评估发现潜在捐献者** 美国心脏协会（American Heart Association，AHA）于2015年提出所有心搏骤停患者接受复苏治疗，但继而死亡或脑死亡的患者都应被评估为可能的器官捐献者。所有参与心搏骤停后抢救队伍的成员应计划并及时、有效地执行器官捐献流程，以得到那些已确定是脑死亡或拟在心搏骤停后做器官捐献者的家庭成员的支持。在急危重症领域工作的护士，尤其应熟悉器官捐献的流程、潜在捐献者的条件，及时发现潜在捐献者，并通知评估小组。

**3. 协调员** 在人体器官捐献移植过程中，器官捐献协调员起着关键作用。护士具有专业的医学知识和和临床实践经验，一方面应争取获得专业培训和执业资格认定，另一方面应积极配合协调员的工作，为捐献者家属提供各方面的护理。

（李　苹）

## 第二节　安宁疗护服务模式

### 一、安宁疗护概述

安宁疗护源于拉丁语"hospitium"，意思是为疲惫的旅行者提供休息的宾馆。后英文表述为"hospice care"，引申其义，指帮助那些在人生旅途最后一站的人，着重为终末期患者控制疼痛，以及在患者去世后为家属提供情感支持。1967年，西西里·桑德斯（Cicely Sanders）博士在英国创建了名为 St.Christopher's Hospice 的机构，旨在为身患绝症、长期慢性疾病的患者解除疼痛，减轻痛苦和不适症状。1988年天津医学院在我国第一个建立"临终关怀研究中心"，"临终关怀"在我国正式使用。2017年，原国家卫生计生委颁布的《安宁疗护实践指南（试行）》中确定用词"安宁疗护"，将其定义为：安宁疗护以终末期患者和家属为中心，以多学科协作模式进行实践，主要内容包括疼痛及其他症状控制、舒适照护、心理、精神及社会支持等。

美国急诊医师学会（American College of Emergency Physicians，ACEP）在2006年将安宁疗护作为急诊医学的亚专科大力发展，提出急诊医护人员有义务为患者提供安宁疗护服务。当疾病终末期患者出现急性症状，如无法控制的疼痛、高热、呼吸困难等时，急诊医护人员在维持生命治疗的同时，应以患者为中心，为其提供安宁疗护咨询，及早提供整合安宁疗护服务，做好患者生命最后一程的关怀和服务。我国安宁疗护事业起步晚，现主要有医院、社区和居家3种模式，而急诊安宁疗护服务尚处于起步阶段。

### 二、国外急诊安宁疗护模式

在国外，很多医疗中心开展了针对急诊科安宁疗护咨询的试点项目，为急诊需要安宁疗护的患者及其家属提供治疗和相关咨询服务。急诊安宁疗护模式主要分3种：医院安宁疗护团队组织的急诊科安宁疗护咨询服务、急诊科安宁疗护医护人员自行组织的安宁疗护服务和安宁疗护服务机构与急诊科合作的安宁疗护。

## （一）急诊-安宁疗护团队合作模式

美国卡梅尔山（Mount Carmel）卫生系统、蒙蒂菲奥里（Montefiore）医疗中心和弗吉尼亚联邦大学开展了医院安宁疗护团队与急诊科联合发起的安宁疗护项目，为临终患者及其家属进行相关咨询服务。

美国卡梅尔山卫生系统内的3家医院的安宁疗护团队组织了针对急诊科的培训，如姑息治疗和安宁疗护的急救医学（EPEC-EM）课程教育，研制了安宁疗护筛查工具，安宁疗护团队参加急诊科工作人员会议，并根据需要随时会诊，形成了非常成功的合作关系，进入安宁疗护的患者有66.7%来自急诊室。蒙蒂菲奥里医疗中心的安宁疗护团队，首先是识别急诊需要安宁疗护服务的慢性病患者，并及早地进行资源整合。弗吉尼亚联邦大学医学中心的研究表明，急诊科及时提供的安宁疗护咨询服务可以缩短患者的住院时间，减少住院和死亡的费用。

## （二）急诊-安宁疗护咨询小组模式

在某些国家地区，安宁疗护已经成为急诊医学的一个专业，越来越多的急诊医务工作者步入其中。美国的斯克里普斯慈善医院，一名急诊科医生接受安宁疗护培训后增加了基于急诊科的安宁疗护咨询，就诊的78名急诊科患者中，29名被收入安宁疗护机构，为急诊患者直接转诊到安宁疗护机构这种模式奠定了基础。在洛杉矶南加州大学医疗中心，一名致力于急诊医学和安宁疗护的医生在此建立第一个急诊安宁疗护咨询小组。

## （三）急诊-安宁疗护机构合作模式

急诊科与安宁疗护机构的合作使那些在临终时具有明确护理目标和病情危重的患者获益，位于佛罗里达州杰克逊维尔的Stands医院的急诊科与社区安宁疗护医院密切合作，通过社区安宁疗护医院的医务人员来确定急诊安宁疗护资格的患者，同时他们的疼痛和其他症状也可以在急诊科得到治疗。安宁疗护医院每天7：00—23：00提供两名全职护士，协助急诊科确定符合条件的安宁疗护资格者并审查其安宁疗护需求，在急诊科管理疼痛和其他症状缓解后，根据需求转至安宁疗护医院。越来越多的患者因得到有效安宁疗护服务而出院。

## 三、我国安宁疗护服务模式

我国安宁疗护事业起步晚，现主要有医院安宁疗护、社区安宁疗护和居家安宁疗护3种模式。

### （一）医院安宁疗护

医院安宁疗护服务模式分为3类：病房服务、小组服务、出院延续护理服务门诊模式。可以在医院安宁疗护病房、独立的安宁疗护中心、护理院等提供24 h直接照护的医疗机构进行。

**1. 病房服务模式** 病房服务模式基于安宁疗护病床的建立，是由专业的安宁疗护多学科团队为患者和家属提供"全人、全家、全队、全程、全社区"五全服务的一种医疗护理模式。

（1）病房基本标准：按照原国家卫生计生委2017年1月25日发布的《安宁疗护中心基本标准和管理规范（试行）》（国卫医发〔2017〕7号）标准执行。

（2）服务方式：以终末期患者和家属为中心，通过多学科团队的合作，在为患者控制症状的同时，满足患者和家属心理、精神以及社会方面的需求，并与社区及居家安宁疗护资源形成联动，保证安宁疗护服务的延续性和完整性。

（3）服务原则：遵循"全人、全家、全队、全程、全社区"的五全照顾原则。

(4) 服务对象：凡诊断明确且病情不断恶化，现代医学不能治愈，属不可逆转的慢性疾病终末期，预期存活期小于6个月的患者。

(5) 服务内容：依据《安宁疗护实践指南（试行）》（国卫医发〔2017〕5号）提供相关服务，主要内容包括对居家、社区安宁疗护无法处理的症状，采取相应的措施缓解临床症状，提供舒适照护、心理-精神-社会支持、家属哀伤辅导等。

**2. 小组服务模式** 小组服务模式也称安宁共同照护，目的是建立全院化的安宁疗护理念，让有需求的患者在普通病房也能接受安宁疗护服务；提高普通病房医护人员的照顾能力，是跨区域、跨科别的医院的安宁疗护模式。

(1) 成立安宁共同照护小组：设立小组负责人、核心成员及病区联络员。小组负责人可由接受过安宁疗护专项培训的护士长担任，核心成员可由医生、安宁疗护专科护士、药师、技师、临床营养师、心理咨询（治疗）师、中医师、行政管理人员、后勤人员、医务社会工作者及志愿服务者等组成。

(2) 服务对象：普通病房医疗护理团队评估疾病终末期患者及家属有身体、心理、社会及精神方面的需求，且患者愿意接受安宁疗护团队的照护。

(3) 服务原则：同病房服务模式。

(4) 服务内容：同病房服务模式。

**3. 出院延续护理服务门诊** 以安宁疗护专科护士门诊的形式开展服务。

(1) 门诊服务要求：具有资质的安宁疗护护士以开设门诊的方式，为有需求的患者及家属提供咨询、症状护理指导、心理护理、人文关怀及哀伤辅导等服务。

(2) 人员资质：肿瘤或慢性疾病工作经验5年以上、本科学历及以上、主管护师及以上职称且取得安宁疗护专科护士资质的人员。

(3) 服务对象：终末期患者及家属。

(4) 服务内容

1) 评估患者情况，提供症状护理指导、舒适护理指导、心理辅导、社会支持及哀伤辅导。疑难病例联系转至相应的专科门诊，如伤口造口门诊、静脉导管门诊、心理门诊等。

2) 宣传安宁疗护知识，普及安宁疗护理念和生命教育。

3) 同安宁疗护小组，为全院有需求的患者进行会诊。

4) 为出院患者提供家居探访服务，可电话、互联网+、上门探访。

5) 建立患者档案，追踪后续服务效果。

## （二）社区安宁疗护

社区卫生服务中心开展安宁疗护服务，应当到本区县医疗机构执业登记机关办理登记手续。为终末期患者及家属提供住院、门诊、居家基本服务，满足患者及家属在身体、心理、社会及精神的需求。

**1. 病区服务模式**

(1) 设置标准：参照原国家卫生计生委发布的《安宁疗护中心基本标准和管理规范（试行）》（国卫医发〔2017〕7号）或《上海市社区卫生服务中心舒缓疗护（临终关怀）科设置标准》（沪卫基层〔2012〕020号）执行，具体可根据各地区情况，按照当地卫生健康管理部门要求和指引设置。

(2) 服务方式：建立以社区为主导、门诊为依托和病区、居家（家庭病床）为核心保障的四位一体服务体系，满足患者和家属心理、精神以及社会方面的需求。

(3) 服务原则：遵循"全人、全家、全队、全程、全社区"的五全照顾原则。

(4) 服务对象：凡诊断明确且病情不断恶化，现代医学不能治愈，属不可逆转的慢性疾病终末期，预期存活期小于6个月的患者，根据当地对社区的安宁疗护准入标准执行。

(5) 服务内容

1) 症状控制、舒适照护、心理支持和人文关怀：参照《安宁疗护实践指南（试行）》相关内容执行。

2) 日间安宁疗护：设日间安宁疗护活动室，活动室设有安宁疗护书刊、视听资料、娱乐器具（如琴、棋、书、画、艺术拼图）等娱乐资源。日间安宁疗护工作人员可根据患者病情与申请，有计划地安排、组织住院患者、居家患者及家属到活动室或到户外参加病友聚会、病友互助、出游、插花、园艺、健康教育讲座等娱乐社交活动，使患者在回归社会、回归家庭、回归自然的氛围中获得专业心理辅导及情感支持；获得为生命赋予意义的生命价值体验，使患者在生命最后阶段生活得愉快安详。

3) 其他辅助治疗：中医缓释疗法、音乐疗法、物理治疗、语言治疗、功能治疗及营养。

4) 濒死症状评估、死亡准备、遗体护理及丧葬准备：遗体护理包括撤去一切治疗护理用品、清洁面部、整理遗容、填塞孔道、清洁全身、包裹遗体及运送遗体等。在尸体料理过程中，尊重逝者和家属的习俗，允许家属参与，满足家属的需求。协助办理丧葬手续、联系殡仪馆等。采用适合的悼念仪式让家属接受现实，与逝者真正告别。

**2．门诊服务**　可参照《上海市社区卫生服务中心舒缓疗护（临终关怀）科设置标准》（沪卫基层〔2012〕020号）执行，或根据各地区社区卫生服务中心规模设置。要求布局合理，保护患者隐私，无障碍设计，并符合国家卫生学标准，制定服务流程，并配备门诊服务需要的设备。

**3．居家服务**　多学科团队根据患者需求定期上门服务，保证必要的交通工具及通信联络设备。

### （三）居家安宁疗护

提供居家安宁疗护的医护人员可来自医院、疗养院、安宁疗护中心或社区卫生服务中心等服务机构。为终末期患者及家属提供居家照护服务，满足患者和家属心理、社会以及精神方面的需求。

**1．人员配备**　组建多学科合作团队，其中医生、护士和社工是主要的核心成员，如条件允许，可另配备内勤人员、司机等。

**2．服务方式**

(1) 居家探访

(2) 电话或互联网咨询

**3．服务原则**　以终末期患者和家属为中心，为其提供"全人、全家、全队、全程、全社区"的照顾。

**4．服务对象**　愿意接受居家安宁疗护的终末期患者。

**5．服务内容**

(1) 评估家庭环境，创造适宜的休养环境，提供预防跌倒等居家安全指导。

(2) 症状控制、舒适照护和人文关怀，参照《安宁疗护实践指南（试行）》。

(3) 指导药物管理、药物服用方法。

(4) 指导各种管道护理，如导尿管、胃管、腹膜透析管、引流管等的护理。

(5) 日常生活照顾：指导床上擦浴、口腔护理、翻身技巧、更换体位、个人卫生、饮食护理、叩击震颤排痰、吸痰法等。

(6) 社会支持：根据家属的需求定期开展家属团体活动，主题包括患者护理、沟通、经验支持、压力舒缓、爱的表达、精神照护等，使家属获得照护患者身体、心理、精神的方法，提升家属的照护能力，舒缓其焦虑。

(7)濒死前出现的征兆、遗体处理须知及哀伤辅导：指导家属识别濒死前症状，做好患者死亡准备。尊重逝者的意愿和当地习俗，做好尸体料理，办理丧葬手续，联系殡仪馆。

(8)转介服务：当患者需入院接受安宁疗护时，提供转介服务，协助及安排入住安宁疗护病房等后续服务。

（李 苹）

# 第二篇

## 急诊护理

# 第七章 急诊预检分诊

## 第一节 概述

急诊预检分诊是急诊患者救治过程中的第一个关键环节。安全有效的急诊预检分诊可准确识别急危重症患者，确保患者安全，提高急诊运行效率。患者到达急诊，预检分诊人员根据分诊原则及程序，通过对患者主观与客观资料的收集，评估患者病情的危急程度，迅速确认紧急的、具有生命危险的患者，使其立即得到急救措施，同时使等待治疗的患者需求得到关注。急诊分诊是比较复杂的过程，它直接关系到急诊服务的质量、急诊患者的救治速度及患者与家属对医院服务的满意程度。

### 一、急诊分诊的概念

急诊分诊（emergency department triage）是指急诊患者到达急诊科后，由分诊护士快速、准确地评估其病情严重程度，判别分诊级别，根据不同等级安排就诊先后秩序及就诊区域，科学合理地分配急诊医疗资源的过程。从临床狭义的角度上看，急诊分诊是急诊护士根据患者的主诉及主要症状与体征，对疾病的轻重缓急及隶属专科进行初步判断，安排救治顺序与分配专科就诊的一项技术。从广义上说，急诊分诊是在综合各种因素的基础之上，最大限度地合理利用医疗资源，使最大数量的患者获得及时有效救治的决策过程。

分诊"triage"源自法语动词"trier"，是"分类"（sort）或"挑选"（choose）的意思。分诊最早起源于战争中。第一次世界大战时，检伤分类是分诊最早的雏形。第二次世界大战时，分诊用以分辨哪些伤员可以重返战地，哪些需要送到战地医院。在战场上使用分诊的主要目的是尽可能让更多的士兵重新投入战斗。因此，最先救治的可能是那些需要简单处理伤势的伤员。随着医学的发展，分诊理念在急诊医学中得到延伸。在20世纪50年代后期和60年代早期，美国最先将分诊理念引入急诊医学界，主要用以区分需立即救治和可以等待的患者并保持急诊良好的就诊秩序；80年代起，急诊分诊成为医院质量认证必须具备的服务内容。时至今日，包括美国、加拿大、英国、法国在内的世界各地急诊医疗机构已普遍实行急诊分诊。

## 二、急诊分诊的作用

### （一）安排就诊顺序

对患者的症状、体征给予快速的评估，根据危急程度安排优先诊治顺序，充分利用急诊资源，减少确实需要急救措施患者的等候时间，使危重症患者得到及时救治。对就诊的患者进行监管，发现病情变化及时重新评估，调整分类级别。

### （二）患者登记

登记的内容包括患者的基本信息，如姓名、年龄、住址、联系电话、医疗保险情况等，以及患者医疗信息，包括到达急诊的时间和情形，如生命体征、意识状态等。

### （三）紧急处置

这里的"处置"指的是两种情况：一是指急诊分诊护士对患者初步评估后，发现病情危重、危及生命的患者而采取的必要的初步急救措施；二是指患者病情暂无生命危险但对随后的治疗有帮助的简单处置，如外伤出血部位给予无菌纱布覆盖、压迫止血等。急诊分诊护士亦可根据所在医疗机构的规定或分诊预案（triage protocol）启动实验室、X 线以及心电图描记检查，缩短患者急诊就诊等待时间。

### （四）建立公共关系

分诊护士给予患者及家属医疗咨询，提供恰当的健康教育，改善医疗服务质量，提高患者的满意度。在遇有枪伤、殴打、车祸等患者时应向有关机构报警。遇到成批伤病员，及时通知上级、协调调配抢救人员。

### （五）统计资料的收集与分析

应用计算机预检分诊系统对急诊患者的信息进行录入、保存，通过对信息的整理、统计和分析，为急诊科管理、科研和教学提供基础数据和决策依据。

## 三、急诊分诊处设置

为保障患者获得便捷的急救服务，保证急诊科救治连续与畅通，并能与院前急救有效衔接，分诊处的地理位置、物品配备与人员设置对做好分诊工作非常重要。

### （一）地理位置

分诊处需设置在明显的位置，一般设在急诊科的最外端、急诊科入口处，有可直达救护车的通道，方便接收或转送求诊者。分诊区应与挂号处相邻或共用，面向候诊区，连接治疗区。具有明显的标志，使患者一进入急诊科就能立刻看到分诊处，急诊分诊护士也能够首先清楚地看到每一位前来就诊的急诊患者，根据患者需要主动提供服务。

### （二）物品设置

**1. 基本评估用物** 如体温计（耳温仪）、血压计（多功能监护仪）、听诊器、体重计、手电筒、压舌板等。

2. **简单急救用物** 如无菌敷料、止血带、口咽通气导管等。
3. **患者转运工具** 如轮椅、平车。
4. **宣传资料** 如就诊流程图、科室设置介绍、相关疾病健康教育信息等。
5. **办公用物** 如计算机、电话、常用检查表格、记录表格和笔等。
6. **其他** 有条件的医院可设置电子显示屏，显示正在就诊和准备就诊患者的情况、分配的诊室及一些收费信息，方便患者了解就诊情况。还可配备一次性手套、口罩、洗手液及纸杯、手纸、呕吐袋等便民物品。

（三）人员设置

1. **急诊分诊护士** 分诊区至少应设置一名急诊分诊护士，负责收集医疗护理相关信息。急诊患者日就诊量大于 300 例时，推荐医院急诊科配置 2 名及以上具有分诊资质的专职护士。
2. **其他人员** 护理辅助人员，陪同患者检查、入院等；保安人员，协助维持工作秩序，保障医护人员与患者安全。

（张 敏）

## 第二节 预检分诊工具

### 一、急诊分诊的发展

急诊医学是临床医学的重要组成部分。经过 30 多年的发展，院前急诊与院内急诊衔接顺畅、院内急诊随访一体化的完整医疗体系逐步形成。急诊预检分诊作为急诊科和医院的前窗，直接反映了综合医疗服务质量和诊疗技术水平，也是衡量医院整体管理水平的重要标志之一。

分诊的概念最初在 19 世纪应用于战争，用来快速识别出需要立刻治疗的伤亡人员，并指导优先处理哪些伤亡人员。预检分诊是指在医生对患者进行治疗前，由分诊护士对患者病情的严重程度进行初步简要的临床评估，并根据患者病情的严重程度安排治疗顺序，以确保患者能够在适当的时间和地点接受适当的治疗。准确的分诊是及时诊治的基础，可以提高急诊医疗质量。20 世纪 80 年代末，世界各地研发了几种分诊量表作为分诊工具，为分诊护士提供分诊依据，确保分诊质量，得到国际广泛认可的有加拿大检伤及急迫度量表（CTAS）、澳洲分诊量表（ATS）、英国的曼切斯特分诊量表（MTS）、美国的急诊危重度指数（ESI）。中国的应急预检分流工作起步较晚，相关制度、法规还不完善，缺乏标准化和统一的应急预检及分诊模型和工具。不同地区的医院发展水平不同，医疗资源配置不平衡，缺乏一致的认识和规范的严格遵守。传统的预检和分诊工作是由护士查询患者病史，根据经验对患者进行分诊；以科室划分为主，缺乏系统性和科学性，容易引起患者及家属的不满，增加医患矛盾。

2011 年，原国家卫计委发布的《急诊患者病情分级指导原则（征求意见稿）》明确指出，分级不仅可以根据急诊患者病情的严重程度来确定治疗和治疗的优先级，还可以评估患者治疗所需的应急资源，将患者分流到适当的区域，在适当的时间内进行适当的治疗。此指导原则根据病情严重程度和可能所需急诊资源将急诊患者分为四个级别，即 1 级（濒危）、2 级（危重）、3 级（急症）、4 级（非急症），并提出"三区四级"分类概念，即红区（抢救监护区），1 级与 2 级患者处置区域；黄区（密切观察诊疗区），3 级患者处置区域；绿区，4 级患者诊疗区。但患者病情严重程度评估标准太过于宽泛笼统，概念模糊，缺乏客观具体指标，可操作性弱，并未起到实际有意义的指导作用。随后原卫计委正式颁布《医院急诊科规范化流程》行业标准（WS/T390-2012），指出1级患者应立即诊断，2级患者应在10分钟内诊断，3级患者等待时间不超过30分钟。但目前还没有具体的实施细则，也没有明确的疾病严重程度评价指标。浙江省急诊医学会质量控制中心以《医院急诊科规范化流程》为标准构架，以基础生命体征为指标，确立了分诊指标条目，制定了《急诊预检分级分诊标准》。该标准包括三个部分：分诊级别、分级标准指标和各级反应时间。急诊科分级分诊指标体系由症状/体征、客观指标和综合指标组成，患者分为Ⅰ级（急危）、Ⅱ级（急重）、Ⅲ级（急症）、Ⅳa级（亚急症）和Ⅳb级（非急症）。反应时间分别为0 min、10 min、30 min、60 min和120 min。其中，症状/体征指标包括危重体征/情况、高危但无立即抢救或潜在危险指标，共25项指标；客观指标有脉搏、呼吸、收缩压、经皮血氧饱和度等。综合指标采用改良预警评分（MEWS）。为适应我国急诊医学快速发展的需要，2018年，急诊预检分诊专家共识组制定了《急诊预检分诊专家共识》（表7-1），确定了急诊预检分诊分级标准，将之前的4级（非急症）患者进一步细分为亚急症和非急症患者。目的是将血糖、心肌酶、心电图等试验参数加入评价指标，并提出再评价机制。

高效、科学、准确、便捷的预检分诊标准化体系是保障预检分诊质量及医疗安全的关键，是分诊护士提高分诊准确率的有效工具。

急诊分诊是急诊医疗服务体系中的重要环节，也是抢救急危患者的关键环节。在缺乏具体分诊标准的情况下，分诊护士主要依靠临床经验对患者进行分诊。分诊过程中没有评价工具，分诊记录只是简单的危重患者信息登记。随着科技信息的不断发展和整体护理模式的变化，迫切需要一套简单、快速、有效、可靠、灵敏的急诊预检分诊工具来实现快速、准确的分诊。

## 二、分诊护士护理评估方法

**1. 主诉（S：subjective data）** 收集主观信息，收集患者或陪诊人员叙述的病因、诱因、主诉等有关资料。听患者或家属诉说主观感觉、发病情况、发病原因、诱发因素、既往病史、疾病发作时伴随症状、院前用药及治疗效果。

**2. 观察（O：objective data）** 对患者客观信息的评估。见到患者才分诊。

首要关注：患者的意识状态、呼吸情况、心血管状况等。

主要评估：患者有无生命危险。

患者外表：衣着情况，有无创伤。

患者意识：意识、瞳孔，有无二便失禁。

患者皮肤：面部、口唇颜色，皮肤出汗等。

患者体位：卧位、行走姿态、肢体活动情况。

（1）生命体征及血氧饱和度

1）高热：测体温。

2）休克：脉搏、血压。

3）昏迷：瞳孔、四肢活动状态。

4）腹痛：腹部体征、压痛、反跳痛、肌紧张。

5）外伤：受伤部位活动及压痛情况。

注意：身体评估与问诊同时进行，身体评估必须是快速、简明、有重点的。

（2）初步评估（ABC或ABCDE）：一般做ABC评估。

1）气道情况（airway）：判定气道是否畅通。

2）呼吸情况（breathing）：观察呼吸的频率、节律、深浅度。

表 7-1 急诊预检分诊分级标准

| 级别 | 患者特征 | 级别描述 | 指标维度 | | 响应程序 | 标识颜色 |
|---|---|---|---|---|---|---|
| | | | 客观评估指标 | 人工评定指标 | | |
| I级 | 急危 | 正在或即将发生的生命威胁或病情恶化，需要立即进行积极干预 | 心率 > 180 次/分 < 40 次/分；收缩压 < 70 mmHg 或急性血压下降，较平素血压低 30～60 mmHg；$SpO_2$ < 80% 且呼吸急促（经吸氧不能改善，既往无 COPD 病史）；腋温 > 41℃；POCT 指标；血糖 < 3.33 mmol/L；血钾 > 7.0 mmol/L | 心搏/呼吸停止或心律不稳定；气道不能维持；休克；明确心肌梗死；急性意识障碍/无反应或仅有疼痛刺激反应（GCS < 9）；癫痫持续状态；复合伤（需要快速团队应对）；急性药物过量；严重的精神行为异常，正在进行的自伤或他伤行为，需立即药物控制者；严重休克的儿童/婴儿；小儿惊厥等 | 立即进行评估和救治，安排患者进入复苏抢救区 | 红色 |
| II级 | 急重 | 病情危重或迅速恶化，如短时间内不能进行治疗则危及生命或造成严重的器官功能衰竭；或者短时间内进行治疗可使严重影响，如溶栓、解毒等 | 心率：150～180 次/分或 40～50 次/分；收缩压：> 200 mmHg 或 70～80 mmHg；$SpO_2$：80%～90% 且呼吸急促（经吸氧不能改善）；POCT 指标；发热伴粒细胞减少；ECG 提示急性心肌梗死 | 气道风险：严重呼吸困难/气道不能保护；循环障碍，皮肤湿冷花斑，灌注差/怀疑脓毒症；昏睡（强烈刺激下有防御反应）；急性脑梗死卒中；类似心脏因素的胸痛；不明原因的严重疼痛伴大汗（脐以上）；胸腹疼痛，已有证据表明或高度怀疑以下疾病：急性心肌梗死，急性肺栓塞，主动脉夹层，主动脉瘤，异位妊娠，消化道穿孔，睾丸扭转；所有原因所致严重失血；严重的局部创伤，大的骨折，截肢；活动性出血；过量接触或摄入药物、毒物、化学物质、放射物质等；严重的精神行为异常（暴力或他人，直接威胁自身或他人，需要被约束 | 立即监护生命体征，10 min 内得到救治，安排患者进入复苏抢救区 | 红色 |

续表

| 级别 | 患者特征 | 级别描述 | 指标维度 客观评估指标 | 指标维度 人工评定指标 | 响应程序 | 标识颜色 |
|---|---|---|---|---|---|---|
| Ⅲ级 | 急症 | 存在潜在的生命威胁，如短时间内不进行干预，病情可进展至威胁生命或产生十分不利的结局 | 心率：100～150次/分 或 50～55次/分；收缩压 180～200 mmHg 或 80～90 mmHg；$SpO_2$：90%～94%（经吸氧不能改善） | 急性哮喘，但血压、脉搏稳定<br>嗜睡（可唤醒，无刺激情况下转入睡眠）<br>间断癫痫发作<br>中等程度的非心源性胸痛<br>中等程度或年龄>65岁无高危因素的腹痛<br>任何原因出现的中重度疼痛，需要止痛（4～6分）<br>任何原因导致的中度失血<br>头外伤<br>中等程度外伤；肢体感觉运动异常<br>持续呕吐/脱水<br>精神行为异常/攻击性<br>有自残风险/急性精神错乱或思维混乱/焦虑/抑郁<br>潜在的新生儿<br>稳定的新生儿 | 优先诊治，安排患者在优先诊区候诊，30 min 内接诊，若候诊时间大于30 min，需再次评估 | 黄色 |
| Ⅳ级 | 亚急症 | 存在病情的严重性，如患者一定时间内没有给予治疗，患者情况可能会恶化或出现不利的结局；以及症状将会加重或持续时间延长 | 生命体征平稳 | 吸入异物，无呼吸困难<br>吞咽困难，无呼吸困难<br>呕吐或腹泻，无脱水<br>中等程度疼痛，有一些危险特征<br>无肋骨疼痛或呼吸困难的胸部损伤<br>非特异性轻度腹痛<br>轻微出血<br>轻微头部损伤，无意识丧失<br>小的肢体创伤，生命体征正常，轻中度疼痛<br>关节肿胀，轻度肿痛<br>精神行为异常，但对自身他人无直接威胁 | 顺序就诊，60 min 内得到接诊，若候诊时间大于60 min，需再次评估 | 绿色 |
| | 非急症 | 慢性或非常轻微的症状，即使等待一段时间再进行治疗也不会对结局产生大的影响 | 生命体征平稳 | 病情稳定，症状轻微<br>低危病史且目前无症状或症状轻微<br>无危险特征的微疼痛<br>微小伤口：不需要缝合的小的擦伤、裂伤<br>熟悉的有慢性症状患者<br>轻微的精神病恢复期或无症状患者复诊/仅开药<br>稳定恢复期或无症状患者复诊/仅开具医疗证明 | 顺序就诊，除非病情变化，否则候诊时间较长（2～4 h）；若候诊时间大于4 h，可再次评估 | |

3）循环情况（circulation）：血液循环和组织灌注流量是否充足，有无即刻心肺复苏的指征，有无明显的活动性大出血，有无休克的早期表现，有无危及生命的胸痛症状等。

4）神经系统状况-意识水平（disability）：意识水平的评估可应用Glasgow昏迷评分量表（表7-2）对眼球运动、语言、肢体运动项目进行快速评价。

5）暴露和环境控制（environment control）：皮肤黏膜色泽、创伤的部位及程度，中毒后是否迅速脱离原环境等。

6）不同患者的评估重点：①头部外伤或脑血管意外患者需评估有无颅内高压症状，评估意识及双侧瞳孔；②外伤患者应评估头部、颈部、胸腹部、脊柱、四肢外伤情况及有无出血；③急腹症患者应评估腹痛的性质、持续的时间和部位、有无伴随症状，年龄大者应排除心肺问题；④疼痛患者应评估疼痛持续时间、部位及有无放射痛，鉴别一般胸痛与心绞痛和心肌梗死；⑤昏迷患者要详细询问现病史、既往史，评估是否为脑血管病、中毒、肝性脑病、低血糖昏迷等。

表7-2　格拉斯哥昏迷评分量表（Glasgow coma scale，GCS）

| 睁眼反应 | 自动睁眼 4分 | 呼唤睁眼 3分 | 刺痛睁眼 2分 | 不能睁眼 1分 | | |
| --- | --- | --- | --- | --- | --- | --- |
| 语言反应 | 回答正确 5分 | 回答错误 4分 | 语无伦次 3分 | 只能发音 2分 | 不能发音 1分 | |
| 运动反应 | 遵嘱运动 6分 | 刺痛定位 5分 | 躲避刺痛 4分 | 刺痛肢屈 3分 | 刺痛肢伸 2分 | 不能活动 1分 |

清醒程度评估AVPU法：分诊时清醒程度评估要求迅速建立系统评估，包括患者的意识水平、瞳孔大小和患者的反应性。

1）A. 警觉（alert）

2）V. 对声音刺激的反应（responds vocal stimuli）

3）P. 只对疼痛有反应（responds only painful stimuli）

4）U. 无反应（unresponsive）

**3. 估计分析（A：analysis）**　对收集的主观、客观信息进行整理分析，判断患者病情的严重程度，决定患者就诊的优先等级、分级、分区、分科就诊。

**4. 计划（P：planning）**　计划和实施必要的检查与护理措施。

## 三、简明检伤分类法

利用简明检伤分类法（simple triage and rapid treatment，START）可以快捷地将伤员分类，最适合应用于初步检伤，目前在很多国家和地区都在采用。通常分四步完成。

**1. 行动能力检查（ambulation）**　首先引导行动自如的伤员到轻伤接受站（green case casualty collecting point），暂不进行处理或仅提供敷料绷带等，嘱自行包扎皮肤挫伤及小裂伤，通常不需要医护人员立即进行治疗。但其中仍然有部分伤员可能有潜在的重伤或发展为重伤，故需要复检判定。

**2. 呼吸检查（breathing）**　对不能行走的伤员，进行呼吸检查之前须打开气道，此时须注意保护颈椎，可采用提颌法（jaw lift）或改良推颌法（modified jaw thrust），尽量不使伤员头后仰。检查呼吸须采用"一听、二看、三感觉"的标准方法。

没有呼吸者标黑标，暂不处理；自主呼吸存在，但呼吸次数为每分钟超过30次或少于6次者均标红标，属于危重伤病员，常需优先处理；每分钟呼吸次数在6～30次者，则开始第三步骤——循环检查。

**3. 循环检查（circulation）** 伤病员循环状况的迅速检查可以简单通过触及桡动脉和观察指端毛细血管充盈时间来完成。搏动存在并复充盈时间小于2 s者为循环良好，可以进行下一步检查；搏动不存在或充盈时间大于2 s者为循环衰竭的危重伤员，标红标并优先进行救治。后者多合并活动性大出血，需立即给予有效的止血措施及补液处理。

**4. 意识状态检查（disability）** 在意识状态判断前，首先应检查伤员是否有头部外伤，然后简单询问并命令其做诸如张口、睁眼、抬手等动作。不能够正确回答问题和按照指令动作者，多为危重伤病员，标红标并给予优先处理。能够准确回答问题并按照指令做动作者，可按轻伤员处理，标绿标，暂不给予处置。但依然需要警惕，初检定为轻伤的患者可能隐藏有内脏等严重损伤，或可能逐渐发展为重伤。

## 四、国际预检分诊工具

急诊预检分诊工具的应用及认知不容乐观，这将严重影响危重症和潜在危重患者的早期识别，因此急诊科应加大对其预检分诊护士的培训力度，针对不同学历设计不同的培训方案，使其能够与时俱进地掌握最新的预警评估工具及预检分诊相关知识和研究进展，并早日构建预警评估工具。

目前国际上研究成熟且广泛使用的5级预检分诊工具包括澳大利亚分诊标尺（ATS）、加拿大急诊分诊标尺（CTAS）、英国曼彻斯特分诊系统（MTS）、法国急诊护士医院分诊标尺（FRENCH）以及美国急诊严重指数（ESI）。

澳大利亚分诊标尺（ATS）：1级，需要立即治疗（马上危及生命）；2级，需要在10分钟内治疗（危及生命或对治疗时间要求严格或疼痛剧烈）；3级，需要在30分钟内处理（可能危及生命或紧急情况，或需要在30分钟内缓解严重不适和痛苦）；4级，需要在60分钟内处理（可能危及生命或紧急、复杂、严重的情况或需要在60分钟内缓解严重不适或痛苦）；5级，需要在120分钟内处理（不太紧急或一般临床问题）。

加拿大急诊分诊标尺（CTAS）：Ⅰ级，蓝色，需复苏；Ⅱ级，红色，危急；Ⅲ级，黄色，紧急；Ⅳ级，绿色，次紧急；Ⅴ级，白色，非紧急。Ⅰ级患者需要立即治疗，Ⅱ级、Ⅲ级、Ⅳ级、Ⅴ级患者分别等待15分钟、30分钟、60分钟、120分钟。CTAS针对候诊患者有再评估时间，能确保候诊患者的安全。

英国曼彻斯特分诊标尺（MTS）：MTS的分类基于52个流程图（其中49个同时适用于儿童），每个流程图包含6个识别点——危及生命的威胁、疼痛、出血、初始严重程度、意识水平和体温。分诊时，根据患者主诉选择合适的流程图，结合患者存在的问题及6个识别点，将患者分为5个级别：1级（红色），需要立即评估，等待时间可为0分钟；2级（橙色），非常紧急，可以等待10分钟；3级（黄色），紧急情况，可等待60分钟；4级（绿色），标准，可等待120分钟；5级（蓝色），非紧急，可等待240分钟。

法国急诊护士医院分诊标尺（FRENCH）：该标尺包含呼吸、血液、创伤、风湿、皮肤等16种疾病的100个决定因素，包括主诉、体征、生命体征等，每个决定因素后面附有相应的分级以及分级间隔，如1级、1～2级等，护士结合自己的评估与工具进行分诊分级。FRENCH也是一个5级分诊工具。1级：威胁生命，需要紧急救援；2级：1个重要器官受损或严重创伤或危及生命，需要在20分钟内进行干预；3级：功能障碍或24小时内可能恶化的器官损伤或病情复杂需要动用多种医疗资源，需要在60分钟内进行干预；4级：病情稳定，无复杂功能障碍或者器官损伤，需要使用至少1个医疗资源，需要在120分钟内干预；5级：无功能障碍及器官损伤，不需要使用医疗资源。

美国急诊严重指数（ESI）：ESI 是 5 级预检分诊工具，患者病情由 1 级降至 5 级。从 A、B、C、D 四个决策点出发，对急诊患者进行检查前分诊。第四版 ESI 增加了发热儿童的流程，根据年龄、体温、发热原因、是否有免疫力等对儿童进行分诊。分诊级别为 1 级的患者需要立即治疗，分诊级别为 2、3、4、5 级的患者分别等待 1~14 min、15~60 min、1~2 h、2~24 h。ESI 首先评估患者就诊的紧急程度，然后对患者进行分类：在正确的时间、正确的地点、正确的资源对正确的患者进行分类。ESI 的优点之一是可以快速识别需要立即治疗的患者。ESI 分诊侧重于在资源有限的情况下对患者进行快速分诊。使用 ESI 进行快速分类可改善急诊科的患者流动性。ESI 的其他优势包括：确定哪些患者不需要在主要紧急区域进行诊治，哪些患者可以在快速通道或紧急区域安全有效地进行诊治。与医院以前使用的三级分诊系统相比，ESI 能够更有效地沟通和了解患者的变化。例如，分诊护士可以告诉责任护士，"2 级患者需要一张床"。通过这种简单的沟通，责任护士可以了解分诊护士的需求，而不需要分诊护士详细解释患者的病情。医院管理人员可以使用病例组合来帮助他们实时决定是否需要额外的资源或转移来的救护车。如果有多个 2 级患者在候诊室等待，医院需要制定一个计划来容纳这些等待住院床位并占用急诊科空间的患者。

ESI 也是急诊部门制定有关特定人群治疗政策的基础。例如，一家医院的精神科在接到通知后 30 分钟内就可以看到 2 级和 3 级有精神症状的患者，在 1 小时内就可以看到 4 级和 5 级患者。在另一家医院，ESI 被纳入了一项针对妊娠 20 周以上的急诊科患者的政策。ESI 1 级和 2 级患者在急诊科进行产科会诊，3 级、4 级或 5 级患者被送往医院的产科区。

使用 ESI 规范急诊科分诊检伤数据，有益于急诊科数据的二次使用。医院广泛采用 ESI 将有助于建立真正的分诊检伤评估标准，这将有助于应对突发公共事件的实践和研究。

（赵　明）

## 第三节　急诊预检分诊流程

### 一、院前急救与急诊科交接流程

急诊科与"120"密切联动，做到无缝衔接，根据所提供的相关信息做好接诊抢救准备。凡由"120"转送至急诊科的危重患者，由分诊护士护送至急诊抢救室，先诊治抢救，后挂号付费。分诊护士与"120"医生共同填写交接记录单。抢救室医生与"120"医生交接病情及院前抢救措施。院前急救与急诊科交接流程如图 7-1 所示。

### 二、急诊预检分诊接诊工作流程

根据患者就诊途径将患者分为由"120"接诊患者和自行来诊患者。

**1. "120"接诊患者**　分诊护士与"120"急救人员共同将患者送入抢救室，通知抢救区医生，并与医生、护士共同交接病情、急救措施、应用药物，进行初级评估；然后及时进行补充挂号、分科、登记，便于后续患者进行检查、处置、诊断，必要时需进行会诊，根据抢救结果及医嘱判断患者去向（入院、入 EICU、急诊留观、转院、出院）。

**2. 自行来诊患者**　首先进行病情评估将患者分为四个级别，Ⅰ级、Ⅱ级患者送入抢救区并

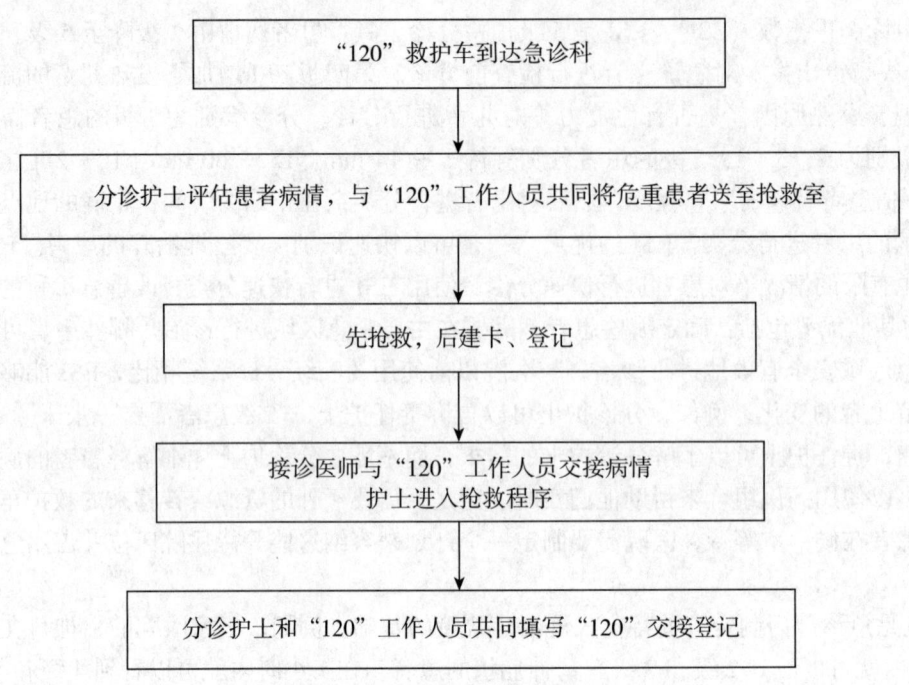

图 7-1 院前急救与急诊科交接流程

通知抢救区医生进行抢救,然后及时进行补充挂号、分科、登记,便于后续患者进行检查、处置、诊断,必要时需进行会诊,根据抢救结果及医嘱判断患者去向(入院、入 EICU、急诊留观、转院、出院);Ⅲ级、Ⅳ级患者进行挂号、分科、登记、测量生命体征(外伤患者不测体温,其他患者均测量生命体征,必要时测血氧饱和度,有糖尿病史者测微量血糖),根据分科情况指引患者进入诊疗区进行就诊,并通知医生诊治患者,注意巡视,若病情加重,重新评估,送入相应的就诊程序,患者进行检查、处置、诊断,必要时需进行会诊,根据医嘱判断患者去向(入院、入 EICU、急诊留观、转院、出院)(图 7-2)。

## 三、急诊预检分诊病情评估流程

我国急诊医学进入快速发展时期,急诊就诊量逐年增长,急诊预检分诊是急诊就诊的首要环节,国内尚未形成统一、规范的急诊预检分诊系统。安全有效的急诊预检分诊可准确识别急危重症患者,确保患者安全,提高急诊运行效率。当接诊患者时,预检分诊护士将第一时间对患者进行充分评估,同时根据患者的客观指标及人工评定指标予以分级、分科,在相对应的处置时限内完成相关抢救措施和诊疗程序。

(一)预检分诊级别

Ⅰ级为急危患者,需要立即得到医护人员的救治。急危患者是指正在或即将发生生命威胁或病情恶化,需要立即进行积极干预。

Ⅱ级为急重患者,往往评估与救治同时进行。急重患者是指病情危重或迅速恶化,如不能进行即刻治疗,则危及患者生命或造成严重的器官功能衰竭,或短时间内进行治疗可对预后产生重大影响。

Ⅲ级为急症患者,需要在短时间内得到救治。急症患者存在潜在的生命威胁,如短时间内不进行干预,病情可能进展至威胁生命或产生十分不利的结局。

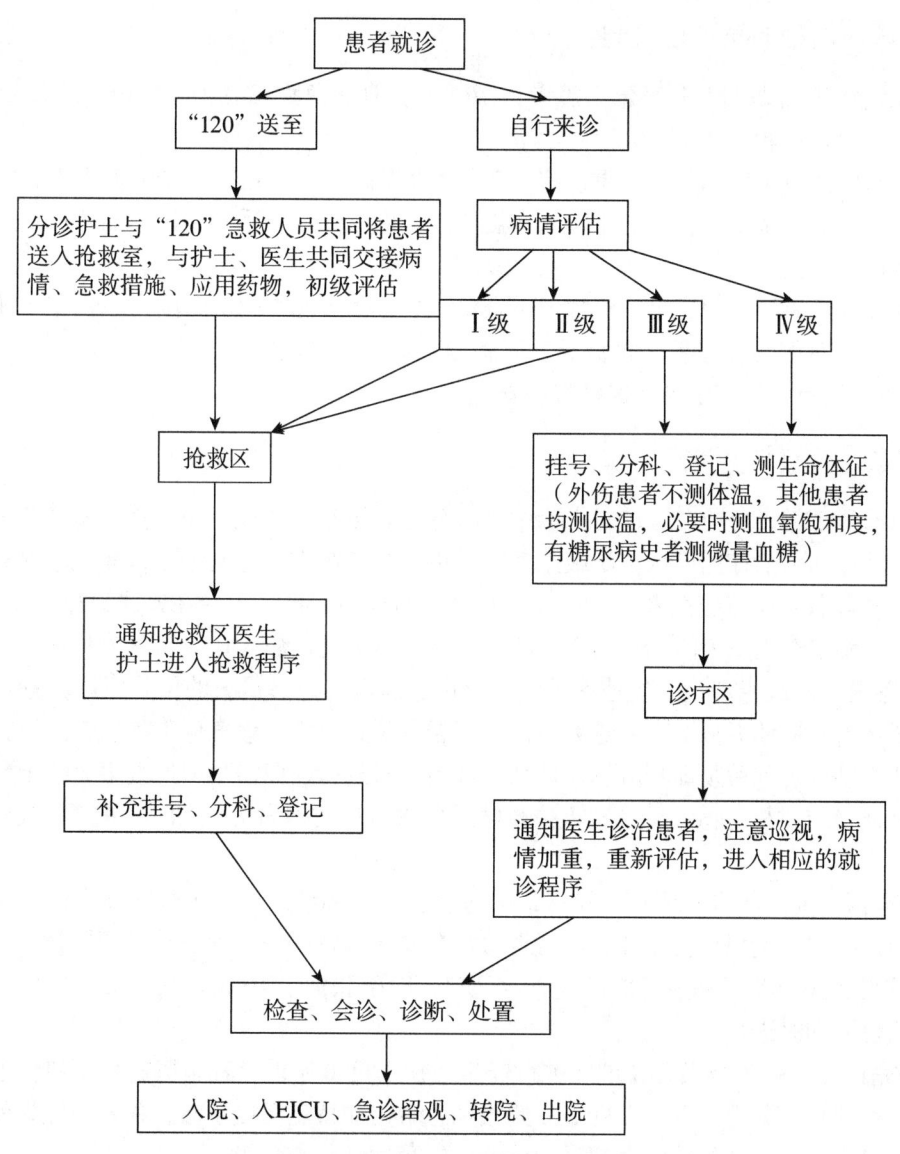

图 7-2 急诊预检分诊接诊流程

Ⅳ级为亚急症或非急症患者。亚急症患者存在潜在的严重性，此级别患者到达急诊一段时间内如未给予治疗，患者情况可能会恶化或出现不利的结局，或症状加重及持续时间延长；非急症患者具有慢性或非常轻微的症状，即便等待较长时间再进行治疗也不会对结局产生大的影响。

（二）级别评定标准

**1. 客观评估指标** 依据患者生命体征、即时检验与检查等参数进行分级，包括心率、呼吸、血压、血氧饱和度、心电图、血糖、心肌酶等。

**2. 人工评级指标** 将患者的症状和体征按疾病严重程度进行划分。级别的确定是在患者主要症状体征基础上，以气道（airway）、呼吸（breath）、循环（circulation）、意识（disability）为主进行评估定级。每个指标项目的描述和定级均建立在研究数据或专家共识的基础上，但目录并不是详尽的、绝对的指导，需要定期进行专家论证及数据总结，及时更新。

## （三）响应时限与再评估机制

Ⅰ级急危患者为即刻，Ⅱ级急重患者为 10 min，Ⅲ级急症患者为 30 min，Ⅳ级亚急症患者为 60 min，非急症患者为 2～4 h。

各响应时限的设定应以"轻、重、缓、急"为指导，在保证医疗安全的前提下，根据医院医疗环境与资源做适当调整。各级别患者应在规定的响应时限内被妥善接诊，如超过响应时限，应启动再评估机制。

Ⅰ级和Ⅱ级患者要保障充足的医疗卫生资源，尽最大可能在响应时限内尽快完成评估，并与救治同时进行；Ⅲ级急症患者、Ⅳ级亚急症和非急症患者等候时间分别超过 30 min、60 min 和 2 h 时，需重新进行评估与定级，保障就诊安全。

## （四）急诊分级分区管理

医院急诊科区域设置应以病情需求为中心，分诊分级与病情分区相结合，充分考虑将患者分配到最适合其评估和治疗的区域。Ⅰ级患者需要进入复苏区进行即刻抢救，Ⅱ级患者需要进入抢救区进行支持和救治，Ⅲ级患者需在优先诊疗区进行诊治，Ⅳ级患者在普通诊疗区按顺序就诊。建议有条件医院各级别患者的就诊通道和救治区域互不干扰，分区管理如图 7-3 所示。

**1. 复苏区** Ⅰ级患者进入复苏区抢救，该区域应配置急诊最大的优势资源，具备一切完备的抢救应急装备，应邻近分诊台或距离急诊入口较近位置，为急诊急危重症患者的抢救和治疗争取时间。此级别患者到后须即刻应诊，评估与救治同时进行，亟需采取挽救生命的干预措施，待患者生命体征稳定或相对稳定后，转入抢救区或急诊重症监护病房（EICU）等区域进一步稳定、评估和处理。

**2. 抢救区** Ⅱ级患者需要进入该区进行抢救、支持和诊疗，该区域同样应设置完备的抢救仪器及设施。建议医院根据自身急诊患者就诊数量及疾病特征设置配套数量的抢救床、监护设施及生命支持设备等。此级别患者应迅速急诊处理，医生和护士 10 min 内应诊，通常该类患者的评估和救治也需同时进行。

**3. 优先诊疗区** Ⅲ级患者在该区进行候诊，护士负责完善患者病情资料，初步进行有关的快速检验检查项目，如心电图、血糖等。此级别患者需在特定区域候诊，并安排优先就诊，响应时限不宜超过 30 min；如候诊时间超过 30 min，需再次评估与定级。

**4. 普通诊疗区** Ⅳ级患者在该区候诊，并根据来诊时间顺序安排患者就诊，建议此级别患者的候诊时间不应超过最长响应时限，如超时，同样需要重新评估与定级。亚急症患者候诊时间超过 60 min 时需再次评估与定级，非急症患者候诊时间较长（2～4 h 或更长），建议每 2 h 进行再次评估与定级。特殊人群（如老年、孕妇、儿童、免疫缺陷者、有心肺基础疾病者、残疾人等）可适当安排提前就诊。

**5. 急诊应急诊室** 此诊室在一般情况下处于关闭状态，如遇紧急情况、突发事件或就诊量激增时，经急诊总值班综合调配后可启动急诊应急诊室，并安排相应资质的医生和护士进行接诊。

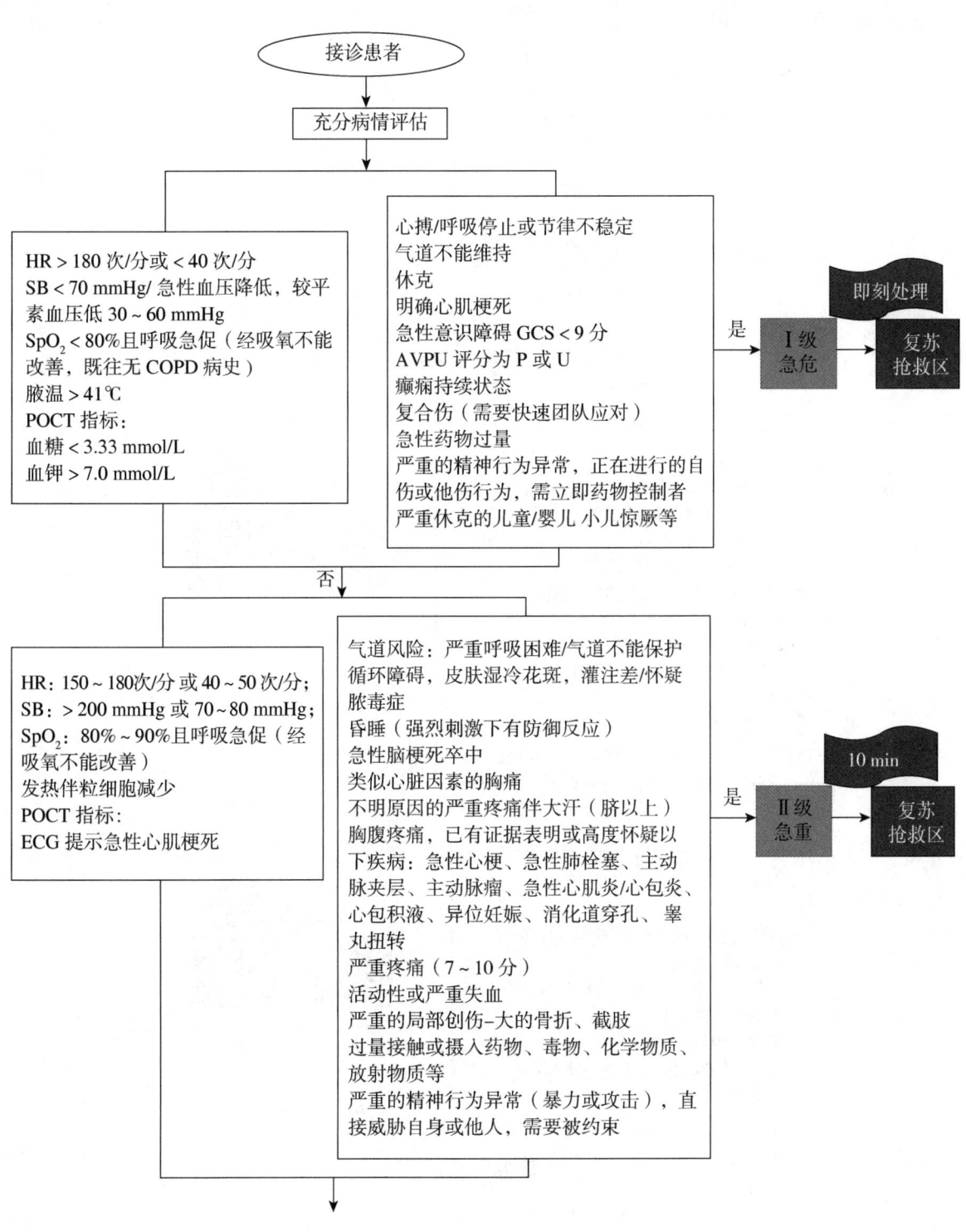

图 7-3　急诊预检分诊病情评估流程

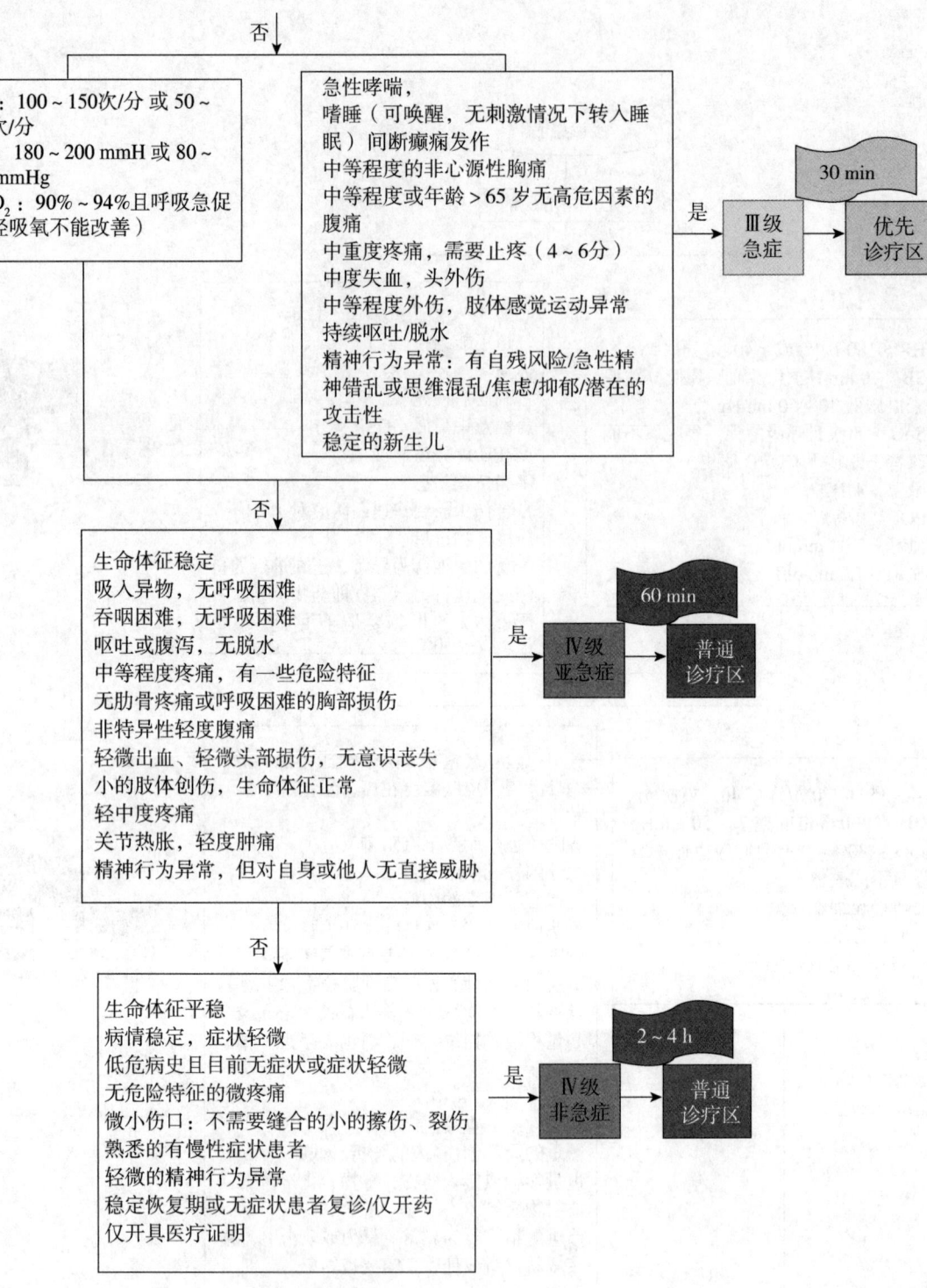

图 7-3（续）

## 四、特殊患者预检分诊接诊工作流程

（一）"三无"患者预检分诊接诊工作流程（图7-4）

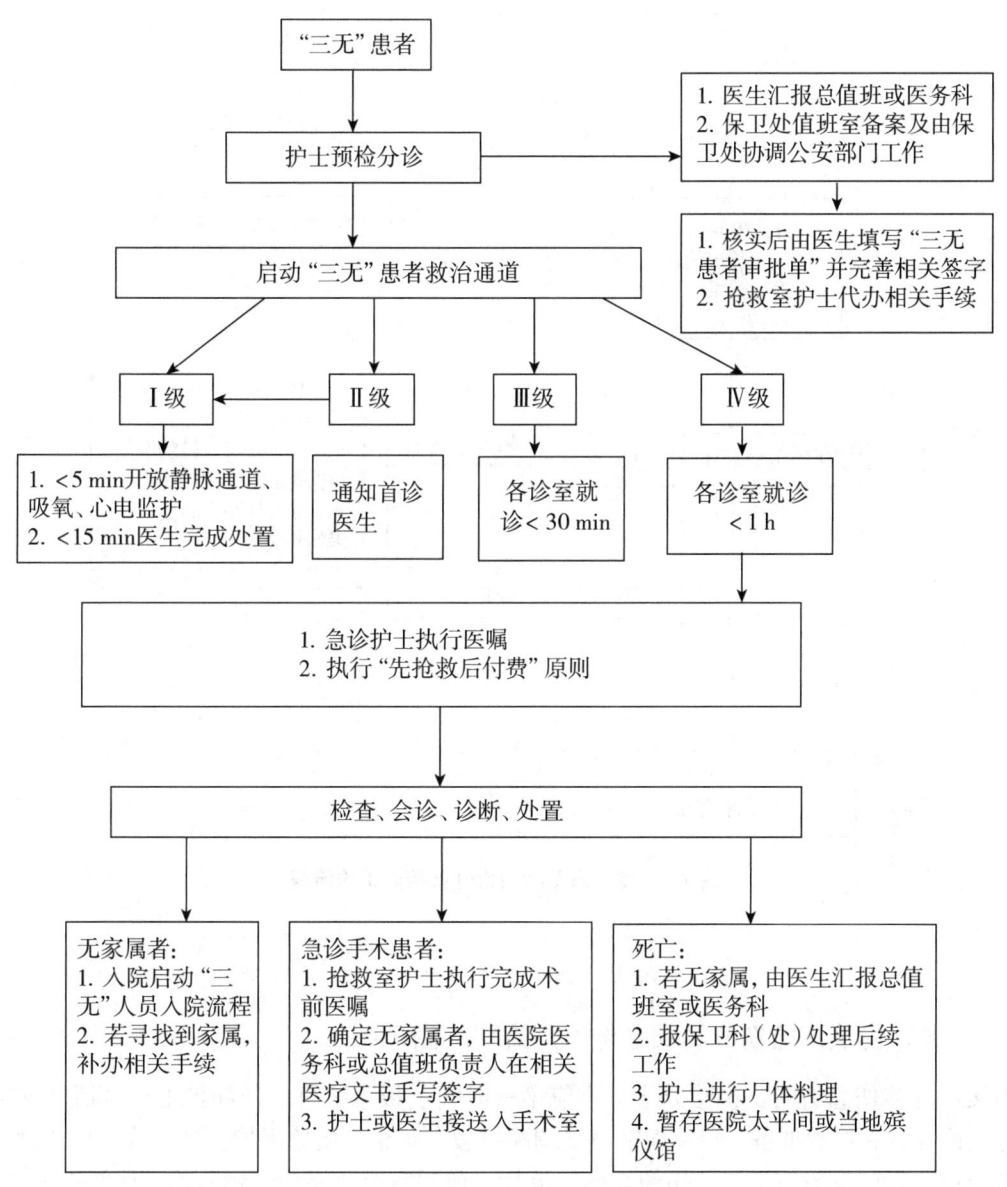

图7-4 "三无"患者预检分诊接诊工作流程

## （二）传染病患者预检分诊接诊工作流程（图 7-5）

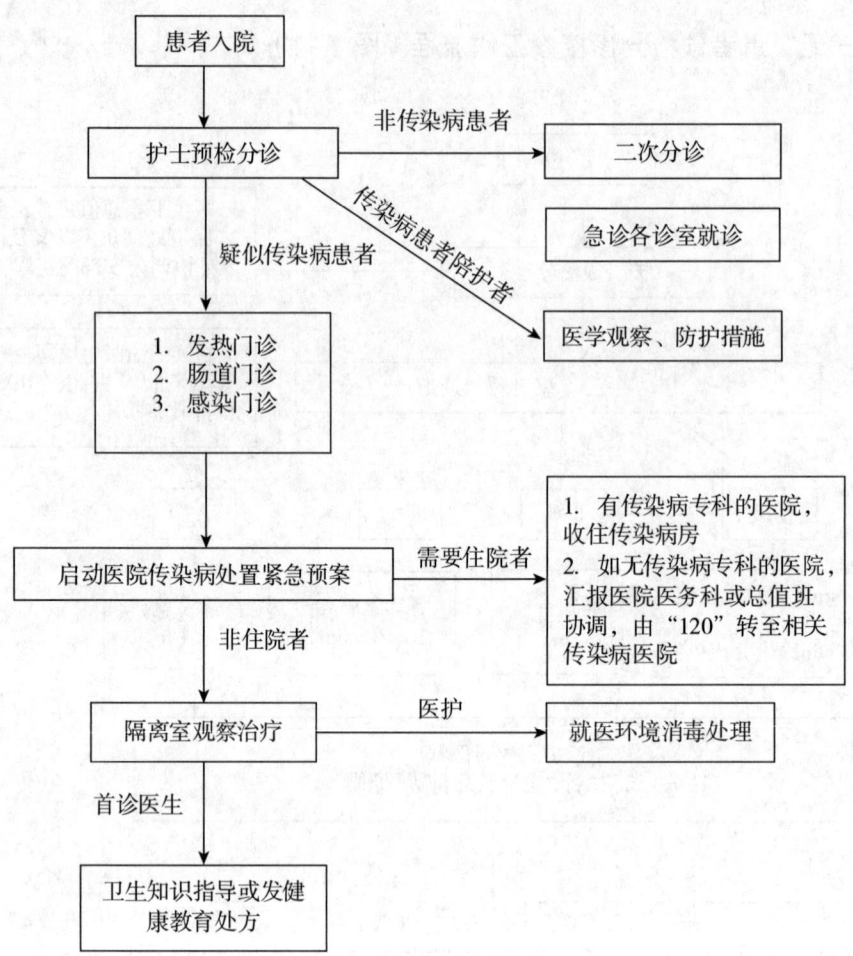

图 7-5　传染病患者预检分诊接诊工作流程

## （三）群体伤快速检伤分类及身份识别流程（图 7-6）

当接诊群体伤患者时，预检分诊护士应第一时间上报急诊科主任和护士长，请求支援，同时做好接诊准备和抢救准备。科室根据情况调配抢救室护士，应急岗护士到分诊大厅协助分诊患者，其他护士做好抢救室患者的病情观察与治疗；留观室应急岗护士到分诊大厅协助分诊患者，其他护士做好留观室患者的病情观察与治疗；如科室人力资源紧张，无法满足应急状态时，护士长申请院内人力资源调配，上报门诊部、医务处、行政值班处（夜间）、护理部。

**1. 采用 START 进行检伤分类**

（1）病情较轻：绿标 1、2、3……胸卡挂于患者胸前。
（2）病情危重：红标 1、2、3……胸卡挂于患者胸前。
（3）病情较重：黄标 1、2、3……胸卡挂于患者胸前。
（4）死亡：黑标 1、2、3……胸卡挂于患者胸前。
病历与患者标识一致，交与主管医生。

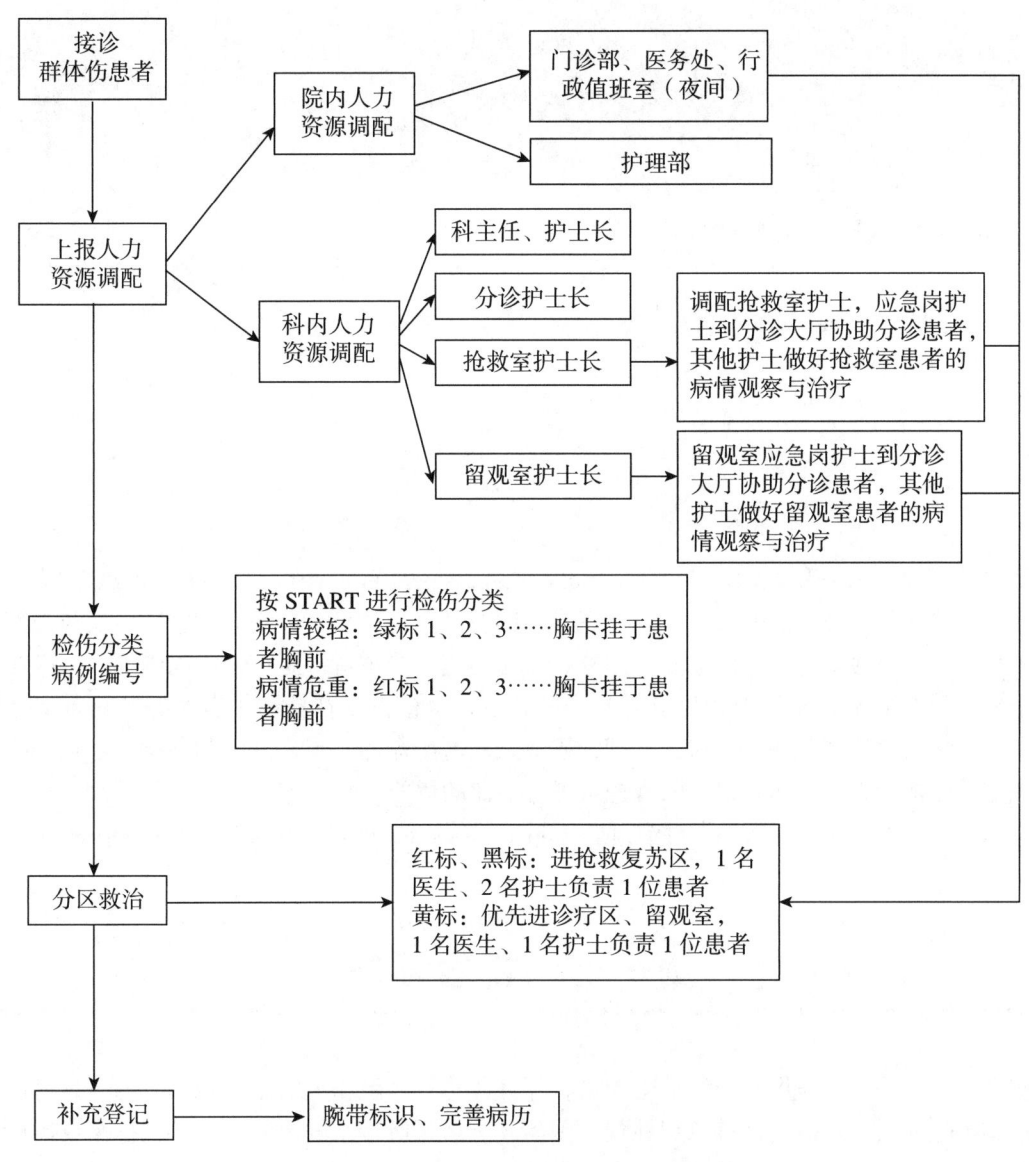

图 7-6　群体伤快速检伤分类及身份识别流程

**2．分区救治**

（1）红标、黑标：进抢救复苏区，1 名医生、2 名护士负责 1 位患者。

（2）黄标：优先进诊疗区、留观室，1 名医生、1 名护士负责 1 位患者。

（3）绿标：进入普通诊疗区，1 名护士负责多位患者，最后由分诊护士协助区域护士对患者身份信息进行补充登记。

（赵　明）

# 急诊护理评估

## 第八章

急诊护理评估，亦称急诊患者评估（patient assessment in emergency department），是常规收集急诊患者主观和客观信息的过程。急诊患者常因各种急症就诊，其病情和临床表现与慢性病不同，尤其是急危重症患者，病情常来势凶猛，变化迅速，严重者甚至在短时间内死亡。因此，急诊护士的思维与其他科室护士相比有其自身的特点，急诊护士在接诊患者时必须具备清晰的思路，掌握系统的急诊护理评估方法，立即识别危及患者生命的状况，准确判断疾病或损伤的症状以及决定就诊救治级别，达到最大限度挽救患者生命的目的。

急诊护理评估分为两个阶段：初级评估（primary assessment）和次级评估（secondary assessment）。

## 第一节 初级评估

初级评估前，应首先评估环境危险因素，保证已执行医院相关安全规定和制度，针对血液和体液暴露实施标准预防措施，有意识地规避因离开分诊区所带来的风险，如从救护车或候诊区接诊患者。基本原则为分诊台始终有人守候，辅助工作人员处于随时可以调动并提供帮助的状态。此外，设备作为环境安全的一部分，急诊护士应确保基础生命支持设备的可获得性并处于正常备用状态，在接班后首先对工作区域的基本安全和设备进行检查以优化环境和保障患者安全。

初级评估的目的是快速识别有生命危险需要立即抢救的患者，评估内容包括气道及颈椎、呼吸功能、循环功能、神志状况和暴露患者，可简单记忆为 ABCDE。如果发现其中任何一项不稳定，均应立即送往抢救室进行抢救。

### 一、气道及颈椎

检查患者能否说话、发音是否正常以及发音与年龄是否相符合，判断气道是否通畅。观察有无可能造成气道阻塞的原因，例如舌后坠、松脱牙齿/口腔内异物、呕吐物/分泌物、出血块、口唇或咽喉部肿胀等，其中，舌后坠是意识模糊患者气道阻塞最常见的原因。如果气道部分或完全阻塞，应立即将患者送入抢救室，采取措施开放气道，对创伤患者同时注意固定颈椎，予以制动。

开放气道可采用仰头/抬颌（颏）法（head tilt-chin lift）或推（托）颌法（jaw thrust），或通过负压吸引抽吸分泌物或异物、建立口咽气道/鼻咽气道、止血等措施保持气道通畅。对气道阻塞、换气不良或无意识患者，应做好气管插管的准备。

## 二、呼吸功能

检查患者是否有自主呼吸、呼吸是否正常、胸廓有无起伏、两侧胸廓起伏是否对称。查看呼吸频率、节律和深度以及皮肤颜色、应用辅助呼吸肌、颈静脉充盈、气管位置、软组织和胸骨完整程度。听诊呼吸音是否存在或减弱。对于外伤患者应注意张力性气胸、连枷胸合并肺挫伤及开放性气胸所造成的换气功能障碍。

如果患者没有呼吸或呼吸不正常，应立即将患者送入抢救室，给予辅助呼吸，或进行气管插管。呼吸困难者，给予吸氧、球囊-面罩通气。辅助呼吸时，注意有无张力性气胸，如有应及时予以处理，紧急时可用针刺减压（needle decompression）。有开放性气胸时，可使用无菌无孔敷料封闭胸部伤口。

## 三、循环功能

检查有无脉搏、脉搏是否正常、每分钟脉搏次数、脉搏强弱、节律（规则/不规则）、外出血情况、毛细血管充盈时间、皮肤颜色（红润/苍白/黄/青紫）和湿度（干/湿）以及温度（冷/暖/热），判断循环功能状况。测量血压了解循环功能，但应注意血压有时不能反映早期周围循环灌注不良状况。注意观察意识状态，当循环功能不良时，脑血流量灌注降低可导致意识改变，但意识清醒的患者仍有潜在出血的可能。皮肤颜色、湿度和温度可帮助判断创伤患者的循环血量情况，大量失血时，面部和四肢可呈现灰白或苍白色、皮肤湿冷等休克表现。

如果患者循环功能不良，应立即将患者送入抢救室，给予心电、血压监护，开放静脉通道。如果没有脉搏，立即进行心肺复苏，包括基础生命支持和高级心血管生命支持。如果脉搏过快或过慢、休克，应查找原因，及时给予对症治疗，如止血、输液、输血、药物治疗等。如果体温过低，根据具体情况决定是否给予保温或如何保温。

## 四、神志状况

评估患者是否清醒，可应用"清、声、痛、否"（AVPU法）简单快速地评估其清醒程度。其中"清"（alert）为清醒，"声"（voice）是对语言刺激有反应，"痛"（pain）是对疼痛刺激有反应；"否"（unresponsive）意味着不清醒，或对任何刺激没有反应。如有意识改变，应查看瞳孔大小和对光反射，或应用格拉斯哥昏迷分级量表（GCS）评分，并需进一步评估患者的神志状况。

对于不清醒的患者，应将患者送入抢救室，保持气道通畅，维持呼吸功能，需要时做好CT检查的准备，密切观察病情。对于情绪不稳定者，应注意患者、自身和周围人员的安全，有条件可分隔候诊。

## 五、暴露患者／环境控制

评估时可移除患者的衣物以评估和识别任何潜在的疾病或损伤症状。注意给患者保暖和保护其隐私。

（张　敏）

# 第二节 次级评估

如果初级评估后,患者的初步情况稳定,没有生命危险,应该进行次级评估。次级评估的目的是识别疾病与损伤的指征,评估内容包括问诊、测量生命体征和重点评估。这些评估可以同时进行,在3~5分钟内完成分诊级别的确定。

## 一、问诊

问诊的目的是了解患者就诊的原因。问诊需要护士具备良好的沟通技巧、自信心、友善和关心,态度中立平和,随机应变。问诊时应与患者有适当的目光接触,以示尊重。问诊前,先称呼患者,后介绍自己。如有陪诊者,亦应打招呼,留意其与患者的关系。尽量用开放性的问题问诊,但如果求诊者答非所问,则需用引导性的问题进行提问,缩小范围,有效控制时间。要尊重患者的隐私和秘密,交谈时避免应用医学术语,注意用词,细致记录。如有疑问,及时澄清,需要时作概述总结。

留意陪诊者是否抢答问题,如情况允许,应先倾听患者的回答,再听陪诊者回答,注意比较参考。儿童、老人、外地人士表达能力稍差时,应允许陪诊者或翻译帮助回答。注意患者及陪诊者的情绪反应、面部表情,灵活提问。如为创伤,认真询问受伤过程,以评估直接、间接和相关伤势。

## 二、生命体征

生命体征包括体温、脉搏、呼吸和血压,是反映患者当前生理状况的重要指标,应按照患者需要进行测量。生命体征的测量可在次级护理评估之前进行,特别是同时救治危重或受伤患者的时候。测量时须注意细节和评估患者的病情,如对头部受伤、疑似脑卒中患者,测量生命体征的同时可应用 AVPU 法判断意识,对意识障碍患者应用格拉斯哥昏迷评分量表(GCS)评分,并注意评估患者瞳孔的变化情况。

### (一)体温

所有急诊就诊患者均应测量体温,因为有时体温异常可能是患病的唯一线索。

### (二)脉搏

注意评估脉搏次数、强弱、是否规律、心率和脉率的差异等。对电子技术的依赖往往削弱了触摸脉搏评估心律失常的作用,应注意避免。排除心理或环境因素,正常范围以外的脉搏可能是异常生理情况的迹象。

### (三)呼吸

对主诉呼吸系统问题,如哮喘、COPD、肺炎、创伤、气胸、血胸、胸骨或肋骨骨折、肺栓塞、药物中毒等患者,应评估呼吸次数、节律、深度、对称程度、辅助呼吸肌应用等。准确的评估有时需要观察整1分钟的呼吸状况。

## （四）血压

如果就诊患者为出血、休克、创伤或药物中毒等，有必要测量左右上肢血压，计算脉压（收缩压减去舒张压）、休克指数（脉搏/收缩压）。如脉压降低，说明心排血量降低，周围血管阻力代偿性增高，而休克指数 > 0.9 可能意味着休克。

## （五）脉搏血氧饱和度（$SpO_2$）

脉搏血氧饱和度测量可有助于评估呼吸或血流动力学受损、意识改变、严重疾病或损伤等，有助于判断疾病的严重程度或治疗的有效性。

## 三、重点评估

重点评估内容主要是采集病史和"从头到足"（head to toe assessment）的系统检查。不同的病变可能具有相同的症状，分诊护士需要结合患者主诉和生命体征与检查所见，必要时应用其他检查结果，进行综合分析和判断。分诊问诊的目的是判断疾病的严重程度，而不是诊断，明确这一点非常重要。病情变化或有疑问时应重新评估和分诊。

### （一）精神

评估内容包括：①精神状态：清醒/不清醒、混乱、昏睡、不合作、有敌意、歇斯底里；②说话能力：有条理/没有条理、文静、不流利、不清楚、哭泣；③行为：有暴力倾向、自杀、伤人、自闭、抑郁、躁狂、强制性重复、自大；④外表：清洁、不修边幅、衣着不恰当。

### （二）脑

检查头、面和颈部是否对称、有无损伤。评估意识状况（AVPU 法）、格拉斯哥昏迷评分量表（GCS），失去知觉时，评估事后记忆如何，注意有无四肢无力、头痛（发作频率、程度和形式）、头晕、恶心、呕吐、步态（稳定/不稳定）、血肿（位置、大小）等。

### （三）眼、耳、鼻、喉

评估内容包括：①眼：观察瞳孔大小和对光反射是否受影响、瞳孔内有无出血；眼部有无红、肿、痛、流泪；眼部活动是否受阻、影响视力，或有无视物模糊、复视；感觉是否有漂浮的混浊物或异物等。②耳：评估有无外伤、耳痛、耳漏、耳聋、耳鸣、眩晕等。③鼻：评估有无鼻塞、鼻漏、鼻出血、喷嚏、异物等。④喉：评估有无咽喉痛、异物感、声音嘶哑、说话困难、吞咽困难、异物、气管移位等。⑤口腔：评估口腔卫生情况，有无张口困难、牙痛、齿龈红肿或出血等。

### （四）心脏

评估有无胸痛、气促、出汗；心率或脉搏强弱度；有无恶心、面色苍白、颈静脉怒张、下肢水肿；舌下是否含服过硝酸酯类等药物。

### （五）胸、肺

评估有无呼吸或气促、出汗、呼吸费力、喘鸣、咳嗽、咳痰（颜色、性状）；评估呼吸频率（过慢/过快）、呼吸深浅、胸廓起伏是否对称。外伤者应注意有无伤口或胸壁挫伤、开放性气胸及大范围连枷胸等。

## （六）胃、肠

评估有无恶心、呕吐（次数、颜色）、腹泻（次数、颜色）和排便习惯；有无褐色呕吐物、黑便；有无背痛（位置）、腹痛（位置、压痛、反跳痛、肌紧张）；观察腹部情况（软/硬、平/胀）、肠鸣音（有/无/快/慢），有无胃、肠手术史。

## （七）泌尿系统

评估有无尿频、尿痛或膀胱周围疼痛、血尿情况（显著/不显著、有无血块），有无排尿困难、少尿、腰痛或腰区痛。

## （八）生殖系统

评估女性患者的经期（最近一次/前一次、持续时间、量、周期）。如为妊娠期，评估其胎数、周数、预产期或生产/流产史，注意胎儿有无活动（有/没有）、胎心或阴部出血情况（流量、卫生巾用量、血块）、阴部分泌情况（颜色、流量、臭味），有无破水、腹痛（频率、程度、压迫感）等。

## （九）骨骼与肌肉

评估有无红、肿、受伤、变形、骨折、关节脱位、局部疼痛、活动受限；触摸有无脉搏，检查毛细血管充盈时间（正常少于2秒）。可应用6P法进行评估，即有无疼痛（pain）、苍白（pallor）、麻痹（paralysis）、感觉异常（paraesthesia）、无脉搏（pulselessness）、压迫感/压力（pressure）。

（张　敏）

# 第三节　急诊护理评判性思维

由于急诊患者往往存在病情危重、时间紧迫、检查评估有限等特点，急诊护士必须具有独特的急救思维方式和急救观念，在接诊患者时抓住主要矛盾，寻找威胁患者生命的最主要问题，分清轻重缓急，可以边评估边处置。

##  一、急诊护理评判性思维的具体特点

### （一）时效性

时效性是急诊护理评判性思维的一个突出特点，尤其是急危重症患者，其对时效性的要求更加凸显。急诊护士常是接触患者的第一个专业人员，应在最短时间内对危及患者生命的症状做出初步评估和正确判断，采取适当的处置和抢救措施，为挽救患者生命争取宝贵的时间，为医生诊治提供有效的信息。

### （二）针对性

受时间紧迫和资料不足的限制，多数急症很难瞬间得到完整的信息。急诊护理评估要求突出

急症需要在急诊解决的主要矛盾，而不苛求得到疾病完整的信息。有些特殊患者，如昏迷、中毒等患者，无法提供确切的病史信息。对短时间内无法查清病因的患者，可针对其主要症状进行诊治，待患者情况稳定后，再进一步收集资料，为患者后续治疗和分流提供准确依据。

### （三）动态性

急诊患者的病情具有随时变化的特点，随着初步治疗和检查的进行，一些开始未出现或未发觉的情况逐渐出现。此时，应重新进行初级评估以增补和修正既往患者资料，必要时采取紧急抢救措施。

##  二、急诊护理评判性思维的实践要求

### （一）区分四条界限

四条界限即致命与非致命、即死与非即死、器质性与功能性、传染性与非传染性。前三条界限的区分目的是突出急诊的专科急救功能，最后一条界限的区分目的主要在于防止急性传染病的漏诊和传播。

### （二）重视生命体征

生命体征虽然只有呼吸、心率、血压、体温四项，但却能直接反映病情的严重性。对于生命体征的异常变化，都应予以重视，并积极处理。对于突发急症的患者来说，其病情不稳定，有潜在生命危险的可能，尽管确诊疾病很重要，但往往在疾病未确诊前，生命体征已出现变化，这时应遵循先救命后治病的原则，一边稳定生命体征，一边协助医生确定诊断，不可错失抢救时机。

### （三）合理安排检查顺序

当患者面对多项检查时，应与医生充分沟通，合理确定检查顺序，可基于以下几点综合考虑：①患者最可能的病因有哪些？②哪种疾病最需要首先被诊断，否则将危及生命？③能为患者提供的最方便的检查是什么？

### （四）警惕高危疾病

急诊科的主要任务是抢救生命，对于具有致命危险的高危急症，应随时保持高度的警惕性，如急性心肌梗死、主动脉夹层、张力性气胸、肺栓塞、中毒、异位妊娠、致命外伤、颅内出血等。

（张　敏）

# 第九章 系统功能监测

## 第一节 患者风险评估

快速准确地评估患者病情是临床工作的重要环节,患者在出现急性病情变化之前通常会发生潜在的生命体征如心率、血压、呼吸频率、体温及意识水平等的改变,及时而有效的干预可以明显改善临床预后。在疾病恶化早期,采用早期预警评估系统监测评估能早期发现患者潜在的病情变化,可为病情恶化提供预防措施。早期预警评分(early warning score,EWS)是一种简单、易行的评估工具。

### 一、定义及相关概念

早期预警评分(EWS)是一种快速识别危重症或潜在危重症患者病情的评分系统,通过对患者各项生理参数(血压、心率、呼吸、体温、意识)进行观察并赋值,将所有参数评分相加得到 EWS 分数,根据事先规定的触发值,有效地帮助临床医护人员快速识别危重症或潜在危重症患者。经过不断改良,临床使用较多的是改良早期预警评分(modified early warning score,MEWS)、国家早期预警评分(national early warning score,NEWS)和儿童早期预警评分(pediatric early warning score,PEWS)。

**1. 改良早期预警评分(MEWS)** 作为一种用于急诊急救系统和 ICU 患者评估病情、预测危险分层的方法。

**2. 国家早期预警评分(NEWS)** 作为一个标准化的判断疾病严重程度、早期识别危重病患者、持续监测病情变化的工具,因其观察方便、操作快捷迅速的特点,对于病情变化及严重程度的预测与识别效果较好,得到国内外学者的认可。

### 二、评估工具及风险分级

改良早期预警评分(MEWS)对患者的呼吸频率、心率、收缩压、意识状态和体温 5 项生理参数进行赋值。MEWS 评分表见表 9-1。

表 9-1 改良早期预警评分（MEWS）

| 参数 | 3分 | 2分 | 1分 | 0分 | 1分 | 2分 | 3分 |
|---|---|---|---|---|---|---|---|
| 收缩压（mmHg） | < 70 | 70～80 | 81～100 | 101～149 | — | ≥ 200 | — |
| 心率（次/分） | — | ≤ 40 | 41～50 | 51～100 | 101～110 | 111～129 | ≥ 130 |
| 呼吸频率（次/分） | — | < 9 | — | 9～14 | 15～20 | 21～29 | ≥ 30 |
| 体温（℃） | — | < 35 | — | 35～38.4 | — | ≥ 38.5 | — |
| 意识状态 | — | — | — | 清楚 | 对声音有反应 | 对疼痛有反应 | 无反应 |

将各项得分相加得到 MEWS 分值，总分 0～14 分，分值越高，患者病情越危重。根据评分判定病情严重程度的方法：

**1. MEWS 评分 < 5 分** 低中危，一般没有生命危险。

**2. MEWS 评分 5～8 分** 高危，病情严重，需要严密监测或入住 ICU。

**3. MEWS 评分 ≥ 9 分** 极高危，生命体征不稳定，死亡风险增加。

NEWS 在 MEWS 基础上，对各项生命体征指标做出调整，并增加是否氧疗和血氧饱和度评分，见表 9-2。

表 9-2 国家早期预警评分（NEWS）

| 参数 | 3分 | 2分 | 1分 | 0分 | 1分 | 2分 | 3分 |
|---|---|---|---|---|---|---|---|
| 收缩压（mmHg） | < 90 | 91～100 | 101～110 | 111～219 | — | — | ≥ 200 |
| 心率（次/分） | ≤ 40 | — | 41～50 | 51～90 | 91～110 | 111～130 | ≥ 131 |
| 呼吸频率（次/分） | ≤ 8 | — | 9～11 | 12～20 | — | 21～24 | ≥ 25 |
| 体温（℃） | ≤ 35 | — | 35.1～36.0 | 36.1～38.0 | 38.1～39 | ≥ 39.1 | — |
| 血氧饱和度（%） | ≤ 91 | 92～93 | 94～95 | ≥ 96 | — | — | — |
| 测血氧饱和度时是否氧疗 | — | 是 | — | 否 | — | — | — |
| 意识状态 | — | — | — | 清楚 | 对声音有反应 | 对疼痛有反应 | 无反应 |

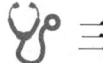

## 三、评估时机

改良早期预警评分（MEWS）和国家早期预警评分（NEWS）适用于急症患者的初步评估以及患者住院期间的连续监测，通过规律地记录患者各个时间点的评分，从而获得病情可能发生潜在恶化的早期预警。

**1. 首次评估** 院前急救、急诊患者的初步评估，住院患者入院后评估。

**2. 再次评估** 急诊抢救室患者转出前、ICU 患者转入后、转出前、病情危重的住院患者院内转运前、外出检查前后、手术前后及病情变化时评估。

## 四、早期预警评分使用流程与临床干预

早期预警评分系统的意义在于使用标准化的疾病评估系统对医院患者进行有效评估，并积极采取干预措施，从而对急危重症患者的预后起到积极作用。

**1. 早期预警评分使用流程**

(1) 评估患者获取早期预警评分中的各项生理指标。

(2) 根据早期预警评分表，评估各项生理指标分值，得到总分。

(3) 根据评分对应的危险分层表得到此次评估的危险分层。

(4) 根据评分触发的临床应答表指导护理级别及临床应对干预措施，同时确定下一次评估的时间间隔。

**2. NEWS 分值触发的临床应答** 见表 9-3。

表 9-3 NEWS 评分触发的临床应答

| NEWS 分值 | 监测频率 | 临床应答 |
| --- | --- | --- |
| 0 | 12 小时 | 继续 NEWS 评分监测 |
| 1～4 | 4～6 小时 | 护士评估病情；决定是否提高监测频率 |
| 5～6 或任一单项指标达 3 分 | 1 小时 | 护士通知医生；医生评估病情；监护病房治疗 |
| ≥7 | 持续 | 护士通知高年资医生；医生评估病情；提高护理级别或转至 ICU |

（颜　艳　吴慎然）

## 第二节　循环系统功能监测

血流动力学监测是反映心脏、血管、容量、组织的氧供氧耗等方面功能的指标，为临床监测与临床治疗提供数字化的依据。一般可分为无创性和有创性两大类。临床上，应根据患者的病情与治疗的需要考虑具体实施的监测方法。常用的监测技术有动脉血压监测、中心静脉压监测、肺动脉压监测、脉波指示剂连续心排血量监测等。需强调的是，所有的血流动力学监测都具有相对性、连续变化性，需要结合症状和体征综合判断。

**（一）动脉血压监测**

动脉血压监测主要有无创血压监测和有创血压监测。

**1. 无创血压监测的常用方法**

(1) 人工袖套测压法：袖套充气后放气，听到第一声柯氏音即为收缩压，至柯氏音变音（第 4 相），音调变低或消失为舒张压，目前此方法最常用。

(2) 电子自动测压法

振荡测压法：用微型电动机使袖套自动充气，袖套内压高于收缩压，然后自动放气，当第一次动脉搏动的振荡信号传到仪器内的传感器，经放大和微机处理，即可测得收缩压，振荡幅度达到峰值时为平均动脉压，袖套内压突然降低时为舒张压。本法可按需自动定时或手动测压，有脉率和收缩压、舒张压和平均动脉压显示，并可设定上下限警报。目前应用的监护仪多采用该方法监测血压。

**2. 有创血压监测**　对于重症患者或血流动力学明显不稳定的患者，应改为有创血压监测。有创血压监测是指经体表插入各种导管或监测探头到心脏或血管腔内直接测定血压的方法。

(1) 适应证

1) 血流动力学不稳定或有潜在危险的患者。

2）危重患者、复杂大手术的术中和术后监护。

3）需低温或控制性降压时。

4）需反复取动脉血样的患者。

5）需用血管活性药进行调控的患者。

6）呼吸、心搏停止后复苏的患者。

（2）禁忌证：相对禁忌证为严重凝血功能障碍和穿刺部位血管病变，但并非绝对禁忌证。Allen试验阳性者禁忌行桡动脉穿刺测压。动脉穿刺途径常用桡动脉，也可选用肱动脉、足背动脉、股动脉及腋动脉。

（3）桡动脉穿刺插管法：桡动脉穿刺前常用Allen试验法判断来自尺动脉掌浅弓的血流是否足够。具体方法为：

1）抬高前臂，术者用双手拇指分别摸到桡、尺动脉搏动。

2）嘱患者做3次握拳和松拳动作，压迫阻断桡、尺动脉血流，直至手部变苍白。

3）放平前臂，只解除尺动脉压迫，观察手部转红的时间。正常为<5~7 s；0~7 s表示掌弓侧支循环良好；8~15 s属可疑；>15 s属掌弓侧支循环不良，禁忌选用桡动脉穿刺插管。

有创动脉血压监测系统包括两个组件：电子系统和充液导管系统。穿刺成功后将动脉导管与充液导管系统相连，然后通过换能器将充液系统与电子监测系统相连接，调零后即可直接连续测量动脉血压。

（4）并发症的防治

1）主要是预防血栓形成。动脉栓塞的预防方法：①Allen试验阳性及动脉有病变者应避免桡动脉穿刺插管；②注意无菌操作；③尽量减轻动脉损伤；④排尽空气；⑤发现血块应抽出，不可注入；⑥末梢循环不良时应更换测压部位；⑦固定好导管位置，避免移动；⑧经常用肝素生理盐水冲洗；⑨发现血栓形成和远端肢体缺血时，必须立即拔除测压导管，需要时可手术探查，取出血块，挽救肢体。

2）动脉置管期间严格无菌和局部消毒，置管时间最长1周，如需继续，应更换测压部位。

3）严防动脉空气栓塞：换能器圆盖和管道必须充满肝素盐水，排尽空气，应选用袋装盐水，外围用气袋加压冲洗装置。中心静脉压检测在临床上广泛应用，以评估血容量、前负荷及右心功能。

## （二）中心静脉压监测

中心静脉压（central venous pressure，CVP）是上、下腔静脉进入右心房处的压力，可通过置入中心静脉导管直接测量。经皮穿刺中心静脉，主要经颈内静脉和锁骨下静脉，将导管插入上腔静脉。也可经股静脉或肘静脉，用较长导管插入上腔或下腔静脉。中心静脉压是右心室前负荷与右心功能状态的指标，在休克、复苏、大手术需血流动力学监测的患者应用价值高。

CVP由四部分组成：①心室充盈压；②静脉内血容量产生的压力（即静脉内壁压）；③静脉收缩压和张力（即静脉外壁压）；④静脉（端）毛细血管压。CVP受心功能、循环血容量及血管张力三个因素的影响。

**1. 压力监测系统**

（1）准备压力传感器：将中心静脉导管通过换能器与肝素生理盐水连接，使压力传感器内充满液体并排尽气体。

（2）连接导线：压力传感器一端经监测仪压力导线与心电监测仪压力模块相连接，另一端经测压连接管与中心静脉导管尖端开口相连接。

（3）设置心电监护仪，调零：将压力传感器置于患者右心房水平（第4肋间与腋中线相交处），然后保持传感器与大气相通，按监护仪归零键，屏幕显示归零结束（图9-1）。

（4）监测 CVP 和波形，稳定后记录参数：需要注意的是，只要进行了可能影响读数的操作如液体输注、体位改变等，都应该再次调零。

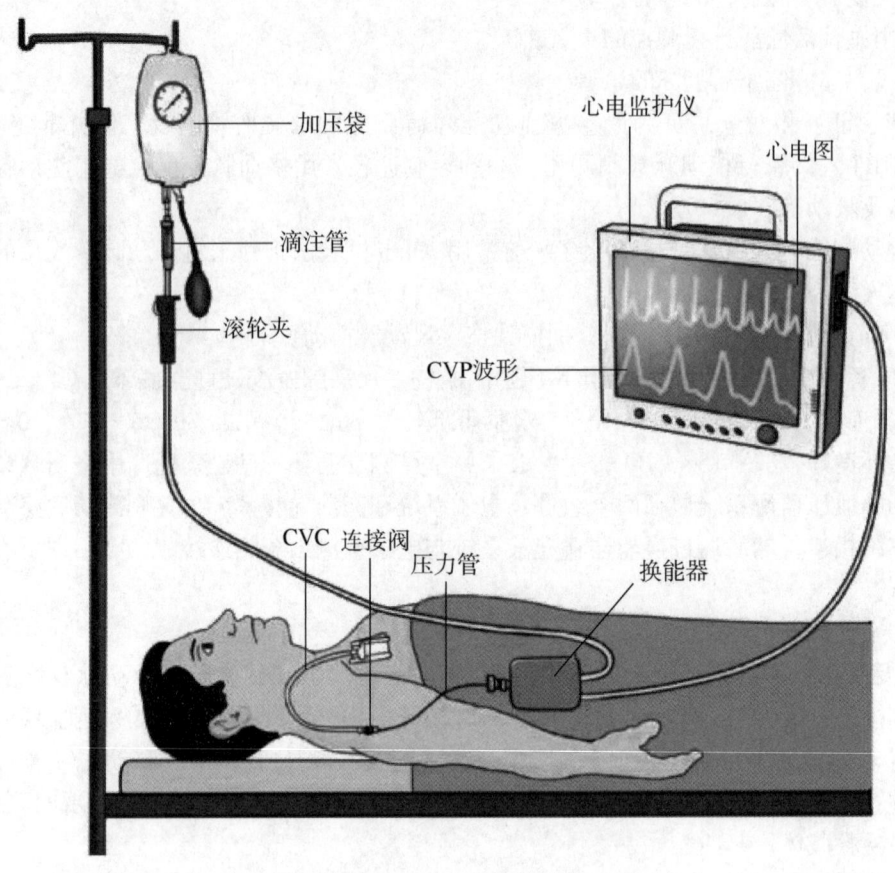

图 9-1　使用压力传感器的 CVP 监测
CVP：中心静脉压；CVC：中心静脉导管

**2. 中心静脉压监测的意义**　CVP 的正常值范围为 5～12 cmH$_2$O，主要被当作评估心脏前负荷的指标，临床上常用于指导液体治疗的补液速度和补液量，CVP＜5 cmH$_2$O 表示血容量不足；＞15 cmH$_2$O 提示心功能不全、静脉血管床过度收缩或肺循环阻力增高；若 CVP 超过 20 cmH$_2$O，则表示存在充血性心力衰竭。CVP 与补液的关系见表 9-4。

表 9-4　CVP 与补液的关系

| CVP | 血压 | 原因 | 处理原则 |
| --- | --- | --- | --- |
| 低 | 低 | 血容量严重不足 | 充分补液 |
| 低 | 正常 | 血容量不足 | 适当补液 |
| 高 | 低 | 心功能不全或血容量相对过多 | 给强心药，纠正酸中毒，舒张血管 |
| 高 | 正常 | 容量血管过度收缩 | 舒张血管 |
| 正常 | 低 | 心功能不全或血容量不足 | 补液试验 |

**3. 影响 CVP 的因素**
（1）病理因素：CVP 升高见于右心房及左或右心室心力衰竭、心房颤动、肺梗死、支气管痉挛、输血补液过量、纵隔压迫、张力性气胸及血胸、慢性肺部疾患、心脏压塞、缩窄性心包

炎、腹内压增高的各种疾病及先天性和后天性心脏病等。CVP 降低的原因有失血和脱水引起的低血容量，以及周围血管扩张，如分布性休克等。

（2）神经体液因素：交感神经兴奋，儿茶酚胺、抗利尿激素、肾素和醛固酮等分泌增加，血管张力增加，使 CVP 升高。相反，某些扩血管活性物质使血管张力减少，血容量相对不足，CVP 降低。

（3）药物因素：快速输液、应用血管收缩药后，CVP 明显升高；用扩血管药或心功能不全患者用洋地黄等强心药后，CVP 下降。

（4）其他因素：缺氧和肺血管收缩、气管插管和气管切开、患者挣扎和躁动、控制呼吸时胸内压增加、腹腔手术和压迫等均使 CVP 升高。麻醉过深或椎管内麻醉时血管扩张，CVP 降低。

**4．并发症的防治**

（1）感染：操作过程中应严格遵守无菌技术，加强护理。

（2）心律失常：为常见并发症，主要原因为导管刺激引起。应避免导管插入过深，并防止体位变化所致导管移动，操作过程应持续进行 ECG 监测，发生心律失常时可将导管退出 1～2 cm。

（3）出血和血肿：颈内静脉穿刺时，穿刺点和进针方向偏内侧时易穿破颈动脉，进针太深可能穿破颈横动脉、椎动脉或锁骨下动脉，在颈部可形成血肿。锁骨下动脉穿破可形成纵隔血肿、血胸或心脏压塞等。

（4）气胸和血胸：主要发生在锁骨下静脉穿刺时。

（5）神经和淋巴管损伤：可损伤臂丛、膈神经、颈交感干、喉返神经和迷走神经等。损伤胸导管可并发乳糜胸。

（6）气栓：中心静脉在吸气时可能形成负压，穿刺过程中，更换输液器、导管或接头脱开时，尤其是高半卧位时，容易发生气栓。

（7）血栓形成和栓塞：多见于长期置管和高营养疗法的患者，应注意液体持续滴注和定期用肝素生理盐水冲洗。

（8）血管及心脏穿孔。

**（三）有创肺动脉压监测**

肺动脉漂浮导管（PAC）或 Swan-Ganz 导管监测是有创血流动力学监测的主要手段，根据 PAC 所测指标，可以对心脏的前负荷、后负荷、心肌的收缩舒张功能做出客观的评价。

肺动脉漂浮导管的出现不仅使对肺动脉压（PAP）、肺小动脉楔压（PAWP）和中心静脉压（CVP）、右房压（RAP）、右室压（RVP）的测量成为可能，而且可以应用热稀释方法测量心输出量和抽取混合静脉血标本，从而使得血流动力学指标更加系统化和具有对治疗的反馈指导性。

**1．肺动脉漂浮导管简介**　成年人最常用的 Swan-Ganz 导管为 7F 四腔漂浮导管，长 110 cm，不透 X 线，从导管顶端开始，每隔 10 cm 有一黑色环形标志，作为插管深度的指示（图 9-2）。导管的顶端有一个可充入 1.5 ml 气体的气囊。导管的近端为 3 个腔的连接端和一根热敏电极的连接导线。这 3 个腔分别为：①开口于导管顶端的肺动脉压力腔，用于测量肺动脉压和采取混合静脉血标本；②开口于距顶端 30 cm 的导管侧壁的右心房压力腔，用于测量右房压和测量心排出量时注射指示剂液体；③充盈导管顶端气囊的气阀端，气囊充盈后基本与导管的顶端平齐，但不阻挡导管顶端的开口，有利于导管随血流向前推进，并减轻导管顶端对心腔壁的刺激。热敏电极终止于导管顶端近侧 3.5～4 cm 处，可以快速测量局部温度的变化，并通过导线与测量心排出量的热敏仪相连。

**2．肺动脉漂浮导管的置管方法**

（1）插管途径的选择：右颈内静脉是插入漂浮导管的最佳途径。

（2）导管的插入：根据压力波形床旁插入 Swan-Ganz 导管是危重患者最常用的方法。应用

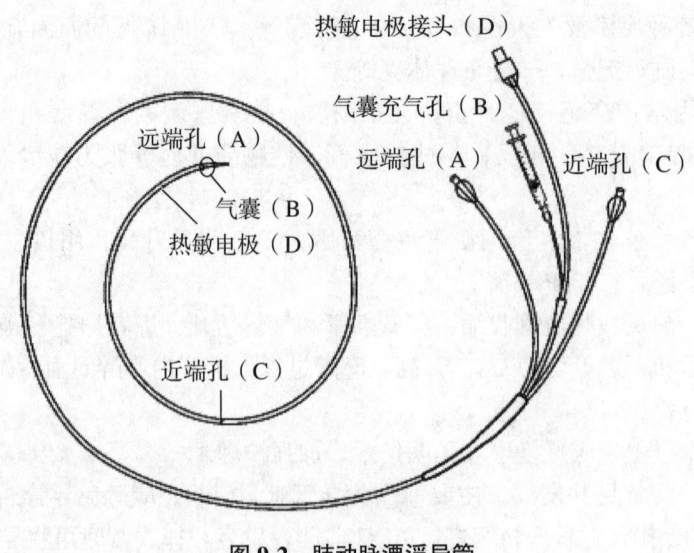

图 9-2 肺动脉漂浮导管

Seldinger 方法将外套管插入静脉内，然后把 Swan-Ganz 导管经外套管小心送至中心静脉内。这时，应确认监测仪上可准确显示导管远端开口处的压力变化波形，根据压力波形的变化判断导管顶端的位置。

**3. 肺动脉漂浮导管参数的测量** 通过 Swan-Ganz 导管可获得的血流动力学参数主要包括三个方面：压力参数（包括右房压、肺动脉楔压、肺动脉压）、流量参数（主要为心输出量）和氧代谢方面的参数（混合静脉血标本）。

(1) 压力参数：压力测量装置由压力监测仪、压力传感器、冲洗装置和三通开关组成。压力传感器是整个监测系统中最为重要的部分。

1) 右房压（RAP）：将 Swan-Ganz 导管置于正确的位置之后，导管近侧开口正好位于右心房内，经此开口测得的压力即为右心房压力。

2) 肺动脉压（PAP）：是当 Swan-Ganz 导管的顶端位于肺动脉内（气囊未充气）时，经远端开口测得的压力。肺动脉压力可分别以收缩压、舒张压和平均压力来表示。

3) 肺动脉楔压（PAWP）：是将气囊充气后，Swan-Ganz 导管的远端嵌顿在肺动脉分支时测量的气囊远端的压力。PAWP 是 Swan-Ganz 导管可测量的特征性参数，具有特殊的意义。

(2) 流量参数：Swan-Ganz 导管可以快速测量心输出量并且可在短时间内多次重复或持续监测。测量心输出量的原理是热稀释方法。当将冰水由 Swan-Ganz 导管的近端孔注入右心房后，这些冰水立即与血液混合，随着这部分血液经过右心室并被泵入肺动脉，这部分血液的温度也逐渐升高。在 Swan-Ganz 导管远端的温度感受器可以感知这种温度的变化，并将这种变化输送到心输出量计算仪。

(3) 混合静脉血标本：从肺动脉内取得的静脉血是最为理想的混合静脉血标本。

**4. 并发症** PAC 是创伤性监测技术，在中心静脉穿刺过程、插导管以及留置导管中，可发生一些并发症，其中严重心律失常发生率最高。

（四）脉搏指示连续心排血量测定及临床应用

**1. 脉搏指示连续心排血量（pulse indicator continuous cardiac output，PiCCO）导管和监测方法** PiCCO 监测仪只需要一条输液用中心静脉通路，另外只需要在患者的股动脉放置一条 PiCCO 专用监测管。测量开始，从中心静脉注入一定量的定标用冰生理盐水（<8℃，一般要求与血液温度相差 12 ℃）或室温生理盐水（<24 ℃），经过上腔静脉→右心房→右心室→肺

动脉→血管外肺水→肺静脉→左心房→左心室→升主动脉→腹主动脉→股动脉→PiCCO 导管接收端，计算机可以对整个肺热稀释过程画出热稀释曲线，并自动对该曲线波形进行分析，得出非连续性基本参数；然后结合 PiCCO 导管测得的动脉脉搏轮廓，分析得出一系列具有特殊意义的连续性重要临床参数（图 9-3）。

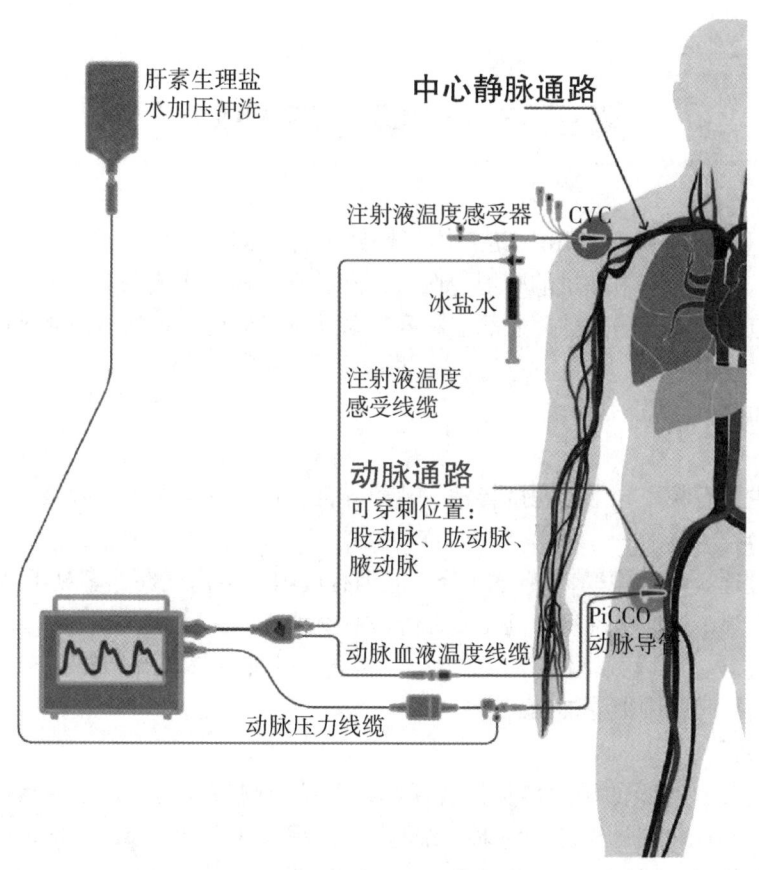

图 9-3　PiCCO 操作示意图

**2. 临床参数应用**

（1）心排血量/心排血指数（CO/CI）：显示出两者的精确数值。

（2）心脏舒张末总容积量（global end diastolic volume，GEDV）：该参数可以不受呼吸和心脏功能的影响，较好地反映心脏的前负荷数值。

（3）胸腔内总血容量（ITBV）：可以反映患者的血容量情况，指导临床输液治疗。

（4）血管外肺水（EVLW）：是目前监测肺水肿较好的量化指标。

（5）其他指标：血压（BP）、心率（HR）、每搏输出量（SV）、体循环阻力（SVR）、心功能指数（CFI）、心肌收缩指数（$d_{max}/dt$）

**3. PiCCO 技术的优势**

（1）使用方便，不需要应用漂浮导管，只用一根中心静脉和动脉通道，就能提供多种特定数据，如 CCO、SV、SVV、SVR、CO、ITBV、EVLW、CFI 等，同时反映肺水肿的情况和患者循环功能情况。

（2）将单次心排血量测定发展为以脉搏的每搏输出量为基准的连续心排血量监测，其反应时间快速而直观，能及时地将多种血流动力学数据进行相关比较和综合判断，提供了很大方便。

（3）EVLW 比 PAWP 在监测肺水肿的发生与程度方面有一定准确性与合理性。

(4)成人及小儿均可采用,使用方便,持续时间教长,及时准确地指导治疗,减缩了患者住院时间与花费。

(5)PiCCO操作简单,损伤小,避免了肺动脉导管的损伤与危险。

(吴慎然)

## 第三节  呼吸系统功能监测

呼吸系统(respiratory system)是人体与外界进行气体交换的一系列器官的总称,包括鼻、咽、喉、气管、支气管及由大量的肺泡、血管、淋巴管、神经构成的肺以及胸膜等组织。常用的呼吸功能监测包括呼吸监测、脉搏血氧饱和度、动脉血气分析、肺功能监测等内容。

### 一、呼吸监测

呼吸异常主要有频率异常、深度异常、节律异常、形式异常及异常呼吸。

**1. 频率异常**

(1)呼吸过速:呼吸频率 > 24次/分,但仍有规则,又称气促,多见于高热、疼痛、超重、体力劳动、甲亢等,一般体温每升高1℃,呼吸频率增高3~4次/分。

(2)呼吸过缓:呼吸频率低于12次/分,但仍有规则,多见于麻醉药或镇静剂过量、脑肿瘤、颅内压增高等呼吸中枢受抑制患者。

**2. 深度异常**

(1)呼吸过度:呼吸的深度增加但有规则,多见于剧烈运动、情绪激动或过度紧张、严重代谢性酸中毒。当严重代谢性酸中毒时,细胞外液碳酸氢根不足,pH降低,通过肺排出$CO_2$进行代偿,以调节细胞外酸碱平衡,故出现深而慢的呼吸,多见于糖尿病酮症酸中毒和尿毒症酸中毒,称为Kussmaul呼吸。

(2)呼吸浅快:常见于呼吸肌麻痹、胸肺部疾患、休克、腹水、肥胖等。

**3. 节律异常**

(1)潮式呼吸:又称陈-施(Cheyne-Stokes)呼吸,是一种由浅慢逐渐变为深快,然后再转为浅慢,随之出现一段呼吸暂停后,又开始上述变化的周期性呼吸。多发生于中枢神经系统疾病,如脑炎、脑膜炎、颅内压增高及某些中毒,如巴比妥中毒。老年人深睡时亦可发生,此为脑动脉硬化、中枢神经供血不足的表现。

(2)间停呼吸:又称Biot呼吸(图9-4),表现为有规律地呼吸几次后,突然停止一段时间,又开始呼吸,即周而复始地间停呼吸。产生机制同潮式呼吸,预后多不良,多在临终前发生。

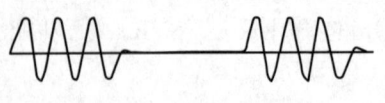

图9-4  间停呼吸

(3)点头运动:又称胸锁乳突性呼吸,表现为头随呼吸上下移动,是呼吸中枢衰竭的表现。

(4)抑制性呼吸:胸部发生剧烈疼痛所致吸气相突然中断,呼吸运动短暂地突然受到抑制,表情痛苦,呼吸较正常浅而快。常见于急性胸膜炎、肋骨骨折及胸部严重外伤等。

(5)叹气样呼吸:一段正常节律中插入一次深大呼吸,并常伴有叹息声,多为功能性改变,见于神经衰弱、精神紧张或抑郁症。若反复发作叹气样呼吸,则是临终前的表现。

## 二、血气分析监测

血液气体和酸碱平衡是体液内环境稳定、机体赖以健康生存的一个重要方面。血液气体分析可以了解 $O_2$ 的供应和酸碱平衡状况，血气分析作为重要的监测手段，对呼吸衰竭、酸碱平衡失调等的诊断与治疗，以及指导氧气治疗和机械通气等具有重要意义。随着医疗科技水平的发展，血气分析项目的检测指标已从传统的二氧化碳分压、氧分压、酸碱度指标扩展到电解质、血细胞容积、葡萄糖、代谢产物及凝血项目等。

血气分析的指标如下。

**1. 动脉血氧分压** 动脉血氧分压（$PaO_2$）是指血液中溶解的氧分子所产生的压力。参考值为 95～100 mmHg。

临床意义：

（1）判断有无缺氧及缺氧的程度。

（2）判断有无呼吸衰竭：若在海平面、安静状态下呼吸空气时 $PaO_2$ 测定值 < 60 mmHg，并可除外其他因素（如心脏内分流等）所致的低氧血症，则可诊断为呼吸衰竭。呼吸衰竭根据动脉血气分为Ⅰ型和Ⅱ型。Ⅰ型是指缺氧而无二氧化碳潴留（$PaO_2$ < 60 mmHg，$PaCO_2$ 降低或正常）；Ⅱ型是指缺氧伴有 $CO_2$ 潴留（$PaO_2$ < 60 mmHg，$PaCO_2$ > 50 mmHg）。

**2. 动脉血二氧化碳分压（$PaCO_2$）** $PaCO_2$ 是动脉血中溶解状态的 $CO_2$ 所产生的压力。组织代谢所产生的 $CO_2$ 由静脉血携带至右心，然后通过肺血管进入肺泡，随呼气排出体外。因此 $PaCO_2$ 是反映肺通气功能的可靠指标。参考值 35～45 mmHg，平均约 40 mmHg。

临床意义：

（1）判断呼吸衰竭类型与程度：Ⅰ型呼吸衰竭时 $PaCO_2$ 正常或降低；Ⅱ型呼吸衰竭时 $PaCO_2$ > 50 mmHg。

（2）判断呼吸性酸碱失衡及代谢性酸碱失衡的代偿反应：$PaCO_2$ > 45 mmHg 提示呼吸性酸中毒或代谢性碱中毒的呼吸代偿；碱中毒抑制呼吸中枢，使呼吸变浅变慢，通气量下降，$PaCO_2$ 升高，但一般不会超过 55 mmHg；$PaCO_2$ < 35 mmHg 提示呼吸性碱中毒或代谢性酸中毒的呼吸代偿。代谢性酸中毒时，经肺代偿后 $PaCO_2$ 降低，最大降低极限可达 10 mmHg。

**3. pH** pH 是血液中氢离子浓度的反对数，是反映体液总酸碱度的指标，受呼吸及代谢因素的共同影响。pH 取决于血液中碳酸氢盐缓冲对（$HCO_3^-/H_2CO_3$），其中碳酸氢盐由肾调节，碳酸由肺调节。参考值：动脉血 7.35～7.45，静脉血较动脉血低 0.03～0.05。

临床意义：可作为判断酸碱失调中机体代偿程度的重要指标。pH < 7.35 为失代偿性酸中毒，存在酸血症；pH > 7.45 为失代偿性碱中毒，有碱血症。pH 正常可有三种情况：无酸碱失衡、代偿性酸碱失衡、混合性酸碱失衡。

**4. 标准碳酸氢盐（standard bicarbonate，SB）** SB 是指在 37 ℃、血红蛋白完全饱和、经 $PaCO_2$ 为 40 mmHg 的气体平衡后的标准状态下所测得的血浆 $HCO_3^-$ 浓度。参考值 22～27 mmol/L，平均 24 mmol/L。

临床意义：是准确反映代谢性酸碱平衡的指标，一般不受呼吸的影响。

**5. 实际碳酸氢盐（actual bicarbonate，AB）** AB 是在实际的 $PaCO_2$ 和血氧饱和度条件下所测得的 $HCO_3^-$ 浓度。参考值 22～27 mmol/L，平均 24 mmol/L。

临床意义：

（1）AB 受呼吸及代谢双重影响：AB 增高见于代谢性碱中毒，亦见于呼吸性酸中毒经肾代偿时的反应，慢性呼吸酸中毒时，AB 最大代偿可至 45 mmol/L；AB 降低见于代谢性酸中毒，亦见于呼吸性碱中毒经肾代偿的结果。

(2) AB 与 SB 的差值：反映呼吸因素对血浆 $HCO_3^-$ 的影响。当呼吸性酸中毒时，AB＞SB；当呼吸性碱中毒时，AB＜SB；相反，代谢性酸中毒时，AB＝SB＜正常值；代谢性碱中毒时，AB＝SB＞正常值。

**6. 缓冲碱（buffer base，BB）** 体液中所有缓冲阴离子（碱性物质）的总和，包括 $HCO_3^-$、血浆蛋白、$Hb^-$ 及 $HPO_4^{2-}$。$HCO_3^-$ 是 BB 的主要成分。BB 是反映代谢因素的指标。参考值 45～55 mmol/L。

临床意义：BB 增加提示代谢性碱中毒，BB 减小提示代谢性酸中毒。

**7. 碱剩余（base excess，BE）** BE 指在 38℃，血红蛋白完全饱和，经 $PaCO_2$ 为 40 mmHg 的气体平衡的状态下，将血液标本滴定 pH7.40 所需要的酸或碱的量。参考值 ±2.3 mmol/L。

临床意义：BE 是反映酸碱失衡代谢性因素的指标。BE 正值时表示缓冲碱增加；BE 负值时表示缓冲碱减少。

**8. 阴离子间隙（anion gap，AG）** 是指血浆中示测定的阴离子和未测定阳离子之差。参考值 8～16 mmol/L。

临床意义：
(1) 高 AG 代谢性酸中毒以产生过多酸为特征，常见于乳酸酸中毒、尿毒症、酮症酸中毒等。
(2) 正常 AG 代谢性酸中毒又称高氯性酸中毒，可由 $HCO_3^-$ 减少，如腹泻引起。

**9. 动脉血氧饱和度** 是指动脉血氧与血红蛋白（Hb）结合的程度，是单位 Hb 含氧百分数。参考值 95%～98%。

临床意义：可作为判断机体是否缺氧的一个指标，但并不敏感。

## 三、肺功能监测

肺功能检查是呼吸系统疾病的必要检查之一。主要用于检测呼吸道的通畅程度、肺容量的大小，对于早期检出肺、气道病变，评估疾病的病情严重程度及预后，评定药物或其他治疗方法的疗效，鉴别呼吸困难的原因，诊断病变部位，评估肺功能对手术的耐受力或劳动强度耐受力及对危重患者的监护等方面有重要的临床价值。检查项目如下。

**1. 肺容积功能**

(1) 潮气量（$V_T$）

1) 概念：为一次平静呼吸进出肺内的气量。
2) 临床意义：影响潮气容积的主要是呼吸肌功能。
3) 参考值：正常成人约 500 ml。

(2) 补呼气量（ERV）与补吸气量（IRV）

1) 概念：补呼气量为平静呼气末再用力呼气所能呼出的最大气量，补吸气量为平静吸气后所能吸入的最大气量。
2) 临床意义：当吸气肌与呼气肌功能减弱时，补呼气量与补吸气量减少。
3) 参考值：补呼气量：男性 1603±492 ml，女性 1126±338 ml。

(3) 深吸气量（IC）

1) 概念：为平静呼气末尽力吸气所能吸入的最大气量。
2) 临床意义：影响深吸气量的主要因素是吸气肌力。胸廓、肺活动度降低、肺组织弹性回缩力增高和气道阻塞等因素也可使深吸气量减少。
3) 参考值：男性 2617±548 ml，女性 1970±381 ml。

(4) 肺活量（VC）

1) 概念：肺活量是最大吸气后所能呼出的最大气量。

2）临床意义：肺活量降低主要见于各种限制性通气障碍的疾病，其次见于呼吸肌功能障碍；气道阻塞对肺活量也有轻度影响。

3）参考值：4217±690 ml，女性 3105±452 ml；实测值/预测值＜80% 为异常，60%～79% 为轻度降低，40%～59% 为中度降低，40% 为重度降低。

(5) 功能残气量（FRC）与残气量（RV）

1）概念：残气量是指最大呼气后残留于肺内的气量，功能残气量是指平静呼气后残留于肺内的气量。

2）临床意义：增加提示肺内充气过度，见于阻塞性肺气肿和气道部分阻塞；减少见于弥漫性限制性肺疾病和急性呼吸窘迫综合征。

3）参考值：FRC：男性 3112±611 ml，女性 2348±479 ml。

RV：男性 1625±397 ml，女性 1245±336 ml。

(6) 肺总量（TLC）

1）概念：深吸气后肺内所含全部气量。是肺活量与残气量之和。

2）临床意义：TLC 增加，主要见于阻塞性肺气肿；TLC 减少，见于限制性肺疾病。

3）参考值：男性 5766±782 ml，女性 4353±644 ml。

**2. 肺通气功能**

(1) 肺通气量

1）概念：肺通气量包括每分静息通气量（VE）和最大通气量（MVV）。

2）临床意义：MVV 降低见于气道阻塞和肺组织弹性减退，呼吸肌力降低和呼吸功能不全，胸廓、胸膜、弥漫性肺间质疾病和大面积肺实质疾病。

3）参考值：男性 104±2.71 L/min；女性 82.5±2.17 L/min，低于预计的 80% 为异常。

(2) 用力肺活量（FVC）

1）概念：是指深吸气至肺总量后以最大用力、最快速度所能呼出的全部气量。临床上常用的指标是第 1 秒用力呼气容积（$FEV_1$）以及第 1 秒用力呼气容积与用力肺活量的比值（$FEV_1/FVC\%$）。

2）临床意义：阻塞性通气障碍：$FEV_1/FVC\%$ 均降低；限制性通气障碍：$FEV_1/FVC\%$ 增加。

3）参考值：$FEV_1$：男性 3197±117 ml/s，女性 2314±48 ml/s；$FEV_1/FVC\%$：＞80%。

(3) 最大呼气中段量（MMEF 或 MMF）

1）概念：是由 FVC 曲线计算得到的用力呼出肺活量 25%、75% 的平均流量。

2）临床意义：MMF 降低反映小气道阻力增加。

3）参考值：男性 3452±1160 ml/s，女性 2836±946 ml/s。

## 四、血氧饱和度监测

血氧饱和度是血液中被氧结合的氧合血红蛋白的容量，占全部可结合的血红蛋白容量的百分比。其监测的意义是对肺的氧合和血红蛋白的携氧能力进行评估，是呼吸循环的重要生理参数。目前所使用的血氧传感器按外形分为指套型、耳垂型、包裹型、黏附型。

血氧饱和度测定原理是利用血红蛋白吸收光谱的特征。发光二极管发射两种特定波长的光，选择性地被氧合血红蛋白和去氧血红蛋白吸收。

血氧饱和度（即血氧）就是血液中被氧结合的氧合血红蛋白的容量占全部可结合的血红蛋白容量的百分比，即血液中血氧的浓度。正常的血氧饱和度为 95%～100%，临床一线多采用指套型光电传感器测量，也称脉搏氧饱和度仪。脉搏血氧仪的正常工作依赖于组织的良好灌注。为提高血氧饱和度检测的精确度，提高临床诊断的准确性，应在测量中尽量减少一些不利因素的影响。

（吴慎然）

## 第四节　神经系统功能监测

神经系统是由脑、脊髓和它们发出的神经组成的。脑功能监测（cerebral function monitor）是指采用脑功能研究工具对患者大脑功能的病理生理变化进行监测，可以指导临床治疗，以求最大限度地减少全身或脑部病变带来的脑功能损害，促进脑功能恢复。目前临床上能够直接监测脑功能状态变化的仍是神经电生理，包括自发脑电和诱发脑电，如脑电图（EEG）、数量化脑电图（qEEG），以及诱发电位（EP）等。其他与脑功能生理变化密切相关的脑监测方法有近红外光谱（NIRS）、脑血氧饱和度（$rScO_2$）、经颅多普勒超声（TCD）、颅内压（ICP）监测等。

### 一、神经系统的一般监测

一般监测内容包括体温、心律、心率、血压、呼吸、瞳孔及意识状态。

疾病导致的颅内压增高时，其局部脑组织缺血、缺氧和水肿而损伤下丘脑，使儿茶酚胺分泌增高，交感活性增加，致使窦速、房早、室性心律失常增多。

当心血管调节中枢受损时，心率可快可慢，这可能与颅内压增高影响自主神经张力有关。短暂发作的颅内压增高常出现周期性呼吸，长时间持续的颅内压增高则可出现过度呼吸、呼吸缓慢。

瞳孔是反映重型颅脑外伤病情变化的"窗户"，对判断病情和及时发现脑疝非常重要。

意识是指个体对外界环境、自身状况以及它们相互联系的确认。意识活动包括觉醒和意识内容两方面。意识障碍包括觉醒度改变和意识内容改变。前者表现为嗜睡、昏睡、昏迷，后者表现为意识模糊和谵妄。除此之外，还有一些特殊类型的意识障碍，包括去皮质综合征、去大脑强直、植物状态等。

意识障碍的评估应用 Glasgow 昏迷量表评估法，本法主要依据睁眼、言语刺激的回答及命令动作的情况对意识障碍的程度进行评估。

### 二、颅内压监测

**1. 颅内压的形成**　正常人颅内有脑组织、血液和脑脊液构成颅内压。在密闭的颅内系统中，任何一种内容物的容量改变都能导致颅内压的变化。颅内压持续高于 200 $mmH_2O$ 为颅内压增高。机体通常可以通过调节颅内血容量和脑脊液含量使颅内压在一定范围内波动。颅内占位或继发性脑水肿等病变超出颅腔的代偿能力，可导致颅内压升高，甚至脑疝。因此，需要监测颅内压以指导临床。

**2. 颅内压监测方法**　颅内压（ICP）监测方法可分为有创监测和无创监测，动态监测 ICP 对于判断病情和指导治疗尤为重要。

（1）有创颅内压监测技术

1）侧脑室内置管测压：无菌钻孔，硅管插入侧脑室，通过与脑外压力换能器连接持续测压，被认为是最标准的方法。此法简便、可靠，可以间断释放脑脊液以降低颅内压和经导管取脑脊液（CSF）样品及注药，具有诊断和治疗价值。缺点是属有创性监测，有感染的危险；置管时间一般不超过1周；在脑室移位或压迫时，置管比较困难。气泡、血液、组织可能堵塞导管。

2）腰部脑脊液压测定：方法简单，校正及采集CSF容易，但有感染的可能，对已有脑疝的患者风险更大，也有损伤脊髓的报道。

(2) 无创监测技术：经颅多普勒超声技术（TCD）并不能定量地反映颅内压数值，但是连续监测可以动态地反映颅内压增高的变化。颅内压增高，脑血流量下降，大脑中动脉的血流速度减慢。血流速度的波动与颅内压的变化呈平行关系，TCD可间接地反映颅内压增高的程度。

**3. 颅内压监测临床意义**

(1) 急性颅脑损伤最适合进行颅内压监测。

(2) 蛛网膜下腔出血：采用导管法，在脑室颅内压监测的同时进行脑脊液引流，将颅内压控制在 200～270 mmH$_2$O，也是对蛛网膜下腔出血的重要治疗措施。

(3) 急救：各种原因导致颅内压增高的患者，如呼吸心搏骤停、呼吸道梗阻等原因引起严重脑缺氧，脑水肿与颅内压增高，均可考虑行颅内压监测，协助控制颅内压。颅内压监测也有局限性，仅在脑代谢变化构成脑肿胀时，颅内压才会产生有意义的变化。颅内压在计算脑灌注压上有很大价值，但并不能精确地反映局部脑血流和脑功能。

## 三、脑血流监测

脑组织对缺氧高度敏感。脑缺氧可导致脑组织损害及脑功能的改变，脑血流变化直接影响脑组织供氧。因此，监测脑血流可以间接了解脑氧供及脑功能。

**1. 经颅多普勒超声（transcranial dopler ultrasound，TCD）** 是将脉冲多普勒技术与低发射频率相结合，从而使超声波能够穿透颅骨较薄的部位进入颅内，直接获得脑底血管多普勒信号，进行脑底动脉血流速度的测定。TCD这一新技术的特点是可以无创伤、连续、动态地监测脑血流动力学。

脑血流监测中经颅多普勒监测（TCD）有利于发现脑血管痉挛引起的受累血管脑血流减少、脑组织灌注不足，有利于早期发现脑血流动力学的异常及判断其严重程度，指导临床采取相应的措施。

**2. 脑血流灌注成像** 吸入或注入脑血流灌注显像剂后，在体外通过SPECT仪获得反映脑血流灌注的影像，运用SPECT的计算机技术分析和定量某区域脑组织的脑血流。

## 四、脑代谢监测

**1. 近红外光谱仪** 近红外光谱仪（near-infrared spectroscopy，NIRS）的650～1100 nm的近红外光对人体组织有良好的穿透性，它能够穿透头皮、颅骨到达颅内数厘米的深度。在穿透过程中近红外光只被几种特定分子吸收，其中包括氧合血红蛋白、还原血红蛋白及细胞色素。计算近红外光在此过程中的衰减程度，可以得到反映脑氧供需平衡的指标——脑血氧饱和度（rScO$_2$）。

脑血氧饱和度是局部脑组织混合血氧饱和度，它对于脑缺氧非常敏感，当大脑缺氧或脑血流发生轻度改变时，rScO$_2$就可以发生变化。它的70%～80%成分来自静脉血，所以它主要反映大脑静脉血氧饱和度。

脑血氧饱和度监测的基本原理类似脉搏血氧饱和度仪，但无需动脉搏动，直接测量大脑局部血氧饱和度，主要用于临床治疗和脑氧供需平衡的监测，在低血压、脉搏搏动减弱、低温甚至心搏骤停等情况下使用不受限制。

**2. 颈静脉球血氧饱和度（jugular bulb venous oxygen saturation，SjvOB$_2$B）监测技术** 通

过颈内静脉逆行置管，测量颈静脉球部以上一侧大脑半球混合静脉血氧饱和度，反映脑氧供及氧需求之间的关系，间接提示脑代谢状况。

## 五、脑电生理监测

脑电生理监测的内容包括脑电图（electroencephalogram，EEG）、诱发电位、脑功能监护仪等。

**1. EEG** 是反映脑功能状态的一个电生理指标，是脑皮质神经细胞电活动的总体反应，受丘脑的节律性释放所影响。通常用国际标准 10～20 电极放置法，记录脑生物电活动。

脑电双频指数（bispectral index BIS）是用来预测意识深度的首个经过处理的脑电图参数，用以判断麻醉和镇静深度。双频谱分析是将某波段（脑电一般取 δ 波段，即 0.5～3.9 Hz）当中相位锁定频率耦合对的能量从该波能量中减去，剩余波面的能量和总能量之比。把双频谱分析的参数与其他一些 EEG 参数（如暴发抑制、波幅等）结合，并进行数学运算，最后形成以 0～100 之间数据表示的双频指数（BIS），由小到大相应代表深度意识抑制至清醒状态。

脑电监测 BIS 的数据通过专用的电极片、导联线与监测仪连接，由监测仪完成数据分析，从而产生 BIS 值。

**2. 诱发电位** 诱发电位与特定的脑组织结构密切相关，通过分析诱发电位波确定神经传导缺失部位并定位病变部位。目前有视觉诱发电位、听觉诱发电位、运动诱发电位及躯体感觉诱发电位等不同种类。

**3. 脑功能监护仪** 脑功能监护仪连续进行长时间 16/32 通道高品质脑电图记录，并基于波幅和频率的趋势进行整合分析，获得一系列新指标。它以简单明了的分析图谱表达脑功能变化，提供大脑代谢、缺氧、缺血、结构异常和神经功能障碍的敏感信息，协助诊断。

（吴慎然）

## 第五节　消化系统功能监测

消化系统的基本生理功能是摄取、转运、消化食物和吸收营养、排泄废物，这些功能的完成有赖于整个胃肠道协调的生理活动。最常见的监测项目有腹内压监测、胃液监测等。

## 一、腹内压监测

**1. 腹内高压的定义、分级** 腹腔是一个封闭的空间，腹腔容积增加和腹壁顺应性减退均可导致腹内压升高，临床常见的原因为出血、感染、肿瘤和液体过负荷等。腹内压（intra-abdominal pressure，IAP）正常情况下基本为 0 mmHg，持续或反复出现病理性 IAP ≥ 12 mmHg 即为腹内高压（intra-abdominal hypertension，IAH）。

目前腹内高压严重程度分为 4 级：Ⅰ级腹内压 12～15 mmHg；Ⅱ级腹内压 16～20 mmHg；Ⅲ级腹内压 21～25 mmHg；Ⅳ级腹内压 > 25 mmHg。1984 年，Kron 等第一次提出了腹腔间室综合征（abdominal compartment syndrome，ACS）这一名词，腹内压增高并导致循环、肺、肾、胃肠以及颅脑等多器官系统的功能障碍，称为腹腔间室综合征（ACS），ACS 被认为是腹内高压后期的表现。

**2. 腹内压测量方法、注意事项** 测量腹内压的方法有经膀胱测压、经胃测压、经直肠测压、经下腔静脉测压等，建议采用经膀胱测压反映腹内压。

患者排空膀胱，完全仰卧位且不需要双下肢屈曲，在无菌条件下经尿道插入 Forley 尿管，尿管与引流袋之间连接三通，三个端口分别连接导尿管、尿袋、压力换能器，注射器缓慢匀速向膀胱内注入 ≤ 25 ml 无菌温生理盐水，尽量排空空气；以患者髂嵴与腋中线的交点为零点，在其平静呼气末测量水柱高度即为膀胱压（也可连接压力传感器，读取相应数据）。

(1) 读数时在患者安静时进行。

(2) 监测管路要通畅，避免管中有液体、空气。

(3) 膀胱收缩、骨盆血肿或骨折、腹腔内脏器官粘连等均可影响测量结果。

(4) 尿道狭窄、断裂、膀胱外伤等情况为禁忌证。

(5) 腹内压 < 12 mmHg 通常被认为腹内高压已缓解，可终止腹内压监测或减少监测频率。但即使腹内压下降至 < 12 mmHg，仍存在肾损伤的可能，需根据病情综合评估监测终点。

腹内高压时因腹腔内血流动力学异常及物理空间压力变化，导致腹腔内脏器（以肾、肠道及肝为主）功能异常，多指标联合可实现早期识别。

**3. 腹腔高压对胃肠道的影响** 腹内高压影响肠道功能时多表现为腹胀、呕吐、胃潴留、肠鸣音减弱或消失以及喂养不耐受等。对于腹内高压患者，当腹内压 ≤ 20 mmHg 时，可早期给予胃肠内营养，同时需谨慎监测喂养不耐受和腹内压变化，如积极采取措施仍不能改善喂养不耐受或腹内压进一步增加，应予以减量或暂停喂养；对于腹内压Ⅲ级以上和 ACS 患者，延迟给予胃肠内营养。

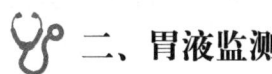

## 二、胃液监测

**1. 胃液 pH**

试纸法：正常值 0.9 ~ 1.8。

临床解读：

(1) 正常胃液含有盐酸，为强酸性。盐酸由壁细胞分泌，能活化胃蛋白酶，并保持胃蛋白酶分解蛋白质的最适 pH 2.0。胃酸中的盐酸由游离酸和结合盐酸组成，盐酸以及胃液中的其他酸性物质（有机酸和酸性盐）一起组成了胃的总酸度。

(2) 病理情况下，当 pH 为 3.5 ~ 7.0（低酸）或 > 7.0（无酸）时，常见于萎缩性胃炎、胃癌；pH < 1.5 为胃酸过多，其程度与胃癌的发展成正比，与癌的大小呈正相关，阳性率达 94%，可供过筛诊断用。还常见于十二指肠溃疡、胃泌素瘤等。

**2. 胃酸分泌试验（gastric juice excretion test）**

酸碱滴定法：基础胃酸分泌量 <（3.90±1.98）mmol/h；最大胃酸分泌量 3 ~ 23 mmol/h。高峰胃酸分泌量（20.6±8.37）mmol/h。

分析方法：

(1) 胃酸浓度测定：取胃液 5 ml，加酚红指示剂 2 滴，黄色表示有胃酸存在。用 0.1 mol/L NaOH 溶液滴定至粉红色，则胃酸浓度（mmol/L）= 所耗 0.1 mol/L NaOH 溶液体积（L）× 胃液（0.005 L）。

(2) 基础胃酸分泌量（BAO）：指抽尽空腹胃液后 1 h 胃液和胃酸分泌的总量。

**3. 最大胃酸分泌量（MAO）** 注射五肽促胃液素后取 4 次标本，分别记录胃液量及测定胃酸浓度，胃酸浓度之和即为 MAO 数。

**4. 高峰胃酸分泌量（PAO）** 在做上述 MAO 测定注药后，取最高和次高 2 次分泌量之和乘以 2，即为 PAO。

临床解读：
(1) 胃酸分泌增加
1) 十二指肠溃疡：高酸是十二指肠溃疡的临床特征。
2) Zollinger-Ellison 综合征：其临床特点是难治性溃疡病、高胃酸分泌、高促胃液素血症和胰腺 β 细胞瘤。胃酸测定对本病的诊断有重要意义。
(2) 胃酸分泌减少：与胃黏膜受损害的部位、程度及范围有关。可见于胃癌、胃炎、恶性贫血。

**5．胃液隐血试验（occult blood test of gastric juice）**
试纸法：阴性。
临床解读：
(1) 胃液隐血试验阳性主要见于：急性胃炎、胃溃疡、胃癌等。应注意胃溃疡时常使隐血试验呈间歇性阳性反应。
(2) 胃内出血并伴有游离盐酸存在时，可形成正铁血红素，使胃液呈棕色咖啡渣样，此时需要隐血试验证实。

## 三、胃肠镜检查

胃肠镜检查是消化系统常用的检查方法。胃镜检查包括普通和无痛两种，是指内镜从口腔进入一直到达十二指肠降部，可以检查食管、胃、十二指肠等相关部位是否存在溃疡、占位性病变等问题。肠镜是从肛门进入一直到达回盲部，主要是检查肠道黏膜以及肠腔内是否有炎症、息肉、结核、肿瘤等。

**1．胃镜检查适应证**
(1) 上消化道症状，原因不明者。
(2) 不明原因的上消化道出血。
(3) X 线钡餐检查不能确诊的上消化道病变。
(4) 需要随访观察的病变，药物治疗前后对比或手术后随访。
(5) 内镜下治疗，如异物取出、内支架放置、息肉切除等。

**2．胃镜检查禁忌证**
(1) 严重的心肺疾病。
(2) 休克、昏迷等危重状态。
(3) 神志不清、不能合作者。
(4) 胃、十二指肠穿孔急性期。
(5) 严重的咽喉疾病、腐蚀性胃炎等患者。
(6) 急性病毒性肝炎或胃肠道传染病患者。

**3．胃镜检查的并发症**　主要有下颌关节脱臼，喉头痉挛，心搏骤停，食管、胃肠穿孔，感染，低氧血症，出血。

**4．肠镜检查适应证**
(1) 不明原因的便血、排便习惯改变。
(2) 肿瘤标志物升高，需寻找原发病灶者。
(3) 炎症性肠病的诊断与随访。
(4) 结肠癌术前确诊，术后随访，息肉摘除术后随访。
(5) 内镜下止血、息肉切除、放置支架解除肠梗阻等治疗。

**5. 肠镜检查禁忌证**
(1) 肛门、直肠严重狭窄。
(2) 急性重度结肠炎。
(3) 急性弥漫性腹膜炎、腹腔脏器穿孔、腹内广泛粘连及大量腹水者。
(4) 妊娠期妇女。
(5) 严重心肺功能异常、昏迷患者。

**6. 肠镜检查的并发症** 主要有肠穿孔、肠出血、肠系膜裂伤、心脑血管意外、气体爆炸。

胃肠镜管前端是一个灯泡和高清摄像头,医生可通过摄像头观察是否有异常,尤其是否有癌症的征象,应用较广泛。做胃肠镜检查前应做好充足的准备以及熟知检查后的注意事项。

(吴慎然)

## 第六节 泌尿系统功能监测

泌尿系统是人体代谢产物的重要排泄途径,还能调节水、电解质代谢和酸碱平衡,并产生多种具有生物活性的物质,对维持机体内环境的稳定有重要作用。泌尿系统由肾、输尿管、膀胱和尿道组成。由肾产生的尿液经输尿管流入膀胱暂时贮存,当尿液达到一定量后,经尿道排出体外。常见监测主要包括尿液检查、肾小球和肾小管功能的监测。

### 一、尿液检查及其临床意义

**1. 尿量** 正常人尿量为 1000~2000 ml/24 h。
(1) 少尿或无尿:24 h 尿量少于 400 ml 或每小时少于 17 ml 称为少尿(oliguria);24 h 尿量少于 100 ml 者称为无尿或尿闭。对于具有急性肾衰竭高危因素的患者,应常规监测每小时尿量。
(2) 多尿:每昼夜尿量大于 2500 ml 为多尿,见于急性肾衰竭的多尿期,为肾小管重吸收功能受损、肾浓缩功能障碍所致。

**2. 一般性状**
(1) 外观:正常为透明淡黄色,其颜色改变受食物、药物及尿量影响较大。
(2) pH:pH 可波动于 4.5~8,常呈弱酸性(5.5~6.5)。
(3) 尿比重:尿比重(urinary specific gravity,USG)可波动于 1.015~1.025,常与尿渗透压呈相关关系,为机体水合状态提供重要信息,也可初步反映肾小管的浓缩稀释功能。

**3. 化学检查**
(1) 蛋白尿:肾小球滤过的蛋白质大部分被近曲小管重吸收和代谢,正常尿液仅含少量的白蛋白、血清球蛋白及肾单位分泌的蛋白。当 24 h 尿蛋白含量大于 150 mg,蛋白质定性试验阳性时,称为蛋白尿(proteinuria)。
(2) 尿酶:葡萄糖苷酶属溶酶体酶,存在于肾小管上皮细胞中,有"肾实质酶"之称,是肾小管损伤的敏感指标。

**4. 显微镜检查**
(1) 细胞
1) 红细胞:正常 0 个/HP,当 > 3 个/HP 称之为镜下血尿,每升尿内含血量超过 1 ml 即可出现淡红色,称之为肉眼血尿。

2) 白细胞和脓细胞：正常 < 5 个 /HP，> 5 个 /HP 为镜下脓尿，提示急性肾盂肾炎、泌尿系感染。

3) 上皮细胞：正常尿液可有少量的移行上皮，出现鳞状上皮常提示尿液污染，肾小管上皮的出现提示肾小管损伤。

(2) 管型：是肾小管分泌的 Tamm-Horsfall 黏蛋白与各种细胞及非细胞成分在远曲小管、集合管中凝固而成的圆柱形蛋白聚体。管型细胞成分决定了管型的类型，其形状可反映其形成的部位，有助于协助判断肾病变的位置。

## 二、肾小球功能监测及其临床意义

肾小球滤过率（glomerular filtration rate，GFR）指单位时间内（分钟）经肾小球滤出的血浆液流量，是反映肾小球滤过功能最客观的指标（正常 120～160 ml/min）。临床上常通过测定各种物质的血浆清除率来计算肾小球滤过率或通过测定血清某些物质的浓度间接反映肾小球的滤过功能。

**1. 应用外源性标志物测定 GFR**

(1) 菊粉清除率。

(2) 放射性核素标记物。

通过外源性物质可以比较准确地测定 GFR 以评定肾小球滤过功能，但用于急性肾衰竭患者 GFR 测定均有不同程度的缺陷，临床上多采用检测内源性标志物的方法以间接监测肾小球功能变化。

**2. 应用内源性标志物测定 GFR**

(1) 血肌酐和尿素氮：血肌酐（SCr）和尿素氮（BUN）主要由肾清除，其浓度测定是临床常用的肾小球功能监测指标。SCr 和 BUN 可在一定程度上反映肾小球滤过功能损害的程度，可用来评估 GFR 和指导治疗，由于其影响因素较多，用于评价 GFR 时应结合临床情况。

(2) 肌酐清除率（creatinine clearance rate，Ccr）：Ccr 可较早地反映肾小球功能受损，测定的优点是简便，是最常用的 GFR 检查方法，是判断肾小球损害的敏感指标。

(3) 半胱氨酸蛋白酶抑制剂测定（cystain C，Cyst C）：肾是唯一清除循环中 Cys C 的器官，Cys C 可经肾小球自由滤过，在近端肾小管上皮细胞被完全分解代谢，故认为 Cys C 是评估 GFR 较为理想的内源性标志物。Cys C 的稳定性很好，便于保存和临床检测。

(4) 血 $\beta_2$ 微球蛋白（$\beta_2$-MG）：$\beta_2$-MG 可自由通过肾小球滤过膜，在近端肾小管几乎全部被重吸收，且体内产生速度恒定，故能很好地反映肾小球滤过功能的变化。

## 三、肾小管功能监测及其临床意义

**1. 肾小管重吸收功能监测** 尿 $\beta_2$ 微球蛋白（$\beta_2$ microglobulin，$\beta_2$-MG）是一种小分子量蛋白质，易通过肾小球滤过膜，在肾近曲小管重吸收，主要反映肾小管重吸收功能。

**2. 肾小管排泌功能监测** 肾小管最大排泌量测定：由肾小管对氨马尿酸最大排泌量（TmPH）表示。此方法同样因为操作繁琐，较少用于临床。

**3. 肾小管浓缩稀释功能监测**

(1) 尿比重和尿渗透压：尿比重只反映尿液中溶质的质量与密度，而尿渗透压是反映尿液中溶质浓度的精确指标，不易受尿液中蛋白质等大分子物质的影响，能够比较客观地反映肾的浓缩和稀释功能。

(2) 无离子水清除率（free water clearance，$CH_2O$）：也称自由水清除率。正常情况下排出的尿液均含有溶质且已经浓缩，目前认为 $CH_2O$ 能更精确地反映远端肾小管的浓缩功能。

总之，肾小管功能和肾小球功能构成肾功能的两个重要方面，应熟悉肾功能的各种临床检测手段，在检测到肾功能损害后，采用合适的检查，以尽早明确诊断，为其治疗争取时间。

（吴慎然）

# 第十章 危急值管理

## 第一节 概述

危急值管理制度是医疗质量核心制度之一，是日常工作的常见内容。危急值的管理关乎患者生命，必须高度重视。危急值（critical value）是指当这种检查结果出现时，表明患者可能正处于有生命危险的边缘状态，临床医生需要及时得到检查信息，迅速给予患者有效的干预措施或治疗，可能挽救患者生命，否则可能出现严重后果，失去最佳抢救机会。

危急值报告制度是指对提示患者处于生命危急状态的检查、检验结果建立复核、报告、记录等管理机制，以保障患者安全的制度。

### 一、危急值报告制度的目的

1. 危急值信息可供临床医生对生命处于危险边缘状态的患者采取及时、有效的治疗，避免患者意外发生，出现严重后果。
2. 危急值报告制度的制定与实施能有效增强医技工作人员的主动性和责任心，提高医技工作人员的理论水平，增强医技人员主动参与临床诊断的服务意识，促进临床、医技科室之间的有效沟通与合作。
3. 医技科室及时准确的检查及报告可为临床医生的诊断和治疗提供可靠依据，能更好地为患者提供安全、有效、及时的诊疗服务。

### 二、危急值报告程序和登记制度

医技人员发现危急值情况时，应首先检查仪器、设备和检验过程是否正常，核查标本是否有误，操作是否正确，样本状态是否合格，核对无误后进入汇报流程。

医护人员接获电话通知的患者的危急值结果时，必须进行复述、确认并登记在"危急值报告处理登记本"上，登记项目必须保证完整、准确。医师处理并在病历中记录。报告流程无缝衔接，涉及通知和报告、接收和全程记录三个环节。对工作系统推送的危急值及时核实处理，要求10分钟之内应答。

**1. 报告程序**

（1）门、急诊患者危急值报告程序：医技科室工作人员发现门、急诊患者检查出现危急值情况，应及时通知门、急诊医生，由门、急诊医生及时通知患者或家属取报告并及时就诊；一时无法通知患者时，应及时向门诊部、医务科报告，值班期间应向总值班报告。必要时门诊部应帮助寻找该患者，并负责跟踪落实，做好相应记录。医生须将诊治措施记录在门诊病历中。

（2）住院患者危急值报告程序：医技人员发现危急值情况时，检查者首先要确认检查设备是否正常，操作是否正确，在确认临床及检查过程各环节无异常的情况下，才可以将检查结果发出，立即电话通知病区医护人员危急值结果，同时报告本科室负责人或相关人员，并做好危急值详细登记。

（3）体检中心危急值报告程序

1）医技科室检出危急值后，立即打电话向体检中心相关人员或主任报告。

2）体检中心接到危急值报告后，需立即通知患者速来医院接受紧急诊治，并帮助患者联系合适的医生，医生在了解情况后应先行给予该患者必要的诊治。体检中心负责跟踪落实并做好相应记录。

**2. 登记制度**　危急值报告与接收均遵循"谁报告，谁记录"的原则。医技科室应建立检查危急值报告登记本，对危急值处理的过程和相关信息做详细记录。

## 三、质控与考核

1. 医技科室要认真组织学习危急值报告制度，掌握危急值报告项目与危急值范围和报告程序。科室有专人负责督察，确保制度落实到位。

2. 危急值报告制度的落实执行情况可纳入科室质量考核内容。

（吴慎然）

# 第二节　血清学危急值

血清学危急值为提示生命危险状态的重要参数指标，应熟悉临床中的常见危急值，并能做到及时处理。

## 一、血清学危急值项目分类

1. **血细胞分析**　白细胞、血小板计数、血红蛋白含量等。
2. **凝血试验**　活化部分凝血酶原时间、凝血酶原时间等。
3. **血气分析**　酸碱测定、氧分压、二氧化碳分压、碳酸氢根等。
4. **生化检验**　血电解质、血葡萄糖、肝肾功能、血淀粉酶等。
5. **微生物检验**　血培养等。

##  二、血清学危急值的临床意义

因血清学危急值目前没有统一标准，需结合医院情况。现整理血清学危急值表以作参考

（表10-1）。

表10-1 血清学危急值

| 名称 | 单位 | 参考值 | 低值 | 高值 |
| --- | --- | --- | --- | --- |
| 血红蛋白（HGB） | g/L | 120～160 | 50 | 200 |
| 血小板（PLT） | $\times 10^9$/L | 100～300 | 20 | 1000 |
| 白细胞计数 | $\times 10^9$/L | 4.0～10.0 | 2.5 | 30 |
| 血尿素（Urea） | mmol/L | 3.6～8.3 | 3 | 35.0 |
| 淀粉酶（Amy） | U/L | 0～200 |  | 600 |
| 肌酸激酶（CK） | U/L | 24～194 |  | 600 |
| 钾（$K^+$） | mmol/L | 3.5～5.5 | 3 | 6 |
| 钠（$Na^+$） | mmol/L | 135～145 | 120 | 160 |
| 氯（$Cl^-$） | mmol/L | 95～105 | 80 | 125 |
| 钙（$Ca^{2+}$） | mmol/L | 2.25～2.58 | 1.75 | 3.37 |
| 葡萄糖（Glu） | mmol/L | 3.9～6.1 | 2.8 | 27.8 |
| Rh血型 |  |  |  | 阴性 |
| HIV |  |  |  | 阳性 |

**1. 血红蛋白（HGB）** 血红蛋白增多见于严重呕吐、腹泻、大面积烧伤、消化道肿瘤晚期以及心肺和干细胞相关疾病。减少则多见于急/慢性失血、红细胞破坏、造血因子缺乏、造血障碍和造血组织损伤以及各种原因导致的溶血。

（1）50 g/L：低于此值应予输血，但应考虑患者的临床状况，如对患充血性心功能不全的患者，则不应输血。

（2）95 g/L：低于此值时，应确定贫血的原因，根据RBC的多项参数判断此属于何种类型，在作血涂片观察红细胞参数及计数网织红细胞是否下降的基础上，测定血清铁、维生素$B_{12}$和叶酸浓度，经治疗后观察Hb的变化。

（3）200 g/L：超过此值时，无论是真性或继发性红细胞增多症，均必须立即施行放血治疗。

**2. 血小板（PLT）** 血小板增多多见于慢性髓系白血病、淋巴瘤及脾切除术后。减少多见于原发性血小板减少性紫癜（ITP）、白血病、再生障碍性贫血、脾亢、放射病、骨髓转移瘤、严重感染及结核、伤寒等传染病。

（1）$10\times10^9$/L：PLT计数低于此值，可致自发性出血。若出血时间等于或长于15分钟和（或）已有出血，则应立即给予增加血小板的治疗。

（2）$50\times10^9$/L：在患者有小的出血损伤或将行小手术时，若PLT低于此值，则应给予血小板浓缩物。

（3）$100\times10^9$/L：在患者有大的出血性损伤或将行较大手术时，若PLT低于此值，则应给予血小板浓缩物。

（4）$600\times10^9$/L：高于此值属病理状态，若无失血史及脾切除史，应仔细检查是否有恶性疾病的存在。

（5）$1000\times10^9$/L：高于此值常出现血栓，若此种血小板增多属于非一过性的，则应给予抗血小板药治疗。

**3. 白细胞计数** 白细胞病理性增加多见于急性感染、组织损伤、恶性肿瘤、白血病、骨髓纤维化、真性红细胞增多症、尿毒症、药物中毒、酸中毒和烧伤等。减少则多见于感染性疾病和白血病等血液疾病。

(1) $2.5 \times 10^9$/L：低于此值，患者有高度易感染性，应采取相应的预防性治疗及预防感染措施。

(2) $3 \times 10^9$/L：低于此值为白细胞减少症，应再作其他试验，如白细胞分类计数、观察外周血涂片等，并应询问用药史。

(3) $11 \times 10^9$/L：高于此值为白细胞增多，此时作白细胞分类计数有助于分析病因和分型，如果需要，应查找感染源。

(4) $30 \times 10^9$/L：高于此值，提示可能为白血病，应进行白细胞分类，观察外周血涂片和进行骨髓检查。

**4. 血尿素（Urea）**

(1) 3.0 mmol/L：低于此值常见于血液释放过多或肝功能不全。

(2) 8.3 mmol/L：此值为正常上限，高于此值应考虑引起尿素升高的多种可能原因，如肾功能不全、高蛋白饮食及上消化道出血等，此时测定血清肌酐有助于正确评价肾功能。

(3) 35 mmol/L：高于此值常见于严重的肾功能不全，应选择有力的诊断方法及治疗措施。

**5. 淀粉酶（Amy）** 升高时，主要见于急性胰腺炎和流行性腮腺炎，急性胰腺炎时血淀粉酶是最敏感的指标。

(1) 200 U/L：此值在参考值范围之内，若低于此值，在大多数情况下应排除急性胰腺炎的可能性。

(2) 600 U/L：此水平超过参考值上限，若超过此值，同时其他临床及实验室指标也支持的话，可以确诊为急性胰腺炎。

**6. 肌酸激酶（CK）** CK 主要以骨骼肌和心肌的含量最多，所以怀疑有心肌梗死或者怀疑有肌肉损伤，首先需要去做这方面的检查，CK 增高的临床意义有急性心肌梗死、溶栓治疗、手术、电转复等。

(1) 194 U/L：急性心肌梗死后 1～2 天内，可高于此水平，其他有关诊断试验，如 CK-MB，可帮助确诊。

(2) 600 U/L：当测定值高于此水平时，患其他疾病的可能性高于患单一急性心肌梗死的可能，包括横纹肌炎、震颤性谵妄、癫痫等。此时应及时进行其他项目的检验以便确诊。

**7. 钾（$K^+$）** 增高常见于肾上腺皮质功能减退、急性肾衰竭少尿期、口服或静脉输注钾过多、输入大量库存血等。降低常见于长期低钾饮食、禁食、严重腹泻、呕吐、肾衰竭多尿期、长期使用利尿剂等。

(1) 3.0 mmol/L：此值低于参考范围下限，若测定值低于此值，可能会出现虚弱、地高辛中毒和（或）心律失常，应予以合适的治疗。

(2) 5.5 mmol/L：此值高于参考范围上限。首先应排除试管内溶血造成的高钾。若测定值高于此值，应借助其他试验查找高钾原因，并考虑是否有肾小球疾病。

(3) 6 mmol/L：高于此值的任何钾浓度都与心律失常有关，故必须给予合适治疗（应排除试管内溶血造成的高钾）。

**8. 钠（$Na^+$）** 增高常见于严重脱水、肾上腺皮质功能亢进、原发性醛固酮增多症。降低常见于呕吐、腹泻、肾功能减退、糖尿病酮症酸中毒、应用利尿剂治疗等。

(1) 120 mmol/L：等于或低于此水平可发生精神错乱、疲劳、头痛恶心、呕吐和厌食，在 110 mmol/L 时，患者极易发生抽搐、半昏迷和昏迷，故在测定值降至 115 mmol/L 时，应尽快确定其严重程度，并及时进行治疗。

(2) 133 mmol/L：此值稍低于参考范围下限，测定值低于此值时，应考虑多种可能引起低钠的原因，并加作辅助试验，如血清渗透压、钾浓度及尿液检查等。

(3) 160 mmol/L：此值高于参考范围上限，应认真考虑多种可能引起高钠的原因。

**9. 氯（Cl⁻）** 增高可能是存在高钠血症，肾功能不全或者是心力衰竭的病症。降低很大程度上也反映患者存在低钠血症，也有可能是慢性肾衰竭、糖尿病酸中毒等。

(1) 80 mmol/L：低于此水平，应考虑低氯血症的多种原因。

(2) 125 mmol/L：高于此水平，应考虑多种高氯血症的原因，并同时可作多种辅助诊断试验，如血清 $Na^+$、$K^+$、$Ca^{2+}$、HCT 等。

**10. 钙（Ca）** 增高常见于甲状旁腺功能亢进、甲状旁腺肿瘤、维生素 D 摄入过多、多发性骨髓瘤、肿瘤骨转移、急性骨萎缩。减少常见于婴儿手足搐搦症、甲状旁腺功能减退、骨质软化症、钙及维生素 D 吸收不良或不足（佝偻病、妊娠后期等）、阻塞性黄疸、急性出血性胰腺炎、肾病（如慢性肾炎、尿毒症）、碱中毒以及脱水和酸中毒纠正后（常出现低血钙）。此外，引起血清白蛋白减少的疾病如恶性肿瘤、严重肝病等亦可降低血钙。

(1) 1.75 mmol/L：血钙浓度低于此值，可引起手足抽搐、肌强直等严重情况，故应根据白蛋白浓度情况，立即采取治疗措施。

(2) 2.74 mmol/L：当测定值大于此值时，应确定引起血钙升高的原因，其中一个原因是甲状旁腺功能亢进，所以要作其他试验，予以证实或排除。

(3) 3.37 mmol/L：血钙浓度超过此值，可引起中毒而出现高血钙性昏迷，故应及时采取有力的治疗措施。

**11. 葡萄糖（Glu）** 血液葡萄糖（Glu）测定在评估机体糖代谢状态、诊断糖代谢紊乱相关疾病、指导临床医师制定并适时调整治疗方案等方面具有重要价值。

(1) 血糖测定值低于 2.8 mmol/L，则为低血糖，可出现焦虑、出汗和虚弱等症状，若反应发生较慢，且以易怒、嗜睡、头痛为主要症状，则应作其他试验，以查找原因。

(2) 空腹血糖低于 3.9 mmol/L 时为血糖减低。

(3) 7 mmol/L：空腹血糖达到或超过此值，可考虑糖尿病的诊断，但应加作糖耐量试验。

**12. 微生物** 以下项目阳性应报警：全自动化需氧培养，全自动化厌氧培养，普通细菌培养（某些标本如脑脊液、组织等无菌部位培养阳性），细菌涂片（某些标本如脑脊液、组织等无菌部位涂片阳性），悬滴试验，$O_2$ 培养，结核菌快速培养，结核菌培养，抗酸染色，墨汁染色，隐球菌抗原，真菌培养，真菌涂片。

（张艳艳 吴慎然）

## 第三节 影像学危急值

医学影像诊断是临床诊断重要组成部分，具有举足轻重的地位。医学影像诊断的基本原则是熟悉正常、辨别异常、分析归纳、综合判断。而制定影像危急值报告制度能够确保危重症患者检查迅速、准确，报告能够及时反馈给临床，最大限度节省抢救时间，确保医疗安全。

### 一、影像学危急值报告流程

患者在医师开具检查后，完成相关检查。检查结果如有异常，符合医院的危急值报告标准，值班医师第一时间启动危急值报告处理流程。通过医院信息系统和电话及时联系临床医师，汇报临时诊断结果，及时出具书面报告并打印胶片，认真填写危急值报告本。

## 二、影像学系统功能划分

**1. 中枢神经系统**

（1）严重的颅内血肿、挫裂伤、蛛网膜下腔出血的急性期［注：严重的急性颅内血肿是指脑实质幕上出血≥30 ml（直径3.8 cm），幕下出血≥10 ml（直径2.5 cm）］。

（2）硬膜下/外血肿急性期。

（3）脑疝、急性脑积水。

（4）颅脑CT或MRI扫描诊断为颅内急性大面积脑梗死（范围达到一个脑叶或全脑干范围或以上）。

（5）脑出血或脑梗死复查CT或MRI，出血或梗死程度加重，与近期片对比超过15%。

**2. 脊柱、脊髓** X线检查诊断为脊柱骨折，脊柱长轴成角畸形，椎体粉碎性骨折压迫硬膜囊。

**3. 呼吸系统**

（1）气管、支气管异物；纵隔摆动。

（2）液气胸，尤其是张力性气胸。

（3）肺栓塞、肺梗死。

（4）急性血肿或脓肿压迫气道；外伤所致的气管及支气管断裂。

**4. 循环系统**

（1）心脏压塞、纵隔摆动、心脏破裂。

（2）具有急性破裂风险的胸腹主动脉瘤：急性主动脉夹层、假性动脉瘤、瘤周伴有急性出血。

**5. 消化系统**

（1）食管异物。

（2）消化道穿孔、急性肠梗阻。

（3）急性胆道梗阻。

（4）急性出血性坏死性胰腺炎。

（5）肝脾胰肾等腹腔脏器挫裂伤、出血。

（6）急性肠系膜血管血栓形成。

**6. 颌面**

（1）眼眶内异物。

（2）眼眶及内容物破裂、骨折。

（3）颌面部、颅底骨折。

## 三、各科室危急值报告项目划分

**1. 放射科危急值项目**

（1）一侧肺不张。

（2）气管、支气管异物、纵隔摆动。

（3）液气胸，尤其是张力性气胸（大于50%以上）。

（4）急性肺水肿。

（5）食管异物。

（6）消化道穿孔、急性肠梗阻（包括肠套叠）。

（7）外伤性膈疝。

(8) 严重骨关节创伤
1) 脊柱骨折伴脊柱长轴成角畸形。
2) 多发肋骨骨折伴肺挫裂伤和（或）液气胸。
3) 骨盆环骨折。

**2. CT 科危急值项目**
(1) 急性脑出血：CT 发现脑内出血，出血量大于 30 ml，或脑干、丘脑出血或出现脑疝者。
(2) 急性脑梗死：CT 发现脑内新发大面积梗死和（或）出现脑疝者。
(3) 急性肺栓塞：CT 发现肺动脉内栓子。
(4) 冠心病急性发作：CT 发现冠状动脉狭窄率大于 70% 者。
(5) 主动脉夹层或胸腹主动脉瘤：CT 发现主动脉夹层或胸腹动脉瘤。
(6) 严重外伤：CT 发现脏器多发挫裂伤、多发骨折、胸腹腔积血、脑疝。
(7) 大量气胸：CT 发现气胸，肺组织压缩 70% 以上。
(8) 急腹症：CT 发现膈下游离气体、肠梗阻、套叠、扭转；急性胰腺炎。
(9) CT 增强扫描或血管成像：发现血管明显狭窄或闭塞者。
(10) 对比剂试验过敏者：患者突然出现大汗淋漓、脉搏细数、肢体湿冷、血压下降。
(11) 眼眶内异物：CT 扫描发现眼眶内有异物。

**3. 核磁共振科危急值项目**　颅内急性大面积脑梗死（范围达到一个脑叶或全脑干范围或以上）。

**4. 超声科危急值项目**
(1) 急诊外伤见腹水，疑似肝、脾或肾等内脏器官破裂出血的危重患者。
(2) 急性胆囊炎考虑胆囊化脓并急性穿孔的患者。
(3) 考虑急性坏死性胰腺炎。
(4) 怀疑异位妊娠破裂并腹腔内出血。
(5) 晚期妊娠出现羊水过少并胎儿呼吸、心律异常，疑似胎儿宫内窘迫。
(6) 胎盘早剥。
(7) 心脏扩大并合并急性心力衰竭。
(8) 大面积心肌坏死。
(9) 大量心包积液合并心脏压塞。

**5. 电生理科危急值项目**
(1) 心脏停搏。
(2) 急性心肌梗死。
(3) 室扑、室颤。
(4) 持续性室速。
(5) 房颤伴预激综合征。
(6) 室上速（心率 ≥ 200 次 / 分）。
(7) 严重缓慢型心律失常（心率 ≤ 40 次 / 分或长时间停搏 ≥ 3.0 秒）。
(8) QT 间期显著延长。

**6. 核医学科危急值项目**
(1) 血糖 ≤ 2.5 mmol/L，或血糖 ≥ 25 mmol/L。
(2) 严重的脑内血肿；急性蛛网膜下腔出血。
(3) 脑疝。
(4) 颅内急性大面积脑梗死（范围达到一个脑叶或全脑干范围或以上）。
(5) 急性主动脉夹层动脉瘤。

（6）心脏破裂。
（7）急性心肌梗死。
（8）持续性室速；室颤；室上速。
（9）窦性停搏；Ⅲ度房室传导阻滞。
（10）休克。

## 四、报告程序及注意事项

1．医技科室工作人员发现危急值情况时，检查者首先要确认仪器、设备和检查过程是否正常，操作是否正确，仪器传输是否有误。

2．在确认检查出现危急值后，应立即报告患者所在临床科室、接诊开单医生，不得瞒报、漏报或延迟报告，需详细做好相关记录。口头告知患者及家属病情和严重程度。

3．危急值报告重点对象是急诊科、手术室、各类重症监护病房等有关科室和部门的急危重症患者，临床科室需将接电话人员的姓名告知报告人员。检查医生发现病情达到危急值，按操作常规完成扫描后，应立即通知科内危重患者抢救小组成员，力争确保患者安全离开检查科室。

4．医技科室建立"危急值报告记录表"，详细记录报告情况。危急值的报告与接收均遵循"谁报告（接收），谁记录"原则。各临床科室、医技科室应分别建立检查（验）"危急值报告登记本"，对危急值处理的过程和相关信息做详细记录。记录内容如下：日期、患者姓名、科室床号、住院号、检验（检查）项目及结果、复查结果、报告人、接收人、报告时间、备注等。

5．主管医生或值班医生如果认为该结果与患者的临床病情不相符，应进一步对患者进行检查；若该结果与临床相符，应结合临床情况即刻采取相应处理措施，必要时及时报告上级医师或科主任。

6．主管医生或值班医生需6小时内在病程记录中记录接收到的危急值报告结果和所采取的相关诊疗措施。

7．各医技科室在对患者检查过程中发现急、危、重患者出现危急症状应立即启动急诊急救应急预案，并与临床医生、护士联系，采取紧急抢救措施。

8．危急值的界定根据医院实际情况和患者病情，与临床沟通机制，调整危急值。

9．患者离开后，详细记录检查及通知过程。

（吴慎然）

# 第十一章 营养支持

## 第一节 概述

随着我国物质文化生活水平的提高和人民群众对生活质量的追求，社会就医需求日益增长。一些慢病和老年患者当出现某种急症时，必然首选急诊就医，且常常因各种原因滞留在急诊科。随着疾病严重程度以及患病频次的增加，患者全身各器官功能将出现不同程度的衰退，进而导致多系统疾病并存。与此同时，这类人群的饮食结构可能因为健康、环境或经济原因而改变。另外，急诊患者流动性较大，营养管理较住院患者难度更大，不可避免出现营养风险，营养不良发生率显著增加。营养不良的发生与患者的住院时间延长密切相关，如果患者在急诊长时间滞留也将面临同样的问题。因此，规范急诊危重症患者营养状况评估、采取积极的营养策略（图11-1），将有利于改善急诊危重症患者的营养状况和预后。

### 一、急诊危重患者的代谢特点

急诊危重患者均存在应激代谢，表现为持续的高代谢和高分解，能量消耗剧增，迅速发展为营养不良。其代谢特点为：蛋白质分解加速，出现负氮平衡，故临床表现为肌肉萎缩。血糖升高和糖耐量异常。脂肪分解代谢加速，血中三酰甘油升高，产生脂肪酸和甘油可直接氧化供能，同时还产生酮体作为能源。能量消耗增加。其他代谢变化：休克时体内儿茶酚胺、促肾上腺素、胰高血糖素、生长激素等分泌增加，这是机体应激的代偿性反应；感染性休克时，某些细胞因子，如肿瘤坏死因子、白介素1、白介素6增加。

不同疾病、不同的损伤形式、不同的患病程度及过程对代谢改变及程度的影响也有所差异，主要与应激的因素、应激程度以及患病个体的基础状态与反应调控能力密切相关。在严重创伤、烧伤及颅脑损伤、重症感染等患者更为突出。应激代谢与饥饿代谢不同的是，应激代谢并不能简单地通过补充外源性营养底物获得逆转，但有效的营养支持可以减少体内储存的能量与蛋白质、无脂组织群（lean body mass，LBM）的丧失。营养支持治疗的目的已由供给细胞代谢所需要的能量与营养底物、维持组织器官结构与功能，拓展到调控应激状况下的炎症、免疫与内分泌状态，进而影响病理生理的变化，纠正代谢紊乱，改善免疫功能。

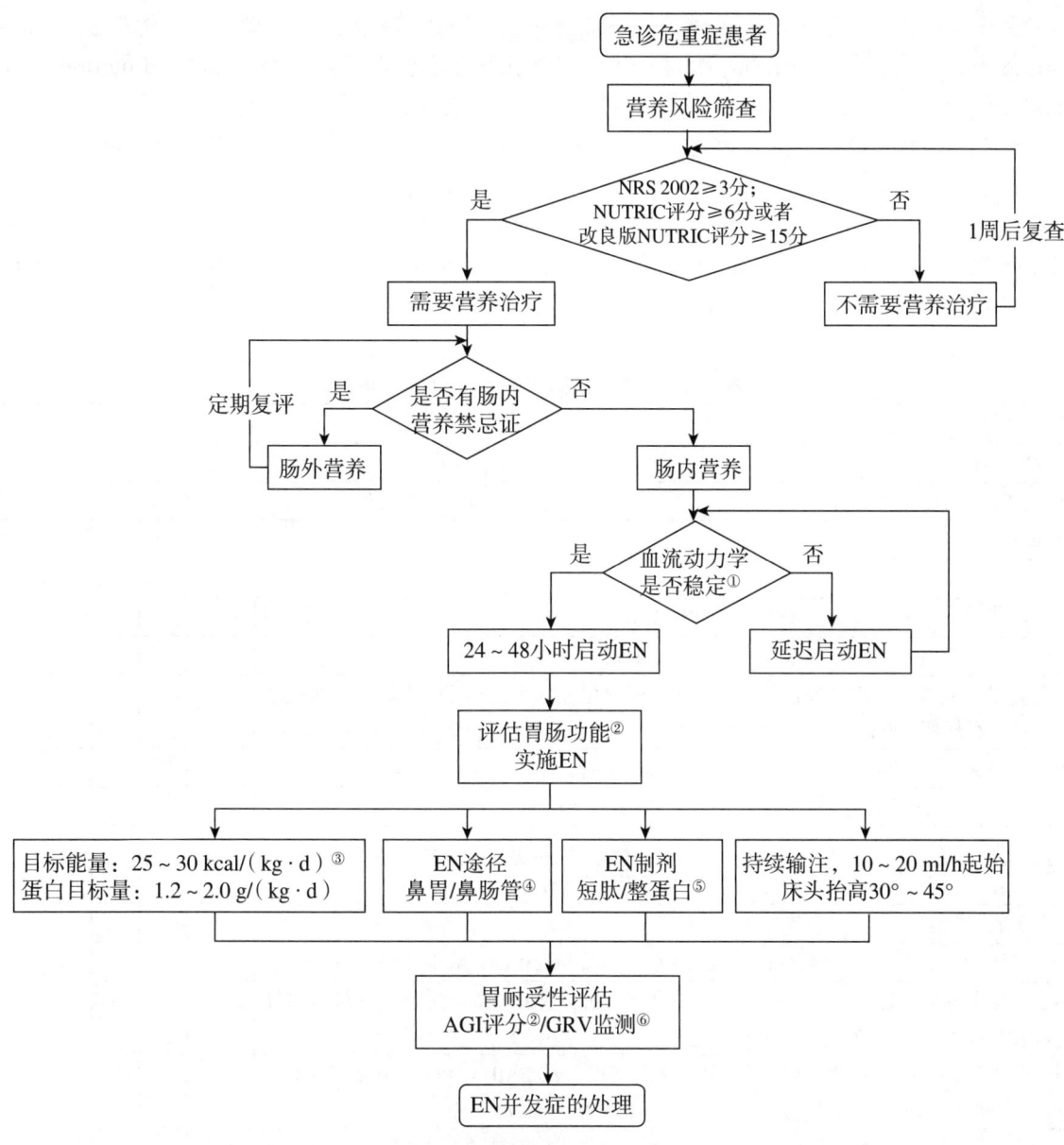

图 11-1　急诊危重症患者 EN 治疗流程

注：
①血流动力学稳定：MAP ≥ 65 mmHg，去甲肾上腺素 ≤ 1 μg/(kg·min) 并在减量中
② AGI 评分：根据 AGI 标准对患者进行胃肠功能评估。若 AGI Ⅰ~Ⅲ级，仍应积极启动 EN；AGI Ⅳ级应暂缓 EN
③ 25 ~ 30 kcal/(kg·d) = 104.5 ~ 125.4 kJ/(kg·d)
④首选胃内途径，对有高误吸风险，或促胃动力药物无效的经胃肠内营养不耐受患者，建议采用幽门后喂养
⑤胃肠功能损伤患者选择短肽配方；胃肠功能完整或胃肠功能康复的患者选择整蛋白配方
⑥ GRV 监测：连续 2 次 GRV > 250 ml 时，如促胃动力药无效，推荐使用幽门后喂养

## 二、营养风险评估

营养不良是由于摄入不足或利用障碍引起的能量或营养要素缺乏，进而引起机体成分改变、生理和精神功能下降导致的不良临床结局。营养评估（nutritional assessment）是指通过人体组成测定、人体物理指标测量、血清学检测、临床物理诊断以及综合营养评定等手段，判定人体营养状况，确定营养不良的类型和程度，估计营养不良所致后果的危害，并评价营养治疗的疗效。常用评估方法包括营养风险筛查 2002（nutritional risk screening 2002, NRS 2002）量表、营

养不良通用筛查工具（malnutrition universal screening tool，MUST）、微型营养评价简表（mini-nutritional assessment short-form，MNA-SF）和改良危重症营养风险评分（modified nutrition risk in critically ill score，NUTRIC）等。不同评价工具侧重点有所不同。

**1. NRS 2002 量表** 目前 NRS 2002 量表具有相对高级别的循证医学证据，能预测营养风险与患者结局的相关性，推荐作为急诊患者营养筛查的首选工具。NRS 2002 量表包括 3 个部分，即营养状态受损评分、疾病严重程度评分和年龄评分，前两部分包括 1~3 分 3 个评分等级。根据评分标准，最终得分为 3 项的总和，最高 7 分，如果评分≥3 分，即认为有营养风险。该评价工具简单、易学，可操作性强（表 11-1）。

表 11-1 营养风险筛查评估表（NRS 2002）

| 一、基本资料 | | | |
|---|---|---|---|
| 身高（m） | | 体重（kg） | |
| 体重指数（BMI） | | 白蛋白（g/L） | |
| 日期 | | | |
| 时间 | | | |
| 评估项目 | 分数 | | |
| 二、疾病状态 | | | |
| •骨盆骨折或者慢性病患者合并以下疾病：肝硬化、慢性阻塞性肺疾病、长期血液透析、糖尿病、肿瘤 | 1 | | |
| •腹部重大手术、脑卒中、重症肺炎、血液系统肿瘤 | 2 | | |
| •颅脑损伤、骨髓移植、加护病患（APACHE Ⅱ＞10 分） | 3 | | |
| 小计 | | | |
| 三、营养状况指标（单选） | | | |
| •正常营养状态 | 0 | | |
| •3 个月内体重减轻＞5% 或最近 1 周进食量（与需要量相比）减少 20%~50% | 1 | | |
| •2 个月内体重减轻＞5% 或 BMI 18.5~20.5 kg/m² 或最近 1 周进食量（与需要量相比）减少 50%~75% | 2 | | |
| •1 个月内体重减轻＞5%（或 3 个月内减轻＞15%）或 BMI＜18.5（或血清白蛋白＜35 g/L）或最近 1 周进食量（与需要量相比）减少 70%~100% | 3 | | |
| 小计 | | | |
| 四、年龄 | | | |
| •年龄≥70 岁 | 1 | | |
| 小计 | | | |
| 营养风险筛查总分 | | | |
| 责任护士签名 | | | |

备注：
1. BMI = 体重（kg）/ 身高（m）²
卧床患者 BMI = 14.42 − 14.63 × 身高（m）² + 0.61 × 上臂围 + 0.46 × 小腿围
2. NRS 2002 总评分包括三个部分的总和，即疾病严重程度评分 + 营养状态评分 + 年龄评分。
3. 总分≥3 分：患者有营养不良的风险，需营养支持治疗，报告医生，转介营养师。
总分＜3 分：视病情变化评估其营养状况，如放化疗副作用导致进食明显减少、腹部大手术或疾病特殊状况需长期禁食等情况时，需评估。
4. 疾病状态：对于表中未明确列出诊断的疾病参考以下标准。
(1) 1 分：慢性疾病因出现并发症而住院治疗；患者虚弱但不需要卧床；蛋白质需要量略有增加，但可以通过口服补充剂来弥补。
(2) 2 分：患者需要卧床，如腹部大手术后，蛋白质需要量相应增加，但大多数人仍可以通过肠外或肠内营养支持得到恢复。
(3) 3 分：患者在重症病房中靠机械通气支持，蛋白质需要量增加而且不能被肠外或肠内营养支持所弥补，但是通过肠外或肠内营养支持可使蛋白质分解和氮丢失明显减少。

**2. 微型营养评价简表（MNA-SF）** 微型营养评价（mini-nutritional assessment，MNA）被认为是特别适合诊断老年人营养不良的一种工具，因为它通过选择与目标人群的相关特征（如阿尔茨海默病、活动能力、喂养方式、压力性损伤）对应的条目，为老年人提供了一种多层面评价的方法。MNA-SF 为 MNA 的简化形式，更方便医务工作者在临床实际工作中的应用。包含 6 个评价维度：过去 3 个月食欲变化情况、过去 3 个月体重变化情况、活动能力、过去 3 个月心理创伤或者急性疾病、精神心理问题以及 BMI。最高评分 14 分，12 分以上提示营养状况令人满意，得分在 11 分或以下表明有营养不良的风险。MNA-SF 可以作为一种有效的筛查工具，用于老年患者的营养评估（表 11-2）。

表 11-2 微型营养评价简表（MNA-SF）

| 指标 | 分值 | | | |
|---|---|---|---|---|
| 近 3 个月体重丢失 | > 3 kg，0 分 | 不知道，1 分 | 1～3 kg，2 分 | 无，3 分 |
| BMI（kg/m²） | < 19，0 分 | 19～21，1 分 | 21～23，2 分 | > 23，3 分 |
| 近 3 个月有应激或急性疾病 | 否<br>0 分 | 是<br>2 分 | | |
| 活动能力 | 卧床<br>0 分 | 能活动，但不愿意<br>1 分 | 外出活动<br>2 分 | |
| 精神疾病 | 严重痴呆抑郁<br>0 分 | 轻度痴呆<br>1 分 | 没有<br>2 分 | |
| 近 3 个月有食欲减退、消化不良、咀嚼吞咽困难等 | 食欲严重减退<br>0 分 | 食欲轻度减退<br>1 分 | 无这些症状<br>2 分 | |

注：以上总分共计 14 分。分值 ≥ 12 分，提示营养状况良好；分值 ≤ 11 分，提示营养不良。

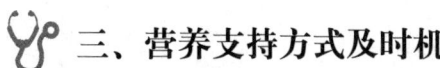

## 三、营养支持方式及时机

**1. 营养支持方式** 营养支持治疗（medical nutrition therapy）包括经口营养补充（oral nutrition supplement，ONS）、肠内营养（enteral nutrition，EN）及肠外营养（parenteral nutrition，PN）3 种方式。经口进食要优于肠内或肠外营养，对可能或已经存在营养不良的急诊患者，如果正常饮食无法满足每日的营养需求，可在自主饮食基础上添加经口营养补充剂，增加其氮源及能量摄入。

如果患者存在吞咽困难或口咽部病变而无法正常经口进食，则应给予早期 EN（48 h 内）。如果单纯 EN 达不到目标治疗量（< 60%，超过 1 周），则更适用于同时给予 EN+PN 的联合营养支持方式。如果患者不能耐受 EN 或存在 EN 的禁忌证，则需要尽早启动 PN。为避免过度喂养，不建议过早给予危重症患者全目标量 EN 及 PN，可在 3～7 d 内逐渐达到目标状态。

**2. 营养支持时机** 急诊患者中慢性重症状态（简称慢重症）较多。慢重症定义为持续器官功能衰竭，且入住 ICU > 21 d。长期滞留急诊患者的营养支持策略可等同于 ICU 住院患者。在患者血流动力学稳定后，建议早期启动 EN，并逐渐增加喂养量。若存在 EN 禁忌证，则采用 PN 替代或补充，并逐渐增加 EN 输入量。无延迟启动 EN 适应证的重症患者，在 24～48 h 内应早期启动 EN。

急诊患者在下列情况下，需早期（48 h 内）启动 EN：①创伤性颅脑损伤；②缺血性或出血性脑卒中；③脊髓损伤；④重症急性胰腺炎；⑤胃肠道术后和腹主动脉术后；⑥无胃肠道损伤的腹部创伤；⑦接受神经-肌肉阻滞剂治疗；⑧俯卧位；⑨腹腔开放；⑩严重腹泻，无论肠鸣音存在与否，除外肠道缺血或梗阻所导致。

下列情况需延迟启动 EN：①在休克未得到有效控制，血流动力学及组织灌注未达到目标时，推迟 EN 时间；在使用液体复苏或血管活性药物控制休克情况后，需尽早使用低剂量 EN，此时需警惕是否存在肠道缺血表现。②存在危及生命的低氧血症、高碳酸血症或酸中毒时，推迟 EN 时间；在稳定性低氧血症以及代偿性或允许性高碳酸血症及酸中毒时，可开始 EN。③存在活动性上消化道出血的患者需推迟 EN 时间，直至出血停止或无症状表明存在再出血时，可开始 EN。④存在明显肠道缺血的患者需推迟 EN 时间。⑤肠瘘引流量大，且无法建立达到瘘口远端的营养途径时需推迟 EN 时间。⑥存在腹腔间隔室综合征（abdominal compartment syndrome，ACS）的患者需推迟 EN 时间。⑦胃内残余容量大于 500 ml/6 h 时，需推迟 EN 时间。

（石　萍）

## 第二节　肠内营养

### 一、定义

肠内营养（enteral nutrition，EN）是在患者不能经口进食或摄入不足的情况下，通过胃肠道途径提供或补充营养物质及其他营养素的营养支持方式。

### 二、护理评估

**1. EN 适应证**　①创伤性颅脑损伤；②缺血性或出血性脑卒中；③脊髓损伤；④重症急性胰腺炎；⑤胃肠道术后和腹主动脉术后；⑥无胃肠道损伤的腹部创伤；⑦接受神经-肌肉阻滞剂治疗；⑧俯卧位；⑨腹腔开放；⑩严重腹泻无论肠鸣音存在与否，除外肠道缺血或梗阻所导致。上述情况在患者血流动力学稳定后，应早期启动 EN。

**2. EN 禁忌证**　①严重应激状态，血流动力学尚不稳定者；②胃肠功能障碍者；③完全性梗阻和麻痹性肠梗阻者；④肠瘘早期，腹腔感染较重且未局限者，或高排性肠瘘患者，无法获得可靠的瘘口远端喂养途径时；⑤急性肠道炎症伴有持续的腹泻、腹胀者；⑥肠内营养过程中出现严重腹泻、腹胀等，经处理无缓解者；⑦较严重消化道出血及呕吐的患者；⑧合并腹腔间隔室综合征。

**3. 肠内营养输注准备**

（1）EN 剂量选择：急性疾病早期应用允许性低热量营养支持治疗（低剂量，<70% 目标值），3 d 后可酌情逐渐增加至正常量。

（2）EN 制剂选择：根据氮源不同可分为整蛋白型、氨基酸型和短肽型。整蛋白型适合大部分患者，氨基酸型和短肽型的 EN 制剂适合胃肠功能不全的患者。减少饱和脂肪酸的摄入，增加中链脂肪酸、ω-3 和单不饱和脂肪酸，避免单次应用大剂量富含 ω-3 配方的 EN 制品。当患者血糖难以控制时，可采用低血糖指数配方。可适当添加膳食纤维、谷氨酰胺等，有助于肠道功能恢复。

### 三、操作实施

**1. EN 途径选择**　肠内营养途径包括经口进食和管饲。短期（<4 周）管饲患者首选鼻胃

管喂养，鼻胃管是最常用的 EN 管饲途径，主要适用于胃肠道功能完整、短期内行 EN 且胃肠道无梗阻者。其无创置管、简单方便、损伤小。不耐受鼻胃管喂养或有反流和误吸高风险的患者选择鼻肠管喂养。长时间经胃管肠内营养的患者需要定时更换胃管。对于口咽部疾病进食困难者、食管或贲门病变无法治愈或其他需要长期 EN 的患者，推荐经皮内镜下胃造口术，如患者存在反流和误吸高风险，应选择肠造口术。

**2. 管饲方式的选择** 对于急诊危重症患者，使用肠内营养泵持续输注营养液，而不是间歇性单次大量输注。肠内营养输注泵可以精确控制肠内营养液输注速度，减少腹胀、腹泻等并发症的发生，提高患者的耐受性，促进营养的吸收，同时还有助于控制血糖。输注速度建议以 10~20 ml/h 起始，如胃肠功能耐受，可逐渐增加速度。

**3. 肠内营养过程检测**

（1）患者合并腹部疾病、低灌注或者液体超负荷的情况下 EN，需要监测腹腔内压力，膀胱压力监测是腹内压监测的金标准（图 11-2），根据其数值的高低来了解肠腔动力情况以决定 EN 的速度。

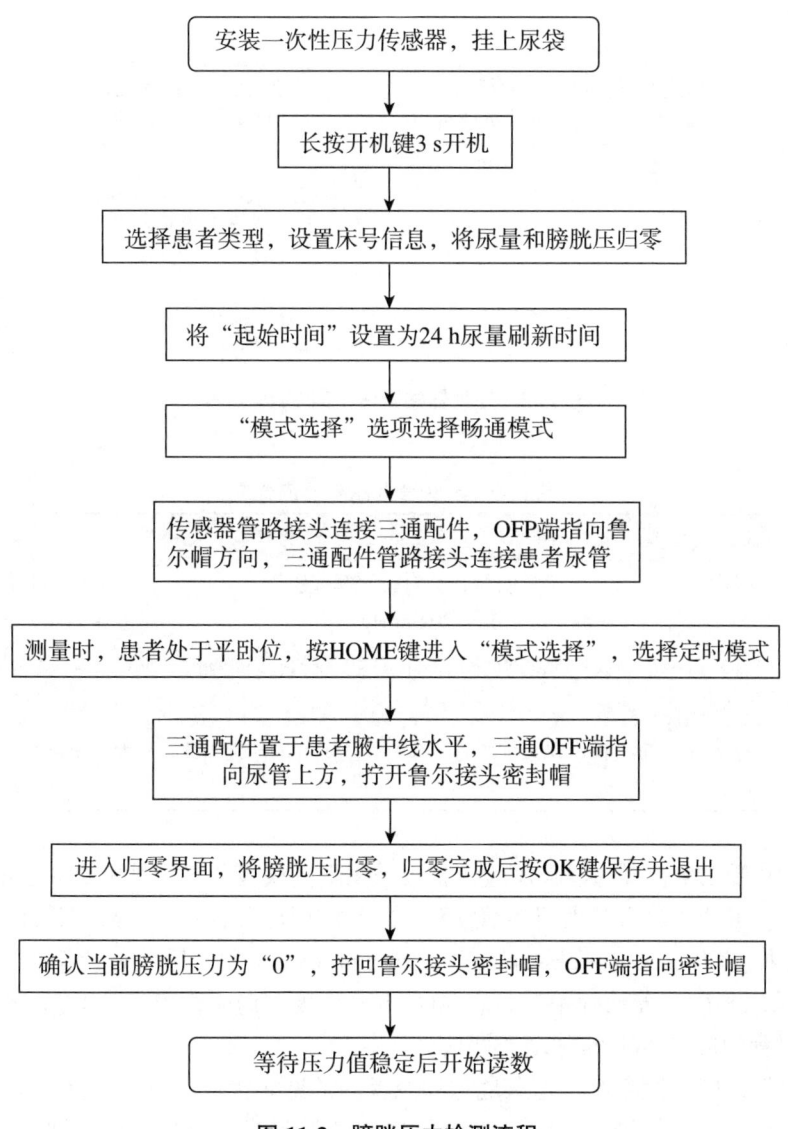

**图 11-2 膀胱压力检测流程**

（2）每天监测患者对肠内营养的耐受性（胃残余量、呕吐、腹胀、腹泻等）（表 11-3）。0~2

分：继续肠内营养，维持原速度，对症治疗；3～4分：继续肠内营养，减慢速度，2h后重新评估；≥5分：暂停肠内营养，重新评估或更换输入途径。一旦腹部和胃肠道症状缓解并且无新发症状，应缓慢增加 EN 速度。不应将胃残余量（gastric residual volume, GRV）（图 11-3）作为患者是否耐受 EN 的唯一标准；如果 GRV < 500 ml/6 h 且没有其他不耐受表现，应避免停用 EN。不要因患者发生腹泻而中止 EN，而应在继续喂养的同时查找腹泻的病因，给予适当的治疗。

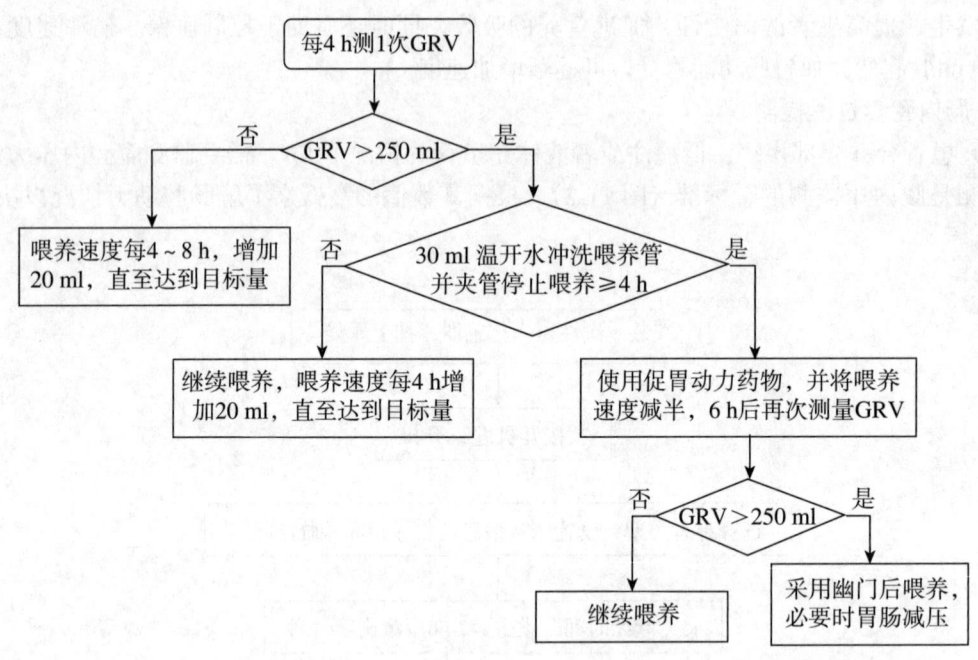

图 11-3 注射器抽吸法检测 GRV 流程

表 11-3 肠内营养耐受性评分表

| 项目 | 0分 | 1分 | 2分 | 5分 |
| --- | --- | --- | --- | --- |
| 腹痛/腹胀 | 无 | 轻度 | 感觉明显，会自行缓解或腹内压 15～20 mmHg | 严重腹胀/胀痛感，无法自行缓解或腹内压 > 20 mmHg |
| 恶心/呕吐 | 无 | 有轻微恶心，无呕吐 | 恶心呕吐，但不需要胃肠减压或胃残余量 > 250 ml | 呕吐，需要胃肠减压或残留量 > 500 ml |
| 腹泻 | 无 | 每天 3～5 次稀便，量 < 500 ml | 每天稀便 > 5 次，且量为 500～1500 ml | 每天稀便 > 5 次，且量 > 1500 ml |

（3）应评估接受 EN 患者的误吸风险，积极采用降低误吸和吸入性肺炎风险的措施。在误吸风险高的患者中，可选择促胃动力药物治疗和（或）幽门后置管喂养。欧洲重症医学学会推荐采用急性胃肠功能损伤（acute gastrointestinal function injury, AGI）标准对患者进行胃肠功能评估，根据 AGI 评级采取不同营养治疗策略，若 AGI Ⅰ～Ⅲ级，仍应积极启动 EN，若 AGI Ⅳ级，应暂缓 EN。EN 过程中应对 AGI 实施动态评估。

（4）监测血糖，应激性高血糖是急危重症患者的常见症状，若持续血糖 ≥ 10 mmol/L，应使用胰岛素控制血糖，推荐控制在 7.8～10 mmol/L。当胰岛素难以控制血糖波动时，建议使用低糖指数配方。

##  四、并发症预防及处理

肠内营养在急危重症患者营养治疗中发挥着不可替代的作用,但在实施过程中应严格把握指征,注意操作规范,降低肠内营养并发症的发生率。常见的并发症有胃肠道并发症、代谢性并发症、机械性并发症及感染性并发症等,针对以上并发症,应进行积极的预防和处理。

**1. 胃肠道并发症**　为 EN 过程中最常见的并发症,主要有腹泻、腹胀、便秘、恶心、呕吐和胃潴留等。

(1) 腹泻的处理措施:①减少不合理的喂养中断,选择合适热量和剂量的肠内营养制剂;②使用酵母菌或益生菌进行药物干预;③改变肠内营养输注速度、温度或调整配方;④肠内营养制剂、输注管道及操作台面等,均要保持清洁。

(2) 高水平胃潴留:当患者连续 2 次监测胃残余(GRV)> 250 ml 或 GRV 监测值超过前 2 h 喂养量的 50% 时,即可视为高水平的 GRV。处理措施:使用促胃肠动力药物,每 4 h 进行 GRV 监测,必要时更换喂养途径,可选择幽门后喂养。

(3) 腹胀处理措施:床头抬高 30°~45°;改善胃肠功能,使用缓泻药;给予腹部按摩、肛管排气等措施;腹部有病理症状、低灌注或液体过负荷的重症患者,在接受肠内营养治疗期间应监测腹内压(intra-abdominal pressure,IAP)。

**2. 代谢性并发症**　临床表现为高血糖、低血糖、电解质紊乱等,其中高血糖常见于接受高热量喂养者以及合并高代谢、糖尿病及皮质激素治疗者,通过密切监测患者的血糖,可及时发现高血糖,并给予胰岛素治疗。而低血糖常见于接受长期肠内营养而突然停止者,因此,在停止给予肠内营养支持时,可适量补充葡萄糖。通过实施肠内营养联合持续胰岛素泵入注射,可减少血糖波动。电解质紊乱主要因膳食量不足或过多引起,此时应定期检查患者电解质,同时及时补充营养物质。

**3. 机械性并发症**　主要表现为营养管的堵塞、意外脱管和消化道黏膜损伤等。

处理措施:

(1) 使用肠内营养泵匀速输入营养液,逐渐增加输注液量,维持速度大于 50 ml/h。

(2) 至少每隔 4 h 用 30 ml 温水脉冲式冲管一次;药物及输入前后应以 10~30 ml 温水冲洗管道,发生堵管时,用 20 ml 注射器抽温开水反复冲吸,有条件时可将胰酶溶于碳酸氢钠后冲管。

(3) 尽量使用液体状药物,使用固体时要充分研磨或溶解,注意配伍禁忌,分开注射。

(4) 定期更换喂养管可有效预防堵管的发生。

(5) 输注营养液前,应确保导管位置正确。选用口径细、质地软的硅胶导管及聚氨酯导管,操作时保持动作轻柔,不可硬插。规范固定营养管,严格交接班,准确记录置入深度,避免意外脱管的发生。

**4. 感染性并发症**　主要表现为营养液反流后误吸引起的肺部感染,是肠内营养最为严重的并发症,应用有效的抗生素,进行相应的抗感染治疗和胸部物理治疗。

预防误吸的护理措施:①实施肠内营养时,在无禁忌证的情况下,保持床头抬高 30°~45°;②尽量减少镇静药物的使用,避免增加误吸的风险;③每间隔 4 h 评估营养管的位置,确保管道没有移位;④对于经鼻胃管喂养的患者,每间隔 4~6 h 监测 GRV,并观察有无腹胀、恶心等不适,评估患者的胃肠道耐受能力;⑤对于胃肠动力较差的患者,避免一次性投注或间歇喂养,推荐采用肠内营养输注泵持续输注;⑥对于意识状态处于恢复期的患者,在停止管饲改口服进食之前,进行吞咽功能评估;⑦同时进行机械通气的患者,保持适当的气囊压力(25~30 cmH$_2$O),封闭气道,常规进行声门下分泌物吸引,防止误吸。

(石　萍　孟丽红)

## 第三节 肠外营养

### 一、定义

肠外营养（parenteral nutrition，PN）是通过静脉途径为机体提供营养素的临床营养治疗方式，分为完全性肠外营养（total parenteral nutrition，TPN）和补充性肠外营养（supplemental parenteral nutrition，SPN）。

### 二、护理评估

**1. 适应证** 不能通过肠内途径提供营养素者，或肠内营养无法满足能量与蛋白质目标需要量者。常见疾病有：胃肠道梗阻、难治性呕吐和腹泻、重症胰腺炎、腹腔间隔室综合征、胃肠道出血、高度应激或严重分解代谢等。

**2. 禁忌证**
(1) 早期复苏阶段、血流动力学尚未稳定或存在严重水电解质与酸碱失衡。
(2) 严重肝衰竭、肝性脑病。
(3) 急性肾衰竭，存在严重氮质血症。
(4) 严重高血糖尚未控制。

**3. PN 输注准备**（图 11-4）

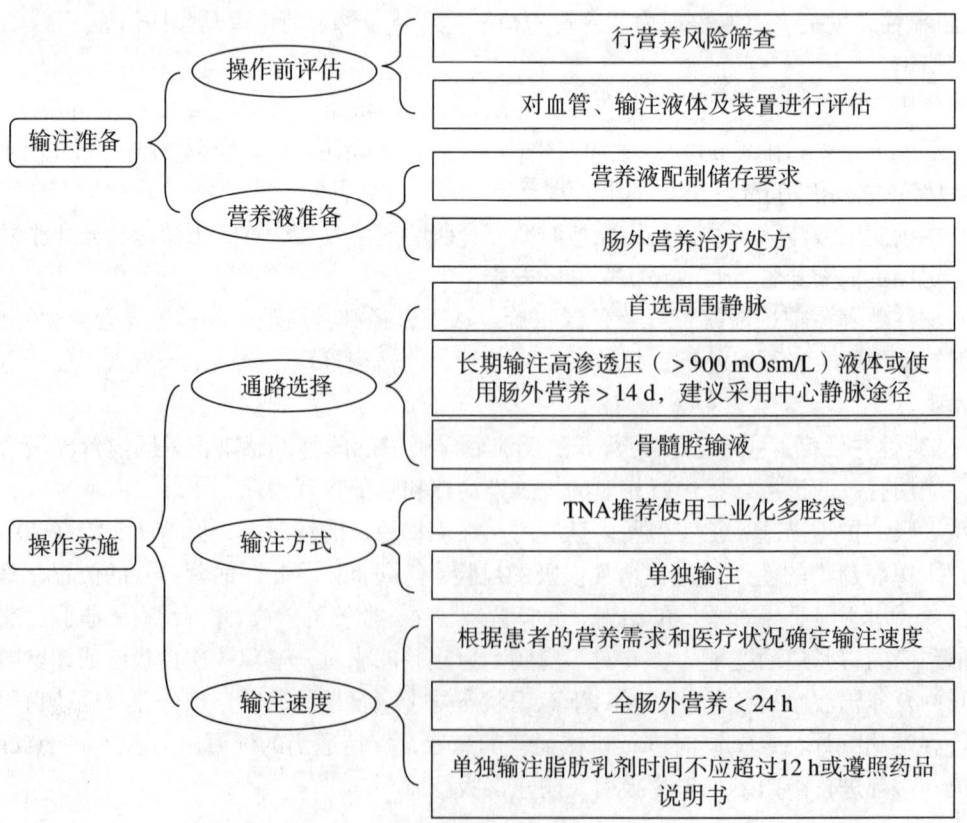

图 11-4 肠外营养安全输注实施流程

(1) 肠外营养治疗处方

1) 营养液应包括葡萄糖、氨基酸、脂肪乳、矿物质和维生素等成分。

2) 营养素配比中，葡萄糖是 PN 主要的糖类来源，经 PN 葡萄糖的补充量不超过 5 mg/(kg·min)，一般应占非蛋白质热量的 50%～60%，并根据糖代谢状态进行调整。静脉脂质补充量为 1.0～1.5 g/(kg·d)，占非蛋白质热量的 40%～50%，并根据患者的个体耐受情况调节，特别是高龄及合并脂肪代谢障碍的患者应减少脂肪乳剂的补充。蛋白质量控制在 1.2～1.5 g/(kg·d)，部分患者可达 2.0 g/(kg·d)，其中热氮比为（100～150 kcal）：（1 g 氮）。

3) 肠外营养混合液不可作为非营养药品输注载体，如必须加入非营养药品，需要有合理有效的相容性/稳定性评估支持。

4) 血糖在正常范围内的患者，应用全营养混合液时，不建议在营养混合液中常规加入胰岛素，如需补充胰岛素，建议使用胰岛素泵单独静脉输注。

(2) 营养液的配制

1) 配制环境：营养液的配制操作应在 B 级（ISO 5 级）环境中完成，静脉用药调配室温度为 18～26 ℃，相对湿度为 35%～75%，保持一定量新风。

2) 严格无菌操作。

3) TPN 液常用配制顺序：TPN 的配制必须严格按相关程序进行，不恰当的配制程序可严重影响混合液中脂肪乳的稳定性，以致全营养混合液变性。①将格利福斯电解质、维生素、微量元素等加入葡萄糖液；②将多种微量元素加入氨基酸；③将维他利匹特注入水乐维他使其溶解后加入脂肪乳；④将以上 3 种液体分别经 3 个输液口同时注入 3 L 袋中，不断振摇、混匀。

4) 现配现用：TPN 液宜现配现用，24 h 内输完，确需存放的应避光冷藏，但不能超过 48 h。

## 三、操作实施

**1. 血管通路选择** 肠外营养途径包括外周静脉和中心静脉两种途径。其中，中心静脉途径包括经外周静脉置入中心静脉导管（PICC）、经皮穿刺中心静脉置管（经锁骨下静脉置管、经颈内静脉置管和经股静脉置管）和静脉输液港 3 种形式。首选周围静脉途径，如需长期接受 PN（＞14 d）或输注高渗透压（＞900 mOsm/L）液体，建议采用中心静脉途径。

**2. 输注方式**

(1) 全营养混合液（TNA）：即将各种营养物质按一定比例和规定程序混合于一个输液袋，推荐使用工业化多腔袋（包括三腔袋和双腔袋），也可使用医院配制的"全营养混合液"。

(2) 单瓶输注：不具备 TNA 方式输注条件时，采用单瓶输注方式。

**3. 输注速度**

(1) 根据患者的营养需求和医疗状况确定输注速度。

(2) 全肠外营养＜24 h。

(3) 单独输注脂肪乳剂时间不应超过 12 h 或遵照药品说明书。

## 四、护理观察要点

**1. 血管通路维护** 血管通路的维护直接影响血管通路的使用时间和使用效果，包括血管通路的观察评估、血管通路的固定、穿刺部位的护理、敷料的选择与更换以及冲管和封管。

(1) 血管通路的观察评估：护士需每日观察、评估留置导管的状况，包括局部皮肤、置管时间、置管深度、管道通畅性。输注过程中定时评估血管通路系统的完整性和通畅性。

(2) 血管通路的固定

1）固定牢靠，防止管道扭曲、脱节及管针脱出。
2）采用高举平抬法固定。
3）导管外露端加强固定外露导管呈S、U、C形固定，可选用胶布、3M胶带、透明贴和新型导管固定性敷料（A、B、C型）等。

(3) 穿刺部位的护理

1）当敷料完整性受损、松动或敷料潮湿、渗液或渗血时，应立即进行穿刺部位护理。
2）接触穿刺部位前后，严格无菌操作。
3）穿刺点应覆盖无菌纱布或无菌、透明、透气的敷料。
4）不推荐穿刺部位常规使用抗生素药膏，这样会增加真菌感染和耐药的发生。

(4) 敷料的选择与更换

1）敷料的选择：应使用无菌纱布或无菌透明、半透明的敷料持续地覆盖在穿刺处。如果患者出汗多或局部有出血或渗出，则选择棉质敷料（如纱布）更为合适。
2）敷料的更换：更换频次应结合静脉置管的类型、敷料的材质和患者的病情具体情况具体分析。当穿刺部位出现渗液、渗血、疼痛或感染等症状时，应尽快更换。严格无菌操作，准确记录更换时间。

(5) 冲管与封管：输注前后，应冲洗血管通路，评估导管功能，将输入的药物从导管腔内清除。输液结束冲管之后，应封闭血管通路装置，以减少管腔内闭塞和导管相关血行感染的风险。采用脉冲式正压技术。

**2. 肠外营养并发症的预防及护理** 肠外营养并发症主要有三大类：导管相关并发症、代谢相关并发症及感染。

(1) 导管相关并发症。

1）静脉炎

预防：选择合适的穿刺部位，选择合适的导管，根据药物渗透压选择输注方式等。

处理：停止输注、抽吸残留液体、抬高肢位、局部换药等。发生炎症后抗感染治疗，伴寒战、高热时，及时拔除导管，行血培养及导管尖端微生物培养，局部进行湿热敷，外敷多磺酸黏多糖或水胶体敷料等。

2）导管阻塞

预防：注意药物配伍禁忌；尽量缩短导管留置时间；正确冲封管。

处理：导管堵塞时，分析导管堵塞的原因，不应强行推注生理盐水，外周静脉导管应立即拔除，PICC、CVC、PORT应遵医嘱处理并记录。

(2) 代谢相关并发症

1）血糖代谢紊乱：是代谢相关并发症中最常见的，据文献报道，40%以上的肠外营养患者会发生高血糖。

预防与处理：应避免输注中的计划外中断，24 h连续输注营养液控制血糖的效果要明显优于间断输注；急诊患者存在应激和炎症反应，常出现应激性高血糖，适当提高脂肪供能比利于控制血糖；行肠外营养的患者每4～6 h监测血糖水平。

2）脂肪超载综合征

预防与处理：控制脂肪乳每日输注总量，脂肪乳日使用量控制在0.7～1.3 g/kg，输注速度控制在1.2～1.7 mg/(kg·min)。对长期应用脂肪乳剂、输注量较大的患者，应定期做血清浊度试验和监测血脂水平。若血浆呈现乳（白色）状混浊，应延迟或暂停输注脂肪乳。一旦出现脂肪超载综合征的症候，应立即停用脂肪乳，同时加强监测血脂，根据病情给予针对性的支持治疗。

3）电解质紊乱

预防及处理：定期监测电解质、血微量元素的变化；电解质需要量应根据机体丢失量及摄入不足量补充，一般每天应补充钠 40～60 mmol/L、钾 60～100 mmol/L、钙 4～5 mmol/L、镁 2～10 mmol/L、磷 4～9 mmol/L；由于胃肠外营养制剂一般不含磷酸盐和钙，使用 TPN 10 天后就可能出现低磷血症，因此需补充更多的磷酸盐，同时给予浓维生素 A、D；准确记录 24 小时出入量。

4）肝功能异常和胆汁淤积

预防及处理：配制 TPN 时根据患者情况，选择适当的脂肪乳剂和氨基酸；对高脂血症、免疫功能低下、急性肝炎或胰腺炎患者慎用或不用脂肪乳剂；定期检查患者肝功能情况，必要时行肝 B 超检查以调整治疗方案；可利用少量一过性肠内营养，消除胆汁淤积；如果病情允许，应尽早、尽量恢复肠内营养。

(3) 感染：穿刺部位感染、导管相关感染。

预防及处理：操作人员应在置管穿刺、换药时严格执行无菌操作规范；对控制感染来说，置管穿刺的首选部位是锁骨下静脉；一般不主张预防性使用抗生素，必须按照导管使用期限定期更换导管，且新导管需更换穿刺部位；可疑血管导管相关感染时，应立即停止输液，拔除外周静脉导管，暂时保留 PICC、CVC、PORT，在抗菌治疗前，遵医嘱抽取血培养标本等处理。

（石　萍）

# 第十二章 镇痛与镇静

## 第一节 镇 痛

### 一、疼痛评估

**(一) 定义**

疼痛是一种与实际或潜在的组织损伤相关的不愉快的感觉和情绪情感体验,或与此相似的经历。

**(二) 护理评估**

**1. 概述**

(1) 临床上疼痛已成为继体温、脉搏、呼吸、血压四大生命体征之后的第五大生命体征,根据疼痛时间的长短分为急性疼痛和慢性疼痛。

(2) 规范、科学的疼痛评估,是疼痛干预的依据,是规范化治疗的关键,是患者获得最佳镇痛疗效的基础。如何使患者更准确地表达出自己的疼痛状况,为医生诊断治疗、准确地判断治疗效果提供依据,是疼痛科护理人员的主要护理工作之一。

**2. 准备度**

(1) 疼痛是一种生物-心理-社会的复杂体验,医护人员在面对患者的自我疼痛报告时应充分考虑影响人的生物、心理、社会、精神、文化等因素,以人为本,多方位、全面地评估疼痛。

(2) 疼痛评估需要根据临床实际,正确使用疼痛评估工具,选择合适的疼痛评估方法。

**(三) 评估工具**

**1. 自我报告型疼痛评估工具** 该类工具是医护人员通过会谈、日记、问卷调查等形式收集患者反映的疼痛信息以评估疼痛。疼痛是主观感受,疼痛评估仍然要遵循患者自我报告的金标准,对有交流能力的患者,医护人员应在尊重患者疼痛主诉的情况下进一步评估患者主观感受的疼痛。

(1) 直观模拟评分表 (visual analogue scale, VAS)

1）VAS 是各种痛觉评分法中最敏感的方法。在一条 10 cm 直线的两端分别用文字注明"无痛"和"剧痛",让患者根据自己的痛觉在直线上最能反映自己疼痛程度之处划一交叉线,标记出疼痛程度。

2）VAS 简单易行、有效,相对比较客观而且敏感。但此评分表刻度较为抽象,标记线时需要必要的感觉、运动和知觉能力,不适合文化程度较低或认知损害者。

（2）数字评定量表（numeric rating scale,NRS）

1）NRS 是应用范围最广的单维度评估量表。将一条直线平均分成 10 份,在每个点用数字 0~10 分表示疼痛依次加重的程度,0 分为无痛,10 分为剧痛,让患者自己圈出最能代表自身疼痛程度的数字。0:无痛;1~3:轻度疼痛;4~6:中度疼痛;7~10:重度疼痛。

2）适用于老年人和文化程度较低者,此量表在国际上较为通用。

（3）言语描述疼痛量表（verbal rating scale,VRS）:VRS 是最早应用于疼痛研究的量表。最轻疼痛程度为 0 分,每级增加 1 分,每个级别都有相应的评分标准,便于定量分析疼痛程度,包括以下三个量表。

1）VRS-4:①无疼痛;②轻微疼痛;③中等度疼痛;④剧烈疼痛。无疼痛 0 分,每级增加 1 分。此方法简便,患者容易理解,但不精确,不适合临床科研。

2）VRS-5:①轻微疼痛;②引起不适感疼痛;③具有窘迫感的疼痛;④严重疼痛;⑤剧烈疼痛。轻微疼痛为 0 分,每级增加 1 分。

3）VRS:该量表每个分级都有对疼痛程度的描述。0 分表示疼痛;1 分表示轻度疼痛,可忍受,能正常生活睡眠;2 分表示中度疼痛,适当影响睡眠,需用镇痛药;3 分表示重度疼痛,影响睡眠,需用麻醉镇痛剂;4 分表示疼痛剧烈,影响睡眠较重,并有其他症状;5 分表示无法忍受,严重影响睡眠,并有其他症状。此量表患者易于理解,但缺乏精确度,有时患者很难找出与自己的疼痛程度相对应的评分,从而影响疼痛管理与治疗。

（4）Wong-Baker 面部表情疼痛量表

1）该评价量表采用 6 种面部表情,从微笑至哭泣表达疼痛程度,最适用于 3 岁及以上人群,没有特定的文化背景和性别要求,易于掌握。

2）尤其适用于急性疼痛者、老人、小儿、表达能力丧失者、存在语言或文化差异者。

（5）五指法

1）伸出手掌,拇指代表剧痛,示指代表重度痛,中指代表中度痛,环指代表轻度痛,小指代表不痛。

2）临床儿童患者在疼痛状态下很难耐心听取护士的详细解释,而儿童的感性认识的启蒙教育从手指开始,所以五指法易于被儿童接受。

（6）六点行为评分法

1）以疼痛对其行为的影响程度表达疼痛强度。按每级 1 分,从 1 分（无疼痛）到 6 分（剧烈疼痛,无法从事正常工作和学习）,共 6 个级别（1~6 分）。

2）6 个级别表述:①无疼痛;②有疼痛但容易忽视;③有疼痛,无法忽视,不干扰日常工作;④有疼痛,无法忽视,干扰注意力;⑤有疼痛,无法忽视,所有日常工作都受影响,但生活基本能自理;⑥剧烈疼痛,需休息或卧床休息。

3）此方法多用于头痛的定量测定,也可用于对疼痛患者的对比研究。采用疼痛对行为的影响来表达疼痛强度,贴近患者的生活,有一定的客观性,便于理解,适合于出院后随访。

（7）术后疼痛评分法（Prince-Henry 评分法）

1）该评分法分为 5 级,分别为 0~4 分,主要用于胸腹部手术后疼痛的测量,分值越高,疼痛强度越大。也可用于镇痛效果观察:0~1 分为优,2 分为良,3 分为有效,4 分为无效。

2）0 分表示咳嗽时无疼痛;1 分表示咳嗽时有疼痛;2 分表示安静时无疼痛,深呼吸时有疼痛；3分表示安静状态下有较轻的疼痛，可以忍受；4分表示安静状态下有剧烈疼痛，难以忍受。

**2. 观察型疼痛评估工具** 该类工具是医护人员通过观察一系列由疼痛所引发的行为或生理指征的改变评估疼痛，能较客观地推断患者的主观疼痛感受，适用于不能自我报告疼痛的患者。

(1) 重症监护患者疼痛观察工具（critical-care pain observation tool，CPOT）：CPOT是一个针对危重、有或无气管插管患者的有效的疼痛评估工具，它共对疼痛的4个方面进行评估，包括面部表情、身体运动、肌肉张力、患者对机械通气的顺应性（针对气管插管患者）或发声（针对无气管插管患者）。每个方面从0分到2分进行评分，总分为0分（无痛）到8分（最痛）。分值越高，说明疼痛程度越重。

(2) 小儿疼痛行为评估量表：评估项目包括面部表情、下肢状态、活动、安抚效果、通气依从性（气管插管患儿）或哭闹（非气管插管患儿），可用于出生＞28天的小儿。每一项按0~2分评分，总分为10分，分值越高，说明疼痛程度越重。

(3) 成人疼痛行为评估量表：评估项目包括面部表情、休息状态、肌张力、安抚效果、通气依从性（气管插管患者）或发声（非气管插管患者）。每一项按0~2分评分，总分为10分，分值越高，说明疼痛程度越重。

(4) 老年痴呆晚期疼痛评估量表（pain assessment in advanced dementia scale，PAINAD）

1) 由美国老年科医护人员设计，是融合了老年性痴呆不舒适表与评估婴儿疼痛姿势的行为量表。

2) 该评估量表包括5项指标：呼吸、负性发声、面部表情、形体语言、可安慰程度。每项指标中根据行为症状设分值为0分、1分、2分，最高分10分。分值0~10分，表示从无痛到剧痛，分值越高，表示疼痛强度越大。

3) PAINAD一般适用于评估不能进行沟通的不舒适患者。

（四）护理观察要点

**1. 疼痛评估者——护士** 疼痛评估是进行有效疼痛控制的第一步和关键环节。护士与其他医务人员最大的区别在于护士与患者接触的时间最多，往往最先了解患者的各种不适症状。护士通过语言沟通或观察患者面色、体态以及各项生命体征等客观表现，判断疼痛是否存在以及疼痛的部位、性质、程度并制定相应的护理措施。对于正在接受疼痛治疗的患者，护士还有责任观察镇痛效果、有无不良反应，根据实际情况决定是否应报告医师。镇痛评价首先依赖于护士的观察评估和记录。

**2. 疼痛评估的原则** 患者的主观评估是疼痛评估的金标准，全面、动态地评估患者疼痛的发作、治疗效果及转归，并进行实时记录。

(1) 选择合适的评估工具进行简易评估。

(2) 根据患者疼痛程度、镇痛措施实施情况，进行综合评估。

(3) 评估应贯穿治疗的全过程，整个治疗过程中，对同一位患者应使用同一种疼痛评估工具。

**3. 评估时机（作为第五生命体征评估）** 疼痛评估分定时评估、实时评估。

(1) 定时评估

1) 入院或他科转入2小时内。

2) 轻度疼痛（1~3分）每日评估1次。

3) 中、重度疼痛（≥4分）：通知医生，需要疼痛干预及记录，动态评估至≤3分。

(2) 实时评估

1) 当患者报告疼痛，或出现新的疼痛时进行评估。

2) 镇痛治疗方案更改后。

3) 给予疼痛干预治疗后追踪评估，如：非消化道途径给予镇痛药物后30 min（皮下、肌注、静脉 30 min)；口服途径给予镇痛药物后 1 h；贴剂使用后 4 h（或遵说明书）。如果疼痛评估结果理想，恢复常规评估。遵循"评估 - 干预 - 再评估"循环，直至疼痛评估 ≤ 3 分。

4) 当患者正常入睡时，不需要进行疼痛评估，记录"入睡"。

**4. 疼痛记录**

（1）不同评估工具间记录方法的转换：采用 VAS 及 NRS 时，直接记录对应的数字；采用 VDS 或者脸谱标尺时，分别转换成对应的数字进行记录。

（2）将静息疼痛和活动疼痛评估的分值记录并绘制于相应时间点的体温单疼痛栏内，同时详实记录在"疼痛评估单"上。

（3）疼痛干预后的对比疼痛评估，记录在疼痛评估单上。

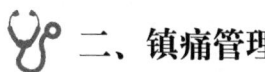

## 二、镇痛管理

### （一）定义

镇痛是指对急慢性疼痛等的治疗。

### （二）护理评估

**1. 概述**

（1）疼痛是急症患者的常见症状之一，急症患者常见的疼痛有外伤痛、腹痛、胸痛、头痛、关节痛、癌性疼痛等。

（2）紧急情况下疼痛管理的目的是充分缓解疼痛。有效的疼痛管理的结果是降低死亡率、发病率、住院时间和住院费用，并改善患者早期活动、满意度和生活质量。

（3）镇痛镇静是急症患者治疗重要的组成部分，对患者进行舒适化的镇痛，可带来多方面的临床获益，具有重要的临床意义。

（4）早期、正确地使用镇痛剂不仅可以明显减轻患者的疼痛，而且不影响诊断的准确率。

**2. 准备度**

（1）院前和急诊疼痛往往突然、剧烈，病情不明确以及诊治困难等，理想的药物是安全、给药简单、起效快、代谢快、成瘾性低。

（2）由于大多数镇痛药物可以引起呼吸和循环系统的变化，必须给予心电监护密切监测患者的生命体征、意识和反复进行疼痛评估，尤其是血氧饱和度和血压。

### （三）操作实施

**1. 非药物治疗管理** 虽然镇痛药对于紧急情况下的疼痛管理至关重要，但不应忽视非药物治疗的重要性。

（1）心理安慰

1) 放松技术：如集中精力深呼吸、减轻焦虑和疼痛的放松方法。

2) 注意力控制方法：包括分散注意力技术、音乐、图像、控制呼吸、婴儿母乳喂养和玩耍等，已被证明在成人和儿童中有效。

（2）经皮电刺激神经疗法：已证明经皮神经电刺激（TENS）可显著降低镇痛需求。

（3）认知行为疗法。

（4）冷冻疗法、热疗法。

1) 冷冻疗法的生理效应包括减轻疼痛、水肿、炎症和肌肉痉挛。

2) 热疗法的生理效应包括减轻疼痛、增加结缔组织的血流量和弹性。

(5) 牵引和支撑

1) 骨骼牵引是股骨和髋臼骨折患者术前稳定和控制疼痛的常用方法。

2) 在复杂骨折中，适当的固定（例如用于腕部/手臂骨折的夹板）可减轻疼痛，广泛推荐。

**2. 药物治疗管理** 目前有多种镇痛剂可用于紧急情况，包括阿片类药物和非阿片类药物选择。多模式镇痛，即阿片类和非阿片类镇痛药组合使用已越来越成为临床镇痛的选择。建议在开始长效药物或患者自控镇痛之前，频繁给予小剂量快速静脉给药直至疼痛缓解，以便确定患者的个体需求。

(1) 多模式镇痛的优点

1) 减少每种镇痛药物的用量。

2) 通过协同或相加作用而增强镇痛效果。

3) 减轻镇痛药物的不良反应及其严重程度。

(2) 多模式镇痛的意义

1) 联合应用作用机制不同的两种或多种药物，使镇痛作用相加或协同。

2) 减少不良反应。

3) 加快作用时间。

4) 延长作用时间。

(3) 多模式镇痛的方法：多模式镇痛主要是通过联合应用非甾体类抗炎药（NSAID）、阿片类药物和NMDA受体拮抗剂，减弱中枢神经系统接收到的疼痛信号，同时抑制外周疼痛信号的发出。

(4) 多模式镇痛常用配伍

1) 阿片类药+非甾体类抗炎药。

2) 阿片类药包括μ受体激动药、激动拮抗剂，μ和κ受体激动剂、部分激动剂。

3) 阿片类药+对乙酰氨基酚+非甾体类抗炎药。

4) 曲马多+非甾体类抗炎药（如对乙酰氨基酚）。

(5) 多模式镇痛的原则

1) 镇痛机制互补（作用在镇痛相关不同受体或不同部位）。

2) 镇痛作用相加或协同。

3) 副作用不相加或反而减少。

4) 不同时使用两种或以上非甾体类抗炎药。

5) 不同时使用作用时间和机制重叠的阿片类药物。

(6) 多模式镇痛的护理观察：严格掌握联合用药的原则并密切观察药物疗效及不良反应。

1) 非甾体类药物：传统NSAID类药物的使用可能导致出血的增加。

2) 阿片类药物：阿片类药物自发现以来，一直是术后止痛的传统方法；与此同时，阿片类药物也可导致患者出现早期的恶心、呕吐，部分患者也出现术后较长时间便秘的不良反应。

（四）护理观察要点

**1. 非甾体类镇痛药的常见不良反应及应对措施**

(1) 不良反应

1) 非甾体类镇痛药的常见不良反应有消化道出血、溃疡、血小板功能异常、肾毒性、肝功能障碍、过敏反应等。

2) 非甾体类抗炎药的不良反应发生率及严重程度与用药剂量密切相关。

(2) 应对措施

1) 选择适当的药物种类：COX-2选择性抑制剂是新一代非甾体类抗炎药，其不良反应明显低于传统的非甾体类抗炎药,适用于需要长期使用非甾体类抗炎药、发生胃肠反应危险性高的患者,但此类药物可引起心血管并发症,使用时应注意。

2)长期用药控制剂量:非甾体类抗炎药的毒性作用与用药剂量关系密切。建议长期使用药物的患者应限制剂量,一般将药物的上限剂量限定为标准推荐剂量的1.5~2.0倍。

3)联合用药预防消化道溃疡:可选择性联合使用抗酸剂、$H_2$受体阻滞剂、米索前列醇、奥美拉唑等药物,可在一定程度上减少长期使用药物所导致的胃肠毒性反应。服药期间,最好戒烟、忌酒,不饮用含咖啡因或酸性的饮料。

4)注意合并症对用药的影响:低血容量、低白蛋白血症等合并症可明显增加药物的肾毒性和耳毒性。

5)不同时使用两种或两种以上此类药物,尽可能避免和糖皮质激素合用,合用利尿剂时要小心。

6)毒性反应检测:服用非甾体类抗炎药应定期检查血和尿常规、肝和肾功能、粪便隐血。

**2. 阿片类药物常见的不良反应及应对措施** 监测阿片类药物常见不良反应至关重要,具体包括恶心、呕吐、便秘和眩晕等,并建议进行适当的预期性治疗。需要向患者明确阿片类药物的不良反应是能够得以控制的,以确保患者对用药方案的依从性。同时做好所有可能引起药物不良反应诱因的辨别和应对工作。

(1)恶心和呕吐:评估服用阿片类药物的患者是否存在恶心和(或)呕吐反应,尤其需要注意此类症状同镇痛药使用时间之间的关系。如果恶心和(或)呕吐持续存在,止吐药在常规使用的同时,也应遵循"按需给药"的原则。不同种类的止吐药具有不同的作用原理,应基于此症状产生的原因正确选择止吐药。定期评估止吐药的效果,当恶心和(或)呕吐无法改善时,应咨询医师更换止吐药的种类。

(2)便秘:在无禁忌证的情况下,应采用预防性措施治疗便秘,并进行持续性监测,主要包括以下4个方面的内容。

1)对常规接受阿片类药物治疗的患者,应开具轻泻剂作为便秘的预防措施,必要时可以增加用药剂量。

2)渗透性轻泻剂能够软化粪便并促进肠蠕动,这对于难以承受高药物剂量的患者而言是一种有效的选择。

3)刺激性轻泻剂适用于发生粪便嵌塞的患者,在使用口服刺激性轻泻剂前,可应用灌肠和栓剂以清除粪便嵌塞。

4)当肠蠕动减弱时,不主张使用容积性泻药。根据患者的具体情况,协助患者调整饮食结构以增强肠栓剂疗效(严重疾病患者除外)。如果患者出现顽固性便秘合并腹部疼痛和(或)呕吐,应立即咨询医师。

(3)眩晕和镇静:在初始使用阿片类止痛药或药物剂量增加时,常出现眩晕和镇静等不良反应。当眩晕持续时间超过72 h且存在意识混乱或幻觉等症状时,应及时告知包括医师在内的医务人员。服用强阿片类药物的患者,均需进行镇静程度监测,及时记录服药时间及观察结果。

过度镇静的治疗:减少阿片类药用药剂量,或减低分次用药量而增加用药次数,或换用其他镇痛药,或改变用药途径,必要时给予兴奋剂。

(4)阿片类药物过量和中毒

1)阿片类药物过量和中毒的临床表现:针尖样瞳孔,呼吸抑制[呼吸次数减少,<8次/分和(或)潮气量减少、潮式呼吸、发绀],嗜睡状态至昏迷、骨骼肌松弛、皮肤湿冷,有时可出现心搏过缓和低血压。极度过量时出现呼吸暂停、深昏迷、循环衰竭、心脏停搏、死亡。

2)阿片类药物过量和中毒的预防:初次使用阿片类药物的剂量不宜过高,剂量调整以25%~50%幅度逐渐增加。

3）呼吸抑制的解救方法：①建立通畅的呼吸道，辅助或控制通气。②呼吸复苏。③使用阿片拮抗剂纳洛酮 0.4 mg 加入 10 ml 生理盐水，经静脉缓慢推注，必要时每 2 分钟增加 0.1 mg。严重呼吸抑制需要每 2～3 分钟重复给药，或将纳洛酮 2 mg 加入 500 ml 生理盐水或 5% 葡萄糖液（0.004 mg/ml）中静脉滴注。输液速度根据病情决定，严密监测，直到患者恢复自主呼吸。④解救治疗应考虑到阿片类缓释片可在体内持续释放的问题。口服用药中毒者，必要时洗胃。

（5）尿潴留：尿潴留发生率一般较低，若患者在服用阿片类药物的同时服用镇静剂，尿潴留的发生率升高。对于腰椎麻醉术后的患者，使用阿片类药物后并发尿潴留的危险较高。

1）尿潴留的预防：避免同时使用镇静剂，避免膀胱过度充盈，嘱定时排尿。

2）尿潴留的治疗：①可给予流水诱导疗法、会阴部充灌热水法或膀胱区轻按摩等诱导患者自行排尿；②若上述方法治疗无效，则可给予导尿；③对尿潴留症状持续难以缓解的患者，可考虑换用镇痛药。

（冯 英）

## 第二节 镇 静

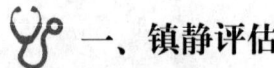

### 一、镇静评估

（一）定义

镇静（sedation）是指应用药物、精神和心理的照护与安抚，减轻患者的焦虑、躁动、谵妄，使重症患者处于安静状态，催眠并诱导顺行性遗忘的治疗方法。

（二）护理评估

**1. 概述** 疼痛和不适感是大部分患者焦虑、烦躁的首要原因，故重症患者应以镇痛治疗作为镇静治疗的基础。研究表明，联合镇痛治疗的镇静方案能够减小疼痛的发生率，降低患者镇痛评分，降低机械通气的使用率，减少气管插管时间，缩短住院时间。

**2. 镇静原则**

(1) 去除焦虑躁动的原因，首选非药物方法进行安抚。

(2) 实施有效镇痛后再考虑镇静。

(3) 持续监测镇静程度，做到"无监测勿镇静"。

(4) 评估患者后，实施每日间断镇静或轻度镇静。

**3. 镇静适应证**

(1) 疼痛。

(2) 焦虑。

(3) 躁动。

(4) 睡眠障碍和谵妄。

（三）评估工具

**1. 镇静的主观评估** 保持患者处于最舒适和安全的镇静状态，是急危重症患者镇静治疗的重要目标之一。镇静评估是评价镇静效果和调整镇静方案的依据。目前临床常用的主观镇静评价方法包括：

（1）Richmond 躁动-镇静评分（Richmond agitation-sedation scale，RASS）：包括昏迷、重度镇静、中度镇静、轻度镇静、昏昏欲睡、清醒平静、不安焦虑、躁动焦虑、非常躁动、有攻击性10个条目，依次赋值 -5～+4分，-5分表示镇静程度最深，+4分表示最严重的躁动。

（2）镇静-躁动评分（sedation-agitation scale，SAS）：包括患者不能唤醒、非常镇静、镇静、安静合作、躁动、非常躁动和危险躁动7种不同行为，依次赋值1、2、3、4、5、6、7分。1分表示镇静程度最深，7分表示最严重的躁动。

（3）Ramsay评分：总分1～6分，1分表示镇静程度最浅，6分表示镇静程度最深。

其中，RASS和SAS评分法因其简单、易操作、对镇静目标具有良好的指导性而被广泛应用于临床，同时能指导镇静药物剂量的动态调整。

**2. 镇静的客观评估**　目前，临床常用的客观评估方法有脑电双频指数（bispectral index，BIS）和肌肉活动评分法（motor activity assessment scale，MAAS），但没有证据证明客观评估方法对于非肌松治疗的患者有益。

对于接受神经-肌肉阻滞剂治疗的患者，因其达到一定的肌松深度后将失去神经-肌肉运动反应，难以通过主观镇静评分对其进行镇静深度的评估，可使用脑功能的客观评估指标，如BIS、麻醉趋势指数（narcotrend index，NI）、患者状态指数（patient state index，PSI）等。

## 二、镇静管理

（一）镇静前护理

1. 通过改善环境、降低噪声、集中进行各项护理及医疗干预操作、减少夜间声光刺激策略，促进睡眠，保证患者的睡眠周期。
2. 约束患者时注意保持其肢体处于功能位并适时松解。
3. 加强心理护理，根据病情合理运用非药物方法减轻患者的焦虑，减少患者对镇静药物的需求，可采用精神疗法、心理和肌肉的放松疗法、自我放松法、自我调节法、分散注意力等方法。
4. 评估患者是否具有镇静干预指征，遵医嘱给予镇静治疗。

（二）镇静中的护理

**1. 药物镇静的护理**　熟悉药物的药理作用，掌握正确的给药途径，遵医嘱正确用药，密切观察药物疗效及不良反应，撤离镇静药物应循序渐进，逐渐减量，以免发生戒断反应。

常用镇静药物的药理作用及其不良反应：

（1）苯二氮䓬类：常用咪达唑仑，是最常用的镇静药物之一，具有抗焦虑、遗忘、镇静、催眠、抗惊厥作用。负荷剂量可引起呼吸抑制、血压下降，有诱发谵妄的可能，但对循环影响小，是酒精、药物戒断反应的一线选择。

（2）丙泊酚：也是常用的镇静药物之一，具有镇静催眠、顺应性遗忘和抗惊厥作用。起效快、作用时间短，可减少脑血流，降低颅内压和脑代谢率，谵妄发生概率低，撤药后可迅速清醒。单次注射可出现暂时性呼吸抑制和血压下降、心动过缓、穿刺点疼痛、丙泊酚输注综合征，亦可因其溶剂为乳化脂肪，长期或大量使用可引起三酰甘油水平升高。儿童输注时应特别注意丙泊酚综合征，高三酰甘油血症患者慎用。ECMO围上机期的患者暂时禁用，以免影响膜肺功能，降低其使用效率和寿命。

(3) $\alpha_2$ 受体激动剂：常用右美托咪定，兼具轻度镇痛和镇静效果，与其他镇痛镇静药物具有协同作用，可减少阿片类药物用量、机械通气时间和住院时间，有预防、治疗谵妄的作用，对循环影响较小。给药过快可因 $\alpha_2$ 受体骤然兴奋出现一过性高血压，其后因 $\alpha_2$ 受体与儿茶酚胺结合而反应性下降，出现心动过缓、血压下降。

**2. 镇静策略** 根据镇静状态的评估结果随时调整镇静深度，对于深度镇静患者宜实施每日镇静中断（daily sedation interruption，DSI），即连续使用镇静药物过程中，每日短时间地停用镇静药物，待患者恢复基本的遵嘱反应、神经-肌肉动作（即同时满足下列3项条件：遵嘱睁眼、眼神追随，遵嘱握拳，遵嘱动脚趾）后再重新给予镇静治疗。其目的在于限制镇静药物过量使用，减少体内蓄积，进而缩短机械通气时间，改善临床结局。

**3. 常规护理**

（1）确保安全：患者自我防护能力减弱甚至消失，护士应谨慎操作，确保患者安全。若RASS评分达到-4或者-5分，即可松解约束，动态评估。

（2）做好呼吸道管理：患者咳嗽排痰能力减弱，尤其是呼吸机支持的患者，应定时评估呼吸道分泌物的量、色、质，做好呼吸道管理。

（3）预防压力性损伤：患者自行变换体位的能力减弱或消失，应为患者定时更换体位，以防止局部皮肤出现发红和（或）压力性损伤。

（4）创造舒适环境：尽量减少噪声，根据患者的需求调节灯光强度，提高患者睡眠质量，帮助正在接受镇静干预治疗的患者建立起正常的睡眠周期，防止患者出现睡眠日夜颠倒现象，影响疾病的治疗效果，导致康复周期延长。

（郝俊萍　张　晶）

# 第十三章 常见并发症的预防

## 第一节 呼吸机相关性肺炎

呼吸机相关性肺炎（VAP）是医院获得性肺炎的重要类型之一，是指在气管切开或气管插管行机械通气 48 h 以后，或拔管 48 h 内发生的肺部感染。发生感染之后才需要机械通气的重度医院获得性肺炎（HAP）不属于 VAP 的范畴，这种情况称为需通气 HAP（通气医院获得性肺炎，VHAP）。但是，在微生物学、诊断性评估和结局方面，VHAP 与 VAP 的相似程度高于 HAP。

### 一、病因机制

在日常诊疗方案中，机械通气已成为不可或缺的治疗，而 VAP 是机械通气最常见的并发症之一。机械通气，实际上指的就是呼吸机辅助通气，包括有创呼吸机辅助通气和无创呼吸机辅助通气，是通过呼吸机的机械做功和相应的通气模式，实现替代和改善患者的呼吸功能（包括改善缺氧和二氧化碳潴留的状态），促进疾病的恢复。其中有创呼吸机辅助通气需要进行气管插管或者气管切开，而无创呼吸机辅助通气一般通过鼻面罩实现。另外，广义的机械通气还包括人工球囊（又称为简易呼吸器）通气，多用于院外心肺复苏抢救。

环境中的细菌到达下呼吸道的机制包括：

（1）吸入。

（2）生物膜的发展（通常是革兰氏阴性细菌和真菌）。

（3）气管内分泌物的作用。

（4）纤毛清除功能的障碍。

（5）病原微生物也可以来自呼吸系统周围的解剖结构，如胃、鼻窦、鼻咽和口咽等。

（6）细菌富集的过程也和呼吸机不断向下呼吸道所施加的正压有关。

早发性 VAP（early onset VAP）是指插管后 4 天内发生的肺炎，通常认为是抗生素敏感的病原体导致的；而插管 4 天后发生的晚发性 VAP（late onset VAP）是由多重耐药（MDR）细菌造成的。

VAP 的发病危险因素可分为与宿主、住院过程和药物治疗有关的三类。由于研究对象、时间、诊断方法、危险因素暴露时间、定植微生物类型的不同，危险因素可以有较大差异。宿主因素主要包括低白蛋白血症、高龄、ARDS、COPD、支气管扩张症或其他慢性肺部疾病、糖尿病、昏迷或意识障碍、烧伤和创伤、器官功能障碍或衰竭、大量胃液吸入、胃内细菌定植、上呼吸道细菌定植、鼻窦炎等。住院及药物因素包括受体阻滞药和其他抗酸剂、糖皮质激素（激素）、持续静脉应用镇静剂和肌松剂或麻醉剂、颅内压监测、机械通气 2 日以上、频繁更换呼吸机气路管道、重复气管插管、留置鼻胃管、仰卧位、转出或转入 ICU、前期使用广谱抗菌药物治疗等。

VAP 的病理机制主要为呼吸消化道致病菌的定植，污染的分泌物误吸入下呼吸道，感染微生物在正常状态下继而于无菌状态的下呼吸道以及肺实质内定植，健康人的上呼吸道通常存在一些正常的非致病性菌，如草绿色链球菌群、嗜血菌属和厌氧菌。由于存在解剖屏障、咳嗽反射、纤毛清除机制、机体固有细胞和体液免疫功能（如白细胞、免疫球蛋白），健康人的呼吸道很少发现需氧革兰氏阴性菌、铜绿假单胞菌和不动杆菌。而对于重症患者，尤其是经气管插管接受机械通气的患者，一方面可能是因为许多影响宿主防御机制的因素所致，包括并发症、营养不良、黏膜免疫球蛋白 A 的水平降低、蛋白酶产物增加、黏膜层暴露与侵蚀、气道 pH 升高以及与急性病变和前期抗生素使用有关的气道细菌受体数目的增加等，导致口咽部的菌群发生巨大变化，出现革兰氏阴性菌和金黄色葡萄球菌。另一方面，由于建立人工气道破坏了呼吸道防御的一般作用及会厌和声门的防御功能，即下呼吸道自我保护能力丧失，导致口咽部污染分泌物以及有时胃内容物误吸的发生。其中，意识障碍、胃食管反流、咽反射迟钝及不正常的吞咽功能均可造成误吸风险。侵犯的病原体向下气道渗透和定植，导致本已受损的肺细胞免疫和体液免疫机制受到破坏，最终导致 VAP 的发生。

通常，早发性 VAP 的常见细菌包括肺炎链球菌（以及其他链球菌属）、流感嗜血杆菌、甲氧西林敏感的金黄色葡萄球菌（MSSA）、抗生素敏感的革兰氏阴性杆菌（包括大肠埃希菌、肺炎克雷伯菌、肠杆菌属、变形杆菌属和黏质沙雷菌）。晚发性 VAP 的常见细菌包括耐甲氧西林金黄色葡萄球菌（MRSA）、不动杆菌属、铜绿假单胞菌和产超广谱 β- 内酰胺酶细菌（ESBL）。MDR 的检出率在各个机构存在一定的差异。一般而言，患者入院前 90 天内曾住院超过 2 天、过去 30 天接受过化疗或抗生素治疗、接受血透的患者更容易受 MDR 细菌的感染。口咽部常见的细菌包括草绿色链球菌、棒状杆菌属、凝固酶阴性葡萄球菌（CNS）和奈瑟球菌属等，都有可能是 VAP 的病因。

一般来讲，真菌很少引起 VAP。引起 VAP 的真菌中，白假丝酵母菌最为常见，其定植在下呼吸道会影响 27% 的机械通气患者，使得这部分患者更容易出现细菌感染，但这仍需进一步的论证。曲霉中的烟曲霉也有可能会引起晚发型 VAP，尤其是对于那些有流感病史的患者。

此外，一些病毒如流感病毒、呼吸道合胞病毒等，也可以引起 VAP。单纯疱疹病毒和巨细胞病毒在免疫功能健全、免疫功能受损的患者身上都可以引起病毒性肺炎，单纯疱疹病毒比例可高达 21%，巨细胞病毒比例在 20% ~ 30%（尤其是对于那些多器官功能障碍、ICU 住院超长的患者来说，比例会进一步增加）。如果反复培养阴性但临床症状仍旧恶化，就要考虑病毒感染的可能。

## 二、护理评估与判断

VAP 是机械通气过程中常见而又严重的并发症之一，患者一旦发生 VAP，则易造成脱机困难，从而延长住院时间，增加住院费用，严重者甚至威胁患者生命，导致患者死亡。所以对使用呼吸机的患者一定要建立呼吸机相关性肺炎的风险评估。

临床诊断 VAP 需要首先寻找支持证据。一些临床表现可以用来佐证 VAP，如发热、白细胞升高、氧合下降，但仅仅具备这些是不够的。一些评分系统可以用来提高 VAP 诊断的准确性，最常用的就是临床肺部感染评分（clinical pulmonary infection score，CPIS），它包含 6 个方面：

体温、白细胞、气道分泌物、氧合、影像学和气道分泌物培养。如果患者评分>6分，那么就要考虑存在VAP。CPIS表如表13-1所示。

表13-1 临床肺部感染评分（CPIS）

| 项目 | 评分标准 |
| --- | --- |
| 体温（12小时平均值，℃） | □ 0分：36~37<br>□ 1分：38~39<br>□ 2分：≥39或≤36 |
| 白细胞计数（10⁹/L） | □ 0分：4~11<br>□ 1分：12~17<br>□ 2分：≤4或≥17 |
| 分泌物（24小时吸出物性状、数量） | □ 0分：无痰或少许<br>□ 1分：中~大量，非脓性<br>□ 2分：中~大量，脓性 |
| 气体交换指数（$PaO_2/FiO_2$，kPa或者以250 mmHg为界） | □ 0分：>240<br>□ 2分：≤240 |
| 胸部X线片浸润影 | □ 0分：无<br>□ 1分：斑片状<br>□ 2分：融合片状 |
| 气管吸取物培养或痰培养 | □ 0分：无致病菌生长<br>□ 1分：有致病菌生长<br>□ 2分：两次培养到同一种细菌或者革兰氏染色与培养一致 |
| 总分 | |

临床特征：大多数VAP患者在气管插管超过48小时后逐渐或突然出现以下情况：①症状：呼吸困难（很少患者有症状，因为大多数在机械通气时无法言语）；②体征：发热、呼吸过速、分泌物增加或呈脓性、咯血、干啰音、湿啰音、呼吸音减弱或支气管痉挛；③呼吸力学改变：潮气量下降、吸气压增加；④实验室检查结果：低氧血症加重、白细胞增多；⑤影像学检查表现：胸片或CT显示新的进展性浸润。

诊断患者VAP，至少需要满足以下条件中的2个：①新发的发热、气道脓性分泌物、白细胞增多或减少、每分通气量增加、氧合指数下降、需要血管活性药物维持血压等；②这些症状并不典型，肺水肿、肺挫裂伤、肺出血、痰液堵塞、肺不张、肺血栓等也会出现这些症状。

其次，影像学上需要有改变。所有疑似VAP的患者均应行胸片检查。VAP常见的影像学异常包括肺泡浸润、支气管充气征及邻近实体器官的显影。几乎所有的VAP诊断标准都会包含影像学改变，也就是新发或进展性、持续性的肺渗出性改变，但需要知道的是X线既不敏感也不特异，相比之下，CT的敏感性更高。

微生物培养可对VAP进行诊断，通过支气管镜进行取样，定量培养需要确定阈值，如果培养结果超过阈值，那么就可以考虑VAP。保护性毛刷分泌物定量培养阈值是1000 cfu/ml；支气管肺泡灌洗液标准是10000 cfu/ml；气道抽吸分泌物阈值是100000 cfu/ml。留取标本可以使用支气管镜进行操作，比如支气管镜检、支气管肺泡灌洗（BAL）、保护性毛刷（PSB）、肺活检。支气管镜检获得标本后进行定量培养可以增加特异性，获取的标本可以进行其他检验。

吸痰所获取的上气道定量培养容易存在污染，致过度诊断，从而导致抗生素过度使用，但操作起来更容易、并发症更少、费用也更低。

PCR技术可以帮助鉴别一部分的病原菌和特定的耐药性，比如MRSA。这项技术目前已经越来越多地被应用。最近已经开始有人对支气管镜取得的标本进行处理，然后进行 PCR。这项技术可以帮助鉴别 VAP 的病原菌，但不同公司提供的不同技术之间有所不同。这些新技术能够缩短病原菌的诊断时间，一般来讲，只需要 4～5 小时。

VAP 是一种临床诊断，要求患者的机械通气时间 ≥ 48 小时，影像学检查示新发或进展性肺浸润，伴有浸润源于感染的临床证据（如发热、咳脓痰、白细胞增多和氧合下降），并且呼吸道样本微生物学检查发现病原体阳性。若胸片正常，患者的微生物学样本检查结果为阳性，怀疑气管-支气管炎。在得到培养结果（一般需 2～3 日）之前，不能确诊或排除 VAP；因此，VAP 的诊断为回顾性诊断，在此期间持续给予经验性治疗。

## 三、治疗干预

**1. 经验性抗生素治疗与 VAP 患者的预后** 临床研究表明，早期正确的抗生素治疗能够使 VAP 患者的病死率至少下降一半。此外，Luna 等的研究还发现，抗生素治疗正确与否及其时机都是影响 VAP 患者预后的重要因素。早期（进行纤支镜检查前）即接受正确抗生素治疗的 VAP 患者病死率最低；对于那些使用了错误的经验性抗生素的患者，即使根据微生物学资料对药物进行调整，也不能改善患者的病死率（71% vs. 70%）。由于 VAP 的诊断非常困难，因此，在临床高度怀疑 VAP 时，立即开始正确的经验性抗生素治疗是非常关键的。选择经验性抗生素时，需要考虑患者的基础情况、宿主因素（疾病的严重程度及合并症）、住院时间、既往抗生素应用情况、医院或 ICU 中细菌耐药现状等诸多因素，力求覆盖可能的致病菌。

**2. VAP 的治疗指南**

（1）呼吸机相关性肺炎的初始治疗

1）经验性与根据培养结果进行的延误治疗。经验性治疗指在疑诊 VAP 时开始的抗生素治疗，而根据培养结果进行的延误治疗指得到培养报告结果后开始针对 VAP 致病菌进行的抗生素治疗。延误治疗尽管并不增加病死率，但医疗费用以及住院日均呈增加趋势。同时，多项临床观察显示延误治疗伴随病死率的增加。推荐意见：当临床疑诊 VAP 时，推荐进行经验性抗生素治疗。

2）单药治疗与联合经验性抗生素治疗。有 5 项 2 级临床试验分别比较了使用广谱抗生素进行经验性单药治疗及联合抗生素治疗的效果，结果表明，联合用药并不能降低病死率或提高临床治愈率，反而增加抗生素的使用以及相关费用。应当根据当地的耐药情况以及患者危险因素选择经验性抗生素。如果细菌的耐药率很高，则可能需要使用 2 种或 2 种以上的抗生素以保证最大限度地覆盖可能的致病菌。推荐意见：在针对 VAP 进行经验性抗生素治疗时，应当根据当地的细菌耐药情况，选择适当的抗生素进行单药治疗。

（2）VAP 的疗程

1）抗生素治疗的疗程。研究结果显示，接受适当的初始经验性抗生素治疗患者，经过 8 天的抗生素治疗可以安全停用抗生素。在这项研究中，与 15 天抗生素疗程相比，8 天抗生素疗程组病死率、住院日以及机械通气时间并无显著差异。而且，由于抗生素疗程的缩短，在减少抗生素使用的同时，也避免了细菌耐药的发生。但是，亚组分析显示，8 天抗生素疗程组中更多患者出现了非发酵糖革兰氏阴性杆菌（即铜绿假单胞菌和不动杆菌）导致的肺部感染的复发，尽管临床预后并无差异。对于 VAP 复发的患者，8 天抗生素疗程组较少出现多重耐药致病菌感染。因此，如果致病菌为非发酵糖革兰氏阴性杆菌感染，应当根据临床反应决定第 8 天是否停用抗生素。但是，如果患者初始的经验性抗生素治疗并不正确，需要对抗生素进行调整时，尚无足够的资料推荐适宜的抗生素疗程。推荐意见：对于接受适当的初始经验性抗生素治疗的 VAP 患者，推荐抗生素疗程为 8 天。

2）根据临床疗效停用抗生素。当感染的体征和症状缓解或排除感染因素后，即停用经验性抗生素。结果表明，根据临床指标停用抗生素能够缩短抗生素疗程，对临床预后并无不良影响。推荐意见：推荐对临床疑诊 VAP 的抗生素治疗制定停用抗生素的标准。

（3）抗生素的选择：对 16 项 2 级临床试验的荟萃分析评价了用于治疗 VAP 的 11 种抗生素方案。结果表明，没有一种抗生素治疗方案更为优越。尽管有研究显示，利奈唑胺治疗革兰氏阳性菌 VAP 的疗效优于万古霉素，但是考虑到这些研究方法学存在的局限性，尚无法得到明确结论。因此，尽管利奈唑胺可能成为治疗选择，但仍需进一步研究证实。在确定 VAP 的抗生素治疗方案时，应当考虑当地的细菌耐药情况以及患者因素。推荐意见：推荐根据当地的细菌耐药情况以及患者因素确定 VAP 的经验性抗生素治疗。

## 四、预防护理

有创机械通气作为肺通气的重要支持手段，对改善患者氧合和维持呼吸功能具有重要的作用。随着机械通气技术的广泛应用，VAP 的发生率也随之上升。VAP 一旦发生，会增加治疗难度、延长住院时间、增加患者痛苦，甚至导致患者死亡。因此，预防 VAP 是医院感染控制的重点环节，实施 VAP 预防策略能够降低发病率。

1. 每日评估呼吸机及气管插管的必要性，尽早脱机或拔管。
2. 如无禁忌证，应将床头抬高 30°～45°，取半卧位控制胃内容物的反流，尤其是机械通气的患者采用此姿势是减少胃内容物吸入下呼吸道的简单而有效的方法。
3. 建议使用洗必泰（氯己定）行口腔护理，每 4～6 h 1 次。方法：采用冲洗加擦洗法或冲洗加刷洗法进行口腔护理。
4. 加强翻身、拍背，促进痰液引流。鼓励、指导并协助术后患者咳嗽、咳痰、深呼吸、采取体位引流及叩背手法，帮助患者排痰。
5. 尽量减少使用或尽早停用预防应激性溃疡的药物。合理使用抗菌药物，以维持正常的菌群状态。
6. 吸痰时严格无菌操作，每 2 h 评估。吸痰前后，医务人员必须遵守手卫生规则。
7. 定时（4～6 h）监测气囊压力，维持压力在 25～30 cmH$_2$O。
8. 减少或清除口咽部胃肠道病原菌的定植与吸入，且定时抽吸胃残余量，防止误吸。
9. 严格掌握气管插管或切开适应证，使用呼吸机的患者应优先使用无创或高流量氧疗。
10. 建议使用可吸引的气管导管，定期（每小时）做声门下分泌物引流。
11. 推荐采用经口气管内插管，在进行与气道有关的操作时应严格遵守无菌技术操作规程。
12. 对于人工气道/机械通气应用镇静剂的患者，每日停用或减量镇静剂 1 次，评估是否可以撤机或拔管，尽早拔管，减少插管天数。
13. 保持病室通风换气，采用湿式清扫。
14. 呼吸机螺纹管每周更换 1 次，有明显分泌物时则及时更换；湿化罐蒸馏水每天更换，螺纹管冷凝水应及时倾倒。不能使冷凝水流入患者气道。呼吸机使用过程中定期清洗防尘网垫。
15. 认真做好隔离工作　对传染病患者及病原体携带者应采取适当的隔离措施，对多重耐药菌感染患者及携带者进行接触隔离。对高危患者如粒细胞缺乏症等严重免疫功能低下者，应采取保护性隔离措施，医务人员进入病室时须戴口罩、帽子，穿无菌隔离衣等。
16. 正确的呼吸机及相关配件的消毒
（1）呼吸机面屏用 75% 乙醇擦拭，其他部位用 500 mg/L 含氯消毒剂擦拭。
（2）呼吸机螺纹管、雾化器、接头等一人一用一消毒或灭菌。
（3）不必对呼吸机内部进行常规消毒。

17. 定期对全体医务人员及护工进行教育培训。

（吴慎然）

# 第二节　静脉血栓栓塞症

静脉血栓栓塞症（venous thromboembolism，VTE）包括深静脉血栓形成（deep venous thrombosis，DVT）和肺血栓栓塞症（pulmonary thromboembolism，PTE），是仅次于心肌梗死和脑卒中的第三大最常见的心血管疾病，也是住院患者医院内死亡原因之一。静脉血栓栓塞症是指血液在静脉内不正常地凝结，使血管完全或不完全阻塞，属静脉回流障碍性疾病。本病常急性发作，以下肢深静脉血栓形成最为常见。抗凝治疗是主要的治疗措施，严重者可手术取栓。

## 一、病因机制

静脉血栓栓塞的病因主要包括静脉壁损伤、静脉血液淤滞、血液的高凝状态等。主要见于老年人、住院患者、长期久坐人群等。

VTE 的危险因素包括任何可以导致静脉血液淤滞、静脉系统内皮损伤和血液高凝状态的因素。易发生 VTE 的危险因素包括原发性和继发性两类。

**1. 原发性危险因素**　由遗传变异引起，包括Ⅴ因子突变、蛋白 C 缺乏、蛋白 S 缺乏、抗凝血酶缺乏、抗心脂抗体综合征（anticardiolipin antibody syndrome）、纤溶酶原激活物抑制因子过量、凝血酶原 20210A 基因变异、Ⅻ因子缺乏等。常以反复静脉血栓栓塞为主要临床表现。

**2. 继发性危险因素**　是指后天获得的易发生 VTE 的多种病理生理异常。包括骨折、创伤、手术、恶性肿瘤和口服避孕药、肥胖、因各种原因的制动 / 长期卧床、肾病综合征、长途航空或乘车旅行、中心静脉插管、植入人工假体、血液黏滞度增高及高龄等。上述危险因素可以单独存在，也可同时存在，协同作用。

## 二、护理评估与判断

血栓一旦形成，将会减缓或者阻断正常的血流，甚至脱落移行到其他器官。一般来说，静脉血栓主要发生在下肢和肺部，其中下肢血栓最常见，肺栓塞最凶险，具有潜在致死性。

**1. 风险评估**

（1）血栓风险评估

1）评估工具：正确的血栓风险评估有利于 VTE 的早期预防。目前，较为成熟的血栓风险评估工具主要包括 Caprini 血栓风险因素评估量表（侧重适用于外科患者）（表 13-2）、Autar 血栓风险因素评估量表、Padua 血栓风险因素评估量表（侧重适用于内科患者）（表 13-3）等。

表 13-2　Caprini 血栓风险因素评估量表（2009 中文版）

| 1 分 | 2 分 | 5 分 |
|---|---|---|
| 年龄 41～60 岁 | 年龄 61～74 岁 | 脑卒中（1 个月内） |
| 计划小手术 | 大手术（< 60 min）* | 急性脊髓损伤（瘫痪）（1 个月内） |
| 近期大手术 | 腹腔镜手术（> 60 min）* | 选择性下肢关节置换术 |
| 肥胖（BMI > 30 kg/m²） | 关节镜手术（> 60 min）* | 髋关节、骨盆或下肢骨折 |
| 卧床的内科患者 | 既往恶性肿瘤 | 多发性创伤（1 个月内） |
| 炎症性肠病史 | 肥胖（BMI > 40 kg/m²） | 大手术（超过 3 h） |
| 下肢水肿 | **3 分** | **1 分（仅针对女性）** |
| 静脉曲张 | 年龄 ≥ 75 岁 | 口服避孕药或激素替代治疗 |
| 严重的肺部疾病，含肺炎（1 个月内） | 大手术>持续 2～3 h* | 妊娠期或产后（1 个月） |
| 肺功能异常，COPD | 肥胖（BMI > 50 kg/m²） | 原因不明的死胎史，复发性自然流产（≥ 3 次），由于毒血症或发育受限原因早产 |
| 急性心肌梗死（1 个月内） | VTE 病史 | |
| 充血性心力衰竭（1 个月内） | 血栓家族史 | |
| 败血症（1 个月内） | 现患恶性肿瘤或化疗 | |
| 输血（1 个月内） | 肝素引起的血小板减少 | |
| 下肢石膏或肢具固定 | 未列出的先天或后天血栓形成 | |
| 中心静脉置管 | 抗心磷脂抗体阳性 | |
| 其他高危因素 | 凝血酶原 20210A 阳性 | |
| | 因子 V Leiden 阳性 | |
| | 狼疮抗凝物阳性 | |
| | 血清同型半胱氨酸升高 | |

每个危险因素的权重取决于引起血栓事件的可能性。如癌症的评分是 3 分，卧床的评分是 1 分，前者比后者更易引起血栓。
* 只能选择一个手术因素。
1. 0～2 分：低危　尽早活动，机械预防。
2. 3～4 分：中危　无出血风险者给予药物预防加机械预防；有出血风险者给予机械预防。
3. ≥ 5 分：高危　DVT 发生风险为 20%～40%，药物预防 + 机械预防。

表 13-3　Padua 血栓风险因素评估量表

| 急诊号： | 姓名： | 性别： | 年龄： |
|---|---|---|---|
| 联系方式： | 科室： | 床号： | 病区： |
| 医生： | 评估时间节点： | 入院时间： | |
| 以下每项风险因素计 3 分 | 以下每项风险因素计 2 分 | 以下每项风险因素计 1 分 | |
| □ 无<br>□ 活动期肿瘤<br>□ 既往 VTE 史（不包括浅静脉血栓）<br>□ 活动减少 | □ 无<br>□ 近期（≤ 1 个月）创伤和（或）手术 | □ 无<br>□ 已知的易栓症<br>□ 高龄（≥ 70 周岁）<br>□ 心力衰竭和（或）呼吸衰竭<br>□ 急性心肌梗死或缺血性脑卒中<br>□ 急性感染和（或）风湿性疾病<br>□ 肥胖（BMI ≥ 30 kg/m²）<br>□ 正在接受激素治疗 | |
| 风险因素总分合计：　　　　分 | 结果：□高危　　　□低危 | | |

注：1. 0～3 分：低危
　　2. ≥ 4 分：高危

2）评估时机：所有患者入院 24 h 内完成血栓风险评估。手术（含介入手术）患者术后 6 h 内、转科患者转入 6 h 内及患者出院前应再次评估，当患者 VTE 危险因素变化时随时评估。

（2）出血风险评估：抗凝治疗是血栓形成中高危风险患者的主要预防和治疗手段，为预防过度抗凝导致出血并发症的发生，在抗凝治疗前平衡血栓形成风险和出血风险至关重要。在存在 VTE 风险的患者中，10% 被归类为出血高风险患者，应用出血风险评分工具及时评估患者出血风险，以降低出血事件的发生率，确保患者安全。

1）评估工具：内科患者出血风险评估推荐采用 IMPROVE（international medical prevention registry on venous thromboembolism）评分表，外科患者则参照相关出血危险因素进行评估，以帮助识别出血风险高或出血后果特别严重的患者。

2）评估时机：在决定是否使用抗凝药物进行血栓预防时，需评估患者出血风险。由于疾病发展、干预措施的采取，患者出血风险和血栓风险可能会随着时间的推移而改变，因此，当患者重新更换抗凝药物或病情加重、手术、妊娠状态等情况时，及时进行出血风险再评估，并且在应用抗凝药物期间也应定期评估。

（3）临床表现评估：患侧肢体肿胀和疼痛是 DVT 最常见的临床表现，如进一步发展可能会出现肢体皮肤颜色和温度改变，严重时会发生股青肿。若血栓较小、仅局限于小腿腓肠肌静脉丛或局部侧支循环已建立，部分患者临床表现并不明显。若患者出现经外周置入中心静脉导管（peripheraly inserted central catheter，PICC）相关血栓形成，也可能存在双上肢臂围不等，患侧肢体酸胀、肿痛或肢体运动障碍，肢体红斑或麻木感等表现。若患者出现呼吸困难、胸痛、咳嗽和（或）咯血、口唇发绀、烦躁不安等，听诊肺部闻及哮鸣音、细湿啰音或血管杂音，应警惕发生急性 PTE，严重时可导致休克，甚至猝死。

（4）影像学评估：彩色多普勒超声是对疑似 DVT 患者进行影像学检查的首选方法，无创、简易，敏感性及准确性均较高，临床应用广泛。静脉造影是肺动脉造影确诊 PTE 的首选检查方法和"金标准"，缺点是有创、有发生造影剂过敏和肾毒性的风险。CT 肺动脉造影（CTPA）可直观显示肺动脉内血栓形态、部位及血管堵塞程度，对 PTE 诊断的敏感性和特异性均较高，且无创便捷。

（5）检验评估：血浆 D- 二聚体是反映凝血激活及继发性纤溶的特异性分子标志物，可用于筛查急性 VTE。若患者 D- 二聚体进行性升高，则高度怀疑 VTE，应进一步进行影像学检查；若患者无 VTE 相应表现，D- 二聚体检测呈阴性，可排除不稳定或活动期 VTE。

**2. VTE 的临床表现** 患者突然出现下肢疼痛、肿胀、皮温升高、皮肤颜色发红、活动后加重，有的可见小腿浅静脉扩张或显露，严重者可伴有体温升高、心率加快或者有不能解释的气促、呼吸急促、胸痛、咯血。部分严重者可在 1～2 h 内死亡，临床上称 VTE 为"沉寂的杀手"，因为 80% 的深静脉血栓没有临床表现，发生肺栓塞的患者在死亡前诊断的也不足一半。

## 三、预防护理（图 13-1）

对于 VTE 患者，预防大于治疗。在无禁忌证的情况下，所有住院患者均应采取 VTE 基础预防措施。

**1. 基础预防**

（1）早期活动：指导和协助卧床患者进行下肢的主动和被动运动，包括踝泵运动和股四头肌功能锻炼，以促进静脉回流。根据患者恢复情况建议尽早下床活动。PICC 置管患者置管侧上肢可行握拳、松拳运动。

（2）如无禁忌，应抬高卧床患者的下肢，使下肢高于心脏平面 20～30 cm，避免膝下放置硬枕和过度屈髋。

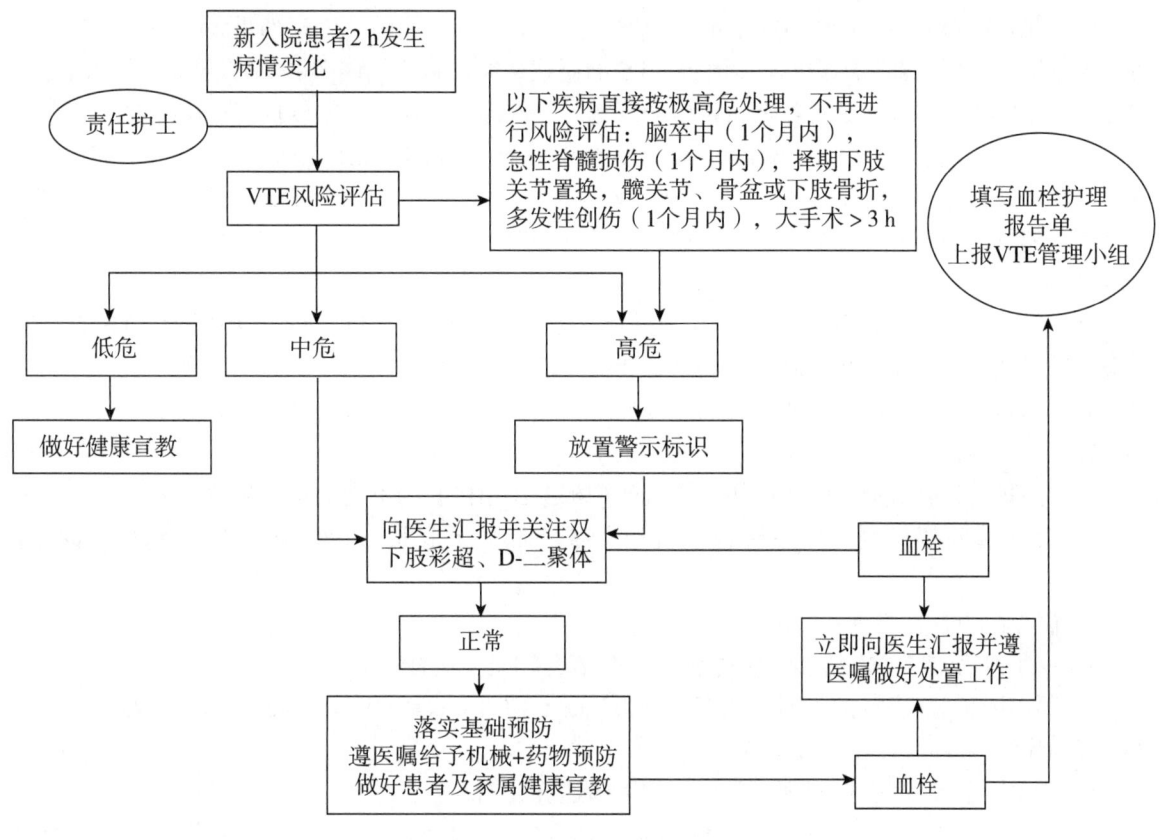

图 13-1　VTE 的护理管理流程

（3）避免脱水：在患者病情允许情况下，予以患者适度补液，保证患者足够的水化，避免血液浓缩，建议患者饮水 1500～2500 ml/d。

（4）规范输液：尽量避免下肢和患肢静脉穿刺。在满足治疗需求的前提下，应尽量选择外径最小、创伤最小的输液装置。应规范置入和维护各类静脉内导管。

（5）其他措施：做好患者的健康宣教，向患者讲解血栓预防相关知识，指导患者养成科学合理的饮食习惯，建议患者改善生活方式，如戒烟限酒、控制血糖及血脂等。

**2．机械预防**

（1）抗血栓袜（anti-embolism stockings，AES）：AES 预防 VTE 的原理是在脚踝部位建立最高支撑压力，顺着腿部向上压力逐渐递减，以促进下肢静脉血液回流，减少血流淤滞。

适应证与禁忌证：AES 适用人群包括长时间卧床或静坐者、孕妇、术后下肢制动者等。穿着前，应先判断患者是否存在潜在禁忌，如严重的下肢水肿、严重的周围神经病变、肺水肿、腿部畸形或腿部皮炎致无法穿着 AES，严重的下肢动脉疾病等。不推荐缺血性脑卒中患者穿着 AES 预防 VTE。

（2）间歇充气加压（intermittent pneumatic compression，IPC）装置：IPC 是目前临床常用的 VTE 机械预防措施，其工作原理是利用间歇式机械充气的外力压迫下肢静脉，促进血液回流，从而起到预防 VTE 的作用。

适应证与禁忌证：IPC 主要应用于长时间卧床者、术后下肢制动者、脑卒中患者等。使用前首先评估患者有无潜在的使用禁忌，如疑似或确诊为急性期 VTE（未实施去栓治疗），对腿套严重过敏，下肢存在感染、丹毒、急性淋巴管炎或开放性伤口，合并严重的心力衰竭或下肢动脉缺血性疾病等。

(3) 足底静脉泵（venous foot pump，VFP）：VFP是一种模仿"生理性足泵"的、能有效预防DVT的空气脉冲物理治疗仪，其预防VTE的原理是通过脉冲气体在极短时间内快速冲击足底的方式，使肢体的静脉血获得类似行走状态下的脉冲性加速，从而大幅度提高血流速度。

(4) 经皮电神经刺激（transcutaneous electrical nerve stimulation，TENS）装置：TENS是指将电流脉冲通过电极施压于皮肤，产生神经动作电位，引起肌肉收缩。TENS可增加下肢静脉血液流速和流量，减轻静脉淤滞。另外，肌肉收缩释放肌肉生长因子引起的抗炎作用也有助于预防DVT的发生。

(5) 针对机械预防的健康教育：医护人员应告知患者及家属/长期主要照顾者VTE的发生风险和后果及采取机械预防措施的必要性，指导正确应用机械预防措施，告知应用方法、持续时间及应用期间的注意事项、可能出现的不良反应和应对方案。

**3. 药物预防**

(1) 药物选择：目前，临床应用的抗凝药物根据作用机制的不同，主要分为五大类。

1) 凝血酶间接抑制剂：主要包括普通肝素和低分子肝素（low molecular weight heparin，LMWH）。

2) 凝血酶直接抑制剂：如阿加曲班。

3) 维生素K拮抗剂：主要为香豆素类，代表药物是华法林。

4) 凝血因子Xa直接抑制剂：如直接口服抗凝药物（direct oral anticoagulant，DOAC）。代表药物有利伐沙班、阿哌沙班等。

5) 凝血因子Xa间接抑制剂：常用药物为磺达肝癸钠。

(2) 用药评估：患者出血风险降低而血栓风险持续存在时，建议采用药物预防替代机械预防。用药前评估患者是否存在与药物预防相关的潜在禁忌，并对患者进行肾功能、凝血酶原时间和活化部分凝血活酶时间检测。

(3) 注意事项：用药期间，护士应动态观察用药效果和实验室检查，注意评估是否发生出血不良反应，一旦出现，立即汇报医生，并在护理病历中记录。

(4) 针对药物预防的健康教育：护士应告知患者及家属/长期主要照顾者遵医嘱按时服药，不随意调整药物剂量或停药，及时复查相关实验室检查结果，按要求（门诊）随访。指导观察有无局部或全身出血倾向，清楚讲解潜在药物不良反应和与其他药物、食物之间的相互作用。嘱患者避免磕碰，刷牙宜使用软毛牙刷。若因其他疾病就医，需要主动告知医护人员正在服用的抗凝药物。

##  四、治疗干预

常见的VTE的治疗方法主要有以下几种。

**1. 抗凝治疗** 是VTE的基本治疗。可以静脉给药或者皮下注射抗凝药物或者口服抗凝药物。

**2. 溶栓治疗** 通常采取药物治疗，常用的药物包括尿激酶、重组型人组织纤溶酶原激活物。溶栓治疗的同时，还要给予静脉肝素抗凝。

**3. 手术治疗** 取栓治疗主要适用于出现严重下肢深静脉栓塞的患者，例如股青肿、股白肿或者急性髂-股静脉血栓等。取栓后仍要积极地给予抗凝治疗，遵医嘱服药。

**4. 其他** 如果患者存在抗凝禁忌，或者在抗凝的基础上再次发生血栓，则建议放置腔静脉滤器进行治疗。

（周　敏　吴慎然）

## 第三节 血管导管相关感染

血管导管相关感染（vessel catheter associated infection，VCAI）是指留置血管导管期间及拔除血管导管后 48 小时内发生的原发性且与其他部位感染无关的感染，包括血管导管相关局部感染和导管相关性血流感染（CRBSI）。患者局部感染时出现红、肿、热、痛、渗出等炎症表现，血流感染除局部表现外还会出现发热（＞38 ℃）、寒战或低血压等全身感染表现。血流感染实验室微生物学检查结果为外周静脉血培养细菌或真菌阳性，或者从导管尖端和外周血培养出相同种类、相同药敏试验结果的致病菌。

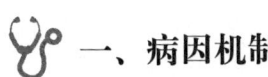

### 一、病因机制

**1. 导管相关感染的发展与四个不同的途径有关**

（1）外部表面的细菌定植在导管插入穿刺部位时就已经开始，微生物通过导管周围皮肤隧道进入血流。皮肤细菌的定植强烈提示导管相关感染。

（2）导管内表面的定植可能由于使用时导管管口和内表面定植而发生，频繁打开导管管口目前认为是细菌定植的重要来源。以上两种机制是导管相关感染中最常见的感染途径。在血行感染中，任何来源的导管血源性播散即为第三种途径。最后一种是污染的药物或者液体经过血管内导管的播散，有时可以造成感染的暴发。

（3）微生物定植途径涉及静脉导管相关的感染。穿刺导管外表面和导管内表面的定植分别包括刺入皮肤位置和导管接头部位。其他还包括微生物污染和血行播散。

（4）生物膜糖蛋白构成的生物膜，如纤维蛋白原、纤维连接蛋白、胶原蛋白和层粘连蛋白迅速构成一层可以增加细菌黏附概率的生物膜，根据国内外的研究显示，其中特别常见的为金黄色葡萄球菌和凝固酶阴性葡萄球菌。此外，一些菌株产生黏多糖，使菌株获得一定的对抗菌药物的抵抗和干扰中性粒细胞功能。易于导致感染和定植的额外的危险因素包括导管材料、置入的位置和护理方式。常见引起导管相关感染的菌类如表 13-4 所示。

表 13-4 常见导管感染菌类

| 菌类 | 说明 |
| --- | --- |
| 凝固酶阴性葡萄球菌（31%）<br>金黄色葡萄球菌（20%） | 皮肤常见的菌群，反映了 CRBSI 最常见的途径来源于患者皮肤 |
| 肠球菌（9%） | 肠源性因素不能忽视 |
| 念珠菌（9%） | 念珠菌属也产生糖萼，这增强了它们定殖 CVC 的能力。使用 TPN 患者中，真菌感染是需特别关注的问题 |
| 大肠埃希菌（6%）<br>克雷伯氏菌类（5%）<br>假单胞菌类（4%）<br>肠杆菌类（4%）<br>沙雷菌类（2%）<br>鲍曼不动杆菌（1%） | 革兰氏阴性杆菌可能占 CVC 相关 BSI 的至少 20%，其中多重耐药的革兰氏阴性杆菌引起的 CRBSI 已成为一个严重的问题，因为治疗失败和死亡率增加 |

皮肤表面的细菌在穿刺时或之后，通过皮下致使导管皮内段至导管尖端的细菌定植，随后引起局部或全身感染。CVC 相关感染的最常见来源是导管的皮内和血管内部分由患者皮肤的微生物定植，偶尔也来源于医务人员的手（插管过程或操作后）。

血源性播种微生物从其他感染灶通过血行播散到导管，在导管上黏附定植，引起感染。血源性播种可能来源于另一个感染灶的血流感染期间，如胃肠道，这种情况最有可能发生在重症患者或长期留置导管患者。如果是原发病灶引起的反复血流感染，此时管尖和血流可能均有相同致病菌，很难区别是来自原发病灶还是导管的血流感染。

微生物污染导管接头和内腔，导致管腔内细菌繁殖，引起感染。

**2. 易感因素宿主**

（1）局部或全身免疫缺陷者易感。

（2）慢性病。

（3）骨髓移植。

（4）免疫缺陷，尤其是中性粒细胞减少症。

（5）营养不良。

（6）使用全胃肠外营养（TPN）。

（7）先前发生过血流感染。

（8）儿科或高龄患者。

（9）皮肤完整性丧失，如烧伤。

（10）特定人群的病原菌特点：①在烧伤患者中，铜绿假单胞菌是最常见的革兰氏阴性病原体；②在血液学和非血液学恶性肿瘤患者中，革兰氏阴性病原体占主导地位，这可能与黏膜屏障改变引起肠道细菌易位有关；③在血液透析患者中，反映皮肤菌群的革兰氏阳性菌是大多数导管相关感染的原因；④对于静脉高营养，特别是接受高浓度葡萄糖的患者，念珠菌属物种感染尤其值得关注；⑤与输注污染流体相关的 BSI 通常涉及革兰氏阴性杆菌，包括克雷伯菌、柠檬酸杆菌或非铜绿假单胞菌属。具体而言，肠杆菌科通常与受污染的含葡萄糖的输注物相关。真菌（特别是近平滑念珠菌）通常与污染的高渗性肠外营养输注相关。

**3. 导管**

（1）留置时间：感染风险在留置以下时间后升高：外周静脉导管＞3～4日；CVC＞6日；肺动脉导管（Swan-Ganz导管）＞3～4日；动脉导管＞4～6日。在无法确保遵循无菌技术时，如医疗急症时置管的情况下，置管时间应不超过48小时。CVC和肺动脉导管发生感染的风险会随留置时间延长而升高。目前无法确定应该以什么时间间隔常规更换这些导管，且更换这些导管没有更换外周静脉导管那么简单。因此，不推荐常规更换。但应该至少每2日进行临床表现和置管部位评估。更换导管的指征包括：短期CVC的插入部位化脓，以及疑似是CVC相关CRBSI导致的血流动力学不稳定。不应该使用导丝技术引导更换导管。外周动脉导管主要用于监测血流动力学，感染风险在4～6日后升高。由于动脉穿刺部位的数量有限，不推荐常规更换这些导管。

（2）不同类型血管内导管的CRBSI风险：PICC与CVC相比，使用前者的血流感染发生率更低。在病情更严重（包括肿瘤和住院）的患者中，PICC相关血流感染率可能更高。CVC中，当用于TPN时，三腔导管的导管相关感染发生率高于单腔导管。

（3）置管部位：①对于中心静脉导管，导管放置部位会影响感染风险，锁骨下部位的风险低于其他部位；②对于外周静脉导管，导管放置部位同样也会影响感染风险，例如，下肢的外周静脉导管感染风险比上肢的高，手腕或上臂的外周静脉导管感染风险比手部的高。尽管有经验的临床医生采用严格无菌技术进行置管，并由训练有素的护理人员进行导管护理时，可能会最小化不同置管部位感染风险，但仍推荐成人避免经股静脉置入CVC或肺动脉导管。锁骨下静脉置管的感染风险最低，特别是可能需要通过颈内静脉置入血管通路的晚期肾病患者。

（4）导管材料：导管材料影响微生物的黏附功能。革兰氏阳性菌如葡萄球菌对聚氯乙烯、聚乙烯或硅胶导管的亲和力高。聚乙烯导管表面不规则，有利于血小板黏附形成纤维蛋白鞘，从而导致导管相关血行感染率上升。聚氨基甲酸乙酯导管表面相对光滑，短期（24～48 h）使用不会引起炎性反应。使用有抗菌药物或抗生素涂层的 CVC，使细菌定植显著降低，但对血流感染的影响尚未明确。同时，有抗生素涂层的导管具有潜在的局限性，包括全身性过敏反应和出现耐药微生物的风险。

（5）其他易感因素：可能增加感染风险的其他因素包括导管血栓形成、反复导管插入、导管操作增加（包括导管修复），以及其他部位存在脓毒性病灶。输注液含脂类、血液或血制品时，会促进细菌和真菌生长，并可能导致血流感染。

##  二、护理评估与判断

**1．临床表现**
（1）发热是最敏感的临床表现，但是其特异性差。
（2）导管插入部位的炎症或化脓有较高的特异性，但敏感性差。
（3）其他临床表现包括血流动力学不稳定、神志改变、导管功能障碍（如发生于堵管时），以及经导管输注后骤然发生脓毒症的临床征象。
（4）还可能观察到与血流感染相关的并发症，如化脓性血栓性静脉炎、心内膜炎、骨髓炎及转移性感染。
（5）拔管后 24 小时内临床改善仅提示 CRBSI，但不足以确诊。

**2．实验室诊断** 基于上述临床表现而怀疑 CRBSI 时，应对血液和导管进行培养。
（1）导管培养：当疑似 CRBSI 而移除导管时应进行导管培养；应同时对导管尖端及导管皮下段进行定量或半定量法培养；对于多腔导管，需对每一个导管腔进行培养，Swan-Ganz 导管应同时对导管及其引导管的尖端培养，当置管处存在渗出物时，应送检引流物拭子进行革兰氏染色和培养。
（2）血培养：当怀疑导管相关血流感染又不能拔除导管时，应同时取外周静脉与中心静脉导管血进行培养。与经皮采集血样的培养结果相比，经导管采集血样的培养结果假阳性率更高。因此，与培养经导管获得的血样相比，培养外周静脉血样的特异性和阳性预测值更高。这两种类型的血样培养均有极好的阴性预测值。在不能获得外周血样且无临床证据提示存在其他感染源的情况下，应假设经导管采集血样培养获得的阳性结果反映的是真正的感染。

**3．诊断标准** 从导管的尖端和至少 1 次外周血样培养出相同的微生物。从至少 2 份血样培养出相同的微生物（1 份来自导管，另 1 份来自外周静脉），并且符合定量血培养或阳性差异时间（differential time to positivity，DTP）的标准。DTP 是指从导管血样本检出的细菌生长比从外周静脉血样检出的细菌生长早至少 2 小时。

定量标准：导管血样本菌落数＞外周静脉血培养菌落数的 5 倍及以上时，外周血和导管出口部位脓液培养均阳性，并为同一株微生物。

##  三、预防护理

**1．管理要求**
（1）医疗机构应当健全预防血管导管相关感染的规章制度，制定并落实预防与控制血管导管相关感染的工作规范和操作规程，明确相关责任部门和人员职责。
（2）应当由取得医师、护士执业资格，并经过相应技术培训的医师、护士执行血管导管留置、维护与使用。
（3）相关医务人员应当接受各类血管导管使用指征、置管方法、使用与维护、血管导管相关感染预防与控制措施的培训和教育，熟练掌握相关操作规程，并对患者及家属进行相关知识的宣教。

（4）医务人员应当评估患者发生血管导管相关感染的风险因素，实施预防和控制血管导管相关感染的工作措施。

（5）中心导管置管环境应当符合《医院消毒卫生标准》中的医疗机构Ⅱ类环境要求。

（6）医疗机构应当建立血管导管相关感染的主动监测和报告体系，开展血管导管相关感染的监测，定期进行分析反馈，持续质量改进，预防感染，有效降低感染率。

**2. 感染预防要点**

（1）置管前预防措施

1）严格掌握置管指征，减少不必要的置管。

2）对患者置管部位和全身状况进行评估。选择能够满足病情和诊疗需要的管腔最少、管径最小的导管。选择合适的留置部位，中心静脉置管成人建议首选锁骨下静脉，其次选颈内静脉，不建议选择股静脉；连续肾替代治疗时建议首选颈内静脉。

3）置管使用的医疗器械、器具、各种敷料等医疗用品应当符合医疗器械管理相关规定的要求，必须无菌。

4）患痈肿、湿疹等皮肤病或呼吸道疾病（如感冒、流感等）的医务人员，在未治愈前不应进行置管操作。

5）如为血管条件较差的患者进行中心静脉置管或经外周静脉置入中心静脉导管（PICC）有困难时，有条件的医院可使用超声引导穿刺。

（2）置管中的预防措施

1）严格执行无菌技术操作规程。置入中心静脉导管、PICC、中线导管、全植入式血管通路（输液港）时，必须遵守最大无菌屏障要求，戴工作圆帽、医用外科口罩，按《医务人员手卫生规范》有关要求执行手卫生并戴无菌手套、穿无菌手术衣或无菌隔离衣，铺覆盖患者全身的大无菌单。置管过程中手套污染或破损时应立即更换。置管操作辅助人员应戴工作圆帽、医用外科口罩，执行手卫生。输液港的置入与取出应在手术室进行。

2）采用符合国家相关规定的皮肤消毒剂消毒穿刺部位。建议采用含氯己定（洗必泰）乙醇浓度>0.5%的消毒液进行皮肤局部消毒。

3）中心静脉导管置管后应当记录置管日期、时间、部位、置管长度、导管名称和类型、尖端位置等，并签名。

（3）置管后的预防措施

1）应当尽量使用无菌透明、透气性好的敷料覆盖穿刺点，对高热、出汗、穿刺点出血、渗出的患者可使用无菌纱布覆盖。

2）应当定期更换置管穿刺点覆盖的敷料。更换间隔时间为：无菌纱布至少1次/2天，无菌透明敷料至少1次/周，敷料出现潮湿、松动、可见污染时应当及时更换。

3）医务人员接触置管穿刺点或更换敷料前，应当严格按照《医务人员手卫生规范》有关要求执行手卫生。

4）对于中心静脉导管及PICC，尽量减少三通等附加装置的使用。保持导管连接端口的清洁，每次连接及注射药物前，应当用符合国家相关规定的消毒剂，按照消毒剂使用说明对端口周边进行消毒，待干后方可注射药物；如端口内有血迹等污染时，应当立即更换。

5）应当告知置管患者在沐浴或擦身时注意保护导管，避免导管淋湿或浸入水中。

6）输液1天或者停止输液后，应当及时更换输液管路。输血时，应在完成每个单位输血后或每隔4小时更换给药装置和过滤器；单独输注静脉内脂肪剂（IVFE）时，应每隔12 h更换输液装置。外周及中心静脉置管后，应当用不含防腐剂的生理盐水或肝素盐水进行常规冲封管，预防导管堵塞。

7) 严格保证输注液体的无菌。

8) 紧急状态下的置管，若不能保证有效的无菌原则，应当在 2 天内尽快拔除导管，病情需要时更换穿刺部位重新置管。

9) 应当每天观察患者导管穿刺点及全身有无感染征象。当患者穿刺部位出现局部炎症表现或全身感染表现，怀疑发生血管导管相关感染时，建议综合评估决定是否需要拔管。如怀疑发生中心静脉导管相关血流感染，拔管时建议进行导管尖端培养、经导管取血培养及经对侧静脉穿刺取血培养。

10) 医务人员应当每天对保留导管的必要性进行评估，不需要时应当尽早拔除导管。

11) 若无感染征象，血管导管不宜常规更换，不应当为预防感染而定期更换中心静脉导管、肺动脉导管和脐带血管导管。成人外周静脉导管每 3～4 天更换一次；儿童及婴幼儿使用前评估导管功能正常且无感染时可不更换。外周动脉导管的压力转换器及系统内其他组件（包括管理系统、持续冲洗装置和冲洗溶液）应当每 4 天更换一次。不宜在血管导管局部使用抗菌软膏或乳剂。

12) 长期置管患者多次发生血管导管相关血流感染时，可预防性使用抗菌药物溶液封管。

## 四、治疗干预

发生感染时导管置入部位可能完全没有感染的征象，中心静脉导管相关感染的临床诊断是很困难的。因此，在确立细菌存在时，微生物学标准非常重要。大多数微生物来源于皮肤菌群，而革兰氏阳性球菌造成了其中至少三分之二的感染。

然而，强烈建议拔除怀疑存在感染的导管，因为保留导管可以数倍提高血液感染复发或转移性定植的概率。在复杂或严重感染，如休克、持续发热或菌血症，或有某种特定微生物（金黄色葡萄球菌、革兰氏阴性杆菌、念珠菌）时，拔除导管是强制性的措施。

但是，在怀疑导管来源的临床脓毒症的患者中，解除中央静脉导管被证明在 75%～90% 的情况下是不必要的。经过导丝引导更换静脉导管在 ICU 中逐渐推广，这一技术可能会增加新置入导管的感染概率，但是可以减少由重新穿刺而出现的并发症。而在需要多个静脉通道的危重患者中，重新寻找位置穿刺往往非常困难。随机前瞻性研究未能发现与导丝引导更换静脉导管相比，重新置入新的导管有任何预防性的作用。专家指出这一技术可以在危重患者的某些特定的位置使用，但是必须遵循严格的无菌原则。从实际的角度来看，建议在没有其他感染证据的临床脓毒症的患者，导丝引导更换静脉导管时半定量培养导管尖端。如果旧的静脉导管尖端培养结果阳性，那么应该拔除更换的导管，同时在另一部位重新穿刺置管。

不用拔除静脉导管的抗生素锁技术，对更换导管困难或置入永久装置的患者意义重大。但是，这一技术只能用于低致病菌的微生物如凝固酶阴性葡萄球菌，因此不应用于已知的高致病性的细菌如 $G^-$ 杆菌、金黄色葡萄球菌和念珠菌。抗生素锁技术即用高浓度的抗生素封闭导管来杀灭感染菌，也能达到治疗效果，抗生素锁技术与拔除导管一样是有效的治疗措施。此观点正被越来越多的学者接受。

拔除导管后却仍有疾病复发、持续发热、菌血症，意味着应积极寻找其他并发症，如另一处导管相关感染、转移性脓肿、脓毒性血栓或心内膜炎。因晚期的并发症往往频繁发生，因此即便治疗完成，仍应保持之后的严密监测。

（周　敏　吴慎然）

## 第四节 谵妄

### 一、定义

谵妄是多种原因引起的一过性意识混乱状态,主要特征为意识障碍和认知功能改变。谵妄亦被称为急性意识错乱、精神状态改变和中毒性代谢性脑病。

2018年,世界卫生组织发布的《国际疾病分类》第11版(ICD-11)对谵妄进行了重新定义:谵妄是急性或亚急性起病的注意障碍(即指向、聚焦、维持和转移注意的能力减弱)和意识障碍(即对环境的定向力减弱),在1天内症状常出现波动,并伴其他认知障碍(如记忆、语言、视空间功能或感知觉障碍等),可影响睡眠觉醒周期,其病因常为非精神行为障碍类疾病、物质或某种药物中毒或戒断。

### 二、病因机制

谵妄的发生常由多种因素引起,包括易患因素和触发因素。

**1. 易患因素** 高龄、认知障碍、衰弱、药物/酒精依赖、听力或视力障碍、罹患多种躯体疾病等是常见的易患因素。其中认知障碍的影响最明显,认知障碍程度越重,发生谵妄的风险越高。

**2. 触发因素** 谵妄的触发因素包括脑部疾病、其他系统性疾病、环境因素及药物因素。

(1)脑部疾病:包括脑外伤、脑卒中、硬膜下血肿、脑炎、癫痫等。

(2)其他系统性疾病:包括呼吸系统疾病(低氧或二氧化碳增高)、营养及代谢疾病(贫血、叶酸、维生素$B_1$、维生素$B_{12}$缺乏、低血糖、脱水、电解质紊乱、酸中毒)、心血管疾病(低血压、心肌梗死)、感染(泌尿系统、肺部、关节、瓣膜等部位感染)、便秘或泌尿系统疾患和操作(尿潴留、导尿等)、外伤(如骨折)、手术和麻醉、中毒或戒断(酒精、毒品)、疼痛等。

(3)环境因素:噪声、活动受限、居住环境改变、情感打击等。

(4)药物因素:以下药物会增加谵妄的发生风险,如阿片类药物、苯二氮䓬类药物、非苯二氮䓬类催眠药物、抗组胺药、二氢吡啶类药物、$H_2$受体拮抗剂、部分抗精神病药物、三环类抗抑郁药、抗帕金森病药物等。

尽管进行了大量研究,但是目前对谵妄的病理生理机制尚不明确。谵妄发病被认为与神经递质、炎症和慢性应激有关。最常发生神经递质失衡的是胆碱能神经递质的缺乏和多巴胺过量。

谵妄的特点:快速出现、注意力障碍、意识混乱,可呈现出一过性,这种病症具有波动性(突然发病)。谵妄需要和阿尔茨海默病相鉴别,阿尔茨海默病的特点是:逐渐出现、智力障碍、记忆力障碍、个人性格改变,病变没有波动性。

### 三、护理评估与判断

谵妄的鉴别诊断应考虑痴呆、抑郁及急性精神疾病综合征,这些综合征常合并发病。若患者初诊谵妄,下一步就是确定谵妄的病因,需立即对患者进行评估。

根据病史、体格检查及神经系统检查的情况选择实验室及影像学检查。

常规检查包括全血细胞计数、电解质、血尿素氮和肌酐检测。尿分析、尿培养、肝功能检查、胸部 X 线检查以及心电图也常常有所助益。某些其他检查也有助于诊断，包括血液及尿液毒理学检查、血液培养、动脉血气分析（如怀疑高碳酸血症）、脑部影像学检查（头部创伤或新的局灶性神经系统病变）、腰椎穿刺（如有提示脑膜炎或脑炎）以及脑电图（如怀疑惊厥发作）。

急性意识改变和注意力受损是诊断谵妄的必要条件。此外，其他认知领域也可能受到影响，包括记忆力、定向力、复杂语言、视空间和执行能力。DSM-V 是目前诊断谵妄的金标准（表 13-5），此外，意识模糊评估表（CAM）也是临床上的重要识别方法。

表 13-5 DSM-V 谵妄诊断标准

| 编号 | 内容 |
| --- | --- |
| A | 注意（指向、聚焦、维持和转移注意力的能力减弱）和意识（对环境的定向力减弱）障碍 |
| B | 该障碍在较短的时间内发生（通常为数小时至数天），表现为与基线相比注意和意识状态发生变化，以及在 1 d 的病程中严重程度的波动 |
| C | 伴有认知障碍（如记忆力、定向、语言、视空间能力或知觉障碍） |
| D | 诊断标准 A 和 C 的障碍不能用其他已患的、已确诊的或逐渐进展的神经认知障碍来更好地解释，也不是出现在觉醒水平严重降低的背景下（如昏迷） |
| E | 病史、体格检查或实验室发现的数据表明，该障碍是其他躯体疾病、物质中毒或戒断（即由于滥用物品或药物）或接触毒素或多种病因的直接生理结果 |

CAM 评估根据患者是否存在以下 4 项特征诊断谵妄：
（1）精神状态急剧变化伴波动过程。
（2）注意力不集中。
（3）思维混乱。
（4）意识水平改变。

对新入院患者进行谵妄的风险评估；推荐非药物预防策略，不推荐预防性使用抗精神病药物及胆碱酯酶抑制剂；对需要全身麻醉的患者推荐脑电双频指数监测麻醉，控制麻醉深度；对全身麻醉或机械通气并需要镇静的患者，推荐右旋美托咪啶镇静治疗。

## 四、预防护理

预防是谵妄干预的核心，在高危群体中尤其重要。谵妄的预防可以分为非药物及药物预防两个方面。

**1. 谵妄高危个体的识别**
（1）65 岁以上。
（2）轻度认知功能障碍或痴呆，若认知障碍不肯定，需用标准化的评估手段进行认知功能评价。
（3）重症疾病。

**2. 谵妄的非药物预防** 很多躯体疾病均可导致谵妄，故需对不同危险因素进行多重干预，包括制定睡眠计划、处理容量不足、改善视听觉、尽早康复锻炼、训练定位能力、减停不必要的药物、评估并处理疼痛等。

**3. 谵妄的药物预防**
（1）一项 RCT 研究发现食欲素受体拮抗剂苏沃雷生可降低 ICU 或急症病房患者谵妄的发生率。
（2）脑电双频指数指导麻醉可降低术后谵妄的发生率。

(3) 一项系统性回顾研究提示，右旋美托咪啶可降低谵妄的发生率，可用于全身麻醉或机械通气时的镇静治疗。

## 五、治疗干预

谵妄治疗以触发因素治疗为主，对症治疗首选非药物治疗。大部分谵妄症状尤其是活动抑制型谵妄的症状可以通过非药物治疗得到改善，不推荐对谵妄患者常规使用抗精神病药物。

**1. 谵妄触发因素的治疗**

(1) 积极寻找感染源，并早期干预，积极治疗耐甲氧西林金黄色葡萄球菌感染，避免不必要的置管。

(2) 常规检查是否存在皮肤压疮、背痛及尿潴留，定期评估疼痛，对不能言语沟通者通过肢体语言、表情等进行评估，对任何怀疑有疼痛的患者均要控制疼痛，避免治疗不足及治疗过度。

(3) 对谵妄的其他诱因如心脑血管病、营养代谢病等，根据相应诊疗常规进行诊治，积极治疗可治性触发因素，减轻谵妄症状，改善预后。

**2. 谵妄的对症治疗**

(1) 非药物治疗：是谵妄尤其是活动抑制型谵妄的首选治疗，包括具体病症的治疗、支持和改善治疗环境等。

(2) 药物治疗：苯二氮䓬类药物可能会诱发谵妄，故除苯二氮䓬类药物戒断或酒精戒断引起的谵妄外，不推荐苯二氮䓬类药物用于治疗谵妄患者的激越行为。若出现以下情况，考虑使用抗精神病药物，其治疗目的为镇静、控制兴奋躁动和精神病性症状：①谵妄伴行为及情感障碍，如兴奋、激越、行为紊乱、错觉、幻觉和妄想等导致患者极度痛苦；②危及患者或他人安全；③干扰基本的检查及治疗。

非药物治疗无效时，推荐氟哌啶醇、喹硫平、奥氮平及利培酮，以上药物宜自小剂量开始，根据谵妄改善情况及不良反应逐渐增加剂量；一般治疗 1～2 周，谵妄消失 2 天后可逐渐停药。用药期间需监测锥体外系不良反应、心电图 QT 间期及意识水平的改变，治疗后若谵妄症状仍不改善，建议重新评估谵妄的诱因并予以治疗，或随访判断是否存在痴呆。

谵妄药物治疗效果欠佳，且治疗相关不良反应的风险增加，故谵妄治疗以触发因素治疗及非药物治疗为主。

（吴慎然）

# 第十四章 危重患者转运

## 第一节 概述

危重症患者转运通常包括院前转运、院内转运和院际转运。院前转运是指将危重患者从创伤或疾病现场送到医院的转运;院内转运是指在同一医疗单位不同医疗区域之间的转运;院际转运是指在不同医疗单位之间的转运。本章着重讨论危重症患者的院内转运与院际转运。

### 一、定义

危重症患者:在原有(或没有)基础疾病的前提下,由于某一或某些原因造成危及患者生命、器官功能短暂或长期发生病理生理障碍,需要呼吸、循环等生命支持手段的患者。

院内转运:在同一医疗单位不同医疗区域之间的转运称为院内转运。

院际转运:医疗单位根据患者病情需要、患者及(或)其家属意愿、医疗资源的可及性,将本单位诊疗的患者转到另一医疗单位进行诊疗或处理的过程。

### 二、护理评估

无论是院内转运还是院际转运,在实施转运前都要对患者的身体耐受情况和转运过程进行全面评估,确定是否能够进行转运。能够进行转运的患者,根据患者自身情况进行转运前的准备工作,一般包括转运人员的准备、患者自身准备、转运装备的准备以及接收方的准备。

转运前的评估与准备工作是患者能够进行安全转运的前提和重要保障,是整个危重患者转运流程中的重要一环。

转运过程中具体的操作实施与护理观察要点参见第二节"院内转运"与第三节"院际转运"。

(冯 英)

## 第二节 院内转运

### 一、护理评估

**1. 适应证与禁忌证** 危重症患者院内安全转运是对危重症患者进行抢救和进一步治疗的重要环节和基本保障,并无绝对禁忌证,但必须在转运前充分评估与优化分级,制定适合急诊危重症患者自身特点的院内转运方案。

**2. 评估与分级** 院内转运评估包括患者、转运人员、仪器、药品及转运环境和时间评估。

(1) 患者级别的评估包括生命体征、意识、呼吸支持、循环支持、主要临床问题和预计转运时间的评估。分级标准按照转运风险由高到低分为Ⅰ、Ⅱ、Ⅲ级,按照所有评估项目对应的最高风险等级确定分级等级。

需要引起注意的是,如转运心肌梗死、急需冠状动脉造影的患者时,即使患者意识清醒、自主体位、呼吸和循环支持条件不高,转运决策者也要按降阶梯预案的临床思维来评定患者的最高转运风险为"再次心搏停止",将患者确定为Ⅰ级转运患者,做好患者心搏骤停时的抢救准备。

(2) 转运时间在分级评估中作为次要指标,转运时间的延长会导致转运风险的增加。转运人员包括医生和护士,依据急诊工作时间、岗位胜任力配置相应的转运级别。转运装备包括转运药品和仪器设备。分级转运既保证了患者的转运安全,又进行了急诊资源的优化分配。

**3. 准备度** 院内转运前准备包括医护的准备、患者准备、转运装备的准备与调试以及接收方的准备。

(1) 转运人员准备

1) 按照转运分级人员配备标准要求选定相应的医护人员。

2) 做好转运人员分工,明确职责,根据急诊的特殊性,护士群体相对固定,熟悉工作流程以及应急方案,由转运护士来担当协调领队,负责转运过程中的协调管理工作。

(2) 转运装备准备

1) 按照转运分级装备配备标准要求配备相应的仪器设备和药品。

2) 调试转运仪器设备并试运行,及时发现问题并解决问题。

(3) 患者准备

1) 出发前按照转运分级再次评估病情,并检查各种管路及引流固定妥当,确保通畅,尽量在患者病情稳定的情况下转运。

2) 一些紧急情况如患者需气管插管、存在气胸等,应先处置再转运。

3) 如果患者在急救过程中采取气管插管、呼吸机辅助呼吸等措施,在转运之前应该详细检查患者的人工气道是否已经得到安全固定,是否处于最佳位置等,以防相关设施在转运途中脱落,耽误抢救时间。

4) 昏迷患者应确保气道通畅,备口咽通气管及人工呼吸球囊,携带气管插管用物;失血过多的患者要采用静脉留置针建立2~3条静脉通路,维持循环需要;脑外伤需转运的患者,转运前应尽量去除增加颅内压的因素,转运中给予抬高床头、妥善约束;骨折患者要防止转运过程中再次受到损伤等。

5) 转运前需对原发疾病有针对性地进行处理,如颅内高压患者需经适当处理,使颅内压降至正常水平后方能转运;肠梗阻和机械通气的患者需要安置鼻胃管;转运时间较长或使用利尿剂的患者,转运前需要安置尿管等。

6) 记录转运前的生命体征，以与转运过程中的变化进行对照。

(4) 接收方准备：告知接收方患者的病情及生命体征、所用仪器设备、用药情况及到达时间等，使其充分做好接收患者的准备。

## 二、操作实施

**1. 应对管理标准化** Ⅰ级转运患者就地抢救；Ⅱ级转运患者初步处理后若病情平稳可继续转运，否则须尽快返回病室抢救；Ⅲ级转运患者须尽快返室处理。对于需等待的患者，原则上应在最短时间内完成转运以保证患者的转运安全。因此，设定Ⅰ级、Ⅱ级、Ⅲ级患者允许等待时间分别不超过 5 min、10 min 和 20 min。

**2. 正常转运** 转运途中，医生负责主导持续监测患者的生命体征、意识、各种管路及引流情况等，以保证患者的病情稳定；护士负责转运途中的协调与配合工作、仪器设备的安全放置与使用，避免家属与行人的意外事件并保证途中畅通顺利，力求在最短时间内将患者安全送至目的地。

**3. 特殊患者的转运**

(1) 急危重症孕产妇：急危重症孕产妇是一类高危、特殊的群体，需要格外的重视和关注。

1) 合理的人员安排：如配置包括高年资产科医师、重症监护医师及助产士在内的评估小组，确保妊娠患者安全转运。

2) 增强转运配置：对于部分临产的患者，院内转运中需要注意对胎儿的监测。因妊娠患者的特殊性，无论在什么时间和地点，均需备足所需的药品。

(2) 儿科急危重症患者

1) 并发症风险的防控：①转运前评估：儿童及婴幼儿转运前评估方式与成人有所不同，有研究表明，新生儿转运生理稳定指数可较好地评估新生儿转运前后的生理稳定状态，且具有较强的可操作性；②转运装置：对于危重患儿，建议进行更长时间的转运前准备，必要时需要特殊小型转运设备，除了氧气筒、心电监护仪、微量泵、抢救药物的准备与成人无异外，还需准备沙袋、儿科呼吸球囊、吸球、听诊器、适合儿童型号的插管等。

2) 组织专业转运团队并做好团队间合作。

## 三、护理观察要点

**1. 密切观察**

(1) 在转运过程中，平路转运应脚在前、头在后，护士站位在患者头侧，密切观察患者的生命体征及病情变化，包括患者的血压、脉搏、呼吸、血氧饱和度、意识、瞳孔反应等。

(2) 如患者呼吸道分泌物较多，应使其头偏向一侧，及时排出分泌物。

(3) 外伤及骨折的患者应观察伤口包扎、敷料渗透情况。

**2. 做好保护工作**

(1) 在转运过程中，由于有些患者生命体征微弱，可能会出现体温下降的情况，此时应为患者做好保暖工作，如冬天转运，应该加盖棉被。

(2) 转运过程中避免剧烈震荡：在转运和换床过程中，应尽量保持平稳、轻柔，防止患者身体受到剧烈震动。上下坡时保持头高足低位，注意观察患者的胸廓起伏、神志、面色、有无躁动、气管插管与呼吸机的连接管是否完好、各种引流管是否通畅，有无脱管、堵管的情况。

**3. 紧急状况处理** 转运途中，如果生命体征出现异常，应立即报告医生，遵医嘱给予相应处理。如患者突发呼吸、心搏骤停，应立即就地抢救，同时呼叫附近医务人员协助，做好转运中的记录。记录内容包括：患者的各项监测指标数值、意识状态、检查或治疗期间的情况及转运过程中发生意外的救治等。

**4. 加强心理护理**　许多危重患者由于仍然有清醒的意识，在转运过程中可能会表现出强烈的焦虑和不安情绪。所以在转运过程中应该做好患者的心理护理工作，尽可能使患者情绪平稳，积极配合转运和治疗。

**5. 加强登记管理**　负责转运的医护人员应该将患者的所有资料进行详细记录，到达目的地后要配合接应部门做好转移工作和交接工作，待相关科室的医护人员完全掌握转运患者相关情况，才能完成转运工作。

（冯　英）

## 第三节　院际转运

### 一、护理评估

**1. 相对禁忌证**

（1）疾病需要紧急处理，如呼吸、心搏骤停，有紧急气管插管指征等。

（2）主要脏器功能不能维持，随时可能发生心脏骤停，如血流动力学不稳定等。

（3）转运人员、设备和工具无法保证转运基本安全。

**2. 评估与分级**　危重症患者院际转运评估分级包括患者病情评估分级、转运评估分级及风险评估分级。其中，风险评估分级可根据患者病情评估分级和转运评估分级综合评定。

（1）病情评估：生命体征相对稳定的危重症患者可以考虑转运，血流动力学不稳定、不能维持气道通畅的危重症患者不宜转运。同时需考虑医疗水平、患者治疗需求、患者及（或）其家属主观诉求等因素进行决策。建议采用降阶梯预案，即根据患者病情可能出现的最高风险，对院际转运的危重症患者进行病情评估。

（2）转运评估：转运评估包括转运的方式、患者类型、距离、时间、缓急、路况、费用等方面。

### 二、准备度

**1. 患者准备**　院际转运流程启动前，将患者病情维持在相对稳定的状态，同时再次评估患者的生命体征、意识状态、呼吸支持、循环支持及临床问题，确认所需设备，并与进行转运决策的临床医生再次确认患者是否可以实施转运。建议保留 2 条静脉通路；建议对接受机械通气的患者在转运前试连接转运呼吸机并观察 5 min，评估患者是否可以维持呼吸稳定。

**2. 转运人员准备**

（1）建议由至少 2 名有丰富危重症患者救护、转运经验的专业人员进行护送。转院医护人员必须能够熟练掌握各种急救的基本理论、基本技术以及各种急救设备的使用，包括气管插管、呼吸机、电除颤、CPR 等，一般由急诊科高年资医生或专科医生、护士负责患者转院。如果病情需要，可以增加医护人员。

（2）转运距离达 300 km 及以上或转运时间达 5 h 及以上时，建议安排 2 名具备 5 年及以上长途出车经验的司机,或者建议航空转运。

**3. 转运设备准备**

(1) 每位患者配置具有存储生命体征功能和警报功能的转运监护仪、除颤仪等仪器,配置心脏复苏药物、血管活性药物、镇静药物、镇痛药物、肌松药物等。

(2) 重要设备(如呼吸机、微量注射泵、设备用电池等)备份,所有设备处于满电备用状态;保证氧气的充足储备;转运仪器及药品定人管理,使用后及时补充;转运完成后应对救护车及转运设备进行有效的清洁、消毒、灭菌等。

**4. 接收方准备** 出发前,应与接收单位进行及时沟通,向其说明患者病情,核实床位准备情况,将出发时间和预计抵达时间告知对方,以保证接收医院提前准备医疗设备、人力资源等,确保患者到达后能进行无缝衔接地检查、治疗和监护。空中转运应提前报有关部门审批通过。

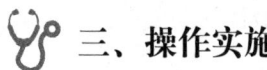

## 三、操作实施

**1. 安全转运**

(1) 在危重症患者院际转运过程中整体评估患者安全、路途安全、患者及家属需求变化,并于转运过程中对患者情况及医疗行为进行全程记录。

(2) 危重症患者院际转运过程中,持续监测生命体征,密切观察患者有无呼吸状态和血流动力学的变化,有无意识、尿量改变;根据患者病情积极处理,并详细记录。注意管路安全,每次搬动患者前后均应检查管路,确保固定良好。合理安排患者体位,妥善固定转运设备,正确使用安全带,必要时应用负压真空担架。此外,需及时处理外界环境对患者的影响。到达接收单位后,建议转运单位对患者离开救护车的可行性进行评估,确保安全后实施转运。

(3) 转运过程中应了解患者及家属心理变化及需求,对患者及家属的不良情绪、不适反应予以对症处理。转运工作人员亦存在安全风险,应提高自身安全意识,配备必要的防护用物和药品。路况复杂或天气异常的情况下,做好应对或更改转运路线的准备。

**2. 沟通联络**

(1) 转出单位、转运单位、接收单位(以下简称"三方单位")间应提供固定可用的联系电话,以实时沟通联络。

(2) 转运单位宜于到达前 10 min 再次与接收单位沟通,确认其是否做好接收准备;接收单位根据患者需求,按需提前联络相关科室、部门工作人员,以保障患者能及时接受相应的治疗或检查。

(3) 针对特殊紧急危重症型(ECMO、IABP 等)患者转运,必要时由三方单位合作,共同参与转运过程。

**3. 应急管理**

(1) 转运途中密切观察患者病情变化,给予连续性的治疗与护理。必要时,根据患者临床需要,按照"就近、就急、就能力"原则,联系合适的医疗单位进行紧急处理。

(2) 设备故障:当设备因故不能正常运行时,立即更换备用设备或采取替代方法维持治疗,采取措施积极处理。

(3) 运输事件:如遇交通拥堵、交通意外等事件,根据路况及时调整路线,并与接收单位保持联系。如发生车辆故障,立即检查原因并排除故障;如无法及时修复,立即报告,请求另派车辆完成转运。

(4) 其他:如遇转出失败、临时接收、接收困难等特殊情况,建议由医生判断转运的安全性,并联系可接收医院,在保证患者安全的前提下,转运至其他医疗单位。

##  四、护理观察要点

**1. 体位**

(1) 安置患者顺车体而卧，减少汽车运行时对患者脑部血流的影响。

(2) 在不影响病情和治疗的情况下，一般患者采取平卧位，头偏向一侧，防止误吸；呕血、咯血等有窒息可能的患者采取头低足高或侧卧位；颅脑损伤或脑部疾病者采取头高位；休克患者采取中凹位；颈椎损伤者用颈托固定，使头颈胸呈一直线；烦躁患者根据情况使用约束带约束，并支起担架床的护栏，防止坠床。

(3) 在转运途中救护车应平稳行驶，切忌紧急刹车和过度颠簸。

**2. 持续监护和救治**

(1) 在转运过程中，密切观察患者的意识、瞳孔、面色、末梢循环、肢体活动度等。

(2) 观察动态心电、血压、血氧饱和度变化。

(3) 保持静脉通道畅通，选用静脉留置针，避免在转院途中输液渗漏、堵塞和针头脱出，根据病情给予药物等治疗，根据病情控制输液速度、量并准确记录。

(4) 如果患者带有其他管道，如气管插管、尿管、胃管、胸腔闭式引流管等，要保持各管道妥善固定和通畅，避免管道反折、扭曲，同时观察引流物的性质、颜色及量等并做好记录。

(5) 及时发现病情变化，及时采取有效的急救护理措施。

**3. 心理护理** 长途转院因路途时间长，救护车厢狭小，清醒患者往往焦虑甚至恐惧。陪同医护人员应守护在患者身旁，做好与患者和家属的交流，提供必要的帮助，使患者能够正确认识疾病，树立战胜疾病的信心。对患者及家属在转运过程中因病情变化而产生的消极情绪及时给予心理疏导，保证患者身心安全。

**4. 转运联络** 长途转院要提前联系好医院，请相关科室做好准备，在转运途中与接收医院保持动态联系。

（冯 英）

# 第三篇

# 系统急症护理

# 第十五章 循环系统急症

## 第一节 急性冠脉综合征

急性冠脉综合征（acute coronary syndrome，ACS）是以完全或不完全闭塞性的血栓形成导致缺血性心脏病的急性表现。临床主要表现为不稳定型心绞痛（unstable angina pectoris，UAP）、非ST段抬高心肌梗死（non-ST segment elevation myocardial infarction，NSTEMI）以及ST段抬高心肌梗死（ST-segment elevation myocardial infarction，STEMI），甚至以心源性猝死为首诊原因。而我国因心绞痛入院接受冠状动脉造影的患者中，约20%为非阻塞性冠状动脉疾病，我国现有冠心病患者1100万，据此推测我国缺血伴非阻塞性冠状动脉疾病（INOCA）负担较重。冠状动脉非阻塞性心肌梗死（myocardial infarction with non-obstructive coronary arteries，MINOCA）中NSTEMI占大部分，并不包括非缺血因素，如Takotsubo综合征等，如果高度依赖于hs-cTn则容易将某些非血管因素造成的hs-cTn升高判断为心肌梗死。MINOCA合并了一组异质性的潜在原因，可能涉及冠状动脉和非冠状动脉病变，后者包括心脏和心外疾病。自发性冠状动脉夹层是一种非动脉粥样硬化性、非创伤性或医源性冠状动脉内膜分离，继发于血管出血或内膜撕裂，占所有急性冠脉综合征的4%，而且60岁以下女性的发病率要高得多，占急性冠脉综合征的22%~35%。冠状动脉腔内影像对诊断和治疗策略有重要意义，但是目前尚未确定有效的药物治疗方法。其主要病理基础是动脉粥样硬化不稳定斑块破裂或糜烂导致继发新鲜血栓形成，血小板激活在其中发挥着非常重要的作用。

ACS是世界范围内发病率、死亡率、冠状动脉事件再发率高的一组临床综合征，且呈现年轻化的发病趋势；患者症状的严重程度及预后取决于缺氧的持续时间和程度。及早诊断与治疗可以有效降低致死率和致残率。对于主诉为急性胸痛的患者（包括无典型胸痛症状，但以气促、呼吸困难、晕厥、咽痛、背痛、腹痛等为主要症状），一旦检出高度疑似ACS，需10 min内完成心电图检查，20 min内获得床旁快速检测（point-of-care testing，POCT）结果，立即启动ACS诊疗流程。

胸痛中心建设现今在我国的主要诊疗指标是针对急性ST段抬高心肌梗死（STEMI）而定的，同时要鉴别诊断主动脉夹层、肺动脉栓塞等。胸痛中心的建立和完善已成为衡量AMI患者救治水平的重要标志之一。与以往传统急性心肌梗死（胸痛疾病）住院救治方案相比，胸痛中心采用了快速、规范化诊治流程和一系列严格的医疗质量标准。1981年，在美国巴尔地摩St. Angle医院建立了全球第一家"胸痛中心"，20世纪90年代之后全球多个国家包括英国、法国、加拿大、澳大利亚和德国等西方发达国家开始在医院成立"胸痛中心"。20世纪90年代，首都医科大学附属北京朝阳医院心脏中心主任胡大一最先提出应注重AMI的急诊介入治疗，并率先建立了朝阳医院"AMI绿色通道"。2002年，山东大学齐鲁医院建立我国第一家正式命名的CPC（Chest Pain Centre），其主要以急诊科为依托，为AMI患者提供快速诊治的绿色通道。2010年，中华医学会心血管病分会组织发布了我国第一部《中国胸痛中心建设专家共识》，由此我国胸痛中心建设正式起步。胸痛中心的目标是规范和提高对急性胸痛患者的早期诊疗流程和能力，减少误诊和漏诊，避免治疗不足或过度医疗，降低胸痛患者的病死率，改善患者临床预后。

## 一、不稳定型心绞痛和非ST段抬高心肌梗死

### （一）定义

UAP/NSTEMI是由于动脉粥样斑块破裂或糜烂，伴有不同程度的表面血栓形成、血管痉挛及远端血管栓塞所导致的一组临床症状，合称为非ST段抬高急性冠脉综合征（non-ST segment elevation acute coronary syndrome，NST-ACS）。NST-ACS是临床最常见的冠心病类型之一。UAP/NSTEMI的病因和临床表现相似，但程度不同，主要不同表现在缺血严重程度以及是否导致心肌损害。如果UAP伴有心肌损伤标志物（CK-MB或cTn）动态的明显升高，可诊断为NSTEMI。UAP包括初发型心绞痛、恶化型心绞痛及静息型心绞痛等。变异型心绞痛（variant angina pectoris）是UAP的特殊类型，为静息型心绞痛，表现为一过性ST段动态改变；由于应激情况下氧供需失衡等诱发因素导致的心绞痛称为继发性UAP。

### （二）病因与病理心理

UAP/NSTEMI的病理生理机制主要包括斑块破裂和斑块侵蚀。在不稳定粥样硬化斑块破裂或侵蚀基础上血小板聚集、并发血栓形成、冠状动脉痉挛收缩、微血管栓塞，导致急性或亚急性心肌供氧减少和缺血加重。NST-ACS通常存在多部位斑块破裂，因此多种炎症、血栓形成及凝血系统激活的标志物增高。NST-ACS严重心血管事件的风险持续至发病后的数天到数周。随着降脂治疗的持续进展、他汀类药物的使用，使得斑块破裂的事件发生减少，从而导致斑块侵蚀（plaque erosion，PE）在ACS事件中的作用越来越重要，约占ACS的1/3。斑块侵蚀是指血栓形成于动脉粥样硬化斑块附近的内皮剥蚀区域，而不破坏覆盖在表层富含脂质坏死核心的纤维帽上，主要发生在胆固醇相对较低、吸烟、患有糖尿病的人群，并且在年轻女性中更加常见。从病理学来看，与斑块破裂中薄的纤维帽和不连续的内膜层不同，斑块侵蚀显示完整而厚实的纤维帽，有局部内皮细胞缺失。侵蚀斑块富含平滑肌细胞（smooth muscle cell，SMC）和细胞外基质（extracellular matrix，ECM），如透明质酸（hyaluronic acid，HA）、蛋白多糖等，而炎症细胞，如巨噬细胞和T细胞则较少，脂核也很小或看不见。在成分上，侵蚀斑块表面形成以血小板和纤维蛋白原为主的白色血栓；在分布上，侵蚀斑块更靠近冠状动脉口，其中62.2%的患者更靠近冠状动脉口分叉处，尤其是在左冠状动脉前降支中段。光学相干断层扫描（optical coherence tomography，OCT）发现，超过50%的侵蚀斑块出现<75%的面积狭窄。越来越多的证据表明，斑块侵蚀与传统斑块破裂在病理生理机制、预测生物标志物和预后方面等存在差异。NSTEMI常因心肌严重的持续性缺血导致心肌坏死，病理上出现灶性或心内膜下心肌坏死；NSTEMI患者的冠状动脉管腔往往未完全闭塞，附壁血栓多为白血栓，管腔完全闭塞者也往往已有良好的侧支循环形成。继发性UAP（secondary UAP）患者心绞痛发作有明显斑块以外的导致氧供需失衡的诱发因素：心肌氧耗增加如感染、甲状腺功能亢进或心律失常，冠状动脉血流减少如低血压，血液携氧能力下降如贫血和低氧血症。变异型心绞痛的发病机制为冠状动脉痉挛。

**（三）护理评估与病情判断**

**1. 危险因素** 早期风险评估决定 NSTE-ACS 早期干预策略。评估包括导致冠状动脉疾病（CAD）的危险因素，如性别、年龄、家族史、吸烟史、既往史、肥胖、高血压、血脂异常、糖尿病、肾功能不全、吸毒史等。

**2. 诱发因素** UAP/NSTEMI 可在病理、病史如糖尿病、高血压、肥胖等基础上，因劳力负荷、情绪、用药及存在其他病理生理应激因素而诱发。其中有 10% ~ 15% 的 UAP 患者发作有明显的诱因。

**3. 临床表现**

（1）症状评估：急性胸痛是绝大多数 NSTE-ACS 患者的症状。这种典型的缺血性心绞痛表现与典型的稳定型心绞痛相似，但通常发作频率更高，程度更重，持续时间更长，可达数十分钟，胸痛在休息时也可发生，表现为深部的、逐渐加重的发作性胸骨后或者左胸部闷痛、紧缩感、烧灼感，可放射至左肩颈、手臂、下颌等。发作时伴有新的相关症状，如出汗、恶心、呕吐、心悸或呼吸困难。如下临床特点有助于诊断 UAP：静息型心绞痛，静息时心绞痛发作 > 20 分钟（不服用硝酸甘油）；初发型心绞痛，严重、明显及新发心绞痛（就诊前 1 个月内），表现为自发性心绞痛或劳力性心绞痛；恶化型心绞痛，原来的稳定性心绞痛最近 1 个月内症状加重，时间延长及频率增加。常规休息或舌下含服硝酸甘油只能暂时缓解甚至不能完全缓解症状。

NSTE-ACS 患者的不典型症状表现也不少见，主要表现为右胸或肩胛部疼痛、胸背部疼痛、胸部针刺样痛、牙痛、咽痛、上腹部隐痛及胀闷不适、消化不良或者仅为呼吸困难。常见于老年、女性、糖尿病、慢性肾功能不全或者失智患者。特别是早期心电图正常或临界病变，常易漏诊误诊而错失时机、延误治疗，应当注意鉴别、动态排查。

（2）体征评估：通常 NST-ACS 患者无典型体征，常有出汗，个别伴有面色苍白、焦虑烦躁及恐惧情绪、期前收缩增多、心悸等。血压一般正常，个别有高血压病史或因疼痛及情绪影响会出现血压升高。UAP 患者体温一般正常，NSTEMI 患者通常在心肌梗死后 4 ~ 8 小时出现低热，持续 4 ~ 5 天。心脏听诊一般无阳性体征。可发现第一心音减弱、一过性第三心音或第四心音。第一心音减弱则注意是否出现急性左心功能不全或者房室传导阻滞；高危患者心肌缺血引起心功能不全时，可有新出现的肺部啰音或啰音增加、第三心音；在胸骨旁听到第四心音表明左心室顺应性降低；存在二尖瓣反流者可听到一过性收缩期杂音。这些非特异性体征也可出现在稳定型心绞痛患者。全面细致的体格检查可发现加重心肌缺血的潜在因素，并成为判断风险分级及预后非常重要的依据。

（3）辅助检查

1）心电图：静息 12 导联或 18 导联心电图不仅可帮助诊断 NST-ACS，而且根据其异常的范围和严重程度可评估预后。症状发作时的心电图尤其有意义，可与之前心电图对比，以提高诊断价值。大多数患者胸痛发作时有一过性 2 个或 2 个以上相邻导联 ST 段抬高或压低和 T 波低平或倒置改变，其中，ST 段的动态改变（> 0.1 mV 的抬高或压低）是严重冠状动脉疾病的表现，可能发生急性心肌梗死或猝死。通常上述心电图动态改变可随着心绞痛的缓解而完全或部分消失。若心电图改变持续 12 小时以上，则提示 NSTEMI 的可能。不常见的心电图表现为 U 波的倒置，伴有新出现的束支传导阻滞是高危标志。若患者具有稳定型心绞痛的典型病史或冠心病诊断明确（既往有心肌梗死，冠状动脉造影提示狭窄或非侵入性试验阳性），即使没有心电图改变，也可以根据临床表现作出 UA 的诊断。有胸痛症状者即使心电图正常也不能排除 NSTE-ACS，需要连续动态多导联心电图监测识别；胸痛明显还需考虑其他非心源性胸痛。

2）心肌损伤标志物：心肌损伤标志物主要包括肌红蛋白（MYO）、肌酸激酶（CK）、肌酸激酶同工酶（CK-MB）、心肌肌钙蛋白（cTnT 及 cTnI）。心肌肌钙蛋白较肌酸激酶 CK 和

CK-MB 更敏感、更具特异性。根据最新的欧洲和美国心肌梗死新定义，在症状发生后 24 小时内，cTn 的峰值超过正常对照值的 99 个百分位需考虑 NSTEMI 的诊断。临床 UA 的诊断主要依靠临床表现以及发作时心电图 ST-T 的动态改变，如 cTn 阳性，意味该患者已发生少量心肌损伤，相比 cTn 阴性者预后较差。主要心肌损伤标志物及检测时间见表 15-1。

表 15-1  心肌损伤标志物及检测时间

| 时间 | MYO | cTnI | cTnT | CK-MB |
| --- | --- | --- | --- | --- |
| 开始升高时间（h） | 1～2 | 2～4 | 2～4 | 6 |
| 峰值时间（h） | 4～8 | 10～24 | 10～24 | 18～24 |
| 持续时间（h） | 0.5～1.0 | 7～14 | 10～21 | 3～4 |

由于除心脏外，CK 和 CK-MB 还存在于骨骼肌等组织中，正常患者血液中也有一定低浓度。虽然预测价值有一定受限，但目前仍是评估胸痛患者的重要生化指标。对 MINOCA 中 NSTEMI 这类心肌梗死的诊断，如果高度依赖于高敏肌钙蛋白（hs-cTn），则容易将某些非血管因素造成的 hs-cTn 升高判断为心肌梗死，所以仍需要 CK-MB 辅助诊断。

cTnT 及 cTnI 目前是 NSTE-ACS 早期诊断和危险分层、预后评估的必备条件和理想心肌标志物。但如果胸痛及相关症状发作后 3～4 小时 cTn 测定结果为阴性，则应该在症状出现后 6～9/12～24 小时再次检测。

高敏肌钙蛋白（hs-cTn）敏感性为 cTn 的 10～100 倍，胸痛发作 3 小时即可检测。《2020 ESC NSTE-ACS 指南》中，hs-cTn 的地位更加突出，建议患者入院后立即采用高敏试验检测心肌肌钙蛋白，并在采血 60 min 内获得结果，并且不推荐在常规 hs-cTn 基础上进行额外标志物的检测。《2020 ESC NSTE-ACS 指南》推荐，hs-cTn 检测 ESC 0 h/2 h 算法可以作为 ESC 0 h/1 h 算法的替代方法（Ⅰ类推荐），而对 0 h/3 h 算法的推荐等级由Ⅰ类降为Ⅱb 类。根据 0 小时初始检测值及 1～3 小时动态检测值评估 ACS/NSTEMI。由于 hs-cTn 释放存在时间依赖性，3 h 重复测量是必要的；1% 患者 hs-cTn 延迟升高，需要连续监测 hs-cTn，尤其是高度怀疑 NSTE-ACS 或者再发胸痛患者。同时，使用 hs-cTn 要注意年龄、肾功能、胸痛持续时间和性别等干扰因素。床旁快速检测不应作为唯一的诊断工具，应结合所有可用的临床信息（包括详细的患者病史、临床表现、ECG 和使用经过验证的心脏风险评分）来确定 MI 诊断并估计后续心脏事件的风险，并且治疗医师的临床判断仍然至关重要。高敏肌钙蛋白早期快速诊疗筛查流程见图 15-1。

3）影像学检查：冠状动脉造影能提供详细的血管相关信息，可明确诊断、指导治疗并评价预后。《2020 ESC NSTE-ACS 指南》推荐低风险患者在合适的缺血检测后开展选择性侵入治疗或者采用冠状动脉 CT 血管造影（coronary computed tomography angiography，CCTA）检测阻塞性冠状动脉疾病（coronary artery disease，CAD）。CCTA 推荐适用于无冠心病史且肾功能正常者。在长期稳定型心绞痛基础上出现的 UA 患者常有多支冠状动脉病变，而新发作的静息型心绞痛患者可能只有单支冠状动脉病变。在冠状动脉造影正常或无阻塞性病变的 UA 患者，胸痛可能由冠脉痉挛、冠脉内血栓自发性溶解、微循环灌注障碍所致，其余可能为误诊。冠脉内超声显像和光学相干断层显像技术可以准确提供斑块分布、性质、大小和有否斑块破溃及血栓形成等更准确的腔内影像信息。超声心动图用于评价心脏结构、左心室射血分数（LVEF）和室壁节段性运动异常等。磁共振成像（MRI）、正电子发射计算机体层显像仪（PET-CT）等可早期进行心肌核素显像以评价心肌灌注、心肌细胞活力及心功能测定，特别有助于对无 ECG 改变或心肌肌钙蛋白升高的胸痛患者进行初步诊断分层。联合负荷-静息显像和（或）单纯负荷显像可进一步增强对缺血的评估。心磁图仪（MCG）是利用极高灵敏磁探测器检测人体心脏磁场信号进行分析的功能

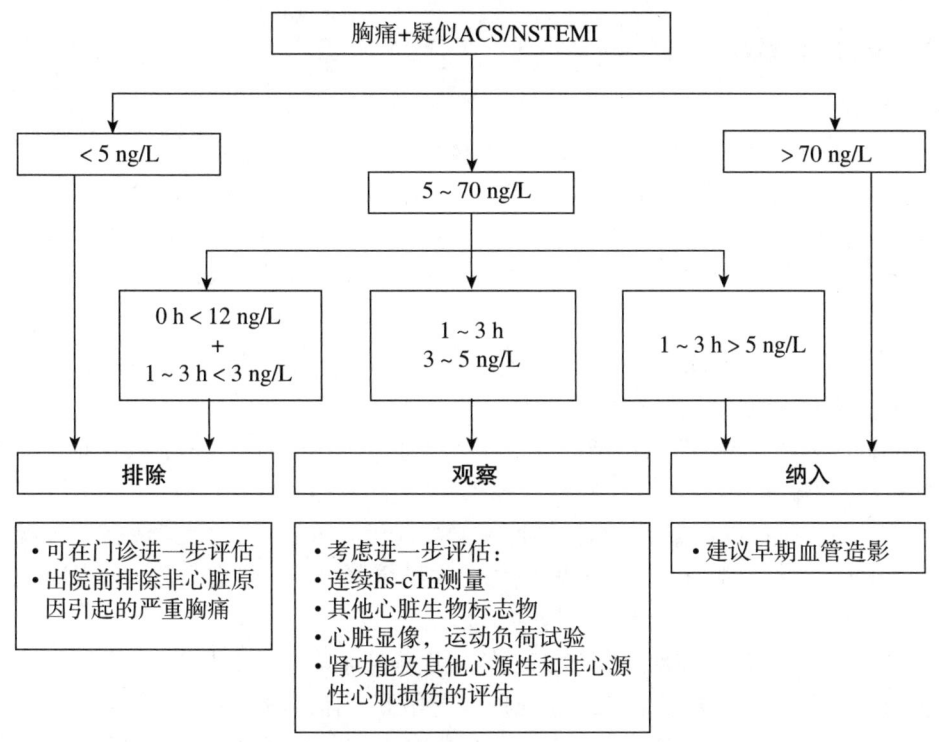

图 15-1 高敏肌钙蛋白早期快速诊疗筛查流程

成像方法,对冠心病早期检测非常有用,用于疾病诊断及监测病情的进展。

4) 风险分层:建议结合临床病史、症状、生命体征、其他体格检查结果、ECG 和包括 hs-cTn 在内的实验室结果进行诊断和初始短期风险分层。脑钠肽(brain natriuretic peptide,BNP)/N 末端 B 型脑钠肽前体(N-terminal pro-brain natriuretic peptide,NT-pro BNP)反映了心室壁张力变化,可预测死亡、急性心力衰竭和发生心房颤动的风险,可评估左主干和 3 支病变稳定的冠状动脉疾病患者的血流动力学状态,可联合心肌肌钙蛋白峰值来评估预后,因此,《2020 ESC NSTE-ACS 指南》提倡用于评估 NSTE-ACS 患者的预后(Ⅱa 类推荐)。指南将 NSTE-ACS 血运重建危险分层分为极高危、高危、低危。极高危缺血风险至少符合以下 1 条:①血流动力学不稳定或心源性休克;②药物治疗后仍有反复或顽固性胸痛;③危及生命的心律失常或心搏骤停;④发生心肌梗死的机械并发症;⑤与 NSTE-ACS 明显相关的心力衰竭;⑥除 aVR 和(或)V1 导联 ST 段抬高外,≥6 个导联 ST 段压低 > 1 mm。高危缺血风险至少符合以下 1 条:①动态或可能是新的连续 ST 段改变提示持续性缺血;②短暂性 ST 段抬高;③全球急性冠状动脉事件注册(global registry of acute coronary event,GRACE)风险评分 > 140 分。抗栓治疗中应整合应用验证的缺血、出血风险评估模型进行风险评估分层以平衡施治、评估预后。

(四)急救治疗原则

NSTE-ACS 的急救处理始于正确的诊断、适时启动正确的药物治疗、合理实施冠状动脉造影和介入治疗以及尽早启动二级预防。虽然 ACS 包括 STEMI 和 NSTE-ACS,但二者的急救治疗策略不同。NSTE-ACS 冠脉病变为不全闭塞的富含血小板的白血栓,纤维蛋白溶解剂进一步激活血小板和凝血酶,促进血栓再形成,导致血管完全闭塞,致使恶化为 STEMI,所以不宜溶栓治疗。对 NSTE-ACS 要进一步动态评估发展为心肌梗死和死亡的潜在危险程度,进行危险程度分级而采取不同的干预治疗策略。根据血运重建的动态评估风险,选择冠脉介入的最佳时机。

## （五）急救护理措施

**1. 初始措施**

（1）休息与体位：绝对卧床休息，采取舒适体位，大汗者予以保暖。

（2）床边心电监护：对 NSTE-ACS 患者监测心律 24 h（低危患者）或 24 h 以上（中、高危患者），严密监测生命体征。根据临床症状，必要时重复检测心肌损伤标志物。如果在标准导联无法确定的情况下怀疑持续缺血，则建议添加其他 ECG 导联（V3R、V4R、V5R、V7、V8、V9）。

（3）气道与氧疗：根据危险分层及缺氧情况给予氧气吸入或其他氧疗支持；保持呼吸道通畅，有呕吐者头偏向一侧，并及时予以止吐。

（4）建立静脉通路：左侧肢体建立 1~2 条静脉通道，保证药物及时、安全地应用。

**2. 药物治疗护理**

（1）止痛药物：遵医嘱应用哌替啶、吗啡，必要时可以重复使用。无禁忌者，吗啡静脉或皮下应用于硝酸酯类不能控制的 NSTE-ACS 胸痛，主要缓解疼痛和焦虑，还可改善缺血。但镇痛作用可能掩盖心肌缺血表现，需严密监测。

（2）抗缺血和抗心绞痛药物：对于有持续缺血症状且无禁忌证的患者，建议舌下含服硝酸甘油片剂或静脉注射硝酸酯，并尽早（24小时内）开始 β 受体阻滞剂治疗，除非患者有明显的心力衰竭，建议继续常规 β 受体阻滞剂治疗。对合并有未控制的高血压或心力衰竭的 NSTE-ACS 患者，使用硝酸酯类药物静脉治疗。对于疑似/确诊的血管痉挛性心绞痛患者，应考虑使用钙通道阻滞剂和硝酸酯类药物，避免使用 β 受体阻滞剂。血压低于低限的患者禁用硝酸酯类药物；应用时注意血压，静滴开始宜缓，一旦发现血压有下降趋势立即暂停用药，通知医生处理。

（3）心肌保护药物：血管紧张素转换酶抑制剂（ACEI）可对 NSTE-ACS 患者发挥心肌保护作用，通过抑制心室重构、降低心肌过度扩张而减少充血性心力衰竭，从而降低左心室收缩功能障碍者、糖尿病伴左心功能不全等高危患者的死亡率。抗栓治疗启用后无禁忌情况血压稳定即可应用。

（4）抗栓治疗药物：无论有无无创治疗，NSTE-ACS 患者均必须接受抗血栓治疗。其选择联合治疗、开始治疗的时间点和治疗持续时间取决于各种内在和外在因素。必须注意的是，缺血和出血并发症均显著影响 NSTE-ACS 患者的结局及其总体死亡风险。因此，治疗方案的选择应同等反映患者的缺血和出血风险。抗凝和双联抗血小板药物治疗被推荐为 NSTE-ACS 患者初始治疗的一线用药。早期启用阿司匹林和肝素可降低 30%~40% 的发生心肌梗死及死亡的风险。

（5）抗血小板药物

1）阿司匹林：阿司匹林是 NSTE-ACS 抗血栓治疗的基石。通过不可逆抑制血小板环氧化酶-1 而减少血栓素 $A_2$ 生成，抑制血小板活化聚集。若无禁忌，所有 NSTE-ACS 患者需立即服用。

2）P2Y12 受体拮抗剂：主要包括氯吡格雷、普拉格雷、替格瑞洛。作为二线抗血小板药物，通过抑制 P2Y12~ADP 受体而阻断 ADP 诱导的血小板激活途径，抑制血小板活化聚集。当存在阿司匹林禁忌时优选氯吡格雷，因其与阿司匹林血小板抑制途径不同，合用协同效应增加。目前无论保守还是介入治疗，无禁忌时均使用阿司匹林+P2Y12 受体拮抗剂（负荷剂量+维持量）。《2020 ESC NSTE-ACS 指南》中对中、高支架内血栓形成风险的房颤患者，采用双联抗栓（抗凝药+普拉格雷/替格瑞洛）代替三联抗栓（抗凝药+阿司匹林+氯吡格雷）；缺血风险高、出血风险低的患者可考虑使用替格瑞洛；建议在行 PCI 时，对 NSTE-ACS 患者应首先考虑应用普拉格雷，而不是替格瑞洛；预处理方面不再建议常规应用 P2Y12 受体拮抗剂；提出了 P2Y12 受体拮抗剂的降级治疗，即将普拉格雷或替格瑞洛改为氯吡格雷，尤其是对于某些应用普拉格雷或替格瑞洛后血小板抑制作用显著的 ACS 患者。

3) 血小板糖蛋白（GP）Ⅱb/Ⅲa 受体拮抗剂：主要有替罗非班、阿昔单抗、依替巴肽。其通过阻止血小板表面 GPⅡb/Ⅲa 受体与纤维蛋白原结合而抑制血小板活性。在降低经皮冠状动脉介入治疗相关出血风险的建议策略中，GPⅡb/Ⅲa 抑制剂用于紧急治疗或围术期并发症。以微量泵泵入，注意观察全身皮肤黏膜有无出血倾向，及时调整剂量。

(6) 抗凝药物

1) 低分子量肝素（LMWH）：作用机制同普通肝素（UFH），间接抑制凝血酶的形成和活性，减少血栓形成，促进其溶解。可静脉和皮下注射给药。

2) 磺达肝癸钠：是人工合成活化因子 X 选择性抑制剂，其戊糖结构显著增加抗凝血酶（antithrombin，AT）亲和力，通过其非共价键与抗凝血酶的活化部位特异性结合，使活化的凝血因子 X 被快速抑制，进而减少凝血酶产生和纤维蛋白形成。与 UFH 和 LMWH 不同，磺达肝癸钠预期不与血小板因子Ⅳ结合，也不与来自肝素诱导血小板减少症患者的血浆发生交叉反应。与 LMWH 相比，磺达肝癸钠具有独特的抗凝活性和更长的半衰期（10～15 h）。

3) 直接凝血酶抑制剂：比伐芦定是凝血酶高亲和力和高特异性的直接抑制剂，提供有效的凝血酶抑制，防止血栓形成和凝血酶介导的血小板效应，对已经结合的凝血酶作用可逆，抑制率可达到 100%。给药后即刻起效，半衰期短，血药浓度相对稳定。推荐作为 NSTE-ACS 患者急诊或择期 PCI 的抗凝替代。

4) 华法林：为维生素 K 拮抗药。当患者符合条件时，新型口服抗凝药在安全性方面优于维生素 K 拮抗药。对于使用 OAC 的患者 PCI 时不中断维生素 K 拮抗药或 NOACs；对于使用维生素 K 拮抗药的患者，如果 INR > 2.5，不需要再使用肠外抗凝剂。使用期间注意食物等对药效的影响。

5) 羟甲基戊二酰辅酶 A 还原酶抑制药（他汀类调血脂药）：具有稳定斑块、调节血脂、抗炎、保护血管内皮等作用。他汀类药物急性期可促使内皮细胞释放一氧化氮，有类硝酸酯的作用，远期有抗炎症和稳定斑块的作用，能降低冠状动脉疾病的死亡和心肌梗死发生率。无论基线血脂水平如何，UA/NSTEMI 患者均应尽早（24 小时内）开始使用他汀类药物。LDL-C 的目标值为 < 70 mg/dl。少部分患者会出现肝酶和肌酶（CK、CK-MB）升高、肌痛、横纹肌溶解等副作用。对 NSTE-ACS 患者，无论 LDH-C 基线水平如何，只要无禁忌，均应尽早予以他汀类药物治疗。剂量因人而异，要考虑患者的体重、肝功能、肾功能等情况；24 h 测定血脂谱。

(7) 抗心律失常药物：遵医嘱调节滴速，观察心律、心率及血压变化。注意观察静脉穿刺处有无外渗，及时处理，避免局部组织坏死，定时更换注射部位。使用胺碘酮需建立单独的静脉通路，仅限溶于 5% 葡萄糖液中。

**3. 对症治疗** 如果患者有充血性心力衰竭，按心力衰竭治疗；如果出现心源性休克，积极抗休克治疗；并发心律失常，给予相应对症治疗。

**4. 血运重建**

(1) 经皮冠脉介入术（PCI）：术前服用负荷量抗血小板药物、抗凝血药；暂禁饮食，排尿。

(2) 备好氧气，必要时备好转运监护仪及除颤器，保障转运安全通畅。

**5. 循环器械辅助支持** 必要时做好床旁主动脉内球囊反搏及体外临时起搏器或 ECMO 保护支持准备。

**6. 病情观察**

(1) 严密监测生命体征，注意心电图及 POCT 检测动态变化。监测 12 或 18 导联心电图，如果患者最初心电图无法确诊，而胸痛症状持续存在，仍要高度警觉 STEMI，每隔 5～10 分钟重复心电图检查，监测 ST 段变化。检测血清心肌损伤标志物（CK-MB、cTnT 或 cTnI），决定是否行 PCI，观察患者的意识、面色、呼吸，注意有无出冷汗、四肢末梢发凉等。

(2) 严密观察胸痛等症状，必要时镇静止痛。选择合适的疼痛镇静评估工具，动态评分观察效果。对烦躁的患者予以适当的镇静以降低氧耗，减轻心脏负担，行器官保护；疼痛不缓解或疼痛剧烈者，遵医嘱予以止痛药物。

**7. 潜在并发症**
（1）合并高血压者严密监测血压，遵医嘱控制血压至理想目标值；合并糖尿病者定时监测血糖，予以降糖处理。
（2）心衰者予以抬高床头，提高舒适度，升床档保护，及时予以平喘、利尿、扩血管药物纠正心衰，必要时予以无创通气支持，严格记录出入量。
（3）心源性休克者取休克卧位，迅速建立多条静脉通路及时补充血容量，维持血压，积极抗休克，争取及早行 PCI 术，开通血管，使血运重建。

**8. 饮食护理** 拟行急诊 PCI 或冠状动脉旁路移植术（CABG）的患者暂禁食，有恶心、呕吐等胃肠道症状者也应禁食；其他患者在起病后 4～12 小时内给予流质饮食，逐步过渡到低饱和脂肪、低胆固醇清淡饮食，要求饱和脂肪占总热量的 70% 以下，胆固醇 < 200 mg/d，提倡少量多餐。

**9. 动态评估** 对中、高危险及以上 NSTE-ACS，做好急诊 PCI 及转运准备。必要做好心肺复苏准备，备好除颤仪。

**10. 心理护理** 关注患者感受和体验，筛查心理问题。抢救过程中适时安慰和鼓励患者，有针对性地告知相关抢救措施，减轻患者的恐惧感，取得患者及家属的配合，积极配合抢救，增强对治疗的信心。

**11. 二级预防**
（1）疾病知识指导：讲解本病的发病因素、诱发因素、典型症状、防治方法及预后等，告知围 PCI 期知识及术后严格抗栓治疗、心脏康复及定期门诊随访的重要性。
（2）饮食指导：合理膳食，低热量、低脂、低胆固醇、低盐、低糖，多食蔬菜、水果和粗纤维食物，避免暴饮暴食，注意少量多餐，控制血脂、血压、体重、血糖。
（3）活动指导：急性发作期应绝对卧床休息，避免劳累及受凉；康复期早睡早起，生活规律；根据 NSTE-ACS 患者基础体力情况制定运动处方，活动量循序渐进。
（4）用药指导：遵医嘱按时服药，不可随意停药，定期查肝肾功能、血脂、血糖、凝血四项，以保证用药安全。
（5）人文关怀：保持乐观平和的心态，正确对待自己的病情，生活中注意平衡压力。
（6）自我管理：戒烟限酒，加强疾病的治疗管理，如饮食调节、适量运动、用药、自我监测（脉搏、血糖、血脂、血压、体重指数或腰臀比）等生理指标达标率；建立和保持在工作、家庭和朋友中的新角色；处理和应对疾病所带来的各种情绪等。
（7）每年接种流感疫苗。

## 附：ACS 抢救诊治规范流程

ACS 患者抢救诊治需要需要包括院前急救科、急诊科、心内科、心外科、检验科、影像科、药学部等多学科团队的配合。胸痛及相关症状者和（或）目击者呼叫院前急救体系，或是胸痛患者（包括院内发病）就诊于急诊科，均应于首次医疗接触（first medical contact，FMC）后，在尽可能短的时间内按照如下流程实施，尽快做出初始诊断，予以早期、快速、规范的治疗措施（图 15-2）。

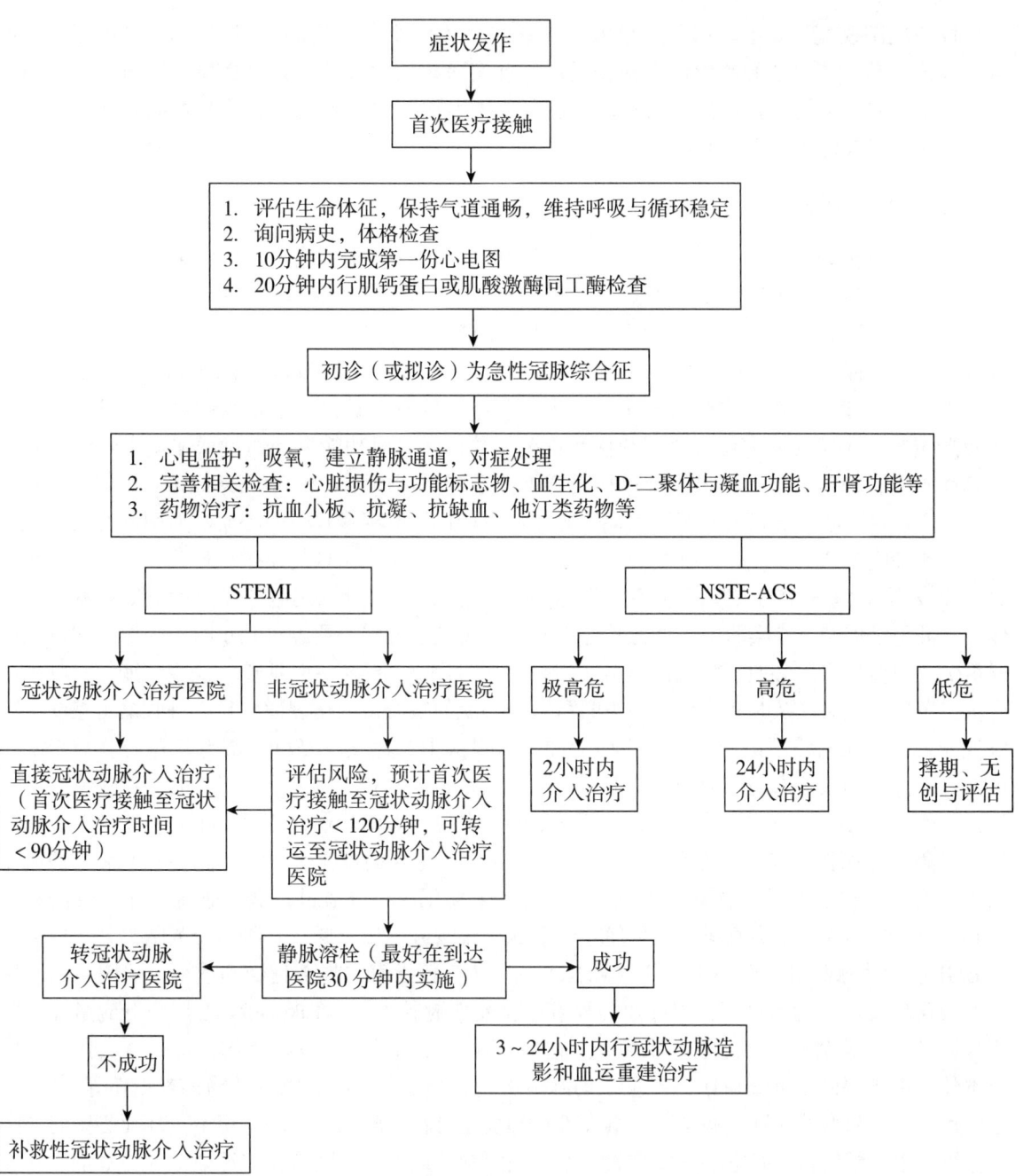

图 15-2 ACS 抢救诊治规范流程

## 二、急性 ST 段抬高型心肌梗死

### （一）定义

急性心肌梗死（acute myocardial infarction，AMI）是指急性心肌缺血性坏死，大多是在冠状动脉病变的基础上，发生冠状动脉血供急剧减少或中断，使相应心肌严重而持久地急性缺血，导致心肌细胞死亡。根据第四版"全球心肌梗死定义"标准，心肌梗死是指急性心肌损伤[血清心肌肌钙蛋白（cardiactroponin，cTn）增高和（或）回落，且至少1次高于正常值上限（参考值上限值的 99 百分位值）]，同时有急性心肌缺血的临床证据。包括：①急性心肌缺血症状；②新的缺血性心电图改变；③新发病理性Q波；④新的存活心肌丢失或室壁节段运动异常的影像学证据；⑤冠状动脉造影或腔内影像学检查或尸检证实冠状动脉血栓。STEMI属急性冠状动脉综合征（ACS）的严重类型。根据中国心血管病报告的数据，AMI发病率在不断增高，死亡率整体呈上升趋势，农村死亡率高于城市。

### （二）病因机制特点

冠状动脉内阻塞性血栓形成的基础多是冠状动脉粥样硬化不稳定斑块破裂、糜烂导致一支或多支血管管腔急性闭塞形成。破裂斑块的致栓物质暴露于循环中的血小板，血小板附着于溃疡面并激活聚集形成血栓，纤维蛋白原转变为纤维蛋白，进而激活血小板，导致血管收缩痉挛，这种内、外环境促进了活动性混合血栓形成，导致梗死相关动脉（infarct related artery，IRA）的阻塞。由于心外膜冠状动脉前向血流中断，供血区心肌缺血立即失去正常收缩功能，异常收缩方式及严重度取决于梗死部位、范围和梗死程度。缺血区心肌功能失调通过增强正常功能的心肌运动而补充，通过急性代偿机制（包括交感神经系统活性增强）和Frank-Starling机制（心脏负荷、回心血量、心室舒张末容积增加促进心排血量增加）改善。长时间心肌缺血引起心肌细胞坏死。心肌细胞糖原减少、肌纤维松弛和肌纤维膜断裂，是首先出现的超微结构改变，并且早在心肌缺血发作后10～15分钟就可见到。早在冠脉闭塞后10分钟，用电子显微镜就能观察到线粒体异常并呈进展性。在实验中，坏死从心内膜下进展到心外膜下要经过几小时。这个时间过程可通过侧支血流增多、心肌氧耗的因素减少以及间歇性闭塞/再灌注而延长，这些都能使心脏预适应。当条件适宜时，及时实施再灌注策略可减轻心肌的缺血性损伤。而一旦心脏收缩力减弱、顺应性减低、心肌收缩不协调，左心室压力曲线以最大上升速度（dP/dt）减低，左心室舒张末期压增高、舒张和收缩末期容量增多。射血分数减低，心搏量和心排血量下降，心率增快或有心律失常，血压下降。病情严重者，动脉血氧含量降低。急性大面积梗死者可发生泵衰竭——心源性休克或急性肺水肿。右心室梗死在MI患者中少见，其主要病理生理改变是急性右心衰竭的血流动力学变化，右心房压力增高，高于左心室舒张末期压，心排血量减低，血压下降。STEMI发生心律失常、休克或心力衰竭，均可使冠状动脉灌流量进一步降低，心肌坏死范围扩大。14%的STEMI冠状动脉非阻塞性心肌梗死（MINOCA）在最新指南中越来越受到重视，原因包括斑块破裂或斑块侵蚀、冠脉痉挛、冠脉血栓栓塞、自发性冠脉夹层、Takotsubo心肌病（应激性心肌病）以及其他类型的2型急性心肌梗死（包括贫血、心动过速、呼吸衰竭、低血压、休克、伴或不伴左室肥厚的重度高血压、严重主动脉瓣疾病、心衰、心肌病以及药物毒素损伤等），该类型治疗策略与阻塞性冠脉疾病不同。继发性病理变化可在心腔内压力的作用下，坏死心壁向外膨出，可产生心脏破裂（心室游离壁破裂、心室间隔穿孔或乳头肌断裂）或逐渐形成心室壁瘤。坏死组织1～2周后开始吸收，并逐渐纤维化，在6～8周形成瘢痕愈合，称为陈旧性心肌梗死。心室重塑作为MI的后续改变，包括左心室体积增大、形状改变、梗死节段心肌变薄和非梗死节段心肌增厚，对心室的收缩效应及电活动均有持续不断的影响，在MI急性期后的治疗中要注意对心室重塑的干预。

### （三）护理评估与病情判断

**1. 危险因素**　早期风险评估决定STEMI早期干预策略。评估包括导致冠状动脉疾病（CAD）的危险因素，疾病史（心绞痛、心肌梗死、CAGB或者PCI史）、高血压、糖尿病、外周动脉疾病史、脑血管疾病史、高脂血症及吸烟史、冠心病早发家族史、消化系统疾病、出血性疾病、外科手术或者拔牙史以及药物治疗史（他汀类、降压、抗血小板、抗凝治疗、溶栓治疗药物史）。

**2. 诱发因素**　最常见情绪变化（激动、紧张、焦虑等）、体力活动负荷过重、饱餐以及血压升高、休克、脱水、失血、严重心律失常等应激因素而诱发不稳定斑块破裂血栓形成，导致

STEMI。

**3. 临床表现**

（1）前驱症状评估：患者发病前几日或者几周内50%～80%会有典型的前驱症状，突出表现为新发心绞痛和原有心绞痛加重。心绞痛发作较前频繁、程度加重、持续时间长，对硝酸甘油效果不明显常见。

（2）症状评估

1）缺血性胸痛：STEMI典型的缺血性胸痛为胸骨后或心前区剧烈的压榨性疼痛（通常超过10～20 min），可向左上臂、下颌、颈部、背或肩部放射；常伴有恶心、呕吐、大汗和呼吸困难等；部分患者可发生晕厥。含服硝酸甘油不能完全缓解。应注意典型缺血性胸痛等同症状和非特异性症状，如呼吸短促、急性失代偿心力衰竭的主要症状等。但有8%～10%的STEMI患者为无痛性表现，尤其多见于老年人，糖尿病患者也多见。

2）心律失常：绝大多数STEMI患者可发生，多见于发病1～2天，且与预后相关。室性心律失常最常见，其中导致血流动力学障碍的VT和VF占6%～8%。心房颤动是最常见的室上性心律失常，为6%～21%，可诱发或加重心力衰竭。快速性心律失常多见于前壁心肌梗死，窦性心动过缓多见于下壁心肌梗死，前壁心肌梗死患者出现高度房室传导阻滞多由于广泛的心肌坏死，阻滞部位一般位于希氏束以下，死亡率极高。STEMI患者发病后至少24 h内都需要重点关注心律失常和ST段改变，尤其有中至高度心律失常风险，如血流动力学不稳定的患者、左心室射血分数（left ventricular ejective fraction，LVEF）＜40%、再灌注心律失常、多支血管重度狭窄或PCI术中出现并发症者。

3）急性心力衰竭：尤其急性左心衰竭是STEMI最常见的并发症，发生率为32%～48%，可发生在STEMI急性期或亚急性期，为心肌顿抑或心功能永久受损，是最重要的预后不良指标。多见于广泛前壁心肌梗死、老年人，常表现为STEMI首诊的主要症状，如多汗、喘憋、呼吸困难、不能平卧、焦躁。

4）心源性休克：STEMI患者心源性休克可发生在任何阶段，发生率在6%～10%，可表现为STEMI的首发症状。是由于大面积心肌梗死或者合并严重机械性并发症导致，是STEMI的主要死亡原因。在心脏充盈状态合适的情况下，仍有严重持续的低血压（收缩压＜90 mmHg）伴有组织低灌注（静息心率增快、意识状态改变、少尿、四肢湿冷），血流动力学监测心指数≤2.2 L/(min·m²)，肺毛细血管楔压＞18 mmHg。需使用升压/正性肌力药物或机械循环辅助装置才能维持收缩压＞90 mmHg的患者也应考虑为心源性休克。

5）全身症状：STEMI患者会出现大汗、恶心、呕吐、腹部不适、白细胞升高及发热等全身症状。50%以上伴有恶心、呕吐，与迷走神经反射或左心室内的机械刺激感受器有关。发热主要因心肌坏死物吸收导致吸收热，常于发病1～2天出现，持续1周左右，通常不超过38℃。

（3）体征评估：应密切注意患者生命体征。观察患者的一般状态，有无皮肤湿冷、面色苍白、烦躁不安、颈静脉怒张等，右心室STEMI患者常表现出明显的颈静脉怒张和V波以及三尖瓣反流；心脏浊音界可正常或轻至中度增大；听诊有无肺部啰音、心动过速、心动过缓、心律不齐、心脏杂音和奔马律，常见第一心音、第二心音减弱以及第四心音，提示心脏收缩力和左心室顺应性降低；评估神经系统体征。

（4）辅助检查

1）心电图：对疑似STEMI的胸痛患者，应在FMC后10 min内记录12导联心电图，推荐记录18导联心电图，尤其是下壁心肌梗死需加做V3R～V5R和V7～V9导联。STEMI的特征性心电图表现为ST段弓背向上型抬高（呈单相曲线）伴或不伴病理性Q波、R波减低（正后壁心肌梗死时，ST段变化可以不明显），常伴对应导联镜像性ST段压低。但STEMI早期多不出现这种特征性改变，而表现为超急性T波改变（异常高大且两支不对称）和（或）ST段斜直型升高，并发展为 ST-T 融合，伴对应导联的镜像性 ST 段压低。对有持续性胸痛症状但首份心电图不能明确诊断的患者，需在 15～30 min 内复查心电图，对症状发生变化的患者随时复查心电图，与既往心电图比较有助诊断（图 15-3～图 15-5）。

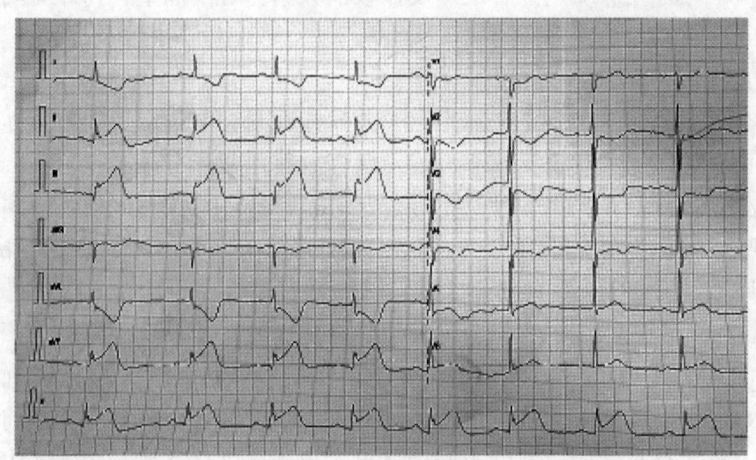

图 15-3　下壁 STEMI 前壁导联镜像性改变 ST 段压低

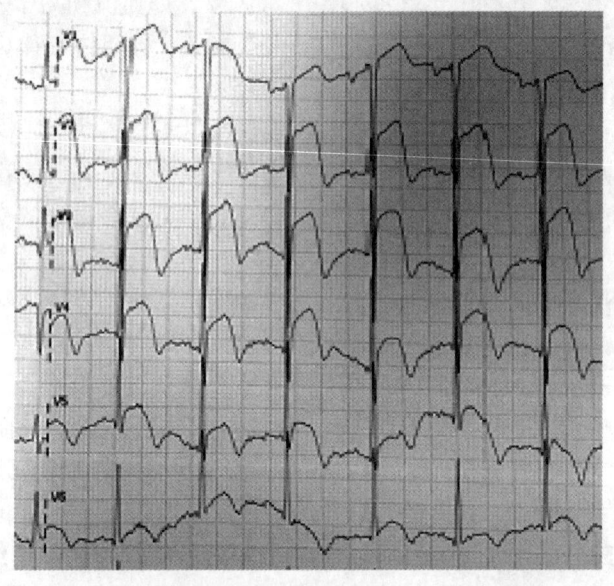

图 15-4　急性前壁心肌梗死 V1～V5 ST 段改变

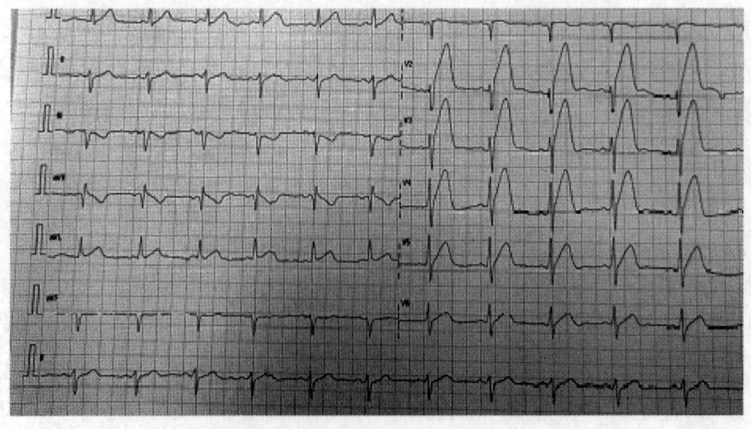

图 15-5　超急性期 V2～V5 T 波改变

某些情况下，心电图诊断可能有困难，需结合临床情况仔细判断。包括：①左束支传导阻滞（left bundle branch block，LBBB）：存在 LBBB 的情况下，心电图诊断心肌梗死是困难的。②右束支传导阻滞（right bundle branch block，RBBB）：可能影响早期缺血、损伤性 ST-T 改变。③心室起搏：起搏信号和其引起的心肌除极、复极异常也可干扰 STEMI 的心电图诊断，建议与既往心电图进行比较。④轻微 ST 段抬高型心肌梗死：ST 段抬高幅度 < 0.1 mV，常伴对应导联镜像性轻度 ST 段压低。⑤正常心电图：部分急性冠状动脉闭塞的患者无 ST 段抬高的初始心电图表现，可能与出现症状后的心电图检查时间有关，应注意发现心电图超急性期 T 波改变。部分静脉桥和左主干的急性闭塞，心电图也可能无 ST 段抬高。有典型缺血性胸痛或等同症状患者，心电图出现以上表现应高度疑诊 STEMI。左主干病变的心电图改变、Wellen 综合征和 De Winter 综合征应视为 STEMI 的等同心电图改变。梗死的发生与原来冠脉粥样硬化病变累及的血管数及其所造成管腔狭窄程度之间未必呈平行关系。体表心电图对应急性心肌梗死的定位诊断及供血区冠状动脉关系如表 15-2 所示。

表 15-2　体表心电图与心室部位及供血区冠状动脉定位

| 出现梗死表现相关导联 | 心肌梗死部位 | 供血区冠状动脉 |
| --- | --- | --- |
| V1～V3 | 前间壁 | 左前降间隔分支 |
| V3、V4（V5） | 前壁 | 左前降支远端 |
| Ⅰ、aVL | 高侧壁 | 左回旋支 |
| V5、V6、Ⅰ、aVL | 前侧壁 | 左前降支中部或左回旋支 |
| V1～V6（Ⅰ、aVL） | 广泛前壁 | 左前降支及左回旋支 |
| Ⅱ、Ⅲ、aVF | 下壁 | 右冠状动脉或左回旋支之后降支 |
| V7～V9 | 正后壁 | 右冠状动脉房室支或左回旋支 |
| V3R～V5R | 右心室 | 右冠状动脉 |

2）心肌损伤生物标志物：症状和心电图能够明确诊断 STEMI 的患者，不需等待心肌损伤标志物和（或）影像学检查结果，应尽早给予再灌注及其他相关治疗。在急性期常规检测心肌损伤标志物，优先选择 cTn。如果患者发病时间与就诊时间间隔较近，心肌损伤标志物往往是阴性，宜动态观察心肌损伤标志物的演变，但不应因此延迟再灌注治疗。在《2020 ESC NSTE-ACS 指南》中，hs-cTn 的地位更加突出，并且不推荐在常规 hs-cTn 基础上进行额外标志物的检测，这些额外标志物包括肌酸激酶、肌酸激酶同工酶（creatine kinase isoenzyme，CK-MB）、心型脂肪酸结合蛋（heart-type fatty acid binding protein，H-FABP）等。但是，目前还是不能忽略 CK-MB 在心肌梗死中的应用价值，除作为 STEMI 中溶栓再通的间接判断指标外，按照美国心血管造影和介入学会的相关要求诊断"血运重建后有临床意义的心肌梗死"时，也应以冠状动脉血运重建术后 48 h 内 CK-MB 水平升高≥正常值上限的 10 倍或若无法获得基线 CK-MB 数值，则采用 cTnI（或 cTnT）水平升高≥正常值上限的 70 倍作为诊断标准。

3）影像学检查：超声心动图可以发现阶段性室壁运动不良、异常和反常运动，收缩时室壁运动变化是心肌缺血的典型表现，有助于早期发现；左心室射血分数（LEVF）低于 40% 为心功能降低。X 线检查能早期发现心力衰竭和心脏扩大的征象，以及急性心力衰竭、肺水肿的改变。影像学检查有助于 STEMI 的诊断、鉴别诊断和危险分层。冠状动脉造影是诊断的金标准，准确定位引起心肌梗死血管。

**4. 心肌梗死的临床分类**　STEMI 和 NSTEMI：根据心肌梗死病理、临床和预后差异以及不同的治疗策略，通常将心肌梗死分为 5 型。1 型：由冠状动脉粥样硬化斑块急性破裂或侵蚀，血小板激活，继发冠状动脉血栓性阻塞，引起心肌缺血、损伤或坏死。须具备心肌损伤和至少一项心肌缺血的临床证据。2型：与冠状动脉粥样斑块急性破裂或侵蚀、血栓形成无关，为心肌供氧和需氧之间失平衡所致。3型：指心脏性死亡伴心肌缺血症状和新发生缺血性心电图改变或心室颤动（ventricular fibrillation，VF），但死亡发生于获得生物标志物的血样本或在明确心脏生物标志物增高之前，尸检证实为心肌梗死。4型：包括经皮冠状动脉介入治疗（percutaneous coronary intervention，PCI）相关心肌梗死（4a型）、冠状动脉内支架或支撑物血栓形成相关心肌梗死（4b型）及再狭窄相关心肌梗死（4c型）。5型：为冠状动脉旁路移植术（coronary artery bypass grafting，CABG）相关的心肌梗死。首次心肌梗死28d内再次发生的心肌梗死称为再梗死（re-infarction），28d后则称为复发性心肌梗死（recurrent myocardial infarction）。本章节主要阐述1型心肌梗死的STEMI。

**5．危险分层**

（1）危险分层：危险程度分层分级是一个动态连续的过程。有以下临床情况应判断为高危STEMI：①高龄：尤其是老年女性；②有严重的基础疾病：如糖尿病、心功能不全、肾功能不全、脑血管病、既往心肌梗死或心房颤动等；③重要脏器出血病史：脑出血或消化道出血等；④大面积心肌梗死：广泛前壁心肌梗死、下壁合并右心室和（或）正后壁心肌梗死、反复再发心肌梗死；⑤合并严重并发症：恶性心律失常［室性心动过速（ventricular tachycardia，VT）或VF］、急性心力衰竭、心源性休克和机械并发症等；⑥院外心脏骤停。建议进行缺血风险和出血风险评估。

（2）心功能分级：STEMI患者心功能严重程度分级采用Killip分级法评估心功能（表15-3）。

表15-3　Killip心功能分级法

| 分级 | 症状与体征 |
| --- | --- |
| Ⅰ | 无明显心力衰竭 |
| Ⅱ | 有左心衰竭，肺部啰音＜50%肺野，奔马律，窦性心动过速或其他心律失常，静脉压升高，胸部X线片有肺淤血的表现 |
| Ⅲ | 肺部啰音＞50%肺野，可出现急性肺水肿 |
| Ⅳ | 心源性休克，有不同阶段和程度的血流动力学障碍 |

（四）急救治疗原则

1．早期尽快完全地开通梗死相关动脉，使心肌血液再灌注（到达医院后30分钟内开始溶栓或90分钟内完成球囊扩张）。尽量缩短心肌缺血总时间、患者自身就诊延误、院前系统延误和院内救治延误，以挽救濒死的心肌，防止梗死面积扩大，缩小心肌缺血范围。

2．保护和维持心脏功能。

3．缓解疼痛、呼吸困难和焦虑。

4．及时处理严重心律失常、泵衰竭和各种并发症，防止猝死，注重二级预防。

（五）急救护理措施

**1．休息与体位**　绝对卧床休息，尽量减少探视，避免不良刺激，解除心理恐惧。进食、洗漱、二便均给予协助；卧床期间，要做好肢体的活动锻炼和皮肤护理，防止下肢静脉血栓形成和压力性损伤等并发症。

**2．气道与氧疗**　遵医嘱氧气吸入，以增加心肌氧的供应，减轻缺血和疼痛。

**3．建立静脉通路**　左侧肢体建立1~2条静脉通道，保证药物及时应用。

**4. 用药护理**

（1）镇静镇痛：观察疼痛的性质、持续时间，遵医嘱给予吗啡或哌替啶止痛，密切观察药物疗效及有无不良反应，注意呼吸、面色及血氧饱和度的变化，警惕药物产生的呼吸抑制。给予硝酸酯类药物时应随时监测血压的变化，维持收缩压在 100 mmHg 以上。

（2）控制输液速度和液体总量，防止心脏负荷加重导致的肺水肿。

**5. 溶栓护理**

（1）迅速建立静脉通路，遵医嘱应用溶栓药物，注意观察有无不良反应：①过敏反应表现为寒战、发热、皮疹等；②低血压（收缩压低于 90 mmHg）；③出血，包括皮肤黏膜出血、血尿、便血、咯血、颅内出血等，一旦出血，应紧急处理。

（2）溶栓疗效观察：可根据下列指标间接判断溶栓是否成功。①胸痛 2 小时内基本消失；②心电图 ST 段于 2 小时内回降 > 50%；③ 2 小时内出现再灌注性心律失常，如窦性心动过缓、加速性室性自主心律、房室传导阻滞或束支传导阻滞突然改变或消失；④ cTnI 或 cTnT 峰值提前至发病后 12 小时内，血清 CK-MB 峰值提前出现（14 小时以内）。上述 4 项中，②和④最重要。也可根据冠状动脉造影直接判断溶栓是否成功。

**6. 病情观察**　严密监测生命体征、心电图、心肌损伤标志物、血气分析、血生化等变化，有异常时及时通知医生处理，备齐各种抢救物品、药品及仪器。

**7. 潜在并发症**　心律失常、休克、急性左心衰竭、猝死。

（1）严密心电监测：及时发现心率及心律的变化，在 AMI 溶栓治疗后 24 小时内易发生再灌注性心律失常，特别是在溶栓治疗即刻至溶栓后 2 小时内应设专人床旁心电监测。监测电解质和酸碱平衡状况，因电解质紊乱或酸碱平衡失调时更容易并发心律失常。

（2）严密监测血压：动态观察患者有无血压下降，是否伴有烦躁不安、面色苍白、皮肤湿冷、脉细而快、大汗淋漓、少尿、反应迟钝，甚至晕厥。一旦发现患者有血压下降趋势，应及时汇报医生，遵医嘱给予升压、补液等处理。

（3）心衰的观察与护理：应严密观察患者有无呼吸困难、咳嗽、咳痰、少尿、颈静脉怒张、低血压、心率加快等，听诊肺部有无湿啰音。避免情绪激动、饱餐、用力排便等可加重心脏负担的因素。必要时做好有创血流动力学监测，一旦发生心力衰竭，则按心力衰竭进行护理。

（4）准备好急救药物和抢救设备如除颤仪、起搏器等，随时做好抢救准备。

**8. 饮食护理**　起病后 4～12 小时内给予流质饮食，以减轻胃胀。随后过渡到低脂、低胆固醇清淡饮食，提倡少量多餐。

**9. 心理护理**　缓解患者紧张情绪，减少不良刺激。鼓励患者调整心态，积极主动配合医护人员的治疗护理。

**10.** 急诊做 PCI 手术者应配合医师做好术前准备，携带急救包及急救设备，由专人护送至导管室，做好交接，术后转入监护室或专科病房。

**11. 二级预防**

（1）疾病知识指导：告知患者 AMI 的疾病特点，树立终生治疗的观念，坚持做好危险因素控制将有利于延缓疾病进展，改善预后。饮食原则是低饱和脂肪和低胆固醇饮食，要求饱和脂肪占总热量的 7% 以下，胆固醇 < 200 mg/d。

（2）心理指导：指导患者保持乐观、平和的心情，正确对待自己的病情。创造良好的身心休养环境，生活中避免对其施加压力。

（3）康复指导：①运动原则：有序、有度、有恒；②运动形式：以行走、慢跑、简化太极拳、游泳等有氧运动为主；③运动强度：根据个体心肺功能评估，循序渐进；④持续时间：初始是 6～10 分 / 次，随着患者对运动的适应和心功能的改善，可根据医生运动处方逐渐延长每次运动持续时间至 30～60 分钟；⑤运动频率：有氧运动每周 3～5 天，最好每天运动，运动前热身 5～10 min；⑥运动量：适宜控制在心率较静息心率增加 20 次/分左右，同时感觉不太费力，无异常症状。

（4）用药指导：指导患者按医嘱服药，让患者认识到遵医嘱用药的重要性，提高用药依从性。告知药物的用法、作用和不良反应，并教会患者定时测脉搏、血压，定期电话随访。若胸痛发作频繁、程度较重、时间较长，服用硝酸酯制剂疗效较差时，提示急性心血管事件，应及时就医。

（5）照顾者指导：应教会家属心肺复苏的基本技术以备急用。

（姜 玫）

## 第二节 急性心力衰竭

急性心力衰竭通常危及患者生命，必须紧急实施抢救和治疗。加强急诊评估、急诊治疗、急诊管理，有条件的医院进入急诊立即纳入急性心衰单元（acute heart failure unit，AHFU）管理。1990 年，第一家独立心衰管理机构——心衰门诊在瑞典成立。2014 年，山东大学齐鲁医院急诊科在国内首先正式成立"急性心衰单元"和"山东省急性心衰单元协作组"，以改善急性心力衰竭的急诊管理，促进早期救治，改善预后，降低医疗费用。

### 一、定义

急性心力衰竭（acute heart failure，AHF）是指继发于心脏功能异常而迅速发生或恶化的症状和体征，并伴有血浆利钠肽水平的升高，临床上可以表现为新发的 AHF（左心或右心衰竭）以及急性失代偿心力衰竭（acute decompensated heart failure，ADHF），其中以急性失代偿心力衰竭多见，新发的急性心力衰竭有更高的院内病死率，但出院后病死率和再住院率较低。临床上以急性左心衰竭较为常见，急性右心衰竭虽较少见，但近年有增加的趋势。

### 二、病因机制特点

**1. 心源性急性心力衰竭**

（1）急性容量负荷过重：如慢性心衰急性失代偿、新发心脏瓣膜反流，由于前负荷过重导致心室舒张末期容积显著增加，导致肺静脉压显著增高，引起急性肺水肿。

（2）急性心脏后负荷过重：如急性心律失常并发急性心衰、突然动脉压显著升高或高血压危象、原有瓣膜（主动脉瓣、二尖瓣）狭窄或左室流出道梗阻者突然过度体力活动，由于后负荷过重导致心室舒张末期压力突然升高，使肺静脉压显著增高，发生急性肺水肿。

（3）急性弥漫性心肌损害：如急性冠状动脉综合征、急性心肌损害、急性左心室心肌损害引发泵衰竭，心肌收缩力明显降低，心排出量减少，导致肺静脉压增高和肺淤血，引起急性肺水肿；由于急性心肌梗死的机械并发症，引起急性血流动力学变化，产生急性肺充血；急性大面积右心室心肌梗死后出现以低右室心排出量、颈静脉怒张和低左室灌注压为特征的急性肺充血。

（4）心源性休克：严重的急性心衰，由于心衰导致的组织低灌注，通常表现为血压下降（收缩压< 90 mmHg，或平均动脉压下降> 30 mmHg）和少尿[尿量< 0.5 ml/(kg·h)]。

**2. 非心源性急性心衰** 无心脏病患者由于高心排出量状态（甲亢危象、贫血、感染败血症）、快速大量输液导致容量增加、急性肺静脉压显著增高（药物治疗缺乏依从性、容量负荷过重、大手术后、急性肾功能减退、哮喘、急性肺栓塞），引起急性肺水肿。

##  三、护理评估与病情判断

**1. 危险因素** 由于急性心力衰竭的病因与诱因在很多临床情况下难以区分，并且临床管理意义同等重要，所以表 15-4 合并表述。

表 15-4　AHF 的常见病因与诱因

| 病因、诱因 |
| --- |
| 急性冠脉综合征（ACS） |
| 严重心律失常（心动过速如房颤、室速等，心动过缓） |
| 高血压急症 |
| 急性感染（肺炎、病毒性心肌炎、感染性心内膜炎等）或脓毒症 |
| 钠盐过量摄入，过多或过快输注液体 |
| 原发性心肌病 |
| 瓣膜性心脏病（风湿性、退行性等） |
| 急性中毒（酒精、一氧化碳、化学毒物等） |
| 药物（如非甾体类抗炎药、糖皮质激素、负性肌力药、具有心脏毒性的化疗药等） |
| 慢性阻塞性肺疾病急性加重（AECOPD） |
| 肺栓塞 |
| 先天性心脏病 |
| 妊娠和围生期心肌病 |
| 交感神经张力增高，应激性心肌病 |
| 心脏压塞 |
| 代谢/激素水平变化（如淀粉样心肌病、甲状腺功能亢进或减退、糖尿病及酮症酸中毒、肾上腺皮质功能不全等） |
| 严重贫血 |
| 急性肾损伤/慢性肾病 |
| 外科手术或围术期并发症 |
| 急性机械性损伤：ACS 并发心脏破裂（游离壁破裂、室间隔穿孔、腱索断裂或乳头肌急性功能不全）、胸部外伤、心脏介入、急性原发性或继发于感染性心内膜炎的瓣膜关闭不全、主动脉夹层 |

**2. 临床表现** 急性左心衰竭主要表现为急性肺淤血，甚至肺水肿，伴或不伴有组织器官低灌注；急性右心衰竭主要表现为低心排血量与组织器官低灌注及体循环淤血。严重者并发急性呼吸衰竭、心源性休克。

（1）症状体征评估

1）肺淤血/肺水肿的症状和体征：端坐呼吸、夜间阵发性呼吸困难、咳嗽并咯血或咳粉红色泡沫痰、发绀、肺部湿啰音伴或不伴哮鸣音、P2 亢进、S3 和（或）S4 奔马律。

2）体循环淤血的症状和体征：颈静脉充盈或怒张、外周水肿（双侧）、肝淤血（肿大伴压痛）、肝-颈静脉回流征、胃肠淤血（腹胀、纳差）、胸腔积液或腹水。

3）低心排血量与组织器官低灌注的表现：低血压（收缩压＜90 mmHg）、四肢皮肤湿冷、少尿［尿量＜ 0.5 ml/(kg·h)］、意识模糊、头晕、血乳酸升高、肝功能异常、血肌酐水平增长≥ 1 倍或肾小球滤过率下降＞ 50%。

(2) 心源性休克：是指因心脏功能障碍导致心排血量明显减少而引起组织器官严重灌注不足的临床综合征。主要表现：没有低血容量存在的情况下，收缩压＜ 90 mmHg 持续＞ 30 min，或需要血管收缩药才能维持收缩压＞ 90 mmHg；存在肺淤血或左室充盈压升高（肺毛细血管楔压≥ 18 mmHg），心指数明显降低 [CI ≤ 2.2 L/(min·m$^2$)]；同时伴有至少一个组织器官低灌注的表现，如意识改变、皮肤湿冷、少尿、血乳酸升高等。

(3) 呼吸衰竭：是由于心力衰竭、肺淤血或肺水肿导致的严重呼吸功能障碍，引起动脉血氧分压（$PaO_2$）降低，标准大气压下静息呼吸空气时 $PaO_2$ ＜ 60 mmHg，伴或不伴有动脉血二氧化碳分压（$PaCO_2$）增高（＞ 50 mmHg）而出现一系列病理生理紊乱的临床综合征。

**3. 辅助检查**

(1) 心电图：了解有无急性心肌缺血、心肌梗死、心律失常、急性肺栓塞等，可提供急性心衰的病因诊断依据。

(2) 脑钠肽（brain natriuretic peptide，BNP）：N 末端 B 型脑钠肽（BNP）和 N 末端 B 型脑钠肽前体（NT-proBNP）有利于急性心衰的快速诊断与鉴别及预后判断。脑钠肽增高与心衰严重程度呈正相关；不同年龄组阳性界值不同，年龄越大，界值越高，阴性可排除心衰。诊断急性心衰的参考值：NT-proBNP ＞ 300 pg/ml，BNP ＞ 100 pg/ml。

(3) 心肌生化标志物检测：心肌肌钙蛋白（cTnI 或 cTnT）和 CK-MB 异常有助于诊断急性冠脉综合征。

(4) 超声心动图：可显示左心房、左心室肥大，心室壁运动幅度明显降低，左室射血分数减低及基础心脏病表现等。

(5) 有创导管检查：建立 PiCCO 等有创血流动力学监测，肺动脉楔压（PAWP）＞ 18 mmHg 且随病情加重而升高；急性冠脉综合征者酌情行冠状动脉造影及血运重建。

(6) 其他实验室检查：动脉血气分析可出现低氧血症；酸中毒与组织灌注不足可出现二氧化碳潴留。常规检查：血常规、电解质、肝肾功能、血糖、D- 二聚体、高敏 C- 反应蛋白（hs-CRP）、甲状腺功能等。

**4. 急性心力衰竭的分类**

(1) 临床分类

1) 急性左心衰竭：是急性发作或加重的心肌收缩力明显降低、心脏负荷加重，造成急性心排血量骤降、肺循环压力突然升高、周围循环阻力增加，出现急性肺淤血、肺水肿并可伴组织器官灌注不足和心源性休克的临床综合征。包括慢性心衰急性失代偿、急性冠脉综合征、高血压急症、急性心瓣膜功能障碍、急性重症心肌炎、围生期心肌病和严重心律失常。

2) 急性右心衰竭：是右心室心肌收缩力急剧下降或右心室的前后负荷突然加重，引起右心排血量急剧减低的临床综合征，常由右心室梗死、急性大面积肺栓塞、右心瓣膜病所致。

(2) 严重程度分类

1) Killip 分级：适用于评价急性心肌梗死时心力衰竭的严重程度。见本章第一节表 15-3。

2) 美国纽约心脏协会（NYHA）心功能分级标准：一般将心功能分为四级，心衰分为三度。临床上应用此种分级方法较多。NYHA 分级适用于慢性心力衰竭急性发作或者非急性心肌梗死出现的急性心力衰竭（表 15-5）。

表 15-5　NYHA 心功能分级标准

| 分级 | 临床表现 |
| --- | --- |
| Ⅰ级 | 体力活动不受限，日常活动不引起过度疲乏、呼吸困难或心悸<br>心功能代偿期 |
| Ⅱ级 | 体力活动轻度受限，休息时无症状，日常活动即可引起乏力、心悸、呼吸困难或心绞痛<br>Ⅰ度或轻度心衰 |
| Ⅲ级 | 体力活动明显受限，休息时无症状，轻于日常的活动即可引起上述症状<br>Ⅱ度或中度心衰 |
| Ⅳ级 | 不能从事任何体力活动，休息时亦有充血性心力衰竭或心绞痛症状，任何体力活动后加重<br>Ⅲ度或重度心衰 |

3) 临床程度的分类：适用于心肌病患者，主要依据临床表现，最适用于急性失代偿心衰（表15-6）。

表 15-6　急性左心衰竭的临床程度分级

| 分级 | 皮肤 | 肺部啰音 |
| --- | --- | --- |
| Ⅰ级 | 干、暖 | 无 |
| Ⅱ级 | 湿、暖 | 有 |
| Ⅲ级 | 干、冷 | 无/有 |
| Ⅳ级 | 湿、冷 | 有 |

4) 6 分钟步行试验：6 分钟步行试验是一项简单易行、安全、方便的试验，用以评定慢性心衰患者的运动耐力。要求患者在平直走廊里尽可能快地行走，测定 6 min 的步行距离，若 6 min 步行距离 < 150 m，表明为重度心功能不全；150～450 m 为中度；> 450 m 为轻度心功能不全。本试验除用以评价心脏的储备功能外，还常用以评价心衰治疗的疗效。

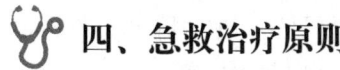

## 四、急救治疗原则

早期急诊抢救以迅速改善血流动力学状态、纠正低氧、缓解症状、维护重要器官灌注和功能为主，减轻心脏和肾的损害。后续阶段应进一步明确与纠正心衰的病因和诱因、控制症状和淤血、预防血栓栓塞。

## 五、急救护理措施

**1. 紧急处理**

（1）体位：患者采取最舒适的体位，通常取半卧位或端坐位，双腿下垂，减少静脉回心血量，减轻心脏前负荷。若患者出现组织器官低灌注表现，如低血压、四肢皮肤湿冷、少尿、意识模糊、头晕等，应取平卧位或休克卧位，并注意保暖。半卧位或端坐位易导致心排血量减少，病情相对平稳时，应采取患者自感舒适的体位，以半卧位角度 30° 以下为宜。

（2）氧疗与呼吸支持：首先保证有开放的气道，氧疗适用于呼吸困难明显伴低氧血症（$SaO_2$ < 90% 或 $PaO_2$ < 60 mmHg）的患者。

1) 常规氧疗方法包括：①鼻导管吸氧：是常用的给氧方法，适用于轻、中度缺氧者，氧流量从 1～2 L/min 起始，根据动脉血气结果可逐渐增加氧流量；②面罩吸氧：适用于伴呼吸性碱中毒以及未合并二氧化碳潴留但需要高流量给氧的患者。

2）对常规氧疗效果不满意或呼吸频率＞25次/分、$SpO_2$＜90%的患者，除外禁忌证，应尽早使用无创正压通气。治疗急性心源性肺水肿可改善氧合，减轻呼吸困难，缓解呼吸肌疲劳，降低呼吸功耗，降低插管率与早期病死率。包括持续气道正压（CPAP）和双水平气道正压（BiPAP），其中对于有二氧化碳潴留者，应首先考虑 BiPAP 模式。

3）对于有无创正压通气适应证而又不能良好耐受的轻、中度低氧型呼吸衰竭患者，可应用经鼻高流量湿化氧疗。

4）经积极治疗后病情仍继续恶化（意识障碍、呼吸节律异常、呼吸频率＞35～40次/分或＜6～8次/分、自主呼吸微弱或消失、$PaCO_2$进行性升高或 pH 动态性下降），不能耐受无创正压通气或是存在治疗禁忌证者，应气管插管，行有创机械通气。

（3）开放静脉通路：至少开放2条静脉通路，并保持通畅。必要时可深静脉穿刺置管，以随时满足用药的需要。液体量不宜过多，速度不宜过快。留取血标本，进行相关化验检查。

（4）给予心电血压血氧饱和度监测：严密监测血压、呼吸、血氧饱和度、心率、心电图。观察患者意识、精神状态、皮肤颜色、温度及出汗情况、颈静脉充盈程度、肺部啰音或哮鸣音的变化，监测出入量和体重。了解 NT-proBNP、动脉血气分析、电解质、肝肾功能、心脏超声结果等。对呼吸衰竭和血流动力学不稳定者应立即予以通气和循环支持。

（5）准确记录出入量纠正水、电解质紊乱和维持酸碱平衡，进食易消化的饮食，严格限制钠和水的摄入。

**2. 药物治疗及护理** 应用镇静、利尿、扩血管、正性肌力等药物。血管活性药物一般应用微量泵泵入，以维持稳定的速度和正确的剂量，并观察用药后患者的病情变化。

（1）镇静药：吗啡是治疗急性肺水肿极为有效的药物。不仅可以镇静，减少躁动，同时也可以通过扩张小血管而减轻心脏负荷。一般给予2.5～5 mg 静脉缓慢注射，也可皮下或肌内注射。伴明显和持续低血压、休克、意识障碍、COPD 等患者，禁用吗啡。吗啡的不良反应有呼吸抑制、低血压、恶心、呕吐，用药后密切观察病情变化及有无不良反应。

（2）利尿药：利尿剂是治疗心衰的重要基石，通过增加尿量和减轻水肿可有效治疗急性心衰。但对于有低灌注表现的急性心衰患者，在达到足够的灌注前应避免应用利尿剂。袢利尿剂多首选静脉注射或滴注。呋塞米（速尿）一般首剂量为20～40 mg，可迅速利尿，降低心脏容量负荷，缓解肺淤血。用药后观察和记录每天出入量，评价利尿效果，定时复查电解质，防止发生电解质紊乱。

（3）血管扩张药：经静脉常用的血管扩张剂包括硝酸酯类、硝普钠、α 受体阻滞剂（乌拉地尔）、人重组脑钠肽（rh-BNP）等药物。

1）硝酸甘油与硝酸异山梨酯：硝酸酯类药的作用主要是扩张静脉容量血管、降低心脏前负荷，较大剂量时可同时降低心脏后负荷，在不减少每搏输出量和不增加心肌耗氧的情况下减轻肺淤血。硝酸甘油静脉给药一般采用微量泵输注，从10～20 μg/min 开始，以后每5 min 递增5～10 μg/min，直至心衰的症状缓解或收缩压降至110 mmHg 左右；硝酸异山梨酯静脉滴注剂量1 mg/h，根据症状体征可以增加到不超过10 mg/h。病情稳定后逐步减量至停用，突然终止用药可能会出现反跳现象。

2）硝普钠：硝普钠能均衡地扩张动脉和静脉，同时降低心脏前、后负荷，适用于急性左心衰竭特别是伴有高血压的患者。常用剂量为3 μg/(kg·min)，通常以0.5 μg/(kg·min) 开始，根据治疗反应以0.5 μg/(kg·min) 递增，逐渐调整，直至症状缓解、收缩压由原水平下降30 mmHg 或血压降至110 mmHg 左右为止。停药应逐渐减量，以免反跳。硝普钠见光易分解，应现配现用，静脉输注时需避光。

3）乌拉地尔：可降低心脏负荷和肺动脉压，改善心功能，对心率无明显影响。通常静脉注射 12.5 ~ 25 mg，如血压无明显降低，可重复注射，然后以 0.4 ~ 2 mg/min 静脉滴注维持，并根据血压调整。

4) 人重组脑钠肽（rh-BNP）：属内源性激素物质，具有扩张静脉、动脉和冠状动脉作用，降低前、后负荷，增加心排血量，增加钠盐排泄（不影响钾离子），并抑制肾素 - 血管紧张素系统和交感神经系统，无直接正性肌力作用。给药方法：1.5 ~ 2 μg/kg 负荷剂量缓慢静脉注射，继以 0.0075 ~ 0.01 μg/(kg·min) 持续静脉滴注，最大可调整至 0.015 ~ 0.02 μg/(kg·min)；对于血压较低患者，可直接以维持量静脉滴注。

(4) 正性肌力药物：临床上应用的正性肌力药主要包括洋地黄类药、儿茶酚胺类、磷酸二酯酶抑制剂和钙增敏剂。静脉给予正性肌力药时需监测血压、心律（心率）。

1) 洋地黄类药：是唯一既有正性肌力作用又有负性传导作用的药物。可选用毛花苷丙（西地兰）0.2 ~ 0.4 mg 缓慢静注；必要时 2 ~ 4 h 后再给 0.2 ~ 0.4 mg，24 h 总量不超过 1.0 ~ 1.2 mg。使用洋地黄之前，应描记心电图确定心律，了解是否有急性心肌梗死、心肌炎或高血钙、低血钾等，急性心肌梗死后 24 h 内应尽量避免用洋地黄药物。

2) 儿茶酚胺类：常用多巴胺和多巴酚丁胺。多巴胺是剂量依赖性药物，小剂量 [1 ~ 4 μg/(kg·min)] 时主要兴奋多巴胺受体，有轻度正性肌力和肾血管扩张作用；5 ~ 10 μg/(kg·min) 时主要兴奋 β 受体，可增加心肌收缩力和心排血量，10 ~ 20 μg/(kg·min) 时 α 受体激动效应占主导地位，使外周血管阻力增加。多巴酚丁胺主要通过激动 $β_1$ 受体发挥作用，具有很强的正性肌力效应，在增加心排血量的同时伴有左室充盈压的下降，且具有剂量依赖性，常用于严重收缩性心衰的治疗。

3) 磷酸二酯酶抑制剂：选择性抑制心肌和平滑肌的磷酸二酯酶同工酶Ⅲ，减少 cAMP 的降解而提高细胞内 cAMP 的含量，发挥强心与直接扩血管作用。常用药物有米力农、奥普力农、依诺昔酮等。米力农：首剂 25 ~ 75 μg/kg 静脉注射（> 10 min），继以 0.375 ~ 0.75 μg/(kg·min) 滴注，常见不良反应有低血压和心律失常。

4) 钙增敏剂（左西孟旦）：钙增敏剂与肌钙蛋白 C（cTn）结合，增加 cTn 与 $Ca^{2+}$ 复合物的构象稳定性而不增加细胞内 $Ca^{2+}$ 浓度，增强心肌收缩力而不增加心肌耗氧量，并能改善心脏舒张功能，同时激活血管平滑肌的 $K^+$ 通道，扩张组织血管。左西孟旦宜在低心排血量或组织低灌注时尽早使用，负荷量 12 μg/kg 静脉注射（> 10 min），继以 0.1 ~ 0.2 μg/(kg·min) 滴注，维持药 24 h；如血压偏低，可直接静脉滴注维持量 24 h。使用过程中出现严重心律失常如持续性室性心动过速应停用。

(5) 茶碱类药物：茶碱类药物具有扩张支气管改善通气、轻度扩张静脉降低心脏前负荷以及增加肾血流与利尿作用。对于急诊一时难以鉴别的心源性及肺源性呼吸困难，应用茶碱也是有益的。

(6) 抗凝治疗：血栓栓塞是心衰患者重要的并发症。因多种生理与病理因素，心衰患者存在血液高凝状态，易于血栓形成。可应用依诺肝素、华法林等药物。

**3. 机械辅助循环支持装置**

(1) 主动脉内球囊反搏（IABP）：是一种有效改善心肌灌注且同时降低心肌耗氧量、增加心排出量的治疗手段。适用于心源性休克、心力衰竭的患者。

(2) 体外膜肺氧合（ECMO）：心脏不能维持全身灌注或者肺不能充分进行气体交换时提供体外心肺功能支持，急性心衰时可替代心脏功能，使心脏有充分的时间恢复。

**4. 连续性肾替代治疗** 用于高容量负荷且对利尿剂抵抗、低钠血症、肾功能严重受损且药物不能控制时，帮助滤除代谢废物和液体，维持体内稳态。

**5. 出入量管理** 无明显导致低血容量的因素（大出血、严重脱水、大汗淋漓等）者每天液体入量一般宜在 1500 m 以内，不超过 2000 ml。保持每天出入量负平衡约 500 ml，严重肺水肿者负平衡为 1000～2000 ml/d，甚至可达 3000～5000 ml/d，以减少水钠潴留，缓解症状。如肺淤血、水肿明显消退，应减少水负平衡量，逐步过渡到出入量大致平衡。在负平衡下应注意防止低血容量、低血钾和低血钠等。

**6. 心理护理** 医护人员在抢救时必须操作熟练、忙而不乱，保持镇静，使患者产生信任与安全感。患者恐惧或焦虑可导致交感神经系统兴奋性增高，使呼吸困难加重。护士应向患者及家属提供情感支持并做好患者基础护理与日常生活护理。

**7. 二级预防健康教育** 病情稳定后向患者及家属介绍急性心衰的病因、症状和体征，以便早预防、早发现、早治疗。避免过度劳累和体力活动、情绪激动和精神紧张等，预防感冒和其他各种感染。日常要清淡饮食，液体摄入勿过多。在静脉输液前主动向医务人员说明病情，控制输液量及速度。

（姜 玫 张春雨）

## 第三节 严重心律失常

### 一、定义

心律失常（cardiac arrhythmia）是指心脏冲动的频率、节律、起源部位、传导速度或激动次序的异常。其可见于生理情况，更多见于病理性状态，包括心脏本身疾病和非心脏疾病。

严重心律失常是指可以迅速导致晕厥、心绞痛、心力衰竭、休克甚至心搏骤停的心律失常，也称为危险性心律失常，是临床常遇到的一种急危重症，如果不能及时识别和处理，患者可在短期内死亡。严重心律失常包括快速性心律失常中的心室颤动（ventricular fibrillation，VF）、室性心动过速（ventricular tachycardia，VT）、尖端扭转型室性心动过速（torsades de pointes，TdP）、心房颤动（atrial fibrillation，AF）、室上性心动过速（supraventricular tachycardia，SVT）等，以及缓慢性心律失常中的二度Ⅱ型房室传导阻滞和三度房室传导阻滞。

### 二、病因与机制特点

**1. 病因** 严重心律失常有许多潜在的病因，可由下列病理状况引起：①器质性心脏病变：急性冠脉综合征、心肌病、先天性心脏病、病态窦房结综合征等；②药物中毒：洋地黄、奎尼丁、胺碘酮等；③电解质紊乱：低血钾、高血钾、低血镁等；④长 QT 综合征等。

**2. 发病机制** 心律失常的发生机制包括冲动形成的异常和（或）冲动传导的异常。窦房结、结间束、冠状窦口附近、房室结的远端和希氏束 - 浦肯野系统等处的心肌细胞均具有自律性。自主神经系统兴奋性改变或内在的病变，均可导致不适当的冲动发放。此外，原来无自律性的心肌细胞，如心房、心室肌细胞，亦可在病理状态下出现异常自律性。冲动传导异常可以产生折返，折返是快速性心律失常最常见的发病机制。

## 三、护理评估与病情判断

**1. 评估程序**

（1）初步评估：评估任何严重心律失常患者的第一步均是确定是否存在脉搏。如果没有脉搏，立即进行心肺复苏。如果存在脉搏，判断患者血流动力学状态是否稳定，血流动力学不稳定的心律失常往往需要立即处理。

（2）进一步评估：快速性心律失常患者血流动力学稳定时，评估心电图，确定 QRS 波是宽还是窄，是规则还是不规则。规则的窄 QRS 波（＜0.12 秒）心动过速常为室上性心动过速。规则的宽 QRS 波（＞0.12 秒）心动过速可能为室性心动过速。快速心房颤动可表现为不规则的窄 QRS 心动过速。伴随差异性传导的心房颤动、预激综合征伴心房颤动、尖端扭转型室速等亦可表现为不规则的宽 QRS 心动过速。

**2. 健康史评估**  询问患者是否曾经患有心律失常、器质性心脏病、心悸、电解质紊乱等病史。病史采集通常能帮助判断：①心律失常的存在及其类型；②心律失常的诱发因素，如烟、酒、咖啡、运动及精神刺激等；③心律失常发作的频繁程度、起止方式；④心律失常对药物和非药物方法的反应。

**3. 临床表现**  评估患者有无心悸、头晕、乏力、胸闷等症状。如果患者出现晕厥、持续胸痛、低血压（收缩压 90 mmHg 以下）或其他休克征象，则为血流动力学不稳定状态，这种状态是指可能有重要器官受损或有发生心搏骤停的危险。

**4. 心电图检查**

（1）室上性心动过速：①频率大多在 160～250 次/分，节律规则。②P 波形态异常，P-R＞0.12 秒者为房性，P 波呈逆行性（Ⅱ、Ⅲ、aVF 导联倒置，aVR 导联直立）或 P-R＜0.12 秒者为房室交界性，多数情况下 P 波与 T 波融合，无法辨认。③QRS 波群形态和时限正常，若伴有预激综合征、室内差异性传导或束支传导阻滞，QRS 波群可宽大畸形（图 15-6）。

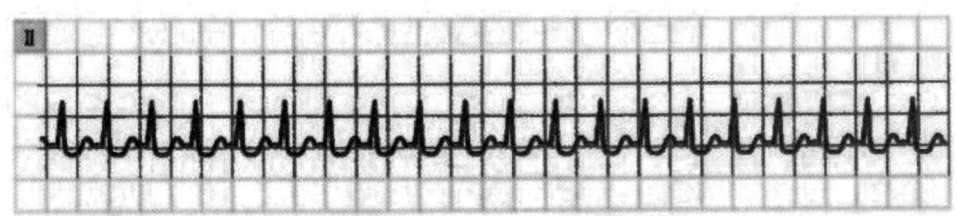

图 15-6　室上性心动过速

（2）心房颤动：P 波消失，代之以形态、间隔及振幅均绝对不规则的 f 波，频率 350～600 次/分；R-R 间期绝对不等，心室率通常在 100～160 次/分之间；QRS 波群形态一般正常，当心室率过快，发生室内差异性传导时，QRS 波群可增宽变形（图 15-7）。

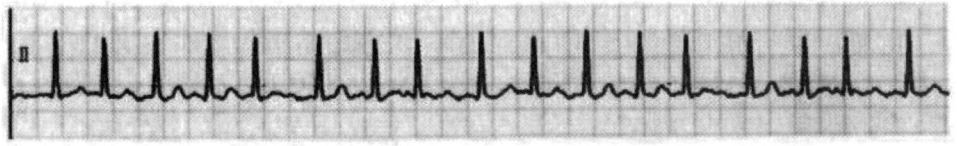

图 15-7　心房颤动

（3）室性心动过速：心电图表现为 3 个或 3 个以上的室性期前收缩连续出现；宽大畸形

的 QRS 波群，时限超过 0.12 秒；ST-T 波方向与 QRS 波主波方向相反；心室率通常为 100～250 次 / 分；心律规则，亦可略不规则，常呈现房室分离。根据发作时 QRS 波群的形态，又可分为单形性室速和多形性室速（图 15-8）。

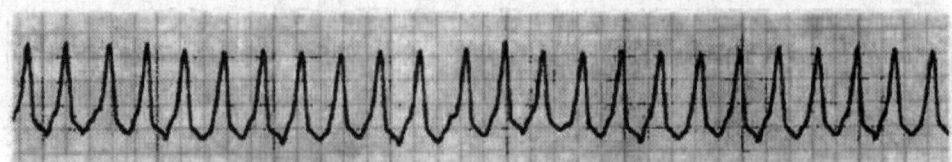

图 15-8　室性心动过速

（4）尖端扭转型室性心动过速：心电图表现为 QRS 波群的振幅与波峰围绕等电位线上下扭转，呈周期性改变，频率在 200～250 次 / 分，QT 间期通常超过 0.5 秒，u 波显著（图 15-9）。

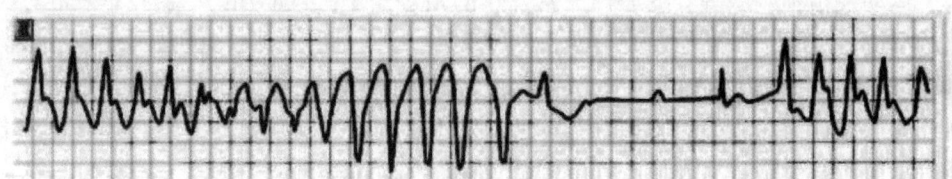

图 15-9　尖端扭转型室性心动过速

（5）心室颤动：心电图表现为 P 波、QRS 波、T 波均消失，呈形态、振幅各异的不规则心电波形，频率为 250～500 次 / 分（图 15-10）。

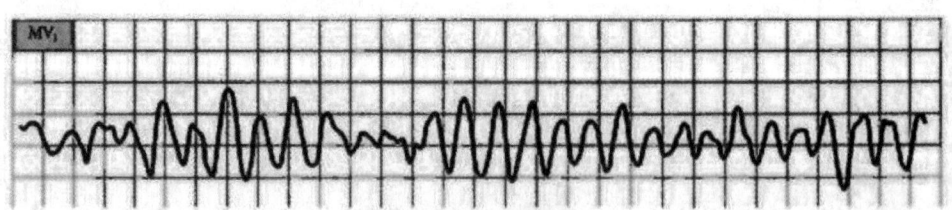

图 15-10　心室颤动

（6）二度 II 型房室传导阻滞：心电图表现为 P-R 间期恒定，间断或周期性出现 P 波后 QRS 波脱落，下传搏动的 PR 间期大多正常；阻滞位于希氏束 - 浦肯野系统，QRS 波群增宽，形态异常（图 15-11）。

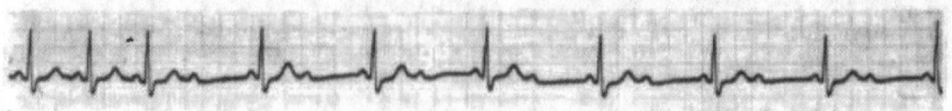

图 15-11　二度 II 型房室传导阻滞

(7) 三度房室传导阻滞：① P-P 间期和 R-R 间期有各自的规律性，P 波与 QRS 波群无传导关系。② P 波频率较 QRS 波群频率为快。③心室起搏点位于希氏束及其近邻，QRS 波群正常，为交界逸搏心律，心室率为 40～60 次 / 分；若位于室内传导系统的远端，则 QRS 波群增宽，为室性逸搏心律，心室率可低至 40 次 / 分以下，心室律常不稳定（图 15-12）。

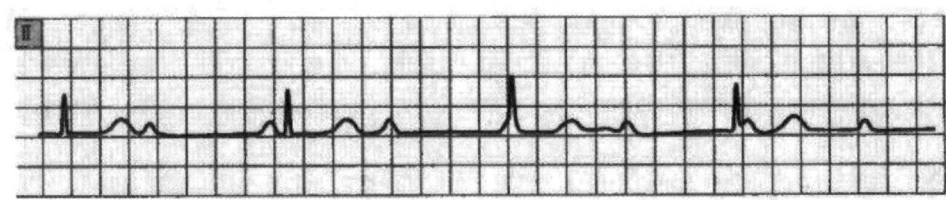

图 15-12　三度房室传导阻滞

**5．病情严重程度评估与判断**　心律失常的严重程度主要取决于心律失常类型、心率快慢、持续时间、有无血流动力学变化及潜在心脏疾病。如为阵发性室上性心动过速，严重程度取决于心率快速程度与持续时间。心房颤动（简称房颤）病情的轻重取决于心室率的快慢，如快速房颤（心室率超过 120 次 / 分），患者出现心悸、胸闷等现象，则需要处理。心室率超过 150 次 / 分，患者可发生心绞痛与充血性心力衰竭。心室率超过 180 次 / 分，可能引起心室颤动。室性心动过速病情严重程度因发作时心率、持续时间、有无血流动力学变化而不同。非持续性室性心动过速（发作时间小于 30 秒，可自行终止）的症状和病情较轻微。持续性室性心动过速（发作时间超过 30 秒，需药物或电复律终止）常伴有明显血流动力学障碍与心肌缺血的症状。尖端扭转型室性心动过速是多形性室性心动过速的一个特殊类型，可进展为心室颤动和猝死。心室颤动是心室静止前的心电图征象，临床表现为意识丧失、抽搐、呼吸停止甚至死亡。

## 四、急救治疗原则

**1．终止心律失常**　尽快终止心律失常，改善血流动力学状态，积极治疗原发病。根据心律失常的种类以及血流动力学状态可给予气道、呼吸和循环支持，必要时进行药物治疗、起搏、电复律等处理。

**2．治疗原发疾病和诱因**　如果患者伴有器质性心脏病且其为恶性心律失常的病因，应积极强调原发病的治疗。例如急性心肌梗死患者反复发生室性心动过速伴有血流动力学障碍，应积极开通梗死相关动脉，恢复冠状动脉血流，方能终止室速的发生。某些诱因也可以导致恶性心律失常，例如低血钾或抗心律失常药物所导致的尖端扭转型室速，应迅速纠正低钾，停用抗心律失常药物。

## 五、急救护理措施

**1．即刻护理措施**　①立即协助患者采取舒适、安静卧位休息。②保持气道通畅，存在低氧血症时，给予氧气吸入，保证血氧饱和度≥ 94%。③立即描记 12 导联心电图，协助心律失常的诊断。④对严重心律失常的患者，按医嘱给予心电监护，注意电极位置应避开电复律的电极板放置区域和心电图胸导联位置。⑤除颤器置于患者床旁，呈完好备用状态。

**2．快速性心律失常的处理**

（1）血流动力学稳定的快速性心律失常：对于血流动力学稳定的心动过速患者，立即描记与评估 12 导联心电图，确定 QRS 波群时限，判断 QRS 波是窄还是宽。

1）规则的窄 QRS 波心动过速：多为室上性心动过速，如血流动力学稳定，可先尝试刺激患者迷走神经的方法。如按摩颈动脉窦（患者取仰卧位，先行右侧按摩，每次 5～10 秒，注意不要双侧同时按摩），采取 Valsalva 动作（即深吸气后屏气再用力做呼气动作），刺激恶心反射或咽反射，压迫眼球，冷水面部浸浴等方法。如无效，遵医嘱给予药物治疗。腺苷可终止约 90% 的折返性心律失常，但对于合并心绞痛、支气管哮喘、室性心律失常、年龄大于 60 岁者应该慎用或禁用。亦可遵医嘱给予普罗帕酮、维拉帕米、胺碘酮等药物治疗。或遵医嘱协助患者办理住院手续，准备接受经食管心房调搏复律和导管射频消融术等其他治疗。

2）不规则的窄 QRS 波心动过速：很可能为房颤。主要是处理心律失常及预防发生血栓栓塞。对于阵发性心房颤动伴快速心室率，最初的治疗目标是减慢心室率，可遵医嘱给予静脉注射 β 受体阻滞药、钙通道阻滞药或地高辛。将房颤转复为窦性心律的方法包括药物转复、电转复及导管消融治疗。

3）规则的宽 QRS 心动过速：多为室性心动过速，在做好专科医生会诊准备的同时，可遵医嘱给予静脉注射抗心律失常药物或同步电复律，首选药物为胺碘酮，也可以使用普鲁卡因胺、利多卡因等。对于血流动力学尚稳定但持续时间超过 24 小时或药物治疗无效的 VT，也可选择电复律。

4）不规则的宽 QRS 心动过速：做好专科医生会诊的准备。如出现尖端扭转型室速，应立即遵医嘱给予硫酸镁，并做好随时进行心肺复苏的准备。

（2）血流动力学不稳定的快速性心律失常：如快速性心律失常患者伴有晕厥、持续的胸部不适或疼痛、低血压或其他休克征象，应立即准备进行同步电复律。对于规则的窄波，通常给予初始能量为 50～100 J 的双相波同步电复律；对于不规则的窄波，通常给予初始能量为 120～200 J 的双相波同步电复律；对于规则的宽波，通常给予初始能量为 100 J 的双相波同步电复律，如果首次电击无效，可采用逐级提高模式增加电击能量。如果可能，对清醒的患者，按医嘱给予镇静剂，但不要延误对血流动力学不稳定患者进行电复律。房颤给予紧急复律治疗可选用静脉肝素或皮下注射低分子量肝素抗凝。

（3）心室颤动：立即进行心肺复苏，尽早实施非同步直流电除颤，首次单相波除颤能量为 360 J，双相波除颤能量选择 120～200 J，除颤之后立即继续 5 个周期（约 2 分钟）的 CPR，CPR 后再次分析心律，必要时再次除颤，遵医嘱给予肾上腺素和抗心律失常药等。

**3. 缓慢性心律失常的处理**　对于心动过缓患者，在气道开放良好和呼吸顺畅的前提下，如果出现血流动力学不稳定的表现，应遵医嘱给予静脉注射阿托品 0.5 mg，必要时重复使用，最大剂量不超过 3 mg。如果患者对阿托品没有反应，应做好专科会诊和起搏治疗的准备，等待起搏治疗期间，如果患者出现低血压，可遵医嘱静脉输注肾上腺素、多巴胺或异丙肾上腺素等药物。

**4. 病情观察**　注意了解引发心律失常的原因、发作时的症状、持续的时间及患者发作时的心理状态。当患者主诉头晕、乏力时，应注意观察患者是否伴有血流动力学不稳定。当患者出现胸痛、胸闷甚至心绞痛发作时，说明冠状动脉灌注减少。如果呼吸困难，说明患者可能出现了心力衰竭。如果患者出现头痛、恶心、肢体活动及语言障碍、下肢疼痛，应高度警惕患者发生了血栓栓塞事件。应对患者的主诉给予高度的重视，为尽快救治患者提供最佳的时机。

**5. 用药护理**　遵医嘱及时、正确使用抗心律失常药物。应用抗心律失常药物时，应注意获取基线生命体征数据，观察药物的疗效和不良反应。

**6. 持续心电、血压监护**　给予心电、血压监护，严密监测心率、心律和血压的变化。如出现以下变化，应及时与医生联系，随时做好急救处理的准备。

（1）心率：低于 50 次/分或大于 150 次/分。

（2）心律：①频发室性期前收缩（每分钟 5 次以上），或室性期前收缩呈二联律；②连续出现 2 个以上多源性室性期前收缩，或反复发作的短阵室速；③室性期前收缩落在前一搏动的 T 波之上（R-on-T 现象）；④室颤；⑤不同程度的房室传导阻滞。

(3) **低血压**：收缩压低于 90 mmHg，脉压小于 20 mmHg。

(4) **阿 - 斯综合征**：患者突然意识丧失、昏迷或抽搐、心音消失、血压测不到、呼吸停止或发绀、瞳孔散大。

**7. 电复律治疗与护理** 对血流动力学不稳定的异位性快速心律失常或心室颤动，应配合医生紧急进行直流电复律或除颤。电复律后应严密监测心率、心律的变化，如有异常，及时配合医生处理。

**8. 介入治疗准备** 及时按医嘱做好心脏起搏、导管射频消融治疗的准备工作。

**9. 健康宣教** ①病因预防：注意劳逸结合、生活规律，保证充足的休息和睡眠，避免过多摄入浓咖啡、浓茶等；②用药：遵医嘱服用抗心律失常药物，不能擅自增减药物，如有异常及时就诊；③自我监测病情：学会测量脉搏的方法，了解心律失常的相关症状，进行自我监测；④定期复查心电图，及早发现病情变化并及时就诊。

## 六、稳定期治疗原则

该期主要目的为预防恶性心律失常的再次发作，并预防由此而引起的猝死。此期的治疗原则为：基础疾病的治疗、抗心律失常的药物治疗、植入心脏复律除颤器（ICD）等。

**1. 基础疾病的治疗** 对于伴有基础心脏病，如冠心病、心肌病、心瓣膜病的患者，应针对基础疾病进行药物或手术治疗，包括缓解缺血、纠正心功能不全、手术治疗心瓣膜疾病；对于有电解质平衡紊乱和酸碱失衡的患者，特别注意纠正低钾血症和补镁。

**2. 抗心律失常药物治疗** 此项治疗是当前最为广泛和有效的治疗方法之一。常用利多卡因、普罗帕酮、胺碘酮、β 受体阻断剂等药物治疗快速性室性心律失常；对于缓慢性心律失常，可平日口服氨茶碱或麻黄碱提高心率。

**3. ICD 及永久起搏器植入治疗** 对于药物治疗无效的反复发作的恶性心律失常，ICD 为各权威指南推荐的恶性室性心律失常的首选方法，其同时具备起搏和电除颤功能，对持续性反复发生的室速、室扑、室颤具有良好的治疗效果。

（郭卫婷）

# 第四节 急诊高血压

急诊高血压主要涵盖以下 2 个概念：高血压急症和高血压亚急症。另外，高血压危象（hypertensive crisis）是高血压急症及亚急症的总称，这一概念在既往的高血压指南中曾经被使用。

## 一、定义

高血压急症是一组以短时间内血压严重升高［通常收缩压 > 180 mmHg 和（或）舒张压 > 120 mmHg（1 mmHg = 0.133 kPa）］，并伴有高血压相关靶器官损害（hyprtension mediated organ damage，HMOD），或器官原有功能受损进行性加重为特征的一组临床综合征。需要强调的是，若收缩压 ≥ 220 mmHg 和（或）舒张压 ≥ 140 mmHg，则无论有无症状都应视为高血压急症。

高血压亚急症（hypertensive urgencies）指血压显著升高但不伴靶器官损害。患者可以有血压明显升高造成的症状，如头痛、胸闷、鼻出血和烦躁不安等。高血压亚急症与高血压急症的唯一区别标准是有无新近发生的急性进行性严重靶器官损害。

## 二、病因与发病机制

**1. 病因** 急诊高血压患者通常有明确的既往高血压病史，多发生在高血压控制不良的患者。既往血压控制良好的患者在遇到应激等情况时，也可出现血压的急剧上升。导致血压急剧升高的常见诱因有：①停用降压药或未按医嘱服用降压药（最常见原因）；②服用影响降压药代谢的药物（非甾体类抗炎药、类固醇、免疫抑制剂、抗血管生成治疗、胃黏膜保护剂等）；③服用拟交感毒性药品（可卡因、麦角酸二乙酰胺、安非他命）；④严重外伤、手术；⑤急、慢性疼痛；⑥急性感染；⑦急性尿潴留；⑧情绪激动、精神紧张、惊恐发作；⑨对伴随的危险因素（如吸烟、肥胖症、高胆固醇血症和糖尿病）控制不佳。

**2. 发病机制** 人体对血压的调节精细而复杂，有多种神经、体液及内分泌因素参与。当人体正常的自身调节功能出现障碍时，如各种应激因素导致交感神经兴奋和缩血管活性物质大量释放入血，则导致全身血管阻力突然升高和血压升高，进一步导致血管内皮损伤和小动脉纤维蛋白样坏死，引起缺血和诱发血管活性物质进一步释放，形成恶性循环，最终导致心、脑、肾等器官出现缺血低灌注，造成靶器官功能损害。

## 三、护理评估与病情判断

**1. 病情评估**

（1）血压：血压突然升高，收缩压 > 200 mmHg，甚至 > 260 mmHg；舒张压 > 130 mmHg。

（2）眼底视网膜病变：眼底视网膜出血、渗出和（或）视盘水肿。必要时可散瞳检查。新发的出血、渗出、视盘水肿情况存在则提示高血压急症。

（3）神经系统：表现为烦躁不安、口干、多汗、头痛、嗜睡、抽搐、昏迷。注意评估意识状态、有无脑膜刺激征、视野改变及局部病理性体征等。

（4）循环系统：心脏增大，可出现急性左心衰竭，甚至引起急性肺水肿，患者出现呼吸困难，肺部听诊可发现有无肺水肿。心脏检查可发现心脏扩大、颈静脉怒张、双肺底湿啰音、病理性第三心音或奔马律。

（5）肾：有少尿、氮质血症、急性肾衰竭表现。腹部听诊可发现肾动脉狭窄导致的杂音。

**2. 临床表现** 急诊高血压的主要临床表现为短时间内血压急剧升高，伴有明显的头晕、头痛、眩晕、视物模糊与视力障碍、烦躁、胸痛、呼吸困难等表现，此外还可能出现一些不典型的临床表现，如胃肠道症状（腹痛、恶心、厌食）等。高血压急症靶器官损害主要表现为急性冠脉综合征（acute coronary syndrome，ACS）、急性主动脉夹层、急性心力衰竭、急性脑卒中，临床表现见表15-7 所示。

表 15-7 高血压急症的靶器官损害

| 靶器官损害 | 临床表现 |
| --- | --- |
| 急性冠脉综合征 | 急性胸痛、胸闷、放射性肩背痛、咽部紧缩感、烦躁、大汗、心悸、心电图有缺血表现；心肌梗死患者可出现心肌损伤标志物阳性 |
| 急性主动脉夹层 | 撕裂样胸背部痛、双侧上肢血压测量值不一致；临床表现多样（波及的血管范围不同） |
| 急性心力衰竭（心源性肺水肿） | 呼吸困难、发绀、咳粉红色泡沫痰；肺部啰音、心脏扩大、心率增快、奔马律等 |

续表

| 靶器官损害 | 临床表现 |
|---|---|
| 急性脑卒中 | |
|   脑梗死 | 失语、面舌瘫、偏身感觉障碍、肢体瘫痪、意识障碍、癫痫样发作 |
|   脑出血 | 头痛、喷射性呕吐、不同程度的意识障碍、偏瘫、失语；动态起病，常进行性加重 |
|   蛛网膜下腔出血 | 剧烈头痛、恶心、呕吐；颈背部痛、意识障碍、抽搐、偏瘫、失语、脑膜刺激征阳性 |
| 急性肾功能不全 | 少尿或无尿，蛋白尿，血尿，管型尿；血浆尿素氮及肌酐显著升高 |

**3. 辅助检查**

（1）实验室检查

1）血常规检查：血细胞比容和有无贫血。

2）血清学检查：肾功能损害指标，如肌酐、尿素氮升高，注意有无血糖升高，有无血电解质改变（皮质醇增多症可有低钾血症）。心肌损伤标志物、脑钠肽（BNP 或 pro-BNP）。

3）尿常规检查：有无白细胞、蛋白尿和血尿。

（2）影像学检查

1）心电图：寻找心肌缺血、心肌梗死、心室肥厚的证据，若存在 PR 间期延长或其他传导异常，应慎用 β 受体阻滞剂。

2）胸部 X 线：观察有无充血性心力衰竭、肺水肿征象，注意心脏、主动脉形态。

3）头颅 CT：严重高血压伴意识改变（如颅内出血）、严重头痛（蛛网膜下腔出血）患者，有行头颅 CT 检查的指征。必要时需要行头颅磁共振（MRI）检查以资鉴别。

**4. 危险程度评估** 根据《中国急诊高血压诊疗专家共识（2017 修订版）》的建议，可根据以下 3 个方面指标评估高血压急症的危险程度：①影响短期预后的器官受损的表现：肺水肿、胸痛、抽搐及神经系统功能障碍等；②基础血压值：通过了解基础血压可以反映血压急性升高的程度，以评估对器官损害存在的风险；③急性血压升高的速度和持续时间：血压缓慢升高和（或）持续时间短的严重性较小，反之则较为严重。

## 四、急救治疗原则

**1. 及时降低血压** 对于急诊高血压选择适宜有效的降压药物，静脉滴注给药，同时监测血压。如果情况允许，及早开始口服降压药治疗。

**2. 控制性降压** 急诊高血压短时间内血压急骤下降，有可能使重要器官的血流灌注明显减少，应逐步控制性降压。一般情况下，初始阶段（数分钟到 1 小时内）血压控制的目标为平均动脉压的降低幅度不超过治疗前水平的 25%；在随后的 2~6 小时内将血压降至较安全水平，一般为 160/100 mmHg 左右；如果可耐受，临床情况稳定，在随后 24~48 小时逐步降至正常水平。如果降压后发现有重要器官缺血表现，血压降低幅度应更小。在随后的 1~2 周内，再将血压逐步降到正常水平。

**3. 合理选择降压药** 处理急诊高血压的药物，要求起效迅速，短时间内达到最大作用；作用持续时间短，停药后作用消失较快；不良反应较小。另外，最好在降压过程中不明显影响心率、心输出量和脑血流量。推荐的常用降压药物使用详见表 15-8 所示。

**4. 避免使用的药物** 应注意有些降压药不适宜用于急诊高血压，甚至有害。利血平肌内注射的降压作用起效较慢，如果短时间内反复注射可导致难以预测的蓄积效应，发生严重低血压，引起明显嗜睡反应，干扰对神志的判断。治疗开始时也不宜使用强力的利尿药，除非有心力衰竭或明显的体液容量负荷过重,因为多数急诊高血压时交感神经系统和RAAS过度激活,外周血管阻力明显升高,体内循环血容量减少,强力利尿存在风险。

表15-8 急诊高血压常用的降压药物

| 常用药物 | 剂量 | 适应证 | 禁忌证 |
| --- | --- | --- | --- |
| 硝酸甘油 | 5~100 μg/min,静脉注射 | 合并急性冠脉综合征 | 青光眼和颅内高压患者禁用 |
| 硝普钠 | 0.25~10 μg/(kg·min),静脉注射 | 适合绝大多数高血压急症 | 高血压脑病、脑出血、蛛网膜下腔出血、甲状腺功能减退和妊娠妇女慎用或禁用,长期使用有氰化物中毒风险 |
| 尼卡地平 | 5~15 mg/h,静脉注射 | 适用于绝大多数急诊高血压,尤其适合急性高血压伴椎-基底动脉供血不足 | 急性心肌梗死、急性心肌炎、颅内高压等患者禁用或慎用 |
| 地尔硫䓬 | 10mg或5~15 μg/(kg·min),静脉注射 | 适用于高血压、冠心病并发哮喘 | 禁用于病态窦房结综合征、二度或三度房室传导阻滞(植入起搏器除外) |
| 拉贝洛尔 | 开始2 mg/min,静脉注射 | 适用于除急性心力衰竭外的大多数急诊高血压,伴肾功能减退 | 急性心力衰竭、支气管哮喘、心脏传导阻滞患者慎用或禁用 |
| 乌拉地尔 | 10~50 mg,静脉注射 | 适用于大多数急诊高血压,尤其伴高血压脑病、急性左心衰竭、主动脉夹层 | 主动脉狭窄或动静脉分流者禁用 |
| 可乐定 | 每次0.15~1 μg,静脉注射 | 适用于大多数高血压急症 | 不适用于脑血管意外和急性冠脉综合征者 |
| 呋塞米 | 每次0.2~0.4 g,静脉注射 | 适用于大多数高血压急症,尤其适合伴有肾功能不全者 | 哺乳期和妊娠妇女禁用;无尿或严重肾功能损害、有痛风病史、严重肝功能损害、急性心肌梗死时过度利尿可促发休克 |

## 五、急救护理措施

**1. 紧急处理措施**

(1)绝对卧床休息,加强安全防护,对烦躁不安者用约束带束缚。清醒患者给予平卧位,头部垫上软枕头,稍后仰。昏迷患者头偏向一侧,有呕吐物应及时清除,以防窒息。给予持续低流量氧气吸入,持续心电监护。

(2)保持呼吸道通畅,舌根后坠的患者应用舌钳将舌拉出,并放入口咽通气管,必要时行气管插管。呼吸道分泌物增多者,给予吸痰,每次吸痰时间不宜超过15秒,给予低流量持续吸氧。

(3)快速建立多通道静脉输液通路,以保证及时输入抢救药物。硝普钠适用于高血压危象,是强效血管扩张药,扩张周围血管使血压下降,起效快、易调节、作用时间快。滴注降压药物时,严格按给药剂量,调节滴速,防止血压骤降。

(4)头部置冰帽或冰枕,以降低脑部温度,减少脑细胞的耗氧量,达到减轻脑水肿的目的。

(5)病情观察:①血压观察:最初48小时内血压降低幅度,舒张压不低于100 mmHg,收缩压不低于160 mmHg,血压降到初步治疗目标后应维持数天,在以后1~2周内,再酌情将血压逐步降到正常。②并发症观察:如发现血压急剧增高,伴有剧烈头痛、头晕、恶心、呕吐、气促、面色潮红、视物模糊、肺水肿等,立即通知医生,准备快速降压药物。③观察用药的不良反应：使用利尿剂应观察尿量变化，注意对电解质的监测；甘露醇应在 20 分钟内滴完，防止药液渗漏出血管外；β 受体阻滞剂可引起心动过缓、支气管痉挛及心肌收缩力减弱；钙通道阻滞剂可出现头晕、头痛及反射性心动过速；血管紧张素转换酶抑制剂可引起干咳、头晕、乏力。

**2. 防治诱因及处理** 高血压危象病情稳定后寻找血压异常升高的可纠正原因或诱因是预防再次复发的关键。其中，对于有高血压病史的患者，随意减药、停药和其他诱发因素未得到很好的控制都会诱发高血压危象；提高高血压患者的知晓率、治疗率和控制率，可有效预防高血压急症的发生。此外，对于高血压急症患者，应定期评估靶器官，及早发现靶器官损害，并采取相关有效干预措施，避免靶器官进行性损害。

**3. 并发症的急救与护理**

（1）高血压脑病：积极给予降压治疗，同时配合脱水降颅压，防止抽搐。但降压速度过快可致脑灌注不足损害脑组织，故建议在最初 1 小时内舒张压降低幅度应 < 25% 或 > 100 mmHg。常用药物为 ACEI/ARB 和二氢吡啶类钙通道阻滞剂，高血压脑病合并冠心病的患者，推荐使用硝酸甘油。

（2）脑梗死：脑梗死急性期血压升高通常不需要特殊处理，在发病后数天内血压会自然下降。国内一般主张收缩压 > 200 mmHg 或舒张压 > 110 mmHg 时，才予降压治疗，但降压速度应慢，降压在 15% 以内，常用药物为卡托普利、拉贝洛尔等，应避免速效降压药和舌下含服钙离子阻滞剂。血压过低者应予升压治疗，以维持脑灌注压。

（3）脑出血：当血压 > 200/110 mmHg 时，应采取降压治疗，使血压维持在略高于发病前水平。在急性期血压不宜降得过低，否则会影响脑血流，使血肿周围脑组织缺血。可应用尼莫地平、呋塞米等，但需注意降压过快可能会导致患者的病死率增高。

（4）急性左心衰竭：联合使用 2 种或 3 种降压药物，将血压维持在 < 130/80 mmHg（包括高血压伴左心室肥厚，或左心功能障碍但无心力衰竭症状和体征），药物首选利尿剂加 β 受体阻滞剂加 ACEI 或 ARB。

（5）急性冠脉综合征：在不影响冠状动脉灌注压的前提下降低血压到目标值（使收缩压下降 10%～15%），同时减少心肌氧耗。硝酸甘油是首选，伴 ST 段抬高的 AMI 患者，推荐 β 受体阻滞剂和 ACEI。静脉用尼卡地平能发挥降压和保护心肌的双重效果。

（6）主动脉夹层：在保证脏器血流灌注量的前提下，迅速将血压降低并维持在尽可能低的水平。一般要求在 30 min 内尽快将血压维持在 120/80 mmHg 以下。血管扩张剂（首选硝普钠）加 β 受体阻滞剂是标准的治疗方案。

（7）先兆子痫 / 子痫：轻度妊娠高血压患者，限盐补钾。重度妊娠高血压时最大限度地降低妊娠妇女的患病率和病死率。建议和妇产科医生共同诊治，明确降压目标、药物的选择和终止妊娠的时机，药物治疗建议静脉用硫酸镁。

（郭卫婷）

# 第五节 主动脉夹层

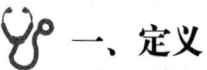

## 一、定义

主动脉夹层（aortic dissection，AD）是指主动脉腔内的血液通过内膜的破口进入主动脉壁囊样变性的中层而形成夹层血肿，并沿着主动脉壁向周围延伸剥离的严重心血管急、危、重症。主动脉夹层是主动脉夹层动脉瘤的简称，常发生于近端胸主动脉。该病隐匿、凶险，诊断率不高，易发生主动脉夹层破裂，死亡率极高。

## 二、病因与发病机制

目前，发病机制仍不清楚。普遍认为，主动脉壁中层结构的异常和（或）血压升高作用于主动脉壁是夹层发生的基础，在此基础上主动脉内膜撕裂，血液进入中层撕裂处，进一步发展为夹层；另外，主动脉滋养血管不同程度地闭塞、破裂，形成主动脉壁内血肿，当壁内血肿压力增加至一定程度，在主动脉中层也可发展为夹层。主动脉夹层的发病和以下因素有关：

**1. 基因突变导致的主动脉疾病** 主要是遗传性结缔组织病导致的主动脉壁结构异常，最常见的是马方综合征、Loeys-Dietz 综合征和 Ehlers-Danlos 综合征。

**2. 先天性心血管畸形** 先天性主动脉缩窄和主动脉瓣畸形者易发生主动脉夹层。

**3. 主动脉壁中层退行性变** 主动脉壁中层弹性纤维和胶原纤维退行性变或动脉硬化导致主动脉中层发生夹层。

**4. 高血压** 血压增高增加主动脉壁应力和剪切力，使主动脉腔内压力过大，主动脉中层结构受破坏，引起中层结构的裂开，发生夹层。

**5. 损伤** 医源性损伤如心血管介入诊断和治疗，心脏手术有可能损伤主动脉壁的中层，产生夹层。

**6. 妊娠** 40 岁以下妇女有半数夹层分离发生在孕期，典型的是在孕期的后 1/3，偶尔也可发生在产后早期。妊娠后期血容量、心排血量及血压升高有引起夹层分离的危险。

## 三、护理评估与病情判断

**1. 临床表现**

（1）症状评估

1）疼痛：疼痛是主动脉夹层患者最常见的初始症状，常呈突发的"撕裂样"或"刀割样"难以忍受的锐痛。疼痛的部位可提示 AD 的累及范围，包括胸部、背部、腹部或下肢。部分隐匿性主动脉夹层患者可无明显的临床表现，常为体检时意外发现。疼痛时患者呈痛苦病容，神情淡漠，面色苍白，心动过速，尿量减少，但血压正常或升高。剧烈疼痛时可出现烦躁不安，大汗淋漓，有濒死感。

2）累及症状：急性主动脉夹层压迫和阻塞主动脉的分支表现：①累及主动脉瓣，出现主动脉瓣关闭不全的症状，可导致急性左心衰竭；②累及冠状动脉，出现心绞痛和心肌梗死；③累及头臂动脉，出现脑供血不足甚至昏迷；④累及肋间动脉，出现截瘫；⑤累及肠系膜动脉导致急腹痛等症状。

3）主动脉瘤破裂的表现：血压增高可引起主动脉瘤破裂，表现为急性胸痛、失血性休克、昏迷、晕厥、心脏压塞、死亡，是一种极其危险的急危重症。

（2）体征评估

1）血压异常：主动脉夹层常可引起远端肢体血流减少，导致四肢血压差别较大。若测量的肢体是夹层受累一侧，将会误诊为低血压，从而导致误诊和错误治疗。因此对于主动脉夹层患者，应常规测量四肢血压。

2）胸部体征：主动脉夹层大量渗出或者破裂出血时，可出现气管向右侧偏移，左胸叩诊呈浊音，左侧呼吸音减弱；双肺湿啰音提示急性左心衰竭。

3) 腹部体征：导致腹腔脏器供血障碍时，可造成肠麻痹甚至坏死，表现为腹部膨隆，叩诊呈鼓音，广泛压痛、反跳痛及肌紧张。

4) 神经系统体征：脑供血障碍时出现淡漠嗜睡、昏迷或偏瘫；脊髓供血障碍时，可有下肢肌力减弱甚至截瘫。

**2．辅助检查**

(1) 胸部 X 线：纵隔影增宽，主动脉扩大。

(2) 超声心动图：简便、安全，可用于诊断大部分主动脉夹层，显示内膜撕裂口、假腔内血栓、异常血流等。

(3) CTA：是可疑主动脉夹层患者的首选影像学检查方法，具有普及性广、快速采集、敏感度和特异度高、空间分辨率高、多种后处理方式等优势。

(4) MRI：可准确提供主动脉夹层形态结构变化、破口位置、受累血管分支和血流动态，主要用于病情稳定者。

(5) 血管造影：血管造影曾被认为是 AD 诊断的"金标准"（图 15-13）。但实际上，血管造影在显示内膜片、内膜破口、真假两腔方面并不优于 CTA。由于是一种侵入性有创操作，血管造影已不再作为 AD 的常规诊断检查手段。但是，血管造影在动态显示累及分支动脉以及血流方向方面仍有一定优势。

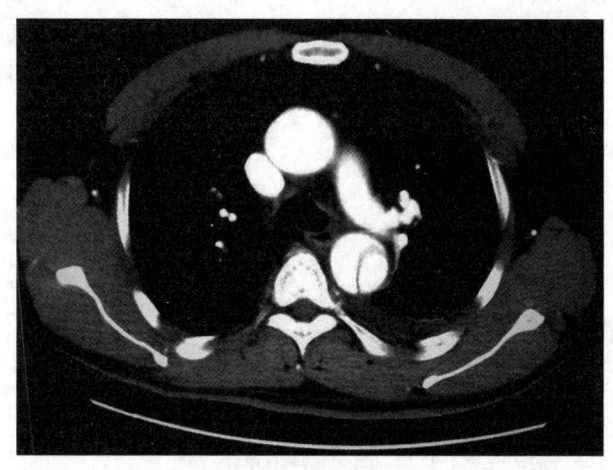

图 15-13 主动脉夹层影像学表现

**3．分类** 传统主动脉夹层分类方法中应用最为广泛的是 DeBakey 分型和 Stanford 分型。DeBakey 等根据病变部位和扩展范围将本病分为 3 型（图 15-14）。

(1) Ⅰ型：内膜破口在升主动脉，主动脉夹层的范围可以延伸至腹主动脉，此型最为常见。

(2) Ⅱ型：内膜破口在升主动脉，扩展范围局限于升主动脉或主动脉弓。常见于马方综合征。

(3) Ⅲ型：内膜破口在主动脉峡部左锁骨下动脉处，扩展范围累及降主动脉和（或）延伸至腹主动脉末端。

目前临床上常用 Stanford 分型，将主动脉夹层分为 2 型

(1) Stanford A 型：病变累及升主动脉（相当于 DeBakey Ⅰ型和Ⅱ型），夹层远端可以终止于不同部位，又称近端型，约占全部病例的 2/3。

(2) Stanford B 型：病变始于降主动脉（相当于 DeBakey Ⅲ型），又称远端型，约占全部病例的 1/3。

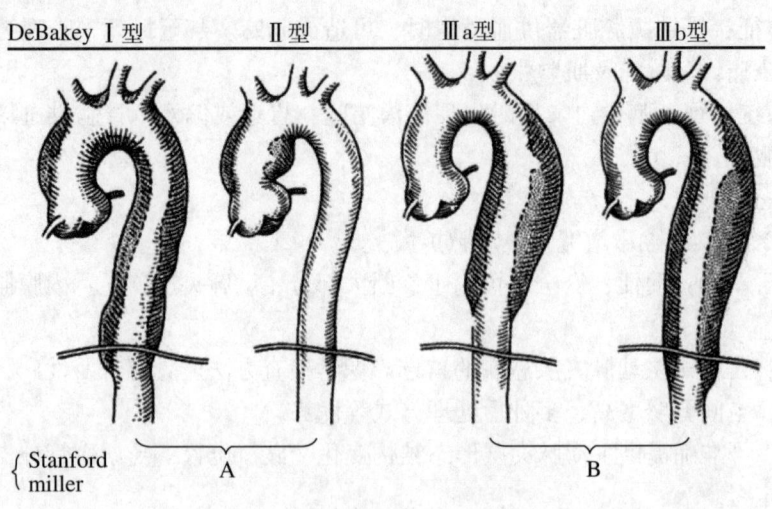

图 15-14 主动脉夹层 DeBakey 分型

## 四、急救治疗原则

远端主动脉夹层首选内科治疗，近端主动脉夹层是手术治疗的绝对适应证。确诊后在强化内科治疗，即控制高血压和减轻心肌收缩力基础上进行手术治疗。当患者主动脉根部受累、有动脉瘤破裂征象、出现重要脏器供血障碍时，应急诊手术。主动脉夹层切除和人工血管重建或替换术是目前常用的手术方法；在主动脉内植入带膜支架的介入治疗因创伤小、成功率高、恢复快，已成为降主动脉夹层的优选方案。

## 五、急救护理措施

**1. 按医嘱给予药物治疗**

（1）降压：降压可以减轻或缓解患者胸痛，防止主动脉破裂，争取手术机会。可经静脉注射硝普钠，为首选用药，迅速将收缩压降至 100～120 mmHg 或更低。监测患者的血压，随时调整硝普钠的滴注速度。血压不高的患者不宜进行降压治疗。

（2）疼痛管理：应遵医嘱尽早注射阿片类药物，建议注射时避开瘢痕、水肿等部位；对消瘦患者可捏起皮肤，减小进针角度；应积极开展术后镇痛，提倡加速术后康复理念下的多模式镇痛和个体化镇痛，可实施非药物镇痛，如嘱患者取舒适体位、转移注意力等。

（3）降低心肌收缩力：按医嘱经静脉给予 β 受体阻滞剂，减慢心率至 60～70 次/分，并降低左室射血速度（$dp/dt$），防止夹层进一步扩展。

**2. 密切观察病情变化**

（1）剧烈疼痛提示急性心肌梗死但无主动脉夹层的患者，必须考虑主动脉夹层的可能性，一旦确诊主动脉夹层，应密切监测患者的生命体征。

（2）出现心包累及的迹象，如存在心包摩擦、颈静脉扩张或反常脉搏，应提醒医生尽早进行手术干预。

（3）围术期的血压控制目标值：在维持心、脑、肾等重要器官灌注所需的最低值的前提下，控制动脉血压下降幅度不超过基础值的 20%～30% 或维持收缩压在 100～120 mmHg；在低血压的情况下，容量复苏达到收缩压为 90 mmHg 是合理的，出现异常及时通知医生。

（4）遵医嘱为患者做好接受介入或外科手术治疗的准备。

(5）生活方式管理：应告知所有主动脉夹层患者避免剧烈体力活动，如动态阻力训练、等长运动，可适当进行低静态和动态压力的活动，如轻度有氧运动和日常活动；应鼓励吸烟者戒烟，告知其在任何场所均应避免暴露于烟草环境中。

(6）随访：对所有主动脉夹层的患者，无论其接受何种治疗策略，进入疾病慢性期后均需要接受严密的随访，建议终生随访，在出院后的第 1、3、6、12 个月以及之后每年进行随访；随访时应嘱患者根据医嘱及时完善主动脉 CTA/MRI、经胸超声心动图、胸部 X 线片或心电图等检查，以检测是否存在灌注不良或动脉瘤等。

（马梦颖）

## 第六节　病毒性心肌炎

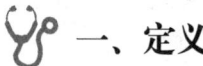

### 一、定义

心肌炎（myocarditis）是心肌的炎症性疾病。最常见病因为病毒感染，细菌、真菌、螺旋体、立克次体、原虫等感染也可引起心肌炎。非感染性心肌炎的病因包括放射、药物、毒物、结缔组织病、血管炎、巨细胞心肌炎、结节病等。起病急缓不一，病程多呈自限性，但也可进展为扩张型心肌病，少数呈暴发性，导致急性泵衰竭或猝死。

病毒性心肌炎属于病毒侵犯至患者心脏引发局限性的或者弥漫性的心肌炎性相关病变，多数病毒性心肌炎患者伴存心包情况以及心内膜相关炎症情况，部分病毒性心肌炎患者可能引发心衰症状、休克症状，严重时出现猝死现象，给病毒性心肌炎患者健康带来较大危害。

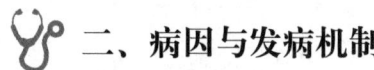

### 二、病因与发病机制

多种病毒都可能引起心肌炎，柯萨奇病毒、孤儿（ECHO）病毒、脊髓灰质炎病毒等为常见病毒，尤其是柯萨奇 B 组病毒为最常见的致病原因，占 30%～50%。此外，流感病毒、风疹病毒、单纯疱疹病毒、肝炎病毒、HIV 等也能引起心肌炎。

病毒性心肌炎的发病机制包括：①病毒直接作用，造成心肌损害；②病毒介导的免疫损伤（主要是 T 淋巴细胞介导）。此外还有多种细胞因子和 NO 等介导的心肌损害和微血管损伤。这些变化均可损害心脏组织结构和功能。

### 三、护理评估与病情判断

病毒性心肌炎可有许多不同的临床表现，从轻微的胸痛症状，伴有心电图改变的突发心悸，到危及生命的心源性休克和室性心律失常，甚至猝死。本病好发于年轻患者，但任何年龄均可发病。

**1. 症状评估**

（1）病毒感染前驱症状：多数患者在发病前 1～3 周有病毒感染前驱症状，发热、乏力、鼻塞、流涕、咽痛、咳嗽、腹泻等为首发症状。许多患者早期仅有低热、明显乏力、不思饮食或伴有轻度腹泻，可持续 3～5 天或更长。临床诊断的病毒性心肌炎绝大部分以心律失常为主诉或首见症状就诊。

(2) 心肌受损表现：前驱症状后的数日或 1～3 周，发生气短、呼吸困难、胸闷或胸痛、心悸、头昏、极度乏力、食欲明显下降等症状，为患者就诊的主要原因。

(3) 血流动力学障碍：为暴发性心肌炎的重要特点，部分患者迅速发生急性左心衰竭或心源性休克，出现肺循环淤血的表现，如严重的呼吸困难、端坐呼吸、咳粉红色泡沫痰、焦虑不安、大汗、少尿或无尿等。

(4) 其他器官受累表现。

**2. 体征评估**

(1) 生命体征：血压、呼吸、心率等指标异常提示血流动力学不稳定，是暴发性心肌炎最为显著的表现，也是病情严重程度的指征。

(2) 心脏相关体征：心界通常不大；因心肌受累，心肌收缩力减弱导致心尖搏动减弱或消失，听诊可闻及第三、第四心音或奔马律，部分患者心尖部可闻及收缩期吹风样杂音；心衰患者可有肺部湿啰音、颈静脉怒张、肝大、心脏扩大、下肢水肿等体征；少有右心功能不全表现。

(3) 其他表现：休克时可出现全身湿冷、末梢循环差及皮肤湿冷表现等；灌注减低和脑损伤时可出现烦躁、意识丧失或昏迷；肝损害时可出现黄疸；凝血功能异常、凝血障碍可见皮肤瘀斑、瘀点。

**3. 辅助检查**

(1) 血液检查：红细胞沉降率增快、C 反应蛋白阳性；心肌标志物：特异性标志物为 TnI 或 TnT，明显优于 CK；心脏损害和功能标志：BNP 或 NT-proBNP。

(2) 病毒检测：血清学检测仅对病因有提示作用，不能作为诊断依据。确诊有赖于心内膜、心肌或心包组织内病毒、病毒抗原、病毒基因片段或病毒蛋白的检出，因其有创，轻症患者一般不常规检查。

(3) X 线检查：可见心影扩大或正常。

**4. 危险分层**

(1) 高危患者可表现为急性心衰或心源性休克，LVEF < 40%，以及严重的心律失常，如室速和室颤。

(2) 中危患者可出现轻 - 中度急性心衰症状，LVEF 在 40%～49%，并可能出现严重的心律失常。

(3) 低风险患者通常无血压波动或急性心衰症状，患者病情通常具有自限性。患者的 LVEF 仅轻微降低（≥ 50%），且通常不会发生严重的心律失常。

**5. 诊断要点** 病毒性心肌炎的诊断主要为临床诊断，根据典型的前驱感染史、相应的临床表现、心电图和心肌标志物增高等证据，应考虑此诊断。确诊有赖于心内膜心肌活检。若患者有阿 - 斯综合征发作、心力衰竭、心源性休克、持续性室性心动过速伴低血压等在内的一项或者多项表现，可诊断为重症病毒性心肌炎。若仅在病毒感染后 3 周内出现少数期前收缩或者轻度 T 波改变，不宜轻易诊断为病毒性心肌炎。

## 四、急救治疗原则

**1. 一般治疗** 急性期应卧床休息，补充富含维生素和蛋白质的清淡食物。

**2. 对症治疗** 心力衰竭者给予利尿剂和血管紧张素转换酶抑制剂等。频发室性期前收缩或有快速性心律失常者，可选用抗心律失常药物；完全性房室传导阻滞者，可考虑使用临时性心脏起搏器。目前不主张早期使用糖皮质激素，但在有房室传导阻滞、难治性心力衰竭、重症患者或考虑有自身免疫的情况下则应慎用。

**3. 抗病毒治疗** 在心肌炎急性期,抗病毒是治疗的关键,应早期应用抗病毒药物。①利巴韦林:是人工合成的核苷类似物,具有广谱抗 RNA 和 DNA 病毒的作用。②干扰素:具有广谱抗病毒能力,且对免疫细胞有调节作用,可抑制病毒在心肌内复制,缩短病程,促进恢复。黄芪、牛磺酸、辅酶 Q10 等中西医结合治疗,有抗病毒、调节免疫功能等作用,有一定疗效。

## 五、急救护理措施

病毒性心肌炎尚无特异性治疗措施,最核心的治疗原则是处理好心律失常和心衰。

**1. 避免运动** 急性期应避免高强度的持续运动,直至完全恢复。无论患者临床表现的严重程度如何,均建议其在 3~6 个月内不参加竞技体育运动。

**2. 对症治疗** 血流动力学不稳定者应尽快入住 ICU,对于伴有心源性休克或严重心室功能障碍的急性/暴发性心肌炎病例,可能需要心室辅助装置或体外膜肺氧合(ECMO)来作为心脏移植或疾病恢复的过渡。血流动力学稳定的心衰患者应使用利尿药、血管紧张素转换酶抑制剂或血管紧张素受体阻滞药、醛固酮受体阻滞药。出现快速性心律失常者,可选用抗心律失常药;高度房室传导阻滞或窦房结功能损害时,可考虑使用临时心脏起搏治疗。

**3. 免疫调节治疗** 疱疹病毒感染者可使用阿昔洛韦等;干扰素治疗可清除左心室功能障碍者的肠道病毒和腺病毒染色体。

**4. 其他治疗** 应用促进心肌代谢的药物如三磷酸腺苷、辅酶 A 等。

**5. 随访和预后** 病毒性心肌炎可能部分或者完全康复,慢性亚临床炎症可能会导致扩张型心肌病。因此,患者应根据个体风险因素,在 1 年内至少每 6 个月进行一次定期随访检查。随访的时间间隔应根据临床症状和表现的严重程度来确定。随访应基于临床表现、心电图和超声心动图等进行。

(马梦颖)

# 第七节 心搏骤停与心肺脑复苏

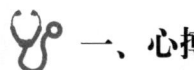

## 一、心搏骤停

### (一)定义

心搏骤停(sudden cardiac arrest,SCA)指心脏有效射血功能的突然终止,是心脏性猝死的最主要原因。心脏性猝死(sudden cardiac death,SCD)指急性症状发作后 1 h 内发生的以意识突然丧失为特征、由心脏原因引起的死亡。

### (二)病因机制特点

心脏骤停是由于室性心动过速、心室颤动、心脏停搏等恶性心律失常导致心脏无法正常泵血,有效血液循环停止,机体各器官供血供氧缺失,出现严重酸中毒及乳酸堆积。临床表现包括意识丧失、大动脉搏动消失、呼吸停止、心音消失、血压测不出、瞳孔散大等一系列症状和体征,若不能及时纠正、恢复心脏有效收缩,患者将很快死亡。

**1. 病因**

(1) 心源性原因

1) 急性冠脉综合征：引起致命性心律失常。

2) 心肌病变：如急性心肌炎、病毒性心肌炎等心肌病变，导致心动过速或心肌收缩力减弱，从而引起心肌受损。

3) 主动脉疾病：如主动脉瘤破裂，引起急性心脏压塞和休克；主动脉发育异常，如主动脉瓣狭窄引起心脏排血受阻等。

4) 其他：如心脏大血管的严重损伤、先天性心脏病等。

(2) 非心源性原因

1) 呼吸系统：如气道异物梗阻、呼吸衰竭；外伤导致的各种气胸；自缢、淹溺、喉头水肿等，引起心肌和全身器官组织严重缺氧。

2) 严重水电解质紊乱与酸碱平衡失调：如高钾血症、低钾血症、低钠血症和酸中毒等。严重低血钾和高血钾均能引起心搏骤停，高血钾可抑制心脏的传导性与收缩性，产生传导阻滞和心脏停搏；低血钾则增强心肌兴奋性而诱发快速性室性心律失常和心室颤动。酸中毒直接抑制心肌收缩力及传导性，细胞内钾外移，使血钾升高。

3) 中毒或过敏：如百草枯、有机磷、地西泮等急性中毒；洋地黄毒性反应可致严重心律失常，而引发心搏骤停；青霉素过敏性休克可引发冠脉灌注不足。

4) 电击、雷击或溺水：电击时电流通过心脏，心肌迅速去极化，产生心室颤动或心搏停止，溺水多发生窒息。

5) 麻醉和手术意外：麻醉剂量过大、呼吸道管理不当等可导致心脏骤停。

引起心搏骤停的原因中，部分是潜在的可逆性病因，可归纳为"5H"和"5T"。5H指低血容量（hypovolemia）、低氧（hypoxia）、氢离子（hydrogen ion，酸中毒）、低钾血症/高钾血症（hypo-/hyperkalemia）和低体温（hypothermia）。5T为张力性气胸（tension pneumothorax）、心脏压塞（cardiac tamponade）、毒素（toxins）、肺部血栓形成（thrombosis）和冠状动脉血栓形成（thrombosis）。

**2. 临床表现**

(1) 心搏骤停患者可发生典型的"三联征"：突发意识丧失、呼吸停止和大动脉搏动消失。临床上具体表现为：

1) 意识突然丧失，可伴有全身短暂性抽搐和二便失禁。

2) 心音消失，大动脉搏动消失，触摸不到颈动脉搏动。

3) 呼吸停止或先呈叹息样呼吸，继而停止。

4) 面色苍白或发绀。

5) 双侧瞳孔散大、固定。

如果呼吸先停止或严重缺氧，则表现为进行性发绀、意识丧失、心率逐渐减慢，随后心搏停止。

(2) 心电图检查

1) 心室颤动：指心室肌发生快速、不规则、不协调的颤动。心电图表现为QRS波群消失，代之以大小不等、形态各异的颤动波，频率可为200～400次/分。

2) 无脉性室性心动过速：因心室颤动而猝死的患者，常先有室性心动过速，但大动脉没有搏动。

3) 心脏停搏：指心肌完全失去机械收缩能力。此时心室没有电活动，可伴或不伴心房电活动。心电图通常呈一条直线，或偶有P波。

4) 无脉性电活动：指心脏有持续的电活动，但失去有效的机械收缩功能。心电图可表现为不同种类或节律的电活动节律（如窦性节律、窦性心动过速伴室性期前收缩、房室传导阻滞等），但心脏已经丧失排血功能，往往摸不到大动脉搏动。

## 二、心肺脑复苏

### （一）定义

心肺复苏（cardiopulmonary resuscitation，CPR）是针对心搏骤停患者所采取的抢救措施，即应用胸外按压形成暂时的人工循环并恢复心脏自主搏动和血液循环，用人工气道代替自主呼吸并恢复自主呼吸，达到促进苏醒和挽救生命的目的。

心肺脑复苏（cardiopulmonary cerebral resuscitation，CPCR）指对心搏骤停患者采取的使其恢复自主循环和自主呼吸，并尽早加强脑细胞损伤防治和促进脑功能恢复的紧急医疗救治措施。

### （二）生存链

成人生存链（adult chain of survival）指对突然发生心搏骤停的成人患者所采取的一系列规律有序的步骤、规范有效的救护措施，将这些抢救环节以环链形式连接起来，就构成了一个挽救生命的"生命链"。《2015 AHA 心肺复苏与心血管急救指南》将成人生存链分为院内心搏骤停（in-hospital sudden cardiac arrest，IHCA）和院外心搏骤停（out-of-hospital sudden cardiac arest，OHCA）两条，反映了所在场所可获得的施救者和资源；《2020 AHA 心复苏与心血管急救指南更新》中首次在生存链5个环节的基础上增加了第6个环节"康复"（图15-15）。

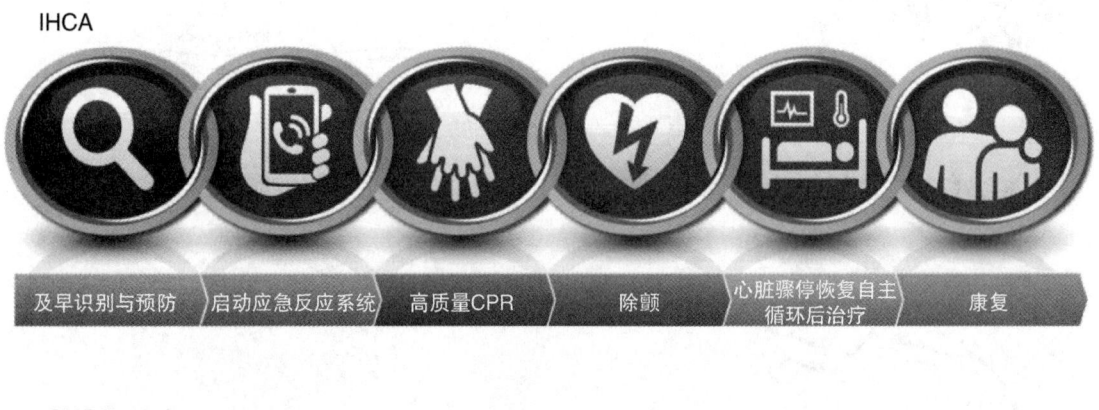

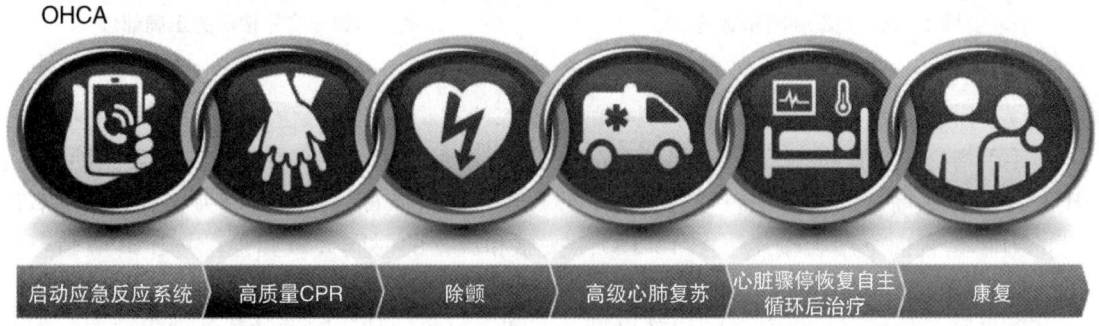

图 15-15 院内心搏骤停和院外心搏骤停生存链

## （三）基础生命支持

基础生命支持（basic life support，BLS）又称初级心肺复苏，指采用徒手和（或）借助设备来维持心搏骤停患者循环和呼吸的最基本抢救方法。基本程序按照 C-A-B 的顺序，即胸外按压、开放气道、人工通气；有条件时可实施除颤。

**1. 环境评估，识别心脏骤停**

（1）环顾四周，确认抢救现场是安全的。轻拍患者双肩，并大声呼唤，若患者没有反应，呼叫 EMS，启动应急反应系统。如在院外可拨打 120 急救电话，有条件时获取自动体外除颤仪（AED）；在院内，立即呼叫医护团队，获取除颤器等急救设备与物品。

（2）判断呼吸和脉搏。同时判断呼吸和和脉搏，至少 5 s，但不超过 10 s。判断位置如图 15-16 所示。

对于院外旁观施救者，患者无意识/无反应，合并呼吸状态异常或无呼吸，即可假定为心搏骤停并启动 CPR；对于医务人员，在判断患者无意识/无反应，合并呼吸状态异常或无呼吸的同时，可进行脉搏检查（不超过 10 s），如未触及脉搏，即可假定为心搏骤停并启动 CPR。

**2. 高质量心肺复苏**　胸外按压是对胸骨下段有节律地按压，通过增加胸内压或直接挤压心脏产生血液流动，可为心脏和脑等重要器官提供一定含氧的血流。对倒地至第一次电击的时间超过 4 min 的患者，胸外按压更为重要。有效的胸外按压可产生 60～80 mmHg 的收缩期动脉峰压。

（1）胸外按压（circulation，C）

1) 胸外按压的正确部位：胸骨中下 1/3 交界处（图 15-17）。

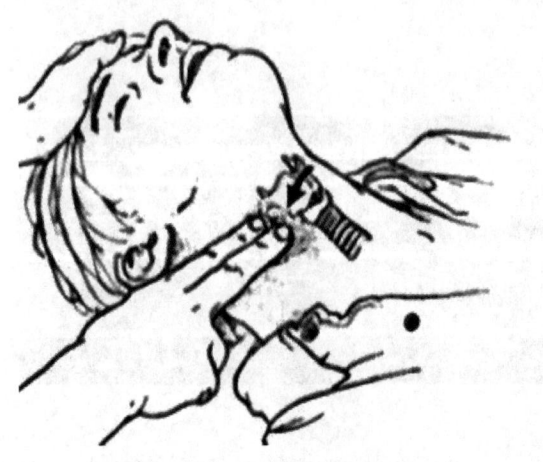

图 15-16　判断呼吸和脉搏

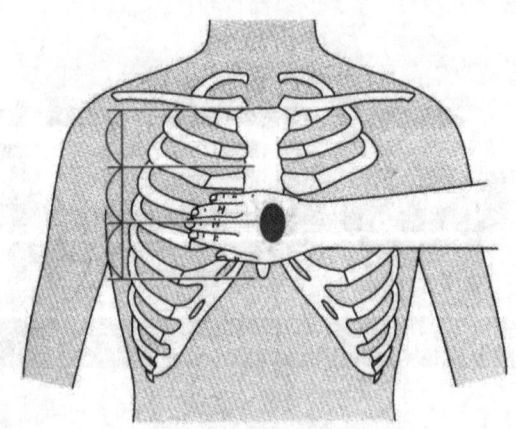

图 15-17　胸外按压的正确部位

2) 胸外按压的手法：按压时，一只手的掌根部放在胸骨按压部位，另一只手平行叠加在其上，两手手指交叉紧紧相扣，手指尽量翘起，保证手掌根部用力在胸骨上，避免发生肋骨骨折。按压时，身体稍前倾，双肩在患者胸骨正上方，双臂绷紧伸直，以髋关节为支点，依靠肩部和背部的力量垂直向下用力按压（图 15-18）。按压和放松的时间大致相等。按压时应高声匀速计数。

高质量胸外按压可提供必要的心输出量，有利于冠状动脉、脑动脉和其他重要器官的血液灌注，提升心肺复苏的成功率。关键要点包含 4 个方面。①按压频率：100～120 次/分，15～18 s 完成 30 次按压。②按压深度：至少为 5 cm，但不超过 6 cm，应避免过度按压和按压深度不够。③每次按压后，让胸廓完全回弹：按压放松时，手掌根部不要离开胸壁，也不要倚靠在胸

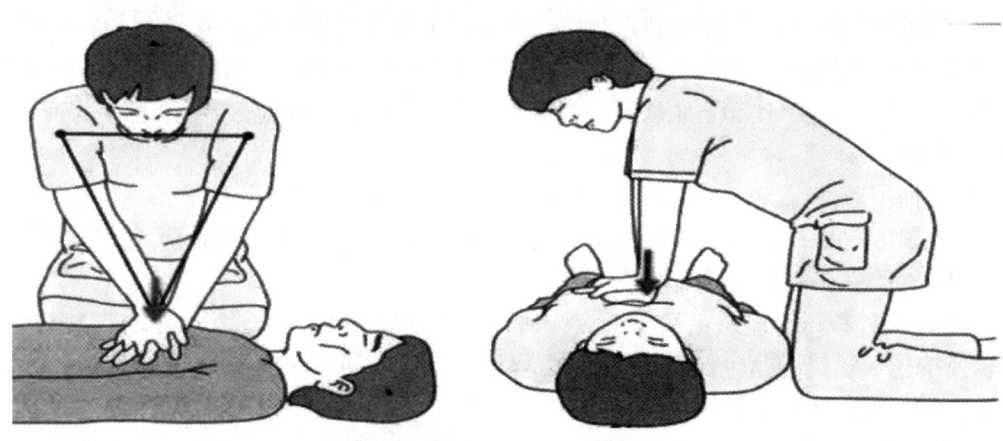

图 15-18 胸外按压的手法

壁上施加任何压力，因为在心肺复苏的按压阶段，只有当胸骨回复到自然位置时，胸廓才可以完全回弹。胸壁回弹产生胸内负压，静脉血回流到心脏，增加心脏的血流。按压间期倚靠在胸壁上会导致胸壁无法完全回弹。不完全的胸壁回弹可使胸内压增加，导致回心血量和心肌血流减少，冠脉灌注压降低，影响复苏效果。胸外按压和胸廓回弹时间应该大致相同。④尽量减少胸外按压中断：既要减少按压中断的次数，又要缩短每次中断的时间，或尽可能将中断控制在 10 s 以内，以增加胸外按压时间比，使其至少能达到 60%，最好超过 80%。胸外按压时间比（chest compression fraction，CCF）指实施胸外按压的时间占总体复苏时间的比率；设置胸外按压时间比的目标是尽可能减少胸外按压的中断，从而增加在 CPR 过程中的冠脉灌注与血流；可以通过减少胸外按压的停顿来增加胸外按压时间比。

（2）开放气道（airway，A）：常用的方法包括仰头抬颏法和托颌法。如怀疑患者头部或颈部损伤，则采用托颌法以减少颈部和脊椎移动。如果托颌法不能开放气道，则改用仰头抬颏法。

（3）人工通气（breathing，B）：目的是维持足够的氧合和充分清除二氧化碳。每 30 次胸外按压结束后，立即给予 2 次人工通气，每次通气应持续 1 s，使胸廓明显起伏，保证有足够的气体进入肺部，注意避免过度通气。每次通气的潮气量为 500~600 ml，或能观察到胸廓起伏。

人工通气可采用口对口、口对面罩、球囊面罩等方法。

1）口对口人工通气：左手置于患者前额，拇指与示指捏住患者鼻孔，用口唇把患者的口完全罩住，进行缓慢匀速吹气（图 15-19）。在实施人工通气前平静呼吸后吹气，而非深呼吸。

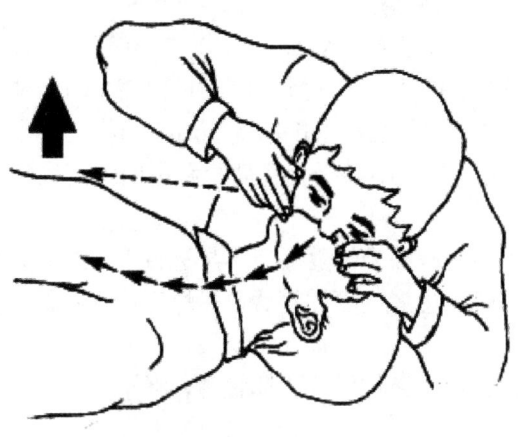

图 15-19 口对口人工通气

2）口对面罩通气：以患者鼻梁为参照，将面罩正确放置于患者口鼻部，使面罩封住面部；左手示指和拇指放在面罩的两侧边缘，将另一只手的拇指放在面罩的下缘固定，封闭好面罩，其余手指置于下颌骨边缘，提起下颌以开放气道。经面罩通气至患者胸廓抬起，然后将面罩离开口鼻，使患者呼出气体。

3）球囊面罩通气：当有2名及以上人员时，可采用球囊面罩进行通气。一名人员在患者一侧进行胸外按压，另一名在患者头侧进行球囊面罩通气。挤压1 L成人球囊1/2~2/3量或2 L成人球囊1/3量可获得满意的潮气量。

高质量的胸外按压，应避免按压者疲劳和胸部按压质量降低，有两个或多个施救者时，每2 min轮换按压和通气的角色。有AED时，提示"分析心律"时交换角色。换人操作应在5 s内完成，以减少胸部按压中断的时间。

**3. 实施除颤（defibrillation）** 心室颤动是心源性心搏骤停患者最常见的心律失常，除颤是终止心室颤动最迅速、最有效的方法。如果具备除颤设备（如AED或手动除颤器），应该联合应用CPR和除颤设备。除颤具有时间效应，每延迟除颤1 min，复苏成功率下降7%~10%；尽早除颤可显著提高复苏成功率。单相波除颤，成人可选择电击能量360 J，双相波除颤可选择120~200 J能量。

在一次除颤完成或AED提示无需除颤后，应继续从心脏按压开始实施高质量的心肺复苏术，直至专业或高级抢救团队到达，或患者开始有呼吸或有反应。

**4. 心肺复苏效果的判断** 判断心肺复苏是否有效：①大动脉搏动。停止按压后，触摸患者颈动脉或股动脉有搏动，说明自主循环已恢复。如停止按压，搏动亦消失，则应继续进行胸外按压。按压期间，每一次按压可以摸到一次大动脉搏动，说明按压有效。②自主呼吸。如果复苏有效，自主呼吸亦可能恢复。③瞳孔。复苏有效时，瞳孔由散大开始回缩，如瞳孔由小变大、固定，则说明复苏无效。④面色及口唇。复苏有效时，可见面色由发绀转为红润。若变为灰白，则说明复苏无效。⑤神志。复苏有效，可见患者有眼球活动，睫毛反射与对光反射出现，甚至手脚开始抽动，肌张力增加。

经过20 min的心肺复苏后，患者对任何刺激仍无反应、无自主呼吸、无自主循环征象，心电图为一直线（3个以上导联），可以考虑终止心肺复苏。但对于淹溺、低温、强光损伤、药物中毒等特殊的心搏骤停患者，应根据患者具体情况，适当延长CPR时间，有可能获得成功。

### （四）高级心血管生命支持

高级心血管生命支持（advanced cardiovascular life support，ACLS）是在基础生命支持的基础上，通过应用辅助设备、特殊技术和药物等更有效的呼吸、循环支持措施，以恢复自主循环或维持循环和呼吸功能的进一步支持治疗。

ACLS可分为高级A、B、C、D。A（airway）气道管理；B（breathing）呼吸管理；C（circulation）循环支持：心电监护并给予除颤/电复律、监测CPR质量、建立液体通道、使用血管加压药物及抗心律失常药等；D（differential diagnosis）：寻找心搏骤停的原因。

**1. 气道管理** 高级气道包括但不限于气管插管和声门上高级气道，如喉罩、喉导管、食管气管导管等。

（1）气管插管：若患者自主呼吸未恢复，应尽早进行气管插管，以纠正低氧血症。院外患者通常用球囊面罩维持通气；院内患者气管插管后，尽快应用呼吸机，根据血气分析结果，动态调整呼吸机参数。

（2）声门上高级气道：在没有条件做气管插管时，喉罩、喉导管、食管气管导管可作为替代选择。

**2. 呼吸管理**

（1）人工通气：心肺复苏时，可采用球囊面罩通气或机械通气，在未置入高级气道之前，通气与按压比为 30 : 2；在置入高级气道之后，成人每 6 s 给予一次通气，同时持续进行不间断的胸外按压。

（2）给氧：心肺复苏时，有条件者应给予心搏骤停患者高浓度或 100% 氧（$FiO_2$=100%）。当患者自主循环恢复（ROSC）后，再根据动脉血气分析情况调节氧浓度，维持血氧饱和度在 92%～98%，避免体内氧过剩。

**3. 循环支持**

（1）心电、血压监测：CPR 时要持续心电监测，及时发现并准确辨认心律失常，如心室颤动时，立即给予除颤；如果观察到规律的心律，应检查有无脉搏；如对脉搏是否存在有任何怀疑，应立即开始胸部按压。监测中还要注意任何心电图的表现均应与患者的临床实际情况紧密联系。

（2）CPR 质量监测：保证用力、快速按压，并使胸廓完全回弹；尽量减少胸外按压过程中断；避免过度通气；采用正确按压 - 通气比率实施 CPR。还可使用动脉血压或 $PetCO_2$ 等生理参数来监测和优化 CPR 质量；按压目标是使 $PetCO_2$ 至少为 10 mmHg，理想情况下为 20 mmHg 或更高；动脉舒张压最好大于 20 mmHg。

（3）建立给药途径：心搏骤停时，在不中断 CPR 和快速除颤的前提下，应迅速建立静脉或骨髓通路，给予急救药物。

首选外周静脉通路给予药物和液体，常选用肘前静脉（如肘正中静脉或贵要静脉）、颈外静脉。中心静脉可选用颈内静脉、锁骨下静脉和股静脉。如果无法建立静脉通路，则可建立骨髓通路进行液体复苏、给药和采集血液标本。如果无法建立静脉或骨髓通路，某些药物可经气管插管注入气管。

（4）心肺复苏常用药物

1）肾上腺素：是 CPR 的首选药物。肾上腺素主要是通过兴奋 α 肾上腺素受体，收缩外周血管，提高血压，增加冠状动脉和脑等其他重要脏器的灌注压。肾上腺素的用法：1 mg 经静脉或骨髓通路推注，每 3～5 min 一次。如果无法经静脉或骨髓通路给药，可经气管内给药，剂量为 2～2.5 mg。

2）胺碘酮：胺碘酮是一种抗心律失常药物，可影响钠、钾和钙通道的合成，具有阻滞 α、β 肾上腺素受体的特性。当给予 2～3 次除颤加 CPR 及给予肾上腺素之后仍是心室颤动 / 无脉性室速时，应给予胺碘酮。用法是首次 300 mg，静脉或骨髓通路推注，如无效，可隔一个周期（给予肾上腺素）再给予 150 mg 推注。

3）利多卡因：可降低心室肌传导纤维的自律性和兴奋性，相对地延长心室有效不应期，提高心室颤动阈值。对于心室颤动 / 无脉性室速导致的心搏骤停患者，如果没有胺碘酮，可以考虑给予利多卡因。用法：首次剂量为 1～1.5 mg/kg，静脉或骨髓通路推注；之后每间隔 5～10 min 再推注 0.5～0.75 mg/kg，直达最大剂量为 3 mg/kg。

4）镁剂：如果心室颤动 / 无脉性室速心搏骤停与尖端扭转型室速有关，能有效终止尖端扭转型室速。用法：将硫酸镁 1～2 g 溶于 5% 葡萄糖溶液 10 ml 中缓慢（5～20 min）静脉注射。之后可用 1～2 g 硫酸镁溶于 50～100 ml 5% 葡萄糖溶液中，缓慢静脉滴注。尖端扭转型室速应立即进行高能量电击治疗，硫酸镁仅是辅助药物，用于治疗或防止尖端扭转型室速复发，不建议心搏骤停时常规使用。

5）碳酸氢钠：复苏初期（15～20 min 内）产生的代谢性酸中毒通过改善通气常可得到纠正，不应过分积极补充碳酸氢钠。心搏骤停或复苏时间过长者，或早已存在代谢性酸中毒、高钾血症、三环类药物过量患者，可适当补充碳酸氢钠，初始剂量 1 mmol/kg（如为 5% 的溶液，

1 ml = 0.6 mmol），静脉滴注，之后根据血气分析结果调整补给量，防止产生碱中毒。

6）类固醇：在治疗院内心搏骤停时，尽管不建议常规使用类固醇，但类固醇与肾上腺素一起使用可能有益于治疗院内心搏骤停。

**4. 寻找心搏骤停的原因** 在救治心搏骤停过程中，应尽可能迅速明确引起心搏骤停的原因，以便及时对可逆性病因（5H5T）采取相应的救治措施。

### （五）心搏骤停后治疗措施

在 ROSC 后的阶段，复苏是持续进行的。气道管理：如果此时还未置入气管插管，应尽快置入，并通过描记二氧化碳波形图或测定二氧化碳，确认并监测气管插管的位置。管理呼吸参数：置入气管插管后，初始通气频率为 10 次/分；调整通气和调整 $FiO_2$，使得血氧饱和度 $SpO_2$ 达到 92%~98%；持续调整通气，直到 $PaCO_2$ 为 35~40 mmHg。管理血流动力学参数：通过给予晶体液和（或）血管加压药或强心剂，使患者目标血压达到收缩压 > 90 mmHg 或平均动脉压 > 65 mmHg。

心搏骤停后的治疗措施：包括维持有效的循环、呼吸与神经系统的功能，特别是脑灌注，及时提供目标温度管理与经皮冠状动脉介入治疗，提供其他重症监护管理等。

**1. 紧急心脏介入治疗** 及早对患者描记 12 导联心电图（ECG），考虑血流动力学指标以决定是否进行心脏介入治疗。如果 ECG 显示 ST 段抬高（STEMI），血流动力学提示不稳定性心源性休克，或需要机械循环支持，则考虑紧急心脏介入治疗。

**2. 脑复苏** 心搏骤停后最常发生脑损伤，是引起死亡的最常见原因。脑损伤的临床表现包括昏迷、抽搐、肌阵挛、不同程度的神经认知功能障碍和脑死亡。脑复苏是心肺复苏的目的，是防治脑缺血缺氧、减轻脑水肿、保护脑细胞、恢复脑功能到心搏骤停前水平的综合措施。

（1）目标性体温管理（targeted temperature management，TTM）：如果患者不遵循指令、陷入昏迷，应尽快开始 TTM。目标温度设定在 32~36 ℃，持续 24 h。在 TTM 后，还应注意积极预防昏迷患者的发热。

（2）防治脑缺氧和脑水肿：①脱水：应用渗透性利尿剂脱水，配合 TTM，以减轻脑组织水肿和降低颅内压，促进大脑功能恢复。在脱水治疗时，应注意防止过度脱水，以免造成血容量不足，难以维持血压的稳定。②促进早期脑血流灌注：在心搏骤停患者的救治中，应该避免收缩压低于 90 mmHg、平均动脉压低于 65 mmHg。如果发生低血压，应立即纠正，以保证良好的脑灌注。③高压氧（HBO）治疗：通过增加血氧含量及其弥散功能，提高脑组织氧分压，改善脑缺氧，降低颅内压。有条件者可早期应用。

（3）其他重症监护管理：①持续监测核心体温，如食管、直肠、膀胱；②维持正常的血氧、血二氧化碳和血糖水平；③提供连续或间断的脑电图（EEG）监测，并描记脑部 CT；④提供肺保护性通气。

（4）脑复苏的结果：不同程度的脑缺血、缺氧，经复苏处理后可能有 4 种结果。①意识、自主活动完全恢复；②意识恢复，遗有智力减退、精神异常或肢体功能障碍等；③去大脑皮质综合征，即患者无意识活动，但仍保留呼吸和脑干功能，亦称"植物人"状态；④脑死亡。

### （六）康复

心搏骤停存活者需要较长康复期，应评估其对疾病的认识和社会心理需求并给予相应支持，做好心理护理，减轻患者恐惧，更好地配合治疗。出院前应早期进行神经、心肺功能和认知功能的全面评估，进行焦虑、抑郁、创伤后应激反应和疲劳度等评估，制定多学科医疗、护理和康复治疗计划，出院后继续治疗和随访。

（张 琳）

## 第八节 心脏压塞

### 一、定义

心脏压塞（cardiac tamponade）是由于心包积液过多或积液迅速增加、心包腔内压力急剧上升导致的心输出量和回心血量明显下降的血流动力学紊乱综合征。

心包是由脏层和壁层组成的一圆锥形浆膜囊，包绕着心脏和大血管根部，壁层和脏层之间为心包腔。正常情况下，心包腔内含有少量（20～50 ml）的液体，起润滑作用。正常时心包腔平均压力接近于零或低于大气压。吸气时呈轻度负压，呼气时接近于正压。心包内少量积液一般不影响血流动力学。

心包积液与心包腔压力的关系：心包积液时，由于心脏本身体积的改变很小，因此积液量对心包腔内压力起决定作用。心包腔内压力的上升主要受以下因素的影响：①绝对的积液量；②积液产生的速度；③心包本身的特性，即顺应性。正常未伸展的心包能够适应积液快速增长而不出现压力明显升高的积液量为 80～120 ml，当积液量产生比较缓慢时，心包本身能随积液的增加而相应扩张，所以即使积液量达到 2000 ml 时，心包腔内的压力仍不会出现大幅升高。

与积液量相比，积液产生的速度对心包腔内压力的影响更大，它不仅在某种程度上决定了产生液体的量，也直接影响心包本身的顺应性。如液体迅速增多，心包无法伸展以适应其容量的变化，使心包内压力急骤上升，即可引起心脏受压，当积液量超过 150～200 ml（急性心包积血 120 ml 左右）或心包内压超过 20～30 mmHg 时，即可引起急性心脏压塞症状。

### 二、病因机制特点

当心包腔内的压力升高超过机体代偿能力时，就会影响血流动力学的改变，其特征为：心包腔内压力升高、心室舒张受限、每搏量和心排血量降低。

由于心包腔压力增高，对心室排血功能产生影响使心脏搏出量减低，对心室舒张功能影响，心室舒张期充盈减少。当心包内压力明显增加，心排血量更为减少，周围血管阻力增加，动脉血压下降；心脏表面冠状动脉受到升高的心包压力压迫，冠状动脉血流减少，心肌供血不足。心脏功能受损，心排血量进一步下降，形成恶性循环。心排血量显著下降，可产生休克。

**1. 心脏外伤** 由于外伤导致的心脏和大血管的破裂出血。心脏损伤的部位以右心室最常见，其次为左心室、右心房和左心房。

**2. 心脏创伤性检查或手术** 心脏手术后引流不通畅及发生心包切开综合征，心导管检查或造影致心脏穿孔，冠状动脉成形术造成冠脉破裂出血，心脏起搏电极或心脏瓣膜成形术使心脏穿破，心肺复苏的并发症等。

**3.** 主动脉夹层动脉瘤破入心包、急性心肌梗死后室壁瘤破裂或主动脉窦瘤破裂出血至心包腔。

**4.** 恶性肿瘤心包转移，结核病。

**5. 其他** 急性心包炎、维生素 C 缺乏症（坏血病）或血小板减少症、血管胶原病等引起的出血。

## 三、护理评估与病情判断

**1. 临床表现**

（1）心脏压塞可出现心包积液的症状，如持续性胸骨后隐痛、心前区疼痛、闷痛或压迫感。积液量大时可出现吞咽困难（压迫食管）、咳嗽（压迫气管、支气管）、呼吸困难（压迫肺致肺不张）等压迫症状。

（2）出现心脏压塞时，呼吸困难更加明显，严重时可出现低血压和休克的表现，如心悸、冷汗、烦躁不安、面色苍白、头晕甚至表情淡漠、意识模糊等。

（3）Beck 三联征：①颈静脉怒张（静脉压升高、颈静脉压升高、肝-颈静脉反流征阳性），呈现 Kussmaul 呼吸，即吸气时颈静脉充盈更明显；②低血压：心率增快、脉压差变小、休克、奇脉（表现为桡动脉搏动呈吸气性显著减弱或消失，呼气时恢复，也可通过血压测量来诊断，即吸气时动脉收缩压较吸气前下降 10 mmHg 或更多）；③心音低弱：代偿性心动过速、心尖搏动减弱、心音低弱而遥远。

正常人在吸气时动脉血压可有轻度下降，不超过 10 mmHg，周围脉搏强度无明显改变。当心包渗液引起心脏压塞时，吸气时脉搏强度可明显减弱或消失。其机制为：①吸气时胸腔负压使肺血管容量明显增加，血液潴留于肺血管内，而心脏受渗液包围限制，右心室的充盈不能显著增加，右心室的排血量不足以补偿肺血容量的增加，使肺静脉回流减少甚至逆转，于是左心室充盈减少；②受液体包围的心脏容积固定，吸气时右心室血液充盈增加，体积增大，室间隔向后左移位，左心室容积减少，因而充盈减少；③吸气时膈下降牵扯紧张的心包，使心包腔内压力更加增高，左心室充盈进一步减少，三者相结合使左心室排血量锐减，动脉血压显著下降超过 10 mmHg（1.33 kPa），出现奇脉。

（4）Ewart 征：有大量心包渗液时，心脏向后移位，压迫左侧肺部，可引起左肺下叶不张。左肩胛肩下常有浊音区，语颤增强，并可听到支气管呼吸音（Ewart 征）。

**2. 辅助检查**

（1）放射线检查：胸部 X 线片能显示有无血胸、气胸、金属异物或其他脏器的合并伤存在，如胸部 X 线片示心包腔内有液体平面，则有诊断意义。

（2）心电图检查：如有电压下降，ST 段改变，可协助诊断，但一般帮助不大。

（3）静脉测压：如有升高则是心脏压塞的特征之一。但在胸腔内大量出血，血容量未纠正前，静脉压升高、颈静脉怒张和奇脉都不明显。迅速补充血容量后，中心静脉压可见异常升高，> 15 cmH$_2$O 时有诊断价值。

（4）心脏多普勒超声及 CT：均可明确诊断是否存在心包积液，并可对积液量进行估算，是诊断心脏压塞的重要手段。但部分急诊患者由于血流动力学不稳定，上述检查有时受到限制。心脏 CT 可提供更为客观和不受手术影响的胸腔解剖影像，对延迟性心脏压塞的临床价值更大。

（5）心包穿刺：对急性心脏压塞的诊断和治疗都有价值，但心包腔内血块凝结时，应注意假阴性的可能。

（6）手术治疗：对于诊断明确的胸内大出血，怀疑心脏损伤者，应紧急剖胸探查，无须进行上述各项检查，以免错失良机。

**3. 心脏压塞的分类**　根据心包腔内积液量、积聚速度分类。如缓慢，可达 1～2 L，为亚急性、慢性心脏压塞；如快速，仅 150～200 ml 即可引起心脏压塞症状，为急性心脏压塞。

## 四、急救治疗原则

对急性心脏压塞强调早诊断，早处理。救治原则是迅速降低心包腔内压，维持心室充盈压，及时有效的治疗可以免除因心脏压塞所带来的严重后果。

对所有血流动力学不稳定的急性心脏压塞患者，均应紧急行心包穿刺或外科心包开窗引流，以解除心脏压塞；伴有休克的患者，需扩容治疗，以增加右心房及左心室舒张末期压力；对血流动力学稳定的心包积液患者，应明确病因，针对原发病进行治疗。

## 五、急救护理措施

**1. 紧急处理**

（1）卧床休息，必要时采取半坐卧位或坐位。

（2）给予氧气吸入，对胸闷、气急、出现低氧血症者，给予高流量氧气吸入。

（3）快速建立静脉通路，保持静脉通路畅通，必要时做深静脉置管；留取血标本，以备化验及交叉配血使用。

（4）严密观察生命体征的变化，持续心电血压氧饱和度监测，密切观察患者呼吸困难的程度，有无呼吸浅快、发绀等表现，可监测动脉血气分析，必要时监测中心静脉压，随时观察和询问患者的自觉症状。

（5）备好心包穿刺或置管物品、除颤仪、急救车、呼吸机等抢救设备。

（6）患者如需外出检查或穿刺，做好病情评估，备好转运设备、急救物品及药品，协助医生一起陪同。

**2. 心包穿刺或心包引流的护理**　任何急性心脏压塞的患者，都向患者及家属说明手术的意义和必要性，紧急行心包穿刺术。

（1）术前行超声检查，以确定积液量和穿刺部位，并对最佳穿刺点做好标记。

（2）术中心电、血压监测，首选剑突与左肋弓成角处（相当于解剖学的心包前下窦，即患者半坐位心包腔最低处），向左、向上、向后进针。对肿瘤性大量心包积液，多次发生急性心脏压塞，需反复心包穿刺的患者，可行心包腔导管引流。心包穿刺时抽液要缓慢，每次抽液量不超过1000 ml，以防止急性右心室扩张，首次抽液量应不超过200 ml，若抽出新鲜血液，应立即停止抽吸。

（3）术后嘱患者卧床休息，取舒适的卧位；密切观察患者的意识及生命体征的变化；穿刺处用无菌敷料覆盖，注明穿刺时间，及时换药，避免感染；穿刺后2小时内继续心电、血压监测，注意观察穿刺点有无渗血或渗液；记录生命体征、穿刺时间、抽取的液量及性质和病情变化。

心包引流者，每天心包引流液 < 25 ml 时可考虑拔管，确保引流管通畅，避免扭曲、受压、打折，观察引流液的性质、颜色及量，做好记录；警惕心包穿刺并发症的发生，如气胸和血胸、心肌或冠状血管损害、肝损伤及其邻近脏器损伤，如患者出现不适感觉时，应及时报告医生，及时处理。

**3. 外科心包开窗引流**　心脏压塞症状发展迅速，必要时可切开心包，清除心包积血或血块，解除心脏压塞，修补心脏大血管损伤，清除心包的出血来源。

心包开窗需适当的麻醉，其对呼吸、循环有一定的影响，应注意加强监护。术前严格认真消毒，清除血块时注意动作轻柔，避免新的创伤加重病情；引流管经皮肤、皮下放置，术后加强监测，注意观察引流管的通畅情况、引流液的量、产生的速度和颜色，根据具体情况及时处理。

**4. 用药护理**　快速建立静脉通路，遵医嘱用药，必要时输入血制品，有利于升高中心静脉压，促进心室充盈，维持心排出量；给予非甾体类抗炎药，注意观察药物的作用及副作用，遵医嘱及时、准确用药，实时评估用药后的效果，及时汇报医生，调整用药方案。可应用抗菌、抗结核、抗肿瘤等药物，做好相应观察与护理。

**5. 饮食护理** 加强营养，增强机体抵抗力。进食高热量、高蛋白、高维生素、易消化饮食，限制钠盐摄入。

**6. 人文关怀** 做好患者及家属的心理护理，讲解相关的疾病知识，消除紧张情绪，使其配合治疗及护理。

（张 琳）

# 第十六章 呼吸系统急症

## 第一节 急性呼吸衰竭

### 一、定义

呼吸衰竭（respiratory failure）是指由各种原因引起的肺通气和（或）换气功能严重障碍，即使在静息状态下亦不能维持足够的气体交换，导致低氧血症伴（或不伴）高碳酸血症，进而引起一系列病理生理改变和相应临床表现的综合征。由于临床表现缺乏特异性，明确诊断主要依据动脉血气分析：当在海平面、静息状态、呼吸空气条件下，动脉血氧分压（$PaO_2$）< 60 mmHg，伴或不伴二氧化碳分压（$PaCO_2$）> 50 mmHg，即可诊断为呼吸衰竭。

### 二、病因机制特点

**1. 病因** 呼吸过程由三个环节组成，分别是外呼吸、气体运输和内呼吸，当参与外呼吸（肺通气和肺换气）的任何一个环节发生严重病变时，均可导致呼吸衰竭。呼吸系统疾病如严重的呼吸道阻塞性病变、重症哮喘、肺组织病变引起的急性肺水肿、肺血管疾病、胸廓外伤或手术损伤、严重的气胸和大量的胸腔积液等，导致肺通气和（或）换气障碍；急性颅内感染、颅脑损伤、脑血管疾病（脑出血、脑梗死）等可直接或间接抑制呼吸中枢；脊髓灰质炎、重症肌无力、有机磷中毒及颈椎外伤等可损伤神经-肌肉传导系统，引起肺通气不足，上述各种原因均可造成急性呼吸衰竭。

**2. 机制特点** 各种病因通过肺通气不足、弥散障碍、肺泡通气/血流比例失调、肺内动-静脉解剖分流增加、氧耗量增加五个主要机制，使通气和（或）换气过程发生障碍，导致呼吸衰竭。临床上很少见由单一机制引起的呼吸衰竭，往往是多种机制并存或随着病情的发展先后顺序参与发挥作用。

### 三、护理评估与病情判断

**1. 临床表现** 急性呼吸衰竭主要是低氧血症所致的呼吸困难和多脏器功能障碍。

（1）呼吸困难：呼吸衰竭最早出现的症状是呼吸困难，可表现为频率、节律和幅度的改变，早期表现为呼吸频率的增快，随着病情加重出现呼吸困难，辅助呼吸肌活动增强，出现"三凹征"；若是中枢性疾病或中枢神经抑制性药物导致的呼吸衰竭，则表现为呼吸节律的改变，如潮式呼吸、比奥呼吸等。

（2）发绀：发绀是缺氧的典型表现，当动脉血氧饱和度低于90%时，口唇、指（趾）甲等处可有发绀的表现；此外，发绀的程度与还原型血红蛋白含量有关，所以红细胞增多患者发绀更明显，而贫血患者则不明显或不出现发绀。

（3）精神神经症状：急性缺氧时可表现出精神错乱、躁狂、昏迷、抽搐等症状，当合并$CO_2$潴留时，导致肺性脑病，可出现抑制症状，表现为表情淡漠、嗜睡、肌肉震颤、间歇抽搐，甚至昏迷等。

（4）循环系统表现：多数患者会出现心动过速；当有严重低氧血症和酸中毒时可对心肌造成损害，也可引起周围循环衰竭、血压下降、心律失常、心搏停止；二氧化碳潴留患者表现为体表静脉充盈、皮肤潮红、多汗、血压升高。

（5）消化和泌尿系统表现：严重呼吸衰竭对肝、肾功能都有影响，部分患者可出现丙氨酸氨基转移酶与血浆尿素氮升高，尿中可出现蛋白、红细胞和管型等，甚至发生急性肾衰竭；因胃肠道黏膜屏障功能受损，可出现胃肠道黏膜糜烂、坏死、出血与溃疡形成等病变，引起上消化道出血。

**2．病情判断**

（1）诊断依据：呼吸衰竭临床诊断除依据原发疾病、低氧血症及二氧化碳潴留所致的临床表现外，还主要依靠血气分析结果；而结合肺功能、胸部影像学和纤维支气管镜等检查对于明确呼吸衰竭的原因至关重要。

1）动脉血气分析：主要用于判断呼吸衰竭和酸碱失衡的严重程度，对于指导治疗具有重要意义。pH用于反映机体代偿状况，有助于鉴别急性或慢性呼吸衰竭。当$PaO_2$升高、pH正常时，称为代偿性呼吸性酸中毒；当$PaO_2$升高、pH < 7.35时，称为失代偿性呼吸性酸中毒。

2）肺功能检测：能判断通气功能障碍的性质（阻塞性、限制性或混合性）及是否合并换气功能障碍，并对通气和换气功能障碍的严重程度进行判断。

3）胸部影像学检查：包括普通胸部X线片、胸部CT、放射性核素肺通气/灌注扫描、肺血管造影及超声检查等。

4）纤维支气管镜检查：可明确气道疾病和获取病理学证据。

（2）诊断要点：诊断呼吸衰竭要查找相关病因或诱因，临床表现为低氧血症或伴高碳酸血症，动脉血气分析可用来判断呼吸衰竭的严重程度，胸部影像学、肺功能和纤维支气管镜检查可明确呼衰的原因。

**3．分类**

（1）依据动脉血气结果分类

1）Ⅰ型呼吸衰竭：即低氧性呼吸衰竭，仅有缺氧，无二氧化碳潴留。动脉血气分析显示：$PaO_2 < 60$ mmHg，$PaCO_2$降低或正常，常见于肺换气功能障碍（通气/血流比例失调、弥散功能损害、肺动-静脉分流等），如重症肺炎、间质性肺疾病、急性肺栓塞等。

2）Ⅱ型呼吸衰竭：即高碳酸血症性呼吸衰竭，既有缺氧，又有二氧化碳潴留。动脉血气分析显示：$PaO_2 < 60$ mmHg，$PaCO_2 > 50$ mmHg，由肺泡通气不足导致。

（2）按照发病机制分类：可分为通气性呼吸衰竭和换气性呼吸衰竭，也可分为泵衰竭（pump failure）和肺衰竭（lung failure）。

1）泵衰竭：驱动或调控呼吸运动的中枢神经系统、外周神经系统、神经-肌肉组织以及胸廓统称为呼吸泵，这些部位的功能障碍引起的呼吸衰竭称为泵衰竭，以通气功能障碍主，临床表现为Ⅱ型呼吸衰竭。

2) 肺衰竭：肺组织、肺血管病变或气道阻塞造成的呼吸衰竭称为肺衰肺，常引起换气功能障碍，可表现为Ⅰ型呼吸衰竭；而严重的气道阻塞性疾病影响通气功能，造成Ⅱ型呼吸衰竭。

## 四、急救治疗原则

呼吸衰竭的急救治疗原则是保持呼吸道通畅、纠正缺氧和二氧化碳潴留、改善通气、消除诱因、积极治疗原发病；加强一般支持治疗以及对其他重要脏器功能的监测和治疗并发症。

**1. 保持呼吸道通畅** 气道不畅会增加呼吸阻力，使呼吸功耗增多，加重呼吸肌疲劳；气道阻塞会导致分泌物不易排出，加重感染，同时有发生肺不张的可能，减少呼吸面积；当气道出现急性完全阻塞，会导致窒息发生，短时间内致患者死亡，因此，保持气道通畅是最基本、最重要的治疗措施。保持呼吸道通畅的方法：

(1) 清理呼吸道分泌物及各种异物。

(2) 昏迷患者采用仰头提颏法打开气道并将口腔打开。

(3) 解除支气管痉挛：用支气管舒张药如β受体激动药、糖皮质激素、抗胆碱能药或茶碱类药物等缓解支气管痉挛。急性呼吸衰竭患者主要静脉给药。

(4) 建立人工气道：经上述治疗方法无效，可采用简易人工气道或气管内导管（气管插管和气管切开）建立人工气道；简易人工气道主要包括口咽通气道、鼻咽通气道和喉罩，是气管内导管的临时替代方式，待条件允许后再行气管插管或气管切开，气管内导管是重建呼吸通道最可靠的方法。

**2. 氧疗** 急性呼吸衰竭的氧疗原则：在保证$PaO_2$迅速达到60 mmHg或末梢血氧饱和度（$SpO_2$）维持在90%以上的前提下，尽量降低吸氧浓度。吸氧浓度：临床中任何类型的呼吸衰竭都有低氧血症发生，故氧疗是治疗呼吸衰竭的重要措施，而不同类型的呼吸衰竭氧疗的指征与给氧方法亦不同。Ⅰ型呼吸衰竭的主要问题是氧合功能障碍而通气功能基本正常，通过较高浓度（>50%）给氧，可以迅速缓解低氧血症，同时不会引起$CO_2$潴留；对于伴有高碳酸血症的Ⅱ型呼吸衰竭，应低浓度（<35%）持续给氧，氧浓度设定为达到上述氧合目标的最低值。

**3. 增加通气量、减少二氧化碳潴留**

(1) 正压机械通气与体外膜肺氧合

1) 当严重的呼吸衰竭或经上述处理不能有效改善缺氧和二氧化碳潴留时，可考虑进行正压机械通气治疗。机械通气可以维持必要的肺泡通气量，降低$PaCO_2$，改善肺的气体交换效能，恢复呼吸肌功能。正压机械通气分为通过气管插管/气管切开进行的有创正压通气及通过鼻/面罩进行的无创正压通气（non-invasive positive press ventilation，NIPPY）。当通过常规氧疗或NIPPY不能改善通气及氧合，或呼吸道分泌物较多，不能有效排出时，应行气管插管，使用有创机械通气；机械通气过程中要根据血气分析结果和临床资料调整呼吸机参数，以保证有效改善通气。

2) 当机械通气无效时，可采用体外膜肺氧合（ECMO），这是一种体外生命支持技术，是严重呼吸衰竭的终极呼吸支持方式，主要通过部分或全部替代心肺功能，使其得到充分休息，减少呼吸机相关性肺损伤的发生，为原发病的治疗争取更多的时间。

(2) 呼吸兴奋药：呼吸兴奋药通过刺激呼吸中枢或外周化学感受器，增加呼吸频率和潮气量，是改善通气的一类传统药物。主要用于以中枢抑制为主、通气量不足所致的呼吸衰竭，不宜用于以换气功能障碍为主所致的呼吸衰竭，常用的药物是多沙普仑。由于正压机械通气的广泛应用，呼吸兴奋药的应用不断减少。药物使用时注意以下原则：必须保持气道通畅，避免促发呼吸肌疲劳，加重二氧化碳潴留；脑缺氧、脑水肿未纠正而出现频繁抽搐者慎用；患者的呼吸肌功能应基本正常；不可突然停药。

**4. 病因治疗**　在处理呼吸衰竭本身所致危害的前提下，明确病因并采取针对性的治疗措施是十分必要的，也是治疗呼吸衰竭的根本。

**5. 一般支持治疗**　纠正酸碱失衡和电解质紊乱；加强液体管理，防止容量不足和液体负荷过大；维持血细胞比容在一定水平；保证充足的营养及能量供给等。当患者呼吸性酸中毒的发展过程缓慢，机体便以增加碱储备来代偿，当呼吸性酸中毒纠正后，原已增加的碱储备会使 pH 升高，对机体造成严重危害，因此，在纠正呼吸性酸中毒的同时需给予盐酸精氨酸和氯化钾，以防止代谢性碱中毒的发生。

**6. 其他重要脏器功能的监测与支持**　呼吸衰竭在治疗过程中应加强对其他重要脏器功能的监测与支持，预防和治疗肺动脉高压、肺源性心脏病、肺性脑病、肾功能不全、消化道功能障碍和弥散性管内凝血等，尤其要注意多器官功能障碍综合征（multiple organ dysfunction syndrome, MODS）的发生。

## 五、急救护理措施

**1. 紧急处理**

（1）保持呼吸道通畅，促进痰液排出。

1）指导患者进行腹式 - 缩唇呼吸，改善通气功能。

2）病情严重、意识不清的患者可采用仰头提颏法打开气道，保持气道通畅。

3）可通过翻身、拍背、雾化吸入、应用祛痰药等，促进痰液咳出；若患者咳痰无力或无法咳痰，可进行电动吸痰，必要时也可通过纤维支气管镜吸痰并冲洗。

4）准确记录观察到的痰液的色、质、量、味及痰液实验室检查结果，及时与医生联系，以便调整治疗方案。

（2）氧疗：根据患者原发病及诱发因素、呼吸衰竭类型、缺氧程度选择合适的氧疗方法。Ⅰ型呼吸衰竭患者可选择较高浓度（＞50%）氧疗，尽快使 $PaO_2 \geq 60$ mmHg，$SaO_2 \geq 90\%$；Ⅱ型呼吸衰竭患者 $PaO_2 < 60$ mmHg 时，可持续低浓度（＜35%）给氧，使 $PaO_2$ 控制在 60 mmHg 或 $SaO_2$ 在 90% 或略高，以防因缺氧完全纠正，使外周化学感受器失去低氧血症的刺激而导致呼吸抑制，反而加重缺氧和二氧化碳潴留。氧疗过程中告知患者及家属不要擅自停止或调节氧流量的原因，以取得配合。

（3）监测生命体征

1）呼吸：观察呼吸频率、节律和深度的改变。

2）循环：监测心率、心律及血压变化，必要时进行血流动力学监测。

3）氧合：密切监测血氧饱和度，使 $SaO_2 \geq 90\%$。

4）意识：观察意识状态的改变，评估瞳孔、肌张力、腱反射及病理反射，观察有无肺性脑病的表现。

5）液体平衡：观察和记录尿量和液体出入量，有肺水肿的患者需适当保持负平衡。

6）实验室检查：监测动脉血气分析和生化检查结果，了解电解质和酸碱平衡。

7）缺氧及二氧化碳潴留：观察有无发绀、球结膜水肿，肺部有无异常呼吸音及啰音。

（4）卧床休息与体位：协助患者取舒适体位，呼吸衰竭患者可半卧位或端坐位，亦可趴伏于床桌上，借此增加辅助呼吸肌的效能，促进肺膨胀，利于呼吸；患者以卧床休息为主，尽量减少活动，以减少机体耗氧量；应用机械通气的患者，将床头抬高 30°～45°。

（5）建立静脉通路：迅速建立静脉通路，遵医嘱及时准确用药，控制输液速度，密切观察用药后效果及不良反应，及时与医生沟通。

（6）急救的配合与护理：备齐各种抢救用物，随时做好气管插管和机械通气的准备，积极配合抢救，赢得抢救时机。

**2. 专科护理**

（1）机械通气

1）应用常规氧疗无效患者，应立即需给予机械通气。对于清醒能够配合、血流动力学稳定者，首选无创正压通气（NIPPV）；当无创正压通气效果不佳或病情加重时，应立即给予气管插管，使用有创机械通气。

2）使用机械通气过程中，随时监测呼吸机工作状态，便于发现和处置各种报警；同时密切观察机械通气效果、人机协调情况，根据血气分析结果及时调整呼吸机参数的设定。

3）必要时可进行胸部X线检查，以便及时发现肺不张、呼吸机相关性肺炎、肺损伤等相关并发症的发生。

4）因缺氧和（或）二氧化碳潴留引起意识障碍的患者，在机械通气后可根据意识障碍程度的变化，判断通气改善情况和病情变化。

5）每日定时测量体温，当体温升高时，患者可能发生VAP或原有肺部感染加重，应根据医嘱，应用物理降温或通过药物降温。

（2）人工气道

1）妥善固定导管，松紧适宜，避免过松造成非计划性拔管，同时避免过紧造成压力性损伤或影响头部静脉回流；保持人工气道处于中立位，避免移位引起气道黏膜损伤，认真交接班并做好气管插管深度记录。

2）定时监测气囊压力，保持气囊压力在 $25\sim30\ cmH_2O$，避免压力过高造成气道黏膜的缺血，甚至发生气管食管瘘，气囊压力过低易导致漏气、误吸等；体位改变、吸痰、咳嗽等均可影响气囊压力，需持续监测并调整。

3）每班评估痰液状况，按需吸痰，同时做好声门下吸引，气囊上滞留物也是发生VAP的重要来源，做好囊上吸引是降低VAP发生的重要手段之一；吸痰时应注意观察患者生命体征、血氧饱和度等各项指标的变化，吸痰后准确、客观地记录痰液的颜色、性质、量和黏稠度，以便于评估病情。

4）根据患者痰液状况，调整湿化器档位，避免出现湿化不足或湿化过度；积水杯方向向下，位于呼吸机回路最低点，及时清除回路和积水杯内的积水，避免过多堵塞呼吸回路或反流造成呼吸机相关性肺炎（VAP）的发生。

**3. 基础护理**

（1）口腔护理：做好口腔护理，每次间隔 $4\sim6\ h$，操作时观察气管插管或切开周围皮肤、黏膜的颜色，及时发现并处理口腔溃疡、继发性真菌感染或伤口感染等，保持口腔清洁，预防呼吸机相关性肺炎（VAP）的发生。

（2）皮肤护理：按时翻身，积极采用减压措施，预防压力性损伤的发生。

（3）营养支持：评估患者营养状况，配合医生制订营养支持方案，根据患者病情及耐受情况实施肠内、肠外营养支持，保证营养的供给，同时做好效果评价，若出现相关并发症，积极采取处理措施。

（4）心理护理：应用机械通气患者常会感到恐惧、焦虑、无助、对机械通气的不耐受，造成人机协调性差。对意识清楚的患者，护士应主动关心、积极鼓励、正向引导，帮助患者通过手势、卡片、写字等非言语沟通方式表达其需求，缓解其不良情绪。

（戴　娜）

## 第二节 急性呼吸窘迫综合征

### 一、定义

急性呼吸窘迫综合征（acute respiration distress syndrome，ARDS）是指由各种肺内和肺外致病因素直接或间接导致的急性弥漫性肺损伤以及进而发展的急性呼吸衰竭。特征性临床表现为呼吸窘迫、难治性低氧血症及呼吸衰竭，肺部影像学表现为双肺弥漫性渗出改变。主要病理特征是炎症反应导致的肺微血管内皮及肺泡上皮受损，肺微血管通透性增高，肺泡腔渗出富含蛋白质的液体，进而导致肺水肿及透明膜形成。典型的病理生理改变是肺容积减少、肺顺应性降低和严重通气/血流比例失调。

### 二、病因机制特点

**1. 病因** 与 ARDS 发病相关的原因或危险因素很多，包括肺内因素（直接因素）和肺外因素（间接因素），且直接和间接因素及其所引起的炎症反应、影像改变及病理生理反应常常相互重叠。

（1）肺内因素：指对肺的直接损伤。包括重症肺炎、肺挫伤、淹溺、吸入胃内容物、吸入有毒气体、烟尘、长时间纯氧吸入等。

（2）肺外因素：非肺源性感染中毒症、非心源性休克、大面积非胸部创伤、重度烧伤、重症急性胰腺炎、大量输血相关急性肺损伤、药物过量、弥散性血管内凝血等。

**2. 机制特点** ARDS 的发病机制复杂，尚未完全清楚。尽管有些致病因素可以对肺泡膜造成直接损伤，但是 ARDS 的本质是多种炎症细胞（巨噬细胞、中性粒细胞、血管内皮细胞、血小板）及其释放的炎症介质和细胞因子间接介导的肺炎症反应，是全身炎症反应综合征（systemic inflammatory response syndrome，SIRS）的肺部表现。SIRS 是种机体失控的自我持续放大和自我破坏的炎症瀑布反应；机体与 SIRS 同时启动的系列内源性抗炎介质和抗炎性内分泌激素引起的抗炎反应称为代偿性抗炎症反应综合征（compensatory anti-inflammatory response syndrome，CARS）。如果 SIRS-CARS 在疾病发展过程中出现平衡失调，则会导致多器官功能障碍综合征（multiple organ dysfunction syndrome，MODS）。ARDS 是 MODS 发生时最早受累或最常出现的脏器功能障碍表现，是肺组织对多种急性而严重的肺内和肺外源性损伤做出的损伤应答反应模式。

炎症细胞和炎症介质是启动早期炎症反应与维持炎症反应的两个主要因素，在 ARDS 的发生发展中起关键作用。如由严重感染引发的 ARDS 病例，血中细菌毒素除造成直接损伤外，还可激活巨噬细胞和中性粒细胞释放氧自由基、蛋白水解酶、血管活性物质和血小板激活因子等，均可致肺毛细血管广泛而严重的损伤。而肺毛细血管的内皮细胞和肺泡上皮细胞损伤，使管壁通透性升高，导致富含蛋白质和纤维蛋白的液体大量渗出，肺泡内及间质水肿，形成非心源性肺水肿及透明膜。如果损伤修复过程正常有序发生，则可完成肺再上皮化和结构功能恢复，如果损伤修复过程异常无序，则向异常重塑和 ARDS 后肺纤维化（post-ARDS pulmonary fibrosis）演化，最终形成不可逆转的纤维化病灶。

肺泡大量积水又可使肺泡表面活性物质减少，出现小气道陷闭和肺泡萎陷，使功能残气量和有效参与气体交换的肺泡数量减少，因而称 ARDS 肺为"婴儿肺"（baby lung）、"小肺"（small lung），导致弥散和通气功能障碍、通气/血流比例失调和肺顺应性下降。另外，由于病变不均，重力依赖区（dependent region，如仰卧时靠近背部的肺区）出现严重肺水肿和肺不张，通气功能极差；而非重力依赖区（non-dependent region，如仰卧时靠近前胸壁的肺区）的肺泡通气功能基本正常，从而进一步加重肺内分流，造成严重的低氧血症和呼吸窘迫。

## 三、护理评估与病情判断

### 1. 护理评估

（1）症状：在受到致病因素的作用下，ARDS 大多数于原发病起病后 72 小时内发生，一般不超过 7 天。除原发病的相应症状和体征外，最早出现的是呼吸增快，并呈进行性加重的呼吸困难、发绀，常伴有烦躁、焦虑、出汗等。其呼吸困难的特点是呼吸深而快、费力，患者常有胸廓紧束感、憋气严重，即呼吸窘迫，且不能通过常规氧疗改善，亦不能用其他原发心肺疾病（如气胸、肺气肿、肺不张、肺炎、心力衰竭）解释。

（2）早期体征多无异常，或仅双肺可闻及少量细湿啰音，后期出现肺实变体征，可闻及水泡音及管状呼吸音。

### 2. 病情判断

（1）诊断依据：出现严重的肺部感染、脓毒症、休克、大量输血、重症急性胰腺炎等可引起 ARDS 的原发病；疾病发生过程中出现进行性呼吸增快、呼吸窘迫和发绀等症状，以及常规氧疗难以纠正的低氧血症；动脉血气分析提示肺换气功能进行性下降；胸部影像学检查显示肺纹理增多和边缘模糊斑片状或片状阴影，排除其他肺部疾病和左心衰竭。

（2）诊断标准：根据 ARDS 柏林定义，满足下列 4 项条件方可诊断 ARDS（表 16-1）。

表 16-1　ARDS 诊断

| 项目 | 诊断项目 |
| --- | --- |
| 起病时间 | 在致病因素的作用下，1 周内出现的急性或进展性呼吸困难 |
| 影像学检查 | 显示双肺浸润影，不能用胸腔积液、肺不张和结节影解释 |
| 肺水肿 | 呼吸衰竭不能完全用心力衰竭和液体负荷过重解释。如没有危险因素，需用客观检查（如超声心动图）评价心源性肺水肿 |
| 低氧血症分类 | 当 PEEP/CPAP > 5 cmH$_2$O |
| 　轻度 | 200 mmHg < PaO$_2$/FiO$_2$ ≤ 230 mmHg |
| 　中度 | 100 mmHg < PaO$_2$/FiO$_2$ ≤ 200 mmHg |
| 　重度 | PaO$_2$/FiO$_2$ ≤ 100 mmHg |

## 四、急救治疗原则

急救治疗原则以积极治疗原发病为基础，提供氧疗以纠正缺氧，尽早实施机械通气，维持液体平衡等。

**1. 原发病的治疗**　治疗 ARDS 的首要原则和基础是积极寻找原发病并彻底治疗。不能明确导致 ARDS 发生的原因时，都应怀疑感染的可能。感染是 ARDS 的常见原因，亦是 ARDS 的首位高危因素，而 ARDS 又易并发感染，所以治疗上宜选择广谱抗生素。

**2. 纠正低氧血症**　采取有效措施，改善组织细胞缺氧，使 PaO$_2$ ≥ 60 mmHg，SaO$_2$ ≥ 90%。轻症者可使用面罩高浓度（> 50%）给氧，但多数患者需应用机械通气。

**3. 机械通气** 一旦诊断为 ARDS 后应尽早实施机械通气，目的是维持充分的通气和氧合，以支持脏器功能。轻度者可尝试使用无创正压通气（NIPPY），无效或病情加重时应尽快实施有创机械通气。由于 ARDS 肺病变具有"不均一性"和"小肺"的特点，当采用常规机械通气潮气量通气时，气体易进入顺应性较好、位于非重力依赖区的肺泡，造成肺泡上皮和血管内皮损伤，加重肺损伤；而萎陷的肺泡在通气过程中仍处于萎陷状态，在局部扩张肺泡和萎陷肺泡之间产生剪切力，也可造成严重肺损伤。因此 ARDS 的机械通气推荐采用肺保护性通气策略，主要措施包括合适水平的 PEEP 和小潮气量。

（1）PEEP 的调节：应用 PEEP 改善 ARDS 的换气功能。合适的 PEEP 可使萎陷的小气道和肺泡再开放，增加呼气末肺容量，促进肺间质和肺泡水肿消退，增加肺泡通气量，从而改善肺泡弥散功能和通气/血流比例，减少肺内分流，达到改善氧合和肺顺应性的目的，提高动脉血氧分压。但 PEEP 可增加胸内正压，使回心血量减少，并有加重肺损伤的潜在风险，因此应用 PEEP 时注意：①血容量不足患者，先补充足够的血容量，但不能过量，以免加重肺水肿；②从低水平开始，先用 5 $cmH_2O$，逐渐增加至 8～18 $cmH_2O$，维持 $PaO_2$ > 60 mmHg 而且 $FiO_2$ < 60%。

（2）小潮气量通气：ARDS 时肺容积显著减少，为防止肺泡过度膨胀，对此类患者实施机械通气治疗时宜采用小潮气量通气，即 6～8 ml/kg，同时将气道平台压力控制在 30～35 $cmH_2O$ 以下。为保证小潮气量，可允许 $CO_2$ 有一定程度的滞留和呼吸性酸中毒，即允许性高碳酸血症，但严重高碳酸血症可抑制心肌收缩力，当动脉血 $PaCO_2$ 达到 80 mmHg 以上时，需要通过增加呼吸频率、静脉输注碳酸氢钠等方法进行纠正，若无改善，可通过体外膜肺氧合（extracorporeal membrane oxygenation，ECMO）清除二氧化碳。

（3）模式选择：如何选择 ARDS 的通气模式尚无统一标准。通过间歇性给予较高的气道压力或潮气量，使塌陷的肺泡复张，改善肺泡通气，从而改善氧合。常用方法有控制性肺膨胀（sustained inflation，SI）、PEEP 递增法（incremental PEEP）和压力控制法（PCV 法）。

压力控制通气可以保证气道吸气压不超过预设水平，避免呼吸机相关性肺损伤，因而较容量控制通气更常用。其他可选的通气模式包括双相气道正压通气、压力释放通气等。对于中重度 ARDS，可使用俯卧位通气，俯卧位通气可降低胸膜腔压力梯度，减轻心脏对肺的压迫，促进重力依赖区肺泡复张，改善通气/血流比例失调，进而改善氧合；同时还促进肺内分泌物引流，利于控制肺部感染，不仅可以改善重度 ARDS 氧合，还可以改善预后。

**4. 液体管理** 在维持有效循环和保证脏器组织灌注前提下，为减轻肺水肿，液体出入量宜轻度负平衡，保持肺处于相对"干"的状态。ARDS 早期患者，在无低蛋白血症情况下，不宜输注过多胶体液。当出现低血压和重要脏器（如肾）低灌注时，可首先保证患者充足的血容量。当患者必须输血时，宜选用新鲜血，若使用库存血，应加用微过滤器，避免发生微血栓而加重 ARDS。

**5. 营养支持与监护** 尽早实施营养支持，保证足够的能量供给。由于禁食 24～48 小时后可出现肠道菌群易位，且静脉营养可引起感染和血栓形成等并发症，因此应提倡全胃肠营养。ARDS 患者需要动态监测生命体征、水电解质和酸碱平衡及各重要脏器的功能，以便及时调整治疗方案，应安置于 ICU。

**6. 其他治疗** 体外膜肺氧合（ECMO）进行肺替代治疗有望改善存活率，高频振荡通气（HFOV）、糖皮质激素应用、肺表面活性物质替代疗法、吸入一氧化氮和依前列醇等可能有一定的价值。

## 五、急救护理措施

**1. 紧急处理**

（1）保持呼吸道通畅，促进痰液排出：①指导并协助患者进行有效咳嗽、咳痰；②按时翻身、拍背，促进痰液咳出；③病情严重、咳痰无力等，可进行电动吸痰；④应用祛痰药物、湿化痰液，利于痰液咳出或吸出。记录观察到的痰液色、质、量、味及痰液实验室检查结果，及时与医生联系，以便调整治疗方案。

（2）氧疗：根据病情选择适当的氧疗方法。轻症ARDS患者即刻给予高浓度（>50%）氧疗，氧疗过程中根据氧合水平病情变化，可选择鼻塞、鼻导管或面罩给氧，使$PaO_2 \geq 60\ mmHg$，$SaO_2 \geq 90\%$。

（3）监测生命体征

1）呼吸：观察呼吸频率、节律和深度的改变。

2）循环：监测心率、心律及血压变化，必要时进行血流动力学监测。

3）氧合：密切监测血氧饱和度，使$SaO_2 \geq 90\%$。

4）意识：观察意识状态的改变，评估瞳孔、肌张力、腱反射及病理反射，观察有无肺性脑病的表现。

5）液体平衡：观察和记录尿量和液体出入量，有肺水肿的患者需适当保持负平衡。

6）实验室检查：监测动脉血气分析和生化检查结果，了解电解质和酸碱平衡。

7）缺氧及二氧化碳潴留：观察有无发绀、球结膜水肿、肺部有无异常呼吸音及啰音。

（4）卧床休息与体位：ARDS患者尽量卧床休息，减少活动，以减少体力消耗，降低氧耗量。协助患者取舒适且利于改善呼吸状态的体位，如半卧位或端坐位，亦可趴伏于床桌上，借此增加辅助呼吸肌的效能，促进肺膨胀，利于呼吸。必要时可采取俯卧位辅助通气，以改善氧合状态。

（5）建立静脉通路：迅速建立静脉通路，遵医嘱及时准确用药，控制输液速度，密切观察用药后效果及不良反应，及时与医生沟通。

（6）急救的配合与护理：备齐抢救用物，做好急救准备，出现病情变化时积极配合抢救，赢得抢救时机，提高抢救成功率。

**2. 专科护理**

（1）机械通气：应用常规氧疗无效患者，应立即需给予机械通气。对于清醒能够配合、血流动力学稳定者，首选无创正压通气（NIPPV）；当无创正压通气效果不佳或病情加重时，应立即给予气管插管，使用有创机械通气。使用机械通气过程中，随时检测呼吸机工作状态，便于发现和处置各种报警；同时密切观察机械通气效果、人机协调情况，及时发现相关并发症。

（2）人工气道：妥善固定导管，松紧适宜，避免过松造成非计划性拔管，同时避免过紧造成压力性损伤或影响头部静脉回流；保持人工气道处于中立位，避免移位引起气道黏膜损伤，认真交接班并做好气管插管深度记录；定时监测气囊压力，保持气囊压力在$25\sim 30\ cmH_2O$；每班评估痰液状况，适时吸痰，同时做好声门下吸引，准确、客观地记录痰液颜色、性质、量，以便于评估病情；根据患者痰液状况，调整湿化器档位，避免出现湿化不足或湿化过度；及时倾倒冷凝水，避免过多堵塞呼吸回路或反流造成呼吸机相关性肺炎（VAP）的发生。

（3）俯卧位通气：为患者实施俯卧位通气前做好评估，观察各项生理指标，确保有充足的人力协助翻身，保证患者安全，避免管道移位或脱出；翻身后查看受压部位，积极采用减压措施，避免压力性损伤的发生。

**3. 基础护理**

（1）口腔护理：做好口腔护理，每次间隔$4\sim 6\ h$，保持口腔清洁，预防呼吸机相关性肺炎（VAP）发生。

（2）体位护理：若无禁忌，将床头抬高$30°\sim 45°$。

（3）皮肤护理：按时翻身，积极采用减压措施，预防压力性损伤的发生。

（4）营养支持：评估患者营养状况，配合医生制订营养支持方案，根据患者病情及耐受情况实施肠内、肠外营养支持，保证营养的供给，同时做好效果评价，若出现相关并发症，积极采取处理措施。

（5）心理护理：由于 ARDS 患者出现呼吸困难、缺氧等症状，往往会产生紧张、焦虑的情绪，护士应积极鼓励，正向引导患者，缓解其不良情绪。

（戴　娜）

## 第三节　慢性阻塞性肺疾病急性发作

### 一、定义

慢性阻塞性肺疾病急性发作（acute exacerbation of chronic obstructive pulmonary disease，AECOPD）为呼吸症状急性恶化，导致需要额外的治疗。临床上，AECOPD 是一种急性起病的过程，慢阻肺患者呼吸系统症状出现急性加重［典型表现为呼吸困难加重、咳嗽加剧、痰量增多和（或）痰液呈脓性］超出日常的变异，并且导致需要改变药物治疗。AECOPD 是一种临床除外诊断，临床和（或）实验室检查没有发现其他可以解释的特异疾病（例如肺炎、充血性心力衰竭、气胸、胸腔积液、肺栓塞和心律失常等）。通过治疗，呼吸系统症状的恶化可能改善，但也许不能改善，典型的症状将在几天至几周内缓解。

### 二、病因机制特点

**1. 病因**

（1）感染因素：呼吸道感染、气管支气管感染最为常见。其中 50% 由下呼吸道细菌感染引起。常见的病原体有流感嗜血杆菌、肺炎链球菌、卡他莫拉菌和铜绿假单胞菌。呼吸道病毒感染也是 COPD 发病的重要原因，病毒感染恢复慢，鼻病毒是最常见的病毒病原体，流感病毒、副流感病毒、呼吸道合胞病毒、冠状病毒和腺病毒也会随季节变化诱发 COPD。

（2）理化因素

1）空气污染：刺激性气体如一氧化氮、二氧化硫及氯气等均可损伤气道黏膜上皮，使纤毛运动减弱，黏液分泌增加，增加细菌感染的机会。

2）职业粉尘和化学物质：接触烟雾、工业废气、变应原、粉尘、室内空气污染等浓度过高或时间过长时，可促进 COPD 的发生。

3）气候环境因素：寒冷和环境温度剧变，可刺激腺体增加分泌黏液，纤毛运动减弱，可导致呼吸道局部小血管痉挛，病毒和细菌易于入侵、繁殖。

（3）其他因素：免疫功能紊乱、气道高反应性、年龄增大等机体因素均与 COPD 的发生与发展有关。老年人肾上腺皮质功能减退，细胞免疫功能下降，溶菌酶活性下降，容易造成呼吸道的反复感染。约 1/3 的 COPD 患者病因尚不明确。

**2. 诱因**　AECOPD 最常见的诱因是呼吸道感染，78% 的 AECOPD 患者有明确的病毒或细菌感染依据，其他诱发因素包括吸烟、空气污染、吸入过敏原、外科手术、应用镇静药物、停用慢阻肺吸入药物治疗、气胸、胸腔积液、充血性心力衰竭、心律不齐以及肺栓塞等。目前认为 AECOPD 发病因素为多源性，病毒感染、空气污染等因素均可加重气道炎症，进而继发细菌感染。

### 3. 发病机制

(1) 炎症：COPD 的特征性改变是气道、肺实质及肺血管的慢性炎症，中性粒细胞、巨噬细胞、T 淋巴细胞（尤其是 $CD8^+$ 细胞）、炎症细胞均参与发病过程。部分患者可能会有嗜酸性粒细胞数增加，尤其在急性加重期。炎性细胞能够释放多种细胞因子和炎性介质，最主要的有白三烯-4、IL-8 和 TNF-α。

(2) 蛋白酶-抗蛋白酶失衡：蛋白水解酶对组织有损伤和破坏作用；抗蛋白酶对弹性蛋白酶等多种蛋白酶具有抑制作用，其中 $α_1$-抗胰蛋白酶（$α_1$-AT）是活性最强的一种。蛋白酶增多或抗蛋白酶不足均可引起组织结构破坏，导致肺气肿。吸入有害气体、有害物质可导致蛋白酶产生增多或活性增强，而抗蛋白酶产生减少或灭活加快。

(3) 氧化应激：氧化物主要是超氧阴离子、$H_2O_2$、羟自由基、次氯酸和一氧化氮等，可直接作用并破坏许多生化大分子，导致细胞功能障碍或死亡；氧化应激还可破坏细胞外基质，引起蛋白酶-抗蛋白酶失衡及促进炎症反应。

(4) 其他：如自主神经功能失调、气温变化、营养不良等都有可能参与 COPD 的发生和发展过程。

上述炎症、蛋白酶-抗蛋白酶失衡、氧化应激、自主神经功能失调、气温变化、营养不良等机制共同作用，产生两种重要病变：①小气道病变：包括小气道炎症、小气道纤维组织形成和小气道管腔黏液栓等，导致小气道阻力明显升高；②肺气肿病变：使肺泡对小气道的正常牵拉力降低，小气道容易塌陷，肺气肿还使肺泡弹性回缩力减少。小气道病变与肺气肿病变两者共同作用，导致 COPD 特征性的持续气流受限（图 16-1）。

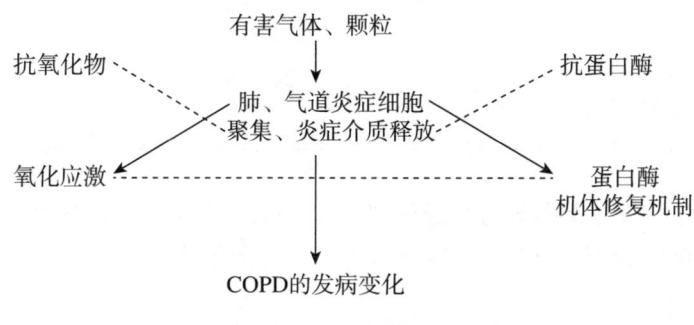

图 16-1 COPD 的发病机制

## 三、护理评估与病情判断

### 1. 护理评估

(1) 病史

1) 患病及治疗经过：询问患者发作时的症状，如喘息、呼吸困难、胸闷或咳嗽的程度、持续时间、诱发或缓解因素。了解既往和目前的检查结果、治疗经过和病情严重程度。了解患者对所用药物的名称、剂量、用法、疗效、不良反应等知识的掌握情况。

2) 评估与 COPD 有关的病因和诱因：①有无受凉、呼吸道感染、气管支气管感染、空气污染等。②有无短期内咳嗽、咳痰、气促和（或）喘息加重，痰量增多，呈脓性或黏液脓性痰，可伴发热等症状。

(2) 身体评估

1) 一般状态：评估患者的生命体征和精神状态，有无嗜睡、意识模糊等意识状态改变，有无痛苦面容。观察呼吸频率和脉率的情况，有无奇脉。

2）胸部体征：视诊有无桶状胸、呼吸变浅、频率增快，严重者可有缩唇呼吸等。触诊语颤减弱。叩诊呈过清音，心浊音界缩小，肺下界和肝浊音界下降。听诊两肺呼吸音减弱、呼气延长，部分患者可闻及湿啰音和（或）干啰音，观察胸部有无过度充气、有无辅助呼吸肌参与呼吸和三凹征出现。听诊肺部有无哮鸣音、呼气音延长，有无胸腹反常运动，但应注意非常严重的哮喘发作时，可无哮鸣音。

**2. 临床表现**　AECOPD 的主要症状是气促加重，常伴有胸闷、喘息、咳嗽加剧、痰量增加、痰液颜色和（或）黏度改变及发热等。此外，可出现心动过速、呼吸急促、全身不适、失眠、嗜睡、疲乏、抑郁和精神紊乱等非特异性症状。当患者出现运动耐力下降、发热和（或）胸部影像学异常时，可能为慢阻肺症状加重的临床表现。痰量增加及出现脓性痰提示有细菌感染。

**3. 分类或分级或严重程度**　AECOPD 发生后应该与患者加重前的病程、症状、体征、肺功能测定、动脉血气分析及其他实验室检查指标进行比较，以判断 AECOPD 的严重程度（表 16-2）。

表 16-2　AECOPD 的病史和体征

| 病史 | 体征 |
| --- | --- |
| $FEV_1$ 的严重程度 | 辅助呼吸肌群参与呼吸运动 |
| 病情加重或新症状出现的时间 | 胸腹矛盾运动 |
| 既往加重次数（急性加重，住院） | 进行性加重或新出现的中心性发绀 |
| 合并症 | 外周水肿 |
| 目前稳定期的治疗方案 | 血流动力学不稳定 |
| 既往应用机械通气的资料 | 右心衰竭征象 |
|  | 反应迟钝 |

可使用"慢性阻塞性肺疾病防治全球倡议"（GOLD）分级：COPD 患者吸入支气管扩张剂后 $FEV_1/FVC\% < 70\%$；再依据 $FEV_1$ 下降程度进行气流受限的严重程度分级（表 16-3）。

表 16-3　患者气流受限严重程度的肺功能分级

| 肺功能分级 | 肺功能 $FEV_1$ 占预计值的百分比（$FEV_1\%pred$） |
| --- | --- |
| Ⅰ级：轻度 | $FEV_1\%pred \geq 80\%$ |
| Ⅱ级：中度 | $50\% \leq FEV_1\%pred < 80\%$ |
| Ⅲ级：重度 | $30\% \leq FEV_1\%pred < 50\%$ |
| Ⅳ级：极重度 | $FEV_1\%pred < 30\%$ |

**4. 辅助检查**

（1）肺功能检查：是判断持续气流受限的主要客观指标，使用支气管扩张剂后 $FEV_1/FVC\% < 70\%$ 可确定为持续气流受限。肺总量（TLC）、功能残气量（FRC）和残气量（RV）增高，肺活量（VC）减低，表明肺过度充气。$FEV_1 < 1\ L$ 可提示 COPD 严重发作。

（2）动脉血气分析：早期无异常，对确定有无低氧血症、高碳酸血症、酸碱平衡失调以及判断呼吸衰竭的类型有重要价值。

（3）胸部 X 线检查和心电图：胸部 X 线有助于与其他类似肺疾病鉴别诊断及确定肺部并发症。心电图对心律失常、心肌缺血及右心室肥厚的诊断有帮助。

（4）胸部CT检查：诊断AECOPD患者发生肺栓塞时有重要作用。

## 四、急救治疗原则

**1. 确定病因** 首先确定导致急性加重期的原因，最常见的是细菌或病毒感染，并根据病情严重程度决定门诊或住院治疗。

**2. 支气管舒张药** 有严重喘息症状者可给予较大剂量雾化吸入治疗，如沙丁胺醇500 μg，或异丙托溴铵500 μg，或沙丁胺醇1000 μg加异丙托溴铵250～500 μg，通过雾化器给患者吸入治疗以缓解症状。

**3. 低流量吸氧** 低氧血症者可用鼻导管吸氧，或文丘里面罩吸氧。鼻导管给氧时，吸入的氧浓度与给氧流量有关，估算公式为吸入氧浓度$FiO_2$（%）=21+4×氧流量（L/min）。一般吸入氧浓度为25%～29%，避免吸入氧浓度过高而引起二氧化碳潴留。

**4. 抗生素** 当患者呼吸困难加重、痰量增加和咳脓性痰时，根据常见或确定的病原菌种类及药物敏感情况选用抗生素。病情较轻者可用青霉素、阿莫西林/克拉维酸、大环内酯类或喹诺酮类、第1或2代头孢菌素，一般可口服给药。病情较重者可用β-内酰胺类/酶抑制剂、第2或3代头孢菌素和喹诺酮类，一般静脉给药。

**5. 糖皮质激素** 对需住院治疗的急性加重期患者可口服泼尼松龙30～40 mg/d，或静脉给予甲泼尼龙40～80 mg/d，连续5～7天。

**6. 祛痰药** 溴己新8～16 mg，每天3次；或盐酸氨溴索30 mg，每天3次，酌情选用。

## 五、急救护理措施

**1. 紧急处理**

（1）控制性氧疗：给予低流量吸氧，呼吸困难或伴有低氧血症患者可用鼻导管或文丘里（Venturi）面罩持续低流量吸氧，一般吸入氧浓度为25%～29%，应避免吸入氧浓度过高而引起$CO_2$潴留及（或）呼吸性酸中毒，持续心电血氧饱和度监测，建立静脉通道。

（2）卧床休息：中度以上患者应卧床休息，极重度患者宜取身体前倾位，使辅助呼吸肌参与呼吸。

（3）保持呼吸道通畅：协助患者清除呼吸道分泌物及异物，必要时建立人工气道以保证气道通畅。

**2. 药物的治疗和护理**

（1）支气管扩张剂：短效的$β_2$受体激动剂，是治疗AECOPD的首选药物，如沙丁胺醇气雾剂，每次100～200 μg（1～2喷）定量吸入，作用时间维持4～5 h，每24 h不超过8～12喷。长效的$β_2$受体激动剂，作用时间维持10～12 h，常用药物沙美特罗、福莫特罗每日吸入2次。严重喘息症状者可通过小型雾化器给予较大剂量雾化吸入治疗以缓解症状。

（2）糖皮质激素：对需要住院治疗的AECOPD患者可全身应用，口服泼尼松龙30～40 mg/d或静脉给予甲泼尼龙40～80 mg/d，连续5～7天。雾化吸入布地奈德，应与长效支气管扩张剂联合使用，常用吸入型糖皮质激素加长效$β_2$受体激动剂的联合制剂布地奈德等。

（3）控制感染：当患者呼吸困难加重、咳嗽伴咳痰量增加，甚至出现浓痰时，应根据病情严重程度及相应的细菌分层情况，结合当地常见致病菌类型及耐药流行趋势和药物敏感情况选择抗生素。

（4）祛痰药：酌情选用祛痰药，如溴己新或盐酸氨溴索。

（5）其他：指导患者正确进行雾化吸入，并密切观察患者用药的疗效及不良反应。

**3. 机械通气和护理**

（1）无创通气（non-invasive ventilation，NIV）：可以显著降低 AECOPD 的死亡率、气管插管率、有创通气中的脱机困难和呼吸机相关性肺炎发生的概率，是机械通气治疗 AECOPD 的首选方式。最新 GOLD 推荐，当患者发生呼吸性酸中毒［动脉血 pH ≤ 7.35 和（或）$PaCO_2$ > 45mmHg］或严重呼吸困难合并临床症状，提示呼吸肌疲劳、呼吸功增加时，应使用 NIV。使用 NIV 时患者的依从性直接影响通气效果，因此，应指导患者正确使用和配 NIV 治疗，并应用人工皮肤、抗压贴、额垫、轮换使用不同类型的呼吸机罩（鼻罩 / 口鼻面罩 / 鼻枕面罩）、减轻鼻腔出血的药物、加温加湿器、鼻腔润滑剂等措施预防 NIV 引起患者皮肤发红和压力性损伤、鼻部疼痛和充血、鼻窦或耳部受压、漏气造成的眼睛刺激和幽闭恐惧症等并发症。

（2）有创通气（invasive mechanical ventilation，IMV）：密切观察患者病情变化，监测生命体征及动脉血气分析，注意呼吸频率、节律和深度，观察神志及发绀情况，当患者出现不能耐受 NIV 或 NIV 治疗失败、颌面部外伤 / 手术 / 畸形、急促喘息、意识丧失、严重的血流动力学不稳定、严重的室性心律失常、威胁生命的低氧血症、长期不能排出呼吸道分泌物、精神状态受损或需要镇静剂控制的精神障碍、呼吸或心搏骤停时，应立即给予气管插管和 IMV。使用 IMV 时，密切观察患者的通气效果、意识状态、皮肤黏膜和腹部情况等，定时检查呼吸机各项通气参数是否与医嘱要求设定的参数一致、各项报警参数的设置是否恰当、报警器是否处于开启状态，报警时，及时分析报警原因并进行及时有效的处理。

（3）有创 - 无创序贯机械通气：是指患者行有创机械通气后，在未达到拔管 - 撤机标准之前即撤离有创通气，继之以无创机械通气，然后逐渐撤机，从而可以减少有创通气的并发症，降低 AECOPD 患者住院日及死亡率。

**4. 其他治疗护理**　俯卧位辅助通气、神经肌肉阻滞药、氦 - 氧混合气体、体外膜肺氧合（ECMO）和体外二氧化碳排除装置（extracorporeal carbon dioxide removal，$ECCO_2R$，又称 mini-ECMO）等在 AECOPD 中均有辅助治疗的作用，但目前很多研究只侧重对患者短期疗效的观察，缺乏长期的评估，且大部分措施存在不良反应。因此，暂时没有任何一种治疗手段被推荐常规使用。

**5. 心理护理**　患者多因长期患病、病情危重，易形成焦虑和抑郁的心理状态。护士应帮助患者消除导致焦虑的原因。并针对患者及家属对疾病的认知和态度，指导患者呼吸肌功能锻炼，合理用药，减轻症状，增强战胜疾病的信心。教会患者缓解焦虑的方法，如听音乐、下棋、做游戏等娱乐活动，以分散注意力，减轻焦虑、抑郁情绪。

**6. 并发症的急救与护理**

（1）呼吸衰竭：是 AECOPD 的主要并发症之一。AECOPD 引起的肺通气和（或）换气功能严重障碍，使静息状态下不能够维持足够的气体交换，导致低氧血症伴或不伴高碳酸血症，当患者出现发绀、严重的呼吸困难、心动过速、嗜睡、昏迷、动脉氧分压（$PaO_2$）< 60 mmHg，伴或不伴 $PaCO_2$ > 50 mmHg 时，应采取机械通气等紧急措施。

（2）右心衰竭：严重的 AECOPD 可合并右心衰竭，右心室心肌收缩力急剧下降或右心室的前后负荷突然加重，引起右心排血量急剧减低，如患者出现强迫坐位、发绀、烦躁、颈静脉怒张、恶心、双下肢水肿、上腹部胀满、嗜睡等症状时，立即采取紧急措施。

（李永丽）

## 第四节 哮喘急性发作

### 一、定义

哮喘急性发作是指喘息、气急、胸闷或咳嗽等症状突然发生或原有症状加重，伴有呼气流量降低，日常生活受限，表现为喘息持续、端坐呼吸、大汗淋漓、哮鸣音响亮而弥漫，呼吸频率＞30次/分，脉率＞120次/分，常因接触变应原等刺激物或治疗不当所致。

### 二、病因机制特点

**1. 病因** 呼吸道感染，包括病毒、细菌、肺炎支原体和衣原体感染；抗原或刺激性物质持续存在或突然大量暴露；长期应用糖皮质激素过早减量或停用；长期单独使用短效 $\beta_2$ 受体激动剂使 $\beta_2$ 受体功能下调，加重气道炎症和高敏状态；中度哮喘发作未得到及时有效的处理；精神过度紧张；缺氧和二氧化碳潴留所致酸中毒加重支气管痉挛；阿司匹林或其他非甾体类抗炎药物的使用；痰栓阻塞小气道并发气胸、纵隔气肿、肺不张等。

**2. 发病机制** 哮喘的发病机制尚未完全阐明，目前可概括为气道免疫-炎症机制、神经调节机制及其相互作用。

（1）气道免疫-炎症机制

1）气道炎症形成：由多种炎症细胞、炎症介质和细胞因子共同参与、相互作用的结果。体液免疫和细胞免疫均参与发病过程。

2）气道高反应性（airway hyperresponsiveness，AHR）：指气道对各种刺激因子如变应原、理化因素、药物、运动等出现过强或过早的收缩反应，引起气道狭窄和气道阻力增加，从而引发咳嗽、胸闷、呼吸困难和喘息等症状。AHR 是哮喘的基本特征，可直接反映哮喘发作的严重程度。

3）气道重塑：是重要的病理特征，与气道存在持续的炎症和气道上皮反复受损、修复均有关。表现为气道上皮细胞化生、平滑肌肥大、增生、上皮纤维化、血管增生等。气道重塑使哮喘患者对吸入激素的敏感性降低，致不可逆气流受限以及持续存在 AHR。

（2）神经调节机制：支气管受复杂的自主神经支配，包括肾上腺素能神经、胆碱能神经及非肾上腺素能非胆碱能（NANC）神经系统。哮喘与 β 肾上腺素受体功能低下、胆碱能神经张力增加有关。NANC 能释放舒张支气管平滑肌的神经介质、收缩支气管平滑肌的神经介质，两者失衡，则可引起气管平滑肌收缩。此外，神经源性炎症也能通过局部轴突反射释放感觉神经肽而诱发哮喘。

### 三、护理评估与病情判断

**1. 临床表现**

（1）症状：典型表现为发作性伴有哮鸣音的呼气性呼吸困难。症状可在数分钟内发作，持续数小时至数天，应用平喘药物后或自行缓解。夜间及凌晨发作和加重是哮喘的重要临床特征。临床上还存在没有喘息症状的不典型哮喘，表现为发作性咳嗽、胸闷或其他症状。以咳嗽为唯一症状的不典型哮喘称为咳嗽变异性哮喘。以胸闷为唯一症状的不典型哮喘称为胸闷变异性哮喘。有些患者（尤其青少年）的哮喘症状表现为运动时出现胸闷、咳嗽和呼吸困难，称为运动性哮喘。

(2) 体征：发作时典型的体征为双肺可闻及广泛的哮鸣音，呼气音延长。但非常严重的哮喘发作时，哮鸣音反而减弱，甚至完全消失，表现为"沉默肺"，是病情危重的表现。非发作期体检可无异常，故未闻及哮鸣音，不能排除哮喘。

(3) 并发症：严重发作时可并发气胸、纵隔气肿、肺不张，长期反复发作或感染可并发慢阻肺、支气管扩张和肺源性心脏病。

**2. 分级**（表16-4）

表16-4 哮喘急性发作期分级

| 病情程度 | 临床表现 | 血气分析 | 血氧饱和度 | 支气管舒张剂 |
|---|---|---|---|---|
| 轻度 | 正常对日常生活影响不大，可平卧，说话连续成句，步行、上楼时有气促，呼吸频率轻度增加，呼吸末期散在哮鸣音。脉率 < 100次/分，可有焦虑 | $PaO_2$ 正常  $PaCO_2$ < 45 mmHg | > 95% | 能被控制 |
| 中度 | 日常生活受限，稍事活动便有喘息，喜坐位，讲话常有中断。呼吸频率增加，哮鸣音响亮而弥漫。脉率 100～120次/分，有焦虑和烦躁 | $PaO_2$ 60～80 mmHg  $PaCO_2$ ≤ 45 mmHg | 91%～95% | 仅部分缓解 |
| 重度 | 日常生活受限，喘息持续发作，只能单字讲话，端坐呼吸，大汗淋漓。呼吸频率 > 30次/分，$PaCO_2$ > 45 mmHg，哮鸣音响亮而弥漫。脉率 > 120次/分，有焦虑和烦躁 | $PaO_2$ < 60 mmHg  $PaO_2$ > 45 mmHg | ≤ 90% | 无效 |
| 危重 | 患者不能讲话，出现嗜睡、意识模糊，呼吸时，哮鸣音明显减弱或消失，脉率 > 120次/分或变慢和不规则 | $PaO_2$ < 60 mmHg  $PaCO_2$ > 45 mmHg  严重的低氧血症和高二氧化碳血症 | < 90% | 无效 |

**3. 护理评估**

(1) 病史：患病及治疗经过，询问患者发作时的症状，如喘息、呼吸困难、胸闷或咳嗽的程度、持续时间、诱发或缓解因素。了解既往和目前的检查结果、治疗经过和病情严重程度。了解患者对所用药物的名称、剂量、用法、疗效、不良反应等知识的掌握情况，尤其是患者能否掌握药物吸入技术，是否进行长期规律的治疗，是否熟悉哮喘急性发作先兆和正确处理方法，急性发作时有无按医嘱治疗等。评估疾病对患者日常生活和工作的影响程度。

(2) 评估与哮喘有关的病因和诱因

1) 有无接触变应原，室内是否密封窗户，是否使用地毯、化纤饰品，是否有空调等可造成室内空气流通减少的因素存在，室内有无尘螨滋生、动物皮毛和排泄物、蟑螂等。

2) 有无主动或被动吸烟、吸入污染空气，有无接触花粉、草粉、油漆、饲料和活性染料等。

3) 有无进食虾、蟹、鱼、牛奶、蛋类等食物。

4) 有无服用阿司匹林、抗生素等药物史。

5) 有无受凉、气候变化、剧烈运动、妊娠等诱发因素。

6) 有无哮喘家族史。

(3) 心理-社会状况：哮喘是一种气道慢性炎症性疾病，患者对环境中的多种激发因子易过敏，发作性症状反复出现，严重时可影响睡眠和体力活动。评估患者有无烦躁、焦虑、恐惧等心理反应；有无忧郁、悲观情绪，以及对疾病治疗失去信心等。评估家属对疾病知识的了解程度和对患者的关心程度、经济情况和社区医疗服务状况等。

(4) 身体评估

1) 一般状态：评估患者的生命体征和精神状态，有无嗜睡、意识模糊等意识状态改变，有无痛苦面容。观察呼吸频率和脉率的情况，有无奇脉。

2) 皮肤和黏膜：观察口唇、面颊、耳廓等皮肤有无发绀，唇舌是否干燥，皮肤有无多汗、弹性降低。

3) 胸部体征：胸部有无过度充气，观察有无辅助呼吸肌参与呼吸和三凹征出现。听诊肺部有无哮鸣音、呼气音延长，有无胸腹反常运动，但应注意非常严重的哮喘发作时，可无哮鸣音。

**4．实验室及其他检查**

(1) 痰液检查：痰涂片有无嗜酸性粒细胞增多。

(2) 动脉血气分析：有无 $PaO_2$ 降低，$PaCO_2$ 是否增高，有无呼吸性酸中毒或呼吸性碱中毒。

## 四、急救治疗原则

哮喘急性发作期的治疗目标是尽快缓解气道痉挛，纠正低氧血症，恢复肺功能，预防进一步恶化或再次发作，防治并发症。对急性发作的患者都要制订个体化的长期治疗方案。

**1．轻度** 吸入短效 $β_2$ 受体激动剂（short-acting beta$_2$ agonist，SABA），在第 1 小时内每 20 分钟 1～2 喷。随后轻度急性发作可每 3～4 小时 1～2 喷。效果不佳时可加茶碱缓释片（每天 200 mg），或加用抗胆碱能药如异丙托溴铵气雾剂吸入。

**2．中度** 吸入 SABA，在第 1 小时内可持续雾化吸入。联合应用雾化吸入短效抗胆碱能药物（short-acting muscarinic antagonist，SAMA）、激素混悬液，也可联合静脉注射茶碱类药物。效果不佳尽早口服激素（每天 < 60mg）和吸氧。

**3．重度** 持续雾化吸入 SABA，联合雾化吸入 SAMA、激素混悬液以及静脉注射茶碱类药物，吸氧，尽早静脉应用激素，待病情得到控制和缓解后改为口服给药。病情继续恶化者应及时给予机械通气治疗，其指征包括呼吸肌疲劳、$PaCO_2 \geq 45$ mmHg 和意识改变。

## 五、急救护理措施

**1．紧急处理**

(1) 给予鼻导管或面罩吸氧：吸氧流量为 1～3 L/min，吸入氧浓度一般不超过 40%。持续心电血氧饱和度监测和建立静脉通道。

(2) 环境与体位：有明确过敏原者应尽快脱离，协助患者取舒适体位，为端坐呼吸的患者提供床旁支撑以减少体力消耗。

(3) 保持呼吸道通畅：协助患者清除呼吸道分泌物及异物，必要时建立人工气道以保证气道通畅。

**2．药物治疗和护理**

(1) 药物治疗：持续雾化吸入短效 $β_2$ 受体激动剂，联合雾化吸入短效抗胆碱能药、激素混悬液及静脉输入茶碱类药物。尽早静脉输入糖皮质激素，待病情缓解后改口服。维持水、电解质、酸碱平衡，当 pH < 7.2 且合并代谢性酸中毒时，应适当补碱。

(2) 指导患者正确进行雾化吸入：演示雾化吸入器具的使用方法，指导患者反复练习，直到完全掌握，使用过程中密切观察患者用药的疗效及不良反应。

**3．机械通气** 常规药物治疗，症状和肺功能无改善甚至继续恶化，出现呼吸困难进行性加重、自主呼吸微弱或出现谵妄、昏迷或不能有效保证自身气道通畅，$PaCO_2 \geq 45$ mmHg 时，立即给予气管插管及机械通气。

**4. 并发症的急救与护理**

(1) 呼吸衰竭：哮喘急性发作所引起的肺通气和（或）换气功能严重障碍，致患者不能维持足够的气体交换，导致低氧血症和（或）高碳酸血症，患者出现发绀、严重的呼吸困难、心动过速、嗜睡、昏迷、$PaO_2 < 60$ mmHg，伴或不伴 $PaCO_2 > 50$ mmHg 时，应采取机械通气等紧急措施。

(2) 张力性气胸：由于急性重度哮喘可引起细支气管的不完全阻塞，形成肺大疱破裂，胸膜腔内压骤增，导致张力性气胸的发生。当患者出现一侧针刺样或刀割样胸痛，继之出现胸闷、呼吸困难、不能平卧或取被迫健侧卧位、烦躁不安、挣扎坐起、表情紧张、发绀、冷汗、脉速、心律失常、意识丧失等症状，应立即实施紧急抢救措施。

(3) 黏液痰栓阻塞气道：哮喘急性发作引起气道内分泌物积聚增多，形成黏液痰痂或痰栓，因过度喘息不易咳出导致黏液痰栓阻塞气道。当患者出现呼气性呼吸困难、呼吸频率增快、端坐呼吸、发绀等症状，应根据患者病情给予胸部叩击或机械吸痰，症状无缓解或进行性加重者，应建立人工气道，采取机械通气等紧急抢救措施。

（李永丽）

# 第五节 肺 栓 塞

## 一、定义

肺栓塞（pulmonary embolism，PE）是以各种栓子阻塞肺动脉或其分支为发病原因的一组疾病或临床综合征。当栓子为血栓时，称为肺血栓栓塞症，以肺循环和呼吸功能障碍为主要临床和病理生理特征。大多数肺栓塞由血栓引起，但也可以由脂肪、羊水和空气等所致。肺动脉发生栓塞后，如其所支配区的肺组织因血流受阻或中断而发生坏死，则称为肺梗死（pulmonary infarction，PI）。引起肺血栓栓塞症（pulmonary thromboembolism，PTE）的血栓主要来源于深静脉血栓（deep venous thrombosis，DVT）。PTE 与 DVT 是一种疾病过程在不同部位、不同阶段的表现，两者合称为静脉血栓栓塞症（venous thromboembolism，VTE）。

## 二、病因与发病机制

PTE 由来源于下腔静脉径路、上腔静脉径路或右心腔的血栓引起，其中大部分血栓来源于下肢深静脉，特别是从腘静脉上端到髂静脉的下肢近端深静脉（占 50%～90%）。近年来，由于颈内静脉和锁骨下静脉内插入或留置导管和静脉内化疗的增加，使来源于上腔静脉径路的血栓较以前增多。

**1. 危险因素** 任何可以导致血液淤滞、静脉系统内皮损伤和血液高凝状态的因素，即 Virchow 三要素，都可以使 DVT 和 PTE 发生的危险性增高，一般分为原发性和继发性因素两类。

(1) 原发性因素：主要由遗传变异引起，包括 V 因子突变、蛋白 C 缺乏、蛋白 S 缺乏和抗凝血酶缺乏等，以 40 岁以下的年轻患者无明显诱因反复发生 DVT 和 PTE 为特征。

(2) 继发性因素：是指后天获得的易发生 DVT 和 PTE 的病理生理改变、医源性因素及患者自身因素，如创伤和（或）骨折、脑卒中、心力衰竭、急性心肌梗死、恶性肿瘤、外科手术、植入人工假体、中心静脉插管、妊娠及产褥期、口服避孕药、因各种原因的制动/长期卧床、长途航空或乘车旅行和高龄等，这些因素可单独存在，也可同时存在并发挥协同作用。其中，高龄是独立的危险因素。

**2. 发病机制**　外周静脉血栓形成后，血栓一旦脱落，即可随静脉血流移行至肺动脉内，形成PTE。急性肺栓塞发生后，由于血栓机械性堵塞肺动脉及由此引发的神经-体液因素的作用，可以导致一系列循环和呼吸功能的改变。

（1）血流动力学改变：①肺动脉压升高，肺血管阻塞后，机械阻塞及由此诱发的血管收缩可使肺血管阻力增加、肺动脉压升高；②右心功能不全，由于肺动脉压升高导致右心室后负荷增加所致；③低血压休克，由于右心功能不全、右心室压力升高使室间隔左移，导致左心室充盈减少、心排血量下降所致；④右心室心肌缺血，是PTE急性期的重要病理生理改变，由于主动脉内低血压和右心室压力升高，使冠状动脉灌注压降低，导致心肌尤其是右心室心肌处于低灌注状态，同时右心室后负荷增加使右心室耗氧量增加，两者相互作用导致心肌损害，进一步可形成恶性循环，最终导致死亡。

（2）呼吸功能不全：由于血流动力学改变所致。包括：①心排血量降低导致混合静脉血氧饱和度下降；②栓塞部位血流减少和非栓塞区血流增加导致通气/血流比例失调；③右心房压升高超过左心房压，使功能性闭合的卵圆孔重新开放，导致心内右向左分流；④栓塞部位肺泡表面活性物质分泌减少，肺泡萎陷，呼吸面积减小，同时肺顺应性下降使肺体积缩小，导致肺不张；⑤由于各种炎性介质和血管活性物质释放引起毛细血管通透性增高，间质和肺泡内液体增多或出血，累及胸膜可出现胸腔积液。

（3）肺梗死（PI）：肺组织接受肺动脉、支气管动脉和肺泡内气体弥散三重氧供，故PTE患者很少出现PI，只有当患者同时存在心肺基础疾病或病情严重影响到肺组织的多重氧供时，才会导致。

（4）慢性血栓栓塞性肺动脉高压（chronic thromboembolic pulmonary hypertension，CTEPH）：急性PTE后血栓未完全溶解，出现血栓机化，致使肺血管管腔狭窄甚至闭塞，肺动脉压力持续升高，继而出现右心室肥厚甚至右心衰竭。

PTE患者的病情严重程度取决于上述机制的综合作用，栓子的大小和数量、栓塞次数及间隔时间、是否同时存在其他心肺疾病等对发病过程和预后有重要影响。

## 三、护理评估与病情判断

**1. 症状**　PTE的临床特点包括症状缺乏特异性和症状多样性，可以从无症状、隐匿到血流动力学不稳定甚至猝死。常见症状包括：

（1）不明原因的呼吸困难：多于栓塞后即刻出现，尤在活动后明显，为PTE最常见的症状，约81%的患者存在呼吸困难。

（2）胸痛：包括胸膜炎性胸痛或心绞痛样胸痛。

（3）晕厥：可为PTE的唯一或首发症状。

（4）烦躁不安、惊恐甚至濒死感：由严重呼吸困难和剧烈胸痛所致。

（5）咯血：常为小量咯血，大咯血少见。急性PTE时，咯血主要反映局部肺泡的血性渗出，并不意味着病情严重。当呼吸困难、胸痛和咯血同时出现时，称为"肺梗死三联征"。

（6）咳嗽：早期为干咳或伴有少量白痰。

**2. 体征**

（1）呼吸系统体征：呼吸急促、发绀，动脉血氧饱和度下降；肺部哮鸣音和（或）细湿啰音。

（2）循环系统体征：心率加快，严重时可出现血压下降甚至休克；颈静脉充盈或异常搏动；

肺动脉瓣区第二心音亢进或分裂，三尖瓣区收缩期杂音。

(3) 发热：多为低热，少数患者体温可达 38.5 ℃以上。

**3. 深静脉血栓** 如肺栓塞继发于下肢深静脉血栓形成，可伴有患肢肿胀、周径增粗、疼痛或压痛、皮肤色素沉着和行走后患肢易疲劳或肿胀加重。

**4. 肺栓塞后综合征** 是指患者 PTE 后出现的一系列症状（如呼吸困难）和客观表现（通气/血流比例失衡），导致生活质量下降。

**5. 临床分型**

(1) 急性肺血栓栓塞症：①高危（大面积）PTE（massive PTE），以休克和低血压为主要表现（由于右心衰竭或心血管闭塞所致），收缩压 < 90 mmHg 或与基线值相比下降幅度 ≥ 40 mmHg，持续 15 分钟以上。须排除新发生的心律失常、低血容量或感染中毒症所致的血压下降。②中危（次大面积）PTE（submassive PTE），未出现休克和低血压，但存在右心功能不全和（或）心肌损伤。③低危（非大面积）PTE，血流动力学稳定且无右心功能不全和心肌损伤，病死率 < 1%。

(2) 慢性血栓栓塞性肺动脉高压：常表现为呼吸困难、乏力、运动耐力下降，后期出现右心衰竭的临床表现。

**6. 实验室及其他检查**

(1) 实验室检查：急性 PTE 时，血浆 D-二聚体（D-dimer）升高，对 PTE 无诊断价值，但若 D-dimer 含量低于 500 μg/L，可基本排除急性 PTE，配合 Wells PTE 临床可能性评分表，正确性更高。动脉血气分析表现为低氧血症、低碳酸血症、肺泡-动脉血氧分压差增大。当怀疑患者可能发生 PTE，在进一步检查前，可先采用 Wells PTE 临床可能性评分表（表 16-5）进行评估。

表 16-5 急性肺栓塞临床可能性评估的 Wells 评分标准

| 项目 | 原始版（分） | 简化版（分） |
| --- | --- | --- |
| 既往肺栓塞或 VTE 病史 | 1.5 | 1 |
| 心率 ≥ 100 次/分 | 1.5 | 1 |
| 过去 4 周内有手术或制动史 | 1.5 | 1 |
| 咯血 | 1 | 1 |
| 肿瘤活动期 | 1 | 1 |
| DVT 临床表现 | 3 | 1 |
| 其他鉴别诊断的可能性低于肺栓塞 | 3 | 1 |

临床可能性根据各项得分总和推算；三分类（简化版不推荐三分类法）中总分 0~1 分为低度可能，2~6 分为中度可能，≥ 7 分为高度可能；二分类法中，对于原始版评分标准而言，0~4 分为可能性小，≥ 5 分为可能；DVT 为深静脉血栓形成

(2) 心电图与超声心动图检查：大多数 PTE 患者可出现非特异性心电图异常，以窦性心动过速最常见。当有肺动脉及右心压力升高时，可出现 V1~V4 ST 段异常和 T 波倒置等，观察到心电图的动态改变要比静态异常更具临床意义。超声心动图表现为右心室和（或）右心房扩大、室间隔左移和运动异常、近端肺动脉扩张、三尖瓣反流和下腔静脉扩张等。

(3) 下肢深静脉检查：包括超声检查和静脉造影等，超声检查为诊断 DVT 最简便的方法。

(4) 影像学检查

1) 胸部 X 线检查：可见肺动脉阻塞征、肺动脉高压征及右心扩大征，前者表现为区域性肺纹理变细、稀疏或消失，肺野透亮度增加；后者表现为右下肺动脉干增宽或伴截断征，肺动脉段膨隆，右心室扩大。

2) 螺旋 CT 检查：是 PTE 的确诊手段，灵敏度为 90%~95%，特异度达 100%。直接征象表现为肺动脉内低密度充盈缺损，部分或完全包围在不透光的血流之间（轨道征），或呈完全充

盈缺损。

3）放射性核素肺通气/血流灌注扫描（VQ）：是PTE的重要诊断方法，以肺段分布的肺血流灌注缺损，并与通气显像不匹配为典型征象。

4）MRI或磁共振肺动脉造影（magnetic resonance pulmonary angiography，MRPA）：用于诊断段以上肺动脉内血栓及对碘造影剂过敏的患者。

5）肺动脉造影：以肺动脉内造影剂充盈缺损，伴或不伴轨道征的血流阻断为直接征象，是目前临床诊断PTE的经典方法。但由于本检查为有创性检查，不作为首选检查和常规检查。

## 四、急救治疗原则

**1. 一般处理** 进行严密监护，监测呼吸、心率、血压、静脉压、心电图及动脉血气的变化。患者应绝对卧床休息，保持排便通畅，避免用力，以免促进深静脉血栓脱落。必要时可适当使用镇静、止痛、镇咳等对症治疗。

**2. 呼吸循环支持** 有低氧血症者可经鼻导管或面罩给氧。对于出现右心功能不全且血压下降者，可使用多巴酚丁胺、多巴胺、去甲肾上腺素等。如果上述治疗无效，需要考虑进行外科治疗或使用体外膜肺氧合（ECMO）治疗。

**3. 抗凝治疗** 抗凝能够有效预防血栓再形成和复发，是PTE和DVT的基本治疗方法。常用药物包括肝素和华法林，当临床疑诊PTE时，即可开始使用肝素进行抗凝治疗。

（1）肝素：包括普通肝素和低分子量肝素。普通肝素首剂负荷量2000～5000 U或80 U/kg静脉注射，继以18 U/(kg·h)持续静滴，应用时根据活化部分凝血活酶时间（activated partial thromboplastin time，APTT）调整剂量，注射后6～8小时内的APTT达到并维持于正常值的1.5～2.5倍。肝素在使用期间需监测血小板，以防出现肝素诱导的血小板减少症（heparin induced thrombocytopenia，HIT）。低分子量肝素根据体重给药，每天1～2次皮下注射，不需监测APTT和调整剂量。常用低分子量肝素包括那曲肝素钙、依诺肝素钠、达肝素钠。

（2）磺达肝癸钠：是一种小分子的合成戊糖，通过与抗凝血酶特异性结合抑制Xa因子而发挥抗凝作用，无HIT作用。磺达肝癸钠需按体重给药，体重＜50 kg、50～100 kg和＞100 kg时，其剂量分别为5 mg/d、7.5 mg/d和10 mg/d。

（3）华法林：在肝素/磺达肝癸钠开始应用后的第1天加用华法林口服，初始剂量为3.0～5.0 mg/d，由于华法林需要数天才能发挥全部作用，因此需与肝素至少重叠使用5天，当国际标准化比（international normalized ratio，INR）达至2.0～3.0，或凝血酶原时间（prothrombin time，PT）延长至正常值的1.5～2.5倍并持续24小时时，方可停用肝素，单独口服华法林治疗，并根据INR或PT调节华法林的剂量。口服华法林的疗程至少为3个月。

（4）新型口服抗凝药：如达比加群酯、利伐沙班、阿哌沙班，直接作用于凝血因子发挥抗凝作用。

**4. 溶栓治疗** 包括静脉溶栓和导管溶栓。

（1）适应证：溶栓治疗可迅速溶解部分或全部血栓，恢复肺组织灌注，降低PTE患者的病死率和复发率，主要适用于大面积PTE患者。溶栓的时间窗一般为14天以内，但若近期有新发PTE征象，可适当延长。溶栓应尽可能在PTE确诊的前提下慎重进行，但对有明确溶栓指征的患者宜尽早开始溶栓。

（2）禁忌证：溶栓治疗的主要并发症为出血，以颅内出血最为严重，发生率为1%～2%，发生者近半数死亡。因此，用药前应充分评估出血的危险性，溶栓治疗的绝对禁忌证有活动性内出血和近期自发性颅内出血。相对禁忌证包括2周内的大手术、严重创伤、分娩、器官活检或不能压迫止血部位的血管穿刺；10天内的胃肠道出血；1个月内的神经外科或眼科手术；3个月内的缺血性脑卒中；难以控制的重度高血压（收缩压 > 180 mmHg，舒张压 > 110 mmHg）、心肺复苏、血小板计数减少、妊娠；细菌性心内膜炎；严重肝、肾功能不全；糖尿病出血性视网膜病变；高龄（年龄 > 75 岁）等。对于致命性大面积 PTE，上述绝对禁忌证亦应视为相对禁忌证。

（3）常用溶栓药物：①尿激酶（urokinase, UK）。2 小时溶栓方案：20000 U/kg 持续静滴 2 小时；或负荷量 4400 U/kg，静注 10 分钟，随后以 2200 U/(kg·h) 持续静滴 12 小时。②链激酶（streptokinase, SK），负荷量 250000 U，静注 30 分钟，随后以 100000 U/h 持续静滴 12～24 小时。链激酶具有抗原性，故用药前需肌注苯海拉明或地塞米松，以防止过敏反应，且 6 个月内不宜再次使用。溶栓治疗后，应每 2～4 小时测一次 APTT，当 APTT 降至正常值的 2 倍（≤ 60 秒）时即应启动规范的抗凝治疗。

**5．肺动脉导管碎解和抽吸血栓** 适用于肺动脉主干或主要分支的高危（大面积）PTE 并存在以下情况者：溶栓治疗禁忌；经溶栓或积极的内科治疗无效；在溶栓起效前很可能发生致命性休克。

**6．肺动脉血栓摘除术（surgical pulmonary embolectomy）** 手术风险大，死亡率高，需较高的技术条件，仅适用于经积极内科治疗无效的紧急情况（如大面积 PTE）或有溶栓禁忌证者。

**7．放置腔静脉滤器** 为预防再次发生栓塞，可根据 DVT 的部位放置下腔静脉或上腔静脉滤器，置入滤器后如无禁忌证，宜长期服用华法林抗凝，定期复查有无滤器上血栓形成。

**8．慢性血栓栓塞性肺动脉高压的治疗** 每天口服华法林 3.0～5.0 mg，根据 INR 调整剂量，保持 INR 为 2.0～3.0；若阻塞部位处于手术可及的肺动脉近端，可考虑行肺动脉血栓内膜剥脱术；反复下肢深静脉血栓脱落者，可放置下腔静脉滤器。

## 五、急救护理措施

**1．保持氧气供需平衡** 当患者突然出现呼吸困难、胸痛时，需立即通知医生，并且要安慰患者，抬高床头，协助患者取舒适体位。在持续监测和评估患者其他表现的同时要做好给氧、动脉血气分析和进行相关辅助检查的准备。主要护理措施包括休息和给氧。①休息：绝对卧床休息，抬高床头或取半卧位，指导患者进行深慢呼吸以减轻恐惧心理，降低耗氧量。②给氧：根据缺氧严重程度选择适当的给氧方式和吸入氧浓度进行给氧治疗，以提高肺泡氧分压（$PaO_2$）。

**2．呼吸及重要脏器功能监测** 住重症监护病房，对患者进行严密监测。①呼吸状态：当出现呼吸浅促、动脉血氧饱和度降低、心率加快等表现时，提示呼吸功能受损、机体缺氧；②意识状态：监测患者有无烦躁不安、嗜睡、意识模糊、定向障碍等脑缺氧的表现；③循环状态：需监测患者有无颈静脉充盈、肝大、肝颈静脉回流征阳性、下肢水肿及静脉压升高等右心功能不全的表现；④心电活动：肺动脉栓塞时可导致心电图的改变，当监测到心电图的动态改变时，有利于肺栓塞的诊断。溶栓治疗后如出现胸前导联 T 波倒置加深，可能是溶栓成功、右室负荷减轻和急性右心扩张好转的表现。需严密监测患者的心电改变。

**3．溶栓与抗凝治疗的护理** 按医嘱及时、正确地给予溶栓及抗凝药，监测疗效及不良反应。

（1）溶栓药应用护理：按医嘱给予溶栓药，应注意对临床及相关实验室检查情况进行动态观察，评价溶栓疗效。溶栓的主要并发症是出血，最常见的出血部位为血管穿刺处，严重的出血包括腹膜后出血和颅内出血，后者发生率为 1%～2%，一旦发生，预后差，约半数患者死亡。因此对溶栓治疗患者应：①密切观察出血征象，如皮肤青紫、血管穿刺处出血过多、血尿、腹部或背部疼痛、严重头痛、神志改变等。②严密监测血压，当血压过高时及时报告医生进行适当处理。③给药前宜留置外周静脉套管针，避免反复穿刺血管。静脉穿刺部位压迫止血需加大力量并延长压迫时间。④溶栓治疗后，应每 2～4 小时测定一次 PT 或 APTT，当其水平降至正常值的 2 倍时遵医嘱开始应用肝素抗凝。

（2）抗凝药应用护理：①肝素。在开始治疗后的最初24小时内每4～6小时监测APTT，达到稳定治疗水平后，改为每天监测APTT。肝素治疗的不良反应包括出血和肝素诱导的血小板减少症（HIT）。HIT的发生率较低，但一旦发生，常比较严重，因此在治疗的第1周应每1～2天、第2周起每3～4天监测血小板计数，若出现血小板迅速或持续降低达30%以上，应报告医生停用肝素。②华法林。华法林的疗效主要通过监测INR是否达到并保持在治疗范围进行评价，在治疗期间需定期监测INR。在INR未达到治疗水平时需每天监测，达到治疗水平时每周监测2～3次，共监测2周，以后延长到每周监测1次或更长。华法林的主要不良反应是出血，发生出血时用维生素K拮抗。应用华法林治疗的前几周还可能引起血管性紫癜，导致皮肤坏死，需注意观察。

**4．消除再栓塞的危险因素** ①急性期，患者除绝对卧床外，还需避免下肢过度屈曲，一般在充分抗凝的前提下卧床时间为2～3周；保持排便通畅，避免用力，以防下肢血管内压力突然升高，使血栓再次脱落形成新的危及生命的栓塞。②恢复期，需预防下肢血栓形成，如患者仍需卧床，下肢须进行适当的活动或被动关节活动，穿抗栓袜或气压袜，不在腿下放置垫子或枕头，以免加重下肢循环障碍。③观察下肢深静脉血栓形成的征象。由于下肢深静脉血栓形成以单侧下肢肿胀最为常见，需测量和比较双侧下肢周径，并观察有无局部皮肤颜色的改变，如发绀。下肢周径的测量方法：大、小腿周径的测量点，分别为髌骨上缘以上15 cm处和髌骨下缘以下10 cm处，双侧下肢周径差＞1 cm有临床意义。

**5．右心功能不全的护理** 如患者出现右心功能不全的症状，需按医嘱给予正性肌力药物，限制水钠摄入，并按慢性肺心病进行护理。

**6．低心排血量和低血压的护理** 当患者心排血量减少出现低血压甚至休克时，应按医嘱给予静脉输液和升压药物，记录液体出入量，当患者同时伴有右心功能不全时，应注意液体出入量的平衡，以及低血压需输液和心功能不全需限制液体之间的矛盾。

**7．人文关怀**

（1）评估焦虑程度：针对患者焦虑程度采取适当的措施。

（2）增加安全感：当患者突然出现严重的呼吸困难和胸痛时，应尽量陪伴患者，告知患者目前的病情变化，让患者确信目前的治疗能够帮助缓解症状，用患者能够理解的词句和方式解释各种设备、治疗措施和护理操作，并采用非言语性沟通技巧，如抚摸、握住患者的手等增加患者的安全感，减轻其恐惧。

（3）鼓励患者充分表达自己的情感：应用适当的沟通技巧促使患者表达自己的担忧和疑虑。

（4）用药护理：按医嘱适当使用镇静、止痛、镇咳等相应的对症治疗措施缓解症状，减轻焦虑，注意观察疗效和不良反应。

（张　璇）

# 第六节　自发性气胸

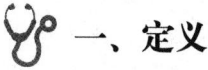

## 一、定义

胸膜腔为不含气体的密闭潜在腔隙，当气体进入胸膜腔，造成积气状态时，称为气胸（pneumothorax）。气胸可分为自发性、外伤性和医源性三类。自发性气胸（spontaneous pneumothorax）指肺组织及脏胸膜的自发破裂，或胸膜下肺大疱自发破裂，使肺及支气管内气体进入胸膜腔所致的气胸。自发性气胸为内科急症，多发生于年轻人，男性多见，女性与男性的发病比为 1 :（1.5 ~ 3.3）。

## 二、病因与发病机制

自发性气胸以继发于肺部基础疾病为多见，称为继发性自发性气胸；其次是原发性自发性气胸，多发生于无基础肺疾病的健康人。

**1. 继发性自发性气胸**（secondary spontaneous pneumothorax，PSP） 由于肺结核、COPD、艾滋病合并卡氏肺孢子菌感染、肺癌、肺脓肿等肺部基础疾病可引起细支气管的不完全阻塞，形成肺大疱破裂。脏胸膜破裂或胸膜粘连带撕裂时，如导致其中的血管破裂，可形成自发性血气胸。

**2. 原发性自发性气胸**（primary spontaneous pneumothorax，PSP） 多见于瘦高体型的男性青壮年，常规 X 线检查除可发现胸膜下肺大疱（pleural bleb）外，肺部无显著病变。抬举重物、用力过猛、剧咳、屏气甚至大笑等可成为促使气胸发生的诱因。

## 三、护理评估与病情判断

**1. 分类** 根据脏胸膜破裂口的情况和气胸发生后对胸膜腔内压力的影响，自发性气胸通常分为以下 3 种类型。

（1）闭合性（单纯性）气胸：胸膜破裂口较小，随肺萎陷而闭合，气体不再继续进入胸膜腔。胸膜腔内压的正负取决于进入胸膜腔内的气体量，抽气后压力下降且不再复升。

（2）交通性（开放性）气胸：胸膜破裂口较大或两层胸膜间有粘连或牵拉，使破口持续开放，吸气与呼气时气体自由进出胸膜腔。患侧胸膜腔内压在 0 $cmH_2O$ 上下波动，抽气后可恢复负压，但数分钟后压力又复升至抽气前水平。

（3）张力性（高压性）气胸：胸膜破裂口呈单向活瓣或活塞作用，吸气时因胸廓扩大、胸膜腔内压变小而开启，空气进入胸膜腔；呼气时因胸膜腔内压升高压迫活瓣而关闭，使气体不能排出，致使胸膜腔内气体不断积聚，压力持续升高，可高达 10 ~ 20 $cmH_2O$，抽气后胸膜腔内压可下降，但又迅速复升。此型气胸可迅速危及生命，应紧急抢救处理。

**2. 临床表现**

（1）症状

1）胸痛：部分患者可能有抬举重物、用力过猛、剧咳、屏气或大笑等诱因存在，多数患者发生在正常活动或安静休息时，偶有在睡眠中发生。患者突感一侧针刺样或刀割样胸痛，持续时间较短，继之出现胸闷、呼吸困难。

2）呼吸困难：严重程度与有无肺基础疾病及肺功能状态、气胸发生速度、胸膜腔内积气量及压力这几个因素有关。若气胸发生前肺功能良好，尤其是年轻人，即使肺压缩 80% 也无明显呼吸困难。如原有严重肺功能减退，即使小量气胸，也可出现明显呼吸困难，患者不能平卧或取被迫健侧卧位，以减轻呼吸困难。大量气胸，尤其是张力性气胸时，由于胸膜腔内压骤增、患侧肺完全压缩、纵隔移位，可迅速出现呼吸循环障碍，表现为烦躁不安、挣扎坐起、表情紧张、胸闷、发绀、冷汗、脉速、虚脱、心律失常，甚至出现休克、意识丧失和呼吸衰竭。

（2）体征：取决于积气量，小量气胸时体征不明显。大量气胸时，出现呼吸增快，呼吸运动减弱，发绀，患侧胸部膨隆，气管向健侧移位，肋间隙增宽，语颤减弱；叩诊过清音或鼓音，心浊音界缩小或消失，右侧气胸时肝浊音界下降；患侧呼吸音减弱或消失，左侧气胸或并发纵隔气肿时可在左心缘处听到与心脏搏动一致的气泡破裂音，称 Hamman 征。液气胸时，可闻及胸内振水声。血气胸如失血量过多或张力性气胸发生循环障碍时，可出现血压下降，甚至发生休克。

**3. 实验室及其他检查**

（1）胸部 X 线检查：是诊断气胸的重要方法。胸部 X 线片典型表现为：被压缩肺边缘呈外凸弧形线状阴影，称为气胸线，线外透亮度增强，无肺纹理。大量积气时，肺被压向肺门，呈球形高密度影，纵隔和心脏向健侧移位。

（2）胸部 CT 检查：表现为胸膜腔内极低密度气体影，伴有肺组织不同程度的萎缩改变。CT 对于小量气胸、局限性气胸以及肺大疱与气胸的鉴别比胸部 X 线片更敏感和准确。

**4. 诊断要点**　根据突发性胸痛伴呼吸困难及相应的气胸体征，可初步诊断。胸部 X 线片或 CT 显示气胸线可确诊。

## 四、急救治疗原则

自发性气胸的治疗目的是促进患侧肺复张、消除病因及减少复发。

**1. 保守治疗**　适用于稳定型小量闭合性气胸，严格卧床休息、给氧、酌情给予镇静和镇痛等药物、积极治疗肺基础疾病。由于胸膜腔内气体的吸收有赖于胸膜腔内气体分压与毛细血管气体分压的压力梯度，高浓度吸氧（面罩吸入 10 L/min 的氧）可加大压力梯度，加快胸膜腔内气体的吸收。

**2. 排气疗法**

（1）胸膜腔穿刺排气：适用于小量气胸、呼吸困难较轻、心肺功能尚好的闭合性气胸患者。选择患侧锁骨中线外侧第 2 肋间为穿刺点（局限性气胸除外），消毒后，用胸穿针穿刺入胸膜腔，将针头与 50 ml 或 100 ml 注射器相连进行抽气，直到患者呼吸困难缓解为止。胸膜腔内气体较多时，1 次抽气量不宜超过 1000 ml，每天或隔天抽气 1 次。

张力性气胸患者的病情危急，短时间内可危及生命，需立即胸膜腔穿刺排气。在无其他抽气设备时，可立即将无菌粗针头经患侧肋间插入胸膜腔，使胸膜腔内高压气体得以排出，达到暂时减压和挽救患者生命的目的。

（2）胸腔闭式引流：对于呼吸困难明显、肺压缩程度较大的不稳定型气胸患者，包括交通性气胸、张力性气胸和气胸反复发作的患者，无论气胸容量多少，均应尽早行胸腔闭式引流。插管部位取锁骨中线外侧第 2 肋间或腋前线第 4、5 肋间（局限性气胸和有胸腔积液的患者需经胸部 X 线片定位）。大多数患者选用 16～22 F 导管，如有支气管胸膜瘘或机械通气的患者，应选择 24～28 F 的大导管。导管固定后，另一端连接 Heimlich 单向活瓣或胸腔闭式引流装置进行引流，插管成功则导管持续逸出气泡，呼吸困难迅速缓解，压缩的肺可在几小时至数天内复张。肺复张不满意时可采用负压吸引。

**3. 手术治疗**　自发性气胸成功率高，复发率低。

**4. 化学性胸膜固定术**　对于气胸反复发生、肺功能欠佳、不宜手术治疗的患者，可胸腔内注入硬化剂，如多西环素、无菌滑石粉等，使胸膜腔闭合，达到预防气胸复发的目的。

**5. 并发症及处理**　气胸患者常见的并发症包括纵隔气肿与皮下气肿、血气胸及脓气胸，根据临床情况给予相应处理。

## 五、急救护理措施

**1. 休息与体位**　急性自发性气胸患者应绝对卧床休息，避免用力、屏气、咳嗽等增加胸腔内压的活动。血压平稳者取半坐位，有利于呼吸、咳嗽排痰及胸腔引流。卧床期间，协助患者每 2 小时翻身 1 次。如有胸腔引流管，翻身时应注意防止引流管脱落。

**2. 氧疗护理** 根据患者缺氧的严重程度选择适当的给氧方式和吸入氧流量，保证患者 $SaO_2$ > 90%。对于保守治疗的患者，需给予 10 L/min 的高浓度吸氧，有利于促进胸膜腔内气体的吸收。

**3. 病情观察** 密切观察患者的呼吸频率、呼吸困难和缺氧情况、治疗后反应和治疗后患侧呼吸音的变化等，有无心率加快、血压下降等循环衰竭征象。大量抽气或放置胸腔引流管后，如呼吸困难缓解后再次出现胸闷，并伴有顽固性咳嗽、患侧肺部湿啰音，应考虑复张性肺水肿的可能，立即报告医生进行处理。

**4. 人文关怀** 患者由于疼痛和呼吸困难会出现紧张、焦虑和恐惧等情绪反应，导致耗氧量增加、呼吸浅快，从而加重呼吸困难和缺氧。因此当患者呼吸困难严重时，应尽量在床旁陪伴，解释病情和及时回应患者的需求。在做各项检查、操作前向患者解释其目的、效果和感觉，即使是在非常紧急的情况下，也要在实施操作的同时用简单明了的语言进行必要的解释，不应只顾执行治疗性护理而忽视患者的心理状态。

**5. 排气治疗患者的护理** 做好胸腔抽气或胸腔闭式引流的准备和配合工作，使肺尽早复张，减轻呼吸困难症状。胸腔闭式引流的护理包括：

(1) 术前准备

1) 患者准备：向患者简要说明排气疗法的目的、意义、过程及注意事项，以取得患者的理解与配合。

2) 用物准备：无菌手套和无菌手术衣、皮肤消毒液（常用聚维酮碘）、局部麻醉药（1% 或 2% 利多卡因）、无菌胸腔闭式引流包、无菌胸腔闭式引流装置及无菌蒸馏水或生理盐水。由于一次性引流装置可以有效避免交叉感染，且消毒灭菌彻底，是临床常用的胸腔闭式引流装置。使用时需严格检查胸腔引流装置内包装和瓶体是否完好，并分别在水封腔和调压腔注入灭菌注射用水或生理盐水至标记水位线，注水后将水封腔的加水口密封盖拧紧，确保处于密闭状态。

(2) 术中配合：协助医生摆好体位，一般为坐位或侧卧位。插管过程中需密切观察患者的生命体征，并安慰和支持患者。

(3) 保证有效的引流

1) 确保引流装置安全：保证管路连接紧密，防止脱开。引流瓶应放在低于患者胸部，其液平面都应低于引流管胸腔出口平面 60 cm，以防瓶内液体反流进入胸腔。引流管长度适宜，妥善固定于床旁，便于患者翻身活动，避免过长扭曲受压。密切观察水封瓶液面，确保水封瓶中的长管末端始终在液面下 1～2 cm。

2) 观察气体排出情况：放置胸腔管后，需定时观察有无气体逸出，刚开始时，患者在平静呼吸时即有气泡排除，随着肺的复张，排出的气泡逐渐减少。

3) 观察引流管通畅情况：密切观察引流管内的水柱是否随呼吸上下波动，开始时，水柱的波动较大，待肺复张后，水柱波动范围逐渐减小。当看不到水柱波动时，可请患者做深呼吸或咳嗽，如水柱有波动，表明引流通畅。若水柱波动不明显，液面未见气泡冒出，患者无胸闷、呼吸困难，可能肺组织已复张；若患者症状缓解不明显，甚至出现呼吸困难加重、发绀、大汗、胸闷、气管偏向健侧等症状，可能为引流管不通畅或部分滑出胸膜腔，应立即通知医生及时更换导管或做其他处理。如同时引流液体，应定时观察和记录引流液的量、色和性状，为了正确及时了解各时间段的引流量，每次观察引流量后可在积液腔做一标记。如果出现引流液浑浊或超过 70 ml/h，应及时通知医生。

4) 防止胸腔积液或渗出物堵塞引流管：引流液黏稠或血液时，应根据病情每 1～2 小时挤捏引流管，两手交替由胸腔端向引流瓶端方向进行顺序挤压。

5) 防止意外：搬动患者时需要用两把血管钳将引流管双重夹紧，防止在搬动过程中发生引流管滑脱、漏气或引流液反流等意外情况。若胸腔引流管不慎滑出胸腔，应嘱患者呼气，同时迅速用凡士林纱布及胶布封闭引流口，并立即通知医生进行处理。

6）引流装置及伤口护理：一次性引流装置可每周更换一次。更换时应严格执行无菌操作，注意连接管和接头处的消毒。更换前用双钳夹闭引流管近心端，更换完毕检查无误后再放开，以防止气体进入胸腔。伤口敷料每1～2天更换1次，有分泌物渗湿或污染时及时更换。

**6. 肺功能锻炼** 鼓励患者每2小时进行1次深呼吸、咳嗽（但应避免持续剧烈的咳嗽）和吹气球练习，协助患者经常更换体位，病情允许时可协助患者在床上坐起或下地走路，以促进受压萎陷的肺扩张，加速胸腔内气体排出，促进肺尽早复张。

**7. 拔管护理** 观察引流管拔除指征，如引流管无气体逸出且患者无呼吸困难等症状1～2天后，夹闭引流管1天患者无气急、呼吸困难，X线透视或胸部X线片示肺已全部复张，可拔除引流管。拔管前做好患者和物品的准备，拔管后注意观察有无胸闷、呼吸困难、切口处漏气、渗出、出血、皮下气肿等情况，如发现异常应及时处理。

（张　璇）

# 第十七章 消化系统急症

## 第一节 消化道出血

消化道出血是指从食管到肛门整个消化道某个或多个部位出血，包括胃、十二指肠、空肠、回肠、盲肠、结肠及直肠出血，通常可分为上消化道出血和下消化道出血。

### 一、上消化道出血

#### （一）定义

上消化道出血（upper gastrointestinal hemorrhage）指屈氏韧带以上的消化道，包括食管、胃、十二指肠、胰和胆等病变引起的出血，以及胃空肠吻合术后的空肠病变出血。急性上消化道出血是急诊常见的急危重症之一，如果处置不及时，可能会出现生命危险。

上消化道大出血一般指在数小时内失血量超过 1000 ml 或循环血容量的 20%，主要表现为呕血和（或）黑便，常伴有血容量减少而引起急性周围循环衰竭，严重者可导致失血性休克而危及患者生命。

#### （二）病因机制特点

急性上消化道出血主要可分为两类：静脉曲张性出血和非静脉曲张性出血。

**1. 静脉曲张性出血**　主要是肝硬化引起的食管-胃底静脉曲张破裂出血，肝硬化使得肝内血液循环障碍进而引起门静脉高压，当曲张静脉壁张力超过一定限度后发生破裂，造成出血。

**2. 非静脉曲张性出血**　消化道溃疡、消化道肿瘤、抗血小板药、抗凝血药等。

（1）急性消化性溃疡：是上消化道出血最常见的病因，可在短时间内大量出血。

（2）胃癌：引起局部缺血坏死，或侵犯大血管所致。

（3）合并凝血功能障碍：是急性上消化道出血死亡的独立危险因素，多为血液性疾病或使用抗凝药物所致等。

1）药物：抗凝药物、抗血小板药物、非甾体类抗炎药等。

2）血液性疾病：血友病、白血病、再生障碍性贫血、血小板减少性紫癜、弥散性血管内凝血（DIC）等。

3）其他可导致凝血机制障碍的疾病：肝/肾功能障碍、败血症、流行性出血热等。

(4) 急性胃黏膜损伤：阿司匹林、吲哚美辛、保泰松、糖皮质激素等损伤胃黏膜的用药史或酗酒史或严重感染、休克、创伤、手术、精神刺激等应激状态下，发生急性糜烂出血性胃炎以及应激性溃疡等急性胃黏膜损伤，进而引起大出血。

### （三）护理评估与病情判断

**1. 原因诱因评估** 根据患者本次的临床表现、体格检查、实验室检查、既往病史、既往用药情况等判断患者的出血部位和原因。在上消化道出血中病因很多，但不同病因导致的上消化道出血在临床表现、既往病史等方面略有不同。

(1) 消化性溃疡：患者有慢性、周期性、节律性上腹痛（胃溃疡患者多为餐后痛，十二指肠溃疡多为空腹痛）；出血以冬春季节多见；出血前可有饮食失调、劳累或精神紧张、受寒等诱因，且常有上腹痛加剧，出血后疼痛减轻或缓解。

(2) 食管-胃底静脉曲张破裂出血：有病毒性肝炎、慢性酒精中毒、寄生虫感染等引起肝硬化的病因，且有肝硬化门静脉高压的临床表现；出血以突然呕出大量鲜红血液为特征，不易止血；大量出血引起失血性休克，可加重肝细胞坏死，诱发肝性脑病。

(3) 胃癌：多发生在40岁以上男性，有渐进性食欲不振、腹胀、上腹持续疼痛、进行性贫血、体重减轻、上腹部肿块，出血后上腹痛无明显缓解。

(4) 急性胃黏膜损伤：有创伤、颅脑手术、休克、严重感染等应激状态或有服用阿司匹林、吲哚美辛、保泰松、糖皮质激素等损伤胃黏膜的药物史或酗酒史。

**2. 临床表现**

(1) 呕血与黑便：是上消化道出血的特征性表现，可为暗红色甚至鲜红色。对于幽门以上部位发生出血者，常出现黑便与呕血情况；对于幽门以下部位发生出血者，常出现黑便。

(2) 失血性周围循环衰竭症状：若出血量未超过400 ml，患者无明显症状；出血量 > 400 ml 时患者可出现头晕、心悸、乏力、口干等症状；出血量 > 700 ml 时患者出现晕厥、肢体冷感、皮肤苍白、血压下降等症状；出血量 > 1000 ml 时可出现急性周围循环衰竭的表现，严重者可引起休克。

(3) 氮质血症：可为肠源性、肾前性或肾性氮质血症。通常血尿素氮多在一次出血后数小时上升，24～48小时达到高峰。一般不超过14.3 mmol/L（40 mg/dl），3～4天恢复正常。如患者血尿素氮持续增高超过3～4天，血容量已基本纠正且出血前肾功能正常，则提示有上消化道继续出血或再次出血。

(4) 发热：体温多在38.5 ℃以下，可能与分解产物吸收、体内蛋白质破坏、循环衰竭致体温调节中枢不稳定有关。

(5) 血象变化：出血早期，血细胞比容、红细胞计数和血红蛋白浓度变化不显著，通常会在3～4小时以上时段发生贫血。

**3. 分级** 综合临床表现可将患者危险程度分为5级（表17-1）。

表 17-1　急性上消化道出血危险程度分级

| 分级 | 症状体征 | 休克指数 | 处置 |
| --- | --- | --- | --- |
| 极高危 | 心率 > 120 次/分，收缩压 < 70 mmHg 或急性血压降低（基础收缩压降低 30～60 mmHg），心搏、呼吸停止或节律不稳定，通常氧合不能维持 | > 1.5 | 立即复苏 |
| 高危 | 心率 100～120 次/分，收缩压 70～90 mmHg，晕厥、少尿、意识模糊、四肢末梢湿冷、持续的呕血或便血 | 1.0～1.5 | 立即监护生命体征，10 min 内开始积极救治 |

续表

| 分级 | 症状体征 | 休克指数 | 处置 |
| --- | --- | --- | --- |
| 中危 | 血压、心率、Hb基本正常,生命体征暂时稳定,高龄或伴严重基础疾病,存在潜在生命威胁 | 0.5～1.0 | 优先诊治,30 min内接诊,候诊时间大于30 min需再次评估 |
| 低危 | 生命体征平稳 | 0.5 | 顺序就诊,60 min内接诊,候诊时间大于60 min需再次评估 |
| 极低危 | 病情稳定,GCS≤1 | 0.5 | 随访 |

在保证医疗安全的前提下,根据本地区及医院医疗环境与资源进行适当调整。Hb为血红蛋白。GCS为格拉斯哥昏迷评分。休克指数=心率/收缩压;0.5为血容量正常;0.5～1.0为轻度休克,失血量20%～30%;1.0～1.5为中度休克,失血量30%～40%;1.5～2.0为重度休克,失血量40%～50%;＞2.0为极重度休克,失血量＞50%

### (四)急救治疗原则

**1. 迅速补充血容量,预防和治疗失血性休克** 可选择生理盐水、林格液、右旋糖酐、羟乙基淀粉20氯化钠注射液或其他血浆代用品,进行迅速扩容。

**2. 给予止血治疗** 可采用三腔二囊管压迫止血、胃镜止血、药物止血、手术治疗等。

**3. 纠正水、电解质失衡**

**4. 积极进行病因诊断和治疗**

### (五)急救护理措施

**1. 病情评估与监测**

(1)监测指标:①生命体征:密切监测患者的生命体征变化:有无心率加快、心律失常、脉搏细弱、血压降低、脉压变小、呼吸困难、体温不升或发热等情况。②意识状态:有无烦躁不安、嗜睡、表情淡漠、意识不清甚至昏迷。③观察末梢循环情况:末梢肢体温暖或是湿冷,周围静脉特别是颈静脉充盈情况。④准确记录出入量,必要时留置导尿管,测每小时尿量,应保持尿量＞30 ml/h。⑤观察呕吐物和粪便的性质、颜色及量。⑥定期复查血红蛋白浓度、红细胞计数、血细胞比容、网织红细胞计数、血尿素氮、粪便隐血,以了解贫血程度、出血是否停止。⑦监测血清电解质和动脉血气分析的变化:急性大出血时,经由呕吐物、鼻胃管抽吸和腹泻可丢失大量水分和电解质,应注意维持水电解质、酸碱平衡。

(2)周围循环状况的观察:动态观察患者的心率、血压。若患者在由平卧位改为半卧位时出现心率增快10次/分以上、血压下降幅度＞15～20 mmHg、头晕、出汗甚至晕厥,则表示出血量大,血容量明显不足。如患者烦躁不安、面色苍白、四肢湿冷,提示微循环血液灌注不足,而皮肤逐渐转暖、出汗停止则提示血液灌注好转。

(3)出血量的估计:详细询问呕血和(或)黑便的发生时间、次数、量及性状,以便估计出血量和速度。①粪便隐血试验阳性提示每天出血＞5～10 ml;②出现黑便表明每天出血量在50～100 ml以上;③胃内积血量达250～300 ml时可引起呕血;④一次出血量在400 ml以下时,可因组织液与脾贮血补充血容量而不出现全身症状;⑤出血量超过400～500 ml,可出现头晕、心悸、乏力等症状;⑥出血量超过1000 ml,临床即出现急性周围循环衰竭的表现,严重者引起失血性休克。

(4)继续或再次出血的判断:观察中出现下列迹象,提示有活动性出血或再次出血。①反复呕血,呕吐物由咖啡色转为鲜红色;②黑便次数增多且粪质稀薄,色泽转为暗红色,伴肠鸣音亢进;③周围循环衰竭的表现经充分补液、输血而改善不明显,或好转后又恶化,血压波动,中心静脉压不稳定;④血红蛋白浓度、红细胞计数、血细胞比容持续下降,网织红细胞计数持续增高;⑤在补液足够、尿量正常的情况下,血尿素氮持续或再次增高;⑥门静脉高压的患者原有脾大，在出血后常暂时缩小，如不见脾恢复肿大，亦提示出血未止。

(5) 患者原发病的病情观察：例如肝硬化并发上消化道大出血的患者，应注意观察有无并发感染、黄疸加重、肝性脑病等。

**2．治疗护理** ①立即建立静脉通道。准备好急救用品、药物。配合医生迅速、准确地实施输液、输血以及各种止血治疗、用药等抢救措施，并观察治疗效果及不良反应。②输液开始宜快，必要时测定中心静脉压作为调整输液量和速度的依据。避免因输液、输血过多、过快而引起急性肺水肿，对老年患者和心肺功能不全者尤应注意。③肝病患者忌用吗啡、巴比妥类药物；宜输新鲜血，因库存血含氨量高，易诱发肝性脑病。

**3．保持呼吸道通畅** 呕吐时头偏向一侧，防止窒息或误吸；必要时用负压吸引器清除气道内的分泌物、血液或呕吐物。保持呼吸道通畅，给予吸氧。

**4．用药护理** 遵医嘱合理用药，注意观察药物的不良反应。血管加压素可引起腹痛、血压升高、心律失常、心肌缺血，甚至发生心肌梗死，故滴注速度应准确，并严密观察不良反应。患有冠心病的患者忌用血管加压素。

**5．饮食护理** 急性大出血伴恶心、呕吐者应禁食，少量出血无呕吐者，可进温凉、清淡的流质饮食，食管-胃底静脉曲张者避免粗糙、坚硬、刺激性食物。

**6．人文关怀** 观察患者有无紧张、恐惧或悲观、沮丧等心理反应，及时与患者沟通解释，减轻患者的紧张恐惧感。告知患者安静休息有利于止血。抢救工作应迅速而不忙乱，以减轻患者的紧张情绪。呕血或解黑便后及时清除血迹、污物，以减少对患者的不良刺激。解释各项检查、治疗措施，听取并解答患者或家属的提问，以减轻他们的疑虑。

## 二、下消化道出血

### (一) 定义

下消化道出血的定义为屈氏韧带以下的消化道出血，包括小肠出血和结直肠出血。

### (二) 病因

**1．小肠出血的常见病因** 炎症性肠病（克罗恩病）、肿瘤、Meckel 憩室、Dieulafoy 病、息肉综合征、血管畸形、非甾体类抗炎药相关性溃疡、应激性溃疡、肿瘤、缺血性肠病等。

**2．结直肠出血的常见病因** 结肠肿瘤、缺血性结肠炎、结肠憩室病、急性感染性肠炎、结肠溃疡性病变、结肠病变外科或者内镜治疗术后出血等。近年来服用非甾体类抗炎药或其他抗血小板药物、抗凝药物也逐渐成为结直肠出血的重要病因。

### (三) 护理评估与病情判断

**1．原因诱因判断** 根据患者临床表现、体格检查、实验室检查、既往病史、既往用药情况等判断患者的出血部位和原因。

**2．临床表现**

(1) 小肠出血：根据出血的部位、速度、出血量及相关病因，可表现为缺铁性贫血、粪便隐血试验阳性、黑便、血便、呕血或全身循环衰竭表现如头晕、乏力、心悸、晕厥等。肿瘤及小肠钩虫病引起的出血多表现为缺铁性贫血、粪便隐血试验阳性或黑便，恶性肿瘤可同时伴有消瘦、腹部包块及肠梗阻；血管病变引起的出血多以无痛性血便及黑便为主；炎性病变多为间歇性大出血或慢性少量出血，常伴有发热、腹痛或腹泻，其中，克罗恩病可同时伴有腹部包块及瘘管形成；息肉、肠套叠及憩室则常表现为腹痛及血便。

(2) 结直肠出血：典型临床表现为突然发作的便血，即暗红色或鲜红色血液通过直肠排出，出血量较大时可以伴有头晕、黑矇、面色苍白、心率增快、血压下降等周围循环衰竭征象。然而，在少数情况下，来自右半结肠的出血患者可表现为黑便。此外，便血也可能在急性上消化道出血患者中发现，约15%的假定急性下消化道出血患者最终发现出血来源于上消化道。痔疮、肛裂等肛门疾病引起的出血在临床上也非常常见，诊断急性下消化道出血（结直肠）时需除外肛门疾病引起的出血。结肠恶性肿瘤常有乏力、消瘦、排便习惯改变等表现，药物相关的结直肠出血患者多有明确的用药史，缺血性结肠炎患者在便血前多有突发的痉挛性腹痛。

**3．严重程度** 患者病情的严重程度与失血量呈正相关，常采用休克指数（心率/收缩压）判断失血量。

### （四）急救治疗原则

1．快速评估，迅速补充血容量，稳定血流动力学
2．给予止血治疗
3．纠正水、电解质失衡
4．对症支持治疗

### （五）急救护理措施

**1．病情评估与病情监测** 密切关注患者生命体征、精神和意识状态、末梢循环情况、出入量、血清电解质和血气分析的变化。若患者出现急性周围循环衰竭的表现，协助患者取平卧位并将下肢略抬高，以保证脑部供血，并及时补充血容量。若肛门有新鲜血液排出，或虽经大量快速输血、补液和积极止血治疗，血压仍不恢复或不稳定，血浆蛋白和血细胞比容持续降低或网织红细胞持续升高，往往提示活动性出血的存在。此时应配合医生尽快明确出血部位和病因。急性大出血患者应绝对卧床休息，一切护理工作应在床上进行。对大出血伴剧烈腹痛，出现腹膜刺激征及血压下降者，应怀疑肠穿孔的可能，尽早明确诊断并做好术前准备。

**2．治疗护理** 建立有效的静脉通路（深静脉置管），给予适当的止血、补液、输血等治疗，以维持生命体征稳定，防止并发症出现。准备好急救用品、药物。

**3．用药护理** 遵医嘱合理用药，注意观察药物的不良反应。

**4．饮食护理** 少量出血时可给予易消化、无渣、富含营养、高维生素的流质或半流质饮食；大出血时应禁食，静脉补充营养。

**5．人文关怀** 关注患者的心理状况，消除患者的紧张情绪和思想顾虑。

（张长敏）

## 第二节　急性胰腺炎

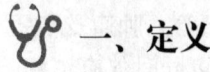 一、定义

急性胰腺炎（acute pancreatitis，AP）指多种病因使胰酶在胰腺内被激活，引起胰腺组织自身消化，从而导致水肿、出血甚至坏死的炎症反应。临床主要表现为急性上腹痛、恶心、呕吐、发热、血和尿淀粉酶或脂肪酶增高，重症常继发感染、腹膜炎和休克等多种并发症。

## 二、病因机制特点

引起急性胰腺炎的病因较多，我国以胆道疾病为常见病因，西方国家则以大量饮酒引起者多见。

**1．病因**

（1）胆石症与胆道疾病：胆石症、胆道感染、胆道蛔虫是急性胰腺炎发病的主要原因，又称胆源性胰腺炎。引起胆源性胰腺炎的机制可能为：①胆石、感染、蛔虫等因素致 Oddi 括约肌水肿、痉挛，使十二指肠壶腹部出口梗阻，胆道内压力高于胰管内压力，胆汁逆流入胰管，引起急性胰腺炎。②胆石在移行过程中损伤胆总管、壶腹部或胆道感染引起 Oddi 括约肌松弛，使富含肠激酶的十二指肠液反流入胰管，引起急性胰腺炎。③胆道感染时，细菌毒素、游离胆酸、非结合胆红素等可通过胆胰间淋巴管交通支扩散到胰腺，激活胰酶，引起急性胰腺炎。

（2）酗酒和暴饮暴食：大量饮酒和暴饮暴食均可致胰液分泌增加，并刺激 Oddi 括约肌痉挛。十二指肠乳头水肿，胰液排出受阻，使胰管内压增加，引起急性胰腺炎。慢性嗜酒者常有胰液蛋白沉淀，形成蛋白栓堵塞胰管，致胰液排泄障碍。

（3）胰管阻塞：常见病因是胰管结石。其他如胰管狭窄、肿瘤或蛔虫钻入胰管等均可引起胰管阻塞，当胰液分泌旺盛时胰管内压增高，使胰管小分支和胰腺泡破裂，胰液与消化酶渗入间质引起急性胰腺炎。

（4）手术与创伤：腹腔手术特别是胰胆或胃手术、腹部钝挫伤等可直接或间接损伤胰腺组织与胰腺的血液供应引起胰腺炎。ERCP 检查后，少数因重复注射造影剂或注射压力过高，发生胰腺炎。

（5）内分泌与代谢障碍：任何原因引起的高钙血症或高脂血症，可通过胰管钙化或胰液内脂质沉着等引发胰腺炎。

（6）感染：某些急性传染病如流行性腮腺炎、传染性单核细胞增多症等，可增加胰液分泌引起急性胰腺炎，但症状多数较轻，随感染痊愈而自行消退。

（7）药物：某些药物如噻嗪类利尿药、糖皮质激素、四环素、磺胺类等，可直接损伤胰腺组织，使胰液分泌或黏稠度增加，引起急性胰腺炎。

（8）其他：十二指肠球后穿透性溃疡、邻近乳头的十二指肠憩室炎、胃部手术后输入袢综合征、肾或心脏移植术后等亦可导致急性胰腺炎，临床较少见。

**2．发病机制** 急性胰腺炎的发病机制尚未完全阐明。上述各种病因虽然致病途径不同，但有共同的病理生理过程，即胰腺的自身消化。正常胰腺分泌的消化酶有两种形式，一种是有生物活性的酶，另一种是以酶原形式存在的无活性的酶。正常分泌以无活性的酶原占绝大多数，这是胰腺避免自身消化的生理性防御屏障。急性胰腺炎发生，是在各种病因作用下，一方面胰腺腺泡内酶原激活，发生胰腺自身消化的连锁反应，另一方面胰腺导管内通透性增加，活性胰酶渗入胰腺组织，加重胰腺炎症。两者在急性胰腺炎发病中可能为序贯作用。

## 三、护理评估与病情判断

**1．原因诱因判断** 有胆道疾病、酗酒、暴饮暴食等病史，伴有上腹疼痛、难以解释的休克或血尿淀粉酶增高的患者，均应考虑急性胰腺炎的可能。急性胰腺炎的诊断标准为：①急性发作、持续的中上腹痛；②血清淀粉酶或脂肪酶大于正常值上限的 3 倍；③影像学检查发现急性胰腺炎的典型改变。具有上述 2 项及以上标准，并排除其他急腹症后诊断即可成立。

**2．临床表现**

（1）症状

1)腹痛:为本病的主要表现和首发症状,常在暴饮暴食或酗酒后突然发生。疼痛剧烈而持续,呈钝痛、钻痛、绞痛或刀割样痛,可有阵发性加剧。腹痛常位于中左上腹,向腰背部呈带状放射,取弯腰抱膝位可减轻疼痛,一般胃肠止痛药无效。水肿型腹痛一般3~5天后缓解。坏死型腹部剧痛,持续时间较长,由于渗液扩散可引起全腹痛。极少数年老体弱患者腹痛极轻微或无腹痛。

2)恶心、呕吐及腹胀:起病后多出现恶心、呕吐,有时颇频繁,呕吐物为胃内容物,重者可混有胆汁,甚至血液,呕吐后无舒适感。常同时伴有腹胀,甚至出现麻痹性肠梗阻。

3)发热:多数患者有中度以上发热,一般持续3~5天。若持续发热1周以上并伴有白细胞升高,应考虑有胰腺脓肿或胆道炎症等继发感染。

4)低血压或休克:重症胰腺炎常发生。患者烦躁不安,皮肤苍白、湿冷等;极少数患者可突然出现休克,甚至发生猝死。

5)水、电解质及酸碱平衡紊乱:多有轻重不等的脱水,呕吐频繁者可有代谢性碱中毒。重症者可有显著脱水和代谢性酸中毒,伴血钾、血镁、血钙降低,部分可有血糖增高,偶可发生糖尿病酮症酸中毒或高渗昏迷。

(2)体征

1)轻症急性胰腺炎:腹部体征较轻,往往与主诉腹痛程度不相符,可有腹胀和肠鸣音减弱,多数中上腹有压痛,无腹肌紧张和反跳痛。

2)重症急性胰腺炎:患者常呈急性重病面容、痛苦表情,脉搏增快,呼吸急促,血压下降。患者腹肌紧张,全腹显著压痛和反跳痛,伴麻痹性肠梗阻时有明显腹胀,肠鸣音减弱或消失。可出现移动性浊音,腹水多呈血性。少数患者由于胰酶或坏死组织液沿腹膜后间隙渗到腹壁下,致两侧腰部皮肤呈暗灰蓝色,称Grey-Turner征,或出现脐周围皮肤青紫,称Cullen征。如有胰腺脓肿或假性囊肿形成,上腹部可扪及肿块。胰头炎性水肿压迫胆总管时,可出现黄疸。低血钙时有手足抽搐,提示预后不良。

(3)并发症

1)局部并发症:主要表现为假性囊肿和胰腺脓肿。假性囊肿常在起病3~4周后,因胰液和液化的坏死组织在胰腺内或其周围包裹所致。胰腺脓肿在重症胰腺炎起病2~3周后,由胰腺内、胰腺周围积液或胰腺假性囊肿感染发展而来。部分患者因胰腺假性囊肿压迫和炎症,使脾静脉血栓形成,导致左侧门静脉高压。

2)全身并发症:重症急性胰腺炎常并发不同程度的多器官衰竭。常在病后数天出现,如急性肾损伤、急性呼吸窘迫综合征、心力衰竭、消化道出血、胰性脑病、败血症及真菌感染、高血糖等,病死率极高。

**3. 分类**

(1)病理分型

1)急性水肿型:大体上见胰腺肿大、水肿、分叶模糊、质脆,病变累及部分或整个胰腺,胰腺周围有少量脂肪坏死。

2)急性出血坏死型:大体上表现为红褐色或灰褐色,并有新鲜出血区,分叶结构消失。有较大范围的脂肪坏死灶,散落在胰腺及胰腺周围组织如大网膜,称为钙皂斑。坏死灶周围有炎性细胞浸润,病程稍长者可并发脓肿、假性囊肿或瘘管形成。

(2)严重程度分级

1)轻症急性胰腺炎(mild acute pancreatitis,MAP):不伴有器官功能衰竭及局部或全身并发症,通常在1~2周内恢复,病死率极低。

2)中重症急性胰腺炎(moderately severe acute pancreatitis,MSAP):伴有一过性(≤48 h)的器官功能障碍。早期病死率低,后期如坏死组织合并感染,病死率增高。

3)重症急性胰腺炎(severe acute pancreatitis,SAP):伴有持续(> 48 h)的器官功能衰竭。SAP 早期病死率高,如后期合并感染则病死率更高。

## 四、急救治疗原则

治疗原则为减轻腹痛、减少胰腺分泌、防治并发症。多数患者属于轻症急性胰腺炎,经 3～5 天积极治疗多可治愈。重症急性胰腺炎必须采取综合性措施,积极抢救治疗。

**1. 轻症急性胰腺炎的治疗** ①禁食及胃肠减压;②补充血容量,维持水、电解质和酸碱平衡;③保证患者动脉氧饱和度大于 95%;④止痛;⑤预防和抗感染;⑥抑酸治疗:静脉给予 $H_2$ 受体阻滞药或质子泵抑制药。

**2. 重症急性胰腺炎的治疗** 除上述治疗措施外,还应采取的措施为:①病情监测;②营养支持;③抗感染治疗;④减少胰液分泌;⑤抑制胰酶活性。

## 五、急救护理措施

**1. 休息与体位** 患者应绝对卧床休息,减轻胰腺的负担,促进组织修复。保证睡眠,促进体力的恢复。腹痛时协助患者取弯腰、前倾坐位或屈膝侧卧位,以缓解疼痛。因剧痛辗转不安者应防止坠床,周围不要有危险物品,以保证安全。

**2. 病情观察** 严密监测生命体征,定时记录患者的呼吸、脉搏、心率、血压、体温、血氧饱和度等。注意有无脉搏细速、呼吸急促、尿量减少等低血容量的表现。注意观察呕吐物的量及性质,行胃肠减压者,观察和记录引流量及性质。观察患者皮肤黏膜的色泽与弹性有无变化,判断失水程度。准确记录 24 小时出入量,作为补液的依据。定时留取标本,监测血、尿淀粉酶,血糖、电解质的变化,做好动脉血气分析的测定。

**3. 维持有效血容量** 迅速建立有效静脉通路,输入液体及电解质,禁食患者每天的液体入量常需在 3000 ml 以上,以维持有效循环血量。注意根据患者脱水程度、年龄和心肺功能调节输液速度,及时补充因呕吐、发热和禁食所丢失的液体和电解质,纠正酸碱平衡失调。

**4. 饮食护理** ①禁食和胃肠减压:轻症急性胰腺炎经过 3～5 天禁食和胃肠减压,当疼痛减轻、发热消退,即可先给予少量无脂流质。②加强营养支持:及时补充水分及电解质,保证有效血容量。早期一般给予 TPN,如无梗阻,宜早期行空肠插管,过渡到 EN。营养支持可增强肠道黏膜屏障,减少肠内细菌易位引发感染的可能。③鼻空肠管肠内营养:若患者禁食、禁饮在 1 周以上,可以考虑在 X 线引导下经鼻腔置空肠营养管,实施肠内营养。

**5. 用药护理** 腹痛剧烈者,可遵医嘱给予哌替啶等止痛药,但哌替啶反复使用可致成瘾。禁用吗啡,以防引起 Oddi 括约肌痉挛,加重病情。注意监测用药前、后患者疼痛有无减轻,疼痛的性质和特点有无改变。若疼痛持续存在伴高热,则应考虑可能并发胰腺脓肿;如疼痛剧烈,腹肌紧张,压痛和反跳痛明显,提示并发腹膜炎,应报告医生及时处理。

**6. 防治低血容量性休克** 如患者出现神志改变、脉搏细弱、血压下降、尿量减少、皮肤黏膜苍白、冷汗等低血容量性休克的表现,应积极配合医生进行抢救:①迅速准备好抢救用物如球囊、气管切开包、静脉切开包等。②患者取平卧位,注意保暖,给予氧气吸入。③尽快建立静脉通路,按医嘱输注液体、血浆或全血,补充血容量。根据血压调整给药速度,必要时测定中心静脉压,以决定输液量和速度。④如循环衰竭持续存在,按医嘱给予升压药。注意患者血压、神志及尿量的变化。

(张长敏)

## 第三节 肠 梗 阻

### 一、定义

肠内容物由于各种原因不能正常运行、顺利通过肠道,称肠梗阻(intestinal obstruction),是常见的外科急腹症之一。肠梗阻不但可引起肠管本身形态和功能的改变,还可导致全身性生理紊乱,临床表现复杂多变。

### 二、病因机制特点

**1. 病因** 按肠梗阻发生的基本原因,可将肠梗阻分为以下三类。

(1)机械性肠梗阻(mechanical intestinal obstruction):最常见,是各种原因导致的肠腔缩窄,肠内容物通过障碍。主要原因包括:①肠腔内堵塞:如结石、粪块、寄生虫、异物等;②肠管外受压:如肠扭转、腹腔内肿瘤压迫、粘连引起肠管扭曲、嵌顿疝等;③肠壁病变:如肿瘤、肠套叠、先天性肠道闭锁等。

(2)动力性肠梗阻(dynamic intestinal obstruction):是神经反射或毒素刺激引起肠壁肌肉功能紊乱,使肠蠕动消失或肠管痉挛,以致肠内容物无法正常通行,而本身无器质性肠腔狭窄,可分为麻痹性肠梗阻(paralytic ileus)及痉挛性肠梗阻(spastic ileus)。前者常见于急性弥漫性腹膜炎、低钾血症、细菌感染及某些腹部手术后等;后者较少见,可继发于尿毒症、慢性铅中毒和肠功能紊乱等。

(3)血运性肠梗阻(vascular intestinal obstruction):是肠系膜血栓形成、栓塞或血管受压等使肠管血运障碍,引起肠失去蠕动能力,肠内容物停止运行。

**2. 病理生理** 肠梗阻的病理生理可分为局部及全身变化。

(1)局部变化:单纯性机械性肠梗阻早期,梗阻以上肠管肠蠕动增加,以克服肠内容物通过障碍;肠腔内因液体和气体的积贮而膨胀。肠梗阻部位愈低,时间愈长,肠腔积气、积液引起肠膨胀愈明显。急性完全性梗阻时,肠腔内压力迅速增加,肠壁静脉回流受阻,毛细血管及淋巴管淤积,肠壁充血、水肿、增厚,呈暗红色。由于组织缺氧,毛细血管通透性增加,肠壁上有出血点,并有血性渗出液渗入肠腔和腹腔。随着血运障碍的发展,继而出现动脉血运受阻,血栓形成,肠壁失去活力,肠管变成紫黑色。由于肠壁变薄、缺血和通透性增加,腹腔内出现带有粪臭的渗出液,可引起腹膜炎。最后,肠管可缺血坏死而溃破穿孔。慢性不完全性肠梗阻局部改变主要是由长期肠蠕动增强,梗阻近端肠壁代偿性肥厚和肠腔膨胀,远端肠管则变细、肠壁变薄。痉挛性肠梗阻多为暂时性,肠管多无明显病理改变。

(2)全身变化

1)水、电解质、酸碱平衡失调:小肠若出现肠梗阻,可在短时间内丧失大量的液体,引起严重的水、电解质、酸碱平衡失调。高位肠梗阻时由于早期频繁呕吐、不能进食,更易出现脱水;加之酸性胃液及大量氯离子丢失而产生代谢性碱中毒。低位肠梗阻时患者呕吐发生迟,其体液的丢失主要是由于肠管活力丧失,无法正常吸收胃肠道分泌的大量液体,丢失的体液多为碱性或中性,丢失的钠、钾离子多于氯离子;加之毛细血管通透性增加,导致血浆渗出,积存在肠腔、腹腔内,即丢失于第三间隙;同时组织灌注不良导致酸性代谢产物增加,尿量减少等均极易引起严重的代谢性酸中毒;大量的钾离子丢失还可引起肠壁肌张力减退,加重肠腔膨胀,并可引起肌无力及心律失常。

2）感染和中毒：以低位肠梗阻表现显著。由于梗阻以上的肠腔内细菌数量显著增加，细菌繁殖产生大量毒素。由于肠壁血运障碍，通透性增加，细菌和毒素可以透过肠壁引起腹腔内感染，并经腹膜吸收引起全身性感染。

（3）休克及多器官功能障碍，体液大量丢失，血液浓缩，电解质紊乱，酸碱平衡失调以及细菌大量繁殖、毒素的释放等均可引起严重休克。当肠坏死、穿孔，发生腹膜炎时，全身中毒尤为严重。最后可引起严重的低血容量性休克和中毒性休克。肠腔大量积气、积液引起腹内压增高，膈肌上抬，影响肺的通气及换气功能；同时腹内压增高阻碍了下腔静脉回流，从而导致呼吸、循环功能障碍，最后可因多器官功能障碍乃至衰竭而死亡。

## 三、护理评估与病情判断

**1. 原因诱因评估** 患者若出现腹痛、呕吐、腹胀及停止排便排气等表现，结合患者的既往病史（腹部手术后、低钾血症、肠道肿瘤等）应考虑肠梗阻的可能性，可结合X线检查进一步确诊。正常情况下，小肠内容物运行很快，气体和液体充分混合，故腹部X线只显示胃和结肠内气体，不显示小肠内气体。肠梗阻时，小肠内容物停滞，气、液体分离，一般在梗阻4~6小时后，腹部X线可见多个气液平面及胀气肠袢；空肠梗阻时，空肠黏膜环状皱襞可显示"鱼肋骨刺"状改变。回肠扩张的肠袢多可见阶梯状的液平面。蛔虫堵塞者可见肠腔内成团的蛔虫成虫体阴影。肠扭转时可见孤立、突出的胀大肠袢。麻痹性肠梗阻时，胃泡影增大，小肠、结肠全部胀气。当怀疑肠套叠、乙状结肠扭转或结肠肿瘤时，可行钡剂灌肠或CT检查，以明确梗阻的部位和性质。此外，结合患者腹痛、呕吐物以及腹胀的特点，也可以帮助确定患者肠梗阻的部位。

**2. 临床表现** 不同类型肠梗阻的临床表现有其自身的特点，但存在腹痛、呕吐、腹胀及停止排便排气等共同表现。

（1）症状评估

1）腹痛：单纯性机械性肠梗阻由于梗阻部位以上肠管剧烈蠕动，患者表现为阵发性腹部绞痛。疼痛发作时，患者自觉腹内有"气块"窜动，并受阻于某一部位，即梗阻部位；绞窄性肠梗阻者表现为腹痛间歇期不断缩短，呈持续性剧烈腹痛。麻痹性肠梗阻者腹痛为全腹持续性胀痛或不适；肠扭转所致闭袢性肠梗阻者多表现为突发腹部持续性绞痛并阵发性加剧；而肠蛔虫堵塞多为不完全性肠梗阻，以阵发性脐周腹痛为主。

2）呕吐：与肠梗阻发生的部位、类型有关。高位肠梗阻呕吐发生较早且频繁，呕吐物主要为胃及十二指肠内容物等；低位肠梗阻呕吐出现较晚，呕吐物初期为胃内容物，后期可呈粪样。若吐出蛔虫，多为蛔虫团引起的肠梗阻；麻痹性肠梗阻时呕吐呈溢出性；绞窄性肠梗阻呕吐物为血性或棕褐色液体。

3）腹胀：发生时间较腹痛、呕吐晚，程度与梗阻部位有关。高位肠梗阻由于呕吐频繁，腹胀较轻；低位肠梗阻腹胀明显。闭袢性肠梗阻患者腹胀多不对称；麻痹性肠梗阻则表现为均匀性全腹胀。肠扭转时腹胀多不对称。

4）停止排便排气：完全性肠梗阻多不再排便排气；但在高位肠梗阻早期，由于梗阻以下肠腔内仍残存粪便及气体，可在灌肠后或自行排出，故不应因此而排除肠梗阻。不完全性肠梗阻可有多次少量排便排气；绞窄性肠梗阻可排血性黏液样便。

（2）体征评估

1）腹部

①视诊：机械性肠梗阻可见肠型和蠕动波。

②触诊：单纯性肠梗阻因肠管膨胀，可有轻度压痛，但无腹膜刺激征；绞窄性肠梗阻时，可

有固定压痛和腹膜刺激征;蛔虫性肠梗阻,常在腹中部触及条索状团块;肠套叠时可扪及腊肠样肿块。

③叩诊:绞窄性肠梗阻时,腹腔有渗液,移动性浊音可呈阳性。

④听诊:机械性肠梗阻时有肠鸣音亢进、气过水音;麻痹性肠梗阻时,肠鸣音减弱或消失。

2)全身:肠梗阻初期,患者全身情况可无明显变化。梗阻晚期或绞窄性肠梗阻患者可出现唇干舌燥、眼窝凹陷、皮肤弹性消失、尿少或无尿等明显脱水体征,还可出现脉搏细速、血压下降、面色苍白、四肢发冷等全身中毒和休克征象。

**3. 分类**

(1)根据肠梗阻发生的基本原因分类:机械性肠梗阻、动力性肠梗阻及血运性肠梗阻。

(2)根据肠壁有无血运障碍分类

1)单纯性肠梗阻:只有肠内容物通过受阻,而无肠管血运障碍。

2)绞窄性肠梗阻(strangulated intestinal obstruction):伴有肠管血运障碍。

(3)根据梗阻部位分类:高位肠梗阻(如空肠上段)和低位肠梗阻(如回肠末段与结肠)。

(4)根据梗阻的程度分类:完全性梗阻和不完全性梗阻。

(5)根据梗阻的发展快慢分类:急性肠梗阻和慢性肠梗阻。

(6)闭袢性肠梗阻:当发生肠扭转、结肠肿瘤等时,病变肠袢两端完全阻塞。

肠梗阻的分类是从不同角度来考虑的,但并不是绝对孤立的。如肠扭转可既是机械性、完全性,也是绞窄性、闭袢性。不同类型的肠梗阻在一定条件下可以转化,如单纯性肠梗阻治疗不及时,可发展为绞窄性肠梗阻。机械性肠梗阻近端肠管扩张,最后也可发展为麻痹性肠梗阻。不完全性肠梗阻时,由于炎症、水肿或治疗不及时,也可发展成完全性肠梗阻。

## 四、急救治疗原则

**1. 手术治疗** 对各种类型的绞窄性肠梗阻以及由肿瘤、先天性肠道畸形引起的肠梗阻,有手术指征、符合手术条件者,应做好术前准备,及时手术治疗。手术大体可分为4类:①单纯解除梗阻:如粘连松解术、小肠折叠排列、肠切开取异物、肠套叠复位、肠扭转复位术等;②肠段切除术:如肠肿瘤、炎症性狭窄或局部肠袢已坏死,则应行肠切除肠吻合术;③肠短路吻合术:当梗阻部位切除有困难,如晚期肿瘤已浸润固定,或肠粘连成团与周围组织粘连广泛者,可将梗阻近端与远端肠袢行短路吻合术;④肠造口或肠外置术:一般情况极差或局部病变不能切除的低位梗阻患者,可行肠造口术,暂时解除梗阻。

**2. 对症支持治疗** 对于单纯性粘连性肠梗阻、麻痹性或痉挛性肠梗阻、蛔虫或粪块堵塞引起的肠梗阻、肠结核等炎症引起的不完全性肠梗阻等患者或其他暂时不能手术治疗者,应给予对症支持治疗,主要措施包括禁食、胃肠减压,纠正水、电解质及酸碱平衡失调,防治感染和中毒,给予生长抑素(somatostatin),减少胃肠液的分泌量以减轻胃肠道膨胀,酌情应用解痉剂、镇静剂等,尽早解除梗阻。

## 五、急救护理措施

**1. 缓解疼痛与腹胀**

(1)胃肠减压:有效的胃肠减压对单纯性肠梗阻和麻痹性肠梗阻可达到解除梗阻的目的。现多采用鼻胃管(Levin管)减压,先将胃内容物抽空,再行持续低负压吸引。胃肠减压期间保持管道通畅和减压装置有效的负压,注意引流液的颜色、性状和量,并正确记录。如发现血性液体,应考虑肠绞窄的可能,可向减压管内注入生植物油或中药等,以润滑肠管、刺激肠蠕动恢复。注入药物后，须夹管 1～2 小时再松开。中药应浓煎，每次 100 ml 左右，防止量过多引起患者呕吐、误吸。妥善固定胃管，每班交接管路长度，防止管路脱出。防止胃管打折，保持管路通畅。

（2）安置体位：采取合理的体位有助于促进肠蠕动，对于不同类型的患者，应采取不同的体位。对于生命体征稳定患者，可以指导患者采取半卧位，可以使患者膈肌下降，减轻腹胀对呼吸、循环系统的影响；协助患者采取舒适的体位，在变换体位的过程中，可以促进肠道的蠕动；对于病情严重的患者，指导患者采取平卧位，并将头转向一侧，防止呕吐物吸入气管，导致窒息或吸入性肺炎。

（3）应用解痉剂：大部分肠梗阻患者在临床中均有不同程度的腹胀、腹痛等情况，对于疼痛不耐受且无肠麻痹或肠绞窄的患者，可应用阿托品、山莨菪碱等抗胆碱能药物，以解除胃肠道平滑肌的痉挛，抑制胃肠道腺体的分泌，使患者腹痛得以缓解。但在用药中需要注意不能随意使用吗啡类止痛剂，以免掩盖病情。

（5）按摩或针刺疗法：若为不完全性、痉挛性或单纯蛔虫所致的肠梗阻，可适当顺时针轻柔按摩腹部，并遵医嘱配合应用针刺疗法，缓解疼痛。

**2. 维持体液与营养平衡**

（1）补充液体：严密监测呕吐次数、呕吐物的量和性状以及皮肤弹性、尿量、尿比重、血液浓缩程度、血清电解质、血气分析结果等，若患者出现周围循环衰竭的表现，应及时告知医生，根据病情遵医嘱补充液体的量和种类。

（2）饮食与营养支持：肠梗阻时需禁食，应给予肠外营养支持。若梗阻解除，患者开始排气、排便、腹痛、腹胀消失 12 小时后，可进流质饮食，忌食用易产气的甜食和牛奶等；如无不适，24 小时后进半流质饮食；3 日后进软食。

**3. 呕吐护理**　呕吐时坐起或头偏向一侧，及时清除口腔内呕吐物，以免误吸引起吸入性肺炎或窒息。呕吐后给予漱口，保持口腔清洁。观察和记录呕吐物的颜色、性状和量。

**4. 病情观察**　密切监测患者的体温、脉搏、呼吸和血压，以及腹痛、腹胀和呕吐等变化，及时了解患者各项实验室指标。若出现以下情况应警惕绞窄性肠梗阻发生的可能：①腹痛发作急骤，发病开始即可表现为持续性剧痛，或持续性疼痛伴阵发性加重；有时出现腰背痛。②呕吐出现早，剧烈而频繁。③腹胀不对称，腹部有局限性隆起或触痛性肿块。④呕吐物、胃肠减压液或肛门排出物为血性，或腹腔穿刺抽出血性液体。⑤出现腹膜刺激征，肠鸣音可不亢进或由亢进转为减弱，甚至消失。⑥体温升高、脉率增快、白细胞计数升高。⑦病情进展迅速，早期出现休克，抗休克治疗无效。⑧经积极非手术治疗而症状体征未见明显改善。⑨腹部 X 线可见孤立、突出胀大的肠袢，位置固定不变，或有假肿瘤状阴影；或肠间隙增宽，提示腹水。此类患者病情危重，应在抗休克、抗感染的同时，积极做好术前准备。

**5. 对需要急诊手术者做好术前护理**

（1）术前评估

1）健康史：①一般情况：包括年龄、性别，发病前有无体位不当、饮食不当、饱餐后剧烈活动等诱因；②既往史：了解既往有无腹部手术及外伤史、各种急慢性肠道疾病史及个人卫生情况等；③家族史：了解家族中有无各种急慢性肠道疾病患者。

2）身体状况：①症状与体征：评估腹痛、腹胀、呕吐、停止排气排便等症状的程度，有无进行性加重。有无腹膜刺激征及其范围；呕吐物、排泄物、胃肠减压抽出液的量及性状；生命体征的变化情况；有无眼窝凹陷、皮肤弹性降低等明显的脱水体征；是否出现水、电解质、酸碱失衡或休克的征象。②辅助检查：了解实验室检查是否提示有水、电解质及酸碱平衡失调及其类型，腹部 X 线有无异常发现。

3）心理-社会状况：评估患者的心理情况，有无过度焦虑或恐惧，是否了解围术期的相关知识；了解患者的家庭、社会支持情况，包括家属对肠梗阻相关知识的掌握程度，对患者心理和经济的支持情况等。

（2）术前准备：遵医嘱做好术前准备，备皮、备血、肠道准备等，急诊手术往往给患者带来巨大的恐惧，告知患者术前及术后的注意事项，缓解其紧张焦虑的情绪。

**6. 人文关怀** 对于肠梗阻患者，突发腹痛、腹胀、恶心呕吐等临床症状，心理上难免会产生失落、紧张、焦虑等情绪，患者长期处于焦虑抑郁状态会引起迷走神经兴奋，导致体内儿茶酚胺等肾上腺皮质激素增多，严重影响治疗效果。因此，在给予患者治疗的同时，还应该做好患者的心理护理工作。护士应积极主动地与患者沟通，了解患者心理上存在的实际问题，给予患者心理上的支持和安慰，让患者不要过度紧张，为患者讲解肠梗阻的相关知识，消除患者的恐惧心理。

（张长敏）

## 第四节　急性肝衰竭

### 一、定义

目前对急性肝衰竭的定义缺乏统一的标准。美国肝病协会（AASLD）定义急性肝衰竭（acute liver failure，ALF）为：既往无肝硬化，出现凝血功能异常，伴不同程度精神异常且病程 < 26 周的肝衰竭。然而在 2017 年 2 月美国胃肠学会（AGA）发布的急性肝衰竭指南中，对急性肝衰竭（ALF）的时间限定为起病 4 周内出现肝性脑病，超过 4 周并小于 6 个月出现肝性脑病称为亚急性肝衰竭。我国肝衰竭诊疗指南对急性肝衰竭的定义是：起病 2 周内出现 Ⅱ 度以上肝性脑病为特征的肝衰竭。也就是说，AASLD 的指南中对急性肝衰竭的定义包含了我国急性肝衰竭、亚急性肝衰竭和部分慢加急性肝衰竭，AGA 的指南中对急性肝衰竭的定义则包含我国的急性肝衰竭和部分亚急性肝衰竭。

### 二、病因机制特点

引起急性肝衰竭的病因有很多。在美国和大部分发达国家，急性肝衰竭的最常见原因是药物引起的肝损伤，而在我国，引起急性肝衰竭的首要病因是肝炎病毒，其次是药物。

（一）病因

**1. 病毒**

（1）肝炎病毒：导致急性肝衰竭的肝炎病毒主要有甲肝病毒（HAV）、乙肝病毒（HBV）和戊肝病毒（HEV）。

1）HBV：在我国，急性肝衰竭的主要致病原因是病毒，其中最主要的是 HBV。

2）HAV：不足 1% 的急性 HAV 感染会发展成急性肝衰竭。

3）HEV：妊娠期感染戊肝病毒易导致急性肝衰竭，该类患者病死率高。

（2）单纯疱疹病毒（herpes simplex virus，HSV）：HSV 是急性肝衰竭的罕见原因，在免疫抑制和妊娠患者中多见。急性肝衰竭患者应常规行 HSV 血清学和 HSV DNA 检测。

(3) 其他病毒：包括 Epstein Barr 病毒、水痘-带状疱疹病毒、巨细胞病毒、细小病毒 B19 等。

**2. 药物**

(1) 对乙酰氨基酚（acetaminophen，APAP）：当其摄入量 > 150 mg/kg，或同时饮酒或服用安眠药时，肝衰竭发生的可能性更大。

(2) 其他药物：除了 APAP，会导致急性肝衰竭的药物还包括非甾体类抗炎药、抗结核药、抗生素和抗癫痫药等。在我国，药物性肝衰竭的致病药物主要是中成药及抗结核药等。肝衰竭通常发生在药物摄入后 6 个月内，需尽可能确定过去 6 个月服用的中草药、处方药、非处方药或膳食补充剂的详细药物成分，但通常明确具体致病药物是困难的。在这种情况下，首先有必要停止除必需药物之外的所有药物，对于进展为急性肝衰竭的患者，必要时需考虑紧急肝移植。

**3. 其他** Budd-Chiari 综合征、Wilson 病、AIH、妊娠急性脂肪肝、缺血性肝损伤和侵袭性肿瘤等可能会导致急性肝衰竭。

### （二）发病机制

急性肝衰竭的病因不一，然而其导致肝衰竭的机制却存在类似之处，即肝损害导致肝细胞损伤或者死亡，其细胞死亡机制包括坏死、凋亡，坏死和凋亡可以同时存在，这可能是急性肝衰竭的主要发病机制。越来越多的研究提出"以免疫炎症损伤为核心的二次打击学说"，即在病毒、病原体、毒性因子等对肝细胞直接损伤的基础上，通过肠源性内毒素介导的"内毒素→免疫机制→细胞因子风暴"，产生过度、持久的免疫炎症反应，进而对肝造成"二次打击"，最终导致了肝衰竭。其主要的病理生理表现为发病早期谷胱甘肽减少，导致细胞氧化性损伤，以及细胞结合和解毒能力的下降。因为肝干细胞主要集中于肝门部，当这些部位受到损害时，将会严重影响肝细胞的再生。与其他部位相比，肝小叶的中央区更容易受到缺血性损害的影响。肝中央部位与肝门部的代谢状态不同可能是导致其毒性反应的位置及严重程度不同的原因。

## 三、护理评估与病情判断

**1. 原因诱因评估** 2012 年我国的《肝衰竭诊疗指南》明确指出：急性肝衰竭是指急性起病、2 周内出现 II 期及以上肝性脑病（按 IV 期分类法划分）并有以下表现者：①极度乏力，并有明显厌食、腹胀、恶心、呕吐等严重消化道症状；②短期内黄疸进行性加深；③出血倾向明显，凝血酶原活动度 PT ≤ 40%（或 INR > 1.5）并排除其他病因；④肝叩诊或影像学提示肝进行性缩小。可以通过肝活组织检查排除肝硬化及酒精性肝损伤，寻求具体病因。

**2. 临床表现** 急性肝衰竭的临床症状因病因和病情不同而异，常表现为乏力、黄疸、发热、出血、意识障碍及纳差、腹泻、恶心、呕吐等消化道症状。

(1) 黄疸：急性肝衰竭患者因肝对胆红素的生物转化和排泄功能障碍，血清中胆红素升高引起皮肤、黏膜、巩膜及尿液发黄，绝大多数患者出现黄疸，并呈进行性加重，若经 2~3 周黄疸仍不退，提示病情严重。

(2) 发热：起病初期可有低热。若与黄疸同时出现，伴有持续性低热，提示有肝细胞坏死或内毒素血症。

(3) 全身症状：出现身体乏力、倦怠、食欲不振、脚软，严重者甚至生活无法自理。

(4) 消化道症状：出现纳差、恶心、呕吐、腹胀、腹泻，部分患者腹胀明显，可能由于内毒素致肠麻痹或腹水引起。

(5) 出血倾向：可出现皮下出血点、瘀斑、牙龈出血、鼻黏膜出血，甚至消化道出血，多为呕血和便血，颅内出血也可发生，往往后果严重。主要与肝衰竭致凝血因子合成障碍、血小板质与量的异常、DIC 伴局部继发纤溶等因素有关。

(6) 肝臭：患者呼出的气体以及体液可嗅到烂苹果、臭鸡蛋或鱼腥样气味。

(7) 常见并发症

1) 肝性脑病与颅内高压：肝性脑病是 ALF 的主要临床特征，其后果的严重程度与继发脑水肿及颅内高压有关。肝性脑病与高血氨症可以导致脑细胞水肿，从而引起颅内高压，如果不及时治疗，可能很快发展为脑疝并致患者死亡。

2) 感染：ALF 并发感染的可能性很高，一旦感染发生，则可能迅速加重为重症感染甚至感染性休克，进一步加重患者病情，成为恶性循环。

3) 休克及肾衰竭：ALF 所导致的休克因素多变甚至混杂，如出血及体液丢失可能导致低血容量性休克，脑病可能导致神经源性休克，感染可能导致感染性休克。肝肾综合征是肾衰竭的主要原因，然而休克造成的肾低灌注、脓毒症造成的肾损伤也是肾衰竭的重要原因。

4) 电解质紊乱：高分解代谢及营养障碍将会导致严重的负氮平衡，应激性高血糖是重症患者死亡的独立危险因素，电解质紊乱也是病程中随时可能发生的并发症。

**3．分类**

(1) 我国《肝衰竭诊疗指南》对肝衰竭的分类：如表 17-2 所示。

表 17-2　肝衰竭的分类

| 命名 | 定义 |
| --- | --- |
| 急性肝衰竭 | 急性起病，2 周以内出现以 Ⅱ 度以上肝性脑病为特征的肝衰竭 |
| 亚急性肝衰竭 | 起病较急，15 天～26 周出现肝衰竭的临床表现 |
| 慢加急性（亚急性）肝衰竭 | 在慢性肝病的基础上，出现急性肝功能失代偿 |
| 慢性肝衰竭 | 在肝硬化的基础上，出现慢性肝功能失代偿 |

(2) 肝性脑病的临床分期：如表 17-3 所示。

表 17-3　肝性脑病的临床分期

| 分期 | | 症状 | 体征 | 脑电图 |
| --- | --- | --- | --- | --- |
| 0 期 | 潜伏期 | 无行为、性格异常 | 无神经系统病理征，只在心理测试或智力测试时有轻微异常 | 正常 |
| 1 期 | 前驱期 | 轻度性格改变和行为异常 | 扑翼样震颤 | 多数正常 |
| 2 期 | 昏迷前期 | 嗜睡，行为异常。定向力、理解力减退，不能完成简单的计算和智力构图，言语不清、书写障碍 | 扑翼样震颤；腱反射亢进、肌张力增高、踝阵挛及 Babinski 征（+） | 有特征性改变 |
| 3 期 | 昏睡期 | 以昏睡和精神错乱为主，但可唤醒 | 神经体征持续或加重；扑翼样震颤仍可引出 | 有异常波形 |
| 4 期 | 昏迷期 | 昏迷，不能唤醒 | 扑翼样震颤无法引出<br>浅昏迷：腱反射和肌张力仍亢进<br>深昏迷：各种反射消失 | 明显正常 |

## 四、急救治疗原则

目前对 ALF 患者治疗无特异性，主要为对症支持治疗，如有条件者，可以进行肝移植。表

17-4 总结了对 ALF 患者的支持性措施。

表 17-4 治疗 ALF 的支持性措施

| 类别 | 干预与监测 | 治疗 |
| --- | --- | --- |
| 心血管 | 有创动脉血压<br>CO 监测<br>超声心动图 | 液体复苏<br>输注去甲肾上腺素（血管升压药的选择）<br>输注特利加压素（备选药）<br>"应激剂量"激素 |
| 呼吸系统 | 肝性脑病分级高、呼吸衰竭或为方便转运，选择性气管插管 | 肺和神经保护策略<br>声门下吸引<br>$PaO_2 < 80$ mmHg 时予以氧疗，通过鼻导管或面罩给予低流量氧（2～4 L/min），必要时使用加压面罩给氧或者气管插管 |
| 神经系统 | 无创脑监测<br>经颅多普勒<br>视神经鞘直径 | 深度镇静，RASS-5<br>头抬高 30°<br>核心温度 < 37 ℃<br>血糖 6～10 mmol/L<br>早期肠内营养<br>钠增加 30% |
| 肾 | 持续肾替代疗法 | 早期、大剂量肾替代疗法<br>（目标血氨 < 100 mmol/L）<br>纠正电解质 |
| 胃肠道 | 早期肠内营养 | 肠内喂养（如耐受）<br>静脉注射葡萄糖<br>PPI 预防应激性溃疡<br>多种维生素，微量元素 |
| 凝血障碍 | 血栓弹力图监测 | 无需纠正，除非出血和高出血风险的侵入性手术 |
| 脓毒症 | 排除感染 | 降低抗生素应用门槛 |
| APAP 过量 | — | 无延迟输注 N-乙酰半胱氨酸 |

## 五、急救护理措施

**1. 病情观察**

（1）密切注意患者的意识状态，有无出现肝性脑病的早期征象，如冷漠或欣快、理解力和近期记忆力减退、行为异常（哭泣、叫喊、当众便溺），以及扑翼样震颤。观察患者思维及认知的改变，可通过刺激或定期唤醒等方法评估患者意识障碍的程度。

（2）监测并记录患者血压、脉搏、呼吸、体温及瞳孔变化。如患者出现血压降低、心率升高等外周循环衰竭的征象，及时告知医生，予以抗休克治疗。观察患者是否出现黄疸、胃肠道出血等情况，发现异常及时告知医生。

**2. 呼吸道护理** 保持患者气道通畅，帮助患者进行口鼻腔的清洁，及时清理气道内分泌物，嘱患者须采用咳嗽、深呼吸和变换体位等方式，预防气道阻塞发生，必要时，行机械通气。

**3. 用药护理**

（1）甘露醇：对于颅内压升高的患者，可以输注甘露醇降低颅内压。在静脉滴注甘露醇时应注意：①输液前检查液体有无结晶；②静滴速度较快，避免液体外渗；③密切监测患者的生命体征、意识状态以及尿量，详细记录患者出入量；④禁止用于无尿、明显肺水肿或充血性心力衰竭、代谢性水肿、中枢神经器质性病变、颅内出血、休克、严重脱水、有过敏史者。

(2) N-乙酰半胱氨酸：药物中毒所导致的ALF需要及时停药并及时使用N-乙酰半胱氨酸治疗，推荐静脉用药，因为口服药物很有可能因吸收障碍影响治疗效果，但是静脉用药可能出现过敏反应及心律失常，对出现并发症者可给予停药处理或者抗组胺药物治疗。

(3) 血管活性药物：遵医嘱用药，使用中心静脉导管进行输注，严防药物外渗，若出现药物外渗，应及时停止输注，采用普鲁卡因进行封闭。密切关注患者的生命体征，告知患者药物的不良反应，如患者出现头晕、头痛、心悸、低血压等不良反应，应及时告知医生予以处理。

**4. 预防感染**　急性肝衰竭患者容易并发感染，应保持床单位的清洁干燥，保持敷料的清洁干燥，如有渗血、渗液，应当及时更换，预防感染。发生感染时，应遵医嘱及时、准确地应用抗生素，以有效控制感染。

**5. 肝性脑病的护理**

(1) 去除和避免诱发因素，应协助医生迅速去除本次发病的诱发因素，并注意避免其他诱发因素。

(2) 避免应用催眠镇静药、麻醉药等。当患者狂躁不安或有抽搐时，禁用吗啡、水合氯醛、哌替啶及速效巴比妥类，必要时遵医嘱减量使用地西泮、东莨菪碱，并减少给药次数。

(3) 保持排便通畅，防止便秘。

(4) 蛋白质的摄入：肝性脑病对营养的要求重点不在于限制蛋白质的摄入，而在于保持正氮平衡。应注意：①急性期首日禁蛋白饮食，给予葡萄糖，保证供应能量，昏迷者可鼻饲饮食。②慢性肝性脑病患者无禁食蛋白质必要。③蛋白质摄入量为1～1.5 g/(kg·d)。④口服或静脉使用支链氨基酸制剂，可调整芳香族氨基酸/支链氨基酸（AAA/BCAA）比值。⑤植物和奶制品蛋白优于动物蛋白，植物蛋白含甲硫氨酸、芳香族氨基酸较少，含支链氨基酸较多，还可提供纤维素，有利于维护结肠的正常菌群及酸化肠道。

**6. 昏迷患者的护理**

(1) 患者取仰卧位，头略偏向一侧以防舌后坠阻塞呼吸道。

(2) 保持呼吸道通畅，深昏迷患者应做气管切开以排痰，保证氧气的供给。

(3) 做好基础护理，保持床褥干燥平整，定时协助患者翻身，按摩受压部位，防止压疮。对眼睑闭合不全、角膜外露的患者可用生理盐水纱布覆盖眼部。

(4) 对尿潴留患者给予留置导尿，并详细记录尿量、颜色、气味。

(5) 给患者做肢体的被动运动，防止静脉血栓形成及肌肉萎缩。

**7.** 对有条件行肝移植的患者，要做好肝移植的相关护理。

（张长敏）

# 第十八章 神经系统急症

## 第一节 急性脑血管病

脑血管疾病（cerebrovascular disease，CVD）是指因脑血管病变引起的脑功能障碍，包括由于栓塞形成导致的血管闭塞、血管破裂、血管壁损伤或通透性改变，以及血液黏度增加或血液成分异常变化引起的疾病。广义上讲，病损累及脑、脊髓、视网膜及周围神经；狭义上讲，病损主要累及脑。根据神经功能缺损发生的急缓分为急性脑血管病和慢性脑血管病（如血管性痴呆、慢性脑缺血等）。急性脑血管病又称脑卒中，是指脑血液循环障碍所导致的局限性或弥漫性神经功能缺损综合征，包括缺血性脑卒中和出血性脑卒中两种类型，是脑血管疾病的主要临床类型。全球疾病负担（global burden of disease，GBD）研究结果显示，2019年我国新发脑卒中394万例，脑卒中患者达到2876万例，脑卒中死亡人数为219万例。我国正面临着全球最大的脑卒中挑战。

### 一、缺血性脑卒中

#### （一）概述

缺血性脑卒中是指脑血液循环障碍导致脑血管堵塞或严重狭窄，使脑血流灌注下降，进而缺血、缺氧，导致脑血管供血区脑组织死亡。临床上表现为突发局灶性或弥散性的神经功能缺损，头部电子计算机断层扫描（computed tomography，CT）或磁共振成像（magnetic resonance imaging，MRI）上形成新的局灶性脑梗死病灶，24 h之后往往留有后遗症。缺血性脑卒中占脑卒中的69.6%～70.8%，预后差，其1年后致死/致残率为33.4%～33.8%。缺血性脑卒中具有高发病率、高患病率、高复发率、高致残率及高死亡率的特点，且近几年在我国有年轻化并愈演愈烈的趋势，加上导致缺血性脑卒中发生风险增高的血管疾病危险因素及病因，如高血压、糖尿病、高脂血症、心脏病、动脉粥样硬化等，也是危害公众健康的主要慢性疾病，因此针对缺血性脑卒中的防治与管理意义重大。

#### （二）病因与机制

**1. 病因** 缺血性脑卒中的分类方法有很多种，但目前国内外比较公认和实用的分类方法为病因学分类，即缺血性脑卒中的TOAST病因分型及国内学者根据TOAST分型改良的中国缺血性脑卒中亚型（China ischemic stroke subclassification，CISS）病因分型。按照 TOAST 病因分型，缺血性脑卒中可以分为 5 型，包括：大动脉粥样硬化（large-artery atherosclerosis）、心源性栓塞（cardioembolism）、小血管闭塞（small-vessel occlusion）、其他确定的病因（other determined etiology）和病因不确定（undetermined etiology）。

(1) 大动脉粥样硬化：患者的临床和脑部影像学表现可能是由于大动脉粥样硬化导致的。

(2) 心源性栓塞：主要为非瓣膜性心房颤动，也包括其他心脏病，如卵圆孔未闭、房间隔缺损（反常栓子）、心肌梗死（附壁血栓）、无菌性血栓性心内膜炎（瓣膜赘生物）等。

(3) 小血管闭塞：主要是穿支动脉（直径 200～300 μm）或其远端微动脉（直径 < 50 μm）闭塞，常见的病理生理改变包括动脉粥样硬化、脂质透明变性和纤维素样坏死。

(4) 其他可确定的病因：血管源性（如动脉夹层、脑血管畸形）；血液源性（如高凝状态）；药物滥用（包括可卡因、安非他明等）；系统性疾病的神经系统并发症（如心脏系统、血液系统等疾病）。

(5) 病因不确定：包括以下 3 种情况。①多病因，发现 2 种以上病因，但难以确定哪一种与该次缺血性脑卒中有关；②无确定病因，辅助检查结果阴性，或有可疑病因但证据不够强；③检查欠缺，辅助检查不充分。

**2. 危险因素**　危险因素与缺血性脑卒中的发生和发展有直接关联。一个或多个危险因素存在将增加发病概率。从干预的可行性分类，危险因素可分为不可干预危险因素和可干预危险因素。针对可干预危险因素采取措施，可减少缺血性脑卒中的发生。

(1) 不可干预的危险因素：年龄、性别、种族、遗传及低出生体重等。具有这些不可干预的危险因素者更需要重视其他可干预危险因素的筛查与干预。

(2) 可干预的危险因素：包括干预后可以明确获益的危险因素，如高血压、心脏病、血脂异常、糖尿病、无症状颈动脉狭窄、超重与肥胖、缺乏身体活动、饮食和营养、吸烟、饮酒等，以及一些干预后可能潜在获益的危险因素，如高同型半胱氨酸血症、代谢综合征、高凝状态、口服避孕药、偏头痛、炎症与感染、阻塞性睡眠呼吸暂停、绝经后激素治疗、药物滥用等。

**3. 发病机制**　目前常提到的缺血性脑卒中发病机制主要有栓塞（微栓子）机制和血流动力学机制，另外还有血管痉挛、机械压迫、血液学异常等。

(1) 栓塞机制：动脉源性栓子，最常见，占栓子来源的 60%～70%；其次为心源性栓子，占栓子来源的 25%～35%；反常栓子，比较少见，占栓子来源的 5% 左右。

(2) 血流动力学机制：主要指在脑大动脉严重狭窄（≥ 70%）或闭塞的基础上，当出现低血压 [一般 < 90/60 mmHg（1 mmHg = 0.133 kPa）为血压偏低] 或血容量降低（如腹泻后）时，病变脑血管供血区出现脑血流灌注不足的现象，最终导致缺血性脑卒中。

(3) 其他发病机制

1) 血管痉挛：如偏头痛性偏瘫、蛛网膜下腔出血后血管痉挛、血管内介入手术时导管对血管壁的刺激等。

2) 血液学异常：主要指高凝状态，又称为血栓前状态，是多种因素引起的凝血、抗凝及纤溶功能失调的一种病理生理过程，具有易导致血栓形成的多种血液学变化。高凝状态的诊断条件是：有特异性的实验室检查指标阳性依据；采取针对性的治疗后能降低血栓发生率，异常的实验室检查指标恢复正常。

3) 机械压迫：如血管型颈椎病，转头时可因为骨质增生压迫一侧椎动脉，导致椎 - 基底动脉（后循环）供血区脑血流灌注不足。

### （三）护理评估与病情判断

**1. 护理评估**　对缺血性脑卒中进行评估非常重要，有利于指导临床治疗。对患者进行病情评估要解决如下几个问题。

(1) 病史

1) 病因和危险因素：了解患者有无颈动脉狭窄、高血压、糖尿病、高脂血症，有无脑血管疾病的家族史，有无长期高盐、高脂饮食和烟酒嗜好，是否进行体育锻炼等。详细询问发作的频率与表现形式，是否进行正规、系统的治疗。是否遵医嘱正确服用降压、降糖、降脂、抗凝及抗血小板聚集药物，治疗效果及目前用药情况等。

2) 起病情况和临床表现：了解患者发病的时间、急缓及发病时所处状态，有无头晕、肢体麻木等前驱症状。是否存在肢体瘫痪、失语、感觉和吞咽障碍等局灶定位症状和体征，有无剧烈头痛、喷射性呕吐、意识障碍等全脑症状和体征及其严重程度。

3) 心理-社会状况：观察患者是否存在因疾病所致焦虑等心理问题；了解患者和家属对疾病发生的相关因素、治疗和护理方法、预后、如何预防复发等知识的认知程度；患者家庭条件与经济状况及家属对患者的关心和支持度。

(2) 身体评估

1) 生命体征：监测血压、脉搏、呼吸、体温。大脑半球大面积脑梗死患者因脑水肿导致高颅压，可出现血压和体温升高、脉搏和呼吸减慢等生命体征异常。

2) 意识状态：有无意识障碍及其类型和严重程度。脑血栓形成患者多无意识障碍，如发病时或病后很快出现意识障碍，应考虑椎-基底动脉系统梗死或大脑半球大面积梗死。

3) 头颈部检查：双侧瞳孔大小、是否等大及对光反射是否正常；视野有无缺损；有无眼球震颤、运动受限及眼睑闭合障碍；有无面部表情异常、口角歪斜和鼻唇沟变浅；有无听力下降或耳鸣；有无饮水呛咳、吞咽困难或咀嚼无力；有无失语及其类型；颈动脉搏动强度、有无杂音。优势半球病变时常出现不同程度的失语，大脑后动脉血栓形成可致对侧同向偏盲，椎-基底动脉系统血栓形成可致眩晕、眼球震颤、复视、眼肌麻痹、发音不清、吞咽困难等。

4) 四肢脊柱检查：有无肢体运动和感觉障碍；有无步态不稳或不自主运动。四肢肌力、肌张力，有无肌萎缩或关节活动受限；皮肤有无水肿、多汗、脱屑或破损；括约肌功能有无障碍。大脑前动脉血栓形成可引起对侧下肢瘫痪，颈动脉系统血栓形成主要表现为病变对侧肢体瘫痪或感觉障碍。如为大脑中动脉血栓形成，瘫痪和感觉障碍限于面部和上肢；后循环血栓形成可表现为小脑功能障碍。

**2. 辅助检查**

(1) 血液检查：血常规、血糖、血脂、肝肾功能、凝血功能等，有助于发现危险因素并对病因进行鉴别。

(2) 影像学检查

1) 头颅 CT 检查：脑梗死发病后 24 h 内，一般无影像学改变。24 h 后，梗死区出现低密度灶。对于急性脑卒中患者，头颅 CT 是最常用的影像学检查手段，对于发病早期脑梗死与脑出血的鉴别很重要。

2) 头颅 MRI 检查：脑梗死发病后数小时可显示 T1 低信号、T2 高信号的病变区域，能发现脑干、小脑及微小病灶。

3) 全脑血管造影：可以显示脑部动脉的狭窄、闭塞部分，有利于辨别血管病变程度及预后。

(3) 颈部及颅内超声检查：评估血管内膜厚度、狭窄程度及侧支循环建立的程度。

**3. 常用的评估工具** 进行病情评估的工具为神经功能评分、Glasgow 昏迷量表评分及神经影像学检查。在急诊卒中患者的分诊时推荐采用以循证医学为依据的脑卒中快速筛查工具，如辛辛那提院前脑卒中筛查量表（Cincinnati prehospital stroke scale，CPSS）。对脑卒中严重程度的评估常用的有美国国立卫生研究院脑卒中量表（National Institutes of Health stroke scale，NIHSS）。NIHSS 是最常用的快速评价神经功能缺失程度的工具，用来决定缺血性脑卒中患者的治疗方案及进行疗效判断。

**4. 主要临床类型**

(1) 短暂性脑缺血发作（transient ischemic attack，TIA）：是由于脑动脉狭窄、闭塞或血流动力学异常而导致的短暂性脑血液供应不足，使相应范围的脑组织发生缺血性损伤，出现相应的神经功能障碍。临床表现可持续数分钟至数小时，并在 24 h 以内完全恢复，但可以反复发作，不留任何神经功能缺损症状和体征。近来研究证实，对于传统 TIA 患者，如果神经功能缺损症状超过 1 h，绝大部分神经影像学检查均可发现对应的脑部小梗死灶。

(2) 血栓形成性脑梗死：即动脉粥样硬化性血栓性脑梗死，是由于某些原因导致血液在脑动脉管腔内凝集，造成管腔狭窄或闭塞，在侧支循环不良的情况下，该动脉所供应的脑组织发生缺血性坏死，出现相应的神经系统受损表现或影像学上显示出软化灶。这有助于区别颅外各种栓子进入脑动脉所致的梗死。脑血栓形成是临床最常见的脑血管疾病，也是脑梗死最常见的临床类型，约占全部脑梗死的60%。

(3) 血栓栓塞性脑梗死：简称脑栓塞，是指脑动脉被异常的栓子阻塞，使其远端脑组织发生缺血性坏死，出现相应的神经功能障碍。脑栓塞发生率占急性脑血管病的15%～20%，常见的栓塞为心源性栓塞，如心房颤动、心脏瓣膜病、心肌梗死等疾病。

(4) 腔隙性脑梗死：腔隙性脑梗死是发生于脑组织深部的微小梗死，受累血管是脑动脉深穿支，病变范围直径为2～15 mm，多在5～10 mm；腔隙性脑梗死多发生在大脑白质、基底节区、脑干、丘脑等部位，临床症状较轻，患者多可行走，但感到肢体无力或语言含混，神经影像可见微小的梗死病灶。高血压性脑动脉硬化是导致腔隙性脑梗死的主要原因，临床上表现为纯感觉性脑卒中、纯运动性脑卒中、感觉运动性脑卒中、共济失调性轻偏瘫等，预后较好。

**5. 临床表现**

(1) TIA：不同动脉系统 TIA 表现不同。

1) 颈内动脉系统 TIA：①常见症状：病灶对侧发作性肢体单瘫、偏瘫和面瘫、单肢或偏身麻木；②特征性症状：病变侧单眼一过性黑矇或失明，对侧偏瘫及感觉障碍，优势半球受累可有失语；③可能出现的症状：病灶对侧同向性偏盲。

2) 椎-基底动脉系统 TIA：①常见症状：眩晕、恶心和呕吐、平衡失调。②特征性症状：跌倒发作和短暂性全面遗忘症。前者表现为转头或仰头时，双下肢无力而跌倒，常可很快自行站起，无意识丧失；后者表现为发作时出现短时间记忆丧失，对时间、地点定向障碍，但对话、书写和计算能力正常，无意识障碍，持续数分钟或数小时。③可能出现的症状：吞咽障碍、构音不清、共济失调（小脑缺血）、交叉性瘫痪（脑干缺血）。

(2) 血栓形成性脑梗死：临床表现与梗死部位、受损区侧支循环等情况有关。包含以下几个特点：①多见于50岁以上有动脉粥样硬化、高血压、高血脂、糖尿病者；②安静或休息状态发病，部分患者发病前有肢体麻木、无力等前驱症状或TIA发作；③起病缓慢，症状多在发病后10小时或1～2天达高峰；④以偏瘫、失语、偏身感觉障碍和共济失调等局灶定位症状为主；⑤部分患者可有头痛、呕吐、意识障碍等全脑症状。

(3) 血栓栓塞性脑梗死：包含以下几个特点。①任何年龄均可发病。风湿性心脏瓣膜病所致以青壮年为主，冠心病及大动脉粥样硬化所致以中老年多见。②安静与活动时均可发病，但以活动中突然发病常见，发病前多无明显诱因和前驱症状。③起病急，症状常在数秒至数分钟内达高峰，是所有急性脑血管病中发病速度最快者。④以偏瘫、失语等周围灶定位症状为主要表现，有无意识障碍及其程度取决于栓塞血管的大小和梗死的部位与面积，重者可表现为突发昏迷、全身抽搐、因脑水肿或颅内高压继发脑疝而死亡。⑤多有导致栓塞的原发病和同时并发的脑外栓塞的表现，如房颤的第一心音强弱不等、心律不规则、脉搏短绌；心脏瓣膜病的心脏杂音；肺栓塞的气急、发绀、胸痛和咯血；肾栓塞的腰痛和血尿；皮肤栓塞的瘀点或瘀斑。

（4）腔隙性脑梗死：多发生在 40～60 岁及以上的中老年人，男性多于女性，常伴有高血压病史，起病急，多在白天活动中起病，临床表现多样。症状较轻、体征单一、预后较好，一般无头痛、颅压高、意识障碍等表现。

（四）急救治疗原则

**1. TIA 的治疗原则**　控制病因，防止复发。治疗目的是改善血流动力学，解除脑血管痉挛，使血管再通，防止脑梗死的发生。治疗措施为抗凝、抗血小板聚集、保护脑血管药物及手术等方法，以药物为主。手术疗法用于经血管造影确定颈部大血管狭窄或闭塞者，可采用颈动脉内膜剥离术、颅内-外血管吻合术等。

**2. 脑血栓形成的治疗原则**　改善脑血管循环，增进缺血区的血流灌注，挽救缺血半暗带的脑细胞。治疗目的是减少脑组织损伤，消除脑水肿，防止并发症，降低病死率和致残率。治疗措施为急性期溶栓治疗使血管再通，减轻脑水肿，缩小梗死灶，保护脑组织；恢复期坚持康复锻炼，促进神经功能恢复。

**3. 脑栓塞的治疗原则**　与脑血栓形成相同，对严重病变应积极降低颅内压处理，必要时可行开颅去骨片减压术。原发病的治疗重点在于消除栓子的来源，防止脑栓塞复发。

**4. 腔隙性脑梗死的治疗原则**　腔隙性脑梗死易反复发作，预防疾病复发尤为重要，应针对脑血管病的各种危险因素及病因进行规范化治疗和二级预防。包括调控血压、控制血糖、定期进行血脂监测、控制体重、保持健康的饮食习惯等。

（五）急救护理措施

**1. 紧急处理**

（1）给予平卧位，床头抬高 30°，减轻脑水肿；必要时吸氧，保持呼吸道通畅，尽可能维持氧饱和度＞94%，呼吸功能严重障碍者应给予呼吸支持。

（2）密切监测生命体征、意识状态、瞳孔及肌力的变化。

（3）建立静脉通路并进行血液检查。

（4）安排紧急头颅 CT 检查，要求在到达医院 25 min 内完成。

（5）获取 12 导联心电图，可识别因急性心梗或心律失常引起的脑栓塞。

（6）目标血压控制：约 70% 的缺血性脑卒中患者急性期血压有不同程度升高，其升高程度与脑梗死病灶大小、部位及既往是否有高血压病史有关。缺血性脑卒中后 24 h 内血压升高的患者应谨慎处理，应先处理紧张、焦虑、疼痛、恶心呕吐、尿潴留及颅内压增高等情况。如收缩压 ≥180 mmHg 或舒张压 ≥100 mmHg，或伴有严重心功能不全、主动脉夹层、高血压脑病，参考患者既往血压和治疗情况，可慎用降血压药物，并严密观察血压变化，注意避免血压过低或血容量不足。

（7）控制血糖：急性期约 40% 的患者存在高血糖，可以是原有糖尿病的表现或应激反应。高血糖、低血糖都能加重缺血性脑损伤，导致患者预后不良。当血糖超过 10 mmol/L 时，应立即给予胰岛素治疗，将血糖控制在 7.8～10 mmol/L。

**2. 溶栓治疗和护理**　静脉溶栓药物包括重组组织型纤溶酶原激活剂（rt-PA，包括阿替普酶和替奈普酶）、尿激酶。rt-PA 治疗的时间窗为 3.0～4.5 h，尿激酶治疗的时间窗为 6 h。美国心脏协会/美国脑卒中协会指南倡导从急诊就诊到开始溶栓（door to drug）应争取在 60 min 内完成。

（1）rt-PA 应用方法：对缺血性脑卒中发病 4.5 h 内患者，应按照溶栓的适应证和禁忌证严格筛选，尽快给予 rt-PA 溶栓治疗。具体用法为：按 0.9 mg/kg（最大总剂量为 90 mg）计算药物总量，总剂量 10% 最初 1 min 内静脉注入，余 90% 剂量静脉泵入维持 1 h。

(2) 静脉溶栓的监测和护理

1) 静脉溶栓治疗及结束后 2 h 内每 15 min 进行一次血压测量和神经功能评估；然后每 30 min 1 次，持续 6 h；以后每小时 1 次直至治疗后 24 h。

2) 如出现严重头痛、高血压、恶心或呕吐，或神经症状体征恶化，应立即停用溶栓药物并进行头颅 CT 检查。

3) 如收缩压 ≥ 180 mmHg 或舒张压 ≥ 105 mmHg，应增加血压监测次数，并给予降压药物。

4) 鼻饲管、导尿管及动脉内测压管在病情许可的情况下应延迟安置。

5) 溶栓 24 h 后，给予抗凝药或抗血小板药物前应复查 CT 或 MRI。

**3．血小板治疗和护理**　对于不符合静脉溶栓或血管内取栓适应证且无禁忌证的缺血性脑卒中患者，应在发病后尽早给予口服阿司匹林 150～300 mg/d，急性期后可改为预防剂量（50～300 mg/d）；溶栓治疗者，阿司匹林等抗血小板药物应在溶栓 24 h 后重复 CT 或 MRI 没有发现出血再开始使用。如不能耐受或对阿司匹林过敏，可选用氯吡格雷作为代替。用药期间应严格掌握剂量，监测凝血指标，观察有无黑便、牙龈出血等出血表现。

**4．血管内介入治疗**　包括动脉溶栓、血管内机械取栓。

(1) 动脉溶栓：动脉溶栓是使溶栓药物直接到达血栓局部，理论上血管再通率应高于静脉溶栓，且出血风险降低。然而其益处可能被溶栓启动时间的延迟所抵消。因此动脉溶栓仅作为静脉溶栓的有效补充，不能替代静脉溶栓。发病 6 h 内大脑中动脉闭塞导致的严重脑卒中，当不适合静脉溶栓或静脉溶栓无效时，可严格筛选患者后实施动脉溶栓。

(2) 血管内机械取栓：血管内机械取栓是急性缺血性脑卒中治疗的重要进展，可显著改善急性大动脉闭塞导致的缺血性脑卒中患者的预后。如对于发病 8 h 内的急性前循环大血管闭塞性脑卒中，发病 4.5 h 内可在足量静脉溶栓基础上实施机械取栓。

**5．并发症的急救与护理**

(1) 脑水肿和颅内压增高：严重脑水肿和颅内压增高是急性重症缺血性脑卒中的常见并发症，是死亡的主要原因之一。脑水肿出现在缺血性脑卒中最初 24～48 h 内，3～5 天达到高峰。护理应注意观察患者有无颅内压升高表现，密切注意呼吸、心率、血压及神志、瞳孔的变化。建议颅内压增高、卧床的脑梗死患者采取抬高头位的方式，通常抬高床头大于 30°。避免引起颅内压增高的因素，如用力、咳嗽、便秘等，并进行脱水降颅压治疗。

(2) 梗死后出血转化：颅内出血是静脉溶栓最凶险的并发症，发生率为 8.5%～30%。溶栓治疗 24 h 内患者需卧床休息，密切观察患者意识、瞳孔和血压变化，定期进行神经功能评估，监测凝血功能，观察有无其他出血倾向。如溶栓后 24 h 内症状加重，应首先通过影像学确定有无颅内出血。对于颅内出血或脑实质血肿形成，应暂缓使用或停用抗血小板药物治疗，并积极控制血压，必要时手术清除血肿。

**6．其他护理措施**

(1) 保持病室安静舒适，病房内空气清新，温湿度适宜。限制患者家属探视，避免情绪激动和血压升高等诱因。

(2) 加强基础护理：急性期严格卧床休息 4～6 周，头部抬高 15°～30°，以促进脑部血液回流；改变体位时动作应缓慢，发病 24～48 h 内变换体位应尽量减少头部摆动，避免用力咳嗽、用力排便，以防加重出血。昏迷患者应及时清除其口腔和气管分泌物，防止反流、误吸等，采取翻身、叩背等排痰措施，加强口腔护理，预防肺部感染。加强皮肤护理，预防压疮。保持功能位置。做好导尿管和会阴护理，防止尿路感染。对于急性期发热患者，降低体温，使脑代谢率降低，氧耗量减少，有利于保护脑组织和减轻脑水肿。可用头枕冰袋、冰帽、冰毯行物理降温，最好使体温保持在 32～36 ℃。

(3) 病情观察：定时监测并记录生命体征、意识状态、瞳孔变化，观察有无头痛、呕吐等，及时发现脑缺血加重、颅内压增高的征象，一旦发现异常及时报告医生，并积极配合处理。

（4）加强呼吸道护理：对年老体弱无力、咳嗽咳痰、昏迷、舌根后坠者，床边备口咽通气道及负压吸引装置，及时吸痰。必要时行气管插管或气管切开术。

（5）饮食护理：患者进食的环境宜安静、整洁、空气新鲜，根据医嘱做好饮食指导，指导进食高蛋白、高维生素、低盐、低脂、低热量清淡饮食，多食新鲜蔬菜、水果、谷类、鱼类和豆类，保持能量供需平衡。吞咽障碍患者根据患者病情及吞咽障碍评估，选择合适的体位及食物形状，预防误吸、窒息。留置胃管的患者，给予流质饮食，保证营养合理搭配，观察有无胃黏膜应激性溃疡发生，防止反流、误吸或窒息，并定期更换胃管。

（6）心理护理：因偏瘫、失语及肢体和语言功能恢复速度慢、需时长，日常生活需依赖他人照顾，可使患者产生焦虑、抑郁等心理问题，进而影响疾病的康复和患者生活质量。应关心尊重患者，鼓励其表达自己的感受，避免任何刺激和伤害患者的言行。多与患者和家属沟通，耐心解答患者和家属提出的问题，解除患者思想顾虑。鼓励患者和家属主动参与治疗、护理活动。

（7）健康教育：指导患者和家属了解缺血性脑卒中的病因、主要危险因素和危害，告知本病的早期症状和就诊时机，教会患者本病的康复知识与自我护理方法；应鼓励患者树立信心，在肢体和语言康复过程中循序渐进、持之以恒，克服急于求成的心理。

## 二、出血性脑卒中

出血性脑卒中（hemorrhagic stroke）占全部脑卒中的30%～40%，根据出血部位不同又分为脑出血（intracerebral hemorrhage，ICH）和蛛网膜下腔出血（subarachnoid hemorrhage，SAH）。

### （一）脑出血

**1. 概述**　脑出血是指原发性非外伤性脑实质内出血，占急性脑血管病的30%～40%。ICH起病急、病情重、病死率高，是急诊常见急症。主要表现为头痛、呕吐、偏瘫、失语、意识障碍、二便失禁等，常伴有血压明显升高。

**2. 病因与机制**

（1）病因：最常见的病因是高血压合并细、小动脉硬化，其他病因包括颅内动脉瘤和动静脉畸形、脑动脉炎、梗死后出血、脑淀粉样血管病、血液病（如白血病、再生障碍性贫血、血小板减少性紫癜等）、抗凝或溶栓治疗等。一般认为单纯性的血压升高不足以引起脑出血，常在合并脑血管病变的基础上发生。

（2）发病机制：高血压脑出血的主要发病机制是脑内细、小动脉在长期高血压作用下发生慢性病变破裂所致。长期高血压可使脑细、小动脉发生玻璃样变性、纤维素样坏死，甚至形成微动脉瘤或夹层动脉瘤，在此基础上血压骤然升高时易导致血管破裂出血。一般高血压性脑出血在30 min内停止出血，血肿保持相对稳定，其临床神经功能缺损仅在出血后30～90 min内进展。由于其病因不同，非高血压性脑出血发病机制各异。

**3. 护理评估与病情判断**

（1）护理评估

1）病史：①病因和危险因素：评估既往有无高血压、动脉粥样硬化、脑卒中家族史等，评估当前治疗效果及目前用药情况；②起病情况和临床表现：评估患者有无情绪激动、疲劳、用力排便等诱因和头晕、头痛、肢体麻木等前驱症状，有无剧烈头痛、喷射性呕吐、意识障碍等颅内压增高的表现；③心理社会状况：评估患者有无焦虑、恐惧、绝望等心理反应，评估患者及家属对疾病的了解程度、疾病预期等。

2）身体评估：评估生命体征，包括血压升高的程度、呼吸节律频度和深度、肢体瘫痪及类型等；评估有无吞咽困难及饮水呛咳等。

(2) 诱因：常发生于中老年人，男性多见，多有高血压病史，常在活动中或情绪激动时突然发生，少数在安静状态下发生。患者一般无前驱症状，少数可有头晕、头痛及肢体无力等。发病后数分钟到数小时达高峰。

(3) 临床表现：脑出血常因出血部位及出血量不同而临床表现各异。

1) 壳核出血：最常见，占ICH病例的50%~60%，因出血最常累及内囊而表现为"三偏征"，即偏瘫、偏身感觉障碍和同向性偏盲，优势半球损害可有失语。出血量少（<30 ml），临床症状轻，预后好；出血量大（>30 ml），临床症状重，可出现意识障碍和占位效应，严重者可引起脑疝，甚至死亡。

2) 丘脑出血：占ICH病例的10%~15%，系丘脑膝状体动脉和丘脑穿通动脉破裂所致，可分为局限型（血肿仅局限于丘脑）和扩延型。常有对侧偏瘫、偏身感觉障碍，通常感觉障碍重于运动障碍。深浅感觉均受累，而深感觉障碍更明显。可有特征性眼征，如上视不能或凝视鼻尖、眼球偏斜或分离性斜视、眼球会聚障碍和无反应性小瞳孔等。优势侧丘脑出血可出现丘脑性失语、丘脑性痴呆、认知障碍和人格改变等。

3) 脑干出血：约占ICH的10%，绝大多数为脑桥出血。常表现为突然发病，剧烈头痛、眩晕、复视、呕吐，一侧面部麻木等。症状常先从一侧开始，表现为交叉性瘫痪，头和眼转向非出血侧，呈"凝视瘫肢"状。出血量大时多迅速波及两侧，出现双侧面部和肢体瘫痪，双侧病理反射阳性，患者立即昏迷，由于交感神经纤维受损，双侧瞳孔极度缩小，呕吐咖啡色样胃内容物，出血严重者破坏了联系丘脑下部调节体温的神经纤维，出现中枢性高热、呼吸不规则，病情迅速恶化，多数在24~48 h死亡。

4) 小脑出血：约占ICH的10%。多由小脑上动脉破裂所致，开始常为一侧枕部的疼痛、眩晕、呕吐、患侧肢体共济失调，可有脑神经麻痹、眼球震颤、双眼向病变对侧同向凝视，可有肢体瘫痪。小量出血者，表现为小脑症状，如眼球震颤、共济失调和步态不稳等。大量出血者，发病时或发病后12~24 h出现颅内压增高、昏迷、双侧瞳孔针尖样缩小、呼吸节律不规则、枕骨大孔疝等。

5) 脑叶出血：占ICH的5%~10%，以顶叶出血最常见，其次为颞叶、枕叶、额叶，40%为跨叶出血。①顶叶出血：偏瘫较轻，偏身感觉障碍显著；对侧下象限盲；优势半球出血可出现混合性失语。②颞叶出血：对侧中枢性面舌瘫；肢体瘫痪以上肢为主；对侧上象限盲；优势半球出血可出现感觉性失语或混合性失语，可有颞叶癫痫、幻嗅、幻视。③枕叶出血：对侧同向性偏盲，可有一过性黑矇和视物变形；多无肢体瘫痪。④额叶出血：前额痛、呕吐、癫痫发作、对侧偏瘫、精神障碍，优势半球出血表现为运动性失语。

6) 脑室出血：占ICH的3%~5%。分为原发性和继发性脑室出血。原发性脑室出血多由脉络丛血管或室管膜下动脉破裂出血所致，继发性脑室出血是指脑实质出血破入脑室。出血量少时，常有头痛、呕吐，出血量大时出现意识障碍如深昏迷、脑膜刺激征、针尖样瞳孔、眼球分离斜视或浮动、四肢弛缓性瘫痪及去大脑强直发作、高热、呼吸不规则、脉搏和血压不稳定等症状。临床上易误诊为蛛网膜下腔出血。

7) 中脑出血：较少见，表现为突然出现复视、眼睑下垂；一侧或两侧瞳孔扩大、眼球不同轴、水平或垂直眼震、同侧肢体共济失调，严重者很快出现意识障碍、去大脑强直，可迅速死亡。

(4) 危险分层：根据患者的意识状况及主要体征常将脑出血分为5级（表18-1）。准确分析病情并做出判断，有助于提高脑出血的治愈率。Ⅰ级患者如幕上血肿小于30 ml，可先采取内科治疗。Ⅱ~Ⅳ级大多数以手术治疗为宜。Ⅴ级患者用内、外科疗法均不理想。小脑出血可突然发生枕骨大孔疝而危及生命，应予重视。

表 18-1 脑出血患者的意识状态及主要体征分级

| 分级 | 意识状态 | 瞳孔变化 | 语言功能 | 运动功能 |
| --- | --- | --- | --- | --- |
| Ⅰ级 | 清醒或嗜睡 | 等大 | 可有失语 | 轻瘫 |
| Ⅱ级 | 嗜睡或朦胧 | 等大 | 可有失语 | 有不同程度的偏瘫 |
| Ⅲ级 | 浅昏迷 | 等大 | 失语 | 偏瘫 |
| Ⅳ级 | 中度昏迷 | 等大或不等大 | 失语 | 明显偏瘫 |
| Ⅴ级 | 深昏迷 | 单侧或双侧瞳孔散大 | 失语 | 去大脑强直或四肢软瘫 |

（5）辅助检查

1）头颅 CT 检查：是诊断脑出血的首选检查，可准确、清楚地显示脑出血的部位、出血量、占位效应、是否破入脑室或蛛网膜下腔以及周围脑组织受损情况。

2）头颅 MRI 检查：对急性期脑出血的诊断 CT 优于 MRI，但 MRI 能更准确地显示血肿演变过程。

3）脑数字减影血管造影（digital subtraction angiography，DSA）：中青年非高血压性脑出血，或 CT 和 MRI 检查怀疑有血管异常时，应进行脑 DSA 检查。

4）脑脊液检查：脑出血患者一般无需进行腰椎穿刺检查，以免诱发脑疝，如需排除颅内感染和蛛网膜下腔出血，可谨慎进行。

**4．急救治疗原则** 脑出血急性期的治疗原则是防止再出血，控制脑水肿，维持生命功能和防治并发症。治疗目的是挽救患者生命，减少神经功能障碍程度和降低复发率。治疗措施是减轻脑水肿，降低颅内压，调整血压，必要时手术治疗，促进神经功能恢复。恢复期加强肢体、语言及生活自理能力等的功能锻炼。

**5．急救护理措施**

（1）紧急处理

1）立即给予平卧位，避免刺激，床头抬高 30°，减轻脑水肿。

2）保持呼吸道通畅，清除口鼻腔内分泌物和呕吐物，给予吸氧。舌后坠者给予口咽通气道协助通气，必要时气管插管。

3）给予心电监护，密切观察意识、瞳孔、生命体征及四肢活动情况。

4）建立静脉通路，留取血标本。

5）迅速协助进行头部 CT 检查。

6）进行 12 导联心电图检查。

7）对于烦躁不安或癫痫发作者，安置床档，必要时给予肢体约束，保障患者安全。

（2）调控血压：ICH 后高收缩压与血肿扩大、神经功能恶化、残疾和死亡均有相关性。当收缩压 > 200 mmHg 或平均动脉压 > 150 mmHg 时，要用持续静脉降压药物积极降低血压，降压速度和幅度不宜过快、过大，以免造成脑低灌注，降压目标为 160/90 mmHg。脑出血恢复期应将血压控制在正常范围。对于出现血压过低的情况，应根据引起低血压的原因对症治疗，以维持足够的脑灌注。

（3）抗癫痫治疗和护理：癫痫发作时立即清除患者口鼻腔内分泌物，保持呼吸道通畅，放置牙垫防止舌咬伤，加强保护，防止患者受伤，同时遵医嘱应用抗癫痫药物。

（4）降颅内压治疗和护理：脑出血后 48 h 脑水肿达高峰，维持 3～5 天后逐渐减轻，可持续 2～3 周或更长。脑水肿可使颅内压增高并导致脑疝形成，是导致患者死亡的直接原因，积极降颅压是脑出血急性期治疗的关键。遵医嘱快速静脉滴注甘露醇或静脉注射呋塞米，甘露醇应在 15～30 min 内静滴完成，避免药物外渗。

(5) 外科治疗：壳核出血量 30 ml 以上，小脑或丘脑出血量 10 ml 以上，或颅内压明显增高内科治疗无效者，可考虑行开颅血肿清除、脑室穿刺引流、经皮钻孔血肿穿刺抽吸等手术治疗。除常规治疗措施外，遵医嘱做好术前准备工作。

(6) 并发症的急救与护理

1) 脑疝：密切观察患者生命体征，注意评估有无脑疝的先兆表现，如剧烈头痛、喷射性呕吐、躁动不安、血压升高、脉搏减慢、呼吸不规则、双侧瞳孔不等大、意识障碍加重等，一旦出现，立即报告医生，配合抢救。立即为患者吸氧，建立静脉通路，如静脉滴注 20% 甘露醇或静脉注射呋塞米；保持呼吸道通畅，备好气管插管或气管切开包、脑室穿刺引流包等。

2) 上消化道出血：观察患者有无恶心、腹痛、呕血、黑便等症状与体征，遵医嘱应用保护胃黏膜的药物，如西咪替丁、奥美拉唑等，防止胃黏膜损伤。注意观察患者病情，如发现患者出现面色苍白、口唇发绀、皮肤湿冷、烦躁不安、尿量减少、血压下降等失血性休克表现，立即配合医生进行抢救，遵医嘱补充血容量、纠正酸中毒等。

(7) 其他护理措施

1) 日常生活护理：卧气垫床或按摩床，保持床单位清洁、干燥，减少对皮肤的机械性刺激，定时给予翻身、拍背，按摩骨突受压处，预防压力性损伤；做好二便的护理，保持外阴部皮肤清洁，预防尿路感染；注意口腔卫生，不能经口进食者应每天口腔护理 2～3 次，防止口腔感染；谵妄躁动者加床档，必要时做适当的约束，防止坠床和自伤、伤人；慎用热水袋，防止烫伤。

2) 饮食护理：给予高维生素、高热量饮食，补充足够的水分；遵医嘱鼻饲流质者应定时喂食，保证足够的营养供给；进食时以及进食后 30 min 内抬高床头，防止食物反流。

3) 保持呼吸道通畅：平卧头侧位或侧卧位，开放气道，取下活动性义齿，及时清除口鼻分泌物和吸痰，防止舌根后坠、窒息、误吸或肺部感染。

4) 病情监测：严密监测并记录生命体征及意识、瞳孔变化，观察有无恶心、呕吐及呕吐物的性状与量，准确记录出入量，预防消化道出血和脑疝发生。

5) 康复指导：教会患者和家属自我护理的方法和康复训练技巧，如向健侧和患侧的翻身训练、桥式运动等肢体功能训练及语言和感觉功能训练的方法；使患者和家属认识到坚持主动或被动康复训练的意义。

(二) 蛛网膜下腔出血

**1. 概述** 蛛网膜下腔出血（subarachnoid hemorrhage，SAH）通常为脑底部或脑表面的病变血管破裂，血液直接流入蛛网膜下腔引起的一种临床综合征，约占急性脑卒中的 10%、出血性脑卒中的 20%。通常分为自发性和外伤性。颅内动脉瘤破裂导致的蛛网膜下腔出血发病率位于脑血管意外的第三位，仅次于脑梗死和高血压脑出血。人群中颅内动脉瘤的患病率为 2%～7%，40～60 岁人群多见。未破裂的动脉瘤，临床可无任何症状。动脉瘤一旦破裂出血，表现为蛛网膜下腔出血，即突发的剧烈头痛、频繁呕吐、面色苍白、全身冷汗、体温升高、颈项强直、克尼格征阳性，重症者可出现意识障碍甚至昏迷。

**2. 病因与机制** 颅内动脉瘤发病原因尚不清楚。颅内动脉瘤（intracranial aneurysm，IA）是颅内动脉壁的囊性膨出，发生在血管分叉处或 Willis 动脉环周围，可能由动脉壁先天性肌层缺陷或后天获得性内弹力变性或两者的联合作用所致，极易破裂出血。脑动静脉畸形是发育异常形成的畸形血管团，血管壁薄弱，处于破裂临界状态，激动或不明显诱因可导致破裂。其他情况如肿瘤或转移癌直接侵蚀血管，也可引起血管壁病变，最终导致破裂出血。病变血管可自发破裂，或因情绪激动、重体力劳动使血压突然增高而导致破裂。

**3. 护理评估与病情判断**

(1) 诱因：部分患者动脉瘤破裂出血前有劳累、突然用力或情绪激动等诱因，亦有少部分患者无明显诱因或在睡眠中发病。

(2) 临床表现：SAH 有 1/3 在发病前出现征象或警告信号。临床症状取决于动脉瘤部位、毗邻结构及动脉瘤大小。主要症状包括：

1) 头痛：典型表现是突发异常剧烈全头痛，常不能缓解或呈进行性加重，多伴有一过性意识障碍和恶心、呕吐。部分患者发病前数日或数周有轻微头痛的表现，是小量前驱出血或动脉瘤受牵拉所致。头痛可持续数日不变，2 周后逐渐减轻，如头痛再次加重，常提示动脉瘤再次出血。

2) 恶心、呕吐：头痛常伴恶心与呕吐，多为喷射性、反复性。系因脑膜刺激或颅内压增高引起，多于发病 6～12h 后出现。

3) 脑膜刺激征：是血液刺激脑膜所致。通常于起病后数小时后出现，持续 3～4 周。以颈项强直最常见，克尼格（Kernig）征、布鲁津斯基（Brudzinski）征均可阳性。而老年、衰弱患者或小量出血者，可无明显脑膜刺激征。

4) 眼部症状：约 20% 患者眼底可见玻璃体下片状出血，发病 1h 内即可出现，是急性颅内压增高和眼静脉回流受阻所致，对诊断具有提示作用。此外，眼球活动障碍也可提示动脉瘤所在的位置。

5) 精神症状：约 25% 的患者可出现精神症状，如定向障碍、欣快、谵妄和幻觉等，常于起病后 2～3 周内自行恢复。

6) 其他症状：5%～10% 的患者发病短时间内出现全身性或部分性癫痫发作，可作为 SAH 的首发症状。部分患者还可出现消化道出血、急性肺水肿、脑心综合征等。

(3) 危险分层：为评估病情、确定治疗方法和判断预后，临床多采用 Hunt 和 Hess 分级标准结合 Glasgow 昏迷量表（Glasgow coma scale，GCS）评分法（表 18-2）。对 Ⅰ、Ⅱ 级或轻度 Ⅲ 级患者行手术能改善临床转归，应尽早进行造影以明确病因和进行手术治疗。Ⅳ 级或 Ⅴ 级提示出血严重，手术危险较大，需由神经外科治疗。

表 18-2 蛛网膜下腔出血的 Hunt 和 Hess 分级标准、GCS 评分

| 分级 | Hunt 和 Hess 分级标准 | GCS 评分 |
| --- | --- | --- |
| Ⅰ 级 | 无症状或轻微头痛 | 15 |
| Ⅱ 级 | 中-重度头痛、脑膜刺激征、脑神经麻痹 | 13～14 |
| Ⅲ 级 | 嗜睡、意识混沌、轻度局灶性神经体征 | 13～14 |
| Ⅳ 级 | 昏迷、中或重度偏瘫、有早期去大脑强直或自主神经功能紊乱 | 7～12 |
| Ⅴ 级 | 昏迷、去大脑强直、濒死状态 | 3～6 |

(4) 辅助检查

1) CT 检查：疑诊 SAH 首选 CT，可辅助判断出血部位，明确血肿大小，动态 CT 检查有助于了解出血情况，有无再出血、继发脑梗死、脑积水及其程度。

2) 头颅 MRI 检查：当 SAH 发病后数天 CT 检查的敏感性降低时，MRI 可发挥较大作用。在动静脉畸形引起的脑内血肿已经吸收后，MRI 检查可以提示动静脉畸形存在。对确诊 SAH 而 DSA 阴性的患者，MRI 用来检查其他引起 SAH 的原因。

3) 脑数字减影血管造影（DSA）：仍是确诊颅内动脉瘤金标准。可以明确动脉瘤的位置、数目、形态、大小，瘤周正常穿支血管走行及有无血管痉挛，为手术方案提供依据。造影时机一般选择 SAH 头 3 天或 3～4 周后，以避开脑血管痉挛和再出血高峰期。

4) CT 血管成像（CTA）和 MR 血管成像（MRA）：主要用于有动脉瘤家族史或破裂先兆者的筛查、动脉瘤患者的随访，以及 DSA 不能进行及时检查时的替代治疗。CTA 检查方便快捷、创伤较小，尤为适用于危重患者，已逐步替代 DSA 成为诊断有无动脉瘤的首选方法。MRA 检查

在急诊应用受许多因素限制,空间分辨率较差,不能清晰显示动脉瘤颈和载瘤静脉。

5）腰椎穿刺：怀疑 SAH 且 CT 检查阴性,可行腰椎穿刺检查,脑脊液多呈粉红色或血色。但在 SAH 伴有颅内压增高时可能诱发脑疝,通常 CT 检查已明确诊断者,腰椎穿刺不作为临床常规检查。

**4. 急救治疗原则**　怀疑 SAH 之后,应尽早行脑血管造影或 CT 检查,一旦证实为颅内动脉瘤破裂,尽快准备实施开颅夹闭手术或血管介入栓塞治疗。其治疗原则为控制继续出血和防止再出血,解除血管痉挛,去除病因,防止并发症。

**5. 急救护理措施**

(1) 紧急处理

1）绝对卧床休息：抬高床头 15°～30°,避免或尽量减少搬动患者,减少不良的声、光刺激。

2）保持呼吸道通畅：给予氧气吸入,维持稳定的呼吸、循环系统功能。

3）给予心电监护：密切观察生命体征、意识、瞳孔,以及头痛、恶心、呕吐等颅内压升高的症状。

4）避免用力和情绪波动：避免屏气、排便、剧烈咳嗽等导致血压和颅内压升高的因素。烦躁者遵医嘱应用镇静、镇痛药物,使用床档,必要时约束患者,保障患者安全。

5）调控血压：将血压降至 160/90 mmHg 的目标水平,直至通过血管内介入外科手术操作将动脉瘤封闭。

(2) 用药护理：遵医嘱应用降颅内压药物,如甘露醇、呋塞米等,止血药物如氨基己酸、立止血等,应用钙通道阻滞药如尼莫地平预防血管痉挛。应用尼莫地平时应注意避光,严格控制速度,严密观察血压下降、头痛、面部潮红、头晕等副作用。

(3) 并发症的急救与护理

1）再出血：再出血是 SAH 的主要急性并发症。为防止动脉瘤周围血块溶解引起再出血,护理时应注意避免用力咳嗽、打喷嚏、用力排便等不良刺激。血压升高时,遵医嘱应用降压药物,防止血压过高,导致再出血。此外,可酌情选用抗纤维蛋白溶解药物,如氨甲苯酸、氨基己酸等。也可尽早完善相关辅助检查,明确动脉瘤的位置、大小,早期行手术夹闭或介入动脉栓塞动脉瘤。

2）脑血管痉挛：脑血管痉挛严重程度与出血量相关,常表现为波动性偏瘫或失语,是死亡和致残的重要原因。应注意维持正常的血容量和血压,避免过度脱水,早期使用钙通道阻滞药,如尼莫地平,使用时应避光,严格控制速度,密切注意血压变化。

3）脑积水：急性脑积水轻者表现为嗜睡、短时记忆受损、下肢腱反射亢进等体征,严重者可引起颅内压升高,甚至脑疝。亚急性脑积水表现隐匿,出现痴呆、步态异常和尿失禁。轻度脑积水可药物治疗,应用甘露醇、呋塞米等,对于脑积水经内科治疗后仍进行性加重,伴有意识障碍者,可紧急行脑室穿刺脑脊液引流术降低颅内压、改善脑脊液循环、减少梗阻性脑积水。

(4) 其他护理措施

1）活动与休息：强调绝对卧床 4～6 周并抬高床头 15°～20°,告知患者和家属绝对卧床休息的重要性,避免搬动和过早下床活动。保持病室安静、舒适,避免不良的声、光刺激,严格限制探视、治疗和护理活动集中进行。经治疗护理 1 个月左右,患者症状好转、头部 CT 检查证实出血基本吸收或 DSA 检查没有发现颅内血管病变者,可遵医嘱逐渐抬高床头、床上坐位、下床站立和适当活动。

2）避免诱因：告知患者和家属应避免导致血压和颅内压升高,进而诱发再出血的各种危险因素,如精神紧张、情绪激动、剧烈咳嗽、用力排便、屏气等,必要时遵医嘱应用镇静药、缓泻药等药物。

3）病情监测：SAH 再出血发生率较高。颅内动脉瘤发病后 24 h 内再出血的风险最大,累计再出血率于病后 14 天为 20%～25%,1 个月时为 30%。应密切观察患者在症状、体征好转后,有无再次剧烈头痛、恶心、呕吐、意识障碍加重、原有局灶症状和体征重新出现等表现，发现异常及时报告医生处理。

4）人文关怀：告知患者和家属疾病的过程与预后，使患者和家属了解 DSA 检查的目的等相关知识。耐心向患者解释头痛发生的原因及可能持续的时间，使患者了解随着出血停止和血肿吸收，头痛会逐渐缓解。告知患者 DSA 检查可明确病因，以指导治疗，使患者消除紧张、恐惧和焦虑心理，主动配合。

5）疾病知识指导：向患者和家属介绍疾病的病因、诱因、临床表现、应进行的相关检查、病程和预后、防治原则和自我护理的方法。应告知脑血管造影的相关知识，使患者和家属了解进行 DSA 检查以明确和去除病因的重要性，积极配合。

## 附录：急诊急性脑卒中患者救治流程（图 18-1）

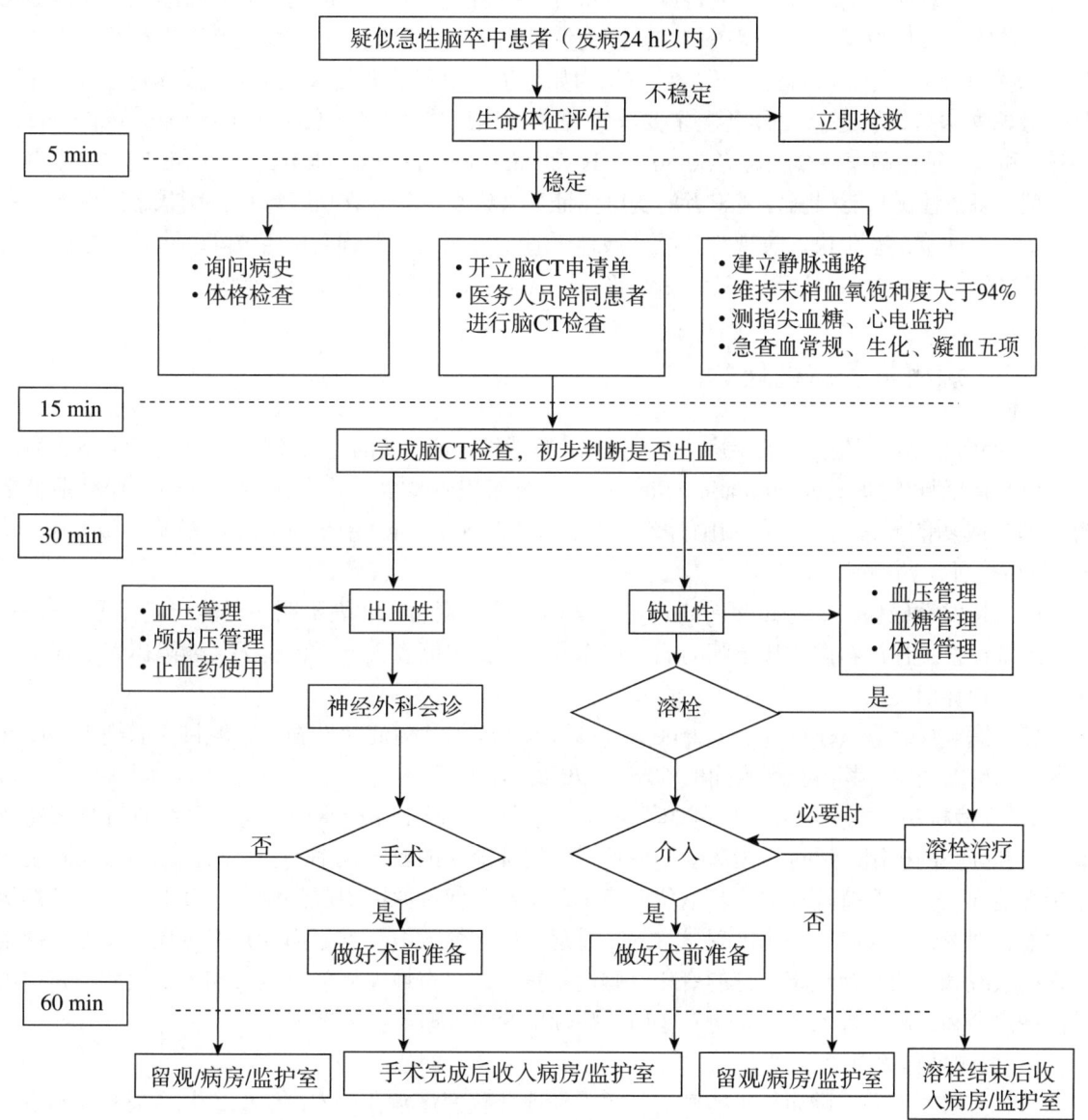

图 18-1　急诊急性脑卒中患者救治流程

（韩玉萍）

# 第二节　癫痫急性发作

## 一、概述

癫痫（epilepsy）是一组由不同病因导致的脑部神经元高度同步化异常放电的临床综合征，具有发作性、短暂性、重复性及刻板性的临床特点。临床上每次发作或每种发作的过程称为癫痫发作（epileptic seizure），一个患者可有一种或数种形式的癫痫发作。在癫痫发作中，由一组具有相似症状和体征特性所组成的特定癫痫现象称为癫痫综合征（epileptic syndrome）。

癫痫持续状态是急诊最常见的神经系统急症，起病急，发作类型复杂，若不及时抢救，可因高热、循环衰竭、电解质失衡或神经元兴奋毒性损伤致永久性脑损伤。癫痫持续状态或称癫痫状态，传统定义认为癫痫持续状态指"癫痫连续发作之间意识尚未完全恢复又频繁再发，或癫痫发作持续 30 min 以上未自行停止"。目前认为如果患者出现全面强直-阵挛性发作持续 5 min 以上即考虑癫痫持续状态。在分型上主要分为惊厥性癫痫持续状态（convulsive status epilepticus，CSE）和非惊厥性癫痫持续状态（non-convulsive status epilepticus，NCSE）。NCSE 通常临床表现不典型，多数情况只能根据昏迷患者的脑电图证据来诊断，CSE 在所有癫痫持续状态发作类型中发作急、表现重、恶化快，表现为持续的肢体强直、阵挛或全身强直-四肢阵挛运动，并伴有精神状态障碍，包括昏迷、昏睡、意识错乱等，而且可能出现局灶性神经功能缺损。

## 二、病因与发病机制

**1. 病因**　癫痫不是独立的疾病，而是一组疾病或综合征，病因复杂多样，可以分为以下 3 类。

（1）症状性癫痫（symptomatic epilepsy）：又称继发性癫痫，由各种明确的中枢神经系统结构性损伤或功能异常所致，如颅脑外伤、脑血管病、脑肿瘤、中枢神经系统感染、肝性脑病、阿-斯综合征、药物或毒物中毒等。

（2）特发性癫痫（idiopathic epilepsy）：又称原发性癫痫，病因不明，可能与遗传因素有关。神经系统检查、神经影像学甚至脑的病理形态检查往往未能发现异常，也无代谢障碍性疾病，常在儿童及青春期发病。

（3）隐源性癫痫（cryptogenic epilepsy）：临床表现提示为症状性癫痫，但目前的检查手段不能发现明确的病因。其占全部癫痫的 60%～70%。

**2. 发病机制**　癫痫的发病机制非常复杂，迄今为止尚未完全阐明。神经系统具有复杂的调节兴奋和抑制的机制，通过反馈活动，使任何一组神经元的放电频率不会过高，也不会无限制地影响其他部位，以维持神经细胞膜电位的稳定。不论是何种原因引起的癫痫，其电生理改变都是一致的，即发作时大脑神经元出现异常的、过度的同步性放电。其原因为兴奋过程的增强、抑制过程的衰减和（或）神经膜本身的变化。脑内最重要的兴奋性递质为谷氨酸和天冬氨酸，其作用是使钠离子和钙离子进入神经元，发作前，病灶中这两种递质显著增加。

**3. 影响发作的因素**

（1）年龄：特发性癫痫与年龄密切相关，如婴儿痉挛症常在 1 岁内起病，儿童失神癫痫发病高峰在 6～7 岁，肌阵挛癫痫起病在青春期前后。各年龄段癫痫的常见病因也不同，0～2 岁多为围生期损伤、先天性疾病和代谢障碍等；2～12 岁多为急性感染、特发性癫痫、围生期损伤和热性惊厥等；12～18 岁多为特发性癫痫、颅脑外伤、血管畸形和围生期损伤等；18～35 岁多为颅脑外伤、脑肿瘤和特发性癫痫等；35～65岁多为脑肿瘤、颅脑外伤、脑血管疾病和代谢障碍等；65岁以后多为脑血管疾病、脑肿瘤、阿尔茨海默病等。

(2) 遗传因素：可影响癫痫易患性，如儿童失神发作患者的兄弟姐妹在5～16岁有40%以上出现3 Hz棘慢复合波的异常脑电图，但仅1/4出现失神发作。症状性癫痫患者的近亲患病率为15‰，高于普通人群。有报告单卵双胎儿童发生失神和全面强直-阵挛的一致率很高。

(3) 睡眠：癫痫发作与睡眠-觉醒周期有密切关系，如全面强直-阵挛发作常在晨醒后发生；婴儿痉挛症多在醒后和睡前发作；伴中央颞区棘波的良性儿童癫痫多在睡眠中发作等。

(4) 内环境改变：内分泌失调、电解质紊乱和代谢异常等均可影响神经元放电阈值，导致癫痫发作。如少数患者仅在月经期或妊娠早期发作，为月经期癫痫和妊娠性癫痫；疲劳、睡眠缺乏、饥饿、便秘、饮酒、闪光、感情冲动和一过性代谢紊乱等都可导致癫痫发作。

## 三、护理评估与病情判断

**1. 护理评估**

(1) 病史：评估本次发病情况，包括发作时间、持续时间、程度、范围；了解有无诱发因素如疲劳、饮酒、情感冲动、生气等；评估患者家族史、既往史及服药中毒史；评估患者既往检查及结果、治疗及用药情况、是否规律服药；评估患者及家属对疾病、治疗和预后的认知情况及心理承受能力。

(2) 身体评估：评估生命体征，有无心率增快、血压升高、呼吸减慢或暂停等；评估意识状态及瞳孔的变化；评估患者有无牙关紧闭、尿失禁等。

**2. 临床表现** 根据发作时的临床表现和脑电图特征可以将癫痫发作分为以下临床类型。

(1) 部分发作：是癫痫发作最常见的类型。包括单纯部分性、复杂部分性、部分性继发全面性发作3类。

1) 单纯部分性发作：发作时程短，一般不超过1 min，发作起始与结束较突然，无意识障碍。可分为以下4种类型。

①部分运动性发作：表现为身体的某一局部发生不自主抽动，多见于一侧眼睑、口角、手指或足趾，也可波及一侧肢体。

②部分感觉性发作：表现为一侧肢体麻木感和针刺感，多发生于口角、手指、足趾等部位；特殊感觉性发作可表现为视觉性（如闪光和黑矇）、听觉性、嗅觉性和味觉性发作；眩晕性发作表现为坠落感、飘动感或水平/垂直运动感等。

③自主神经性发作：出现全身潮红、多汗、呕吐、腹痛、面色苍白、瞳孔散大等，易扩散而出现意识障碍，成为复杂部分性发作的一部分。

④精神性发作：表现为各种类型的记忆障碍（如似曾相识、强迫思维等）、情感障碍（无名恐惧、忧郁、愤怒等）、错觉（视物变形、声音变强或变弱）、复杂幻觉等。

2) 复杂部分性发作：占成人癫痫发作的50%以上。有意识障碍，发作时对外界刺激无反应，以精神症状及自动症为特征，也称为精神运动性发作。病灶多在颞叶，又称颞叶癫痫，也可出现在额叶、嗅皮质等部位。①仅表现为意识障碍：多为意识模糊，意识丧失少见。②表现为意识障碍和自动症：自动症是指在癫痫发作过程中或发作后意识模糊状态下出现的具有一定协调性和适应性的无意识活动。自动症均在意识障碍的基础上发生，表现为反复咀嚼、舐唇、流涎或反复搓手、不断穿衣、解衣扣，也可表现为游走、奔跑、乘车、上船，还可出现自言自语、唱歌或机械重复原来的动作。③表现为意识障碍和运动症状：发作开始即出现意识障碍和各种运动症状，特别是在睡眠中发生。运动症状可为局灶性或不对称强直、阵挛和变异性肌张力动作、各种特殊姿势（如击剑样动作）等。

3）部分性发作继发全面性发作：单纯部分性发作可发展为复杂部分性发作，单纯或复杂部分性发作均可泛化为全面强直-阵挛性发作。

（2）全面性发作：最初的症状学和脑电图提示发作起源于双侧脑部，多在发作初期就有意识丧失。

1）全面强直-阵挛性发作：意识丧失、双侧强直后出现阵挛为此类型的主要临床特征。发作前可有瞬间疲乏、麻木、恐惧或无意识动作等先兆表现。早期出现意识丧失、跌倒在地，其后的发作过程分为三期：①强直期：表现为全身骨骼肌持续收缩，眼球上翻或凝视；咀嚼肌收缩，出现张口，随后突然闭合，可咬伤舌尖；呼吸停止；颈和躯干先屈曲，后反张，上肢由上举后旋转为内收前旋，下肢先屈曲后猛烈伸直。常持续 10~20 s 转入阵挛期。②阵挛期：肌肉收缩和松弛交替出现，由肢端延及全身。阵挛频率逐渐减慢，松弛期逐渐延长，在一次剧烈阵挛后发作停止，进入发作后期。此期持续 30~60 s。以上两期均可发生舌咬伤，并伴呼吸停止、心率增快、血压升高、唾液和支气管分泌物增多、瞳孔扩大及对光反射消失等。③发作后期：此期尚有短暂阵挛，以面肌和咬肌为主，造成牙关紧闭。本期全身肌肉松弛，可发生二便失禁。呼吸首先恢复，心率、血压和瞳孔渐至正常，意识逐渐清醒。从发作开始至意识恢复历时 5~10 min。清醒后患者常感头痛、头晕和疲乏无力，对抽搐过程不能回忆。部分患者有意识模糊，如强行约束患者，可能发生自伤或伤人。

2）失神发作：分典型和不典型失神发作，临床表现、脑电图背景活动及发作期改变、预后等均有较大差异。①典型失神发作：儿童期起病，青春期前停止发作。特征是表现为短暂的（5~10 s）意识丧失，停止正在进行的活动，呼之不应，两眼凝视不动，可伴咀嚼、吞咽等简单的不自主动作，或伴失张力如手中持物坠落等。清醒后无明显不适，继续原来的活动，对发作无记忆。每天发作数次至数百次不等。②非典型失神发作：起始和终止均较典型失神发作缓慢，除意识丧失外，常伴肌张力降低，偶有肌阵挛。多见于有弥漫性脑损害，预后较差。

3）强直性发作：多见于弥漫性脑损害，睡眠中发作较多。表现为与全面强直-阵挛性发作中强直期相似的全身骨骼肌强直性收缩，常伴有自主神经症状如面色苍白或潮红、瞳孔散大等，发作时处于站立位者可突然倒地。发作持续数秒至数十秒。

4）阵挛性发作：几乎都发生于婴幼儿。特征为重复阵挛性抽动伴意识丧失，之前无强直期，持续 1 min 至数分钟。

5）肌阵挛发作：表现为快速、短暂、触电样肌肉收缩，可遍及全身或限于某个肌群、某个肢体，常成簇发生，声、光刺激可诱发。可见于任何年龄，常见于预后较好的特发性癫痫患者。

6）失张力发作：是姿势性张力丧失所致。部分或全身肌肉张力突然降低导致垂颈、张口、肢体下垂和跌倒。持续数秒至 1 min。

对于癫痫持续状态的临床表现，可以分为以下几类。

（1）全面性惊厥性癫痫持续状态：包括全面强直-阵挛性发作（癫痫大发作）持续状态、强直性癫痫持续状态、阵挛性癫痫持续状态和肌阵挛癫痫持续状态。其中最主要、最常见的为全面强直-阵挛性癫痫持续状态，致残率与致死率均较高。临床表现为反复的全面强直-阵挛性发作，两次发作间期意识不清，或一次发作持续 5 min 以上。发作时全身抽搐、呼吸停止，可造成脑缺氧、充血、水肿，重者呈去大脑皮质状态、痴呆状态，甚至形成脑疝而导致死亡。

（2）全面性非惊厥性癫痫持续状态：主要有失神发作或称小发作，表现为持续性的不同程度的意识障碍，多见于儿童。轻者意识障碍呈轻度意识混浊、嗜睡，较重者呈混浊或昏睡状态。

（3）简单部分性癫痫持续状态：主要有简单部分性运动性癫痫持续状态，表现为身体的一部分持续不停地抽搐，达数小时或数天，但无意识障碍。可发展为继发性全身性癫痫。

（4）复杂部分性癫痫持续状态：表现为长时间的精神错乱状态或仅有模糊记忆，有时可紧跟在一次全面强直-阵挛性发作之后出现，易误诊为全面强直-阵挛性发作后状态。

**3. 辅助检查**

（1）脑电图（EEG）：是诊断癫痫最重要的辅助检查方法。EEG 对发作性症状有很大的价值，有助于明确癫痫的诊断及分型和确定特殊综合征。

（2）神经影像学检查：包括 CT 和 MRI，可确定脑结构异常或病变，有时可做出病因诊断，如颅内肿瘤、灰质异位等。

## 四、急救治疗原则

癫痫的治疗原则：目前仍以药物治疗为主，控制发作或最大限度地减少发作次数；长期治疗无明显不良反应；使患者保持或恢复其原有的生理、心理和社会功能状态。有明确病因的首先进行病因治疗，如手术切除肿瘤，药物治疗感染，纠正低血糖、低血钙等。发作时，立即让患者就地平卧；保持呼吸道通畅，吸氧；防止外伤及其他并发症；应用地西泮或苯妥英钠预防再次发作。发作间期，规律服用抗癫痫药物。

癫痫持续状态的治疗原则：保持稳定的生命体征和进行心肺功能支持；终止癫痫发作，减少癫痫发作对脑部神经元的损害，寻找并尽可能根除病因及诱因；处理并发症，控制发作，是治疗的关键，给予对症支持治疗。

## 五、急救护理措施

**1. 紧急处理**

（1）立即将患者置于平卧位，解开领扣，头偏向一侧，以利于口腔分泌物流出，防止误吸；用纱布包裹压舌板置入患者上下臼齿之间，有义齿者及时取出，牙关紧闭者放置牙垫，防止舌咬伤。

（2）保持呼吸道通畅，给予鼻导管或面罩吸氧，必要时做气管切开的准备。

（3）建立静脉通道，使用强效抗癫痫药物终止发作，遵医嘱给予药物治疗；立即查血糖、电解质、肝肾功能、抗癫痫药物浓度以及做药物毒性分析。密切监测生命体征，观察病情变化。

（4）保证患者安全，放置床档，以防坠床；同时避免强力按压和制动，以防关节脱臼及骨折。

**2. 安全护理**

（1）发作期护理：告知患者有前驱症状时立即平卧，采取保护措施，避免出现意外受伤；活动状态发作，陪伴者应立即将患者缓慢置于平卧位，防止外伤，切忌用力按压抽搐的肢体，以防骨折和脱臼；用棉垫或软垫对跌倒容易擦伤的关节加以保护；癫痫持续状态、极度烦躁或发作停止后意识恢复过程中有短时躁动的患者，应由专人守护，加保护性床档，必要时用约束带适当予以保护性约束。

（2）发作间期护理：发作间期患者可以下床活动。给患者创造安全、安静的休养环境，无不良刺激，使患者保持心情平静；床两侧均安装带保护套的床档；床旁桌上不放置热水瓶、玻璃杯等危险物品。对于有癫痫发作史并有外伤史的患者，在病室内显著位置放置"谨防跌倒、小心舌咬伤"的警示牌，随时提醒患者、家属及医护人员预防意外发生。

**3. 用药护理** 向患者和家属强调遵医嘱长期甚至终生用药的重要性，告知其少服或漏服药物可导致癫痫发作、成为难治性癫痫或发生癫痫持续状态的危险性。向患者和家属介绍用药的原则、所用药物的常见不良反应和注意事项。用药期间监测血药浓度，行血、尿常规和肝、肾功能检查并定期复查相关项目，以及时发现肝损伤、神经系统损害等严重不良反应。勿自行减量、停药和更换药物。注意观察应用地西泮等药物时有无呼吸抑制、血压降低及呼吸道分泌物增加等不良反应。

**4. 病情观察** 严密观察生命体征、神志及瞳孔变化；观察发作类型，发作过程中有无心率加快、血压升高、呼吸减慢或暂停、瞳孔散大、牙关紧闭及二便失禁等表现；观察并记录发作频率、持续时间及意识恢复时间，在意识恢复过程中，有无自动症、头痛、疲乏及行为异常等表现。

**5. 饮食护理** 选择高热量、高蛋白和富含维生素、纤维素的食物，以清淡、易消化为主。少食辛辣食物，避免过饱，戒烟酒。对频繁发作不能进食或昏迷者，可给予鼻饲营养液。

**6. 并发症的急救与护理**

（1）脑水肿：癫痫持续状态常伴有感染发热或中枢性发热，使机体基础代谢率增高，脑组织耗氧量增加以致脑水肿加重。可用20%甘露醇125～250 ml快速静脉滴注，需密切观察患者的意识状况、生命体征及瞳孔变化。

（2）电解质紊乱：钠离子缺乏或分布异常对癫痫持续状态的影响最为明显。为避免加重稀释性低钠血症的存在，不提倡用大量的低渗液体，碳酸氢钠仅用于酸中毒患者。

（3）酸中毒：癫痫持续状态中由于肌肉持续性收缩和呼吸停止，脑部糖代谢由有氧代谢变成无氧酵解，引起乳酸堆积，导致酸中毒的产生。随着癫痫发作的停止，癫痫患者的酸中毒可自行缓解，所以，除重症患者需用碳酸氢钠外，不宜过早使用碱液。

（韩玉萍）

## 第三节 重症肌无力

### 一、概述

重症肌无力（myasthenia gravis，MG）是由自身抗体介导的获得性神经-肌肉接头（neuromuscular junction，NMJ）传递障碍的自身免疫性疾病。最常见的致病性抗体是乙酰胆碱受体（acetylcholine receptor，AChR）抗体；此外，针对突触后膜其他组分，包括肌肉特异性受体酪氨酸激酶（muscle-specific receptor tyrosine kinase，MuSK）、低密度脂蛋白受体相关蛋白4（low-density lipoprotein receptor-related protein 4，LRP4）及兰尼碱受体（RyR）等抗体陆续被发现参与MG发病，这些抗体可干扰AChR聚集、影响AChR功能及NMJ信号传递。目前，MG的治疗仍以胆碱酯酶抑制剂、糖皮质激素、免疫抑制剂、静脉注射免疫球蛋白（intravenous immunoglobulin，IVIg）、血浆置换（plasma exchange，PE）以及胸腺切除为主。MG全球患病率为（150～250）/100万，预估年发病率为（4～10）/100万。我国MG发病率约为0.68/10万，女性发病率略高；住院死亡率为14.69‰，主要死亡原因包括呼吸衰竭、肺部感染等。各个年龄阶段均可发病，30岁和50岁左右呈现发病双峰，中国儿童及青少年MG（juvenile myasthenia gravis，JMG）患病率高达50%，构成第三个发病高峰；JMG以眼肌型为主，很少向全身型转化。最新流行病学调查显示，我国70～74岁年龄组为高发人群。

### 二、病因与机制

重症肌无力的发生是宿主遗传易感性、病毒感染等环境因素影响及胸腺异常相关自身免疫反应之间复杂相互作用的结果。MG的发病与骨骼肌神经-肌肉接头相关结构的病变有关，后者由接头前膜、接头后膜以及接头间隙构成。正常情况下，骨骼肌神经-肌肉接头通过神经递质乙酰胆碱介导完成兴奋的传递；而当机体免疫系统功能出现异常，影响到神经-肌肉接头的正常结构和功能时，则会导致 MG 的发生。

自身抗体的产生是引发 MG 的主要机制，其中大于 80% 的病例是由接头后膜上的乙酰胆碱受体抗体所引起，而在乙酰胆碱受体抗体阴性的部分病例中，则可见针对肌肉特异性受体酪氨酸激酶（MuSK）及低密度脂蛋白受体相关蛋白4（LRP4）等的自身抗体。除体液免疫外，胸腺的损伤、补体途径的作用以及某些细胞因子和其他分子的作用也参与到 MG 的发病机制中。

##  三、护理评估与病情判断

**1. 护理评估**

（1）病史：评估患者起病情况如起病年龄、起病形式、首发症状、肢体活动；既往病史和用药情况，服用药物剂量、频率、时间及效果；已接受过的诊断性检查及结果、治疗、护理措施及其效果。

（2）身体评估：监测患者的生命体征和血氧饱和度，观察患者呼吸、心率、呼吸音变化，注意有无呼吸困难、咳嗽、咳痰、胸闷等症状；观察神经系统症状、肌无力表现，症状是否晨轻暮重（眼睑下垂、复视、斜视、咀嚼困难、构音障碍、吞咽困难、饮水呛咳、肢体无力）等。

**2. 诱因** 多数起病隐匿，呈进展性或缓解与复发交替性发展。感染、精神创伤、过度疲劳、妊娠、分娩等因素可使病情加重，甚至诱发 MG 危象。

**3. 临床表现** ①全身骨骼肌均可受累，以脑神经支配的肌肉更易受累。常从一侧肌群开始，范围逐步扩大。首发症状常为眼外肌麻痹，包括上睑下垂、斜视和复视、眼球活动受限甚至固定，但瞳孔不受影响。面部和口咽肌肉受累时出现表情淡漠、连续咀嚼无力、饮水呛咳和构音障碍。四肢肌受累以近端无力为主，表现为抬臂、上楼梯困难，腱反射不受影响，感觉功能正常。②骨骼肌极易疲劳，多数表现为肌肉持续收缩后出现肌无力甚至瘫痪，休息后症状减轻或缓解；晨起肌力正常或肌无力症状较轻，下午或傍晚肌无力明显加重，称为"晨轻暮重"现象。③重症肌无力危象，累及呼吸肌时出现咳嗽无力和呼吸困难，是本病死亡的主要原因。口咽肌和呼吸肌无力者易发生危象，可由感染、手术、精神紧张、全身疾病等所诱发，心肌偶可受累，可引起突然死亡。

**4. 临床分型** 采用美国重症肌无力基金会（MGFA）临床分型（表18-3），旨在评估疾病严重程度，指导治疗及评估预后。疾病严重程度可根据定量 MG 评分（QMGS）评估（表18-4）。

表 18-3 MGFA 临床分型

| 分型 | 临床表现 |
| --- | --- |
| Ⅰ型 | 眼肌无力，可伴闭眼无力，其他肌群肌力正常 |
| Ⅱ型 | 除眼肌外的其他肌群轻度无力，可伴眼肌无力 |
| Ⅱa 型 | 主要累及四肢肌和（或）躯干肌，可有较轻的咽喉肌受累 |
| Ⅱb 型 | 主要累及咽喉肌和（或）呼吸肌，可有轻度或相同的四肢肌和（或）躯干肌受累 |
| Ⅲ型 | 除眼肌外的其他肌群中度无力，可伴有任何程度的眼肌无力 |
| Ⅲa 型 | 主要累及四肢肌和（或）躯干肌，可有较轻的咽喉肌受累 |
| Ⅲb 型 | 主要累及咽喉肌和（或）呼吸肌，可有轻度或相同的四肢肌和（或）躯干肌受累 |
| Ⅳ型 | 除眼肌外的其他肌群重度无力，可伴有任何程度的眼肌无力 |
| Ⅳa 型 | 主要累及四肢肌或（和）躯干肌受累，可有较轻的咽喉肌受累 |
| Ⅳb 型 | 主要累及咽喉肌或（和）呼吸肌，可有轻度或相同的四肢肌或（和）躯干肌受累 |
| Ⅴ型 | 气管插管，伴或不伴机械通气（除外术后常规使用）；仅鼻饲而不进行气管插管的病例为Ⅳb型 |

表 18-4 QMGS 项目及评分标准

| 检查项目 | 评分标准 | | | |
|---|---|---|---|---|
| | 正常 0 分 | 轻度 1 分 | 中度 2 分 | 重度 3 分 |
| 左右侧视出现复视时间（s） | ≥61 | 11~60 | 1~10 | 自发 |
| 上视出现眼睑下垂时间（s） | ≥61 | 11~60 | 1~10 | 自发 |
| 眼睑闭合 | 正常 | 闭合时可抵抗部分阻力 | 闭合时不能抵抗阻力 | 不能闭合 |
| 吞咽 100 ml 水 | 正常 | 轻度呛咳 | 严重呛咳或鼻腔反流 | 不能完成 |
| 数数 1~50（观察构音障碍） | 无构音障碍 | 30~49 | 10~29 | 0~9 |
| 坐位右上肢抬起 90° 时间（s） | 240 | 90~239 | 10~89 | 0~9 |
| 坐位左上肢抬起 90° 时间（s） | 240 | 90~239 | 10~89 | 0~9 |
| 肺活量占预计值（%） | ≥80 | 65~79 | 50~64 | <50 |
| 右手握力（kg） | | | | |
| 　男 | ≥45 | 15~44 | 5~14 | 0~4 |
| 　女 | ≥30 | 10~29 | 5~9 | 0~4 |
| 左手握力（kg） | | | | |
| 　男 | ≥35 | 15~34 | 5~14 | 0~4 |
| 　女 | ≥25 | 10~24 | 5~9 | 0~4 |
| 平卧位抬头 45° 时间（s） | 120 | 30~119 | 1~29 | 0 |
| 平卧位右下肢抬起 45° 时间（s） | 100 | 31~99 | 1~30 | 0 |
| 平卧位左下肢抬起 45° 时间（s） | 100 | 31~99 | 1~30 | 0 |

注：总分 0~39 分；
病情评估：得分越高，提示病情越重。

**5. 辅助检查**

（1）药理学检查：甲基硫酸新斯的明试验，成人肌内注射 1.0~1.5 mg，同时予以阿托品 0.5 mg 肌内注射，以消除其 M 胆碱样不良反应；儿童可按体重 0.02~0.04 mg/kg，最大用药剂量不超 1.0 mg。注射前可参照 MG 临床绝对评分标准，选取肌无力症状最明显的肌群，记录 1 次肌力，注射后每 10 min 记录 1 次，持续记录 60 min。以改善最显著时的单项绝对分数，按照下列公式计算相对评分作为试验结果判定值。相对评分 =（试验前该项记录评分 - 注射后每次记录评分）/ 试验前该项记录评分 ×100%。相对评分 ≤25% 为阴性，25%~60% 为可疑阳性，≥60% 为阳性。

（2）电生理检查：重复神经刺激（repetitive nerve stimulation，RNS）是采用低频（2~3 Hz）重复电刺激神经干，在相应肌肉记录复合肌肉动作电位。常规检测的神经包括面神经、副神经、腋神经和尺神经。持续时间为 3 s，结果以第 4 或第 5 波与第 1 波的波幅比值进行判断，波幅衰减 10% 以上为阳性，称为波幅递减。服用胆碱酯酶抑制剂的患者需停药 12~18 h 后进行检查，但需充分考虑病情。单纤维肌电图并非常规的检测手段，敏感性高。单纤维肌电图不受胆碱酯酶抑制剂影响，主要用于眼肌型 MG（oMG）或临床怀疑 MG 但 RNS 未见异常的患者。

（3）血清抗体检查

1）抗 AChR 抗体：50%~60% 的 oMG、85%~90% 的全身型重症肌无力（gMG）血清中可检测到 AChR 抗体。需注意的是，AChR 抗体检测结果为阴性时不能排除 MG 诊断。放射免疫沉淀法是 AChR 抗体的标准检测方法，可进行定量检测。

2）抗 MuSK 抗体：在 10%～20% 的 AChR 抗体阴性 MG 患者血清中可检测到 MuSK 抗体。

3）抗 LRP4 抗体：在 7%～33% 的 AChR、MuSK 抗体阴性 MG 患者中可检测出 LRP4 抗体。

4）抗横纹肌抗体：包括抗 Titin 和 RyR 抗体。

（4）胸腺影像学检查：CT 为常规检查胸腺方法；MRI 有助于区分一些微小胸腺瘤和以软组织包块为表现的胸腺增生，必要时可行 CT 增强；PET-CT 有助于区别胸腺癌和胸腺瘤。

（5）合并其他自身免疫性疾病的检测：MG 患者可合并其他自身免疫病，如自身免疫性甲状腺疾病，最常见的是格雷夫斯（Graves）病，其次为桥本甲状腺炎。MG 患者可常规筛查甲状腺功能、甲状腺自身抗体及甲状腺超声等。

## 四、急救治疗原则

**1. 药物治疗** ①胆碱酯酶抑制剂症状性治疗：最常用的是溴吡斯的明，其是治疗所有类型 MG 的一线药物，可缓解、改善绝大部分 MG 患者的临床症状。②免疫抑制治疗：包括糖皮质激素和其他口服非激素类免疫抑制剂，如硫唑嘌呤、他克莫司、吗替麦考酚酯、环孢素、甲氨蝶呤及环磷酰胺。非激素类免疫抑制剂在糖皮质激素减量以及预防 MG 复发中发挥重要作用。③靶向生物制剂：目前临床上用于 MG 治疗的靶向生物制剂包括依库珠单抗和利妥昔单抗。

**2. 胸腺切除** 胸腺切除方式包括经典的经胸骨正中胸腺切除以及近年来广泛应用的微创手术切除胸腺，如电视辅助胸腔镜及"达芬奇"系统机器人。微创手术已成为胸腺切除的主流术式，与开胸手术相比，微创手术创伤小，住院时间短，止痛药物使用少，创口外观处理效果更美观。

**3. 血浆置换** 适用于肌无力危象和难治性 MG。应用正常人血浆或血浆代用品置换患者的血浆，以去除其血液中的 AChR 抗体。该治疗起效快，近期疗效好，但不持久，疗效维持 1 周～2 个月。血浆置换量每次 2000 ml，1～2 次/周，连用 3～8 次。

**4. 免疫球蛋白** 大剂量注射外源性 IgG，0.4 g/(kg·d)，静滴，5 天为 1 个疗程，作为辅助治疗可缓解病情。

**5. 重症肌无力危象的处理** 危象可分为 3 种类型：肌无力危象、胆碱能危象、反拗性危象。危象是重症肌无力患者最危急的状态，不论何种危象，均应保持呼吸道通畅，一旦发生呼吸肌麻痹，立即行气管切开，应用人工呼吸机辅助呼吸，并依危象的不同类型采取相应处理方法。

## 五、急救护理措施

**1. 紧急处理**

（1）抬高床头，给予吸氧，鼓励患者咳嗽和深呼吸，清除口鼻分泌物。一旦确诊为危象前状态或肌无力危象，应积极给予快速起效治疗如静脉注射免疫球蛋白或血浆置换，同时评估其呼吸功能，监测动脉血气，并进一步判断肌无力危象的类型。出现呼吸衰竭（Ⅰ型或Ⅱ型），应及时气管插管，正压通气。筛查危象诱因，如是否由感染、手术或使用加重肌无力的药物所致，并积极采取相应控制措施（如控制感染、停用加重病情的药物等）。

1）肌无力危象：为疾病严重发展的表现，可酌情增加胆碱酯酶抑制剂剂量，直到安全剂量范围内（全天量小于 480 mg）肌无力症状改善满意为止，不主张静脉给予胆碱酯酶抑制剂，可增加呼吸道分泌物，导致气道管理困难。

2）胆碱能危象：系抗胆碱酯酶药物过量引起的呼吸困难，应停用胆碱酯酶抑制剂，酌情使用阿托品，一般 5～7 日后再次使用，从小剂量开始逐渐加量，目前胆碱能危象已很少见。

3）反拗性危象：系服用抗胆碱酯酶药物期间，因感染、手术、分娩等致患者药物治疗无效，而出现呼吸困难。应停用胆碱酯酶抑制剂，经过一段时间后若对抗胆碱酯酶药物敏感，可重新调整剂量，也可改用其他治疗方法。

（2）持续生命体征和血氧饱和度监测、建立静脉通道。

（3）病情监测：密切观察病情，注意呼吸频率与节律改变，观察有无呼吸困难加重、咳嗽无力、腹痛、瞳孔变化、出汗、唾液或咽喉分泌物增多等现象；监测血气分析各项指标。观察患者有无恐惧、焦虑等情绪状态。

（4）遵医嘱给药，尽快解除危象。

**2. 用药护理**　本病需长期服药治疗，告知患者常用药物的服用方法、不良反应与服药注意事项，避免因服药不当而诱发肌无力危象和胆碱能危象。

（1）抗胆碱酯酶药物：是治疗 MG 的基本药物，最常用的为溴吡斯的明。一般成年人服用溴吡斯的明的首次剂量为 60 mg（儿童根据具体年龄使用），餐前 30～40 min 口服，3～4 次/日，全天最大剂量不超过 480 mg。根据 MG 患者对溴吡斯的明的敏感程度进行溴吡斯的明剂量的个体化应用，达到治疗目标时可逐渐减量或停药。溴吡斯的明的副作用包括恶心、流涎、腹痛、腹泻、心动过缓及出汗增多等。妊娠期使用溴吡斯的明是安全有效的。若发生毒蕈碱样反应如呕吐、腹痛等，可用阿托品 0.5 mg 拮抗。

（2）糖皮质激素：目前仍是治疗 MG 的一线药物，可通过抑制免疫系统而起作用。使用糖皮质激素期间必须严密观察病情变化，40%～50% 的患者在服药 2～3 周内症状一过性加重并有可能诱发肌无力危象。长期服药者，要注意有向心性肥胖、血压升高、血糖升高、消化道出血、骨质疏松、股骨头坏死等并发症。必要时服用抑酸剂，以保护胃黏膜。

（3）非激素类免疫抑制剂：使用硫唑嘌呤或环孢素时，应随时检查血常规，并注意肝、肾功能的变化，一旦发现外周血白细胞计数低于 $4\times10^9$/L，应停用上述药物。

（4）静脉注射免疫球蛋白（IVIg）：外源性 IgG 可以干扰 AChR 抗体与 AChR 的结合，从而保护 AChR 不被抗体阻断。IVIg 0.4 g/(kg·d) 静脉滴注，3～5 日为 1 个疗程，作为辅助治疗缓解病情。

**3. 气道管理**　胸闷、气促患者给予吸氧，监测血氧饱和度，定期复查动脉血气分析。咳嗽无力者给予翻身叩背，指导患者进行腹式呼吸及缩唇式呼吸，必要时给予吸痰。机械通气的患者需加强气道护理，定时翻身、拍背、吸痰及雾化，积极控制肺部感染，逐步调整呼吸机模式，尽早脱离呼吸机。

**4. 生活护理**　指导患者充分休息，活动宜选择清晨、休息后或肌无力症状较轻时进行，并应自我调节活动量，以不感到疲劳为原则。评估患者日常生活活动能力，症状明显时，协助患者进行洗漱、进食、穿衣、处理个人卫生等生活活动；鼓励患者做力所能及的事情，尽量生活自理。

**5. 饮食护理**　应给予高蛋白，高热量，高维生素，富含钾、钙的饮食。避免摄入干硬、粗糙食物；进餐时尽量取坐位；进餐前充分休息或在服药后 15～30 min 产生药效时进餐。咀嚼无力或吞咽困难者，以软食、半流食、糊状物或流食为宜，反呛明显时给予鼻饲，以免发生窒息和误吸。

**6. 健康教育**　帮助患者认识疾病，指导建立健康的生活方式，规律生活，保证充分休息和睡眠，避免精神创伤、外伤，保持情绪稳定，勿受凉感冒。告知患者良好的心理状态和情绪对疾病治疗的重要性，主动关心患者，及时了解患者的心理状况，耐心倾听患者的感受，鼓励其保持乐观的生活态度。育龄女性应避孕。指导患者正确遵医嘱服用药物，避免因药物不足或过量导致危象发生或加重病情。定期门诊复查，症状加重时及时就诊。

（韩玉萍）

# 第十九章 血液系统急症

## 第一节 严重急性贫血

### 一、概述

贫血是指外周血在单位体积中的血红蛋白（Hb）浓度、红细胞计数和（或）血细胞比容低于正常值的低限，以血红蛋白浓度最重要。成年男性 Hb < 130 g/L、成年女性 Hb < 120 g/L、妊娠女性 < 110 g/L 则诊断为贫血。贫血不是一种独立的疾病，各系统疾病均可引起不同程度的贫血。

### 二、病因与机制

基于不同的临床特点，贫血有不同的分类，病因与发病机制也各不相同。按贫血进展速度分急、慢性贫血；按红细胞形态分大细胞性贫血、正常细胞性贫血和小细胞低色素性贫血；按 Hb 浓度分轻度、中度、重度和极重度贫血；按骨髓红系增生情况分增生不良性贫血（如再生障碍性贫血）和增生性贫血（除再生障碍性贫血以外的贫血）等。急性贫血以失血性贫血最常见，按失血病因分为出凝血性疾病（如特发性血小板减少性紫癜、血友病、严重肝病）和非出凝血性疾病（如外伤、肿瘤、结核、消化性溃疡等）。

### 三、护理评估与病情判断

1. 护理评估

（1）病史：评估与急性失血相关的病因、诱因或促成因素，如年龄、有无饮食结构不合理、有无特殊药物使用或理化物质接触史等；主要症状与体征，如头晕、头痛、脸色苍白、心悸、气促、呼吸困难，有无神经精神症状、出血与感染的表现、尿量与尿液颜色的改变等。有关检查结果（尤其是血象及骨髓检查）、治疗用药及其疗效等；评估既往病史、家族史和个人史，有助于贫血原因的判断。

（2）身体评估：重点评估与贫血严重程度相关的体征，如皮肤黏膜的苍白程度、心率与心律的变化、有无杂音及心力衰竭的表现等；注意有无各类型贫血的特殊体征和原发病的体征，如溶血性贫血的黄疸、再生障碍性贫血的出血与感染，肝、脾、淋巴结肿大等。

**2. 临床表现** 贫血是由不同疾病所致的症状，临床表现主要包括两方面：一是原发病的表现；二是贫血本身对机体各系统的影响。贫血的临床表现与贫血的病因、贫血程度、贫血的发生发展速度、个体代偿能力及对缺氧的耐受性有关。尽管贫血的病因与发病机制不同，但有共同的临床表现，主要表现在以下几个方面。

（1）皮肤黏膜苍白：是贫血的外在表现，是最突出的体征，也是患者就诊的主要原因。其机制主要是贫血通过神经体液调节引起有效循环血容量重新分布，为保障重要脏器（如脑、肾、肝、肺等）供血，相对次要脏器（如皮肤、黏膜）则供血减少。睑结膜、口唇与口腔黏膜、舌质、甲床及手掌等部位皮肤黏膜较为可靠。

（2）神经系统：头痛、眩晕、萎靡、晕厥、失眠、多梦、耳鸣、视物模糊、记忆力减退、注意力不集中是贫血常见的症状。急性贫血时，由于脑组织不能耐受缺氧和（或）低血容量，特别是当呼吸、心搏增加不能完全代偿时，头痛、眩晕、萎靡、晕厥多见。

（3）循环系统：急性失血性贫血时循环系统的主要表现是对低血容量的反应，如外周血管的收缩、心率加快、心悸等。非失血性贫血由于血容量不低，故循环系统的主要表现是心脏对组织缺氧的反应；轻度贫血时，安静状态下可无明显表现，仅活动后有心悸、心率加快；中、重度贫血时，无论何种状态均可出现心悸和心率加快，且贫血愈重，活动量愈大，心脏负荷愈重，症状愈明显；长期贫血，心脏超负荷工作且供血不足，会导致贫血性心脏病，此时不仅有心率变化，还可有心律失常、心脏结构异常，甚至心功能不全。

（4）呼吸系统：多见于中度贫血以上的患者。主要表现为呼吸加快和不同程度的呼吸困难。重度贫血时，即使平静状态也可能有气促，甚至端坐呼吸。

（5）消化系统：凡能引起贫血的消化系统疾病，在贫血前或贫血后同时有原发病的表现。贫血本身可影响消化系统，使消化腺分泌减少甚至腺体萎缩，进而导致消化功能减低、消化不良、出现腹部胀满、食欲减低和便秘等。

（6）泌尿系统：肾性贫血在贫血前和贫血的同时有肾病的临床表现；急性失血性贫血可因迅速出现的血容量不足而致肾血流量减少，进而引起少尿甚至无尿，持续时间过长可致肾功能不全；血管外溶血出现胆红素尿和高尿胆原尿；血管内溶血出现游离血红蛋白和含铁血黄素尿，严重者甚至可发生游离血红蛋白堵塞肾小管，引起少尿、无尿、急性肾衰竭。

**3. 辅助检查**

（1）血常规检查：外周血涂片检查，包括红细胞、白细胞、血小板数量及形态改变，有无幼稚细胞；网织红细胞计数，间接反映骨髓红系增生（或对贫血的代偿）情况。

（2）骨髓检查：包括骨髓细胞涂片分类和骨髓活检。涂片分类反映骨髓细胞的增生程度、细胞比例和形态变化，有无异常或肿瘤细胞等。骨髓活检反映骨髓造血组织的结构、增生程度、细胞成分和形态变化。

（3）发病机制的检查：各类贫血原发病、造血系统肿瘤性疾病、免疫学指标检查等。

（4）非血液学检查：包括尿、粪便、体液、血液生化、血清学、X线、内镜及各专科的特殊检查等。

## 四、急救治疗原则

贫血性疾病的治疗分"对症"和"对因"两类，去除病因治疗的同时应积极给予对症支持治疗。

**1. 对因治疗** 积极寻找和去除病因是根治贫血的关键环节。如缺铁性贫血补铁及导致贫血的原发病（如功能失调性子宫出血、消化性溃疡出血等）治疗；溶血性贫血采用糖皮质激素治疗或脾切除术；巨幼细胞贫血补充叶酸或维生素 $B_{12}$ 等。只有针对病因治疗才能达到纠正贫血并彻底治愈的目的。

**2. 对症及支持治疗** 目的是短期内改善贫血和（或）恢复有效循环血量，缓解重要器官的缺氧状态及恢复其功能，为对因治疗赢得时间和（或）奠定基础。主要方法是输血，适用于急、重症贫血的患者。重度贫血患者、老年人或合并心肺功能不全的贫血患者应输红细胞，纠正贫血，改善体内缺氧状态；急性大量失血患者应及时输血或红细胞及血浆，迅速恢血容量并纠正贫血。

## 五、急救护理措施

输血是一种治疗方法，广泛用于急诊及临床各科，对改善病情、提高疗效、减少死亡意义重大。输注红细胞是临床救治严重贫血的一项重要措施。依据贫血的原发病、基础疾病、贫血的轻重程度、贫血的发生发展速度以及重要器官病变实施个体化输血策略。

**1. 输血指征** 美国血库学会（American Association of Blood Banks，AABB）于 2016 年 12 月发布了红细胞输注临床实践指南，推荐采用限制输血策略，对于血流动力学稳定的患者均推荐以 Hb 70 g/L 作为限制红细胞输注阈值，以 Hb 80 g/L 作为接受心脏或者骨科手术或者已患有心血管疾病的患者输注阈值。

临床上会遇到一些急需输血的情况，但没有足够的时间完成血型鉴定和交叉配血试验，可以按下列步骤进行输血治疗。首先用晶体液、胶体液进行扩容，抽血做血型鉴定及交叉配血试验，然后按下列顺序输血：①O 型、Rh 阴性或阳性的红细胞；②血型相同未做交叉配血试验的红细胞；③血型相同、已完成第一步交叉配血试验的红细胞。

**2. 输血反应** 输血反应是指在输血过程或输血后，因输注血液制品或所用输注用具而产生的不良反应。输血反应以过敏反应最多，其次是非溶血性发热反应、细菌感染、溶血性输血反应、循环负荷过重等，其中以血型不合以及细菌污染血液制品而发生的输血反应最为严重。

（1）发热反应：这是输血反应中最常见的一种。造成该不良反应的原因有：①输入的血液制品有致热原，如血液、保养液或输血用具被致热原污染；②受血者多次受血后产生同种自细胞和（或）血小板抗体；③输血时没有严格遵守无菌操作原则，造成污染。主要表现为输血后 1～2 小时内寒战、发热，发热者体温可达 38～41 ℃，可伴有头痛、恶心、呕吐、皮肤潮红、肌肉酸痛等反应，持续 15 min 至数小时不等。发热的高低与输注速度及输入的白细胞数量及热原量成正比。老年患者有时可有严重反应，如低血压或休克。发热反应出现后应立即处理，反应轻者可减慢输液速度，症状可以自行缓解；反应重者立即停止输血，密切观察病情，给予对症处理，寒战时给予保暖，发热时可用解热药；必要时遵医嘱给予解热镇痛药和抗过敏药；将输血器、剩余血连同储血袋一同送检。

（2）过敏反应：常见的原因有：①患者为过敏体质，对某些物质易引起过敏反应；②输入的血液中含有致敏物质；③多次输血的患者，体内产生过敏性抗体。输血后可以发生轻重不等的过敏反应，特别是血浆蛋白制品，轻者只有风团、红斑、发痒；重者荨麻疹可遍布全身，有血管神经性水肿、关节痛，甚至会厌喉头水肿以至窒息、休克。轻者可减慢输血速度，给予抗组胺药，用药后症状可缓解；重者宜立即停止输血，并使用肾上腺素和（或）糖皮质激素，严重呼吸困难者给予氧气吸入，严重喉头水肿者行气管切开；循环衰竭者给予抗休克治疗。

（3）溶血反应：按发生的缓急可分为急性溶血性反应和迟发性溶血性反应。

1）急性溶血性反应：指在输血中或输血后数分钟至数小时内发生的溶血。常出现高热、寒战、心悸、气促、腰背痛、血红蛋白尿甚至无尿、急性肾衰竭和 DIC 表现等，严重者可导致死亡。该类溶血的原因有：①供、受血者血型不合（ABO 血型或其亚型不合、Rh 血型不合）；②血液保存、运输或处理不当，输入变质血液；③受血者患溶血性疾病等。处理该类溶血应立即终止输血，应用大剂量糖皮质激素、碱化尿液、利尿，保证血容量和水、电解质平衡，纠正低血压，防治肾衰竭和 DIC，必要时行透析、血浆置换或换血疗法等。

2) 迟发性溶血性反应：大多数由不规则血型抗体产生所致，多数发生在输血后 3～7 日，常表现为不明原因的发热和贫血，也可出现黄疸、血胆红素升高等。多见于稀有血型不合、首次输血后致敏产生同种抗体、再次输该供血者红细胞后发生同种免疫性溶血。处理基本同急性溶血性反应。

(4) 与大量输血有关的反应

1) 循环负荷过重：由于短时间内大量或快速输血，使血容量急剧增加，超过心脏和循环负荷，引起急性充血性心力衰竭。在原有冠心病或心功能不全、心肌病、慢性贫血的患者，即使输血量不大，也可能发生心力衰竭，常可危及生命。患者在输血过程中或输血后突然出现心率加快、呼吸急促、烦躁不安、咳粉红色泡沫痰、脉搏细弱、颈静脉怒张、肺部干湿啰音，可考虑该诊断。出现上述表现，应立即停止输血，协助患者取半坐卧位，双腿下垂，以减少下肢静脉回流，减轻心脏负担。给予高流量吸氧，提高肺泡内压力，减少肺泡内毛细血管渗出液的产生。遵医嘱给予镇静、平喘、利尿、强心等抗心力衰竭治疗。

2) 出血倾向：长期反复输血或超过患者原血液总量的输血，由于库存血中的血小板破坏较多，使凝血因子减少而引起出血。主要表现为皮肤、黏膜瘀斑，穿刺部位大块淤血或手术伤口渗血。短时间输入大量库存血时，应密切观察患者的意识、血压、脉搏等变化，注意皮肤、黏膜或手术伤口有无出血；严格掌握输血量，每输库存血 3～5 单位，应补充 1 单位的新鲜血；根据凝血因子缺乏情况补充有关成分。

3) 枸橼酸钠中毒反应：由于大量输血使枸橼酸钠大量进入体内，如果患者的肝功能受损，枸橼酸钠不能完全氧化和排出，而与血中的游离钙结合，则使血钙浓度下降。主要表现为患者出现手足抽搐，血压下降，心率缓慢。心电图出现 QT 间期延长，甚至心搏骤停。遵医嘱常规每输库存血 1000 ml，静脉注射 10% 葡萄糖酸钙 10 ml，预防发生低血钙。

(5) 输血相关传染病：通过输血传播的疾病与感染已知有十余种，其中最严重的是艾滋病、乙型肝炎和丙型肝炎。在输血相关传染病的预防和控制中，采供血机构和医疗机构的标准化工作和规范化管理起着至关重要的作用。综合预防对策有：提倡无偿献血，严格血液筛查；规范采供血和血液制品制备的操作规程；对血液制品/成分血进行病毒灭活；严格掌握输血适应证，提倡自体输血和成分输血；加强消毒隔离，做好职业防护。

(6) 其他：如空气栓塞、细菌污染反应、体温过低等。因此，严格把握采血、贮血和输血操作的各个环节，是预防上述输血反应的关键。

（韩玉萍）

# 第二节 急性白血病

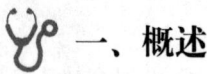 一、概述

急性白血病（acute leukemia, AL）是一类造血干祖细胞的恶性克隆性疾病。发病时骨髓中

异常的原始细胞和幼稚细胞（白血病细胞）大量增殖并抑制正常造血，可广泛浸润肝、脾、淋巴结等各种脏器。临床上表现为贫血、出血、感染和浸润等征象。

白血病是世界范围内较多见的恶性血液肿瘤。我国白血病发病率接近于亚洲其他国家，但低于欧美国家。我国白血病年发病率为（3～4）/10万，男性多于女性（1.81:1），各年龄组均可发病。在恶性肿瘤所致的死亡率中，白血病居第6位（男性）和第7位（女性），在儿童及35岁以下成人中死亡率高居第1位。

在我国，急性白血病比慢性白血病多见。急性白血病中又以急性髓系白血病最多，其次为急性淋巴细胞白血病。成人急性白血病中以急性髓系白血病最多见，儿童中以急性淋巴细胞白血病多见。

## 二、病因与发病机制

白血病的病因与发病机制至今尚不清楚，可能与下列因素有关。

**1. 生物因素** 主要是病毒感染与免疫功能异常。病毒感染人体后，作为内源性病毒整合并潜伏在宿主细胞内，一旦在某些理化因素作用下，被激活表达而诱发白血病；或作为外源性病毒由外界以横向方式传播感染，直接致病。部分免疫功能异常者，如某些自身免疫性疾病患者白血病危险度会增加。

**2. 化学因素** 包括苯及其衍生物和某些药物。苯的致病作用已被肯定，长期接触苯及含有苯的有机溶剂的人群白血病发生率高于一般人群。某些抗肿瘤的细胞毒药物如氮芥、环磷酰胺、丙卡巴肼、依托泊苷等，都公认有致白血病的作用。亚硝胺类物质、保泰松及其衍生物、氯霉素、亚乙胺类的衍生物乙双吗啉等可能诱发白血病。

**3. 物理因素** 包括X线、γ线及电离辐射等。其致白血病与否主要取决于人体吸收辐射的剂量。其中全身或部分躯体受到中等或大剂量辐射后都可诱发白血病，小剂量的辐射能否引起白血病仍不确定。日本广岛、长崎发生原子弹爆炸后，受严重辐射地区白血病的发病率是未辐射地区的17～30倍。

**4. 遗传因素** 虽然某些白血病具有遗传易感性，但遗传并非白血病的主要因素，家族性白血病约占白血病的7/1000。当家庭中有一个成员发生白血病时，其近亲发生白血病的概率比一般人高4倍。单卵孪生者中如一个患白血病，另一个发生率为1/5～1/4，比双卵孪生者高12倍。此外，一些常染色体隐性遗传病如唐氏综合征、Bloom综合征（面部红斑侏儒综合征）、范科尼（Fanconi）贫血（先天性再生障碍性贫血）等患者白血病的患病率均较高。

**5. 其他** 某些血液病如淋巴瘤、多发性骨髓瘤、骨髓增生异常综合征、阵发性睡眠性血红蛋白尿和骨髓增殖性肿瘤（MPN）也有可能最终发展为白血病。

白血病的发病机制较复杂。上述各种因素均可促发遗传基因的突变或染色体的畸变，而使白血病细胞株形成，联合人体免疫功能的缺陷，使已形成的肿瘤细胞不断增殖，最终导致白血病的发生。

## 三、护理评估与病情判断

**1. 护理评估**

（1）病史：评估患者的起病急缓、首发表现、特点及目前的主要症状和体征；评估患者既往相关的辅助检查、用药和其他治疗情况，特别是血象及骨髓象的检查结果、治疗用药和化疗方案等；评估患者的职业、生活工作环境、家族史等；评估患者的日常休息、活动量及活动耐受能力、饮食和睡眠等情况。

(2) 身体评估：评估患者的生命体征、有无发热、意识状态、营养状况等；评估有无贫血、出血、感染及皮肤黏膜浸润的体征，如口唇、甲床是否苍白；皮肤有无出血点、瘀点、紫癜或瘀斑；评估肝、脾、淋巴结，触诊应注意肝脾的大小、质地、表面是否光滑、有无触压痛，浅表淋巴结的大小、部位、数量、有无触压痛等；评估胸骨、肋骨、躯干骨及四肢关节有无压痛，心肺有无异常。

**2. 临床分型**　目前临床并行使用法美英（FAB）分型和世界卫生组织（WHO）分型。FAB分型基于对患者骨髓涂片细胞形态学和组织化学染色的观察与计数，是最基本的诊断学依据。FAB分型将急性白血病分为急性淋巴细胞白血病（acute lymphoblastic leukemia，ALL，简称急淋）和急性非淋巴细胞白血病（acute nonlymphoblastic leukemia，ANLL，简称急非淋）或急性髓系白血病（acute myelogenous leukemia，AML）。成人以AML多见，儿童以ALL多见。

WHO分型是整合了白血病细胞形态学、免疫学、细胞遗传学和分子生物学特征（简称MICM）的新分型系统，可为患者治疗方案的选择及预后判断提供帮助，是急性白血病分型的新趋势。

**3. 临床表现**　急性白血病的发病可急骤或缓慢，亦可隐匿。其常见的临床特点为发热、出血、贫血和肝、脾、淋巴结肿大等表现，主要与正常血细胞减少和白血病细胞浸润有关。

(1) 发热：是急性白血病最常见的症状和就诊的主要原因之一。可低热，亦可高达39～40℃或以上，伴有畏寒、出汗等。虽然白血病本身可以发热，但高热往往提示有继发感染。继发感染是导致急性白血病患者死亡最常见的原因之一。发生感染的常见原因有中性粒细胞数量减少和功能缺陷、免疫功能缺陷、皮肤黏膜屏障破坏、院内感染等。感染以咽峡炎、口腔炎最多见，肺部感染、肛周炎和肛周脓肿也很常见。

(2) 出血：明显的出血倾向也是导致患者就诊的主要原因之一。出血可见于全身各部位，多表现为皮肤瘀点、瘀斑、鼻出血、牙龈出血、月经量过多等。发生颅内出血可出现头痛、呕吐、昏迷，是急性白血病最常见的死亡原因之一。出血的原因包括血小板数量显著减少、凝血异常、大量白血病细胞在血管中淤滞及浸润、感染。

(3) 贫血：常为首发症状，半数患者就诊时已为重度贫血。可表现为苍白、乏力、活动后心悸、气促、局部及全身水肿、食欲减退等。贫血的原因主要是骨髓中白血病细胞极度增生与干扰，造成正常红细胞生成减少。

(4) 器官和组织浸润表现

1) 肝、脾和淋巴结：可有轻中度肝、脾肿大，淋巴结肿大以急性淋巴细胞白血病多见。主要与白血病细胞的浸润及新陈代谢增高有关。

2) 骨骼和关节：可出现骨骼、关节疼痛，是白血病的常见症状，尤以儿童多见。胸骨下段局部压痛对白血病诊断有一定价值。发生骨髓坏死时，可引起骨骼剧痛。

3) 眼部：白细胞浸润眼眶部和胸膜可出现粒细胞肉瘤，或称绿色瘤（chloroma），可引起眼球突出、复视或失明。

4) 口腔和皮肤：部分急性髓性白血病细胞可浸润牙龈，使牙龈增生、肿胀。部分白血病细胞可浸润皮肤，导致皮肤斑丘疹或局部紫蓝色结节。

5) 中枢神经系统：是白血病最常见的髓外浸润部位，多数化疗药物难以通过血脑屏障，不能有效杀灭隐藏在中枢神经系统的白血病细胞，因而引起中枢神经系统白血病。轻者头痛、头晕，重者呕吐、颈强直，甚至昏迷、抽搐。中枢神经系统白血病可发生在疾病各个时期，尤其是治疗后缓解期，以急性淋巴细胞白血病最常见，儿童尤甚。

6) 睾丸：多为一侧无痛性肿大，另一侧虽无肿大，但在活检时往往也发现有白血病细胞浸润。睾丸白血病见于急性淋巴细胞白血病化疗缓解后的幼儿和青年，仅次于中枢神经系统白血病髓外复发的根源。

7）其他：白血病还可以浸润其他组织器官，如心、肺、消化道、泌尿生殖系统等。

**4. 辅助检查**

（1）血象：血常规检查是是诊断急性白血病最基本的检查。白细胞可以增高、降低或正常。大多数患者白细胞增多，$>10\times10^9/L$ 者称为白细胞增多性白血病，也有白细胞计数正常或减少，低者可 $<1\times10^9/L$，称为白细胞不增多性白血病。血涂片分类检查可见数量不等的原始和幼稚细胞，但白细胞不增多型病例血片上很难找到原始细胞。患者常有不同程度的正细胞性贫血，少数患者血片上红细胞大小不等，可找到幼红细胞。约 50% 的患者血小板 $<60\times10^9/L$，晚期血小板往往极度减少。

（2）骨髓象：骨髓穿刺检查是急性白血病的必查项目和确诊的主要依据，对临床分型、指导治疗和疗效判断、预后估计等意义重大。多数患者的骨髓象呈增生明显活跃或极度活跃，以有关系列的原始细胞、幼稚细胞为主。少数患者的骨髓呈增生低下。奥尔小体仅见于急性非淋巴细胞性白血病。

（3）细胞化学检查：主要用于协助形态鉴别各类白血病。

（4）免疫学检查：通过针对白血病细胞表达的特异性抗原的检测，分析细胞所属系列、分化程度和功能状态，以区分急淋与急非淋，以及其各自的亚型。

（5）染色体和基因检查：急性白血病常伴有特异的染色体和基因异常改变，并与疾病的发生、发展、诊断、治疗及预后关系密切。

（6）血液生化检查：血清尿酸浓度增高，特别在化疗期间。尿酸排泄量增加，甚至出现尿酸结晶。出现中枢神经系统白血病时，脑脊液压力升高，白细胞数增加，蛋白质增多，而糖定量减少，涂片中可找到白血病细胞。

## 四、急救治疗原则

急性白血病的治疗是以联合化疗为核心的综合治疗体系。联合化疗是抗白血病治疗中最重要的手段。化疗原则强调早期、足量、联合、间歇、重复和个体化策略。化疗方案的选择应该根据预后因素和患者的具体情况来确定。诱导缓解治疗是急性白血病第一阶段的治疗，目的为通过有效的联合化疗使患者在 1~2 个疗程内迅速获得完全缓解。缓解后的巩固强化治疗和维持治疗是急性白血病治疗的第二阶段，是进一步清除微小残余病灶的治疗，可以有效地防止或减少复发，争取长期无病生存和临床治愈。

## 五、急救护理措施

**1. 高白细胞血症的紧急处理** 当循环血液中白细胞数 $>100\times10^9/L$ 时，患者可产生白细胞淤滞症，表现为呼吸困难、低氧血症、反应迟钝、言语不清、颅内出血等。高白细胞不仅会增加患者早期死亡率，也增加髓外白血病的发病率和复发率。因此出现高白细胞时，应紧急使用血细胞分离机，单采清除过高的白细胞，同时给予水化和化疗，防止高尿酸血症、酸中毒、电解质平衡紊乱和凝血异常等并发症。

**2. 成分输血支持** 严重贫血可吸氧、输浓缩红细胞，维持 Hb $>80$ g/L，但白细胞淤滞时不宜马上输红细胞，以免进一步增加血黏度。血小板计数过低会引起出血，需输注血小板悬液，维持血小板 $>20\times10^9/L$。输血前认真核对，输血过程中注意观察有无输血反应等。

**3. 防止感染** 采取严密的消毒隔离措施。注重个人口腔、皮肤、肛门、外阴的清洁卫生，减少探视，以防交叉感染。对怀疑感染发热的患者应及时查找感染部位，积极查找病原菌，血、尿、粪便等的培养及药物敏感试验。在细菌培养结果前先按经验早期应用广谱高效抗生素，待明

**4. 防治高尿酸血症肾病** 由于白血病细胞大量破坏，特别在化疗时期间，血清和尿中尿酸浓度增高，积聚在肾小管，引起阻塞而发生高尿酸血症肾病。因此应鼓励患者多饮水，最好24小时持续静脉补液，使每小时尿量 > 150 ml/m$^2$ 并保持碱性尿。同时给予口服别嘌醇，以抑制尿酸合成。当患者出现少尿、无尿、肾功能不全时，应按急性肾衰竭处理。

**5. 抗白血病治疗** 化学治疗可以分为两个阶段，即诱导缓解和缓解后继续治疗。诱导缓解是急性白血病治疗的第一阶段，通过联合化疗，迅速、大量地杀灭白血病细胞，恢复机体正常造血，白血病的症状和体征消失，一般检查方法血片中找不到白血病细胞。缓解后继续治疗是完全缓解后的第二阶段，体内仍残留一定数量的白血病细胞，称为微小残留白血病，必须继续应用抗白血病药物，以消灭尽可能多的残留白血病细胞，防止复发，争取长期无病生存，甚至治愈。

**6. 化疗药物不良反应的紧急处理**
（1）静脉炎的处理：发生静脉炎的局部血管禁止静脉注射，患处勿受压，避免患侧卧位，可以使用多磺酸黏多糖乳膏药物外敷，或红外线理疗促进血液循环。

（2）化疗药物外渗的处理：①停止：立即停止药物注入；②回抽：不要拔针，尽量回抽渗入皮下的药液；③评估：评估并记录外渗的穿刺部位、面积，外渗药液的量，皮肤的颜色、温度、疼痛的性质；④解毒：局部滴入生理盐水以稀释药液或用解毒剂；⑤封闭：利多卡因局部封闭，由于疼痛或肿胀区域多点注射，封闭范围要大于渗漏区，环形封闭，48小时内间断局部封闭注射2～3次；⑥涂抹：可用50%硫酸镁、多磺酸黏多糖乳膏或赛肤润液体敷料等直接涂在患处并用棉签以旋转方式向周围涂抹，范围大于肿胀部位，每2小时涂1次；⑦冷敷与热敷：局部24小时冰袋间断冷敷，但植物碱类化疗药除外，例如长春新碱、长春碱、依托泊苷（足叶乙苷）等化疗药不宜冰敷，宜局部间断热敷24小时；⑧抬高：药液外渗48小时内，应抬高受累部位，以促进局部外渗药液的吸收。

**7. 维持营养** 白血病是严重消耗性疾病，特别是化疗、放疗引起患者消化道黏膜炎及功能紊乱，应注意补充营养，维持水、电解质平衡，给患者高蛋白、高热量、易消化食物，必要时经静脉补充营养。

（韩玉萍）

## 第三节　急性出血性疾病

出血性疾病指由于多种因素导致止血机制缺陷或异常，而引起机体自发性出血或轻微损伤后过度出血的一组疾病。出血性疾病按病因及发病机制可以分为血管壁异常、血小板异常、凝血因子异常、抗凝及纤维蛋白溶解异常、复合性止血机制异常5类。特发性血小板减少性紫癜、过敏性紫癜为临床较为常见的出血性疾病。

### 一、特发性血小板减少性紫癜

（一）概述

特发性血小板减少性紫癜（idiopathic thrombocytopenic purpura，ITP）是一种复杂的多种机制共同参与的获得性自身免疫性出血性疾病，约占出血性疾病总数的1/3，是最常见的血小板减少性疾病。成人的年发病率为（5～10）/10万，可见于各个年龄段的男性和女性，育龄期女性发病率高于同年龄组男性，60岁以上老年人是该病的高发群体。临床上可分为急性型和慢性型，前者好发于儿童，后者好发于成人。

（二）病因与发病机制

ITP的病因至今尚未明确，可能与感染、免疫因素、脾功能等有关。发病机制主要包括：①体液免疫和细胞免疫介导的血小板过度破坏；②体液免疫和细胞免疫介导的巨核细胞数量和质量异常，血小板生成不足。因此，阻止血小板过度破坏和促进血小板生成是ITP现代治疗不可或缺的重要方面。

（三）护理评估与病情判断

**1. 护理评估**

（1）病史：评估患者出血的主要表现形式，如发病急缓、主要部位及范围；有无明确的原因或诱因；有无内脏出血及其严重程度；有无诱发颅内出血的危险因素（高血压、情绪激动、睡眠欠佳、高热、便秘等）及颅内出血的早期表现（如突发头痛）；出血的主要伴随症状与体征；评估家族史、既往史及个人史；出血后患者的社会支持及心理反应等。

（2）身体评估：重点评估有无与出血相关的体征及特点。包括有无皮肤黏膜瘀点、紫癜或瘀斑，其数目、大小及分布情况；有无鼻腔黏膜与牙龈出血；有无伤口渗血；关节有无肿胀、压痛、畸形及其功能障碍等。对于主诉有头痛的患者，要注意检查瞳孔的形状、大小、对光反射是否存在，有无脑膜刺激征及其生命体征与意识状态的变化。

**2. 临床表现**

（1）急性型：多数患者发病前1～3周有上呼吸道等感染史，特别是病毒感染史。起病急骤，部分患者有畏寒、发热。最常见的临床表现为皮肤瘀点、紫癜、黏膜出血，如鼻出血、齿龈出血、口腔黏膜出血、月经过多等；当血小板 < $20×10^9$/L 时，可出现内脏出血，如消化道出血、泌尿道出血、咯血及颅内出血等。颅内出血可致剧烈头痛、意识障碍、瘫痪、抽搐等，是致死的主要原因。

（2）慢性型：主要见于成人。起病隐匿，多在常规查血时偶然发现。出血倾向较轻且局限，但易反复发生。可表现为皮肤、黏膜出血，如瘀点、紫癜、瘀斑及外伤后止血不易等，鼻出血、齿龈出血很常见。严重内脏出血较少见，月经过多较常见，在部分患者可为唯一的临床症状。患者病情可因感染等而骤然加重，出现广泛、严重的皮肤黏膜及内脏出血。

（3）疲乏：乏力是ITP患者常见的主诉之一，随着血小板数目升高，乏力可缓解。

**3. 辅助检查**

（1）血象：血小板计数明显减少，血小板体积增大。可有程度不等的正常细胞或小细胞低色素性贫血。

（2）出凝血和血小板功能检查：凝血功能正常，出血时间延长，血块收缩不良，束臂试验阳性，血小板功能一般正常。

（3）骨髓象：巨核细胞数量增加或正常，但巨核细胞体积变小，胞质内颗粒减少，幼稚巨核细胞增多，有血小板形成的巨核细胞显著减少（< 30%）。

（4）抗血小板抗体：属于诊断ITP的特殊实验室检查，约70%的患者抗血小板自身抗体阳性，部分患者可检测到抗心磷脂抗体、抗核抗体。

（四）急救治疗原则

ITP为自身免疫性疾病，目前尚无根治的方法，治疗的目的是使患者血小板计数提高到安全水平，降低病死率。2016年ITP诊治的国内专家共识提出的治疗原则如下：

**1. PLT > $30 \times 10^9$/L**、无出血表现且不从事增加出血危险工作（或活动）的成人ITP患者发生出血的危险性比较小，可予观察和随访。

**2. 以下因素增加出血风险** ①出血风险随患者年龄增长和患病时间延长而增高；②血小板功能缺陷；③凝血因子缺陷；④未被控制的高血压；⑤外科手术或外伤；⑥感染；⑦服用阿司匹林、非甾体类抗炎药、华法林等抗凝药物。

**3.** 若患者有出血症状，无论血小板减少程度如何，都应积极治疗。在下列临床过程中，血小板计数的参考值分别为：口腔科检查：≥ $20 \times 10^9$/L；拔牙或补牙：≥ $30 \times 10^9$/L；小手术：≥ $50 \times 10^9$/L；大手术：≥ $80 \times 10^9$/L；自然分娩：≥ $50 \times 10^9$/L；剖宫产：≥ $80 \times 10^9$/L。

### （五）急救护理措施

**1. 紧急处理** 适用于血小板计数低于 $20 \times 10^9$/L，或出血严重、广泛者，疑有或已发生颅内出血者，以及近期将实施手术或分娩者。主要治疗措施包括血小板输注、静脉输注丙种球蛋白、大剂量甲泼尼龙、促血小板生成药物以及重组人活化因子Ⅶ等，病情危急者可联合应用以上治疗措施。其他治疗措施包括停用抑制血小板功能药物、控制高血压、局部加压止血、口服避孕药控制月经量过多、应用纤溶抑制剂（如止血环酸）等。

**2. 一般治疗** 出血严重者应注意休息，血小板 < $20 \times 10^9$/L 者，应严格卧床，避免外伤。避免应用能降低血小板数量、抑制血小板功能及任何引起或加重出血的药物。

**3. 病情观察** 如患者无明显的出血倾向，血小板计数高于 $30 \times 10^9$/L，无手术、创伤，且不从事增加患者出血危险的工作或活动，发生出血的风险较小，一般无需治疗，可观察和随访。对于有出血倾向的患者，应注意观察出血的部位、范围和出血量，监测患者的自觉症状、情绪反应、生命体征、神志及血小板计数的变化等，及时发现新发的皮肤黏膜出血或内脏出血。

**4. 用药护理** 正确执行医嘱，密切观察药物不良反应。长期使用糖皮质激素要注意有无向心性肥胖、血压升高、血糖升高、胃肠道反应或出血、骨质疏松、股骨头坏死等并发症，应向患者做必要的解释，并指导患者餐后服药、自我监测粪便颜色，积极采取措施预防各种感染、监测骨密度或遵医嘱预防性用药等。静注免疫抑制剂、大剂量免疫球蛋白时，要注意保护局部血管并密切观察，一旦发生静脉炎要及时处理。

## 二、过敏性紫癜

### （一）概述

过敏性紫癜（allergic purpura）是一种常见的血管变态反应性疾病，因机体对某些物质过敏而产生变态反应，导致毛细血管脆性和通透性增加，引起血液外渗，患者出现皮肤瘀点、紫癜和某些脏器出血，可同时伴有血管神经性水肿和荨麻疹等过敏表现。本病多见于儿童及青少年，男性略多于女性，以春秋季发病居多，多为自限性，少数患者可迁延不愈。

### （二）病因与发病机制

**1. 病因** 由于机体对某些过敏物质发生变态反应而引起毛细血管壁的通透性和脆性增高，与本病发生密切相关致病因素的主要有：

（1）感染：包括细菌，主要为β-溶血性链球菌，以呼吸道感染最多见；病毒，多见于发疹性病毒感染，如麻疹、水痘、风疹等；寄生虫感染等。

（2）食物：是人体对异性蛋白过敏所致，如鱼、虾、蟹、蛋、鸡、牛奶等。

(3) 药物：包括抗生素类（青霉素类及头孢菌素类抗生素）、解热镇痛药（水杨酸类、吲哚美辛及奎宁类）、其他药物（磺胺类、阿托品、异烟肼及噻嗪类利尿药等）。

(4) 其他：如寒冷刺激、外伤、花粉、尘埃、菌苗或疫苗接种、虫咬、更年期甚至精神因素都能诱发本病。

**2. 发病机制** 发病机制尚不明确，与免疫异常有关，病理改变主要为全身性小血管炎。免疫反应损害小血管，发生广泛的毛细血管炎，甚至坏死性小动脉炎，造成血管壁的通透性和脆性增高，导致皮下组织、黏膜及内脏器官出血及水肿。

### （三）护理评估与病情监测

**1. 护理评估**

(1) 病史：评估患者出血的主要表现形式，发病急缓、主要部位及范围；有无明确的原因或诱因；有无内脏出血及其严重程度；有无诱发颅内出血的危险因素（高血压、情绪激动、睡眠欠佳、高热、便秘等）及颅内出血的早期表现（如突发头痛）；出血的主要伴随症状与体征；评估家族史、既往史及个人史；出血后患者的社会支持及心理反应等。

(2) 身体评估：重点评估有无与出血相关的体征及特点。包括有无皮肤黏膜瘀点、紫癜或瘀斑，其数目、大小及分布情况；有无鼻腔黏膜与牙龈出血；有无伤口渗血；关节有无肿胀、压痛、畸形及其功能障碍等。对于主诉有头痛的患者，要注意检查瞳孔的形状、大小、对光反射是否存在，有无脑膜刺激征及其生命体征与意识状态的变化。

**2. 临床表现** 多为急性起病，多数患者起病前1~3周有全身不适、低热、乏力及上呼吸道感染等前驱症状，儿童患者更为常见，随之出现典型临床表现。根据受累部位和临床表现，可分为以下5种类型。

(1) 单纯型（紫癜型）：是临床最常见的类型。主要表现为皮肤紫癜，常局限于四肢，以下肢及臀部多见，躯干及其他部位极少累及。紫癜常成对称分布，成批反复出现，可同时伴发皮肤水肿、荨麻疹等过敏表现，初呈深红色，按之不褪色，可融合成片，数日内渐变成紫色，而后转成黄褐色、浅黄色，7~14天逐渐消退。

(2) 腹型：为最具潜在危险和最易误诊的临床类型。除皮肤紫癜外，因消化道黏膜及脏腹膜毛细血管受累，患者常出现腹痛、呕吐、腹泻及便血等症状，其中以腹痛最为常见，常为阵发性绞痛，多位于脐周、下腹或全腹，可并发肠套叠、肠梗阻、肠穿孔及出血性小肠炎。发作时因腹肌紧张、压痛及肠鸣音亢进而易误诊为外科急腹症。腹部症状和紫癜可同时发生，也可偶发于紫癜之前。

(3) 关节型：除皮肤紫癜外，因关节部位血管受累而出现关节肿胀、疼痛、压痛及功能障碍等表现，呈游走性、反复性发作，多发生于膝、踝、肘、腕等大关节，经数日而愈，不遗留关节畸形，多发生在紫癜之后。

(4) 肾型：为本病最严重的类型，发病率为12%~40%。在皮肤紫癜的基础上，因肾小球毛细血管袢炎症反应而出现血尿、蛋白尿及管型尿，可伴有水肿、高血压及肾衰竭等表现。肾损害多发生于紫癜出现后1周，多数患者3~4周能完全恢复，少数病例因反复发作而演变为慢性肾炎和肾病综合征。

(5) 混合型：皮肤紫癜合并上述两种或以上的临床类型。

**3. 辅助检查**

(1) 血常规：白细胞正常或增多，中性粒细胞和嗜酸性粒细胞可增高；血小板计数正常。

(2) 尿常规、粪便常规：肾型和混合型可有血尿、蛋白尿、管型尿；合并腹型者粪便潜血可阳性。

(3) 出、凝血机制检查：出血时间可能延长，其余均为正常；30%~50%的病例出现毛细血管脆性试验阳性。

（四）急救治疗原则

**1. 病因防治**　去除致病因素，控制感染，消除局部病灶，驱除肠道寄生虫，避免接触可能致敏的食物、药物等。

**2. 抗过敏治疗**　应用异丙嗪、阿司咪唑（息斯敏）、氯苯那敏（扑尔敏）等抗组胺类药物；应用维生素C、曲克芦丁、卡巴克络等改善血管通透性的药物。

**3. 糖皮质激素**　是治疗过敏性紫癜的主要药物，可抑制抗原-抗体反应、降低毛细血管通透性和减轻炎症渗出。一般用泼尼松30 mg/d，顿服或分次口服。重症者可用氢化可的松或地塞米松静脉滴注，症状减轻后改口服。糖皮质激素疗程一般不超过30天，肾型者可酌情延长。

**4. 对症治疗**　腹痛较重者可用山莨菪碱或阿托品口服或肌内注射；关节痛可酌情用止痛药；伴呕血、便血者，可用奥美拉唑等治疗。

**5. 其他**　上述治疗效果不佳或近期反复发作者，可酌情使用免疫抑制剂，如环磷酰胺、硫唑嘌呤和环孢素等。

（五）急救护理措施

**1. 避免诱因**　避免与本病发病有关的药物或食物。

**2. 生活护理**　急性期卧床休息，有助于缓解症状，加快症状消失，行走等活动则使症状加重或复发，避免过早或过多的起床活动。

**3. 饮食指导**　发作期选择清淡、易消化、少刺激的普食、软食或半流质饮食。若有消化道出血，则禁食。

**4. 用药指导**　遵医嘱规律服药。使用糖皮质激素时，向患者及家属说明可能出现的不良反应，预防感染。禁食者，建立静脉通路，遵医嘱静脉补液。应用免疫抑制剂时，嘱患者多饮水，注意观察尿量、尿液颜色的变化。

**5. 病情监测**　密切观察患者紫癜的形状、数量、分布及消退的情况；有无新发出血、肾损害、关节活动障碍等表现；有无水肿以及尿量、尿色的变化；有无粪便性质与颜色的变化等。对于腹痛患者，注意评估疼痛的部位、性质、严重程度及持续时间，观察检查腹壁紧张度，有无压痛、反跳痛。

（韩玉萍）

## 第四节　弥散性血管内凝血

### 一、概述

弥散性血管内凝血（disseminated intravascular coagulation，DIC）是在许多疾病基础上，致病因素损伤微血管体系，导致凝血活化，全身微血管血栓形成、凝血因子大量消耗并继发纤溶亢进，引起以出血及微循环衰竭为特征的临床综合征。DIC不是独立的疾病，而是在某些严重疾病基础上由特定诱因引发的复杂病理过程，病情多凶险，进展迅速，不仅是危重症的严重并发症，而且是多器官功能障碍综合征的重要发病环节。

## 二、病因与发病机制

**1. 病因** 易于发生 DIC 的基础疾病甚多,几乎遍及临床各科,其中以感染性疾病最为常见,其次为恶性肿瘤、严重创伤和病理产科,占 DIC 发病总数的 80% 以上。

(1) 严重感染:是诱发 DIC 的主要原因之一,包括细菌感染,如革兰氏阴性杆菌中的脑膜炎球菌、大肠埃希菌、铜绿假单胞菌感染等,革兰氏阳性菌中的金黄色葡萄球菌感染等;病毒感染,如流行性出血热、重症肝炎等;立克次体感染,如斑疹伤寒等;其他感染,如脑型疟、钩端螺旋体病、组织胞浆菌病等。

(2) 恶性肿瘤:是诱发 DIC 的另一个主要病因之一,近年来有上升趋势。常见者如急性早幼粒细胞白血病、淋巴瘤、前列腺癌、膜腺癌及其他实体瘤。

(3) 严重创伤:富含组织因子的器官如脑、前列腺、胰腺、子宫及胎盘等,可因手术及创伤等释放组织因子,诱发 DIC。大面积烧伤、严重挤压伤、骨折也易致 DIC。

(4) 病理产科:见于羊水栓塞、胎盘早剥、前置胎盘、感染性流产、死胎滞留、重度妊娠高血压综合征、子宫破裂等。

(5) 其他:免疫性疾病、严重中毒、输血反应、移植排斥反应等也可引起 DIC。

**2. 发病机制** 在各种致病因素的作用下,血液循环内出现了启动和激活凝血的过程,产生过量的凝血酶,破坏了体内凝血与抗凝的平衡。

(1) 组织损伤:感染、肿瘤溶解、严重或广泛创伤、大型手术等因素导致组织因子或组织因子类物质释放入血,激活外源性凝血系统。蛇毒等外源性物质亦可激活此途径,或直接激活 FX 及凝血酶原。

(2) 血管内皮损伤:感染、变态反应及炎症、缺氧等引起血管内皮损伤,导致组织因子释放,进而启动凝血系统。

(3) 血小板活化:缺氧、各种炎症反应、药物等可诱发血小板聚集及释放反应,通过多种途径激活凝血。

(4) 纤溶系统激活:上述致病因素亦可同时通过直接或间接方式激活纤溶系统,致凝血 - 纤溶平衡进一步失调。

## 三、护理评估与病情判断

**1. 护理评估**

(1) 病史:评估患者既往史,有无发生 DIC 的原发疾病史,如外科手术、创伤、感染、恶性肿瘤等;评估患者目前症状与体征,包括意识和精神状态、生命体征、皮肤、尿量等;评估患者当前辅助检查、用药及其他治疗情况,如血常规、凝血功能、血小板计数、纤维蛋白原等;评估患者一般情况,如年龄、性别、经济状况、患者及家属心理反应等。

(2) 身体评估:评估患者的一般状态,如神志及精神状况、生命体征、尿量等;评估患者出血及凝血情况,有无皮肤黏膜、脏器出血及出血量,有无栓塞的症状与体征;评估患者有无并发症如微血栓、溶血及肾、肺、脑和胃肠道功能障碍。

**2. 临床表现** 可因原发病、DIC 类型、临床分期的不同而有较大差异,除原发病外,常有以下几种表现。

(1) 出血倾向:DIC 最常见的临床表现。具有自发性、多发性出血的特点,部位可遍及全身,多见于皮肤、黏膜、伤口及穿刺部位;其次为某些内脏出血,严重者可发生颅内出血。

(2) 休克或微循环衰竭:表现为一过性或持续性血压下降、肢体湿冷、少尿、呼吸困难、发绀及神志改变等，早期即出现肾、肺、大脑等器官功能不全。休克程度与出血量不成比例，顽固性休克是DIC病情严重、预后不良的征兆。

（3）微血管栓塞：微血栓可出现在各个器官，常见的是肾、肺、肾上腺及皮肤，其次是胃肠道、肝、脑、胰及心脏，临床上较少出现局部坏死和溃疡，但由于深部器官微血管栓塞导致的器官功能衰竭在临床上却常见，可表现为顽固性休克、呼吸衰竭、意识障碍、肾衰竭和颅内高压。

（4）微血管性溶血：症状的出现率不高，一般低于10%。临床上表现为黄疸、腰痛、酱油色尿、少尿、无尿等症状，出现进行性贫血，贫血程度与出血量不成比例。偶见皮肤、巩膜黄染。

**3. 病理生理及分期**

（1）病理生理

1）微血栓形成：微血栓形成是DIC的基本和特异性病理变化，主要为纤维蛋白血栓及纤维蛋白-血小板血栓。发生部位多见于肺、肾、脑、肝、心、肾上腺、胃肠道及皮肤、黏膜等。

2）凝血功能异常：①高凝状态：为DIC的早期改变；②消耗性低凝状态：出血倾向，PT显著延长，血小板及多种凝血因子水平低下，此期持续时间较长，常构成DIC的主要临床特点及实验检测异常；③继发性纤溶亢进状态：多出现在DIC后期，但亦可在凝血激活的同时，甚至成为某些DIC的主要病理过程。

3）微循环障碍：毛细血管微血栓形成、血容量减少、血管舒缩功能失调、心功能受损等因素造成微循环障碍。

（2）分期（表19-1）。

表19-1 DIC临床分期

| 临床分期 | 特点 |
| --- | --- |
| 早期（高凝血期） | 血液呈高凝状态，临床上可没有典型的DIC表现 |
| 中期（消耗性低凝期） | 由于广泛的血管内凝血，凝血因子及血小板被大量消耗，血液凝固性降低，出血症状逐渐明显 |
| 晚期（继发性纤溶期） | 由于血管内凝血，纤溶系统被激活，造成继发性纤溶亢进，出血更明显 |

**4. 实验室检查** 在原发病和临床表现存在的前提下，实验室检查对于DIC诊断有重要的支撑作用。DIC的实验室检查包括两方面，一是反映凝血因子消耗的证据，包括凝血酶原时间（PT）、活化的部分凝血活酶时间（APTT）、纤维蛋白原浓度及血小板计数；二是反映纤溶系统活化的证据，包括纤维蛋白降解产物（FDP）、D-二聚体、3P试验。

实验室检查需同时具备下列3项或以上异常：①血小板$< 100 \times 10^9$/L或进行性下降（肝病、白血病者血小板$< 50 \times 10^9$/L）；②血浆纤维蛋白原含量$< 1.5$ g/L或呈进行性下降，或$> 4$ g/L（白血病及其他恶性肿瘤$< 1.8$ g/L，肝病$< 1.0$ g/L）；③3P试验阳性或血浆FDP $> 20$ mg/L（肝病、白血病FDP $> 60$ mg/L），或D-二聚体水平增高（阳性）；④凝血酶原时间（PT）呈动态变化，缩短或延长3秒以上（肝病、白血病延长5秒以上），或APTT延长或缩短10秒以上。DIC是一个动态的过程，检测结果只反映这一过程的某一瞬间，而且临床状况会影响检测结果，因此密切结合临床的检测指标进行动态观察有助于DIC的诊断。

## 四、急救治疗原则

**1. 去除病因，纠正原发病** 是终止DIC病理过程的最为关键和根本的治疗措施，包括控制感染、治疗肿瘤、病理产科及外伤，纠正缺血、缺氧和酸中毒等。凡病因能迅速去除或控制的DIC患者，其治疗较易获得疗效。相反，如原发病不予去除或难以控制者，则DIC虽经积极治疗，仍难控制其病情发展或易于复发。

**2. 抗凝治疗**　是终止 DIC 病理过程、减轻器官损伤、重建凝血-抗凝平衡的重要措施。一般认为 DIC 的抗凝治疗应在处理基础疾病的前提下，与凝血因子补充同步进行。临床上常用的抗凝药物为肝素，主要包括普通肝素和低分子量肝素。肝素治疗是 DIC 治疗的主要抗凝药物，关键在于治疗时机的把握、剂量的选择和疗效的监测。

肝素使用的适应证：DIC 早期（高凝期）；血小板及凝血因子呈进行性下降、微血管栓塞表现（如器官功能衰竭）明显者；消耗性低凝期但病因短期内不能去除者，在补充凝血因子情况下使用；除外原发病因素，顽固性休克不能纠正者。

肝素使用的禁忌证：手术后或损伤创面未经良好止血者；近期有严重的活动性出血；蛇毒所致 DIC；严重凝血因子缺乏及明显纤溶亢进者。

**3. 替代治疗**　适用于有明显血小板或凝血因子减少，已进行病因及抗凝治疗，DIC 未能得到良好控制，有明显出血表现者。目前推荐的替代治疗剂包括新鲜冰冻血浆、冷沉淀、血小板等血液制品及纤维蛋白原。各类替代治疗制剂输入后疗效主要观察出血症状改善情况。

**4. 纤溶抑制药物**　氨基己酸、氨甲苯酸可以抑制纤溶酶原激活因子，抑制纤溶过程。临床上一般不使用，仅适用于 DIC 的基础病因及诱发因素已经去除或控制，并有明显纤溶亢进的临床及实验证据，继发性纤溶亢进已成为迟发性出血主要或唯一的原因。

**5. 其他治疗手段**　抗休克治疗，纠正缺氧、酸中毒，以及水、电解质平衡紊乱。糖皮质激素治疗不作常规应用，在合并基础疾病、并发肾上腺皮质功能不全者可予以考虑。

**6. 疗效评估**　在治疗后按以下标准评估疗效，指导下一步治疗。

（1）痊愈标准：①出血、休克、器官功能不全等 DIC 表现消失。②低血压及紫癜等体征消失。③血小板计数、纤维蛋白原含量及其他凝血相和 FDP 等检测结果全部恢复正常。

（2）显效标准：符合以上 2 项要求。

（3）进步标准：符合以上 1 项要求。

（4）无效：未达进步标准，或病情恶化、死亡者。

## 五、急救护理措施

**1. 紧急处理**

（1）迅速建立两条静脉通路，以保证液体补充和抢救药物的应用，注意维持静脉通路的通畅。周围静脉萎陷或肥胖患者穿刺困难时，应立即进行中心静脉穿刺，并同时监测 CVP。

（2）根据化验结果有针对性地给予患者输注凝血因子、纤维蛋白酶原、凝血酶原复合物、血小板等成分血。输入血制品时，应严格执行输血查对制度，并按照输血制度要求输注，防止有效成分失效。

（3）用药护理：熟悉救治 DIC 过程中各种常用药物的名称、给药方法、主要不良反应及预防和处理方法，遵医嘱正确配制和应用有关药物，尤其是肝素等抗凝血药的应用。普通肝素的主要不良反应是出血。在用药过程中，应注意观察患者的出血状况，监测相应实验室指标，其中，APTT 为肝素应用最常用的临床监测指标。普通肝素治疗时，APTT 较正常参考值延长 15~20 倍为合适剂量。若过量而致出血，可用鱼精蛋白拮抗。

（4）病情观察：注意观察出血的部位、范围及其严重度，以帮助病情轻重及治疗效果的判断。常见的出血有瘀点、紫癜、血肿、黏膜出血、消化道、泌尿道出血等。持续、多部位的出血或渗血，特别是手术伤口、穿刺点和注射部位的持续性渗血，是发生 DIC 的特征；出血加重，多提示病情进展或恶化；反之，可视为病情有效控制的重要表现。密切监测患者生命体征，如果患者出现心率快、血压低或尿量减少等，提示有效循环血量降低，可能出现出血。监测实验室检查指标，及时、正确地采集和送检各类标本，关注检查结果，及时报告医生。观察有无栓塞，注意静脉采血时有无血液迅速凝固的早期高凝状态。观察皮肤的颜色与温、湿度，有无皮肤黏膜和重要脏器栓塞的症状和体征。

**2. 一般护理** 严格卧床休息，根据病情采取合适体位。呼吸困难者可采取半卧位，休克患者可采取中凹卧位。早期活动时注意安全，避免诱发出血。尽量减少创伤性检查和护理。加强皮肤护理，护理操作动作轻柔敏捷，避免搔抓、碰撞；协助患者每2~3小时翻身一次，减轻局部受压；保持皮肤清洁干燥，积极预防失禁性皮炎。按医嘱进食清淡、易消化的流质或半流质食物，必要时禁食。缺血组织应给予保暖，但应避免局部加热；防止在患肢动脉或静脉穿刺，以免加重组织缺血。

**3. 防止感染** DIC时机体处于应激状态，免疫功能下降，抵抗力减弱，易继发感染。应严格按照无菌原则进行各项护理操作，加强各种管道的护理，遵医嘱合理应用有效抗生素，并提供合理的营养支持，增强机体抵抗力。

**4. 健康教育** 告知患者与家属易诱发DIC的疾病必须彻底地诊治，并且要去除诱发因素如感染、酸中毒、缺氧和休克等。告知患者饮食需清淡、易消化、易吸收、富含营养，少量多餐，避免粗硬食物刺激胃黏膜。患者早期活动要轻柔，注意安全，避免搔抓、碰撞。病情缓解后增进营养和康复锻炼，加强机体抵抗力。

（韩玉萍）

# 第二十章 泌尿系统急症

## 第一节 急性肾衰竭

### 一、定义

急性肾衰竭（acute renal failure，ARF）是由某些致病因素短时间内所引起的肾功能快速减退而导致的临床综合征，表现为肾小球滤过率突然或者持续下降，而引起含氮代谢废物的蓄积，并且伴随水、电解质和酸碱平衡紊乱，重者可出现多系统临床综合征。肾功能下降可出现在原来无肾病的患者，也可发生在原有的慢性肾病患者中，肾功能突然急剧恶化。常伴有少尿或无尿，但也可以无少尿表现，是临床常见的危重症之一。

急性肾衰竭有广义和狭义之分，广义的急性肾衰竭根据损伤最初发生的解剖部位可分为肾前性、肾性和肾后性3类。狭义的急性肾衰竭指急性肾小管坏死（acute tubular necrosis，ATN），此为最常见类型，占全部急性肾衰竭的75%～80%。

### 二、病因机制

**1. 病因** 急性肾衰竭的病因可分为肾前性、肾性和肾后性三类。

（1）肾前性急性肾衰竭：又可称为肾前性氮质血症，是由各种病因引起肾血流量不足所导致的肾小球滤过率降低的缺血性肾损伤，初期肾实质组织结构完好，如果能够及时恢复肾血流灌注，肾功能可很快恢复。若肾持续发生低灌注，可进展为肾性急性肾衰竭。肾前性急性肾衰竭常见的病因包括：

1）血容量减少：主要是各种原因致液体丢失、出血或细胞外液重新分布。
2）心排血量减少：心力衰竭和低心排血量综合征，全身血管扩张（应用血管扩张剂）。
3）周围血管扩张：如使用降压药物、脓毒血症、过敏性休克等。
4）肾内血流动力学改变和肾动脉机械性的阻塞：见于大手术及麻醉时、前列腺素抑制剂引起的前列腺素分泌减少等。

（2）肾性急性肾衰竭：是由于肾小管、肾间质、肾血管和肾小球疾病引起的肾实质的损伤。以肾缺血或肾毒性物质引起的肾小管上皮细胞损伤最常见。

(3) 肾后性急性肾衰竭：是指由于各种原因导致的尿路梗阻、尿液流出不畅，而导致肾功能的衰竭。梗阻可发生在从肾盂到尿道的尿路任何一个部位，如泌尿系结石、泌尿系肿瘤、尿路出血形成血块梗阻、前列腺增生以及糖尿病导致的神经源性膀胱等。以上各种因素都可导致肾后性急性肾衰竭，使患者出现尿液排出不畅、尿路梗阻，从而进一步影响肾小球的滤过功能，导致毒素水平增高。若此过程发生较急，这种肾后性因素导致的肾衰竭则称为急性肾后性肾衰竭。若肾后性梗阻的因素持续存在，不能得到及时改善，可导致慢性化的尿路梗阻，最终导致慢性肾衰竭。肾后性急性肾衰竭的肾功能一般可在梗阻解除后得以恢复。

**2. 发病机制** 急性肾衰竭主要以急性肾小管坏死最为常见，目前发病机制尚未完全明确，不同病因、不同病理损害类型，有其不同的始动机制和持续发展因素。主要与肾小球滤过率下降、肾小管上皮细胞损伤有关。

（1）肾血流动力学改变：肾缺血和肾毒素能使肾素-血管紧张素系统活化，肾素和血管紧张素Ⅱ分泌增多、儿茶酚胺大量释放、$TXA_2/PGI_2$比例增加，以及内皮素水平升高。可导致肾血管持续收缩和肾小球入球动脉痉挛，引起肾缺血缺氧，肾小球毛细血管内皮细胞肿胀，致使毛细血管腔变窄，肾血流量减少，GFR降低而导致急性肾衰竭。

（2）代谢改变：缺血所致的缺氧使肾特别是肾小管的上皮细胞产生严重代谢改变。腺苷三磷酸（ATP）产生不仅快速下降，而且原来贮存的ATP很快降解为腺苷二磷酸（ADP）及腺苷一磷酸（AMP），由于ATP缺乏，可使肾小管上皮细胞的膜面的ATP酶活力下降，使依赖于该酶活力而运转的钠泵障碍，使胞质中$Na^+$浓度明显上升，从而使细胞骨架损害，以致肿胀坏死，最终脱落，成为管型阻塞的因素。

（3）肾小管上皮细胞结构与功能的障碍：当肾小管上皮细胞因急性肾缺血或肾毒性物质损伤时，肾小管重吸收钠减少，管-球反馈增强使入球小动脉和肾血管收缩，肾血管阻力增加引起肾小球滤过率下降；肾小管上皮细胞脱落形成管型，引起肾小管梗阻，梗阻近端肾小管内压力增高，进而使肾小球囊内压升高，引起肾小球滤过停止；肾小管严重受损时导致肾小球滤过液反漏至肾间质，引起肾间质水肿，压迫肾单位，加重肾缺血。上述因素相互作用，最终导致肾小球滤过率进一步降低。

（4）炎症反应：肾缺血及恢复血液灌注时可引起内皮细胞损伤、缺血再灌注损伤和炎症反应，导致白细胞浸润和小管上皮细胞释放多种炎症介质（IL-6、IL-8、IL-18等），引起肾实质的进一步损伤。

## 三、护理评估与病情判断

**1. 原因诱因判断** 根据原发病因，结合临床表现及实验室检查，容易进行判断。诱发急性肾衰竭的因素有肾血流量不足、药物因素、肾病或尿路阻塞等。

**2. 临床表现** 根据尿量减少与否，急性肾衰竭可分为少尿型和非少尿型。急性肾衰竭伴少尿或无尿表现者称为少尿型。非少尿型系指血尿素氮、血肌酐迅速升高，肌酐清除率迅速降低，而不伴有少尿表现。临床常见少尿型急性肾衰竭，临床过程分为三期。

（1）起始期：指肾受到缺血或中毒影响而发生损伤的过程。起始期可开始出现容量超负荷、电解质和酸碱平衡紊乱及尿毒症的症状和体征，但尚未出现明显的肾实质性损伤。在此阶段，急性肾衰竭常可预防。起始期的时间长短主要取决于病因，一般持续数小时至几天。当肾小管上皮发生实质性损伤，肾小球滤过率突然下降，则进入少尿期。

（2）维持期：又称少尿期。典型者持续7～14天，少数患者仅持续数小时，也可短至几天或长至4～6周，少尿期持续时间越长，肾损害越重。如少尿期超过1个月，提示存在广泛的肾皮质坏死。少尿期肾小球滤过率较低，患者常出现少尿（< 400 ml/d 或 < 17 ml/h）或无尿

(< 100 ml/d)。但是有些患者尿量可达到 400 ml/d 以上，称为非少尿型急性肾衰竭，其病情大多较轻，且预后较好。然而不论尿量是否减少，随着肾功能减退，临床上均可出现一系列尿毒症表现，患者常出现食欲减退、恶心、呕吐、全身瘙痒等。少尿期的主要并发症包括容量超负荷、高钾血症、代谢性酸中毒、低钙血症及高磷血症。

1）急性肾衰竭的全身表现

①消化系统症状：常为急性肾衰竭的首发症状，可有食欲减退、恶心、呕吐、腹胀、呃逆、腹泻等，严重者可发生消化道出血。

②循环系统症状：多因少尿、水钠潴留出现高血压、心力衰竭和急性肺水肿表现；因毒素滞留、电解质紊乱、贫血及酸中毒，可引起各种心律失常及心肌病变。

③呼吸系统症状：主要为容量过多导致的急性肺水肿和肺部感染，可出现胸闷、胸痛、气喘、呼吸困难。

④血液系统症状：可表现为贫血、白细胞升高、血小板减少及功能障碍、出血倾向。

⑤神经系统症状：可出现意识障碍、躁动、谵妄、抽搐、昏迷等尿毒症脑病症状。

⑥其他：常并发感染，是少尿期常见且严重的并发症，也是急性肾衰竭的主要死亡原因之一。其发生与免疫力低下、营养不良等因素有关。此外，在急性肾衰竭同时或在疾病发展过程中还可并发多脏器功能衰竭，患者死亡率可高达 70% 以上。

2）水、电解质和酸碱平衡失调

①水过多：见于少尿、水钠潴留、水摄入未严格控制、大量输液时，表现为稀释性低钠血症、高血压、心力衰竭、急性肺水肿和脑水肿等。

②代谢性酸中毒：由于酸性代谢产物排出减少，且急性肾衰竭常合并高分解代谢状态，使酸性产物明显增多。

③低钠血症：主要是由于水潴留引起稀释性低钠血症，或呕吐、腹泻引起钠盐丢失过多。严重时可表现为脑水肿。

④高钾血症：是急性肾衰竭最严重的并发症之一，也是少尿期的首位死因。主要因肾排钾减少、感染、高分解状态、代谢性酸中毒引起。患者可出现恶心、呕吐、四肢麻木、烦躁等症状，并可发生房室传导阻滞、室性心动过缓等心律失常。严重时出现心室颤动或心脏骤停。

(3) 恢复期：肾小管细胞再生、修复，肾小管完整性恢复。肾小球滤过率逐渐恢复正常或接近正常，此期尿量呈进行性增加，少尿或无尿患者尿量达到 500 ml/d 即进入恢复期。部分患者出现多尿，每日尿量超过 2500 ml/d，通常持续 1~3 周，继而再恢复正常。多尿期有时由于排钾过多或使用排钾利尿剂、摄入减少等造成低血钾，如血清钾 < 3 mmol/L 时患者可出现疲乏、恶心呕吐、腹胀、肠蠕动减弱或消失，严重者可出现呼吸肌麻痹、定向障碍及嗜睡、昏迷。心电图可见 T 波宽而低、QT 间期延长，出现 U 波，甚至出现心室颤动、心脏骤停。肾小管重吸收功能较肾小球滤过功能恢复迟缓且滞后，多数肾小管功能完全恢复需 3 个月以上，少数患者可遗留不同程度的肾结构和功能损伤。

**3. 分期**　急性肾衰竭诊断标准为：血清肌酐 48 小时内升高 ≥ 0.3 mg/dl（≥ 26.5 μmol/L），或 7 天内血清肌酐升高 ≥ 1.5 倍基础值，或尿量 < 0.5 ml/(kg·h)，持续时间 ≥ 6 小时。根据血清肌酐和尿量可进一步分期（表 20-1）。

表 20-1 急性肾衰竭的临床分期

| 分期 | 血清肌酐 | 尿量 |
| --- | --- | --- |
| 1 | 升高达基础值的 1.5～1.9 倍；<br>或升高 ≥ 0.3 mg/dl（≥ 26.5 μmol/L） | < 0.5 ml/(kg·h)，持续 6～12 小时 |
| 2 | 升高达基础值的 2.0～2.9 倍 | < 0.5 ml/(kg·h)，持续 ≥ 12 小时 |
| 3 | 升高达基础值的 ≥ 3.0 倍；<br>或开始肾替代治疗；<br>或升高 ≥ 4.0 mg/d（353.6 μmol/L）；<br>或年龄 < 18 岁；eGFR < 35 ml/(min·1.73 m$^2$) | < 0.3 ml(kg·h)，持续 ≥ 24 小时；或无尿 ≥ 12 小时 |

## 四、急救治疗原则

急性肾衰竭应尽早明确诊断，及时纠正可逆病因。维持水、电解质和酸碱平衡，预防和治疗并发症以保障患者度过急性肾衰竭的危险期。治疗包括以下方面。

**1. 积极控制原发病因、去除加重急性肾衰竭的可逆因素** 急性肾衰竭首先要纠正可逆的病因。对于各种严重外伤、心力衰竭、急性失血等都应进行相应的治疗，包括扩容治疗，纠正血容量不足、休克和控制感染等，停用影响肾灌注或肾毒性药物。注意调整药物剂量，如有可能，检测血清药物浓度。

**2. 维持机体的水、电解质和酸碱平衡**

（1）维持体液平衡：在少尿期，患者容易出现水负荷过多，极易导致肺水肿，严重者还可出现脑水肿。应密切观察患者的体重、血压和心肺功能与体征变化，严格计算患者 24 小时液体出入量。补液时遵循"量出为入"的原则。每日补液量 = 显性失液量 + 不显性失液量 - 内生水量。如出现急性心力衰竭，则最有效的治疗措施是尽早进行透析治疗。

（2）纠正高钾血症：当血钾超过 6.5 mmol/L，应密切监测心率和心电图，并紧急处理：予以药物排钾利尿，促进钾代谢和排泄。如以上措施无效，尽早进行透析治疗。

（3）纠正其他电解质紊乱：若钠正常，则不应限制水。如出现定向障碍、抽搐、昏迷等水中毒症状，可给予高渗生理盐水滴注或透析治疗。对于无症状性低钙血症，无需处理。纠正酸中毒后，常因血中游离钙浓度降低，导致手足抽搐，可给予 10% 葡萄糖酸钙稀释后静脉注射。

（4）纠正代谢性酸中毒：应及时处理，如 $HCO_3^-$ 低于 15 mmol/L，予 5% 碳酸氢钠 100～250 ml 静滴。对严重酸中毒者应立即开始透析。

**3. 积极控制感染** 应尽早使用抗生素，根据细菌培养和药物敏感试验选用对肾无毒或毒性低的药物，并按内生肌酐清除率调整用药剂量。

**4. 心力衰竭的治疗** 临床表现与一般心力衰竭相仿，处理措施也基本相同，但利尿剂和洋地黄对急性肾衰竭患者的疗效较差，且易发生洋地黄中毒。药物治疗以扩血管为主，应用减轻前负荷的药物。对于容量负荷过重的心力衰竭，尽早进行透析治疗最为有效。

**5. 血液净化治疗** 严重脑病、高钾血症、严重代谢性酸中毒、容量负荷过重且对利尿剂治疗无效者，均是透析治疗的指征。尿量不少的患者可试行内科保守治疗。重症患者则倾向于早期进行透析治疗，常用模式有血液透析、血液滤过和腹膜透析三大基本类型。

**6. 恢复期治疗** 恢复早期肾小球滤过功能尚未完全恢复，肾小管浓缩功能仍较差，每天尿量较多，治疗重点仍为维持水、电解质和酸碱平衡，控制氮质血症，治疗原发病和防治各种并发症。已进行透析者，应维持透析。待血肌酐和尿素氮降至正常范围，可逐渐减少透析频率直至停止透析。后期肾功能恢复，尿量正常，需定期随访，避免肾毒性药物的使用。

## 五、急救护理措施

**1. 透析的护理**　对于急性肾功能不全患者,血液透析治疗是至关重要的,是挽救生命不可替代的一种疗法,能有效改善患者体内的酸碱中毒、氮质血症、高钾血症、液体负荷过重等情况。首先,向患者解释血液透析的主要目的和大概过程,消除其思想负担。每次透析前应了解患者的一般状况、测体重及生命体征,检测肾功能、电解质,记录出入液量。血液透析后严密监测病情变化,记录 24 h 尿量,掌握尿素氮及电解质变化,观察血管穿刺部位有无出血及渗血现象,肢体有无肿胀、麻木等不适,定时测量血压、脉搏、心率、体温等情况。保持伤口部位清洁卫生及定时更换敷料,避免感染。

**2. 用药护理**　遵医嘱对心力衰竭患者使用利尿剂和血管扩张剂,观察利尿、降压效果及副作用。发生高血钾时配合医生进行如下紧急处理。

(1) 立即建立血管输液通道。

(2) 静脉滴注:5% 碳酸氢钠 100～200 ml,尤其适用于伴代谢性酸中毒者;或缓慢静脉注射 10% 葡萄糖酸钙溶液 10 ml,以拮抗钾离子对心肌及其他组织的毒性作用;或静脉滴注 25% 葡萄糖溶液 300 ml + 胰岛素 15 U,以促进糖原合成,使钾离子转入细胞内。

(3) 钠型离子交换树脂:20～30 g 加入 25% 山梨醇 100～200 ml,高位保留灌肠。

**3. 常规护理**　嘱患者注意穿刺部位卫生,保持敷料干燥。伤口处用 75% 乙醇消毒,防止感染。保持皮肤清洁,促使废物排泄,勤翻身、勤按摩可预防压疮的发生。早期嘱患者休息,减少体力消耗,减轻肾的负担,恢复期逐渐增加活动量,并注意劳逸结合,避免过度疲劳。每日用温水擦洗皮肤,禁用刺激性大的碱性液,及时更换衣物,衣服应松软。水肿患者翻身时动作要轻柔,避免拉拽。及时排痰,饭后刷牙、漱口,便后清洗会阴部等,防止消化道和呼吸道感染等并发症的发生。

**4. 加强病情观察**

(1) 严格记录患者 24 小时的液体出入量:入量包括饮水量、补液量、食物所含水量等,出量包括尿量、呕吐物、粪便、透析的超滤液量等。

(2) 定期测量患者的生命体征、意识变化。

(3) 观察水肿的情况:包括水肿的分布、部位、特点、程度及消长等,定期测量患者的体重、腹围,观察患者有无出现胸腔积液、腹水等全身严重水肿的征象及水中毒或稀释性低钠血症的症状,如头痛、嗜睡、意识障碍、共济失调、昏迷、抽搐等。

(4) 观察患者有无出现呼吸道、泌尿道、皮肤、胆道、血液等部位感染的征象。

(5) 配合医生做好肾功能各项指标和血钠、血钾、血钙、血磷、血 pH 等变化的观察,并进行心电监护,以及早发现高钾血症。

(6) 监测重要器官的功能情况,如有无上消化道出血、心力衰竭、肺梗死、高血压脑病的表现。

**5. 营养支持**　由于患者食欲减退、恶心、呕吐、限制蛋白质摄入及透析等,造成患者营养失调,应尽早给予营养支持治疗。应告知患者及家属保证营养摄入的重要性,少量多餐,以清淡流质或者半流质饮食为主,不能经口进食的患者,可用鼻饲或者肠外营养,定期监测营养状况,营养监测指标主要有血白蛋白、血红蛋白。

**6. 感染的防治与护理**

(1) 有条件的将患者安置在单间病房,病室定期通风消毒。

(2) 各项检查操作严格执行无菌操作,避免不必要的检查与治疗。

(3) 避免去人多聚集的场所。

（4）接受血液透析的患者，可进行乙肝疫苗接种，并尽量减少输入血制品。

**7. 人文关怀** 急性肾衰竭是急危重病之一，患者通常发病急，痛苦大，多伴有焦虑、惊恐、悲观、失望等不良情绪。护理人员应善于观察患者，及时发现，及时与患者沟通，关心体贴患者，多给予鼓励，解除其思想顾虑，让其对生活充满信心和希望。如需对患者行血液透析等有创检查或治疗，应详细解释检查或治疗目的，以及可能出现的并发症，让其有充分的思想准备，积极地配合。

（陈 欧）

## 第二节 泌尿系感染

### 一、定义

泌尿系感染又称尿路感染，是指病原体直接侵入肾、输尿管、膀胱、尿道等泌尿系统而引起的炎症，表现为尿频、尿急、尿痛，可伴发热、腰痛等。病原体包括细菌、支原体、衣原体、病毒等。按病原体侵袭的部位不同，分为上尿路感染和下尿路感染，前者系肾盂肾炎，后者包括膀胱炎和尿道炎。临床根据有无尿路功能或结构异常，又可分为复杂性尿路感染和非复杂性尿路感染。复杂性尿路感染指伴有尿路引流不畅、结石、畸形、膀胱输尿管反流等结构或功能异常，或在慢性肾实质性疾病的基础上发生的尿路感染；无上述情况者称为非复杂性尿路感染。

### 二、病因机制

**1. 病因** 主要为细菌感染所致，尿路感染95%以上是由单一细菌引起的，最常见的致病菌以革兰氏阴性杆菌为主，其中以大肠埃希菌最常见，5%~10%的尿路感染由革兰氏阳性菌引起，主要是肠球菌和葡萄球菌。大肠埃希菌最常见于无症状性细菌尿、非复杂性尿路感染或首次发生的尿路感染。尿路结石者以变形杆菌、克雷伯菌感染多见，铜绿假单胞菌感染常发生于尿路器械检查后或长期留置导尿的患者，金黄色葡萄球菌感染则常见于血源性尿路感染。

**2. 发病机制**

（1）感染途径

1）上行感染：是指病原菌由尿道、膀胱、输尿管上行至肾盂引起感染性炎症，95%尿路感染的致病菌来源于上行感染。多发生于尿道插管、尿路器械检查及性生活后等。正常情况下，尿道口周围有少量细菌寄居，一般不引起感染。当机体抵抗力下降、尿道黏膜有损伤或入侵细菌毒力大、致病力强时，细菌可侵入尿道并沿尿路上行至膀胱、输尿管或肾而发生尿路感染。

2）血行感染：继发于全身败血症或菌血症，即细菌通过血液循环到达肾，使肾发生感染。血行感染多发生在新生儿及小婴儿，常见于肺炎败血症病程中。

3）淋巴感染：肠道与肾、泌尿道之间有淋巴通路，病原菌可经此通路感染肾。肠道感染导致泌尿系感染较少见。

（2）易感因素

1）女性：女性因尿道短而直，括约肌收缩力弱；尿道口离肛门近；尤其在经期、妊娠期、绝经期和性生活后较易发生感染。

2）尿流不畅或尿液反流：尿流不畅是尿路感染最重要的易感因素。尿流不畅时，上行的细菌不能被及时地冲刷出尿道，容易在局部停留、生长和繁殖而发生感染。最常见于尿路结石、膀胱癌、前列腺增生等各种原因所致的尿路梗阻。此外，膀胱-输尿管反流也可使膀胱内的含菌尿液进入肾盂而引起感染。

3）使用尿道插入性器械：如留置导尿管、膀胱镜检查、尿道扩张术等可引起尿道黏膜损伤，并可将前尿道或尿道口的细菌带入膀胱或上尿路而致感染。

4）机体抵抗力低下：全身性疾病如糖尿病、慢性肾病、慢性腹泻，以及长期卧床的重症慢性疾病和长期使用糖皮质激素等可使机体抵抗力下降而易发生尿路感染。应避免不必要的导尿和操作检查。

5）尿道口周围或盆腔炎症：如妇科炎症、细菌性前列腺炎均可引起尿路感染。

## 三、护理评估与病情判断

**1. 临床表现**

（1）膀胱炎：约占尿路感染的60%，患者主要表现为尿频、尿急、尿痛等膀胱刺激症状，伴耻骨上不适。一般无全身毒血症状。常有白细胞尿，30%有血尿，偶有肉眼血尿。

（2）急性肾盂肾炎：起病急骤、畏寒、发热，体温可达40℃，常伴头痛、全身不适、疲乏无力、食欲减退、恶心、呕吐等全身症状。泌尿系统表现有尿频、尿急、尿痛及下腹部不适，可有腰痛、肾区叩击痛，肋脊角有压痛，部分患者有膀胱区、输尿管走行区压痛，尿液混浊或有血尿。轻症患者可无明显全身症状，仅有尿路刺激征及尿液改变。

（3）慢性肾盂肾炎：大多数因急性肾盂肾炎治疗不彻底发展而来。临床表现多不典型，病程长，迁延不愈，反复发作。急性发作时可有全身及尿路刺激症状，与急性肾盂肾炎相似。部分患者仅有低热、乏力，多次尿细菌培养阳性，称为"无症状性菌尿"，部分患者以高血压、轻度水肿为首发表现。慢性肾盂肾炎后期有肾功能减退症状。

（4）并发症：多见于严重急性肾盂肾炎，可有肾周围炎、肾脓肿、败血症等。

**2. 病情判断**　泌尿系感染判断标准是根据患者的症状、体征、辅助检查进行诊断。

（1）症状：主要为尿频、尿急、尿痛等膀胱刺激征的表现。当病变累及肾时，引起急性肾炎，可出现高热、寒战、血尿、恶心、头痛等症状。

（2）体征：包括检查尿道口是否有异常分泌物，膀胱区、输尿管区、肾区有无明显的叩击痛等。

（3）辅助检查：主要是尿常规、尿细菌培养以及药敏试验、尿涂片镜检细菌等。

## 四、急救治疗原则

治疗原则：控制症状，根除病原体，去除诱发因素，预防复发。

1. 膀胱刺激征明显者除鼓励多饮水，可使用丙胺太林、阿托品等药物。

2. 应用抗菌药物

（1）急性膀胱炎

1）单剂量疗法：可选用磺胺甲硝唑2.0 g、甲氧苄啶0.4 g、碳酸氢钠1.0 g（STS单剂）1次顿服，或喹诺酮类（如左氧氟沙星0.4 g，顿服），但单剂量疗法易复发。

2）短程疗法：可选择磺胺类、喹诺酮类、半合成青霉素或头孢菌素类等抗菌药物，连用3天。与单剂量疗法相比，耐药性并无增高，可减少复发，增加治愈率，优势明显。

3）7天疗法：对于妊娠妇女、老年患者、糖尿病患者、男性患者等不宜使用单剂量和短程疗法的人群，应持续抗菌药物治疗 7 天。

(2) 急性肾盂肾炎

1) 轻型肾盂肾炎宜口服有效抗菌药物 14 天，可选用喹诺酮类等，一般用药 72 小时可显效，若无效，则应根据药物敏感试验更换药物。严重肾盂肾炎有明显毒血症状者需肌注或静脉用药，可选用青霉素类（如氨苄西林）、喹诺酮类（如氧氟沙星等），获得尿培养结果后应根据药敏试验结果选药，必要时联合用药。

2) 碱化尿液：口服碳酸氢钠片（1.0 g，每天 3 次），可增强上述抗菌药物的疗效，减轻尿路刺激症状。

(3) 无症状性菌尿：对于非妊娠妇女和老年人无症状性菌尿，一般不予治疗。妊娠妇女的无症状性菌尿则必须治疗，选用肾毒性较小的抗菌药物，如头孢菌素类等，不宜用氯霉素，慎用复方磺胺甲噁唑和氨基糖苷类。学龄前儿童的无症状性菌尿也应予以治疗。

(4) 再发性尿路感染：应积极寻找并去除易感因素如尿路梗阻等，并选用有效的强力杀菌性抗生素，在允许的范围内用最大剂量，治疗 6 周，如不成功，可再延长疗程或改为注射用药。再发性尿路感染为重新感染引起者，提示患者的尿路防御功能低下，可采用长程低剂量抑菌疗法作预防性治疗。

## 五、急救护理措施

**1. 疼痛护理** 指导患者进行膀胱区热敷或按摩，以缓解局部肌肉痉挛，减轻疼痛。

**2. 用药护理** 遵医嘱给予抗菌药物和口服碳酸氢钠，注意观察药物的疗效及不良反应。此外，尿路刺激征明显者可遵医嘱予以阿托品等抗胆碱能药物。喹诺酮类可引起轻微的消化系统反应、皮肤瘙痒等；氨基糖苷类抗生素对肾和听神经均有毒性，使用期间应监测肾功能及听力。

**3. 病情观察** 监测体温、尿液性状的变化，观察有无腰痛加剧。如体温升高或者高热持续不退，且出现腰痛持续加剧，应考虑出现肾周脓肿、肾乳头坏死等并发症，需及时通知医生。

**4. 休息与活动** 为患者提供一个安静舒适的睡眠环境，急性期应注意卧床休息，宜取屈曲位，尽量勿站立或坐直。应保持心情愉快，因过分紧张可加重尿频。指导患者从事感兴趣的活动，以分散患者注意力，减轻焦虑，缓解尿路刺激征。

**5. 补充水分** 在无禁忌证的情形下，应尽量多饮水，勤排尿，以达到不断冲洗尿路、减少细菌在尿路停留的目的。尿路感染者每天摄水量不应低于 2000 ml，保证每天尿量在 1500 ml 以上，且每 2~3 小时排尿 1 次。

**6. 保持皮肤黏膜的清洁** 加强个人卫生，增加会阴清洗次数，减少肠道细菌侵入尿路而引起感染的机会。女性患者月经期间尤需注意会阴部的清洁。

（陈 欧）

## 第三节 尿路梗阻和结石

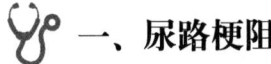一、尿路梗阻

（一）定义

尿路梗阻是指阻止尿液通过其正常通道（尿路，包括肾、输尿管、膀胱和尿道）流动的阻塞。

（二）病因及机制

引起梗阻的原因很多，可为腔内病变如结石或异物，腔壁病变如炎症或肿瘤，腔外因素如血管或纤维带的压迫，其他如先天性异常及神经-肌肉功能紊乱等。阻塞可以是部分或全部的，影响一侧或双侧肾，也可以是急性或慢性的。总体上看，最常见的原因如下。

**1. 儿童结构异常** 例如出生缺陷，如尿道后部内侧瓣膜，以及导致输尿管或尿道狭窄或阻塞的其他阻塞物。

**2. 青年人** 肾结石或输尿管结石或尿路其他部位结石。

**3. 老年人** 良性前列腺增生（BPH）或前列腺癌、肿瘤与结石。由于BPH常见于老年男性，因此梗阻在男性中更常见。

梗阻的其他常见原因包括在尿路接受放疗、手术或某些操作后出现的尿道或输尿管狭窄。

（三）护理评估与病情判断

**1. 临床表现** 由于发病原因、部位、程度和时间长短不同，尿路梗阻的临床表现也不完全相同。

（1）先天性尿路梗阻发展缓慢，临床表现症状不明显，主要表现为腰痛或者检查时发现有积水，由先天性肾盂-输尿管连接部梗阻所致。

（2）不完全梗阻时还会出现间歇性发作，发作时会伴随阵发性肾绞痛。

（3）下尿路梗阻时可出现排尿困难，是由于尿路梗阻时导致膀胱不能排空，最后可出现尿潴留；梗阻严重时，最后会出现少尿、无尿、贫血、急性肾衰竭等临床表现。

**2. 病情判断** 尿路梗阻可根据患者的临床症状，结合辅助检查结果来确诊。患者出现尿路梗阻，病情较轻时通常无症状；病情较重时，患者可表现为排尿异常、尿液异常以及局部疼痛。辅助检查主要包括血尿常规检查、X线检查、泌尿系统B超检查、CT或者磁共振检查等，有助于发现尿路梗阻的部位以及程度。

（四）急救治疗原则

1. 治疗通常针对引起梗阻的病因，例如，如果尿道梗阻是由良性肥大或癌变的前列腺引起，治疗包括药物（如前列腺癌的激素治疗）、外科手术或尿道扩张术。其他治疗，如碎石术或内镜下手术，可用于清除阻塞输尿管或肾尿流的结石。

2. 如果引起梗阻的病因无法尽快解除，尤其是当合并感染、急性肾衰竭或剧烈疼痛时，可进行尿路引流术。对于因无法轻易缓解的梗阻引起的急性肾盂积水，可经背部肾插入软管（肾造瘘管）或用塑料软管连接肾和膀胱（输尿管支架），引流梗阻部位以上尿路积聚的尿液。

## （五）急救护理措施

**1. 疼痛护理** 观察疼痛的部位、性质和程度等，遵医嘱予以解痉镇痛药。

**2. 急性尿潴留的护理** 当发生尿潴留时，及时留置导尿管或膀胱造瘘管，并做好管道护理。

（1）妥善固定引流管。

（2）保持引流管通畅：防止导尿管扭曲、折叠、受压、阻塞。

（3）保持会阴清洁：用苯扎溴铵棉球消毒尿道外口，每日2次。

**3. 手术的护理**

（1）严密观察患者的意识及生命体征，患者多为高龄，由于麻醉和手术，可能会诱发心脑肺并发症，应加强观察和护理。

（2）术后6h患者无恶心呕吐，可进流质饮食，1～2天无腹胀可恢复正常饮食，鼓励患者进食粗纤维，预防便秘。

（3）做好患者的心理护理。

## 二、尿路结石

### （一）定义

尿路结石是泌尿系统各部位结石病的总称，是泌尿系统的常见病。根据结石所在部位的不同，分为肾结石、输尿管结石、膀胱结石、尿道结石。

### （二）病因及机制

尿路结石病因极为复杂，尿液中形成结石的盐类呈过饱和的状态，尿中结晶抑制物的含量不足，以及核基质的存在，构成了结石形成的3大主要因素。虽然尿路结石的形成原因尚未明确，但和下列因素有关。

**1. 流行病学因素** 包括年龄、性别、职业、饮食成分和结构、水分摄入量、气候、代谢和遗传等因素影响尿路结石的形成。

**2. 尿液因素**

（1）形成结石物质排出过多，尿液中钙、草酸或尿酸排出量增加。

（2）尿pH改变：磷酸钙及磷酸镁铵结石易在碱性尿中形成，尿酸结石和胱氨酸结石在酸性尿中形成。上尿道结石大多为草酸钙结石，膀胱结石以磷酸镁胺结石为主。

（3）尿液浓缩及尿中抑制晶体形成物质不足。

（4）尿量减少。

**3. 泌尿系局部因素** 尿路梗阻、尿路感染及尿路异物。

### （三）护理评估与病情判断

**1. 临床表现** 大多患者表现为：腰痛、腹痛血尿和排尿困难，伴有恶心呕吐、膀胱刺激征等症状。腰腹痛常表现剧烈，不能忍受，肾区有叩击痛，可放射到腹肌沟或会阴部。排尿困难表现为：排尿时尿流不畅中断、尿线变细。

**2. 辅助检查** 多数患者尿常规检查有镜下血尿，合并感染时白细胞增多。腹部平片时多数结石可显影，其中尿酸结石在X线片上不显影，称阴性结石。B超可诊断平片不显影的尿路阴性结石。CT则能显示平片不能显示的或较小的结石，比B超更可靠。必要时可做静脉尿路造影。

## （四）急救治疗原则

缓解疼痛，清除结石，控制感染，保护肾功能并纠正泌尿系统病理解剖异常。

## （五）急救护理措施

**1．疼痛护理** 嘱患者卧床休息，局部热敷，指导患者做深呼吸、放松以减轻疼痛。遵医嘱应用解痉止痛药物缓解疼痛，观察疼痛的缓解情况。监测患者生命体征，预防因过度疼痛而致休克。

**2．用药护理** 及时使用止痛药物，观察药物疗效，及时根据患者疼痛程度更改止痛解痉药物。应用敏感抗生素控制感染，必要时使用碳酸氢钠。

**3．饮水与活动** 大量饮水可稀释尿液、增强代谢、预防感染、促进排石排除。在病情允许的情况下，适当做一些跳跃运动或经常改变体位，有助于结石的排出。

**4．病情观察** 观察体温、尿液颜色与性状、尿中白细胞数，及早发现感染征象；肾功能不全者出现尿量异常，及时报告医生；必要时进行手术治疗，做好患者的心理护理。

（陈　欧）

# 第二十一章 内分泌系统急症

## 第一节 糖尿病相关急症

### 一、糖尿病酮症酸中毒

#### (一) 定义

糖尿病酮症酸中毒（diabetic ketoacidosis，DKA）是一种以高血糖、酮症和酸中毒为主要表现，由胰岛素不足和拮抗胰岛素激素过多共同作用所致的严重代谢紊乱综合征，是最常见的糖尿病急症。

#### (二) 病因机制特点

**1. 病因** 在未经治疗、病情进展急剧的 1 型糖尿病患者，尤其是儿童或青少年，DKA 可作为首发症状就诊。2 型糖尿病可在一定的诱因下发生 DKA，主要为感染、饮食或治疗不当以及各种应激因素。

（1）感染：是 DKA 最常见的诱因，主要包括呼吸系统、泌尿系统及皮肤感染，且以冬春季发病率较高。急性感染又可以是 DKA 的合并症，与 DKA 互为因果，形成恶性循环，增加了诊治的复杂性。

（2）饮食失调：如饮食过量、过甜（含糖过多）或不足，酗酒，或呕吐、腹泻等，均可加重代谢紊乱而诱发 DKA。

（3）治疗不当：中断治疗（特别是胰岛素）、剂量不足、耐药等。特别是 1 型糖尿病的患者，如果停止或降低胰岛素的剂量，往往会导致 DKA 的发生。2 型糖尿病患者长期大量使用苯乙双胍，尤其是在肝肾功能较差的情况下，更容易引起 DKA；另有报道使用高剂量的噻嗪类利尿剂也可导致 DKA 的发生。近几年，一些患者相信没有明确效果的"药物"，抛弃了公认的、科学的治疗方法，特别是 1 型糖尿病患者，甚至停止使用胰岛素，更容易增加 DKA 的发生风险。

（4）其他应激因素：严重的外伤、麻醉、手术、妊娠、分娩、精神刺激、心肌梗死、脑血管意外等都是可引起 DKA 的危险因素。应激造成升糖激素的水平提高，交感神经系统的兴奋度增加，再加上饮食不规律，都容易引发 DKA。

**2. 发病机制** 酮体包括 β-羟丁酸、乙酰乙酸和丙酮。胰岛素缺乏在糖尿病加重时导致三大代谢紊乱，表现为血糖升高明显，脂肪分解增加，脂肪酸在肝经 β 氧化产生大量乙酰辅酶 A。糖代谢紊乱导致草酰乙酸不足，乙酰辅酶 A 无法进入三羧酸循环氧化供能而缩合成酮体；同时蛋白质的合成减少、分解增加，血液中糖、生酮氨基酸均增加，进一步使血糖、血酮升高。

（1）酸中毒：β-羟丁酸、乙酰乙酸以及蛋白质分解产生的有机酸增加，循环衰竭、肾排出酸性代谢物减少导致酸中毒。酸中毒降低胰岛素的敏感性；增加组织分解，$K^+$逸出细胞；抑制组织氧利用和能量代谢。严重的酸中毒可导致微循环功能恶化，降低心肌收缩力，进一步导致低体温和低血压。当血 pH 降低到 7.2 以下时，刺激呼吸中枢可引起呼吸加深加快；血 pH 降低到 7.0～7.1 时，可抑制呼吸中枢和中枢神经功能，诱发心律失常。

（2）严重失水：渗透性利尿可由于高血糖、高血酮以及酸性代谢产物引发。酮体从肺部排出带走大量水分，厌食、呕吐导致水分入量减少，进一步导致细胞外缺水；血浆渗透压上升，水从细胞内向细胞外转移，从而引发细胞内失水。

（3）电解质平衡紊乱：渗透性利尿会导致钠、钾、氯、磷酸根等大量缺失，同时厌食、恶心或呕吐会使电解质的来源减少，从而引起电解质代谢紊乱。当 DKA 发生时，体内总钠丢失，但失水引起血液浓缩，会在就诊时出现血钠水平正常、高于或低于正常的现象。

（4）携氧系统失常：DKA 发生时，红细胞糖化血红蛋白（GHb）增加，2,3-二磷酸甘油酸（2,3-DPG）减少，提高了血红蛋白与氧的亲和力，血氧解离曲线向左移动。当发生酸中毒时，血氧解离曲线向右移动，释放氧增加，发挥代偿作用。如若过快地纠正酸中毒状态，代偿作用失效，可导致组织缺氧更加严重，引发脏器功能紊乱。

（5）周围循环衰竭和肾衰竭：严重失水、血容量减少和微循环障碍可导致低血容量性休克。少尿或无尿可引起肾灌注量减少，甚至导致急性肾衰竭。

（6）中枢神经功能障碍：严重酸中毒、失水、缺氧等可导致脑细胞失水或水肿、中枢神经系统功能障碍。

### （三）护理评估与病情判断

**1. 原因诱因判断** DKA 患者在发病时可能产生一系列症状，通常是在诱发事件发生的几小时内。以高血糖较为常见，包括多尿、多饮。有时会产生更严重的表现，包括无意识地体重下降、呕吐、虚弱和意识改变。脱水和代谢异常随着逐渐失控的渗透压而恶化，这可能导致患者嗜睡、昏迷，甚至可能引发呼吸衰竭、昏迷和死亡。腹痛也是 DKA 患者的一个常见症状。在体格检查中，大多数 DKA 患者会发生胃肠道或肾的电解质流失，从而进一步发展为低血容量。在严重的情况下，患者可能会出现低血压和严重休克。DKA 患者可能出现深而快且用力的呼吸，被称为 Kussmaul 呼吸。呼吸可能伴有明显的烂苹果味，这主要是因为丙酮的产生。

**2. 临床表现**

（1）早期症状：多饮、多食、多尿、体重减轻的症状加重。

（2）酸中毒失代偿阶段：疲乏、食欲减退、恶心呕吐、多尿、口干、头痛、嗜睡、呼吸深而快，且呼气有烂苹果味。

（3）后期症状：严重失水、尿量减少、眼眶下陷、皮肤黏膜干燥、血压下降、心率加快、四肢厥冷。

（4）晚期症状：不同程度的意识障碍、昏迷。

**3. 实验室检查**

（1）尿：尿糖强阳性、尿酮阳性，可有蛋白尿和管型尿。

（2）血：血糖增高，一般为 16.7～33.3 mmol/L，有时可达 55.5 mmol/L 以上。血酮体升高，＞1.0 mmol/L 为高血酮，＞3.0 mmol/L 提示可有酸中毒。血 β-羟丁酸升高。血实际 $HCO_3^-$ 较标

准 $HCO_3^-$ 降低，$CO_2$ 结合力降低，酸中毒失代偿后血 pH 下降；剩余碱负值增大，阴离子间隙增大，与 $HCO_3^-$ 降低大致相等。血钾在治疗前可正常、偏低或偏高，治疗后若补钾不足可严重降低。血钠、血氯降低，血尿素氮和肌酐常偏高。血浆渗透压轻度上升。部分患者即使无胰腺炎存在，也可出现血清淀粉酶和脂肪酶升高，治疗后数天内降至正常。即使未合并感染，也可出现白细胞数及中性粒细胞比例升高。

**4. 严重程度分级** 轻度为 pH < 7.3 及（或）碳酸氢根 < 15 mmol/L；中度为 pH < 7.2 或碳酸氢根 < 10 mmol/L；重度为 pH < 7.1 或碳酸氢根 < 5mmol/L。

### （四）急救治疗原则

及早大量补液以尽快恢复血容量，纠正电解质以及酸碱平衡失调，降低血糖。积极寻找和消除诱因并防治并发症。

### （五）急救护理措施

**1. 即刻护理措施** 保持呼吸道通畅，防止患者误吸，必要时建立人工气道。如存在低氧血症，给予吸氧 4～6 L/min。立即建立 2 条以上静脉通道补液。采取动脉血标本进行血气分析。

**2. 输液护理** 补液治疗是抢救 DKA 的关键措施，以快速补充血容量。扩充血容量不仅可以纠正血流动力学不稳定的现象，还可以提高胰岛素敏感性并降低反调节激素水平。补液原则遵循"先快后慢，先盐后糖"。补液通常以生理盐水为主，但如血糖降至 13.9 mmol/L 时，应遵医嘱将生理盐水改为 5% 葡萄糖溶液，以防低血糖。根据患者血压、心率、每小时尿量以及周围循环情况决定输液量和输液速度。

**3. 胰岛素治疗的护理** 一般采用小剂量胰岛素的治疗方案。正确使用胰岛素，注意胰岛素的剂型、用量，保证胰岛素用量准确。经静脉注射胰岛素时，要注意建立单独的静脉通道，以便准确计算和记录胰岛素用量。降血糖速度不宜过快，血糖下降速度一般以每小时 3.9～6.1 mmol/L 适宜。

**4. 纠正电解质紊乱和酸碱失衡的护理** 酸中毒时细胞内缺钾，治疗前已有低钾血症，且经补液和胰岛素治疗后可能加重低钾的情况。应监测尿量与血钾水平，按医嘱补钾，注意控制补钾速度并监测其浓度。可通过口服和静脉滴注相结合的方式补钾。轻症患者经补液和胰岛素治疗后可明显纠正酸中毒，不必补碱。严重酸中毒，即 pH < 7.1、碳酸氢根 < 5 mmol/L 时，遵医嘱补碱。补碱不宜过多过快，以免诱发或加重组织缺氧、血钾下降、反跳性碱中毒等。

## 二、高渗性高血糖状态

### （一）定义

高渗性高血糖状态（hyperosmolar hyperglycemic state，HHS）是糖尿病急性代谢紊乱的另一种临床类型，以严重高血糖、高血浆渗透压、脱水为特征，无明显酮症，患者可有不同程度的意识障碍或昏迷（< 10%）。部分患者可伴有酮症。

### （二）病因机制特点

常见诱因为引起血糖增高和脱水的因素，如各种急性感染、外伤、手术、脑血管意外等应激状态；使用糖皮质激素、利尿剂、甘露醇等药物；水摄入不足或失水，透析治疗，静脉高营养法等。有时在病程早期因误诊而大量输入葡萄糖液或因口渴大量摄入含糖饮料可诱发本病或使病情加剧。

HHS的发病机制目前尚不完全清楚。严重高血糖会导致渗透性利尿。持续的渗透性利尿导致血容量不足，使肾小球滤过率下降，加重高渗性高血糖。HHS的葡萄糖水平比DKA高，导致严重的高渗，细胞内脱水。脑细胞脱水和损害易引发意识障碍，甚至昏迷。

（三）护理评估与病情判断

**1．原因诱因判断**　对于存在昏迷的老年人，发现脱水伴有尿糖或高血糖，应尤其注意患者是否存在糖尿病史并使用过利尿药或糖皮质激素，如确证以上情况，应加强病情监测与观察，预防HHS发生。一旦发生即视为重症，出现以下情况提示预后不良。

（1）持续昏迷48小时尚未恢复。

（2）血浆高渗透状态于48小时内未得到纠正。

（3）昏迷伴癫痫样抽搐和病理反射征阳性。

（4）血肌酐和尿素氮持续增高，并未出现降低迹象。

（5）合并革兰氏阴性菌感染。

（6）出现横纹肌溶解或肌酸激酶升高。

另外，出现原因不明的失水、休克、昏迷、血压低而尿量多等情况，无论患者是否存在糖尿病史，均应尽快排除发生HHS的可能。

**2．临床表现**　HHS主要见于老年人，起病隐匿且缓慢。早期症状表现为多尿、多饮、食欲减退等。随着病情进展，逐渐出现严重失水以及神经系统症状和体征。患者口唇及口腔黏膜干燥，眼球凹陷，少尿，体重减轻，皮肤弹性差，脉细弱而快，血压偏低，严重者出现休克，甚至可引起急性肾衰竭而少尿或无尿。尽管失水严重，失水体征明显，但患者饮水不多，口渴症状多不明显。患者通常胃肠道症状缺如，无恶心呕吐。神经系统可以出现意识模糊、浅昏迷、深度昏迷、失语、幻觉、定向力减退等症状。

**3．严重程度**　HHS发病多病情危重且并发症多，强调尽早诊断和干预。

（四）急救治疗原则

HHS病情危重且死亡率高，一经明确诊断应立即展开救治。及时补充血容量以纠正休克和高渗状态，小剂量胰岛素治疗以纠正高血糖及代谢紊乱，同时加强病情监测，防治并发症。

（五）急救护理措施

**1．即刻护理措施**　立即检查呼吸道情况，确保呼吸道通畅，给予患者氧气吸入。建立2~3条静脉通道。及时采取血液、尿液标本并送检。

**2．输液护理**　与DKA相似，但患者相较DKA失水更为严重，应更加积极地补液以恢复血容量，纠正高渗和严重脱水状态。目前多主张治疗开始时用等渗溶液（如0.9%氯化钠溶液），因大量输入等渗溶液不会引起溶血，有利于恢复血容量，纠正休克，改善肾血流量，恢复肾调节功能。严重失水时，补液量可达到6000~10000ml。休克患者应另给予血浆或全血。视患者情况可配合管喂或口服温开水，每2小时进行1次，每次约200ml。当血糖降至16.7mmol/L时，即可改用5%葡萄糖溶液并加入胰岛素控制血糖。当无肾衰竭、高血钾且尿量充足，在治疗开始时即可补钾。应准确记录24小时液体出入量。

**3．胰岛素治疗的护理**　宜使用小剂量短效胰岛素。大剂量胰岛素因血糖降低过快易产生低血糖、低血钾，故不宜使用。胰岛素应按每千克体重每小时0.1U连续静脉输注。若第1小时内血糖下降不足10%，则以0.14U/kg静脉输注后继续以先前速度输注。当血浆葡萄糖水平达到16.7mmol/L，胰岛素输注可减少至每小时0.02~0.05U/kg，以保持血糖维持在13.9~16.7mmol/L，直至纠正患者高渗状态。当血糖降至13.9mmol/L，血浆渗透压≤330mmol/L时，应告知医生，遵医嘱停用胰岛素。

**4. 加强病情监测** HHS病死率高，治疗复杂，需要严密的监测。血糖应每隔1小时监测，及时调整胰岛素的输注。每2~4小时检查电解质、肌酐和血浆葡萄糖，直到患者症状稳定。HHS患者需严密监测并发症的发生，尤其要注意以下情况。

（1）当补液速度较快且液体量大时，要警惕肺水肿等并发症。

（2）补充大量低渗溶液，有发生溶血、脑水肿及低血容量性休克的危险，应注意监测患者呼吸、脉搏、血压、神志、尿色和尿量情况。尿液呈粉红色考虑发生溶血，应立即报告医生，停止输入低渗液体并遵医嘱对症处理。

## 三、低血糖症

### （一）定义

低血糖症（hypoglycemia）是一组由多种病因引起的血浆（或血清）葡萄糖水平降低，并足以引起相应症状和体征的临床综合征，主要以交感神经兴奋和（或）神经精神及行为异常为主要特点。当血浆葡萄糖浓度升高后，症状和体征也随之消失。糖尿病患者与非糖尿病患者均可发生。

### （二）病因机制特点

药物是糖尿病患者发生低血糖症的一个重要原因。外源性胰岛素和刺激内源性胰岛素分泌的药物（如促胰岛素分泌剂）可刺激葡萄糖的利用增加，如果使用不当会引发低血糖，严重者会发生死亡。2型糖尿病的治疗药物中，胰岛素增敏剂（二甲双胍、噻唑烷二酮类）、胰高血糖素样肽-1（glucagon-like peptide-1，GLP-1）受体激动剂、葡萄糖苷酶抑制剂、二肽基肽酶-Ⅳ抑制剂、钠-葡萄糖协同转运蛋白2抑制剂引发低血糖的风险很小。这些药物主要依赖残余的内源性胰岛素分泌或增加尿液中葡萄糖的排泄发挥疗效。GLP-1受体激动剂可刺激胰岛素分泌，但受限于葡萄糖依赖性方式进行，这也同时抑制胰高血糖素的分泌。因此，当葡萄糖水平降到阈值浓度以下，胰岛素也随之下降，胰高血糖素分泌增加，能够降低低血糖的风险。

大脑所需的能量很大程度上由葡萄糖提供。但由于大脑不能合成和储存葡萄糖，所以需要持续地从循环中摄取充足的葡萄糖以维持正常的脑功能。当动脉血糖浓度低于生理范围，血-脑葡萄糖转运下降，不能满足大脑供应时，机体会通过调节作用将血糖保持在正常范围之内。生理情况下，空腹血浆葡萄糖维持在70~110 mg/dl（3.9~6.1 mmol/L）较为狭窄的范围之中。可通过神经信号、激素、代谢底物的网络调控维持血糖平衡，其中，胰岛素发挥主要作用。当血浆葡萄糖降低，胰岛素分泌也随之降低，并能通过增加糖原分解和糖异生维持血糖在合理范围之内。因此在生理情况下，降低胰岛素分泌是防止低血糖发生的第一道防线。当血糖下降到生理范围之外时，升糖激素分泌增加，α细胞分泌的胰高血糖素升高是防止低血糖发生的第二道防线。当胰高血糖素分泌已难以对低血糖起正向作用的时候，肾上腺素分泌增加，作为防止低血糖发生的第三道防线。低血糖持续超过4小时可促进葡萄糖的产生并限制葡萄糖的利用，这主要是由于皮质醇、生长激素的分泌增加。因此糖皮质激素与生长激素对急性低血糖的防御作用很小。当以上因素仍不足以调节血糖在正常范围内时，血糖会继续遵循降低的趋势，并出现相应的症状和体征。临床上发生低血糖症状和体征的血糖阈值并非固定不变，而是视情况而定。这可能与不同的病因、发生低血糖的频率和持续时间有关，并存在各种差异。

### （三）护理评估与病情判断

**1. 原因诱因判断**　可依据 Whipple 三联征来判别低血糖：①明显的低血糖症状；②发作时血糖 < 2.8 mmol/L；③作出补糖措施后症状迅速得到改善。交感肾上腺症状和大脑神经元低血糖症状可能提示低血糖的存在，但不能确定是否由低血糖引起。低血糖昏迷应与 DKA、HHS 相鉴别。

**2. 临床表现**　低血糖症状主要来自两类：自主神经低血糖症状和大脑神经元低血糖症状。

（1）自主神经低血糖症状：颤抖、出汗、苍白和心悸。这些症状大部分由交感神经激活而出现，并非肾上腺髓质激活所致。

（2）大脑神经元低血糖症状：由大脑葡萄糖剥夺引起，主要包括头痛、注意力不集中、视物模糊、听力困难、言语不清、意识模糊、行为异常等，血糖浓度更低时易出现癫痫发作、昏迷。严重长期低血糖患者可能出现脑死亡，但绝大部分低血糖发作的患者在血糖恢复至正常范围后可发生逆转。极少数致死性发作考虑是由低血糖引起室性心律失常所致。

**3. 严重程度**　分为三个级别。

（1）1 级低血糖：血糖 < 3.9 mmol/L 且 ≥ 3 mmol/L，为临床低血糖预警范围，需要服用速效碳水化合物并调整降糖方案。

（2）2 级低血糖：血糖 < 3 mmol/L，提示有严重的、临床上具有重要意义的低血糖。神经源性症状和认知功能障碍发生在这个水平以下，并且发生严重低血糖的风险增加。

（3）3 级低血糖：没有特定的血糖界限，伴有严重认知功能障碍，且需要其他治疗措施帮助恢复血糖。3 级持续时间超过 6 h（有脑缺血病变者时间更短）未纠正，可导致脑组织不可逆损伤（植物人）或致死亡。

### （四）急救治疗原则

总原则为迅速升高血糖、去除诱因、预防低血糖再发生。遇到呼吸衰竭、昏迷或心率加快者应立即采取紧急复苏措施，立即进行血糖测定以及采取血标本做进一步检查。可根据病情的严重程度选择口服含糖溶液或静脉注射 50% 葡萄糖溶液。若有必要，可以采用抑制胰岛素分泌的药物。

### （五）急救护理措施

**1. 即刻护理措施**　立即检查气道情况，保持呼吸道通畅。立即进行血糖测定。必要时吸氧。

**2. 协助患者升高血糖的护理**　轻症者可给予含糖饮料、含 15～20 g 糖的糖水、饼干、面包等，解除脑细胞缺糖症状，并观察症状的缓解情况。15 分钟后测得血糖仍 < 3.9 mmol/L，再重复给予含糖食物或饮料进食。如病情较重，则立即开通静脉通道，给予静脉注射 50% 葡萄糖溶液 20 ml。15 分钟后如血糖仍 < 3.9 mmol/L，继续给予 50% 葡萄糖溶液 60 ml 静脉注射，或静脉滴注 10% 葡萄糖液，必要时可遵医嘱加用氢化可的松 100 mg 和（或）胰高血糖素 0.5～1 mg 肌内或静脉注射。神志不清的患者切忌喂食，以避免呼吸道窒息。昏迷患者清醒后，或患者血糖上升到 3.9 mmol/L 以上但距离下次进食时间超过 1 小时，应进食含蛋白质或淀粉的食物，预防昏迷再发生。

**3. 加强病情监测**　严密观察生命体征、神志变化、心电图以及尿量等。定时给患者监测血糖。准确记录患者液体出入量。如昏迷患者意识恢复，应观察患者是否出现出汗、嗜睡、意识模糊等再度发生低血糖的症状，及时向医生报告患者情况。

**4. 健康教育**　给患者普及降糖药物的用药指导，并告知不可随意更改降糖药物及其剂量。活动量增加时，要遵医嘱改变胰岛素用量并及时进食。易在夜间或清晨发生低血糖的患者，晚餐适当增加主食或蛋白质含量较高的食物。速效或短效胰岛素应在注射后及时用餐。告知患者日常自我监测血糖的方法，并教会患者及其家属识别低血糖的早期表现，学习相关自救措施。

## 四、乳酸性酸中毒

### （一）定义

乳酸性酸中毒（lactic acidosis，LA）是糖尿病严重并发症之一，指不同原因所致的血乳酸持续增高和 pH 降低（pH < 7.35）的一种异常生化改变综合征。如患者既往有糖尿病病史，或首次入院符合糖尿病诊断标准，并且临床表现为呕吐、恶心，血液中乳酸水平 > 5 mmol/L，动脉血 pH < 7.35，阴离子间隙 > 18 mmol/L，且能排除高渗性昏迷、糖尿病酮症酸中毒、尿毒症等急性并发症，即可以诊断为糖尿病乳酸性酸中毒（diabetic lactic acidosis，DLA）。

### （二）病因机制特点

DLA 的发生主要归为两个原因：产生乳酸过多或乳酸清除不足。

**1. 产生乳酸过多**　糖尿病的某些慢性并发症，如合并心、肺、肝、肾疾病，造成组织缺氧，引起乳酸生成增加；部分糖尿病患者存在糖代谢障碍，糖化血红蛋白水平升高，血红蛋白携氧能力下降，造成局部缺氧，致使内酮酸氧化障碍及乳酸生成增加；休克时可伴有末梢循环衰竭，组织缺血缺氧，进而导致乳酸生成增加。

**2. 乳酸清除不足**　糖尿病急性并发症如感染、DKA 等，可造成乳酸堆积，诱发 DLA；糖尿病慢性并发症如肝肾功能障碍又可以影响乳酸的代谢、转化及排出；糖尿病治疗药物使用不当，如双胍类降糖药剂量过大或选择不当。其中应尤为注意苯乙双胍，其半衰期长，排泄缓慢，能抑制肝和肌肉等组织摄取乳酸；抑制线粒体内乳酸向葡萄糖转化，引起乳酸堆积。

### （三）护理评估与病情判断

**1. 原因及诱因判断**　患者如存在糖尿病，且过量使用双胍类药物后病情加重；糖尿病患者有肝肾功能不全、缺氧或手术等，同时使用双胍类降糖药物；糖尿病患者出现休克，又出现代谢性酸中毒而酮体无明显增高者，应考虑 DLA。

**2. 临床表现**　DLA 一般由某些诱因或在某些严重疾病基础上引起，患者除有基础病的临床表现之外，还可表现代谢性酸中毒的症状。恶心、肌无力、头晕、呕吐、腹痛、意识障碍、休克等都是可能出现的临床表现。

**3. 严重程度**

(1) 轻度：恶心、肌无力、头昏、食欲下降、嗜睡等。

(2) 中度和重度：呕吐、腹痛、头痛、严重疲劳、口唇发绀、潮式呼吸、意识障碍、脱水、血压和体温下降、休克等。

### （四）急救治疗原则

鉴于 DLA 的病理机制非常复杂，目前最有效的治疗方法包括一般处理、控制血糖、补液抗休克、改善循环、控制感染、纠正酸中毒等。

### （五）急救护理措施

**1. 即刻护理措施**　保持呼吸道通畅。患者由于酸中毒、肺水肿，常随呼气涌出大量泡沫痰，必要时及时吸出，避免呼吸困难。给予患者高流量吸氧 6～8 L/min，必要时准备机械通气。立即建立 2 条静脉输液通道。及时进行血乳酸、血气分析、血糖、血电解质、阴离子间隙等血生化检查。

**2. 输液护理** 根据患者病情适当调节液体滴速,注意中心静脉压变化,预防并发症。

**3. 胰岛素治疗的护理** 胰岛素皮下注射应注意剂量,观察血糖情况,并应警惕低血糖的发生。

**4. 体位** 出现心力衰竭、肺水肿时应立即给予患者半卧位;因喉头水肿,喉头分泌物增多,患者应肩下垫枕,保持下颌前伸,利于通气。待病情稳定后可协助患者调整为斜卧位。

**5. 加强病情监测** 严密监护血压、脉搏、呼吸等病情变化,严格记录液体出入量。

(陈 欧 郑会珍)

## 第二节 肾上腺危象

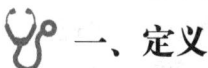

## 一、定义

肾上腺危象(adrenal crisis,AC)指由各种原因导致肾上腺皮质激素分泌不足或缺如而引起的一系列临床症状,可累及多个系统。每年有 6%~8% 的 AI 患者发生 AC。

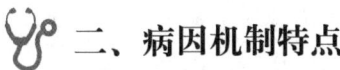

## 二、病因机制特点

**1. 病因**

(1)慢性肾上腺皮质功能减退症:因感染、创伤和手术等应激情况,或停服激素而诱发肾上腺皮质功能急剧下降。

(2)长期大量肾上腺皮质激素治疗:长期接受皮质激素治疗的患者,遇到应激情况时,如不及时补充或增加激素剂量,将发生急性肾上腺皮质功能减退。

(3)肾上腺手术后:因依赖下丘脑-垂体的肾上腺皮质增生或肾上腺外疾病(如转移性乳腺癌),作肾上腺切除术;或者肾上腺腺瘤摘除术后,存留的肾上腺常萎缩,下丘脑-垂体-肾上腺轴的功能由于腺瘤长期分泌大量皮质醇而受到抑制,其功能的恢复需要 9 个月或者 1 年以上,如不补充激素或在应激状态下不相应增加激素剂量,也可引起急性肾上腺皮质功能减退。

(4)急性肾上腺出血:常见为严重败血症,主要是脑膜炎双球菌败血症,引起肾上腺出血,与弥散性血管内凝血有关。其他细菌所致败血症、流行性出血热等也可并发肾上腺出血。

**2. 发病机制** 类固醇激素由肾上腺髓质产生,分为糖皮质激素、盐皮质激素和性激素。肾上腺球状带分泌盐皮质激素(醛固酮和去氧皮质酮,100~150 μg/d)。醛固酮的分泌主要受肾素-血管紧张素-醛固酮系统控制,可导致远端肾小管在与盐皮质激素受体结合后使钠离子的摄取能力增强。糖皮质激素(皮质醇和皮质酮)由肾上腺束状带产生,分泌量更大(10~15 mg/d),受促肾上腺皮质激素的刺激,并在糖皮质激素受体的介导下产生广泛作用。糖皮质激素对肾上腺激素受体有允许作用。缺乏糖皮质激素则水钠潴留不足,进而使血容量不足,血压降低。同时由于缺乏盐皮质激素的作用,加之呕吐和腹泻的症状,可进一步使病情恶化。正常人发热和感染会发生应激反应,并通过调节细胞炎性因子预防过度免疫带来的危害。感染触发细胞因子如白细胞介素(IL)-1、肿瘤坏死因子-α(TNF-α)和 IL-6,生理性刺激下丘脑-垂体-肾上腺轴,导致皮质醇浓度增加。若肾上腺功能不全患者已经具备了足够的、稳定的替代治疗，提供了足够的允许作用，则在压力下就会对儿茶酚胺有足够的敏感性应激，即发热时增加氢化可的松剂量，可模拟应激性。但药物性高糖皮质激素水平减少了机体内源性细胞因子的释放，也减弱了防止潜在有害影响的作用。肾上腺功能不全危象患者，缺乏糖皮质激素的允许作用，极有可能导致心血管系统的激活和敏感性受损。另外，肾上腺功能不全患者即使采用激素替代治疗，TNF-α的不适量释放也会影响糖皮质激素受体的功能，进而引起相关的糖皮质激素抵抗，诱发AC。其他因素，如精神压力、手术等，可能均有相似的机制。

## 三、护理评估与病情判断

**1. 原因诱因判断** AC可由各种原因导致，需仔细甄别。患者长期大剂量糖皮质激素治疗过程中，垂体-肾上腺皮质已被重度抑制而萎缩，如果骤然停药或减量过速，均有可能诱发此症；垂体功能减退者，在没有补充糖皮质激素的情况下，给予甲状腺激素和胰岛素治疗也可引发此症；细胞色素P-450 3A4（CYP3A4）诱导剂，如卡马西平、利福平等，可能会增加氢化可的松的代谢，诱发患者出现本症。相反，CYP3A4抑制剂如伏立康唑、克拉霉素、沙奎那韦等，可抑制氢化可的松的代谢，增强糖皮质激素的作用，停用该类药物可诱发本症；多数患者神志改变与血压下降同时出现，少数患者神志改变在前，随之血压下降。神志和血压的改变最早出现在诱因发生后4 h，1/3和2/3的患者分别在24 h、48 h内出现。患者往往存在不同程度的脱水。当出现以上情况时，应高度警惕AC。

**2. 临床表现** AC可表现为渐进性或突发性。本症起病隐匿，由于病因和诱发因素不同，临床表现通常较广泛，缺乏特异性。最主要的临床特点是低血压和低血容量，常见的症状有乏力、厌食、恶心、呕吐、腹痛、疲劳、嗜睡、发热及意识改变等。严重患者表现为高热、惊厥、昏迷，甚至危及生命。早期症状多为非特异性症状，如疲乏、烦躁、眩晕、食欲不振、恶心、呕吐等，因症状不典型，常常不被引起足够的重视。

AC的症状并不典型，但因病因不同，可有各自的临床特点，以低血压和低血容量为主要特征。各种典型症状主要包括：

（1）高热：体温可高达40 ℃以上，且可能合并感染。然而新生儿患儿一般无感染，但常发生过高热（>41 ℃）。有时可能体温会低于正常。

（2）消化道症状：通常比较突出，表现为恶心、呕吐、腹泻、腹痛等。其中腹痛常为急性起病，伴有腹部压痛、反跳痛。若为肾上腺动静脉血栓形成引起的疼痛，一般位于患侧脐旁约在肋缘下6.5 cm，其余无明显定位体征，容易误诊为急腹症。

（3）呼吸循环系统症状：主要由低血压、低血容量引起一系列症状，常表现为发绀、呼吸急促、脉搏细速、心动过速等。

（4）神经系统症状：主要与低血压、低血容量、电解质紊乱有关，患者表现为严重疲乏、虚弱、精神不振、昏睡。在血压下降的早期，即使血压已很低，患者仍可保持意识清醒，但随着病情加重、血压可进一步下降至零，出现休克、昏迷或木僵、惊厥等症状。

（5）伴随症状

1）色素沉着：原患慢性肾上腺皮质功能减退者，发作本病时其色素沉着更为明显。急性肾上腺皮质功能减退患者色素沉着则不明显。

2）皮下出血：低血压、低血容量若不及时纠正，可继发弥散性血管内凝血（DIC），皮下或黏膜下可见广泛出血、瘀点或瘀斑。

3）其他伴随疾病的症状：本病常伴有感染、应激、手术、分娩等诱发因素，可出现相应疾病的临床表现。

**3．严重程度** 肾上腺危象属于急危重症，一旦确诊须立即展开急救措施。如不及时抢救，可发展至休克、昏迷甚至死亡。

## 四、急救治疗原则

AC 为内科急症，应积极展开抢救措施。具体原则为补充糖皮质激素、纠正脱水和电解质紊乱、防治 DIC、去除诱因。

## 五、急救护理措施

**1．即刻护理措施** 保持呼吸道通畅，及时清除呼吸道分泌物，必要时给予患者吸氧，根据病情严重程度调节氧流量。立即给予心电监护，严密观察患者生命体征变化。建立 2 条以上静脉输液通道。观察患者液体出入量并做好记录。

**2．输液护理** 可在治疗的第一小时内给予静脉补充 1000 ml 等渗盐水或 5% 葡萄糖注射液。典型的 AC 患者液体损失量约达细胞外液的 1/5，故于初始治疗的第 1～2 天内应迅速补充生理盐水，每天 2000～3000 ml，如患者有心力衰竭、肾功能不全等液体负荷过重风险，则应注意补液速度。对于以糖皮质激素缺乏为主，脱水不甚严重者，补盐水量应适当减少，补充葡萄糖液，以免发生低血糖。补液时需注意电解质平衡，纠正低钠血症，并注意血钾情况，经治疗后血钾可骤降，需视情况补钾。

**3．糖皮质激素治疗的护理** 氢化可的松是治疗 AC 的首选药物。紧急治疗时应立即给予静脉或肌内注射氢化可的松 100 mg（静脉注射治疗为首选）；此后，给予氢化可的松 200 mg/24 h，可通过持续静脉输液或交替使用不同剂量的氢化可的松，使其产生稳定的皮质醇水平，如静脉或肌内注射 50 mg/6 h。在无法给予氢化可的松的条件下，可酌情给予其他糖皮质激素，如地塞米松（4 mg/24 h）、甲泼尼龙（40 mg/24 h）、强的松龙（首先给予冲击量 25 mg，而后再给予 2 次 25 mg 冲击量，第一个 24 h 内最大剂量 75 mg，而后 50 mg/24 h）。使用激素治疗后，要注意观察患者精神状态有无改善，是否有意识模糊、嗜睡、昏迷等。注意患者有无水肿现象，观察皮肤弹性、体重、腹痛、腹泻有无改善，注意呕吐物的性质，判断有无胃肠道出血。经治疗病情出现缓解后，可根据病情逐步减量，直至 AC 得以控制，改为口服药物治疗。

**4．防治并发症** 如存在收缩压在 80 mmHg 以下伴休克症状的患者，经补液及激素治疗仍不能纠正循环衰竭时，应该及早给予血管活性药物，避免长久的循环衰竭导致心肾功能不全；有感染的患者应针对病因予以积极的抗感染治疗，预防感染中毒性休克发生；若患者明确诊断为 DIC，应及早采用肝素治疗。

**5．对症治疗的护理** 应给予降温、纠正低血糖等对症治疗，必要时可按医嘱给予适量镇静剂，但不宜使用吗啡及巴比妥盐类药物。

**6．健康教育** AC 病情凶险、死亡风险极高，并且治愈后再发风险高，因此预防该症发生是疾病管理的重中之重。对 AC 的高危人群（肾上腺功能减退患者）的持续教育和自我管理尤为重要。

（1）饮食：应给予富含糖类、蛋白质及维生素，多钠盐，少钾盐的饮食。食物中氯化钠每日摄入量在 10～15 g，视个人情况而定，以维持电解质平衡。

（2）运动：建议以温和的运动为主，如散步、打太极拳等。应避免剧烈的、易受伤的运动，避免过度劳累、大汗等情况，以免诱发本症。

（3）生活方式：规律作息，戒烟戒酒。

（4）情绪心理：保持心态平和，避免精神紧张。家属要注意患者的情绪改变，多沟通交流，避免精神刺激。

（5）日常病情监测：肾上腺功能减退患者应坚持规律口服糖皮质激素类药物，出现应激情况如感冒、拔牙等需增加糖皮质激素剂量，建议就诊内分泌科、急诊科调整药物剂量。若出现疑似AC症状如腹痛、恶心、呕吐、疲乏、发热等不适症状，应及时就诊急诊科、内分泌科。患有肾上腺功能减退的成人和儿童，每年至少接受一次内分泌专家或医师的检查。婴儿至少每3~4个月接受一次检查。

（陈　欧）

## 第三节　高血钙危象

### 一、定义

高血钙危象是指任何原因导致血清钙离子水平≥3.75 mmol/L而引起的临床综合征，主要表现为骨骼系统、泌尿系统、胃肠道、心血管及神经中枢的病变。发病急剧，病情凶险，系内科急症，需紧急抢救和治疗。

### 二、病因机制特点

约90%的高钙血症是由于恶性肿瘤和甲状旁腺功能亢进症所引起的。10%~20%的肿瘤患者有高钙血症。异源性甲状旁腺激素（PTH）综合征又称假性甲状旁腺功能亢进症，支气管肺癌、胰腺癌、肾癌和卵巢癌等分泌PTH或PTH样的多肽物质而致高钙血症。已证实肺、前列腺和肾癌等分泌过多的前列腺素E而使骨吸收增加。恶性肿瘤未伴骨转移者，如肾癌、胰腺癌、头颈部肿瘤、食管鳞状上皮癌、肺癌和子宫颈癌等能分泌溶骨因子，促使骨吸收，致血钙增高。恶性肿瘤伴溶骨性转移，多见于乳腺癌、肾癌、肺癌和前列腺癌等，溶骨性转移，大量骨质破坏，其释放出的钙超过肾和肠清除钙的能力。多发性骨髓瘤、白血病和淋巴瘤等分泌破骨细胞刺激因子，促使骨溶解，引起血钙增高。甲状旁腺功能亢进症由于甲状旁腺肿瘤（约80%为腺瘤，3%为腺癌）和增生而分泌过多的甲状旁腺素，促进破骨细胞活性增加，动员骨钙释放入血，近端肾小管对钙的重吸收增加，并间接促进肠钙吸收而形成高钙血症。也见于多发性内分泌腺瘤（MEN Ⅰ型和Ⅱ型）。原发性甲状腺旁腺亢进患者中1.6%~6.8%血钙升达3.75 mmol/L（15 mg/dl）或以上，称甲旁亢危象。

在骨骼，PTH分泌增多使骨钙溶解释放入血，引起高钙血症，开始可为间歇性，大多数患者仅有轻度高血钙（2.7~2.8 mmol/L），随后可有较明显的高钙血症。由于肿瘤的自主性，高血钙不能抑制PTH的分泌，故血钙持续增高。持续增多的PTH，引起广泛骨吸收脱钙等改变，严重时可形成纤维囊性骨炎（棕瘤）。血钙过高还可导致迁徙性钙化，如肺、胸膜、胃肠黏膜下血管内、皮肤等，如发生在肌腱与软骨，可引起关节部位疼痛。PTH还抑制肾小管重吸收磷酸氢盐，使尿液呈碱性，进一步促使肾结石的形成。同时引起高氯血症性酸中毒，后者使游离钙增加，加重高钙血症症状。

在肾，PTH可促进25-(OH)$D_3$转化为活性更高的1,25-(OH)$_2D_3$，后者可促进肠道钙的吸收，进一步加重高钙血症。从肾小球滤过的钙增多，尿钙排出增加；同时，肾小管对无机磷再吸收减少，尿磷排出增多，血磷降低。PTH 促进骨基质分解，黏蛋白、羟脯氨酸等代谢产物自尿排泄增多，形成尿路结石（多为草酸钙结石）或肾钙盐沉着症，加重肾负荷，影响肾功能，严重时甚至发展为肾功能不全。

此外，高浓度钙离子可刺激促胃液素的分泌，胃壁细胞分泌胃酸增加，形成高胃酸性多发性胃、十二指肠溃疡；还可激活胰腺导管内胰蛋白酶原，导致急性胰腺炎。

以上种种情况严重时将出现重度高钙血症，即进一步发展为高血钙危象。

## 三、护理评估与病情判断

**1. 原因诱因判断** 出现以下情况应高度警惕高血钙危象。

(1) 骨吸收增加：恶性肿瘤（异源性 PTH 综合征、肿瘤未伴骨转移、肿瘤伴骨转移、淋巴系肿瘤、多发性骨髓瘤等）、甲亢。

(2) 肠钙吸收增加：结节病、乳碱综合征。

(3) 尿钙排出减少：使用噻嗪类利尿剂。

(4) 骨吸收和肠钙吸收均增加：摄入维生素 D 过量。

(5) 骨吸收、肠钙吸收均增加、尿钙排出减少：患者存在甲状旁腺功能亢进。

(6) 其他：肾上腺皮质功能减退危象、特发性婴儿高钙血症、黏液性水肿、肢端肥大症。

高钙血症患者一般多饮多尿，当出现恶心、呕吐、少尿、无尿、严重失水时，提示危象的开始，临床上应提高警惕，一旦发现，立即给予及时处理，切勿单纯依赖血钙水平判断病情。

**2. 临床表现** 不同疾病所致的高钙血症各有各自原发病的临床表现，高钙血症的征象决定于血钙增高的程度和速度，临床表现主要包括：

(1) 消化系统：食欲不振、恶心、呕吐最为常见，伴有体重减轻、便秘、腹胀、腹痛。高钙血症时胃酸和胃蛋白酶分泌均增加。

(2) 泌尿系统：高钙血症时，肾浓缩能力降低，同时有溶质性利尿，患者有多尿、烦渴、多饮症状。长期高尿钙可致肾钙盐沉着而发生肾结石、钙化性肾功能不全，进而发展为尿毒症。脱水常见，是由于摄入不足、严重呕吐和多尿等因素所致。

(3) 神经系统：可损害神经传导功能。轻者情绪低沉、记忆力减退、注意力不能集中，易发生失眠、表情淡漠等。重者有嗜睡、恍惚、幻觉、妄想、低张力、低反射、深腱反射消失、僵呆，甚至昏迷。每例原因不明的昏迷患者都应急测血钙，排除高血钙危象的可能。

(4) 心血管系统：高钙血症可增强心脏收缩，影响心脏传导，致心动过速或心动过缓，心律紊乱，传导阻滞，心电图示 Q-T 间期缩短、T 波增宽，血压轻度增高，易发生洋地黄中毒。

(5) 钙沉着于组织器官：眼的钙沉着多见于前房、球结膜和角膜，为白色的微细结晶沉着，紧急发生时可出现球结膜充血、角膜混浊。钙也可沉着于肾、血管、肺、心肌、关节和皮肤软组织等。总之，当血钙高于或等于 3.75 mmol/L 时，多数患者病情迅速恶化，十分凶险，如不及时抢救，常死于肾衰竭或循环衰竭。

**3. 严重程度** 通常血钙高于或者等于 3.75 mmol/L 时，提示发生高血钙危象。高血钙危象属于内科的急症，十分危重，需要紧急抢救。

## 四、急救治疗原则

高血钙危象的处理原则最重要的是大量补液，加速钙排出体外，可以适当加用胰岛素中和钙，使钙浓度下降，促进钙进入细胞内，从而降低血钙浓度。纠正电解质与酸碱平衡失调，治疗肾衰竭。同时要积极寻找引起高血钙危象的原因、诱因，并进行相关处理措施去除。

## 五、急救护理措施

**1. 即刻护理措施** 立刻清理呼吸道异物,保持呼吸道通畅。建立2条以上静脉输液通道。准确记录患者液体出入量。记录出水量时,既要考虑显性失水也要考虑隐性失水。给予患者留置尿管,准确记录尿量。

**2. 输液护理** 高血钙危象一般有严重的脱水,这是威胁患者生命的最主要原因,也是治疗的关键和基础,快速补液可迅速纠正脱水。患者需大量滴注生理盐水,一般为每天4～6 L。大量生理盐水滴注可以纠正失水,同时因多量钠从尿中排出而促使钙从尿中排出。在病情允许的条件下,可鼓励患者大量饮水。另外,在补液的基础上,按医嘱给予利尿剂如呋塞米,40～60 mg静脉注射,也有促使尿钙排出的功能,但噻嗪类利尿剂禁用。谨防液体过量和心力衰竭的发生,应监测血钾和血镁,注意低血钾和低血镁发生,必要时补充钾和镁。

**3. 双膦酸盐治疗的护理** 双膦酸盐,如帕米膦酸钠60 mg,静脉输注1次。应用时以10 ml注射用水稀释,加入1000 ml液体(生理盐水或5%葡萄糖液)中。也可用唑来膦酸钠4 mg静脉输注15～30分钟,用1次,约90%的患者3～5天血钙达到正常,可持续32天。

**4. 降钙素治疗的护理** 降钙素可抑制骨质吸收,2～8 U/(kg·d),皮下或肌内注射,但在24～48小时后降钙素会出现快速耐受。降钙素有中等程度的立刻降钙作用,100～200 MRC肌注或皮下注射。每8～12 h一次,少数患者有恶心、脸部潮红等反应。降钙素起效快,作用时间短,存在脱逸现象。双膦酸盐起效较慢,持续时间较长。故使用降钙素除了有效降低血钙水平外,同时也为双膦酸盐起效争取时间,临床上二者常联合应用,以快速降低血钙水平,缓解危象。

**5. 糖皮质激素治疗的护理** 糖皮质激素的降钙作用机制尚不明确,短期内可降低血钙。可使用糖皮质激素(如氢化可的松或地塞米松)静脉滴注或静脉注射。应用药物时要注意根据病情选择合适的药物,并合理安排用法、用量及疗程。使用激素治疗的过程中,切忌突然停药或者减量过快,以免导致病情反复或出现肾上腺皮质功能不全。

(陈 欧)

# 第二十二章 急性创伤与外科急症

## 第一节 概述

创伤是一个重要的社会公共卫生问题,全球每年死于创伤的患者约500万人,占所有死亡人数的10%左右。此外,创伤还导致每年数百万人残疾,使其部分或全部丧失了自理能力,给家庭和社会造成了沉重的负担。据统计,在美国,外伤患者占急诊就诊人数的近1/3,创伤是45岁以下人群的首要死亡原因,每年用于外伤的医疗费用超过1000亿美元。近20年来,随着我国城市建设和交通的高速发展,以及汽车数量的急剧增加,创伤呈不断增多之势。道路交通伤和生产事故是目前我国引发创伤的最主要原因,并且往往导致严重创伤,受伤人群多为青壮年,潜在寿命损失年数远大于其他疾病。

严重创伤的综合救治是一项系统的"工程",已引起社会的广泛关注和政府的高度重视,欧美发达国家于20世纪60—70年代即开始创伤救治体系的搭建和创伤中心的建设,高级创伤生命支持(advanced trauma life support,ATLS)是美国外科医生学会创伤委员会于20世纪70年代设计出的应对各种急性创伤,并提供有效治疗的培训模式,为严重创伤患者的初步评估和治疗提供了标准化方案。我国严重创伤患者的死亡率和致残率远高于欧美发达国家,许多地区的严重创伤救治标准和体系仍存在许多问题,因此,提高院前和院内创伤救治水平、规范救治流程是降低创伤死亡的关键。目前,我国创伤中心运行模式由传统的多学科会诊模式逐渐转变为创伤救治一体化模式,大力建设以创伤中心为核心的区域创伤救治体系,从而提升创伤救治水平,使更多的创伤患者得到及时、有效的救治。

### 一、相关概念

创伤(trauma)有广义和狭义两个概念。广义的创伤也称为损伤(injury),指人体受到外界某些物理性、化学性或生物性致伤因素作用后,出现的组织结构的破坏和(或)功能障碍。狭义的创伤指机械性致伤因素作用于机体,造成组织结构完整性的破坏和(或)功能障碍。急诊创伤患者具有起病急、病情重、进展迅速等特点,并且在创伤进程中往往伴随着多种致死性的并发症,其中创伤后自发性低体温、酸中毒以及凝血功能障碍合称为创伤患者的"致死三联征"。因此,急诊创伤患者可能随时面临生命危险。

创伤患者死亡呈现3个峰值分布。第一个高峰出现在受伤后的几秒到几分钟内,通常是由于严重的颅脑或高位脊髓损伤，或心脏、主动脉及其他大血管破裂导致的死亡，称为现场死亡。第二个高峰出现在受伤后的几分钟到几小时内，通常是由于脑、胸、腹内血管破裂导致的硬膜下血肿、硬膜外血肿或血气胸等；或肝脾等实质性脏器破裂，亦或严重多发伤或严重骨折等所致的大量失血相关的多种损伤导致的死亡，通常发生于院前急救和院内急诊救治阶段。第三个高峰发生在创伤后的几天到几周后，通常是由于严重感染、脓毒性休克和多器官功能障碍综合征导致死亡，通常发生于重症医学科。

第二个死亡高峰受院前急救和医院急诊救治的影响较大，该阶段的反应速度和救治水平将直接关系到患者的生死存亡，若抢救及时，部分可免于死亡。因此，London 等提出伤后 1 小时是挽救生命、减少致残的"黄金时间"。近年来，又提出"新黄金时间"，是指重度创伤患者从院外转运至急诊科，到出现生理极限之前的这段时间，其终极目标是缩短创伤患者开始急诊手术时间或进入 ICU 的时间，实现"早期确定性救治"。因此，充分发挥急救医疗服务体系（emergency medical service system，EMSS）的作用尤为重要。创伤结局除取决于创伤的严重程度外，还与院前复苏效果、院内手术时机与方式的选择和后续治疗是否恰当等密切相关。

## 二、致伤机制与分类

### （一）致伤机制

在日常工作和生活中，损害人体的致伤因子很多，常见的有机械性损伤，如钝器打击、重力挤压、过度牵拉引起撕裂，以及锐器的刺伤和切割、子弹或弹片的穿入或穿透伤等，其创伤机制为任何移动的物体源将其动力学能量转移到受害者身上，机体对外界转移的能量做出了反应，如果超越了机体本身的承受能力，将对身体产生不同类型的组织伤害；物理性损伤，是由烧伤、冻伤、放射线伤、高压高速气流所致的冲击伤等所引起的损伤；化学性损伤，是由强酸、强碱、毒气等因素所致的损伤；生物性损伤，是由兽咬、蛇咬、虫蛰以及细菌和毒素等所致的损伤。在损伤机制中以机械性损伤最为多见，此类损伤的严重程度取决于致伤的质量和速度，如交通事故所致的损伤大多很严重，主要原因是车辆的质量大和速度快。另外，还因暴力作用的角度、单位面积所承受暴力的大小、致伤物体的性状（锐器、钝器）和受力部位的不同，而造成不同程度的损伤。

### （二）创伤分类

**1. 按致伤因素分类** 可分为交通伤、锐器伤、坠落伤、挤压伤、切割伤、挫伤、烧伤、冻伤、化学伤、放射线伤等。其中同一致伤因素作用于人体导致两个以上的解剖部位或器官受到损伤，且其中至少有一处危及生命的严重创伤，称为多发伤。两种以上致伤因素同时或相继作用于人体所造成的损伤，称为复合伤。

**2. 按损伤类型分类** 根据伤后皮肤或黏膜是否有伤口分为开放性创伤和闭合性创伤。

（1）开放性创伤：指皮肤或黏膜表面有伤口，伤口与外界相通。常见的如擦伤、撕裂伤、切割伤、砍伤、刺伤、贯通伤、盲管伤（只有入口没有出口）、反跳伤（入口和出口在同一个点上）、切线伤（致伤物沿体表切线方向擦过所致的沟槽状损伤）、开放性骨折、火器伤等。

（2）闭合性创伤：指皮肤或黏膜表面完整，无伤口。常见的如挫伤、扭伤、挤压伤、震荡伤、关节脱位或半脱位、闭合性骨折、闭合性内脏伤等。

**3. 按损伤部位分类** 可分为颅脑伤、颌面颈部伤、胸部伤、腹部伤、骨盆部伤、脊柱脊髓伤、上肢伤、下肢伤等。

## 三、创伤评估

### （一）伤情评估

根据 ATLS 流程进行紧急伤情评估，强调时效性，执行"ABCDE"评估程序，即：
- A- 气道维持及颈髓保护
- B- 呼吸和通气
- C- 循环维持及出血控制
- D- 残疾评估：神经系统状况
- E- 暴露/环境控制：暴露患者，但要避免低体温

初步评估需要同时识别和处理威胁生命的情况。辅助手段包括心电监测、血氧饱和度监测、血气分析、创伤超声重点评估（focused assessment with sonography for trauma，FAST）及影像学检查等。初步评估结束、经过复苏使生命体征平稳后执行二次评估，包括病史回顾（AMPLE）、从头到脚的体格检查（CRASHPLAN）、重新评估生命体征、神经功能检查[包括格拉斯哥昏迷评分（GCS）]以及辅助检查。

### （二）创伤评分

创伤评分是以量化标准来客观反映损伤的严重程度，指导创伤救治，预测转归以及评估治疗效果，创伤评分对疾病的评估与治疗具有重要意义。创伤评分分为院前评分和院内评分，院前评分着重于伤者的去向和现场处理，院内评分着重于指导治疗、估计伤员预后和评估救治质量。下面介绍目前常用的几种评分方法。

**1. 院前评分**

（1）修正创伤评分：修正创伤评分（revised trauma score，RTS）是目前较常采用又简便的院前创伤严重度评分方法。由收缩压（systolic blood pressure，SBP）、呼吸频率（respiratory rate，RR）和格拉斯哥昏迷评分（Glasgow coma scale，GCS）三项指标构成，各赋予一定分值（表22-1）。其中，GCS通过对患者睁眼反应、语言反应、运动反应三方面进行评估，分数相加即为总分，满分15分，最低3分，分值越低意味着昏迷程度越重。

表 22-1  修正创伤计分（RTS）

| 呼吸频率（R）(次/分) | 计分 | 收缩压（SBP）(mmHg) | 计分 | 昏迷评分（GCS） | 计分 |
|---|---|---|---|---|---|
| 10~29 | 4 | >89 | 4 | 13~15 | 4 |
| >29 | 3 | 76~89 | 3 | 9~12 | 3 |
| 6~9 | 2 | 50~75 | 2 | 6~8 | 2 |
| 1~5 | 1 | 1~49 | 1 | 4~5 | 1 |
| 0 | 0 | 0 | 0 | 3 | 0 |

RTS 分为两个版本，其一是用于现场指导检伤分类，称为 T-RTS（triage-RTS），T-RTS = GCS+SBP+（各单项为赋值分）。RTS 分值范围为 0~12 分，总分低于 11 分或任一单个项目分值低于 4 分，属于重伤患者，RTS 评分愈低，伤情愈重。其二是在此基础上再将 GCS 分值、SBP 和 RR 分别配以一个权重系数，其 RTS 值 = 0.9368×GCS+0.732×SBP+0.2908×RR（各单项为赋值分），又称为 MTOS-RTS，更能反映生理功能紊乱，可用于创伤结局预测。RTS 简单、便捷，但 RTS 评分对某些隐匿型致命创伤以及迟发性内脏损伤难以进行准确的评估，且其变化与损伤部位关系密切，对多发伤、复合伤的评价效果较差，严重创伤患者容易造成漏诊。

(2) CRAMS 计分法：CRAMS 计分法也是比较常见的院前创伤评分系统，评定范围包括循环（cireulation，C）、呼吸（respiration，R）、胸腹（abdomen，A）、活动（motor，M）和语言（speech，S）五个方面。CRAMS 评分法按轻、中、重度异常分别赋值 2 分、1 分和 0 分，其总分值为 5 个项目相加的总和。后经 Clemmer 等对其进行了修正（表 22-2），使其准确度得到了提高。CRAMS 分值越低，死亡率越高，分值 ≥ 7 分属轻伤，死亡率为 0.15%；≤ 6 分为重伤，死亡率为 62%。

表 22-2 修正后的 CREAMS 评分

| 项目 | 计分 | | |
|---|---|---|---|
| | 2 | 1 | 0 |
| 循环 | 毛细血管充盈正常和 SBP ≥ 100 mmHg | 毛细血管充盈延迟或 SBP ≤ 100 mmHg | 无毛细血管充盈或 SBP ≤ 85 mmHg |
| 呼吸 | 正常 | 费力、浅或 RR > 35 次 / 分 | 无自主呼吸 |
| 胸腹 | 均无疼痛 | 胸或腹有压痛 | 连枷胸、板状腹或深的胸腹穿透伤 |
| 活动 | 正常（遵指令动作） | 只对疼痛刺激有反应 | 无反应 |
| 语言 | 正常（对答切题） | 语言错乱、语无伦次 | 发音听不懂或不能发音 |

(3) 院前指数：院前指数（prehospital index，PHI）又称现场指数，是一种以生理指标为参数的评分方法，主要适用于 15 岁以上的创伤患者，是以收缩压、脉搏、呼吸、意识状态 4 项指标作为评分依据，每项指标分别计 0 ~ 5 分，总分 0 ~ 20 分，分值越高，伤情越重，0 ~ 3 分为轻伤，4 ~ 20 分为重伤，伴胸腹贯通伤患者另加 4 分（表 22-3）。PHI 主要应用于创伤严重程度的评定、患者分流处理及预后判断，特别适用于突发大批患者的合理处置。PHI 判断重伤的灵敏度高，但缺点是不够精准，由于脉率及呼吸计分跨度大，4 分以上即为重伤，可能导致被判重伤过多，缺少定量的评价标准，在研究和判断预后方面欠缺。

表 22-3 院前指数（PHI）评分表

| 计分 | 收缩压（SBP，mmHg） | 脉搏（次 / 分） | 呼吸（次 / 分） | 意识状态 | 附加伤部及伤型 |
|---|---|---|---|---|---|
| 0 | > 100 | 51 ~ 119 | 正常 | 正常 | |
| 1 | 86 ~ 100 | | | | |
| 2 | 75 ~ 85 | | | | |
| 3 | | ≥ 120 | 用力或浅 | 模糊或烦躁 | |
| 4 | | | | | 胸或腹部 |
| 5 | 0 ~ 74 | ≤ 50 | < 10 次 / 分或需插管 | 言语不能理解 | |

**2. 院内评分**

(1) 简明损伤分级法：1969 年，美国医学会和美国汽车医学学会牵头制定简明创伤分级标准（abbreviated injury scale，AIS）。经过两年临床试用后，于 1971 年正式发布。1976 年，AIS 以手册形式正式出版。以后于 1980 年、1985 年和 1990 年分别进行了修订，使其由原来的仅适用于评定车祸伤，而变为适应各种创伤的一种创伤早期分级评定标准，内容也由原来的近 100 条增加到 2000 多条，使一些特殊创伤的评定依据更充分。简明损伤分级法（AIS）计分形式为"×××××.×"。小数点前的 6 位数为损伤的诊断编码，小数点后的 1 位数为伤情评分（有效值 1 ~ 6 分），如果还包括损伤定位和损伤原因，则其完整编码是 15 位（图 22-1）。

左1表示身体区域,用1~9分别代表头部(颅和脑)、面部(包括眼和耳)、颈部、胸部、腹部及盆腔脏器、脊柱(颈、胸、腰)、上肢、下肢、骨盆和臀部、体表(皮肤)和热损伤及其他损伤。左2代表解剖类型,用1~6分别代表全区域、血管、神经、器官(包括肌肉/韧带)、骨骼及头部-意识丧失。左起3、4位数代表具体解剖结构或在体表损伤时具体的损伤性质,序号为02~99。左起5、6位数表示某一具体部位和解剖结构的损伤类型、性质或程度(按轻重顺序),从02开始,用2位数字顺序编排以表示具体的损伤,同一器官或部位数字越大,代表伤势越重。左起第7位(即小数点后面一位):AIS1为轻度伤;AIS2为中度伤;AIS3为较严重伤;AIS4为严重伤;AIS5为危重伤;AIS6为极重伤。而器官/部位不明确或资料不详的损伤编码为AIS9。

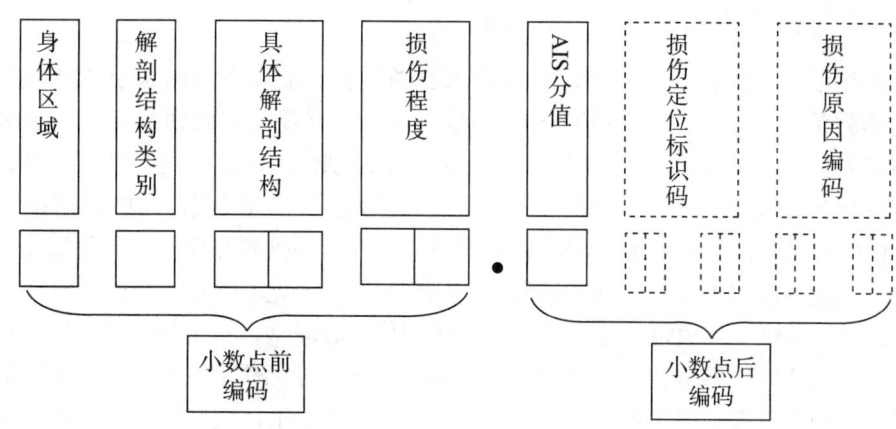

图 22-1　AIS 编码格式

AIS评分的特点:①以解剖学损伤为依据,每个损伤部位只有一个AIS评分。②AIS评分比较细致,在无准确的损伤资料的前提下无法编码确定AIS值。③AIS总分为单纯的累加,无法真实地反映整体伤情的严重程度,仅适用于单个损伤的评定,不能单纯用于预计损伤死亡率。

(2)损伤严重度评分:损伤严重度评分(injury severity score,ISS)是以解剖损伤为基础的相对客观和容易计算的方法,适用于多部位、多发伤和复合伤患者的伤情评估。ISS 1974年由Baker等在AIS评分的基础上推出,是目前应用最广泛的创伤严重程度评价指标,主要用于多发伤患者伤情严重度评估。其评分方法把人体分为6个区域(表22-4),并进行编码,选择其中损伤最严重的3个区域,计算出每一区域之最高AIS值的平方,其值相加即为ISS值。ISS的有效范围为1~75分,ISS分值越高,则创伤越严重,死亡率越高。一般将ISS为16分时作为重伤的解剖标准,其死亡率约10%;ISS<16分,定为轻伤,死亡率较低;16~25分为重伤;>25分为严重伤。

表 22-4　ISS 的区域编码

| 编码 | ISS 身体区域 | 所包括的具体损伤范围 |
| --- | --- | --- |
| 1 | 头部或颈部 | 包括脑或颈椎损伤、颅骨或颈椎骨折,窒息归于头部 |
| 2 | 面部 | 口、眼、鼻、耳和颌面骨骼 |
| 3 | 胸部 | 胸腔内脏、横膈、胸廓、胸椎以及溺水 |
| 4 | 腹部或盆腔内脏器 | 腹腔内脏、腰椎 |
| 5 | 肢体或骨盆 | 四肢、骨盆、肩胛带的损伤 |
| 6 | 体表 | 任何部位体表的裂伤、挫伤、擦伤和烧伤,体温过低或高压电击伤 |

ISS 评分结合了解剖部位和损伤程度两种因素,对多发伤严重程度的评估具有简单易行的优点,能够整体、快速地反映患者伤情的严重程度,帮助医护人员更准确地研究和预测创伤后患者的死亡率。但是 ISS 同样也存在一些缺陷,且当同一解剖部位出现多处分值时,只能取一处损伤最严重的评分,即最高分。因为 ISS 总分为三个最严重解剖部位 AIS 评分的平方和,所以 AIS 评分的 1 分之差可导致 ISS 总分发生巨大变化。此外,它不能反映患者的生理变化、年龄、伤前健康状况对损伤程度和预后的影响。

## 四、创伤团队及创伤中心的建设

### (一)国内外创伤救治体系的发展过程

随着人民生活水平的提高,对医疗服务需求日益增长。欧美发达国家于 20 世纪 60—70 年代即开始创伤救治体系的搭建和创伤中心的建设,从而明显提高了创伤患者的救治水平。美国外科学院创伤委员会(ACS-COT)于 1976 年根据医院的创伤医治水平由高到低,设置了 4 级划分标准,有些地区则划分为 5 级。并根据一系列标准制定了不同级别创伤中心所接纳患者的区别:Ⅰ级创伤中心通常位于大城市,需承担创伤研究、教育和预防等任务,每年接收创伤患者 > 1200 例,重伤比重需 > 20%,全天值班制度;Ⅱ级创伤中心设立在人口密集的地区,接收周边大部分创伤患者,仍需全天值班,且需要协调下级创伤中心联动;Ⅲ级创伤中心可以初步处理大部分创伤患者,必要时能够进行主要的复苏,能够判断患者是否需要向上转诊;Ⅳ/Ⅴ级创伤中心能对乡村周边创伤患者进行初步评估,对专科医生无特殊要求,大多数患者均需要向上转诊。

我国早期创伤学科的发展较为迟滞。1985 年,第三军医大学大坪医院建立了首个实体化创伤外科,在 2008 年中国遭受汶川地震后,灾后创伤患者的救治等问题才引发了我国对创伤学科的重视与关注。2011 年国家卫生计生委加强应急队伍的建设和人才储备,2014 年成立了中国医师协会创伤外科医师分会。国家卫生计生委于 2016 年后出台了一系列发展建设创伤中心、提高创伤救治能力的文件,并于 9 月 24 日成立中国创伤救治联盟。2018 年 6 月,国家卫生健康委员会发布《关于进一步提升创伤救治能力的通知》,要求加强以创伤中心为核心的区域创伤救治体系的建设,从而提升创伤救治水平,体现出多学科合作的创伤救治体系已经越来越受各个地区政府和医院的重视,各地区也纷纷开始创伤救治相关学科的发展及建设。我国目前各省、市、县都在着力建设区域创伤医疗中心。2020 年,国家创伤医学中心发布消息,目前我国已在 28 个省份建立 360 个区域创伤救治体系,1015 家综合医院建立了创伤救治中心,覆盖 2.3 亿人。这离我国的 14 亿人口数量还有很大的差距,仍需加紧建设。

### (二)国内外创伤团队

建立专业化的创伤救治人才队伍、高效规范的创伤中心、合理的创伤救治体系是提高创伤救治水平的有效途径。创伤中心的建设关键在于创伤救治人才的培养,应建立创伤救治人员的培训和考核机制,提高其专业救治能力。

创伤小组的成员包括创伤救治所需相关学科主治以上的医师,能够高效协调一致地工作。在创伤中心建设的早期阶段,尤其依赖于创伤小组组长的作用,其在抢救的全过程中始终陪伴患者,负责过程协调,指导小组成员,做出关键决策,控制救治进程,直接影响创伤救治的质量而成为关键人物。欧美等国家十分重视创伤救治体系建设,在不断完善创伤救治体系的过程中,形成了相应的团队模式并且配备独立的专科培训体系以保证创伤团队配合过程中的默契性及专业能力。不同等级的创伤中心其创伤团队的人力资源配置不同,以美国Ⅰ级创伤中心为例,其Ⅰ级创伤团队共有 10 人,包括主要医师、评估医师、支持医师、创伤团队指挥、巡回护士、主要护士、循环护士、实验室技师、呼吸治疗师、X线技师。在抢救患者的过程中，团队成员各司其职。

我国近年来依托现有的医院分级体系，结合地域特点，参考欧美创伤中心的经验，积极建设创伤中心，并开展了创伤团队人员构成及工作职责标准研究。各地通过论证和探索，相继提出了4医3护、3医3护、2医2护、1医2护等不同模式的创伤团队标准。以3医3护Ⅰ级创伤团队为例，团队成员共有6人，其中护士为3名，包括创伤专科护士1名，抢救护士2名（分别负责循环与记录）。整个创评团队中除创伤专科护士由固定人员担任外，循环护士和记录护士由当日急诊抢救室在岗护士担任，指挥者则由当日急诊值班最高级医生担任。在人力资源不够充沛时，也可采取2医2护，甚至1医2护的模式，但其工作职责与内容不变。如某些医院没有亚专科创伤护士，创伤专科护士可由高年资急诊护士代替，另一名护士完成循环、记录等工作并配合医生早期评估、损伤控制，共同完成转运等。

对于不同分诊级别的创伤患者，创伤团队将采取对应级别的工作流程。例如，对于急诊分诊级别为1、2级的患者，如表现为创伤性心搏骤停，GCS ≤ 8分或收缩压 < 90 mmHg，发生创伤后呼吸障碍需要建立高级气道，头颈部或躯干贯通伤等，则立即启动最高级的创伤团队工作流程。具体步骤如下：①预检护士立即通知创伤专科护士并开通绿色通道。②创伤专科护士确认主管医生和值班医生到场，电话通知当日最高级别的急诊医生。提醒全体成员做好防护，协助医生进行标准创伤评估。③循环护士建立静脉通道，抽取血标本，留置导尿，准备各类操作用物。④记录护士完善护理病历，做好输血核对工作，并对有特殊要求的治疗措施进行时间提醒。⑤医生1站在患者头部，判断气道（意识、呼吸），根据伤情进行颈托固定、头面部止血、插胃管、中心静脉置管等操作，记录病历，开住院证。⑥医生2站在患者右侧，进行初步评估、进一步评估，完成床边快速B超、胸管、尿管操作，使用骨盆固定带、胸带，协助止血，支具固定，共同转送患者。⑦指挥者负责集合创伤团队并对其分工，进行相关谈话，发布增加特殊检查项目、置入中心静脉导管/胸管、备血和输血等指令，指导团队成员使用止血药，需要时共同转送患者，请专科会诊并根据情况调整团队成员的角色。

### （三）国内创伤中心运行模式

我国创伤中心运行模式可以概括为三种：①创伤救治一体化模式：与欧美国家的创伤中心类似，创伤外科或急诊外科医师主导，完成对创伤患者的评估、复苏、损伤控制性手术、重症监护等一系列的创伤救治工作，该模式有实体化的多学科创伤救治团队，是单纯的创伤外科模式。②急诊科或急诊外科主导的多学科创伤救治小组模式：依据高级创伤生命支持理论对患者进行气道管理、复苏、器官功能支持等治疗，并由创伤救治小组完成相应的损伤控制，手术后继续由急诊科进行后续危重症监护，即"创伤外科 + ICU"模式。创伤ICU是严重创伤急救和手术后严密监测与支持治疗的关键场所，能够保障急危重症患者及时得到高质量连续的监护治疗，也是急诊学科人才培养的重要场所。③传统多学科会诊模式：我国多数医院都是由急诊科医师接诊创伤患者后，先完成初步检查及评估，再请各专科协助会诊确定下一步救治方案。该模式在针对严重多发伤患者时，常因对多发伤患者伤情考虑不够全面，容易导致治疗效果欠佳，甚至出现互相推诿等问题。根据我国各地区现有的医疗资源及地域特点发展创伤救治体系的"中国模式"，即在综合医院内部建立创伤中心及多学科诊疗团队来代替独立的创伤中心是值得研究的。

（石　萍）

## 第二节 多发伤

### 一、定义

多发伤又称多发性创伤（multiple injuries），由单一致伤因素导致身体遭受以 AIS 的九部位为基础的两个或两个以上解剖部位的损伤，其中至少一处损伤危及生命。其严重程度视 ISS 值而定，凡 ISS > 16 者定为严重多发伤。

多发伤需要与以下概念相区别：①多处伤：是指同一解剖部位或脏器发生两处或两处以上的创伤。②复合伤：是指两种以上的致伤因素同时或相继作用于人体所造成的损伤。可发生于战时或平时，如原子弹爆炸产生物理、化学、高温、放射等因子所引起的创伤。

### 二、病因机制特点

**1. 病因**　多发伤的病因多种多样，可为钝性损害和锐器伤。平时多发伤以交通事故最常见，其次是高处坠落，还有挤压伤、刀伤、塌方等，其发生率占全部创伤的 1%～18%。战时多发伤的发生率为 4.8%～18%，有时甚至高达 70%。

**2. 临床特点**　多发伤不是各部位创伤的简单叠加，而是伤情彼此掩盖、有互相作用的综合征。其主要临床特点如下。

(1) 生理紊乱严重：伤情复杂且变化快，死亡率高。多发伤常伴有严重生理紊乱和病理变化，机体对这些严重紊乱代偿能力小，且涉及多部位、多脏器，每一部位的伤情重，创伤反应强烈持久，以致很快出现多器官功能不全或衰竭。因此，创伤早期病死率高。多发伤受伤部位越多，死亡率越高。据统计，多发伤有 2 处、3 处、4 处和 5 处伤者，其死亡率分别为 49.3%、58.3%、60.4% 和 71.4%，头、胸、腹多发伤占 84.4%，颅脑伤伴休克者死亡率达 90%。

(2) 休克发生率高：多发伤损伤范围广，往往失血量大，休克发生率高且出现早，以低血容量性休克最常见，尤其是胸腹联合伤，为 67%；后期常为感染性休克。通常多发伤休克发生率不低于 50%，且多为中、重度休克。有时低血容量性休克与心源性休克同时存在（由严重心、胸外伤所致）。

(3) 严重低氧血症发生率高：多发伤早期低氧血症发生率可高达 90%，尤其是颅脑伤、胸部伤伴有休克或昏迷者，$PaO_2$ 可降至 30～40 mmHg。严重创伤可直接导致或继发急性肺损伤，甚至急性呼吸窘迫综合征（ARDS）。低氧血症可加重组织器官损伤和多系统器官功能障碍。部分患者缺氧表现不明显，仅有烦躁不安，容易漏诊，如此时给予强镇痛药，很容易导致呼吸停止。

(4) 容易发生漏诊和误诊：多发伤受伤部位多，如果未能按多发伤抢救常规进行伤情判断和分类，很易造成漏诊。多数情况下多发伤是闭合伤与开放伤同时存在，易使一些经验不足的救护人员将注意力集中在开放性外伤或易于察觉的伤情上，而忽视了隐蔽的甚至更严重的创伤。多部位、多系统的创伤同时存在，加之有些患者由于耐受力很强或有意识障碍，容易造成救护人员的忽略，或某些损伤的早期表现不明显而未被引起重视，从而发生漏诊或误诊。

(5) 感染发生率高：开放性损伤、消化道破裂或呼吸道等闭合性损伤一般都有污染，如污染严重，处理不及时或不当，加上免疫力低下，很容易发生局部感染及肺部感染，重者迅速扩散为脓毒血症等全身感染。特别是对创伤部位较深且污染较重者，还应注意合并厌氧菌感染的可能。

(6) 多器官功能障碍发生率高：多发伤不仅原发的各部位损伤严重，而且由于创伤时多伴有组织的严重损伤，存在大量的坏死组织，可造成机体严重而持续的炎症反应，加之休克、应激、免疫功能紊乱及全身因素的作用，极易引起急性肾衰竭、ARDS、心力衰竭甚至是多脏器功能衰竭。衰竭的脏器数目越多，死亡率越高。据统计，1个、2个、3个脏器衰竭死亡率分别为25%、50%、75%，4个及以上的脏器衰竭无一生存。

（7）伤情复杂，处理矛盾多，治疗困难：因多发伤所累及的脏器或深部组织的严重程度不同，有时两个部位的创伤都很严重，均需要立即处理，就会出现确定救治顺序的困难。如处理不当，需优先处理的创伤没有获得优先处理，将有可能造成病情加重，甚至死亡。

（8）并发症发生率高：应激性溃疡、凝血功能障碍和脂肪栓塞综合征等并发症发生率也明显增高。

## 三、护理评估与病情判断

快速标准地进行创伤评估并了解创伤护理的知识和技能是急诊护士必须具备的基本能力。高级创伤生命支持（ATLS）中创伤初始评估分为两个阶段，即初级评估（primary assessment）和进一步评估（secondary assessment）。

**1. 初级评估** 初级评估的目的是：①确认是否存在致命性损伤并需要处理。②明确潜在的损伤。③判定处理患者的优先次序。④根据评估实施恰当的救护，以降低死亡率及伤残率，改善预后。

初级评估包括ABCDE，即气道及颈椎保护（airway with simultaneous cervical spine protection，A）、呼吸（breathing，B）、循环（circulation，C）、神经系统（disability，D）及暴露与环境控制（exposure and environmental controls，E）

（1）气道及颈椎保护

1）气道评估：对于神志清醒（格拉斯哥昏迷评分≤8分），伴有颌面部及颈部损伤的患者，应特别重视评估其气道有无不畅或阻塞。其次观察颌面部、口腔情况，如口腔内有无舌阻塞、呕吐物、血液、食物或脱落牙齿、口腔软组织水肿等。

2）保护颈椎：很多创伤机制都有可能让伤者存在脊髓损伤的危险，亦可在事故发生后转运或现场初次处理过程中受到二次伤害。因此，在气道管理的同时评估和保护脊髓尤为重要。评估时让患者仰卧位，移除其头部物品，如帽子、头盔等，保持身体轴向稳定，并固定颈椎位置，严禁让患者自己活动。置颈托（没有使用者）或检查已置颈托是否合适。

（2）呼吸：一旦气道是安全的，即开始评估患者的呼吸。暴露患者的胸部，观察有无自主呼吸、胸廓起伏、呼吸频率和形态、使用辅助呼吸肌、是否胸式呼吸、皮肤颜色、胸廓软组织及骨骼的完整性、双侧呼吸音情况，同时查看是否存在气管移位、颈静脉怒张、胸廓塌陷、反常呼吸等。

（3）循环：通过触摸大动脉搏动判定脉搏强度（正常、微弱、强烈）和频率（正常、慢、快），测量血压，观察是否有明显的外出血、皮肤颜色和温度及毛细血管再充盈情况，判断患者的循环状态。

（4）神经系统：主要评价伤者的意识水平、瞳孔大小和对光反射、有无偏瘫或截瘫等。①用AVPU法快速判断清醒程度，即A　清醒，V　对语言刺激有反应，P　对疼痛刺激有反应，U　对疼痛刺激无反应。②检查手指和脚趾的感觉和活动表现。③评估瞳孔的大小、形状及对光反射。若患者清醒程度欠佳或有肢体瘫痪，可在进一步评估中进行详细的检查。

（5）暴露与环境控制：将伤者完全暴露以便无遗漏地全面检查伤情，特别是枪伤、腹部及骨盆的创伤可以引起严重的失血性休克，同时一些开放性的骨折也有可能因为暴露不充分而被忽视。暴露检查时应注意：①小心安全地为患者脱掉衣服和鞋袜，但切记所有衣物将可能作为司法证据，需要妥善保存，并且应注意保护创伤团队成员自身的安全。②如果患者在受伤时曾暴露于污染或有害的环境中，需要对患者进行必要的洗消清洁处理。③暴露过程中要注意为患者保温，避免过低体温引发心律失常、凝血障碍、昏迷和心输出量降低等。

**2. 进一步评估** 在了解损伤机制并完成初级评估及其维持生命的干预措施后，可开始进行进一步评估，即从头到脚的评估（head-to-toe assessment），评估过程中始终保持颈椎固定。

(1) 头面部评估：观察及触摸头面部、口、鼻、耳是否有裂伤、撕裂伤、挫伤、穿刺伤，是否有出血、膨隆或血肿、瘀青、疼痛或肌紧张、骨擦音，是否有外来物或穿刺异物，观察是否有鼻部溢液或出血，触诊鼻中隔位置，观察瞳孔大小、形状、活动、对光反射，判断视力及听力。

(2) 颈部评估：让团队成员1人固定颈部，另1人移去前部颈托，观察及触诊颈部，查看气管是否居中，颈部是否有肿胀、皮下气肿、压痛及出血，评估结束后放回前部颈托。

(3) 胸部评估：观察胸廓呼吸运动是否对称，胸部是否有外伤、出血、压痛，胸部挤压实验是否阳性，是否存在捻发音及皮下气肿，是否有外来物或穿刺异物，同时听诊两侧呼吸音是否对称存在、消失、降低或异常（啰音、干啰音、哮鸣音、噼啪音），听诊心音并叩诊胸部，判断是否存在过清音及浊音。

(4) 腹部评估：观察腹部整体形状、轮廓，是否有外伤、出血、异物等，听诊肠鸣音，顺时针触诊腹部四个象限，查看是否存在腹部紧张、压痛及反跳痛、包块或液波震颤，叩诊是否存在移动性浊音。注意评估腹痛和腹胀、腹膜炎的范围与程度。

(5) 骨盆及外生殖器评估：观察及触诊骨盆及外部生殖器，查看是否有外伤、出血、失禁、异物、骨擦音。观察尿道口是否有出血，轻柔地触诊骨盆（挤压和分离试验），若明确骨盆骨折（pelvic fracture），勿行该试验。骨盆骨折本身易致低血压、失血性休克，伴有腹内脏器损伤、膀胱破裂、尿道、直肠损伤等更加重了休克，评估时应加以重视。

(6) 四肢评估：观察及触诊四肢及各关节的形状、轮廓并与对侧进行比较，查看是否有肿胀、畸形、压痛、出血、异物，判断四肢肌力、活动度及其神经血管情况，触诊双侧股动脉、腘动脉、足背动脉、肱动脉及桡动脉。

(7) 检查后背部：三名医护人员使用轴线翻身的方法，翻身过程中避免将患者翻至已知可见损伤侧，以防加重患者的疼痛及对受伤侧肢体造成二次损伤。查看背部、双侧季肋区及臀部、大腿后部是否有裂伤、擦伤、撕裂伤、挫伤、水肿及瘢痕等；触诊脊椎、后背部是否有畸形、肿胀、压痛。

在初级评估及进一步评估中，还需要重点关注是否存在危及生命的情况，如：①严重颅脑损伤；②张力性气胸与大量血胸；③连枷胸与反常呼吸；④腹部内脏器官破裂出血；⑤血流动力学不稳定性骨盆骨折及股骨骨折等。

## 四、急救治疗原则

多发伤病情一般都比较危重，其处理是否及时、正确直接关系到患者的生命和功能恢复。因此，必须十分重视创伤的早期救治与护理。

面对创伤患者的处理需要遵循时间原则，分秒必争。评估处理患者时遵循优先顺序原则，保障气道、呼吸、循环的安全，ABCDE一旦有问题就应给予立刻处理，进行针对性快速判断，决定后续去向。

整个过程中可以按VIPCO程序进行抢救：

V（ventilation）：保持呼吸道通畅、通气和充分给氧。

I（infusion）：迅速建立静脉通路，输液、输血，保证扩充血容量及细胞外液等抗休克治疗。对已有休克症状患者迅速建立多个静脉通道，开始液体复苏。

P（pulsation）：监测心泵功能、心电和血压等。如发现心搏骤停者，应立即心肺复苏。多发伤患者除低血容量性休克外，亦要考虑到心源性休克，特别是伴有胸部外伤的多发伤，可因气胸、心肌挫伤、心脏压塞、心肌梗死或冠状动脉气栓而导致心脏衰竭。有些患者低血容量性休克和心源性休克可同时存在。针对病因给予胸腔闭式引流、心包穿刺以及控制输液量或应用血管活性药等措施。

C（control bleeding）：控制出血。

O（operation）：急诊手术治疗。严重多发伤手术处理是创伤治疗中的决定性措施，而且手术控制出血是最有效的复苏措施。危重患者应抢在伤后的黄金时间（伤后1小时）内尽早手术治疗。

## 五、急救护理措施

**1. 现场救护** ①尽快脱离危险环境，放置合适体位，排除可能继续造成伤害的原因。如将患者从倒塌的建筑物或战场中抢救出来，转移到通风、安全、防雨的地方进行急救。②对已经存在严重脊柱骨折、脊髓损伤或怀疑有脊柱损伤者应立即予以制动，颈托固定，保证有效气体交换，避免脊柱及脊髓继发性损伤而造成瘫痪。在不影响急救的前提下，救护人员要协助患者，将其置于舒适安全的体位（平卧位头偏向一侧或屈膝侧卧位）。③注意保暖：对已经低体温或伴有明显出血、休克的患者要积极采取被动加温（毛毯、棉絮、隔绝材料等覆盖）的方法。④保存好离断肢体：患者离断的肢体应先用无菌敷料或干净布包好后置于无菌或洁净的无漏孔塑料袋内，扎紧袋口，再放入注满冰水混合液的塑料袋内低温（0～4℃）保存，以减慢组织的变性和防止细菌繁殖，冷藏时防止冰水浸入离断创面，切忌将离断肢体浸泡在任何液体中。离断肢体应随同患者一起送往医院，以备再植手术。⑤伤口处理：保护伤口，减少污染，压迫止血，固定骨折。不要随意去除伤口内异物或血凝块；创面中有外露的骨折断端、肌肉、内脏时，严禁现场回纳入伤口；脑组织脱出时，应先在伤口周围加垫圈保护脑组织，不可加压包扎。

**2. 转运途中救护** 根据患者伤情轻重缓急有计划地进行转运，危重患者有望存活者首先转送。决定患者转运的基本条件是在搬动及运送途中，确保患者不会因此而危及生命或使病情急剧恶化。

**3. 院内救护** 经现场急救被送到医院急诊科后，分诊护士应立即确定分诊分级，开通绿色通道，对患者进行创伤评估，迅速采取针对性的措施进行救治，配合医生明确诊断，尽快手术。在评估和处理严重多发伤患者时，应特别注意遵守标准的预防措施，如穿保护衣，戴手套、护目镜、面罩等。

（1）创伤气道的建立：低氧血症和失血是创伤患者早期死亡的最常见原因。气道损伤或梗阻与创伤患者低氧血症的发生密切相关。在创伤救治中，应注意保持气道通畅，确保有效的氧供。若气道已出现局部或全面阻塞，则在保护患者颈椎的同时开放气道，并清除口中异物或呕吐物，但要尽量避免刺激呕吐。

（2）循环支持、控制出血：大部分多发伤患者都存在不同程度的休克，尤其当患者已经出现血压偏低，应尽快进行液体复苏以恢复有效血容量。迅速用16～18G留置针建立2条及以上静脉通路，常选用肘前静脉（如肘正中静脉或贵要静脉）、颈外静脉，注意不要在受伤肢体的远端选择静脉通路，以避免补充的液体进入损伤区内。常用的复苏液体可分为晶体液、胶体液和晶胶混合液，晶体液又分为等渗液和高渗液。积极的液体复苏疗法是多发伤早期救治的关键环节，但对于胸腹部活动性内出血尚未得到控制的患者，则不主张快速提升血压至正常水平，即所谓的"限制性液体复苏"策略。限制性液体复苏亦称低血压性液体复苏或延迟液体复苏，是指机体处于有活动性出血的创伤失血性休克时，通过限制液体输注速度和输液量，使血压维持在相对较低的水平（即允许性低血压），直至彻底止血。

此外，需要控制显在的外部出血，加压包扎伤口敷料。对大血管损伤，经压迫止血后应迅速做好手术止血的准备。尽快备血及输血，补充有效循环血量。遵医嘱留置导尿，观察每小时尿量。若患者出现创伤性呼吸、心搏骤停，立刻进行心肺复苏术，并尽快找出原因，如多发肋骨骨折或胸骨骨折、张力性气胸或大出血，必要时协助进行开胸手术。若发现心脏压塞，协助进行心包穿刺。

(3) 保温和复温：低体温、弥散性血管内凝血（disseminated intravascular coauation，DIC）、酸中毒是导致严重创伤患者死亡的三大主要原因，而其中低体温又在很大程度上将导致或加重DIC和酸中毒的发生，是创伤患者一个重要的损伤机制，往往会增加其死亡率。对已经低体温或高风险患者，除进行被动复温外，应积极采取被动复温及主动复温相结合的综合性复温方法，帮助患者恢复到正常体温。

(4) 监测生命体征，关注辅助检查：获取患者的血压、脉搏、呼吸频率、血氧饱和度和体温参数，同时配合医生进行诊断性操作或辅助检查，如描记心电图、监测血氧饱和度、抽血化验、配血、育龄妇女妊娠试验等。必要时，可置胃管以预防呕吐、减轻对肺部压力，协助超声及放射影像检查等。

(5) 注重人文关怀：无论患者是否清醒，护士在评估过程中均应注重患者疼痛评估及内心感受。疼痛是创伤症状的一部分，如处理不当会引发心率加快、浅表血管收缩、面部肌肉收缩、恶心、呕吐等。应注意昏迷的患者仍可能感到疼痛，受伤和检查过程可导致疼痛。护士应观察患者的体征、面部表情、流泪等情况，及时发现患者不适及不安情绪。鼓励家属陪同患者，共同参与创伤患者救治及知情同意，评估及了解家庭成员的需求和愿望。

(6) 防治感染：遵循无菌操作原则，按医嘱使用抗菌药物。开放性创伤需加用破伤风抗毒素血清治疗。

(7) 支持治疗：主要是维持水、电解质和酸碱平衡，保护重要脏器功能，并给予营养支持。

(8) 配合医生对各脏器损伤的治疗。

(9) 信息沟通：协助创伤团队中辅助科室人员、会诊人员沟通与联系，与指挥者及时沟通，参与并监测严重多发伤患者的转运过程。

**4. 严重危及生命的创伤救治与护理**

(1) 严重颅脑损伤：主要指广泛颅骨骨折、脑挫裂伤、脑干损伤或颅内血肿，有明显的神经系统阳性体征及生命体征改变，格拉斯哥昏迷评分一般为 3~7 分。其临床表现为：①易出现头痛、喷射性呕吐、生命体征变化等颅内压增高表现。②昏迷，瞳孔一侧变大或双侧瞳孔散大固定，血压可先升高后突然急剧下降，最终因呼吸衰竭而致呼吸停止、心脏停搏。

1) 即刻护理措施：①吸氧，保持呼吸道通畅，防止误吸。②动态监测患者生命体征变化趋势尤其是血压、心率的改变。③建立静脉通路，按医嘱给予药物治疗。④预防脑疝发生，遵医嘱快速静脉滴注高渗降颅压药物，如甘露醇。若患者已发生脑疝，根据病情迅速做好开颅术前准备。

2) 病情观察：严密观察患者意识改变、瞳孔变化，如存在中间清醒期，且昏迷程度逐渐加深，需考虑急性硬膜下血肿，警惕发生脑疝。

(2) 肺压缩 90% 以上可发生液气胸、张力性气胸，大量血胸：其临床表现为：①肺压缩 90% 以上的液气胸、张力性气胸由于胸腔内压力持续升高，对呼吸、循环的影响大，可表现为严重胸闷、胸痛、极度呼吸困难、患侧胸部运动下降。②大量血胸：是指胸腔内出血量 > 1000 ml，患者可以出现面色苍白、脉搏细速、呼吸急促、血压逐步下降等低血容量性休克症状。胸部叩诊呈浊音。③呼吸音变弱或消失，肋间隙饱满，可伴有气管移位、颈静脉怒张、低血压及发绀等。

1) 即刻护理措施：①给予吸氧，密切观察患者生命体征。②协助医生做好紧急胸腔穿刺抽气或胸腔闭式引流的准备和操作配合工作，加强胸腔闭式引流的护理，保证有效的引流。若胸腔引流管引流出血性液体量＞1500 ml 或＞200 ml/h，做好急诊开胸手术的准备。③在紧急情况下，对张力性气胸患者应立即用套管针在其患侧锁骨中线第 2 或 3 肋间穿刺放气。④建立 2 条以上 18G 静脉通路，对于大量血胸者，遵医嘱立即给予静脉液体复苏及大量输血。

2）病情观察：①严密观察患者呼吸及胸部运动。②若患者已行胸腔闭式引流，观察胸腔引流管引流的液体性质、量及是否有气泡逸出等。③输液、输血过程中严密监测血压、心率、血氧饱和度等变化。④密切关注有无出现心脏压塞。

（3）连枷胸与反常呼吸：临床表现为：①多根多处肋骨骨折患者，患侧胸廓塌陷，会出现反常呼吸，表现为患侧塌陷部分呼吸运动与正常胸部呼吸运动相反。②严重的肺通气、换气功能障碍，伴有严重呼吸困难、胸痛、发绀、低氧血症等。常合并有肺挫伤，引起或加重休克，随时有生命危险。

1）即刻护理措施：①气管插管，若神志清醒患者有条件行经鼻气管插管、呼吸机辅助呼吸，适当运用呼气末正压通气，发生人机对抗时，使用适当药物抑制患者自主呼吸，以帮助消除反常呼吸。②补充血容量，纠正休克，防治感染。③有效镇痛，胸部固定。④必要时行急诊开胸手术，做好术前准备工作。

2）病情观察：严密监测生命体征，尤其是胸部呼吸型态、血压及血氧饱和度的改变。

（4）腹部脏器破裂出血：临床表现为：①腹腔内（或腹膜后）出血：发生于肝、脾、肾、胰等实质性脏器或大血管损伤时，患者病情可迅速进展，发生低血容量性休克、多脏器功能衰竭，甚至致死。②腹膜炎症状：胃肠道、胆道等空腔脏器破裂或出血，可出现腹痛、压痛及反跳痛等，甚至发生感染性休克，同时可伴有腹腔内游离气体，肝浊音界缩小或消失，病情亦可迅速进展，危及生命。

1）即刻护理措施：①吸氧，嘱患者禁食禁饮，不随便搬动患者。②建立 2 条以上 18G 静脉通路，慎用止痛药，抗休克、抗感染，做好紧急手术的准备。③对所有有明显出血倾向的患者，在伤后 3 小时内遵医嘱尽早使用止血药。

2）病情观察：①严密观察生命体征，尤其是血压和心率的改变。②关注腹部体征变化，动态评估是否有腹痛、腹胀、压痛及反跳痛。

（5）血流动力学不稳定性骨盆骨折与股骨骨折：临床表现为：①血流动力学不稳定：骨盆骨折合并有低血压，病死率可高达 40%～65%。②出血：骨盆单处骨折时出血量可达 500 ml，高处坠落和交通事故碾压所致的粉碎性骨盆骨折，出血量最多能达 2000 ml。表现为疼痛比较剧烈、肿胀，有的可伴有局部或腹膜后血肿。③股骨干骨折时，出血量可达 500～1000 ml，表现为肢体剧痛，活动障碍，患肢缩短，部分伴有开放伤及出血。

1）即刻护理措施：①吸氧，开放 2 条以上 18G 静脉通路，早期控制损伤，止血、止痛、备血。②对于低体温积极复温。③骨盆及下肢固定，遵医嘱做好术前准备。

2）病情观察：①动态监测血压、心率及血红蛋白的变化。②在大量快速输血、输液的条件下，如患者出现不能解释的低血压，即应高度警惕腹膜后有大出血的可能。③密切观察下肢皮温、动脉搏动等，警惕血管栓塞和破裂的风险。

（6）贯通伤：贯通伤伤口一般不大，但潜行于身体组织脏器之间，会造成多处组织及多个脏器的严重损伤。贯通伤的严重程度取决于损伤的部位及深度，如果贯通伤同时或相继造成两个以上解剖部位或脏器损伤，极易造成多发伤，多发伤伤情复杂、并发症多、病死率高。

1）即刻护理措施：①有效固定贯穿异物，必要时拨打"119"联系电话处理外露钢筋等异物。②吸氧，开放 2 条以上 18G 静脉通路，给予补充血容量、脱水、止血等抗休克治疗。但在补液过程中需严密观察补液速度，严防肺水肿的发生。③术前准备立即采血标本，协助完成床旁心电图、X 线片、CT 等术前检查，同时配血、禁食水、备皮。④心理护理：耐心细致地安慰患者，及时向医生反馈患者的心理状况，向患者详细介绍救治方案，鼓励患者树立康复的信心，使其积极配合治疗，与患者家属进行有效沟通，取得家属配合。⑤安全转运：开通绿色通道，与各部门联系，做好转运准备，按照Ⅰ级转运标准配备医生、护士及转运设备及药品，转运过程及搬运患者时要有效固定异物，严防二次损伤，认真做好转运交接。

2）病情观察：①严密观察生命体征，尤其是血压和心率的改变。②密切观察患者意识、瞳孔的变化。③观察有无颅内压增高的表现。

（张　震）

##  附录：急性创伤抢救流程（图22-2）

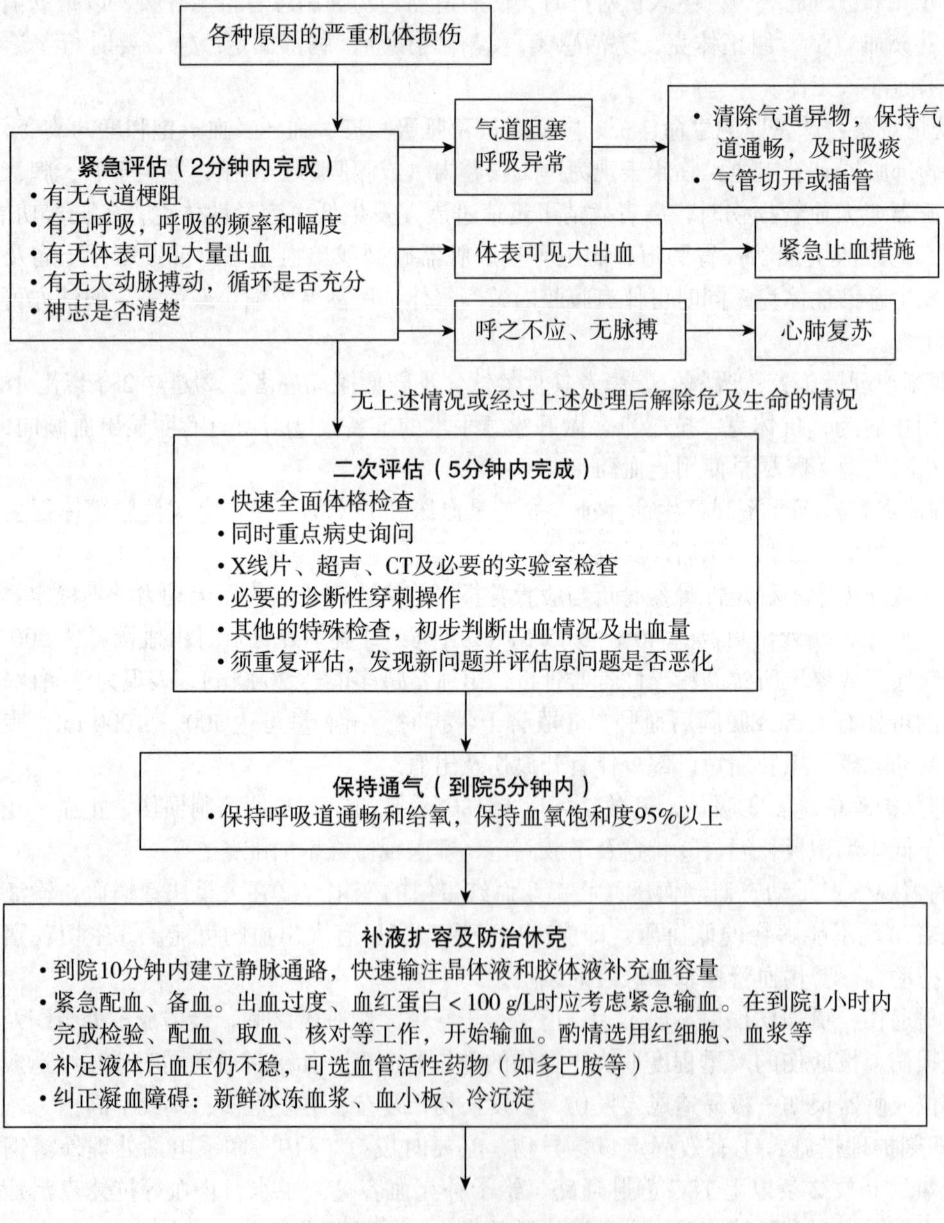

```
                    各种原因的严重机体损伤
                              ↓
紧急评估（2分钟内完成）  →  气道阻塞   →  • 清除气道异物，保持气道通畅，及时吸痰
• 有无气道梗阻              呼吸异常      • 气管切开或插管
• 有无呼吸,呼吸的频率和幅度
• 有无体表可见大量出血   →  体表可见大出血  →  紧急止血措施
• 有无大动脉搏动,循环是否充分
• 神志是否清楚           →  呼之不应、无脉搏 →  心肺复苏
                              ↓
           无上述情况或经过上述处理后解除危及生命的情况
                              ↓
                    二次评估（5分钟内完成）
                    • 快速全面体格检查
                    • 同时重点病史询问
                    • X线片、超声、CT及必要的实验室检查
                    • 必要的诊断性穿刺操作
                    • 其他的特殊检查，初步判断出血情况及出血量
                    • 须重复评估，发现新问题并评估原问题是否恶化
                              ↓
                    保持通气（到院5分钟内）
                    • 保持呼吸道通畅和给氧，保持血氧饱和度95%以上
                              ↓
                    补液扩容及防治休克
                    • 到院10分钟内建立静脉通路，快速输注晶体液和胶体液补充血容量
                    • 紧急配血、备血。出血过度、血红蛋白＜100 g/L时应考虑紧急输血。在到院1小时内
                      完成检验、配血、取血、核对等工作，开始输血。酌情选用红细胞、血浆等
                    • 补足液体后血压仍不稳，可选血管活性药物（如多巴胺等）
                    • 纠正凝血障碍：新鲜冰冻血浆、血小板、冷沉淀
```

**图22-2　急性创伤抢救流程**

```
┌─────────────────────────────────────────┐
│     监护并保证循环稳定（到院10分钟内）          │
│ • 监护心脏搏动、维护心泵功能以保证循环稳定       │
└─────────────────────────────────────────┘
                     ↓
┌─────────────────────────────────────────┐
│     立即控制明显的外出血（到院5分钟内）         │
│ • 包括局部加压包扎、临时指压止血、填塞止血、      │
│   抬高肢体止血、强屈关节、止血带等             │
└─────────────────────────────────────────┘
                     ↓
┌─────────────────────────────────────────┐
│                手术治疗                   │
│ • 损伤控制性手术（包括手术控制出血、控制感染、简易闭合胸腹腔伤口、固 │
│   定重要部位的骨折及术后处理），力争在到院1小时内进入手术室      │
│ • 确定性修复手术，在病情稳定后（入院3~7日）进行            │
└─────────────────────────────────────────┘
                     ↓
┌─────────────────────────────────────────┐
│           其他措施（到院1小时内完成）           │
│ • 其他的止血措施如止血药物等                  │
│ • 处理严重酸中毒等电解质紊乱                  │
│ • 保温和纠正低体温                         │
│ • 止痛、镇静等措施                         │
│ • 绝对卧床休息，头偏向一侧，口位于最低位，避免误吸，减少探视 │
│ • 建立大静脉通道，可能需要建立多个静脉通道，必要时建立骨通道 │
│ • 置尿管和胃管，监测每小时出入量（特别是尿量）     │
│ • 预防破伤风，伤后24小时内注射破伤风免疫球蛋白    │
└─────────────────────────────────────────┘
                     ↓
┌─────────────────────────────────────────┐
│ • 不同部位创伤的针对性处理                    │
│ • 进一步处理其他问题，如为感染性疾病，治疗严重的感染、处理广泛的软组 │
│   织损伤等                               │
└─────────────────────────────────────────┘
```

图 22-2（续）

## 第三节　颅脑损伤

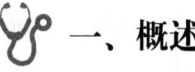

### 一、概述

颅脑损伤（traumatic brain injury，TBI）是全球性的公共健康问题，通常是指因暴力对头部的直接或者间接作用而引发的颅脑组织损伤，是全身损伤性疾病的常见类型。颅脑损伤的严重程度从轻型到重型不等，重型颅脑损伤（severe traumatic brain injury，sTBI）是神经外科的常见急症，发生率仅次于四肢损伤，在全身各部位损伤中占第2位。sTBI 的临床表现主要包括多发性的颅骨骨折、广泛性的脑挫裂伤合并或不合并脑干损伤/颅内血肿。sTBI 患者病情危重复杂，易发生多种继发于损伤的并发症，如中枢性高热、压力性损伤、关节挛缩、深静脉血栓等，患者的预后较差。

颅脑损伤是一种常见外伤，可单独存在，也可与其他损伤复合存在。其分类根据颅脑解剖部位分为头皮损伤、颅骨损伤与脑损伤，三者可合并存在。头皮损伤包括头皮血肿、头皮裂伤、头皮撕脱伤。颅骨骨折包括颅盖骨线状骨折、颅底骨折、凹陷性骨折。脑损伤包括脑震荡、弥漫性轴索损伤、脑挫裂伤、脑干损伤。按损伤发生的时间和类型又可分为原发性颅脑损伤和继发性颅脑损伤。按颅腔内容物是否与外界交通分为闭合性颅脑损伤和开放性颅脑损伤。根据伤情程度又可分为轻、中、重、特重四型。

## 二、病因机制特点

根据损伤特点，可将颅脑损伤分为局部损伤和弥漫性损伤。二者在致伤因素、损伤机制和病理表现等方面具有明显差别。另外，根据脑损伤发生的时间可以将颅脑损伤分为原发性脑损伤和继发性脑损伤，二者具有不同的病理表现，本节主要阐述原发性脑损伤的发生机制。

颅脑损伤始于致伤外力作用于头部所导致的颅骨、脑膜、脑血管和脑组织的机械形变（mechanical distortion）。损伤类型则取决于机械形变发生的部位和严重程度。原发性脑损伤主要是神经组织和脑血管的损伤，表现为神经纤维的断裂和传出功能障碍，不同类型的神经细胞功能障碍甚至细胞的死亡。继发性脑损伤包括脑缺血、脑血肿、脑肿胀、脑水肿、颅内压升高等，这些病理生理学变化是由原发性损伤所导致的，反过来又可以加重原发性脑损伤的病理改变。

## 三、护理评估与病情判断

**1. 原因诱因判断** 和平时期颅脑损伤的常见原因为交通事故、高处坠落、失足跌倒、工伤事故和火器伤；偶见难产和产钳引起的婴儿颅脑损伤。战时导致颅脑损伤的主要原因包括房屋或工事倒塌、爆炸性武器形成高压冲击波的冲击。

快速标准地进行创伤评估，判断气道是否通畅；评估呼吸型态及频率，及早发现脑疝等严重威胁生命的急症。若患者有出血，关注出血部位，评估失血量；判断患者的意识状态，并关注瞳孔变化。对于颅脑外伤的准确判断比较困难，尤其是脑损伤。事实上，头面部外伤的准确判断，必须是在持续观察以及反复相关检查中动态完成的。

**2. 病情判断** 颅脑损伤往往表现为意识障碍、头痛、恶心、呕吐、癫痫发作、肢体瘫痪、感觉障碍、失语及偏盲等。意识和瞳孔的改变是颅脑损伤患者最重要的临床症状和体征，应给予高度重视。在病史采集中，受伤史是判断伤情的重要依据，询问受伤史时应包括：①受伤时间；②受伤原因；③外力大小；④着力部位与方式；⑤受伤当时和伤后的表现；⑥处理过程与既往史。

对急性颅脑损伤患者的体格检查，根据损伤程度、伤情急缓、意识状态和能否配合检查等具体情况进行。对伤后迅速出现一侧或双侧瞳孔散大的患者，情况紧急，可简要检查：①气道、呼吸、循环；②意识障碍程度；③瞳孔变化；④头部损伤的部位和情况；⑤眼、耳、鼻有无出血和流出液体；⑥有无偏瘫；⑦有无胸、腹脏器损伤，以及四肢、脊柱和骨盆骨折；⑧有无病理反射。

**3. 临床表现**

（1）一般表现

1）意识障碍：绝大多数患者伤后即出现意识丧失，时间长短不一。意识障碍由轻到重表现为嗜睡、意识错乱、浅昏迷、昏迷和深昏迷。

2) 头痛、呕吐：是伤后常见症状，如果不断加剧，应警惕颅内血肿。

3) 瞳孔：如果伤后一侧瞳孔立即散大，对光反射消失，患者意识清醒，一般为动眼神经直接原发损伤；若双侧瞳孔大小不等且多变，表示中脑受损；若双侧瞳孔极度缩小，对光反射消失，一般为脑桥损伤；如果一侧瞳孔先缩小，继而散大，对光反射差，患者意识障碍加重，为典型的小脑幕切迹疝表现；若双侧瞳孔散大固定，对光反射消失，多为濒危状态。

4) 生命体征：伤后出现呼吸、脉搏浅弱，节律紊乱，血压下降，一般经数分钟及十多分钟后逐渐恢复正常。如果生命体征紊乱时间延长，且无恢复迹象，表明脑干损伤严重；如果伤后生命体征已恢复正常，随后逐渐出现血压升高、呼吸和脉搏变慢，常暗示颅内有继发血肿。

(2) 特殊表现

1) 新生儿颅脑损伤：几乎都是产伤所致，一般表现为头皮血肿、颅骨变形、囟门张力高或频繁呕吐。婴幼儿以骨膜下血肿较多，且容易钙化。小儿易出现乒乓球样凹陷骨折。婴幼儿及学龄前儿童伤后反应重，生命体征紊乱明显，容易出现休克症状。常有延迟性意识障碍表现。小儿颅内血肿临床表现轻，脑疝出现晚，病情变化急骤。

2) 老年人颅脑损伤：意识障碍时间长，生命体征改变显著，并发颅内血肿时早期症状多不明显，但呕吐常见，症状发展快。

3) 重型颅脑损伤：常常可以引起水、电解质代谢紊乱，高渗高血糖性非酮性昏迷，脑性肺水肿及脑死亡等表现。

**4. 分类或分级**

(1) 临床应用分类：该方法主要应用于临床诊断，以颅脑损伤部位和损伤的病理形态改变为基础。首先根据损伤部位分为颅伤和脑伤两部分，二者又分为开放性和闭合性损伤。颅脑损伤依据硬脑膜是否完整，分为开放性颅脑损伤 (open craniocerebral injury) 和闭合性颅脑损伤 (closed craniocerebral injury)。前者的诊断主要依据硬脑膜破裂，脑脊液外流，颅腔与外界交通。颅底骨折合并脑脊液漏者又称为内开放性脑损伤。闭合性颅脑损伤又可以分为原发性和继发性两类。

(2) 根据病情轻重分类：临床应用分型只能对颅脑损伤患者的受伤部位和病理类型做出诊断和分型，而无法对患者病情的轻重进行判断。我国于1960年首次制定了"急性闭合性颅脑损伤的分型"标准，按昏迷时间、阳性体征和生命体征将病情分为轻、中、重3型，经两次修订后已较为完善，已成为国内公认的标准。

1) 轻型：①伤后昏迷时间0～30分钟；②有轻微头痛、头晕等自觉症状；③神经系统和CSF检查无明显改变。主要包括单纯性脑震荡，可伴有或不伴有颅骨骨折。

2) 中型：①伤后昏迷时间12小时以内；②有轻微的神经系统阳性体征；③体温、呼吸、血压、脉搏有轻微改变。主要包括轻度脑挫裂伤，伴有或无颅骨骨折及蛛网膜下腔出血，无脑受压。

3) 重型：①伤后昏迷12小时以上，意识障碍逐渐加重或再次出现昏迷；②有明显神经系统阳性体征；③体温、呼吸、血压、脉搏有明显改变。主要包括广泛颅骨骨折、广泛脑挫裂伤及脑干损伤或颅内血肿。

4) 特重型：①脑原发损伤重，伤后深昏迷，有去大脑强直或伴有其他部位的脏器伤、休克等；②已有晚期脑疝，包括双侧瞳孔散大，生命体征严重紊乱或呼吸已近停止。

**5. 严重程度** 颅脑损伤按照严重程度分为脑震荡、脑挫裂伤、颅内血肿、脑水肿、脑疝等。

(1) 脑震荡：通常是指头部受到外力打击后，即刻出现短暂的脑功能障碍，并可导致短暂昏迷、近事遗忘，以及头痛、恶心、呕吐、认知和情感障碍等一系列症状，但神经系统检查无阳性发现。

1) 短暂的意识丧失，一般不超过半小时。

2) 近事遗忘，即对受伤前后的经过不能回忆。

3) 神经症状如头痛、恶心呕吐、眩晕、畏光、乏力等。

4）自主神经紊乱如心悸、血压下降、面色苍白、冷汗等。

5）精神症状如烦躁、悲伤、抑郁、紧张、焦虑、兴奋等。

(2) 脑挫裂伤：是脑挫伤和脑裂伤的统称，脑挫伤指软脑膜尚完整者；脑裂伤指软脑膜、血管和脑组织同时有破裂，伴有外伤性蛛网膜下腔出血（两者常同时并存，临床上又不易区别，故常合称为脑挫裂伤）。

1）意识障碍：伤后立即出现，意识障碍的程度与时间与损伤程度、范围直接相关。一般以＞30分钟为限。

2）局灶性症状与体征：依损伤部位和程度而定，有偏瘫、失语等。

3）头痛、恶心、呕吐：与颅内高压、蛛网膜下腔出血有关或自主神经功能紊乱，要注意排除血肿。

4）生命体征：轻中度挫伤生命体征变化不明显；重度挫伤出现继发性脑水肿或颅内血肿，出现颅内压升高，继而血压升高、心率降低、呼吸减慢、瞳孔不等大及锥体束征，应高度怀疑脑疝的可能。

5）脑膜刺激：蛛网膜下腔出血所致，头痛、畏光、脑膜刺激征（+）。

(3) 颅内血肿：分为硬膜外血肿、硬膜下血肿、颅内血肿和脑室内血肿。

1）硬膜外血肿：意识障碍，昏迷—清醒—再昏迷；颅内压升高；动眼神经损伤引起患侧瞳孔散大；锥体束征，病变对侧伤后一段时间出现或呈进行性加重的肢体活动障碍。CT检查可发现在硬膜与颅骨之间有一双凸镜或弓形高密度阴影，可有脑室受压、中线移位情况。

2）硬膜下血肿：意识障碍进行性加重；ICP增高；瞳孔改变；神经系统体征；CT检查脑表面出现半月性、新月性的高密度影。

3）脑内血肿：主要是由脑挫裂伤导致的脑实质内血肿，临床表现同硬膜下血肿。

(4) 脑水肿

1）脑损害症状：多发生在局部脑挫裂伤灶的周围。常见的症状为癫痫与瘫痪症状加重，或因水肿范围扩大，波及语言运动中枢引起运动性失语。脑损伤后，如症状逐渐恶化，应多考虑脑水肿所致。弥漫性脑水肿可因局限性脑水肿未能控制，继续扩展为全脑性，或一开始即为弥漫性脑水肿。

2）颅内压增高症状：表现为头痛、呕吐加重、躁动不安、嗜睡甚至昏迷。眼底检查可见视盘水肿。早期出现生命体征变化、脉搏与呼吸减慢、血压升高的代偿症状，如脑水肿与颅内压增高继续恶化，则可导致脑水肿和脑疝的发生。

3）其他症状：脑水肿影响额叶、颞叶、丘脑前部，可以引起精神障碍，严重者神志不清、昏迷。颅内压增高也可引起精神症状。有时体温中度增高，脑水肿累及下丘脑，可引起下丘脑损害症状。

(5) 脑疝：为最严重的表现，小脑幕切迹疝最常见，表现为对侧肢体偏瘫和进行性意识恶化，最终导致脑干功能性衰竭。小脑扁桃体疝则因颅后窝占位性病变或幕上占位性病变导致全颅内压增高所致，出现血压升高、双侧锥体束征，急性者常突发呼吸障碍、昏迷，甚至迅速死亡。

## 四、急救治疗原则

**1. 非手术治疗** 绝大多数轻型、中型及重型颅脑损伤患者以非手术治疗为主。非手术治疗主要包括颅内压监护、亚低温治疗、脱水治疗、营养支持疗法、呼吸道处理、脑血管痉挛防治、常见并发症的治疗、水电解质与酸碱平衡紊乱处理、抗菌药物治疗、脑神经保护药物等。

**2. 手术治疗** 颅脑损伤手术治疗原则为救治患者生命，恢复神经系统重要功能，降低死亡率和伤残率。手术治疗主要针对开放性颅脑损伤、闭合性颅脑损伤伴颅内血肿或颅脑外伤所引起的合并症或后遗症。主要手术方式有大骨瓣减压术、开颅血肿清除术、清创术、凹陷性骨折整复术和颅骨缺损修补术。

## 五、急救护理措施

重度颅脑损伤患者昏迷时间长，病情变化快，并发症多，治疗困难，护理复杂，死亡率高，除应及时诊断和抢救治疗外，还应精心合理地加强临床护理，这不仅是抢救患者生命的关键，也是对巩固手术治疗效果和促进患者康复、减少致残率的重要环节。及时、正确地处理急性颅脑损伤能明显改善患者预后，所谓"及时""正确"应当包括：现场急救首先要处理伤后发生的误吸、舌后坠和呼吸暂停等，以及由此而导致的缺氧、二氧化碳蓄积。

**1. 急救原则及急救处理** 急救原则：先救命后治病；先稳定生命体征后病因治疗；选用最快捷有效的诊断治疗方法。保持呼吸道通畅，解除呼吸道梗阻，清除口鼻腔异物，必要时建立人工气道，人工或机械辅助呼吸。头部及其他部位伤口应立即进行止血包扎。如果血压较低，需要建立输液通道，防治休克。进行必要的全身检查，以便确定是否存在多发伤，确定优先处理的顺序。防止伤口再污染，早期预防感染，预防破伤风的发生。

**2. 手术指征** 颅内有占位病变，如硬膜外、下或脑内血肿的患者，伴有以下指征及单侧瞳孔扩大者，务必及时手术：①有局部脑受压症状；②中线移位 > 5 mm；③ICP > 25 mmHg；④有脑疝征象者。开放性伤口，如头皮裂开、颅骨凹陷、硬膜缺损和脑组织外露等，颅后窝血肿、广泛性脑挫裂伤，意识出现进行性恶化，颅高压危象者，可考虑行大骨瓣减压术。危重患者如有双瞳孔散大、去大脑强直及呼吸停止，手术多无益。弥漫性轴索损伤、弥漫性脑肿胀，应在密切观察下采用非手术治疗，当出现症状恶化时，可采取与广泛脑挫裂伤相似的处理方式。

**3. 非手术治疗** 颅脑外伤的非手术治疗主要包括两个部分，即全身状态的维持和降低颅内压。

（1）全身状态的维持：抬高头部 10°~20°，避免颈部过度屈曲及包扎过紧，有助于静脉血液回流。昏迷患者因丧失吞咽动作而易导致口腔细菌孳生，故应保持口腔清洁，有助于降低肺部并发症。尽早放置胃管，行胃肠减压、减轻腹胀；通过引流的胃液，尽早发现胃黏膜出血病变；给予胃肠道进食，以保护胃肠黏膜屏障功能。预防应激性溃疡。纠正低氧血症及高碳酸血症，昏迷患者均应建立人工气道，估计昏迷超过 3~5 天者可考虑行气管切开。纠正低血压和低脑灌注压（CPP），CPP = 平均动脉压（MAP）- 颅内压（ICP）。如果 ICP 高至 25 mmHg，欲维持 60 mmHg 的灌注压，MAP 则要求达至 80 mmHg 以上，否则容易导致脑缺氧。

（2）脱水治疗：脑水肿是构成颅内压增高的主要因素之一，所以控制脑水肿的发生和发展是降低颅内压的关键之一。20% 甘露醇静脉滴注，注药后半小时降到最低水平，每次 0.5~1 g/kg，可重复使用。利尿药因有利尿脱水作用，导致血液浓缩，渗透压增高，从而使脑组织脱水与颅内压降低，常用呋塞米，每次 0.5~2.0 mg/kg，注射后 5~10 min 开始利尿，1~2 小时发挥最大作用，可与甘露醇交替使用。10% 甘油溶液静脉注射，成人每日 500 ml，共使用 5~6 天。

（3）糖皮质激素的应用：糖皮质激素具有抑制氧自由基导致的脂质过氧化反应；稳定膜的离子通道；抑制磷脂酶 $A_2$，减少花生四烯酸的释放，有利于脑脊液重吸收，而不是直接作用，最终产生抗水肿作用。首选地塞米松，一次 10 mg，以后每 6 小时一次，1 周后逐渐停药。其次可选用氢化可的松，5% 葡萄糖或生理盐水稀释后静脉滴注，100~800 mg/d。大剂量激素应用可能导致胃肠道出血、糖代谢障碍、免疫系统抑制、皮肤损伤及创口愈合延迟。

（4）脑功能保护：应用脑代谢功能活化剂，如吡硫醇、甲氯芬酯和胞磷胆碱等，具有复活及增强脑代谢、适度地刺激脑神经功能、改善脑血流的作用。应用神经生长因子，具有促神经突起生长和神经元细胞数目增多作用。神经节苷脂保持膜结构功能，对钙离子具有高度亲和力，减少钙离子内流。调节营养因子促进神经再生，减少病灶周围细胞死亡和调节神经递质功能。

（5）冬眠亚低温疗法：将体温控制在32～34℃，对严重脑挫裂伤、脑干或丘脑损伤伴高热和去大脑强直患者，有较好的治疗作用。冬眠亚低温疗法除可使脑血流量下降，脑体积缩小，颅内压降低外，还可以降低脑代谢率，增加脑缺氧的耐受性，改善细胞通透性，防止脑水肿发生发展。常用的冬眠合剂有冬眠Ⅰ号（氯丙嗪50 mg、异丙嗪50 mg、哌替啶100 mg）、冬眠Ⅱ号（异丙嗪50 mg、哌替啶100 mg、双氢麦角碱0.6 mg）、冬眠Ⅲ号（异丙嗪50 mg、哌替啶100 mg）、冬眠Ⅳ号（异丙嗪50 mg、哌替啶100 mg、乙酰丙嗪20 mg）。

（6）高压氧治疗：高压氧治疗是指在高压氧舱内1个大气压以上的纯氧，通过人体血液循环以携带更多的氧到病损组织和器官，增加血氧弥散和组织内的氧含量，迅速改善和纠正组织缺氧，防止或减轻缺氧性损害的发生和发展，促进病损组织的修复和功能恢复，从而达到治疗或抢救的目的。颅脑外伤患者在生命体征稳定的前提下，排除颅内活动性出血，早期高压氧治疗是一个重要原则。最佳治疗时间为伤后3天内。重型颅脑外伤高压氧治疗压力为0.2～0.25 MPa，60分钟，1次/日，10～12次为1个疗程。高压氧通过改善病灶区脑组织缺氧，减轻脑水肿，降低颅内压力，纠正缺氧，促进代谢而恢复神经电位活动；促进侧支循环的形成，保持损伤病灶周围的缺血半影区的神经细胞产生脑保护作用。

（郑盛隆）

## 第四节　脊柱创伤

### 一、概述

脊柱创伤是指由于各种类型创伤引起脊柱关节、椎体、神经或者肌肉软组织的损伤，可造成损伤部位疼痛、畸形、活动受限，以及四肢瘫、截瘫甚至死亡。常见脊柱创伤为脊柱损伤和脊髓损伤。脊柱损伤指脊柱结构的完整性被损害或破坏，包括椎骨、椎间盘、稳定脊柱的韧带及椎旁肌肉的损伤。脊柱骨折是最为常见的脊柱损伤，脊柱骨折约占全身骨折的6.4%，其中以胸腰段脊柱骨折最多见。脊柱骨折可以并发脊髓或马尾神经损伤，特别是颈椎骨折-脱位合并有脊髓损伤者，往往能严重致残甚至致命。脊髓损伤是指由于各种原因导致的椎管内神经结构（包括脊髓、神经根和马尾神经）的损害，并出现损伤水平及以下的感觉、运动、反射及二便等功能障碍；脊髓损伤是脊柱骨折的严重并发症，由于椎体的移位或碎骨片突出于椎管内，使脊髓或马尾神经产生不同程度的损伤，多发生于颈椎下段和胸腰段。

### 二、病因机制特点

多数脊柱损伤和脊髓损伤因间接暴力引起，少数为直接暴力所致。间接暴力多见于从高处坠落后头、肩、臀或足部着地，由于地面对身体的阻挡，使暴力传导至脊柱造成骨折和脊髓损伤。直接暴力所致的脊柱损伤和脊髓损伤多见于战伤、爆炸伤、直接撞伤等。

脊柱损伤最常见的原因为屈曲损伤、后伸损伤、垂直压缩损伤、侧屈损伤、旋转损伤和剪力性损伤。在44岁以下脊柱损伤的人群中，由于机动车相关交通事故引起的创伤占41.3%；而在高空坠落时足部或臀部着地，上半身的体重加冲力，造成脊柱过度屈曲。其次，高空坠落的重物直接砸落在人体的头部或肩背部，也可引起脊柱过度屈曲，因此坠落伤在大于 45 岁人群中，27% 的患者会发生脊柱损伤；除此之外，暴力及运动相关损伤中，各有 15% 和 8% 的概率引起脊柱损伤，若该类人群既往伴有血管畸形、脊柱肿瘤、感染以及椎关节僵硬等病史，尤其是极限运动，则大大增加 15～30 岁男性脊柱损伤的发生率。肌肉拉力拉伤也可导致脊柱损伤，尤其以腰椎及颈椎多见，常见于腰部或颈部突然侧弯或前屈时，引起撕裂性骨折，容易漏诊。

## 三、护理评估与病情判断

**1．病情判断**

（1）严密观察气道、呼吸、循环情况，高风险患者颈部需固定、制动。

（2）查看脊柱局部软组织是否存在疼痛、肿胀，腰背部肌肉痉挛，局部后突畸形、压痛或者活动受限等一般脊柱外伤后症状。

（3）评估四肢感觉、活动度及肌力状况。若患者有不全或完全瘫痪，提示合并脊髓和神经根损伤。颈 1～2 或枕颈段骨折脱位可引起高位颈髓伤、患者死亡，或引起四肢瘫痪及因并发症发生意外。颈 3 以下部位颈髓损伤为下位颈髓伤，胸部呼吸肌多受累。胸段或腰段脊髓伤以完全性损伤多见。脊髓损伤后平面以下的感觉（包括痛觉、触觉、温度觉及本体觉）减弱或消失；运动功能障碍，表现为脊髓节段以下的软瘫，反射消失；括约肌功能障碍，缺乏排便控制，急性尿潴留，阴茎异常勃起；严重的脊柱脊髓损伤可有发热反应，甚至神经性休克表现。

**2．分类**

（1）脊柱骨折：脊柱骨折包括颈椎骨折和胸腰椎骨折。

1）颈椎骨折：根据受伤时患者颈椎所处的位置分为 3 种类型。

①屈曲型损伤：颈椎在屈曲位时受到暴力作用，造成前柱压缩、后柱牵张损伤。临床常见压缩骨折和骨折-脱位。

②垂直压缩型损伤：颈椎处于直立位时受到垂直应力打击所致，多见于高空坠落或高台跳水者。

③过伸型损伤：各种暴力使颈椎过度仰伸以致颈椎脱位、骨折。

2）胸腰椎骨折

按照骨折的稳定性分类：①稳定性骨折：包括后柱完整的轻、中度椎体压缩骨折，以及单纯横突、棘突和椎板等附件骨折；②不稳定性骨折：三柱中有两柱骨折，爆裂骨折时，中柱骨折后骨折块突入椎管，骨折甚至能损伤神经，累及三柱的骨折-脱位常伴有神经损伤。

按照骨折形态分类：①压缩骨折：多因高处坠落时身体猛烈向前屈曲引起，椎体通常成楔形，后方的结构很少受影响，脊柱仍保持稳定。压缩程度以 X 线检查侧位片上椎体前缘高度占后缘高度的比值计算，Ⅰ度为 1/3，Ⅱ度为 1/2，Ⅲ度为 2/3。②爆裂骨折：椎体呈粉碎性骨折，骨折块向四周移位，向后移位可压迫脊髓、神经。X 线和 CT 检查可见椎体前后径和横径均增加，两侧椎弓根距离加宽，椎体高度减小。③ Chance 骨折：为椎体水平状撕裂性损伤，属于不稳定性骨折，临床上比较少见。④骨折-脱位：可以是椎体向前或向后移位，可伴有关节突关节脱位或骨折。

（2）脊髓损伤：根据脊髓损伤的部位和程度不同可出现不同的病理变化。

1）脊髓震荡：脊髓震荡是最轻微的脊髓损伤，脊髓受到强烈震荡后发生超限抑制，脊髓功能处于生理停滞状态。在组织形态学上并无病理变化，只是暂时性功能抑制。

2）不完全性脊髓损伤：脊髓损伤轻者仅有脊髓中心小坏死灶，保留大部分神经纤维。损伤严重者的脊髓中心可出现坏死软化灶，并由胶质或瘢痕代替，只保留小部分神经纤维。

3）完全性脊髓损伤：脊髓实质完全性横贯性损伤。脊髓内的病变呈进行性加重，从中心出血至全脊髓水肿，从中心坏死到大范围脊髓坏死。晚期脊髓为胶质组织所代替。

**3. 临床表现**

（1）脊柱骨折

1）局部疼痛和肿胀：颈椎骨折者可有头颈部疼痛，不能活动。胸腰椎损伤后，因腰背部肌肉痉挛、局部疼痛，患者无法站立，或站立时腰背部无力，疼痛加重。后柱损伤时中线部位有明显压痛，局部肿胀。

2）腹痛、腹胀：腹膜后血肿刺激腹腔神经节，使肠蠕动减慢，常出现腹痛、腹胀、肠蠕动减慢等症状。

3）活动受限和脊柱畸形：颈、胸、腰段骨折患者常有活动受限，站立及翻身困难，强迫体位，胸腰段脊柱骨折时常可触诊到后凸畸形。

（2）脊髓损伤

1）脊髓震荡：脊髓损伤平面以下发生弛缓性瘫痪，感觉、运动、反射及括约肌功能全部或大部分丧失。一般在数小时到数日后感觉和运动功能开始恢复，不留任何神经系统后遗症。

2）不完全性脊髓损伤：脊髓损伤平面以下感觉和运动功能部分丧失，称为不完全性脊髓损伤，包括4种类型。①前脊髓综合征：颈脊髓前方受压严重，有时可引起脊髓前中央动脉闭塞，出现四肢瘫痪，下肢瘫痪重于上肢瘫痪。但下肢和会阴部仍保持位置觉和深感觉，有时甚至还保留浅感觉。在不完全性损伤中预后最差。②后脊髓综合征：脊髓受损平面以下运动功能和痛觉、温觉、触觉存在，深感觉全部或部分消失。③脊髓中央管周围综合征：多因颈椎过伸性损伤时，颈椎管容积急剧减小，脊髓受黄韧带皱褶、椎间盘或骨刺的前后挤压，使脊髓中央管周围的传导束受到损伤。患者损伤平面以下四肢瘫痪，上肢瘫痪重于下肢瘫痪，没有感觉分离。④脊髓半切征：为脊髓的半横切损伤。脊髓损伤平面以下同侧肢体的运动及深感觉消失，对侧肢体痛觉和温觉消失。

3）完全性脊髓损伤：脊髓损伤平面以下弛缓性瘫痪，感觉、运动、反射及括约肌功能完全丧失，包括肛门周围的感觉和肛门括约肌的收缩运动丧失，称为脊髓休克期。这是脊髓失去高级中枢控制的一种病理生理现象。2～4周后逐渐演变成痉挛性瘫痪，表现为肌张力增高，腱反射亢进，并出现病理性锥体束征。胸腰段脊髓损伤使下肢的感觉与运动功能发生障碍，称为截瘫。颈段脊损伤后，双上肢有神经功能障碍，称为四肢瘫痪。上颈椎损伤时四肢均为痉挛性瘫痪，下颈椎损伤时由于脊髓颈膨大部位和神经根的毁损，上肢表现为弛缓性瘫痪，下肢仍为痉挛性瘫痪。

4）脊髓圆锥损伤：第12胸椎和第1腰椎骨折可发生脊髓圆锥损伤，表现为会阴部（鞍区）皮肤感觉缺失，括约肌功能丧失致二便不能控制和性功能障碍，双下肢的感觉和运动功能仍保留正常。

5）马尾神经损伤：马尾神经起自第2腰椎的骶脊髓，一般终止于第1骶椎下缘。马尾神经完全损伤者少见。表现为损伤平面以下弛缓性瘫痪，有感觉及运动功能障碍及括约肌功能丧失，肌张力降低，腱反射消失。

## 四、急救治疗原则

**1. 脊柱骨折**

（1）急救处理：损伤患者伴有颅脑、胸、腹腔脏器损伤或并发休克时首先处理紧急问题，抢救生命。待病情稳定后再处理脊柱骨折。

（2）卧硬板床：胸腰椎单纯压缩骨折时应卧硬板床，骨折部位垫厚枕，使脊柱处于过伸位。

（3）复位固定：稳定性颈椎骨折脱位、压缩或移位较轻者，应卧床休息，并采用枕颌带卧位牵引复位、颅骨牵引或Halo固定等方法固定。待X线证实已复位，可改用头颈胸石膏或支具固定，石膏干硬或支具固定牢固后即可起床活动。对有神经症状、骨折块挤入椎管内以及不稳定性骨折等损伤严重者，应行切开复位内固定。

(4) 腰背肌锻炼：利用背伸肌的肌力和背伸姿势使脊柱过伸，借助椎体前方的前纵韧带和椎间盘纤维环的张力，使压缩的椎体自行复位，恢复原状。

**2. 脊髓损伤**

(1) 非手术治疗：伤后 6 小时内是关键时期，24 小时内为急性期，应抓紧时间治疗。应固定和制动，一般先采用枕颌带牵引或持续颅骨牵引，以防因损伤部位移位而产生脊髓再损伤。

(2) 减轻脊髓水肿和继发性损害

1) 激素治疗：地塞米松 10～20 mg 静脉滴注。

2) 脱水：20% 甘露醇 250 ml 静脉滴注。

3) 甲泼尼龙冲击疗法。

4) 高压氧治疗：一般于伤后 4～6 小时内应用。

(3) 手术治疗：手术只能解除对脊髓的压迫和恢复脊柱的稳定性，目前无法使损伤的脊髓恢复功能。手术的途径和方式视骨折的类型和致压物的部位而定。手术指征包括：

1) 脊柱骨折-脱位有关节突交锁者。

2) 脊柱骨折复位不满意者，或仍有脊柱不稳定因素存在者。

3) 影像学显示碎骨片凸出至椎管内压迫脊髓者。

4) 截瘫平面不断上升，提示椎管内有活动性出血者。

## 五、急救护理措施

**1. 现场评估** 现场评估流程可按照 ABCS 顺序进行，包括呼吸道通畅情况评估（airway, A）、呼吸状况评估（breath, B）、循环状况评估（circulation, C）、脊柱脊髓损伤情况评估（spine, S）；同时应注意检查脊髓损伤平面以下有无合并伤。现场急救人员根据现场具体条件采取必要的措施以稳定病情，主要措施有吸氧、通气支持和静脉输液等。

**2. 患者的转运**

(1) 制动：患者受伤后应保持原有体位，或将脊柱保持成一条直线的中立位。选择脊柱固定板（若现场条件有限，可选用木板、门板等物）固定患者；固定时用毛巾、衣物等填充木板与腰背部之间的空隙，用固定带将头、颈、胸、腹部可靠地固定在板上。有颈椎损伤者可用各种围领制动。对于婴幼儿宜妥善固定头部。对于穿刺伤患者，不建议行脊柱固定；合并严重颅脑外伤时，不建议使用颈托，因为颈托可能导致颅内压进一步增高，建议使用真空压缩垫，上半身 30° 仰卧位。

(2) 搬运患者：硬质担架只能用来临时转移使用；建议使用真空压缩垫或救护车担架系统进行长途转运；至少由 3 人运用平移、轴向翻转等正确方式迅速完成搬运和转送，搬运过程中要保持脊柱中立位，严禁 1 人抬头、1 人抬脚，或用搂抱的方法搬运，以免因增加脊柱弯曲而使碎骨片挤入椎管，从而造成或加重脊髓损伤。颈椎损伤者需有专人托扶头部并沿纵轴向上略加牵引，搬运后要予以头颈部妥善固定。

(3) 转运：在伤后 24 小时内直接转诊到该地区有条件及技术处理脊柱脊髓损伤的医院；长途转运时需去除患者身上衣物中的硬物，每 2 小时变换一次体位或进行减重活动；患者翻身及减重活动时，应保持脊柱稳定性，以防止二次创伤及压力性损伤。

**3. 院内护理措施**

(1) 病情评估：结合患者实验室检查、影像学检查进行综合评估，评估是否存在颅脑创伤、胸部创伤、肢体骨折、骨盆骨折、腹部脏器损伤等多发伤。

(2) 监测生命体征，建立静脉通道，维持呼吸道通畅：观察患者的呼吸功能，如呼吸频率、节律、深浅，有无异常呼吸音，有无呼吸困难表现等；监测血氧饱和度。若患者呼吸＞22次/分、鼻翼扇动、摇头挣扎、嘴唇发绀等，则应立即吸氧，寻找和解除原因，必要时行气管插管、气管切开或呼吸机辅助呼吸等措施。遵医嘱给予患者减轻脊髓水肿的药物治疗，以避免因进一步脊髓损伤而抑制呼吸功能。

(3) 气道管理：保持呼吸道通畅，预防因气道分泌物阻塞而并发坠积性肺炎和肺不张。指导患者深呼吸和咳嗽、咳痰，每2小时协助翻身拍背1次，遵医嘱给予雾化吸入，经常做深呼吸和上肢外展动作，以促进肺膨胀和有效排痰。对不能自行咳嗽、咳痰或有肺不张者及时吸痰。气管插管患者应充足湿化，充分吸痰，必要时可用支气管镜清除肺深部痰栓。

(4) 预防压力性损伤

1) 定时翻身：间歇性解除压迫是有效预防压力性损伤的关键，故在卧床期间应至少每2小时翻身1次。翻身时采用轴线翻身法：胸腰段骨折者双臂交叉在胸前，两护士分别托扶患者肩背部和腰腿部翻至侧卧位；颈段骨折者还需一人托扶头部，使其与肩部同时翻动。患者自行翻身时应先挺直腰背部再翻身，以利用绷紧的躯干肌肉形成天然内固定夹板。侧卧时，患者背后从肩到臀用枕头顶住，以免胸腰部脊柱扭转，上腿屈髋屈膝而下腿伸直，两腿间垫枕以防髋内收。颈椎骨折患者不可随意低头、抬头或转动颈部，遵医嘱决定是否垫枕及枕头放置位置。避免在床上拖拽患者，以减少局部皮肤剪切力。

2) 合适的床单位：床单应清洁、平整、干燥和舒适，有条件时可使用气垫床，保持患者皮肤清洁干燥。

3) 增加营养：保证足够的营养摄入，提高机体抵抗力。

(5) 预防感染：开放性脊柱骨折者，使用无菌敷料包扎伤口并保持敷料清洁干燥，遵医嘱应用抗生素。

(6) 疼痛管理：充分评估导致疼痛的原因，积极解除致痛因素，遵医嘱给予止痛药物。

(7) 人文关怀：了解患者有无焦虑、抑郁、自暴自弃等负面情绪，并给予积极指导与帮助，使患者能积极配合治疗；必要时请心理科专业人员启动心理康复治疗。

（肖 哲）

## 第五节 胸腹部创伤

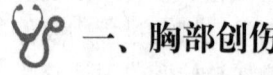

### 一、胸部创伤

#### （一）概述

胸部创伤（chest injury）在我国大城市约占全部外伤的10%，根据创伤暴力性质不同，可分为钝性伤（blunt injury）和穿透伤（penetrating injury）；根据创伤是否造成胸膜腔与外界沟通，可分为闭合伤和开放伤。无论是钝性还是穿透性胸部外伤，都是创伤患者致残率和死亡率最高的一个原因。

## （二）病因机制特点

胸部创伤是由于外部力量作用于胸壁所致。最常见的胸部创伤是由机动车相关交通事故引起，此外，暴力事件、坠落伤、爆炸伤及行人与机动车相撞事故也是引起胸部创伤的原因。

**1. 骨质结构损伤** 致伤因素为直接或间接暴力。直接暴力即暴力直接作用于骨质结构，可引起该处骨折。此时，骨折的断端可向内凹陷而损伤肋间血管、胸膜、肺，继发产生血胸、气胸或血气胸。直接暴力引起的损伤范围与作用力的大小和时间长短有关，直接暴力的加速和衰减频率与作用力的接触面积密切相关。间接暴力大多数是胸部遭受前后方向严重的挤压，致使骨质结构损伤，如骨折端向外戳破胸壁。

**2. 呼吸功能紊乱** 胸壁损伤和胸部损伤均可造成通气功能紊乱，浮动的胸壁会影响肺部正常的膨胀，尤其是在肺挫伤的情况下，能累及一叶或者一侧全肺；当胸内积血或积气，伴有急性呼吸窘迫综合征和肺不张或气管、支气管损伤时，会造成换气功能障碍甚至窒息，且常合并胸内脏器严重损伤，这是胸部创伤最常见的致死原因之一。

**3. 循环功能紊乱** 胸部创伤引起的失血会造成循环血量减少，甚至失血性休克。心脏本身的伤害也会直接降低心功能，如伴有心包内出血则心包腔内压力增高，使心脏静脉回心血量减少，心搏量降低。呼吸功能的紊乱也可造成呼吸衰竭和酸中毒，导致心律失常或心功能抑制。

## （三）护理评估与病情判断

**1. 病情判断**

（1）评估气道、呼吸：胸部创伤如胸骨骨折、肋骨骨折、外伤性血气胸、肺挫伤、气管及支气管损伤、膈肌破裂、心脏及大血管损伤均可引起呼吸困难。监测呼吸频率，观察是否存在反常呼吸、有无发绀等缺氧症状。大量气胸时，除有胸闷、胸痛、气促及呼吸困难外，听诊呼吸音减弱或消失，胸壁饱满，叩诊呈鼓音。中等量以上血胸时，伴有伤侧呼吸运动减弱，局部叩诊呈实音，呼吸音减弱，气管向健侧移位。

（2）评估循环系统：监测血压，评估是否有休克现象、颈静脉怒张，听诊心音是否遥远。大量失血如开放性损伤、外伤性血胸和胸膜及肺损伤而引起的呼吸和循环紊乱可造成休克。心脏损伤或心脏压塞所致的心排血量下降亦可引起休克。

（3）局部软组织损伤：胸壁局部软组织损伤可引起疼痛，但对呼吸和循环无明显影响。

（4）皮下气肿：肺、支气管裂伤时，空气扩展到胸部皮下，尤其是高压性气胸，会形成广泛的皮下气肿。

（5）咯血：胸部创伤后出现咯血，提示有肺部或支气管的损伤。

（6）创伤性窒息：钝性暴力作用于胸部致上半身广泛皮肤、黏膜、末梢毛细血管淤血及出血性损害。表现为头颈部、胸部及上肢范围的皮下组织、口腔黏膜、眼结膜出现出血性瘀点或瘀斑，常伴有多根肋骨骨折、气胸或血胸。

**2. 胸部创伤的分类**

（1）胸部创伤根据损伤是否造成胸膜腔与外界沟通，可分为闭合伤和开放伤（图22-3）。

1）闭合性损伤：是指胸部损伤未造成胸膜腔与外界沟通，多因暴力挤压、冲撞或钝器所致，可累及胸壁软组织、骨质结构、胸膜及胸腔内重要脏器，如心脏、肺、大血管、气管、支气管。轻者可致单纯肋骨骨折或胸壁软组织挫伤，严重者可伴有胸腔内器官或血管的损伤，引起气胸、血胸、纵隔气（血）肿、膈肌破裂、食管破裂、气管破裂。

2）开放性损伤：是指胸部损伤造成胸膜腔与外界沟通，多因利器、刀、锥或战时的火器、弹片穿破胸壁所致。凡致伤物穿通胸膜腔或纵隔，称为穿透伤；而损伤未累及胸膜腔、纵隔者，称为钝性伤。

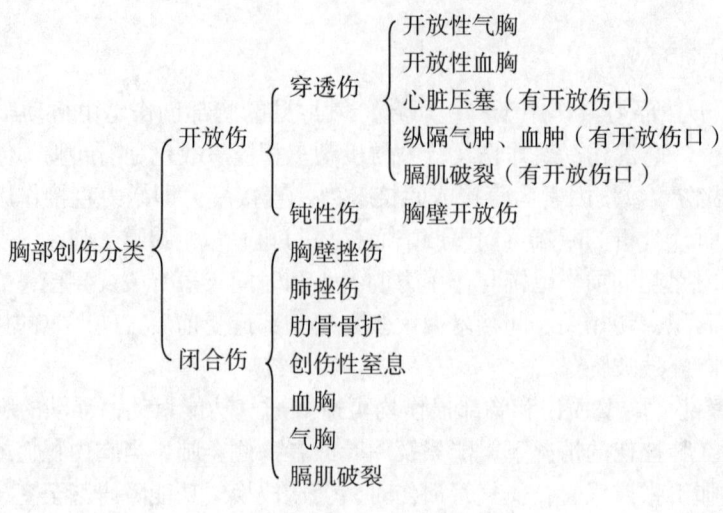

图 22-3 胸部创伤分类

(2) 胸部创伤可以根据是否威胁生命进行分类（表 22-5）。

表 22-5 胸部创伤危险分类

| 分类 | 临床表现 |
| --- | --- |
| 立即威胁生命的胸部创伤 | 张力性气胸、心脏压塞、开放性气胸、大量血胸、连枷胸 |
| 潜在威胁生命的胸部创伤 | 主动脉损伤、心脏挫伤、肺挫伤、气管/支气管破裂、膈肌破裂 |
| 无生命威胁的胸部创伤 | 单纯性气胸、胸骨骨折、锁骨骨折、肋骨骨折 |

**3. 临床表现**

(1) 外伤性气胸：即气体在胸膜腔内积聚。气胸最常见的症状为呼吸困难和胸痛。患者的症状不一定与气胸的严重程度呈正相关。查体有伤侧胸廓饱满、呼吸活动度降低、气管移位、伤侧叩诊呈鼓音、呼吸音降低甚至消失以及皮下气肿等。严重者可以出现口唇发绀、颈静脉怒张、血液回流障碍等。交通性气胸可以出现气体进出胸腔发出的吸吮样的声音，即"吸吮式胸部伤口"。张力性气胸进展非常迅速，几分钟内可以出现心肺衰竭，甚至死亡。主要症状为极度及进行性呼吸困难、发绀、烦躁不安，查体及心电监护可见低血压休克、心动过速、呼吸音消失、伤侧胸廓饱满、肋间隙消失、气管向健侧移位以及颈静脉怒张。

(2) 外伤性血胸：即胸膜腔内积存血液。常见于胸壁损伤与胸膜腔相通或胸内器官损伤。胸腔积血量少于 500 ml，为少量血胸；积血量在 500～1500 ml 为中量血胸；积血量超过 1500 ml 为大量血胸。血胸的临床表现与出血的量和速度有关。患者会出现失血性休克、呼吸急促、肋间隙饱满、气管移位、伤侧呼吸音减弱以及触觉语颤减低等表现。

(3) 肋骨骨折：可见于暴力直接作用于肋骨或者前后暴力挤压，其中第 4～7 肋骨骨折最常见。一根肋骨同时有两处或两处以上骨折，称为多处骨折；相邻的几根肋骨同时骨折，称为多根肋骨骨折。严重的胸部挤压伤时，常会导致多根多处肋骨骨折。多根多处肋骨骨折时，部分肋骨的前后端失去支持，使该部分的胸壁软化，出现反常呼吸运动，即吸气时软化区的胸部凹陷，而不随同其余胸廓向外扩展，呼吸时则相反，软化区向外膨出，称为连枷胸。肋骨骨折常见的症状有明显胸痛，深呼吸、咳嗽或改变体位时疼痛加重；胸痛使呼吸变浅、咳嗽无力，呼吸道分泌物增多、潴留，易致肺不张和肺部感染。部分患者可因肋骨折断向内刺破肺组织而出现咯血；根据肋骨骨折损伤程度的不同，可出现不同程度的呼吸困难、发绀或休克等。主要体征有受伤胸壁肿胀、畸形、局部明显压痛；挤压胸部疼痛加重，甚至产生骨擦音；多根多处肋骨骨折者，伤处可见胸壁反常呼吸运动；部分患者出现皮下气肿。

(4) 胸骨骨折：指在外力作用下，胸壁遭受猛烈撞击或受到挤压而造成的或是钝器直接撞击造成的损伤，常见于交通事故时胸部撞击方向盘以及安全带限制胸骨上部。胸骨骨折的典型表现为胸痛、咳嗽、压痛、软组织肿胀以及局部畸形。

(5) 肺挫伤：是较为常见的肺实质损伤，多为迅猛钝性伤所致，可引起肺实质出血及水肿。肺挫伤的患者通常伴有其他胸部外伤，因此其症状通常与其他损伤症状相互影响。例如，胸痛、咳嗽、咯血、呼吸困难、发绀、低血压以及心动过速等。

(6) 心脏损伤：心脏大血管损伤的临床表现各异，其早期诊断的重要性在于可能预防严重的并发症，如严重的心律失常、心力衰竭、休克、心脏压塞、大出血等。心脏破裂是指心室或心房游离壁穿孔破裂、房室间隔破裂、腱索乳头及破裂、瓣膜破裂以及心包撕裂或破裂。创伤所致的破裂大多数是由车祸引起的。其临床表现为心脏压塞和大出血，偶尔伴有血胸、进行性低血压、休克等表现。早期有时仅表现为胸骨前青紫。严重的胸部外伤提示有心脏破裂的可能。典型的心脏压塞表现为 Beck 三联征，即低血压、颈静脉怒张和心音遥远。心脏挫伤是指由原发性心脏破裂或心内结构损伤之外的钝性暴力所致的所有心脏损伤。心脏损伤的临床表现轻重不一。大多数伴有其他胸部外伤，如胸部皮肤挫伤、肋骨骨折、气胸、血胸和大血管损伤等，但也有患者仅有心脏挫伤。轻者可无症状或仅出现窦性心动过速，重者可出现心功能不全，发生心源性休克。

(7) 膈肌损伤：膈肌损伤分为穿透性膈肌损伤和钝性膈肌损伤，前者多见于火器损伤或刀器损伤，后者多见于交通伤和高处坠落伤。临床表现为单纯的膈肌损伤较少见，穿透性膈肌损伤多伴有大出血、失血性休克、血胸、血气胸、心包积血、腹腔积血、积气以及腹膜炎体征，钝性膈肌损伤常伴有胸腹腔内脏器的损伤以及颅脑、脊柱、骨盆和四肢的损伤。

**4. 辅助检查** 对胸部创伤的患者，及时正确地认识最直接威胁生命的紧急情况和损伤部位，尽早诊断至关重要，表 22-6 为常见的胸部创伤的伤情评估及其辅助检查。

表 22-6 主要胸部创伤的伤情评估与辅助检查

| 胸部创伤 | 临床表现 | 辅助检查 |
| --- | --- | --- |
| 张力性气胸 | 呼吸困难，患侧胸部饱满，气管偏向健侧，听诊呼吸减轻，颈静脉怒张 | 胸部 X 线片 |
| 开放性气胸 | 胸壁伤口常有气流冲击声 | 胸部 X 线片 |
| 气胸 | 叩诊呈过清音，呼吸音减低 | 胸部 X 线片 |
| 血胸 | 叩诊呈浊音 | 胸部 X 线片 |
| 肋骨骨折 | 局部压痛、挤压痛、反常呼吸可能 | 胸部 X 线片或 CT |
| 胸骨骨折 | 局部胸痛、压痛、咳嗽 | 胸部 X 线片 |
| 肺挫伤 | 听诊湿啰音，呼吸音降级甚至消失 | 胸部 X 线片或 CT |
| 心脏挫伤 | 心前区软组织挫伤 | 心电图 |
|  | 胸闷严重者，可引起血流动力学变化 | 心肌酶谱 |
| 膈肌破裂 | 叩诊呈浊音或鼓音 | 口服不透光物质后胸部 X 线片或 CT |

## (四) 急救治疗原则

胸部创伤的早期救治原则在于及早纠正呼吸和循环功能的紊乱。

**1. 改善呼吸功能** 重度胸部损伤，并伴有胸腔积气、积血的患者，应迅速抽出或引流，解除其对于肺等器官组织的压迫；呼吸困难者，清除呼吸道分泌物后，予以氧气吸入，必要时行气管插管或气管切开术；恢复胸壁的正常形态和运动，做外牵引或加压包扎固定。

**2. 开放静脉通路补液、抗休克** 当有低血容量性休克时，应迅速补充血容量，对于严重胸部外伤，应做中心静脉压测定，指导补充容量。

**3. 一般轻症的胸部损伤** 只需要镇痛和固定胸廓。胸部伤口及时给予无菌敷料包扎覆盖。

（五）急救护理措施

**1. 常规护理**

（1）立即对伤者进行全面检查，重点检查患者体温、脉搏、呼吸、血压等生命体征，检查具体受伤部位、严重程度及失血情况。

（2）观察患者瞳孔的变化，神志是否清醒，有无昏迷、休克。

（3）对威胁患者生命的症状进行及时处理，例如止血，清除患者呼吸道分泌物，必要时可放置口咽通气管，或行气管插管、气管切开术，以保持呼吸道通畅。

（4）迅速建立两条静脉通道，根据患者失血情况适量补充血容量，并输入加温平衡液体，纠正内环境紊乱；使其保持平卧位，适当抬高下肢，以促进血液回流，改善微循环。

**2. 对症处理**

（1）张力性气胸：可在短时间内导致患者死亡，一旦明确，应立即行紧急胸腔排气减压，其方法为用 14～16 G、3～6 cm（儿童；18 G 或 20 G 针头）粗针头从伤侧前胸壁锁骨中线第 2 肋间插入，实施胸膜腔排气减压，以缓解缺氧。有条件的情况下，尽早实施胸腔闭式引流。

（2）开放性气胸：明显的开放性伤口用凡士林纱布、纱布垫、三角巾等，在患者深呼气末覆盖伤口，再以无菌敷料和棉垫加压包扎，将其转变为闭合性气胸。封闭伤口时，注意不要往伤口内填塞小块纱布或衣物，避免感染和胸腔内异物残留。

（3）血胸：快速补充血容量，及时纠正休克。有条件者行胸腔闭式引流，最佳引流位置是腋中线和腋后线之间的第 6～8 肋间。

（4）连枷胸：可用棉垫或沙袋压迫在反常呼吸的胸壁软化处，再以绷带缠绕胸部包扎固定，以消除反常呼吸，减轻反常运动。如果合并存在气胸或血胸，有条件者实施胸腔闭式引流。

（5）心肌破裂及心脏压塞：若短时间内心包腔内积血 150～200 ml，便足以形成致命性的心脏压塞。可行剑突下穿刺，暂时缓解心脏压迫，有条件者可行剑突下开窗引流，同时注意及时补充血容量。

（6）其他：若患者明确心脏大血管损伤，严重肺裂伤或气管、支气管损伤，胸腔内进行性出血，食管破裂，胸腹部联合伤，胸壁大块缺损或胸内存留较大异物等情况，需立即急诊手术。

## 二、腹部创伤

（一）定义

腹部创伤（abdominal injury）是指腹部在外力的作用下，导致组织、器官结构遭到破坏或其功能发生障碍，是一种常见的外科急症，包括腹壁的损伤和腹腔脏器的损伤，如肝、胰腺、脾、十二指肠等脏器的损害。

（二）病因与机制

腹部创伤在突发的灾害或事故中较为常见，多由于暴力作用引起，如交通事故、地震、矿难中，由于挤压、撞击等原因导致腹部直接或间接遭受创伤。腹部损伤的类型、严重程度、是否涉及腹腔内脏器、涉及哪些脏器等情况，取决于暴力的强度、速度、着力部位和力的作用方向及作用方式等因素；且还受到腹部解剖特点、内脏原有病理情况和功能状态等因素的影响。

腹膜血管淋巴管丰富，同时含有大量的活性细胞，腹膜腔面积大，几乎与人体表面积相当。当腹腔损伤时，引起的炎症反应严重，液体丢失量大，可引起严重的水、电解质、酸碱平衡失调。若伴有腹内实质性脏器的破裂、出血，也可以引起空腔脏器的穿孔，除了腹腔内炎症改变产生炎性反应综合征，大量有效血容量的丢失也会加重水、电解质及酸碱平衡，甚至出现创伤失血性休克。

此外，损伤所致胃肠的缺失缺氧以及本身肠道免疫功能的改变，可导致胃肠黏膜屏障功能的减弱、肠道菌群的失调、肠道细菌及内毒素的移位，进一步增加腹腔内压力，出现腹膜腔间隔室综合征，最终导致多脏器功能不全或衰竭。

（三）护理评估与病情判断

**1. 病情判断**

（1）气道、呼吸、循环的评估：初步判断有无潜在出血可能。

（2）快速评估患者意识水平：充分暴露后根据受伤过程和进一步从头到脚评估判断是否存在腹部损伤。

（3）是否合并内脏损伤：腹部损伤无论是开放伤还是闭合伤，首先均应确定有无内脏损伤，再分析脏器损伤的性质、部位、严重程度。

（4）腹腔内出血和腹膜炎：腹痛、压痛、反跳痛、肌紧张、肠鸣音减弱或消失是最常见的症状和体征。多数患者由于临床症状较为典型，要确定内脏损伤并不困难，但对于少数早期就诊、腹内脏器损伤体征不明显者，进行持续的生命体征监测及病情观察就十分必要。当有以下任一情况时，应考虑有腹内脏器损伤：①早期出现休克征象者（尤其是失血性休克）；②有持续性甚至进行性腹部剧烈疼痛伴恶心、呕吐和腹胀等症状；③明显的腹膜刺激征者；④有移动性浊音、肝浊音界消失和肠鸣音减弱或消失者；⑤有呕血、尿血或便血者；⑥直肠指诊在直肠前壁有触痛波动或指套有血迹者；⑦有气腹表现者。

（5）判断是否存在多发性损伤：如腹腔内某一脏器有多处破裂，腹腔内有一个以上的脏器损伤，腹部以外受损累及腹内脏器，应注意避免漏诊。

**2. 分类** 腹部创伤可按照损伤后腹壁的完整性和腹腔脏器损伤的情况进行分类。

（1）根据损伤后腹壁的完整性分类

1）开放性腹部损伤：指有体表皮肤破损，多系利器或火器损伤所致。开放伤根据致伤因素和特点分为高速伤和低速伤。高速伤多由于高速飞行的枪弹所致，低速伤多系刀刃刺伤、低速枪弹或弹片致伤。开放性损伤根据腹膜的完整性是否受到破坏分为腹壁穿透伤和非穿透伤；穿透伤多伴有内脏损伤，而非穿透可偶伴有内脏损伤。根据创口的性质和特点分为盲管伤和贯通伤，盲管伤是指腹部损伤时投射物有入口、无出口者，贯通伤则指投射物既有入口、又有出口者。常见的受损腹腔脏器依次为肝、小肠、胃、结肠等。

2）闭合性腹部损伤：指受伤处的皮肤无破损，损伤的范围可仅局限于腹壁，也可能伴有内脏的损伤。暴力的强度、硬度、速度以及作用方向、内脏的解剖特点、功能状态以及是否有病理改变等因素在一定程度上决定了腹部创伤的范围、严重程度以及是否涉及内脏和涉及什么内脏等。常见受损腹腔脏器依次为脾、肾、小肠、肝、肠系膜等。闭合性损伤无体表创口，因而较容易被忽视，一旦延误治疗时机，常导致严重的后果，在伤情评估时应引起重视。

（2）根据腹腔脏器损伤情况分类

1）单纯腹壁伤：创伤仅仅累及腹壁各层，未伤及腹腔内脏器组织，如腹壁血肿。常见于腹壁利器刺伤、打击伤。

2) 腹腔脏器伤：分为实质性脏器伤、肠系膜脏器伤和空腔脏器伤。实质性脏器伤常引起腹腔内出血，如肝、脾；空腔脏器伤则易引起严重的腹腔感染，如胃肠道破裂。

3) 血管损伤：常合并内脏和其他器官损伤，容易引起大出血，尤其是伤及下腔静脉、腹主动脉等大血管时，可致失血性休克，严重时危及生命。

**3. 临床表现** 因伤情和致伤因素不同，腹部损伤后的临床表现有很大差异。轻者可无明显症状和体征，或仅表现为受伤部位肿胀、疼痛，腹部局限性压痛等；重者可出现腹腔内大出血和腹膜炎，导致休克，甚至处于濒死状态。闭合性损伤体表无伤口，且发生损伤的部位和脏器不一定都是暴力的作用点，而可能发生在作用力传导过程中或终点部位，给诊断带来困难，容易发生漏诊或误诊。

(1) 单纯腹壁损伤

1) 腹壁挫伤：腹壁皮肤肿胀，皮下淤血，血肿形成，组织张力增高；局部压痛或胀痛，经过休息和对症治疗后可逐渐缓解。

2) 腹直肌血肿或断裂：伤后即刻出现局部疼痛、呕吐，腹直肌僵直、压痛，局部出现痛性包块，随腹肌收缩而疼痛加剧。

3) 腹壁裂伤：腹壁出血、疼痛、局部肿胀，腹式呼吸减弱；应注意对腹壁破损处进行伤道探查，以判断是否为穿透伤、是否合并腹腔内脏器损伤。

4) 腹壁缺损：广泛的腹壁缺损可形成不规则伤口、出血，甚至腹腔内脏器外露；患者感到剧烈疼痛、呼吸急促、脉速、血压下降，甚至休克。

(2) 腹腔内脏器损伤：实质性脏器损伤以内出血为主要表现，而空腔脏器损伤以腹膜炎为主要表现。如果两类脏器同时破裂，则出血性表现和腹膜炎可同时存在。

1) 实质性脏器损伤：①失血性表现：肝、脾、胰、肾等实质性脏器或大血管损伤时，以腹腔内（或腹膜后）出血为主要症状，患者表现为面色苍白，脉率加快，严重时脉搏微弱、血压不稳、尿量减少，甚至出现休克；②腹痛，多呈持续性，一般不剧烈，肩部放射痛常提示肝（右）或脾（左）损伤，在头低位数分钟后尤为明显；③腹膜刺激征：不严重，但当肝、脾受损导致胆管、胰管断裂，胆汁或胰液漏入腹腔时，可出现明显的腹痛和腹膜刺激征；④移动性浊音阳性：是腹腔内出血的晚期体征，对早期诊断帮助不大；⑤腹部肿块：肝、脾包膜下破裂或系膜、网膜内出血时，腹部触诊可扪及腹部肿块；⑥血尿：肾损伤时可出现血尿。

2) 空腔脏器损伤：①弥漫性腹膜炎：是胃肠道、胆道、膀胱等空腔脏器破裂的主要表现，患者出现持续性剧烈腹痛；②胃肠道症状：患者出现恶心、呕吐、呕血、便血等；③全身感染症状：患者发生腹膜炎后可出现体温升高、脉率增快、呼吸急促等全身感染症状，严重者可发生感染性休克；④失血性表现：空腔脏器损伤也可有某种程度的出血，但出血量一般不大，除非邻近的大血管合并损伤；⑤腹膜刺激征：其程度因空腔脏器内容物的不同而异，胃液、胆汁或胰液对腹膜的刺激最强，肠液次之，血液最轻；⑥气腹征：空腔脏器破裂后患者可有气腹征，腹腔内游离气体常致肝浊音界缩小或消失；⑦腹胀：可因肠麻痹出现腹胀，肠鸣音减弱或消失。

**4. 辅助检查**

(1) 实验室检查：血常规、尿常规、血生化、血尿淀粉酶等均可协助诊断。腹腔内实质性脏器破裂出血时可出现血红细胞计数、血红蛋白、血细胞比容等数值下降，白细胞计数略有增高；空腔脏器破裂时可出现白细胞计数和中性粒细胞比值明显上升；胰腺或十二指肠损伤时，血、尿淀粉酶多升高；泌尿系统损伤时，尿常规检查可见血尿。

(2) 诊断性腹腔穿刺及腹腔灌洗：诊断性腹腔穿刺阳性率可达90%以上，故对诊断腹腔内脏有无损伤和哪类脏器的损伤有重要意义。但在严重腹胀或怀疑有广泛腹腔粘连的情况下应慎重。若诊断性腹腔穿刺阴性而又高度怀疑腹内有严重损伤，可采取诊断性腹腔灌洗术进一步检查。

(3) 腹部超声：主要用于诊断肝、胆、胰、脾、肾等实质性脏器的损伤，能提示脏器是否有损伤以及损伤的部位和程度，脏器周围积血、积液情况。若发现腹腔内积液和积气，则有助于空腔脏器破裂或穿孔的诊断。

(4) X线：腹部平片可以观察到膈下积气，某些脏器的大小、形态和位置的改变。

(5) CT检查：CT检查可确定脏器损伤的部位、范围、与周围器官的关系，准确率达90%以上，目前主要用于实质性脏器损伤的诊断，腹腔内发现游离气体可作为空腔脏器损伤的依据。

(6) MRI检查：对血管伤和某些特殊部位的损伤，如膈肌破裂和十二指肠壁间血肿有较高的诊断价值。

(7) 腹腔镜检查：近几年来腹腔镜逐渐应用于腹腔损伤的早期诊断，确诊率高达99%，可直接观察到损伤脏器的确切部位和损伤程度，判断出血的来源。

(四) 急救治疗原则

**1．急救处理**　首先处理对生命威胁最大的损伤，积极进行心肺复苏。其次要控制明显的外出血，处理开放性气胸或张力性气胸，迅速恢复循环血量，控制休克和进展迅速的颅脑损伤。如无上述情况，则立即处理腹部创伤。

**2．非手术治疗**

(1) 防治休克：是治疗的重要环节。已发生休克的内出血患者要积极救治，力争将收缩压维持在90 mmHg以上，为手术做好准备。若经积极的抗休克治疗仍无改善，提示腹腔内有进行性大出血，应在抗休克的同时尽快剖腹探查并止血。

(2) 抗感染：应用广谱抗生素，预防或治疗可能存在的腹腔内感染，尤其是空腔脏器破裂者应当使用足量抗生素。

(3) 禁饮、禁食与胃肠减压：疑有空腔脏器破裂或明显腹胀时立即行胃肠减压，并禁饮、禁食。

(4) 镇静、镇痛：诊断明确者可给予镇静或镇痛药。

**3．手术治疗**　对已确诊或高度怀疑腹腔内脏器损伤者应做好紧急手术的准备，力争早期手术。

(五) 急救护理措施

**1．急救护理**　腹部损伤可合并多发性损伤，应根据患者的具体病情做好急救配合。

(1) 观察患者的生命体征、检查呼吸道的功能是否正常或呼吸道是否有阻塞物，并始终保持呼吸道通畅。严密监测，特别是对腹部进行动态观察和检查，对腹腔内压力动态监测。

(2) 腹部创伤常为多个脏器的损伤，经迅速评估后，不应随意搬动患者，取仰卧位，屈曲下肢，以防止腹腔脏器受压而脱出，合并有休克的患者可采取中凹卧位。

(3) 建立静脉通路，加强补液。急腹症患者有大量液体存在于第三间隙而不能参加循环，致使有效循环明显减少，必须重视液体输注。

(4) 患者禁食，必要时胃肠减压以减轻胃肠胀气，改善胃肠供血，减少肠坏死的机会，同时改善肺通气功能，减少肺部并发症的发生。

(5) 有腹膜炎时，选用疗效最佳的抗生素，选用联合或广谱抗生素，尽可能留取细菌标本，选用对致病菌敏感的抗菌药为佳。

**2．对症处理**

(1) 休克：快速输注等张晶体液、积极补充血容量，有条件时输注加温液体，防止低体温和酸中毒，尽快查明休克原因，采取及时有效的措施控制出血。但是腹部创伤患者液体复苏现在仍然存在很多争议，目前对腹部创伤患者的液体复苏主张"延迟性复苏"或"限制性复苏"，即在短时间内不能实施手术的腹部创伤患者，可采用低压复苏，维持血压在能够满足重要脏器基本灌注的较低水平,待手术控制出血后再加强液体复苏。

(2) 伤口处置:当肠管从腹壁伤口脱出时,用大块无菌敷料覆盖,一般不应将肠管送回腹腔,避免加重腹腔的污染。如果脱出的肠管有绞窄的可能,可以将伤口扩大,将内脏送回腹腔,防止肠坏死。

(3) 腹腔间隔室综合征:腹腔间隔室综合征是腹腔压力出现稳定升高并且 > 20 mmHg(伴或不伴有腹腔灌注压 ≤ 60 mmHg),同时合并有新的器官功能障碍和衰竭。该类患者需要早期复苏,抑制胃肠道分泌,胃管、空肠管及肛管减压,保护胃肠黏膜屏障和肠道正常菌群的重建。若仍无法控制,则需开腹减压、腹膜腔引流或经腹腔镜减压等手术治疗。

(4) 手术治疗:若患者存在以下情况,需积极考虑手术治疗。①腹痛和腹膜刺激征进行性加重和范围加大;②肠鸣音逐渐减轻甚至消失;③全身情况不断恶化;④膈下有游离气体;⑤红细胞计数及血细胞比容进行性下降;⑥生命体征逐渐不稳定;⑦腹腔穿刺抽出气体、不凝血液、胆汁或胃肠内容物;⑧胃肠出血;⑨积极抗休克病情不见好转或继续恶化。

(5) 损伤控制:严重腹部创伤患者通常存在生理功能内环境严重紊乱,常合并"低体温、代谢性酸中毒、凝血功能障碍"致死三联征。因此,外科对腹部严重损伤的患者提出了保温、控制出血、防止污染及暂时性关闭腹腔的手术原则,提高患者救治存活率。

(刘春青)

## 第六节 肌肉与骨骼创伤

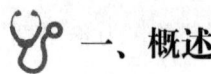

### 一、概述

创伤(trauma)是指机械性致伤因素作用于人体所造成的组织结构完整性的破坏或功能障碍,是临床最常见的一种损伤,也是造成人类死亡原因的重要因素之一。在所有的创伤中,骨骼和肌肉的创伤发生率高,85% 的钝性创伤患者都有骨骼肌肉的损伤。虽然这些损伤很少直接导致患者死亡或截肢,但如果对这些创伤的处理不当和不及时,仍会给患者的生命和肢体造成严重伤害。所以,及时发现这些创伤,并进行有效的创伤处理是极其重要的。应了解损伤的解剖结构,保护患者避免致残程度加重,预见到并极力避免并发症的发生。

### 二、病因机制特点

创伤可导致机体出现一系列局部和全身性防御性反应,目的是维持机体内环境的稳定。在发生肌肉与骨骼创伤后,机体也会出现一系列修复愈合反应。

**1. 局部反应** 主要表现为创伤性炎症反应,与一般急性炎症反应基本相同。创伤后组织破坏释放各种炎性介质,引起毛细血管壁通透性增高,血浆成分外渗;白细胞等趋化因子迅速聚集于伤处,吞噬和清除病原微生物或异物,并出现疼痛、发热等炎症表现。一般 3 ~ 5 日后趋于消退。局部反应的轻重与致伤因素的种类、作用时间、组织损害程度 / 性质、污染程度以及是否有异物存留等有关。

**2. 全身反应** 全身反应即全身性应激反应,是致伤因素作用于机体后引起的一系列神经内分泌活动增强并引发各种功能和代谢改变的过程,是一种非特异性应激反应。

(1) 神经-内分泌系统反应：在疼痛、精神紧张、有效血容量不足等因素综合作用下，下丘脑-垂体-肾上腺皮质轴和交感神经-肾上腺分泌大量儿茶酚胺、肾上腺皮质激素、抗利尿激素、生长激素和胰岛素，同时，肾素-血管紧张素-醛固酮系统也被激活。上述3个系统相互协调，共同调节全身各器官功能和代谢，动员机体的代偿能力，对抗致伤因素的损害作用，保证重要脏器的灌注。

(2) 体温变化：创伤后大量释放的炎症介质如肿瘤坏死因子、白细胞介素等作用于下丘脑体温调节中枢，引起机体发热。

(3) 代谢变化：创伤后，由于神经内分泌系统的作用，机体分解代谢增强，主要表现为基础代谢率增高，机体消耗增加，糖、蛋白质、脂肪分解加速，糖异生增加，水、电解质代谢紊乱。

(4) 免疫反应：严重创伤后，中性粒细胞、单核-巨噬细胞吞噬和杀菌能力减弱，淋巴细胞数量减少、功能下降，免疫球蛋白含量降低，补体系统过度耗竭等因素综合作用导致机体免疫防御能力下降，对感染的易感性增加。

**3. 组织修复和创伤愈合** 组织修复的基本方式是由伤后增生的细胞和细胞外基质再生增殖、充填、连接或代替缺损组织。理想的修复是完全由原来性质的组织细胞修复缺损组织，恢复其原有的结构和功能，称为完全修复；由于人体各种组织细胞固有的再生增殖能力不同，大多数组织伤后不能由原来性质的细胞修复，而是由其他性质的细胞（多为成纤维细胞）增生替代完成。创伤的修复，过程一般分为3个既相互区分又相互联系的阶段。

(1) 炎症反应阶段：伤后立即发生，主要是血管和细胞反应、免疫应答、血液凝固和纤维蛋白的溶解，目的在于清除坏死组织，为组织再生和修复奠定基础。

(2) 组织增生和肉芽形成阶段：局部炎症开始不久，即可有新生细胞出现。成纤维细胞、内皮细胞等增殖、分化、迁移，分别合成、分泌胶原等组织基质和逐渐形成新生毛细血管，并共同构成肉芽组织，充填伤口，形成瘢痕愈合。

(3) 组织塑形阶段：主要是胶原纤维交联增加、强度增加；多余的胶原纤维被胶原蛋白酶降解；过度丰富的毛细血管网消退，伤口水分减少，最终达到受伤部位外观和功能的改善。

**4. 创伤愈合的类型**
(1) 一期愈合：组织修复以原来细胞为主，仅含少量纤维组织，局部无感染、血肿及坏死组织，伤口边缘整齐、严密、呈线状，组织结构和功能修复良好。多见于创伤程度轻、范围小、无感染的伤口和创面。

(2) 二期愈合：以纤维组织修复为主，修复较慢，瘢痕明显，愈合后对局部结构和功能有不同程度的影响。多见于损伤程度重、范围大、坏死组织多及伴有感染的伤口。

**5. 影响创伤愈合的因素**
(1) 局部因素：伤口感染是最常见的影响因素。其他如创伤范围大、坏死组织多、异物存留、局部血液循环障碍、伤口引流不畅、伤口位于关节处、局部制动不足、包扎或缝合过紧等也不利于伤口愈合。

(2) 全身因素：主要有高龄、营养不良、大量使用细胞增生抑制剂（如皮质激素等），合并有糖尿病、结核、肿瘤等慢性疾病及出现全身严重并发症（如多器官功能不全）等也常影响伤口愈合。局部如有血肿形成，可加压包扎。闭合性骨折和脱位者，需进行复位、固定；合并重要脏器、组织损伤者，应手术探查和修复处理。

## 三、护理评估与病情判断

**1. 原因诱因判断** 和平时期肌肉与骨骼创伤的常见原因为交通事故、高处坠落、失足跌倒、工伤事故和火器伤，战时导致创伤的主要原因包括房屋或工事倒塌、爆炸性武器形成高压冲击波的冲击，战时导致的创伤往往会造成严重的颅脑或全身的创伤。

**2. 致伤机制评估** 通过向院前急救人员、患者本人和家属及现场目击者询问事故发生时的情况，记录完成病史，还应询问患者的既往病史。对创伤发生机制的了解非常重要，这能提供发现那些不明显损伤的线索。不仅要通过对创伤现场发生情况的了解，分析出可能存在的创伤，还应尽可能多地了解以下情况。

（1）事故发生前患者在机动车内的位置：如是驾驶员还是乘客，这些资料可以提示骨折的种类，比如当发生车辆侧面撞击时，患者可能遭受了从侧面挤压引起的骨盆骨折。

（2）事故发生后患者的位置：比如是在车内还是被抛出车外，如被抛出车外，抛出的距离是多少。一般说来，被抛出车外的患者损伤情况较为严重，还常同时存在其他的创伤。

（3）车辆外部的损伤情况：比如车辆正面相撞时车头变形，此种情形下可能发生患者的髋关节脱位。

（4）车辆内部损伤情况：比如方向盘变形、仪表板损坏、挡风玻璃破碎等。有此类情形时患者可能发生胸骨、锁骨、脊柱等骨折和髋关节脱位。

（5）当时患者是否系安全带：是何种安全带？应用是否得当？安全带使用不当可以导致脊柱骨折或腹腔内脏的损伤。

（6）坠落伤患者坠落的高度和着地部位：这些资料提示创伤发生的部位。比如高空坠落的患者双足着地，则可能合并踝关节和脊柱的骨折。

（7）患者如为撞击伤，撞击物的重量以及撞击的部位，是否有长时间的压迫：撞击伤后由于皮下的骨骼表面或肌肉组织受到的碾磨挤压程度不同，患者表现可以是轻微的软组织挫伤，也可以是撕裂伤、筋膜综合征或组织缺损。

（8）事故现场是否发生爆炸？患者距离爆炸地点的距离是多少？当患者距离爆炸点较近时，患者承受爆炸冲击波的直接伤害。距离爆炸点较远时，患者可能受到爆炸时飞行碎片的伤害，导致贯通伤、割裂伤或撞击伤。患者还有可能在爆炸时被冲击波抛出很远，在着地时骨骼肌肉受到钝性创伤或其他损伤。

（9）被车辆撞击的行人，通常为保险杠撞击腿部，但考虑到患者的身高和年龄的不同，应联想到其他的损伤。

（10）环境因素：应向院前急救人员询问以下环境因素。①患者是否暴露于高温或低温环境；②患者是否接触到有毒气体或溶剂；③事故地点是否有玻璃碎片；④患者是否接触其他可能的污染源，如污物、动物粪便、淡水或海水等。分析这些环境因素有助于预测可能出现的病情并选择合适的抗生素。

（11）患者的基础状态及可能加重病情的因素：了解患者在创伤发生前的基本生理状态对治疗非常重要，这些资料帮助更好地了解患者的病情，决定治疗方案和评估预后。在询问 AMPLE 病史时应注意了解以下情况：①患者的日常生理状态和运动耐量；②是否长期饮酒和服用某种药物；③是否有情感或精神障碍；④以前的骨骼肌肉损伤情况。

（12）院前观察与救治：事故现场的发现对评估救治很有帮助，包括：①患者被发现时的体位；②评估现场患者的出血量；③暴露的骨折断端；④在明显的或潜在的骨折附近的开放性伤口；⑤明显的畸形或关节脱位；⑥肢体的感觉或运动功能缺失；⑦解救和转运延误的时间。应准确记录创伤发生的时间，这对于那些在院前延误时间长，而且有活动性出血的患者尤为重要。院前观察和治疗的情况都应有详细的记录，这些治疗很有价值。

下面的一些情况同样很重要：①患肢的功能状态、血运、神经功能是否有改变，尤其是在制动后和转运患者的过程中；②在解救患者和夹板固定时，是否进行了复位；③在包扎和夹板固定时，避免骨骼突起部位过度加压，否则可引起周围神经压迫、筋膜综合征或挤压综合征。

**3. 临床表现** 创伤的原因、部位、程度不同，其临床表现各异，本节仅介绍常见创伤的共性表现。

（1）局部表现

1）疼痛：疼痛的程度与创伤程度、部位、性质、范围、炎症反应强弱及个人耐受力等有关。疼痛于活动时加剧，制动后减轻，常在受伤2~3日后逐渐缓解。

2）肿胀：由局部出血及液体渗出所致，常伴有皮肤青紫、瘀斑、血肿，伤后2~3日达到高峰。严重肿胀可致局部或远端肢体血供障碍。

3）功能障碍：由局部组织结构破坏、疼痛、肿胀或神经系统损伤等原因所致。

4）伤口和出血：开放性创伤多有伤口和出血。因创伤原因不同，其伤口特点不同，如擦伤的伤口多较浅；刺伤的伤口小而深；切割伤的伤口较整齐；撕裂伤的伤口多不规则。受伤程度和部位不同，其出血量不同。若有小动脉破裂，可出现喷射性出血。

（2）全身表现

1）体温增高：中、重度创伤患者常有发热，体温一般不超过38.5 ℃，并发感染时可有高热，颅脑损伤致中枢性高热体温可高达40 ℃。部分患者发生创伤后会出现低体温，可以作为预测创伤严重程度的指标。但对创伤病死率预测的指标有很多，预测的评分也比较复杂，各个预测指标会受到生理波动的影响，因此准确度有待进一步探究。

2）全身炎症反应综合征：创伤后释放的炎性介质、疼痛、精神紧张和血容量减少等因素引起体温、心血管、呼吸和血细胞等方面的异常。主要表现为体温增高或过低，意识障碍，呼吸急促或困难，脉搏微弱，脉率过快或心律不齐，收缩压或脉压过低，面色苍白或口唇、肢端发绀。

**4. 分类或分级** 肌肉与骨骼创伤有不同的分类标准。

（1）按伤后皮肤完整性分类：皮肤完整无破损为闭合性损伤（closed injury），如挫伤、扭伤、挤压伤、震荡伤、关节脱位和半脱位、闭合性骨折及闭合性内脏伤等。有皮肤破损者为开放性损伤（open injury），如擦伤、刺伤、切割伤及撕裂伤等。

（2）按受伤部位分类：可分为颅脑、颌面部、颈部、胸（背）部、腹（腰）部、骨盆、脊柱脊髓和四肢伤等。

（3）按伤情轻重分类：一般分为轻、中度、重度3度。①轻度：主要伤及局部软组织，无生命危险，只需局部处理或小手术治疗；②中度：主要是广泛软组织损伤、四肢长骨骨折、肢体挤压伤及一般腹腔脏器损伤等，需手术治疗，但一般无生命危险；③重度：主要指危及生命或治愈后留有严重残疾者。

## 四、急救治疗原则

骨骼肌肉创伤患者并发症多，治疗困难，护理复杂，除应及时诊断和抢救治疗外，还应精心合理地加强临床护理，这不仅是抢救患者生命的关键，也是促进患者康复、减小致残率的重要环节。及时、正确地处理创伤能明显改善患者预后，本节重点介绍创伤救治的一般原则和措施。

**1. 现场急救** 妥善的现场救护是挽救各种类型创伤患者生命的重要保证，为进一步救治奠定基础，严重创伤的患者需要在尽可能短的时间内获得有效的救治。急救措施包括复苏、通气、止血、包扎、固定等，优先解决危及生命的紧急问题，并将患者迅速安全运送至医院。应优先处理那些危及呼吸道、气体交换和循环不稳定的情况，在优先保证患者生命的前提下，再去处理肌肉与骨骼的创伤。但这也并不是说肌肉与骨骼的创伤就可以等后期处理，而是应从整体的角度处理患者，使患者得到尽可能理想的预后。

**2. 进一步救治** 伤员经现场急救被送到医院后，应立即对病情进行再次评估、判断和分类，采取针对性的措施进行救治。在二次评估过程中，对患者进行全面体检并记录那些擦伤和伤口，注意检查患者的背部。通过观察患者肢体运动情况可以了解患肢的神经、肌肉损伤情况，但在昏迷的患者，检查相对困难。

**3. 局部处理**

（1）开放性损伤：根据伤口情况选择不同的处理方法。

1）清洁伤口：没有被污染的清洁伤口，消毒后可以直接缝合。

2）污染伤口：指有细菌污染而尚未构成感染的伤口。开放性创伤早期为污染伤口，采用清创术（debridement），对伤口进行清洗、扩创、缝合等处理，目的是将污染伤口变为清洁伤口，为组织愈合创造良好条件。清创时间越早越好，伤后6~8小时是最佳时间，此时清创一般可达到1期缝合。若伤口污染较重或超过8~12小时后方处理，清创后伤口放置引流条并行延期缝合。清创术后伤肢抬高制动，注意观察伤口有无出血、感染征象、引流是否通畅、肢端循环情况，定时更换伤口敷料。遵医嘱应用破伤风抗毒素及抗生素。

3）感染伤口：开放性伤口污染严重或较长时间未得到处理，已发生感染，则要先引流，再更换敷料（dressing exchange），又称换药，是处理感染伤口的基本措施。其目的是清除伤口的分泌物、坏死组织和脓液，保持引流通畅，控制感染；改善肉芽组织状态，减少瘢痕形成。

（2）闭合性损伤：软组织损伤时，抬高或平放受伤肢体；12小时内予以局部冷敷和加压包扎，以减少局部组织的出血和肿胀。伤后12小时起改用热敷、理疗、药物外敷等，以促进血肿和炎症的吸收。注意观察皮下出血及血肿的变化情况。伤情稳定后鼓励患者早期活动，指导患者进行功能锻炼。

**4. 全身处理** ①维持呼吸和循环功能；②镇静镇痛；③防治感染：开放性损伤在伤后12小时内注射破伤风抗毒素，并合理使用抗生素；④支持治疗。

## 五、急救护理措施

**1. 抢救生命** 在现场经简单的评估，针对危及生命的紧迫问题，立即就地抢救。必须优先抢救的急症主要包括心搏和（或）呼吸骤停、窒息、大出血、开放性或张力性气胸、休克等。其措施主要包括：①心肺复苏：一经确诊为心搏、呼吸骤停，应立即采取胸外心脏按压及人工呼吸；②保持呼吸道通畅：立即解开患者衣领，清理口鼻腔，置通气导管，给氧等；③止血：采用手指压迫、加压包扎、扎止血带等迅速控制伤口大出血；④纠正呼吸紊乱：如封闭胸部开放性伤口、胸腔穿刺排气等；⑤恢复循环血容量：有条件时，现场开放静脉通路，快速补液，必要时早期输血；⑥监测生命体征：现场救护中，应时刻注意生命体征、意识的变化。

**2. 包扎** 可以保护伤口、减少污染、压迫止血、固定骨折和减轻疼痛。一般用无菌敷料或清洁布料包扎，如有腹腔内脏脱出，应先用干净器皿保护后再包扎，勿轻易还纳，以防污染。应能及时发现存在的开放性创伤和关节创伤，对创伤的状况进行准确的描述，包括相关的软组织损伤状况、血运与神经损伤的状况等，并进行适当的固定制动。及时召集外科医师会诊，进行积极的容量复苏以稳定患者的循环，多学科协作的诊疗模式可以显著降低患者的病死率。此后的治疗包括外科医师进行清创固定，并注射破伤风免疫，给予适当的抗生素治疗。

**3. 固定** 除非有危及肢体存活的创伤，一般说来，夹板固定是在对患者进行二次评估时进行的。但在院前转运患者之前，应先进行夹板固定。夹板固定或骨折简单复位后要重新评估肢体的血运和神经功能。特殊情况下的骨折可能需要特殊的夹板固定方式。比如，抗休克裤不作为下肢骨折的常规固定方法，但当患者由于骨盆骨折或下肢骨折导致循环不稳定时，可以作为急救的方法。但是如果充气时间长（>2h），患者有低血压，则可能导致骨筋膜室综合征。院前转运用的脊柱板可以用来固定可能存在脊柱损伤的多发创伤患者，但是其表面坚硬，有可能导致患者的枕部、肩胛、骶部、足跟等处受压产生压疮。因此，应及时把患者转移到有软垫并能固定的支具上，这需要多人把患者轴向翻转，避免导致脊髓的损伤。

**4. 搬运** 正确的搬运可减少伤员痛苦，避免继发损伤。经过现场初步处理后迅速、安全、平稳地转送伤员。多用担架或徒手搬运。搬运脊柱损伤者应保持伤处稳定，勿弯曲或扭动，以免加重损伤；搬运昏迷患者应将头偏向一侧，或采取半卧位或侧卧位，以保持呼吸道通畅。

**5. 维持有效循环血量** 有效止血后，迅速建立2～3条静脉输液通道，给予输液、输血或应用血管活性药物等，以尽快恢复有效循环血容量并维持循环的稳定。髂静脉或下肢静脉损伤及腹膜后血肿者，禁止经下肢静脉输液、输血，以免加重出血。

**6. 病情观察** ①密切监测意识、呼吸、血压、脉搏、中心静脉压和尿量等，并认真做好记录。②闭合性损伤患者，重点注意生命体征是否平稳，血压有无波动；开放性损伤患者，重点观察伤口有无出血、渗出、感染征象，伤口引流是否通畅等。③胸部损伤者有呼吸急促时，应警惕是否发生气胸等；腹部损伤者出现腹部胀痛时，应警惕是否发生腹内脏器破裂或出血；肢体损伤严重者，定时测量肢体周径，注意末梢循环、肤色和温度。

**7. 缓解疼痛** 肢体受伤时可用绷带、夹板、石膏、支架等维持有效固定和制动姿势，避免因活动而加重疼痛。疼痛严重者遵医嘱使用镇静、镇痛药物，妥善护理创面。

**8. 并发症的护理** 观察受伤部位的出血、疼痛、伤口修复等情况，肢体损伤严重者，应定时测量肢体周径，注意末梢循环、肤色和温度。尤其是闭合性内脏损伤，需要严密观察有无休克及创伤后各种并发症的发生。

（1）伤口感染：多见于开放性损伤患者。若伤口出现红、肿、热、痛或已减轻的疼痛加重，体温升高，脉速，白细胞计数增高等，表明伤口已发生感染。遵医嘱使用抗生素，加强换药。

（2）挤压综合征：凡四肢或躯干肌肉丰富的部位受到重物长时间挤压致肌肉组织缺血性坏死，继而引起以肌红蛋白血症、肌红蛋白尿、高血钾和急性肾衰竭为特点的全身性改变，都称为挤压综合征（crush syndrome），又称为Bywaters综合征。当局部压力解除后，出现肢体肿胀、压痛、肢体主动活动及被动牵拉活动引起疼痛，皮肤温度下降，感觉异常，弹性减弱，在24小时内出现茶褐色尿或血尿等改变时，提示可能发生挤压综合征，应及时报告医师配合处理：①早期患肢禁止抬高、按摩及热敷；②协助医师切开减压，清除坏死组织；③遵医嘱应用碳酸氢钠及利尿药，防止肌红蛋白堵塞肾小管；④对行腹膜透析或血液透析治疗的肾衰竭患者做好相应护理。

**9. 人文关怀** 创伤往往突发，不仅对患者造成身体上的伤害，同时也对其心理造成一定的创伤，尤其是一些严重创伤影响患者的外观和功能，伤者会出现焦虑和恐惧心理，为患者提供细致的生活照顾和社会支持，有助于减轻焦虑和恐惧，帮助患者树立信心。

**10. 健康教育**

（1）普及安全知识，加强安全防护意识，避免受伤。一旦受伤，无论是开放性还是闭合性创伤，都要及时到医院就诊，接受正确的处理，以免延误抢救。

（2）伤后恢复期加强功能锻炼，促进机体功能恢复，防止肌肉萎缩和关节僵硬等并发症的发生。

（刘 可）

## 第七节 烧 伤

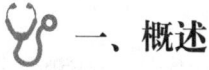

### 一、概述

烧伤（burn）泛指由热力、电流、化学物质、激光、放射线等所造成的组织损伤。热力烧伤

（thermal injury）是指由火焰、热液、蒸汽、热固体等引起的组织损伤。通常所称的是狭义的烧伤，一般指热力所造成的烧伤，每年有近千万人发生烧伤，给公共健康造成严重威胁。本节主要介绍热力烧伤的相关内容。

## 二、病因机制特点

局部变化包括由于局部热损伤产生的炎性反应，毛细血管扩张及通透性增高，血浆样液体渗至细胞间、皮质间或体外，形成水肿、水疱或创面渗液；深度烧伤可致皮肤脱水、凝固，甚至炭化形成焦痂。全身较大面积烧伤后，可引起全身性的烧伤反应，机体释放出多种血管活性物质，如组胺、5-HT、激肽、前列腺素类、儿茶酚胺、氧自由基、肿瘤坏死因子、血小板活化因子、溶酶体酶等，引起烧伤后微循环变化和毛细血管通透性增加，导致血容量减少、红细胞丢失、负氮平衡和免疫功能降低等，从而诱发休克，继发肺部感染、急性呼吸衰竭、急性肾衰竭、烧伤脓毒症、应激性溃疡等并发症，使病情更加恶化。

根据烧伤病理生理特点，病程大致分为4期，各期之间往往互相重叠和互相影响，分期的目的是突出各阶段临床处理的重点。

**1. 体液渗出期** 组织烧伤后立即发生的反应是体液渗出，一般以伤后6~12小时内最快，持续24~48小时，以后渐趋稳定并开始回吸收。此期由于体液的大量渗出和血管活性物质的释放，容易发生低血容量性休克，临床上又称为休克期。

**2. 急性感染期** 从烧伤渗出液回吸收开始，感染的危险即已存在并将持续至创面完全愈合。烧伤后早期因为皮肤生理屏障被破坏，致病菌在创面中的坏死组织中大量繁殖；严重烧伤后的应激反应及休克的打击，使全身免疫功能低下，对病原菌的易感性增加，通常在休克的同时即可并发局部和全身性感染。深度烧伤形成的凝固性坏死及焦痂，在伤后2~3周可进入广泛组织溶解阶段，此期细菌极易通过创面侵入机体引起感染，此阶段为烧伤并发全身性感染的又一高峰期。烧伤感染可来自创面、肠道、呼吸道或静脉导管等，在严重烧伤时，内源性感染是早期全身性感染的重要来源，细菌可通过呼吸道、肠道等进入血液循环，播散至各脏器，严重者可引起多器官功能障碍综合征。

**3. 创面修复期** 烧伤后组织修复在炎症反应的同时即已开始。创面的修复与烧伤的深度、面积及感染的程度密切相关。浅度烧伤多能自行修复，无瘢痕形成；深Ⅱ度烧伤靠残存的上皮岛融合修复，如无感染，3~4周逐渐修复，留有瘢痕；Ⅲ度烧伤形成瘢痕或挛缩，可导致肢体畸形和功能障碍，需要皮肤移植修复。

**4. 康复期** 深度创面愈合后，可形成瘢痕，严重者影响外观和功能；某些器官功能损害及心理异常也需要一个恢复过程；深Ⅱ度和Ⅲ度创面愈合后，常有瘙痒或疼痛、反复出现水疱，甚至破溃，并发感染，形成残余创面，这种现象的终止往往需要较长时间；严重大面积深度烧伤愈合后，由于大部分汗腺被毁，机体体温调节能力下降，在夏季，这类伤员多感全身不适，常需2~3年的调整适应过程。

## 三、护理评估与病情判断

伤情判断根据烧伤的面积、深度和部位而定，同时应考虑全身情况，如休克、吸入性损伤或复合伤。

**1. 烧伤面积和深度估计**

（1）烧伤面积：以相对于体表面积的百分率表示。估计方法有多种，目前国内多采用中国新九分法和手掌法。

1) 中国新九分法：将全身体表面积划分为 11 个 9% 的等份，另加 1%，其中头颈部为 9%（1 个 9%），双上肢为 18%（2 个 9%），躯干（包括会阴）为 27%（3 个 9%），双下肢（包括臀部）为 46%（5 个 9%+1%）(表 22-7，图 22-4)。儿童头较大，下肢相对短小，可按下法计算：头颈部面积（%）= [9 + (12 - 年龄)]，双下肢面积（%）= [46 - (12 - 年龄)]。

表 22-7　人体体表面积中国九分法

| 部位 | 成人各部位面积（%） | 小儿各部位面积（%） |
| --- | --- | --- |
| 头额 | 9×1=9（发部 3，面部 3，颈部 3） | 9 + (12 - 年龄) |
| 双上肢 | 9×2=18（双手 5，双前臂 6，双上臂 7） | 9×2 |
| 躯干 | 9×3=27（腹侧 13，背侧 13，会阴 1） | 9×3 |
| 双下肢 | 9×5+1=46（双臂 5，双大腿 21，双小腿 13，双足 7） | 46 - (12 - 年龄) |

2) 手掌法：用患者自己的手掌测量其烧伤面积。不论年龄或性别，若将五指并拢，单掌的掌面面积都占体表面积的 1%。此法适用于小面积烧伤的估计，也可辅助九分法评估烧伤面积（图 22-5）。

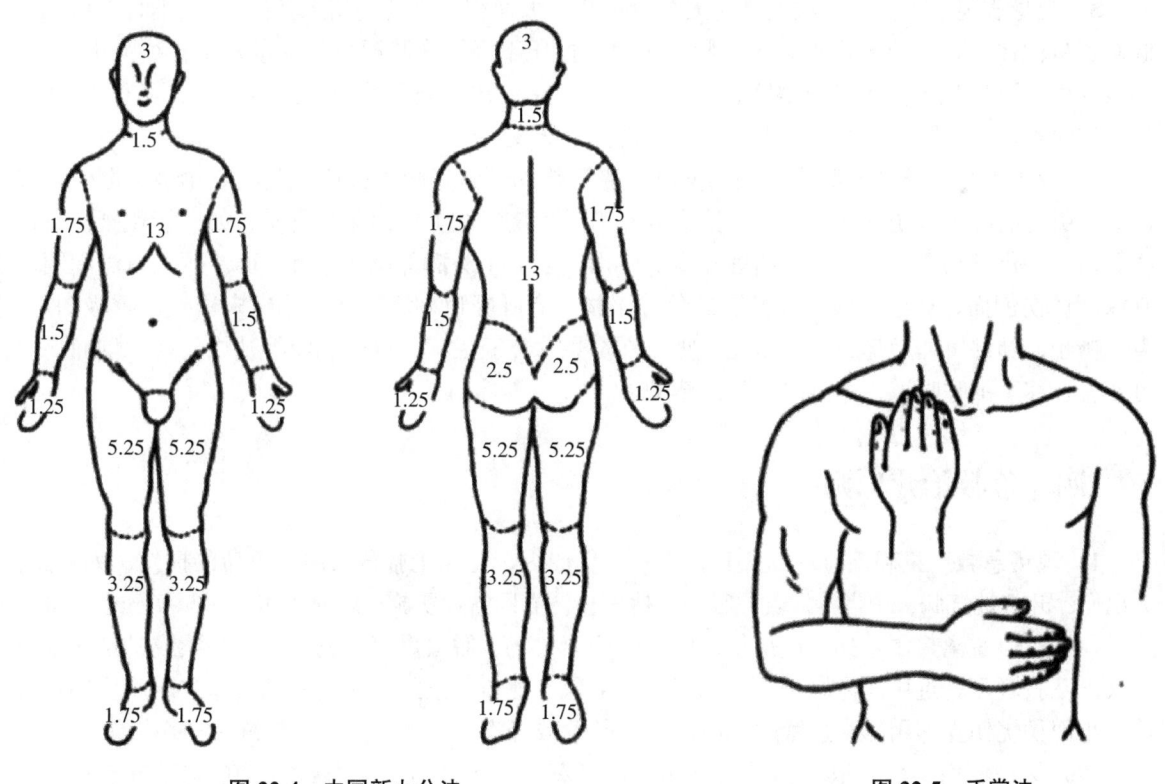

图 22-4　中国新九分法　　　　图 22-5　手掌法

(2) 烧伤深度：目前普遍采用 3 度 4 分法，即Ⅰ度、浅Ⅱ度、深Ⅱ度、Ⅲ度。其中，Ⅰ度及浅Ⅱ度烧伤属浅度烧伤；深Ⅱ度和Ⅲ度烧伤属深度烧伤。烧伤深度的判断见表 22-8。

表 22-8　不同深度烧伤的评估要点

| 深度 | 局部体征 | 局部感觉 | 预后 |
| --- | --- | --- | --- |
| Ⅰ度（红斑） | 仅伤及表皮，局部红肿、干燥、无水疱 | 灼痛感 | 3～5天愈合，不留瘢痕 |
| Ⅱ度<br>浅Ⅱ度 | 伤及真皮浅层，水疱大、壁薄、创面肿胀发红 | 感觉过敏 | 2周可愈合，不留瘢痕 |
| Ⅱ度<br>深Ⅱ度 | 伤及真皮深层，水疱较小，皮温稍低，创面呈浅红或红白相间，可见网状栓塞血管 | 感觉迟钝 | 3～4周愈合，留有瘢痕 |
| Ⅲ度 | 伤及皮肤全层，甚至可达皮下、肌肉、骨等。形成焦痂。创面无水疱，蜡白或焦黄，可见树枝状栓塞血管，皮温低 | 消失 | 肉芽组织生长后形成瘢痕 |

**2．烧伤严重程度判断**　按烧伤的总面积和烧伤的深度将烧伤程度分为4类（通常情况下，烧伤总面积的计算不包括Ⅰ度烧伤）。

（1）轻度烧伤：Ⅱ度烧伤总面积在10%以下。

（2）中度烧伤：Ⅱ度烧伤面积在11%～30%，或Ⅲ度烧伤面积在10%以下。

（3）重度烧伤：烧伤总面积31%～50%，或Ⅲ度烧伤面积11%～20%；或总面积、Ⅲ度烧伤面积虽未达到上述范围，但已发生休克、吸入性损伤或有较重复合伤者。

**3．全身表现**　小面积、浅度烧伤无全身症状，大面积、重度烧伤患者伤后48小时内易发生低血容量性休克，主要表现为口渴、脉搏细速、血压下降、皮肤湿冷、尿量减少、烦躁不安等。感染发生后可出现体温骤升或骤降，呼吸急促、心率加快、创面骤变、白细胞计数骤升或骤降；其他如尿素氮、肌肝清除率、血糖、血气分析都可能发生变化。

**4．吸入性损伤表现**　吸入性损伤又称呼吸道烧伤，是指吸入火焰、蒸汽或化学性烟尘、气体等所引起的呼吸系统损伤。其致伤因素为热力或燃烧时烟雾中的化学物质，如一氧化碳、氟化物等，这些化学物质能引起局部腐蚀和全身中毒。多见于头面部烧伤患者，面、颈、口鼻周围常有深度烧伤创面，鼻毛烧毁，口鼻有黑色分泌物；有呼吸道刺激症状，咳炭末样痰，呼吸困难，声音嘶哑，肺部可闻及哮鸣音；多死于吸入性窒息。鼻腔黏膜、气管黏液等被烧伤后，创面病菌可能会迁移至下呼吸道，造成严重肺部感染。

## 四、急救治疗原则

**1．现场急救**　正确施行现场急救，去除致伤原因，迅速抢救危及患者生命的损伤，如窒息、大出血、开放性气胸、中毒等。若呼吸、心搏停止，立即就地实施心肺复苏术，尽早实施电除颤。

（1）迅速脱离热源：如火焰烧伤，应尽快脱离火场，脱去燃烧衣物，就地翻滚或是跳入水池灭火。互救者可就近用非易燃物品（如棉被、毛毯）覆盖，以隔绝灭火。忌奔跑或用双手扑打火焰。小面积烧伤立即用冷水连续冲洗或浸泡，既可减轻疼痛，又可防止余热继续损伤组织。

（2）保护创面：剪开取下伤处的衣裤，不可剥脱；创面可用干净敷料或布类简单包扎后送医院处理，避免受压，防止创面再损伤和污染。避免用有色药物涂抹，以免影响对烧伤深度的判断。

（3）保持呼吸道通畅：火焰烧伤后呼吸道受热力、烟雾等损伤，可引起呼吸困难、呼吸窘迫，应特别注意保持呼吸道通畅，必要时放置通气管、行气管插管或切开。如合并一氧化碳中毒，应移至通风处，给予高流量氧气或纯氧吸入。

（4）其他救治：应尽快建立静脉通道，给予补液治疗，避免过多饮水，以免发生呕吐及水中毒，可适量口服淡盐水或烧伤饮料。安慰和鼓励患者保持情绪稳定。疼痛剧烈可酌情使用镇静、镇痛药物。

(5) 妥善转运：在现场急救后，轻者即可转送。烧伤面积较大者，如不能在伤后 1～2 小时内送到附近医院，应在原地积极抗休克治疗，待休克控制后再转送。转运途中应建立静脉输液通道，保持呼吸道通畅。

**2．防治休克** 严重烧伤特别是大面积烧伤患者，防治休克至关重要，静脉补液是防治休克和死亡的主要措施。根据烧伤早期体液渗出的规律估计补液总量。国内通常按患者的烧伤面积和体重计算补液量，尿量也是监测早期补液效果的指标之一。

(1) 伤后第 1 个 24 小时：补液总量的一半应在伤后 8 小时内输入。每 1% 烧伤面积（Ⅱ度、Ⅲ度）每千克体重应补充胶体液和电解质液共 1.5 ml（儿童为 1.8 ml，婴儿为 2 ml），另加每日生理需要量 2000 ml（儿童 60～80 ml/kg，婴儿 100 ml/kg）。即：第 1 个 24 小时补液量 = 体重（kg）× 烧伤面积 ×1.5 ml（儿童为 1.8 ml，婴儿为 2 ml）+ 2000 ml（儿童 60～80 ml/kg，婴儿 100 ml/kg）。

(2) 伤后第 2 个 24 小时：电解质液和胶体液为第 1 个 24 小时的一半，再加每日生理需要量 2000 ml。

(3) 补液种类：①胶体液和电解质液的比例为 1:2，大面积深度烧伤者与小儿烧伤其比例可改为 1:1；②胶体液首选血浆，紧急抢救时可用低分子量的血浆代用品，但总用量不宜超过 1000 ml，Ⅲ度烧伤患者可适量输全血；③电解质溶液首选平衡盐液，并适当补充碳酸氢钠溶液；④生理需要量一般用 5%～10% 葡萄糖注射液。

**3．处理创面** 主要目的是清洁保护创面，防治感染，促进创面愈合；减少瘢痕产生，最大限度地恢复功能。

(1) 初期清创：在控制休克之后尽早清创，即清洗、消毒、清理创面。Ⅰ度烧伤创面不需要特殊处理，能自行消退。浅Ⅱ度创面的小水疱可不予处理，大水疱可用无菌注射器抽吸，疱皮破裂可用无菌油性敷料包扎。深度创面坏死表皮应去除。清创后创面根据烧伤的部位、面积及医疗条件等选择采用包扎疗法或暴露疗法。

(2) 包扎疗法：包扎可以保护创面、减少污染和及时引流创面渗液。适用于面积小或四肢的浅Ⅱ度烧伤。创面清创后用油性纱布覆盖创面，再用多层吸水性强的干纱布包裹，包扎厚度为 2～3 cm，包扎范围应超过创面边缘，包扎松紧适宜，压力均匀，为避免发生粘连或畸形，指（趾）之间要分开包扎。

(3) 暴露疗法：将患者暴露在清洁、温暖、干燥的空气中，使创面的渗液及坏死组织干燥成痂，以暂时保护创面。适用于头面、会阴部烧伤及大面积烧伤或创面严重感染者。

(4) 手术疗法：对深度烧伤创面，应及早采用积极的手术治疗，包括切痂（切除烧伤组织达深筋膜平面）或削痂（削除坏死组织至健康平面），并立即植皮。小面积深度烧伤者，可采用自体游离皮片移植、皮瓣移植等方法，以修复皮肤与组织的严重缺损，减轻功能障碍。大面积烧伤者，因自体供皮区不足，可采用大张异体皮开洞嵌植小块自体皮、异体皮下移植微粒自体皮、网状皮片移植等方法，以尽量覆盖创面，减少感染机会，减轻瘢痕挛缩，降低致残率。

**4．防治感染** 烧伤感染来源有外源性与内源性感染，常见致病菌有铜绿假单胞菌、金黄色葡萄球菌、大肠埃希菌、白色葡萄球菌等，近年来真菌感染逐渐增多。改善机体防御功能，积极地纠正休克，给予肠内或肠外营养，尽可能用肠内营养，因其接近生理，可促使肠黏膜屏障的修复，且并发症较少。正确处理创面是防治全身性感染的关键措施。特别是深度烧伤创面是主要感染源，应早期切痂、削痂、植皮。中、重度烧伤需注射 TAT 预防破伤风。及早使用抗生素和破伤风抗毒素，以后再根据创面细菌培养和药物敏感试验结果进行调整。

##  五、急救护理措施

**1. 维持有效呼吸**

（1）保持呼吸道通畅：及时清除呼吸道分泌物，鼓励患者深呼吸、用力咳嗽、咳痰；对气道分泌物多者，定时帮助其翻身、叩背、改变体位，以利于气道分泌物排出；必要时吸痰。密切观察呼吸情况，若患者出现刺激性咳嗽、咳炭末样痰、呼吸困难、呼吸频率增快、血氧饱和度下降、血氧分压下降等表现时，应积极做好气管插管或气管切开术的准备，并加强术后护理。

（2）给氧：吸入性损伤患者多有不同程度缺氧，一般用鼻导管或面罩给氧，氧浓度40%左右，氧流量4～5 L/min。合并一氧化碳中毒者可经鼻导管给予高浓度氧或纯氧吸入，有条件者应积极采用高压氧治疗。

**2. 维持有效循环血量**

（1）轻度烧伤者，可予口服淡盐水或烧伤饮料。

（2）中重度烧伤者

1）迅速建立2～3条能快速输液的静脉通道，以保证各种液体及时输入，早期补足液体是防止死亡的关键。

2）遵循"先晶后胶，先盐后糖，先快后慢"原则，以快速恢复有效循环血量。

3）根据动脉血压、中心静脉压、尿量、末梢循环、精神状态等判断液体复苏的效果。液体复苏有效的指标是：①成人每小时尿量为30～50 ml，小儿每千克体重每小时不低于1 ml；②患者安静，无烦躁不安；③无明显口渴；④脉搏、心搏有力，脉率在120次/分以下，小儿脉率在140次/分以下；⑤收缩压维持在90 mmHg、脉压在20 mmHg以上；⑥呼吸平稳。

**3. 加强创面护理，促进愈合**

（1）包扎疗法护理

1）抬高肢体并保持各关节功能位。

2）保持敷料清洁和干燥，敷料潮湿时，立刻予以更换。

3）密切观察创面，及时发现感染征象，如发热、伤口异味、疼痛加剧、渗出液颜色改变等，需加强换药及抗感染治疗，必要时可改用暴露疗法。

4）包扎松紧适宜，压力均匀，达到要求的厚度和范围，注意观察肢体末梢血液循环情况，如肢端动脉搏动、颜色及温度。

（2）暴露疗法护理

1）严格消毒隔离制度。保持病室清洁，空气流通，湿度适宜，每日空气消毒2次。床单、被套等均经高压蒸汽灭菌处理，其他室内物品每日用消毒液擦拭消毒，便器用消毒液浸泡；接触创面时要戴无菌手套，接触另一烧伤患者创面时要更换手套或洗手，防止发生医院内交叉感染。

2）保持创面干燥，渗出期应定时以消毒敷料吸去创面过多的分泌物，表面涂以抗菌药物，以减少细菌繁殖，避免形成厚痂。若发现痂下有感染，应立即去痂引流，清除坏死组织。

3）定时翻身或使用翻身床，交替暴露受压创面，避免创面长时间受压而影响愈合。

4）创面已结痂时注意避免痂皮裂开，引起出血或感染。极度烦躁或意识障碍者，适当约束肢体，防止抓伤。

（3）植皮手术护理：深度烧伤创面愈合慢或难以愈合，且瘢痕增生可造成畸形并引起功能障碍，应早期采取切痂、削痂和植皮，做好植皮手术前后的护理。

1）术前准备：受皮区术前用生理盐水湿敷。取皮前1日剃除供皮区毛发，勿损伤皮肤；用肥皂、清水清洁皮肤。

2）术后护理：供皮区包扎或半暴露，2周后换药，如有渗血、异味、剧烈疼痛，应及时检

查；受皮区包扎或暴露，保持清洁，防止受压；植皮区应适当固定制动，若需移动植皮肢体，应以手掌托起，切忌拉动；大腿根部植皮区要防止二便污染。

（4）特殊烧伤部位的护理

1）眼部烧伤：及时用无菌棉签清除眼部分泌物，局部涂烧伤膏或用烧伤纱布覆盖加以保护，以保持局部湿润。

2）耳部烧伤：及时清理流出的分泌物，在外耳道入口处放置无菌干棉球并经常更换；耳周烧伤应用无菌纱布铺垫，尽量避免侧卧，以免耳郭受压，防止发生中耳炎或耳软骨炎。

3）鼻烧伤：及时清理鼻腔内分泌物及痂皮，鼻黏膜表面涂烧伤膏以保持局部湿润、预防出血；合并感染者用抗菌药液滴鼻。

4）会阴部烧伤：多采用暴露疗法。及时清理创面分泌物，保持创面干燥、清洁；在严格无菌操作下留置导尿管，并每日行会阴擦洗2～3次，预防尿路及会阴部感染。

**4．防治感染**

（1）遵医嘱及早应用抗生素，观察全身情况及创面变化，若患者出现寒战、高热、脉搏加快，创面出现脓性分泌物、坏死或异味等，应警惕创面感染、全身性感染的发生。应反复做细菌培养以掌握创面的菌群动态和药物敏感情况。

（2）正确处理创面，加强换药，并采取必要的消毒隔离措施，防止交叉感染。

（3）营养支持，增强抗感染能力。烧伤患者呈高代谢状态，极易造成负氮平衡。予以高蛋白、高能量、高维生素、清淡、易消化饮食，少量多餐。经口摄入不足者，经肠内或肠外补充营养，以保证摄入足够的营养素。

**5．人文关怀**　烧伤患者常存在很多负性情绪，护理人员需耐心倾听患者对烧伤的不良感受，给予真诚的安慰和劝导，取得患者的信任；耐心解释病情，说明各项治疗的必要性和安全性，使其了解病情、创面愈合和治疗的过程，并消除顾虑、积极合作；利用社会支持系统的力量，鼓励患者面对现实，树立战胜疾病的信心，并鼓励患者积极参与社交活动和工作，减轻心理压力、放松精神和促进康复。

**6．健康教育**

（1）宣传防火、灭火和自救等安全知识。

（2）指导康复训练，最大限度恢复机体的生理功能。

（3）创面愈合过程中，可能出现皮肤干燥、痒痛等，告知患者避免使用刺激性肥皂清洗，水温不宜过高，勿搔抓。烧伤部位在1年内避免太阳曝晒。

（4）指导生活自理能力训练，鼓励参与一定的家庭和社会活动，重新适应生活和环境，树立重返工作岗位的信心。

（刘　可）

# 休 克

## 第一节 概 述

### 一、定义

休克（shock）是机体在严重失血、失液、感染、创伤等强烈致病因子的作用下，有效循环血量急剧减少，组织灌注不足，引起细胞缺血、缺氧，以各重要生命器官的功能、代谢障碍和结构损害的急性循环障碍为特征的全身性危重病理过程。全身组织微循环灌注量急剧减少、细胞受损是休克发生的主要特征。按照病因和发生机制的不同可分为心源性休克、低血容量性休克、梗阻性休克、分布性休克。

### 二、病因机制特点

**1. 微循环功能障碍** 休克最根本的病理生理改变是微循环的功能障碍，导致微循环功能障碍的机制包括：

（1）各种疾病（如严重感染、失血、急性心梗等）产生病原体相关分子模式，如脂多糖，或损伤相关分子模式（如热休克蛋白），触发免疫应答及失控的炎症反应，引起血管内皮损伤、毛细血管渗漏、循环容量减少，最终导致组织灌注不足、细胞缺氧。

（2）内皮损伤引起凝血激活、微血栓形成阻塞毛细血管及血管舒缩功能障碍，加重组织缺血、缺氧。

（3）持续或强烈的刺激影响神经内分泌功能，导致反射性血管舒缩功能紊乱，加剧微循环障碍。

**2. 代谢改变**

（1）能量代谢障碍：由于组织灌注不足和细胞缺氧，体内的葡萄糖以无氧酵解为主，产生的能量较少，造成机体能量严重不足。此外，休克引起的应激状态使儿茶酚胺和肾上腺皮质激素明显升高，引起以下反应：①促进糖异生，抑制糖降解，导致血糖水平升高。②抑制蛋白质合成，促进蛋白质分解，为机体提供能量和合成急性期反应蛋白的原料。有特殊功能的酶类蛋白质被分解消耗后，则影响机体的生理过程。③脂肪分解代谢明显增强，成为机体获取能量的重要来源。

(2) 代谢性酸中毒：葡萄糖无氧酵解增强，乳酸生成增多。同时由于肝功能受损，处理乳酸的能力减弱，导致高乳酸血症及代谢性酸中毒。

**3. 炎症介质释放和细胞损伤** 严重损伤、感染等可刺激机体释放大量炎性介质，包括白介素、肿瘤坏死因子、集落刺激因子、干扰素和一氧化氮等，形成"瀑布样"级联放大反应。活性氧代谢产物可造成脂质过氧化和细胞膜破裂。休克时因无氧代谢使ATP产生不足，影响细胞各种膜的屏障功能。如细胞膜上的$Na^+$-$K^+$泵功能失调，可出现钾离子无法进入细胞内，而细胞外液则随钠离子进入细胞内，造成细胞外液量减少及细胞肿胀、死亡。此外，细胞膜、线粒体膜、溶酶体膜等质膜被破坏，溶酶体膜破裂后释放的水解酶引起细胞自溶和组织损伤，进一步加重休克。

## 三、护理评估与病情判断

**1. 危险因素** 常见临床病因有创伤、失血、中毒、感染、烧伤、心脏泵功能衰竭、过敏、严重呕吐、腹泻等临床急症。

**2. 临床表现** 按照休克的发病过程分为休克代偿期和休克抑制期，根据临床症状一般分为休克早期、休克中期、休克晚期三期。

(1) 休克代偿期：也称休克早期。因中枢神经系统兴奋性增高、交感-肾上腺轴兴奋，患者表现为精神紧张、烦躁不安、面色苍白、四肢湿冷、脉搏加快、呼吸急促。动脉血压变化不大，但脉压缩小。尿量正常或减少。若处理及时，休克可很快得到纠正。否则，病情继续发展，很快进入休克抑制期。

(2) 休克抑制期：亦称休克期。此期患者表情淡漠、反应迟钝，甚至出现意识模糊或昏迷。皮肤、黏膜发绀，可呈"花斑"样改变，四肢冰冷，脉搏细速，呼吸浅促，血压进行性下降，少尿或无尿，此时亦称休克中期。严重者脉搏微弱、血压测不出、呼吸微弱或不规则、少尿或无尿。休克晚期意识不清，呈现昏迷状态，皮肤、黏膜出现瘀点、瘀斑，或出现鼻腔、牙龈、内脏出血等，则提示并发DIC。若出现进行性呼吸困难、烦躁、发绀，给予吸氧仍不能改善，则提示并发ARDS。患者常因继发MODS而死亡。

**3. 辅助检查**

(1) 三大常规：①血常规：红细胞计数、血红蛋白降低提示失血；血细胞比容增高提示血浆丢失；白细胞计数和中性粒细胞比值升高提示感染。②尿常规：尿比重增高提示血液浓缩或血容量不足。③粪便常规：粪便隐血试验阳性或黑便提示消化系统出血。

(2) 血生化：检测肝肾功能、血糖、血清电解质等，了解患者是否合并MODS及酸碱平衡失调的程度。

(3) 凝血功能：当血小板计数$< 80 \times 10^9$/L、血浆纤维蛋白原$< 1.5$ g/L或呈进行性下降、凝血酶原时间较正常延长3秒以上、3P（血浆鱼精蛋白副凝固）试验阳性、血涂片中破碎红细胞超过2%时，提示DIC。

(4) 动脉血气：动脉血氧分压（$PaO_2$）反映血液携氧状态，正常值为80～100 mmHg。若$PaO_2 < 60$ mmHg、吸入纯氧后仍无改善，则提示ARDS。二氧化碳分压（$PaCO_2$）是反映通气和换气功能的指标，可作为呼吸性酸中毒或碱中毒的判断依据，正常值为35～45 mmHg。过度通气可使$PaCO_2$降低，但也可能是代谢性酸中毒呼吸代偿的结果。

(5) 动脉血乳酸盐：正常值为1～1.5 mmol/L，反映细胞缺氧程度，可用于休克的早期诊断（$> 2$ mmol/L），也可用于判断预后。休克时间越长，细胞缺氧程度越严重，其数值也越高，提示预后越差。

**4. 血流动力学监测评估**

（1）中心静脉压（CVP）：代表右心房或胸段腔静脉内的压力，可反映全身血容量及右心功能，临床常通过连续动态监测 CVP 准确反映右心前负荷。正常值为 5～12 cmH$_2$O。CVP < 5 cmH$_2$O，提示血容量不足；CVP > 15 cmH$_2$O，提示心功能不全；CVP > 20 cmH$_2$O 时，提示存在充血性心力衰竭。

（2）肺毛细血管楔压（pulmonary capillary wedge pressure，PCWP）：应用 Swan-Ganz 漂浮导管测量，反映肺静脉、左心房和左心室压力。正常值为 6～15 mmHg，低于正常值提示血容量不足（较 CVP 敏感），高于正常值提示肺循环阻力增加。如发现 PCWP 增高，即使 CVP 正常，也应限制输液量，以免发生肺水肿。此外，通过 Swan-Ganz 漂浮导管还可获得混合静脉血标本进行血气分析，以判断预后。

（3）心排血量（cardiac output，CO）和心脏指数（cardiac index，CI）：应用 Swan-Ganz 漂浮导管由热稀释法测得，CO = 心率 × 每搏心排血量。正常成人 CO 值为 4～6 L/min，单位体表面积的 CO 为 CI，正常值为 2.5～3.5 L/(min·m$^2$)。休克时 CO 及 CI 多降低，但某些感染性休克可增高。

## 四、急救治疗原则

尽早去除病因，迅速恢复有效循环血量，纠正微循环障碍，恢复正常代谢，防止 MODS。

**1. 急救**

（1）现场救护：包括损伤处包扎、固定、制动及控制大出血等，必要时使用抗休克裤。

（2）保持呼吸道通畅：松解领扣，解除气道压迫，清除呼吸道异物或分泌物，使头部后仰，保持气道通畅。早期经鼻导管或面罩给氧，必要时行气管插管或气管切开，给予呼吸机辅助呼吸。

**2. 补充血容量** 原则为及时、快速、足量，先晶后胶。在连续监测动脉血压、尿量和 CVP 的基础上，结合患者的神志、皮肤温度、末梢循环、脉率及毛细血管充盈时间等情况，估算补液量和判断补液效果。

**3. 处理原发疾病** 尽快恢复有效循环血量后，及时针对原发疾病（如内脏大出血、消化道穿孔、急性梗阻性化脓性胆管炎等）进行手术处理。有时应在积极抗休克的同时实施手术，以免延误抢救时机。

**4. 纠正酸碱平衡失调** 轻症酸中毒在积极扩容、微循环障碍改善后即可缓解，故不主张早期使用碱性药物。重度休克合并严重的酸中毒且经扩容治疗效果不满意时，需用碱性药物纠正，常用 5% 碳酸氢钠。由于酸性环境有利于氧与血红蛋白解离，增加组织氧供，有助于休克复苏，故应遵循"宁酸勿碱"的原则，一次应用碱性药物不宜过多。

**5. 应用血管活性药物** 若经补液、纠正酸中毒等措施后仍未能有效改善休克，可酌情采用血管活性药物。

**6. DIC 的治疗** 对诊断明确的 DIC，早期可用肝素抗凝，用量为 1.0 mg/kg，每 6 小时 1 次。DIC 晚期，纤维蛋白溶解系统亢进，则使用抗纤溶药物，如氨甲苯酸、氨基己酸，以及抗血小板黏附和聚集的药物，如阿司匹林、双嘧达莫和低分子右旋糖酐。

**7. 皮质类固醇和其他药物的应用** 皮质类固醇适用于严重休克及感染性休克的患者。

## 五、急救护理措施

**1. 迅速补充血容量**

（1）建立静脉通路：迅速建立 2 条以上静脉输液通道，大量快速补液（除心源性休克外）。

周围静脉萎陷或肥胖患者穿刺困难时，应立即进行中心静脉穿刺，并同时监测 CVP。

(2) 合理补液

1) 种类：一般先快速输入扩容作用迅速的晶体溶液，首选平衡盐溶液，也可选用 3%～7.5% 的高渗盐溶液以减轻组织肿胀；后输入扩容作用持久的胶体溶液，如低分子右旋糖酐、血浆、代血浆、全血、人血白蛋白等。低分子右旋糖酐既可扩容，又可降低血液黏稠度，改善微循环；全血是补充血容量的最佳胶体液，急性失血量超过 30% 应快速输注全血；血细胞比容低于 25%～30% 时，给予浓缩红细胞。

2) 速度和量：根据患者的临床表现、心肺功能、特别是动脉血压及 CVP 等进行综合分析，合理安排及调整补液的速度和量。血压和 CVP 均低时，提示全身血容量明显不足，需快速大量补液；血压低而 CVP 高时，提示血容量相对较多或可能心功能不全，此时应减慢输液速度，适当限制补液量，以防发生急性肺水肿或心力衰竭（表 23-1）。

表 23-1　CVP 与补液的关系

| 中心静脉压 | 血压 | 原因 | 处理原则 |
| --- | --- | --- | --- |
| 低 | 低 | 血容量严重不足 | 充分补液 |
| 低 | 正常 | 血容量不足 | 适当补液 |
| 高 | 低 | 心功能不全或血容量相对过多 | 给强心药，纠正酸中毒，舒张血管 |
| 高 | 正常 | 容量血管过度收缩 | 舒张血管 |
| 正常 | 低 | 心功能不全或血容量不足 | 补液试验* |

* 补液试验：取等渗盐水 250 ml，于 5～10 分钟经静脉滴注，若血压升高而 CVP 不变，提示血容量不足；若血压不变而 CVP 升高 3～5 cmH$_2$O（0.29～0.49 kPa），提示心功能不全

(3) 病情观察：定时监测患者的生命体征、意识、面色、肢端温度及色泽、CVP、尿量及尿比重等指标的变化，以判断补液效果。若患者从烦躁转为平静、淡漠迟钝转为对答如流，口唇红润、肢体温暖、血压升高、脉压变大、CVP 正常、尿量 > 30 ml/h，则提示血容量已基本补足，休克好转。

(4) 记录出入量：准确记录输入液体的种类、数量、时间、速度，并记录 24 小时出入液量以作为后续治疗的依据。

**2. 改善组织灌注**

(1) 取休克体位：头和躯干抬高 20°～30°、下肢抬高 15°～20°，使膈肌下移，有利于呼吸，同时增加肢体回心血量，改善重要脏器的血液供应。

(2) 使用抗休克裤：其抗休克的原理为通过腹部和腿部加压，控制腹部或下肢的出血，同时促进静脉血液回流，改善重要脏器供血。休克纠正后，应由腹部开始缓慢放气，每 15 分钟测量血压 1 次，以免放气过快引起低血压。若发现血压下降超过 5 mmHg，应停止放气并重新注气。

(3) 用药护理：临床常将血管收缩剂和扩张剂联合应用，以兼顾各重要脏器的血液灌注水平。大剂量多巴胺可使血管收缩、外周阻力升高，抗休克时不宜采用大剂量多巴胺，可将多巴胺与其他血管收缩剂合用。血管扩张可使血管容量扩大，造成血容量相对不足而导致血压下降，故应在血容量已基本补足而微循环未见好转时使用。在已充分补液、CVP > 10 cmH$_2$O 而动脉压仍低时，可考虑使用强心药。

**3. 维持有效气体交换**

(1) 保持呼吸道通畅：神志淡漠或昏迷者，应将头偏向一侧或置入通气导管，以防舌后坠或呕吐物、气道分泌物等引起误吸。在病情允许的情况下，鼓励患者进行深呼吸训练，协助叩背并进行有效咳嗽、排痰。气管插管或气管切开者应及时吸痰。定时观察呼吸音变化，若有肺部湿啰

音或喉头痰鸣者，及时清除呼吸道分泌物。协助患者进行双上肢和胸廓运动，以促进肺扩张。

（2）改善缺氧：常规给氧，调节氧浓度为 40%～50%、氧流量为 6～8 L/min 为宜。严重呼吸困难者，协助医师进行气管插管或气管切开，尽早使用呼吸机辅助呼吸。

（3）监测呼吸功能：密切观察患者的呼吸频率、节律及深度，动态监测动脉血气分析，了解缺氧程度及呼吸功能。若患者出现进行性呼吸困难、发绀、氧分压 < 60 mmHg 且吸氧后无改善，提示出现呼吸衰竭或 ARDS，应立即报告医师并协助气管插管行机械通气。

**4. 维持正常体温**

（1）监测体温：每 4 小时 1 次，密切观察其变化。

（2）保暖：体温过低时应注意保暖，可采取加盖被子或调高室温等方法，禁忌用热水袋或电热毯等提高体表温度，以防烫伤及因局部皮肤血管扩张、组织耗氧量增加而引起重要内脏器官血流量进一步减小。

（3）降温：感染性休克患者出现高热时，应采取物理或药物等方法进行降温。病室应定时通风并调节适宜的温度及湿度，保持床单位的清洁、干燥，及时更换被汗液浸湿的衣被，做好皮肤护理。

**5. 防治感染** 休克时机体处于应激状态，免疫功能下降，抵抗力减弱，易继发感染。应采取下列预防措施：①严格按照无菌原则进行各项护理操作；②预防肺部感染，避免患者误吸，必要时遵医嘱给予超声雾化吸入，以稀释患者痰液，便于咳出；③加强留置导尿管的护理，预防泌尿系统感染；④有创面或伤口者，应及时更换敷料，保持创面或伤口清洁干燥；⑤遵医嘱合理应用有效抗生素；⑥提供合理的营养支持，增强机体抵抗力。

（姜　玫）

## 第二节　心源性休克

### 一、定义

心源性休克（cardiac shock，CS）是指由于心脏泵血功能衰竭、心排出量不足，组织缺血、缺氧导致进一步微循环障碍而引起的临床表现综合征。作为一种临床常见的急危重症，心源性休克的死亡率高达 70%。常见的病因可能与心肌梗死有关，尤其是 ST 段抬高型心肌梗死。

### 二、病因与发病机制

心源性休克的基本机制为泵功能衰竭，由于心脏泵功能衰竭而导致心排出量下降，引起循环灌注不足，组织缺血、缺氧。绝大多数心源性休克既可以发生在心脏疾病进展恶化以后，也可以发生于急性心脏不良事件之后。主要的直接原因为心肌损害，如心肌梗死、心力衰竭等，也可在感染性休克后期与感染性休克并存。此外，心脏前后负荷过重、心脏机械性障碍、心外原因等均可导致心源性休克。

## 三、护理评估与病情判断

**1. 危险因素** 心源性休克患者的诊断有急性心肌梗死、急性心肌炎、原发或继发心肌病、严重恶性心律失常、具有心肌毒性的药物中毒、急性心脏压塞以及心脏手术等病史。

**2. 临床表现**

(1) 症状评估：早期患者烦躁不安、面色苍白，诉口干、出汗，但神志尚清；后期逐渐出现表情淡漠、意识模糊、神志不清直至昏迷。

(2) 体征评估：早期原心率正常者，心率增快 > 120 次 / 分。原血压正常者，收缩压 < 80 mmHg，脉压 < 20 mmHg，以后逐渐降低，严重者呈单音律。尿量 < 17 ml/h，甚至无尿。休克晚期出现广泛性皮肤、黏膜及内脏出血，即弥散性血管内凝血（DIC）的表现，以及多器官功能不全（MODS）；血流动力学监测提示心脏指数（CI）降低、LVEDP 升高等相应的异常。

(3) 辅助检查

1）心电图：急性心肌梗死心电图有特征性表现及演变规律，休克患者应行常规心电图检查。

2）超声心动图：评估心功能及局部心肌收缩功能，定位梗死部位及有无乳头肌断裂、急性二尖瓣反流、室壁瘤、乳头肌功能不全、室间隔穿孔、心脏压塞等并发症，评估是否为心脏瓣膜疾病及心肌病所致心源性休克。

3）血流动力学监测：①肺动脉楔压（PCWP）> 18 mmHg 提示心源性休克。②心排血指数（CI）< 2.0 L/(min·m$^2$) 提示心源性休克。③中心静脉压（CVP）一般升高。

4）其他检查：急性心肌梗死或者损伤所致时心脏生化标志物升高。

**3. 分期** 2022 年美国心血管造影和介入学会（SCAI）发布了 SCAI 休克分期专家共识更新版，对心源性休克（CS）的分类系统进行了改进。CS 分期延续了上一版的"金字塔"设置，继续强调体格检查、生化和血流动力学指标，分为风险期（at risk）、开始期（beginning）、典型期（classic）、恶化期（deteriorating）和终末期（extremis）五期，包括每个阶段的严重程度以及患者进展或康复的途径（表 23-2）。

**4. 危险分层**

(1) 病因因素：病因不同，预后可有较大差异。

(2) 衡量 CS 的严重程度，最简单且广泛使用的方法之一是量化血管加压药需求。更好的方法是使用诸如血管活性正性肌力药物评分或去甲肾上腺素当量剂量等评分以量化总血管加压药负荷，这两种评分都强烈预测 CS 患者的死亡率。在高水平的血管活性药物支持下仍然低血压的患者显然风险增加。

(3) 较高的入院血清乳酸水平与死亡率增加之间的相关性似乎是连续的，没有明确的阈值效应，但临界值 ≥ 4～5 mmol/L 通常与更差的结局相关，乳酸 ≥ 10 mmol/L 的患者结局特别差。比单次乳酸测量更重要的是乳酸水平随时间的变化趋势——在血流动力学支持期间乳酸预期降低失败的预后更差，特别是如果治疗后乳酸升高。

(4) 血流动力学测量，无论是有创还是无创都与 CS 患者的预后相关，较低的平均动脉压与更差的结局相关。

(5) 与休克严重程度本身无关的不可改变的死亡危险因素包括年龄以及存在心脏骤停伴昏迷和缺氧性脑损伤。这些预示着任何休克严重程度的患者死亡风险都更高。

## 四、急救治疗原则

心源性休克的治疗包括病因治疗、稳定血流动力学、保护重要脏器功能、维持内环境稳定、

表 23-2 心源性休克的分期

| 分期 | 描述 | 体格检查/床旁检查结果 通常包括 | 体格检查/床旁检查结果 可能包括 | 生物标志物 通常包括 | 生物标志物 可能包括 | 血流动力学 通常包括 | 血流动力学 可能包括 |
|---|---|---|---|---|---|---|---|
| A 风险期 | 患者目前未出现心源性休克体征或症状,但存在进展为心源性休克的风险。可能包括大面积急性心肌梗死既往心肌梗死(或)急性或慢性心衰急性发作症状的患者 | 正常颈动脉压(JVP)肢体温暖且灌注良好 • 远端脉搏强劲 • 精神状态正常 | 肺部听诊呼吸音清晰 | 乳酸水平正常 | 实验室指标正常 • 肾功能正常或在基线水平 | 血压正常 | 若评估有创血流动力学: • 心脏指数 ≥ 2.5 L/(min·m²) • 中心静脉压(CVP)≤ 10 mmHg • 肺毛细血管楔压(PCWP) ≤ 15 mmHg • 肺动脉血氧饱和度(PAsat)≥ 65% |
| B 开始期 | 患者有血流动力学不稳定(血压相对降低或心动过速)的临床证据,但无低灌注 | JVP 升高 肢体温暖且灌注良好 • 远端脉搏强劲 • 精神状态正常 | 肺部啰音 | 乳酸水平正常 | 轻微急性肾功能损害 BNP 升高 | 低血压 • SBP < 90 mmHg • 平均动脉压(MAP) < 60 mmHg 或较基线下降 > 30 mmHg 心动过速 心率 ≥ 100 次/分 | |
| C 典型期 | 患者表现为低灌注且除容量复苏外,还需要给予其他干预(药物或机械循环支持)。患者通常表现为血压相对降低(但不需符合低血压标准) | 容量超负荷 | 状态不佳,急性精神状态改变,濒死感,皮肤湿冷,大范围啰音,皮肤灰白,斑驳,晦暗或四肢冰凉,毛细血管再充盈延迟,尿量 < 30 ml/h | 乳酸 ≥ 2 mmol/L | 肌酐增至基线的 1.5 倍(或 0.3 mg/dl)或 GFR 下降超过 50% 肝功能(LFTs)指标升高 BNP 升高 | 若评估有创血流动力学(强烈推荐) • 心脏指数 < 2.2 L/(min·m²) • PCWP > 15 mmHg | |
| D 恶化期 | 与 C 期相似但患者病情恶化。血流动力学恶化或乳酸升高证明初始支持策略未能恢复灌注 | 经过初始治疗,符合 C 期任何一项,恶化(或)未改善)的低灌注体征/症状 | | 符合 C 期任何一项,乳酸升高并持续 > 2 mmol/L | 肾功能恶化 肝功能恶化 BNP 升高 | 符合 C 期任何一项,需要增加血管加压药剂量或种类,或给予机械循环支持以维持灌注 | |
| E 终末期 | 实际或即将发生的循环衰竭 | 患者通常昏迷 | 脉搏近乎消失 心力衰竭 多次除颤 | 乳酸 ≥ 8 mmol/L | 心肺复苏(A-修饰因子) 严重酸中毒 • pH < 7.2 • 碱缺失 > 10 mEq/L | 尽管有最大的血流动力学支持,但仍出现严重的低血压 | 需要推注血管加压药 |

防治心律失常、改善心肌代谢以及综合支持治疗。

**1. 一般治疗**

(1) 绝对卧床休息，胸痛由急性心肌梗死所致者，应有效止痛，如吗啡 3～5 mg 静注或皮下注射，可同时给予地西泮、苯巴比妥。

(2) 建立有效的静脉通道，必要时行 Swan-Ganz 导管，有条件行 PiCCO 监测。持续心电、血压、血氧饱和度监测，留置导尿管监测尿量。

(3) 氧疗，给予持续鼻导管或面罩吸氧，一般为 4～6 L/min，必要时气管插管或气管切开，呼吸机辅助呼吸。

**2. 补充血容量**　首选低分子右旋糖酐 250～500 ml 静滴，或 0.9% 氯化钠溶液、平衡液 500 ml 静滴，最好在血流动力学监护下补液，前 20 分钟内快速补液 100 ml，如中心静脉压上升不超过 1.5 mmHg，可继续补液直至休克改善，或输液总量达 500～750 ml。无血流动力学监护条件者可参照以下指标进行判断：诉口渴，外周静脉充盈不良，尿量 < 30 ml/h，尿比重 > 1.02，中心静脉压（CVP）< 6 mmHg，则表明血容量不足。

**3. 血管活性药物的应用**

(1) 多巴胺：在心源性休克时，应静脉滴注多巴胺 5～15 μg/(kg·min)，使血压升至 90 mmHg。多巴胺剂量：1～5 μg/(kg·min) 主要作用于脑、肾、和肠系膜血管，使血管扩张，增加尿量；5～15 μg/(kg·min) 时主要作用于 β 受体，通过增强心肌收缩力而增加心输出量；大于 15 μg/(kg·min) 时以血管 α 受体兴奋为主，收缩血管。

(2) 肾上腺素：在多巴胺最大剂量 20 μg/(kg·min) 仍不能维持血压时使用。作用机制：①增强心肌收缩力：兴奋 $β_1$ 受体，增加心脏指数；②收缩外周血管：兴奋 α 受体，升高血压；③扩张骨骼肌小动脉：小剂量时兴奋 $β_2$ 受体，舒张压降低。其用法为起始剂量 1～2 μg/min，静脉泵入，依据血压逐渐增加剂量。

(3) 去甲肾上腺素：作用机制：①收缩外周血管，兴奋 α 受体，升高血压；②增强心肌收缩力，兴奋 $β_1$ 受体，增加心脏指数。用法为起始剂量 1～2 μg/min，静脉泵入，依据血压逐渐增加剂量，应使用去甲肾上腺素恢复灌注压。在院前和急诊，血管收缩药的选择是去甲肾上腺素。

(4) 扩张血管的正性肌力药物：包括多巴酚丁胺、米力农、左西孟旦。适用于：射血分数（EF）< 45% 的休克患者，可增加心输出量，改善血流动力学。其不良反应：①对外周血管有扩张作用，可导致血压降低，故需与收缩血管的药物合用；②可能增加快速心房颤动和室性心动过速的发生率。

法国重症监护学会（FICS）的推荐是，通过正性肌力药物与血管活性药物使平均动脉压达 65 mmHg，有高血压病史者可达到更高，在心源性休克患者中需优先应用去甲肾上腺素来维持有效的灌注压，多巴胺可用于治疗心源性休克的低心排出量患者，不推荐磷酸二酯酶抑制剂或左西孟旦作为一线用药。

**4. 其他治疗**

(1) 纠正酸中毒：常用 5% 碳酸氢钠或分子乳酸钠，根据血气分析结果计算补碱量。

(2) 机械性辅助循环：经上述处理后无法纠正者，可考虑主动脉内球囊反搏（IABP）、左室辅助泵等机械性辅助循环。使用 IABP 者存活率要比单纯药物治疗者高。所以，只要患者没有明显禁忌证（如主动脉关闭不全），且有可能接受手术治疗者，应采用 IABP 治疗。

(3) 原发疾病治疗：如急性心肌梗死患者应尽早进行再灌注治疗，溶栓失败或有禁忌证者应在 IABP 支持下进行急诊冠状动脉成形术（PCI）；急性心脏压塞者应立即心包穿刺减压；乳头肌断裂或室间隔穿孔者应尽早进行外科修补等。

(4) 心肌保护：1,6-二磷酸果糖 5～10 g/d，或磷酸肌酸 2～4 g/d，静脉滴注。酌情使用血管紧张素转换酶抑制剂（ACEI）等。

### 5. 防治并发症

（1）呼吸衰竭：包括持续氧疗，必要时呼吸机辅助呼吸。保持呼吸道通畅，定期吸痰，加强感染预防和控制等。

（2）急性肾衰竭：注意纠正水、电解质紊乱及酸碱失衡，及时补充血容量，酌情使用利尿剂如呋塞米 20～40 mg 静注。必要时可进行血液透析、血液滤过式腹膜透析。

（3）保护脑功能：酌情使用脱水剂及糖皮质激素，合理使用镇静剂。

（4）防治 DIC：休克早期应积极应用低分子右旋糖酐等抗血小板及改善微循环的药物，有 DIC 早期征象时应尽早使用肝素抗凝，后期适当补充消耗的凝血因子。

## 五、急救护理措施

1. 平卧位或将头与腿分别抬高 30°～40° 以防膈肌及腹腔脏器上移，影响心肺功能，患者也较舒适。

2. 高流量吸氧 4～5 L/min。

3. 建立两条以上静脉通路，保持静脉通路通畅，便于治疗抢救。在输液时，应控制输液速度，根据血压、心率等情况，随时调整滴速。

4. 根据医嘱给予血管活性药物，如间羟胺、多巴胺等提升血压。根据血压随时调整滴速和浓度，滴速不宜超过 30 滴/分，以防加重心力衰竭，引起肺水肿。当液体内有血管活性药物时，更应注意输液通畅，避免脱落、外溢。

5. 密切观察神志、面色及生命体征变化，在发病几小时内应严密观察血压，15～30 分钟一次，待病情稳定后 1～2 小时观察一次。若收缩压下降到 80 mmHg 以下，脉压小于 20 mmHg，或患者原有高血压，血压的数值较原血压下降 20～30 mmHg 以上，要立即通知医生，给予处理。留置导尿管，观察每小时尿量。

6. 给予人文关怀、精神安慰，必要时给予镇静剂。

7. 熟悉各种抢救药品和仪器的使用方法与注意事项，及时有效地进行抢救。

8. 注意保暖，避免受凉，禁用热水袋保温，宜加盖被子。做好口腔和皮肤护理，预防压力性损伤和肺部并发症的发生。

（姜 玫）

# 第三节 低血容量性休克

## 一、定义

低血容量性休克是指由于循环血丢失（包括各种显性或不显性丢失），导致有效循环血量减少，回心血量不足，心排血量和动脉压降低，组织器官灌注不足，细胞代谢紊乱，器官功能受损乃至功能障碍甚或衰竭。

## 二、病因机制特点

**1. 病因** ①失血：骨折、挤压伤、消化道大出血、动脉瘤破裂等，妇产科疾病如异位妊娠破裂等；②失液：中暑、糖尿病酮症酸中毒、严重吐泻、肠梗阻、胃肠道瘘、急性重型胰腺炎、腹膜炎等；③大面积烧伤；④严重创伤、大手术等。

**2. 发病机制** 基本病理生理变化是循环血量减少，致组织器官灌注减少，其主要特征如下。

(1) 微循环改变：①休克代偿期：器官灌注减少；此阶段微循环血流特征为"少灌少流，灌少于流"；②休克进展期：此阶段微循环血流特征为"多灌少流，灌大于流"；③DIC期：此期微循环血流特征为"不灌不流"。同时由于DIC早期高凝状态消耗大量的凝血因子和血小板，后期常出现继发性出血。

(2) 体液及代谢改变：①血糖升高，发生乳酸性酸中毒；蛋白质分解代谢增加，血中尿素、肌酐及尿酸增加；②有效循环血量减少，导致肾血流量减少，醛固酮及抗利尿激素分泌增加；③细胞缺氧，导致线粒体肿胀、溶酶体破裂，甚至细胞死亡；④ATP生成减少，代谢性酸中毒导致组织蛋白分解，生成过多具有生物活性的强烈血管扩张物质。

(3) 过度炎症反应和缺血再灌注损伤。

## 三、护理评估和病情判断

**1. 危险因素** 凡存在严重创伤、烧伤、大出血、体液大量丢失病史者，应考虑低血容量性休克。

**2. 临床表现** ①症状和体征：包括精神改变，皮肤湿冷，尿量 < 30 ml/h，心率 > 100次/分，收缩压下降（< 90 mmHg 或较基础血压下降大于40 mmHg），或脉压减小（< 20 mmHg）。②血流动力学特征：心排血量减少，前负荷减小，充盈压降低；体循环阻力增大。③组织灌注和氧代谢指标：血乳酸水平是反映休克与组织灌注状态较好的生化指标。

低血容量性休克发生过程的不同时期，有着不同的临床表现。

(1) 休克代偿期：精神兴奋，心率快，血压正常或稍低或升高，脉压小，尿量减少，体温可降低，面色苍白，皮肤湿冷等。此期患者血压往往无明显降低，易被临床医师所忽视，而继续发展进入休克进展期。

(2) 休克进展期：微循环持续灌注不足，组织处于严重的淤血性缺氧状态中；由于大量的血液淤滞在微血管内和（或）进入组织间隙，有效循环血量锐减，心排血量显著减少，动脉压显著降低。进入此期，患者临床表现进一步加重，皮肤可出现发绀及花斑，神志淡漠甚至意识不清，尿量进一步减少或无尿。如仍未能得到及时、有效的治疗，则病情进一步发展而转入休克失代偿期。

(3) 休克失代偿期：由于持续的组织低灌注及液体向组织间隙渗出，引起血液浓缩，血液黏滞度进一步增高。血小板和红细胞更易于积聚而形成微血栓，进而导致DIC，表现为广泛微血栓形成和出血。

(4) 多器官功能障碍期：表现为急性呼吸窘迫综合征、急性肾功能受损、骨髓造血功能受抑制等。

**3. 鉴别诊断** 需与低血压状态、直立性低血压、无脉病等相鉴别。创伤性休克患者不仅存在大量血液或血浆的丢失，同时创伤处又有炎性肿胀和体液渗出，受损组织释放的血管活性物质还可导致微血管扩张和通透性增高，使有效循环血量进一步减少。创伤还可刺激神经系统，引起疼痛和神经-内分泌系统反应，影响心血管功能。特殊部位的损伤，如胸部损伤、颅脑外伤等还可以直接影响心血管及呼吸功能。

**4. 辅助检查**

（1）血常规：红细胞计数、血红蛋白以及血细胞比容测定有助于对失血性休克的诊断。

（2）尿量及肾功能检查：尿量 < 30 ml/h，提示肾灌流不足；早期注意监测尿量有助于识别休克并指导治疗。

（3）血生化检查：乳酸、血 pH 及二氧化碳结合力有助于了解酸中毒的程度；血尿素氮、血肌酐反映肾功能的情况。

（4）出、凝血功能检测：血小板计数、出凝血时间、凝血酶原时间、纤维蛋白原及纤维蛋白降解产物的测定有助于判断休克进展及 DIC 的发生。

（5）动脉血气分析：为指导治疗所必需。常表现为代谢性酸中毒，后期可出现混合型酸碱失衡。

（6）血乳酸含量测定：动脉血乳酸浓度是反映组织灌注及缺氧状态的敏感指标之一，其增高常较其他休克征象先出现，可作为识别、评估休克严重程度及预后并指导治疗的重要生化指标，但受肝功能影响，可检测乳酸清除率。

（7）影像学检查：X 线检查和超声心动图有助于发现低血容量性休克的病因。

## 四、急救治疗原则

**1. 病因治疗** 尽快纠正引起容量丢失的病因是治疗低血容量性休克最基本的措施。

**2. 液体复苏** 可以选择晶体液和胶体液。由于 5% 葡萄糖溶液很快分布到细胞间隙，因此不推荐用于液体复苏治疗。

液体复苏种类包括：

（1）晶体液：常用的晶体液为生理盐水和乳酸林格液。故低血容量性休克时若以大量晶体液进行复苏，可以引起血浆蛋白的稀释而致胶体渗透压的下降，出现组织水肿。大量输注生理盐水可引起高氯性代谢性酸中毒；大量输注乳酸林格液应考虑其对血乳酸水平的影响。

（2）胶体液：临床中应用的胶体液主要有羟乙基淀粉和白蛋白。输注 1 L 羟乙基淀粉能使循环血量增加 100 ~ 1000 ml，使用时应注意对肾功能、凝血的影响以及可能的过敏反应。

（3）输血及血制品：输注血制品在低血容量性休克治疗中应用广泛。但输血可以带来一些不良反应，如血源传播性疾病、免疫抑制、红细胞脆性增加等。①浓缩红细胞：血红蛋白 ≤ 70 g/L 时应考虑输注。②血小板：主要适用于血小板数量减少或功能异常伴有出血倾向，尤其对需要手术去除病因的休克患者可考虑输注。③新鲜冰冻血浆：对于失血性休克患者的凝血功能障碍，可通过输注新鲜冰冻血浆改善凝血功能。④冷沉淀物：适用于特定凝血因子缺乏所引起的疾病、肝移植围术期以及肝硬化食管静脉曲张等出血。对大量输血后并发凝血异常的患者及时输注冷沉淀物可缩短凝血时间、纠正凝血异常。补充血容量及对症处理。

**3. 血管活性药物** 不建议常规使用。通常对于进行充分的液体复苏之后仍存在低血压或者输液还未开始的严重低血容量性休克患者，可考虑应用。

（1）多巴胺：不同剂量多巴胺对血流动力学的影响不同。1 ~ 3 μg/(kg·min) 时主要作用于脑、肾和肠系膜血管，使血管扩张，尿量增加；2 ~ 10 μg/(kg·min) 时增加心排血量，同时也增加心肌耗氧量；> 10 μg/(kg·min) 时收缩血管，升高血压。

（2）多巴酚丁胺：可使心肌收缩力增强，同时存在血管扩张和减少后负荷作用。如进行充分液体复苏后仍然存在低心排血量，可使用多巴酚丁胺以增加心排血量。

（3）去甲肾上腺素、肾上腺素：主要效应是通过增加外周阻力来升高血压。

**4. 纠正酸中毒** 严重的代谢性酸中毒可以引起难以纠正的严重低血压、心律失常和心搏骤停。临床上使用碳酸氢钠能短暂改善酸中毒，但过度血液碱化使氧解离曲线左移，不利于向组织供氧。故碳酸氢盐只用于紧急情况或 pH < 7.20 时，不建议常规使用。

**5．控制体温**  严重的低血容量性休克常伴有顽固性低体温、严重酸中毒、凝血障碍，应保暖和酌情给予升温治疗。但对于合并颅脑损伤患者，治疗性低温可通过降低脑细胞代谢率、减轻脑水肿、抑制兴奋性神经递质释放以及减少钙超载等保护机制，降低病死率，促进神经功能的恢复。

**6．对未控制出血的低血容量性休克的处理**  对于创伤后存在进行性失血需要急诊手术的患者，应尽可能缩短创伤至接受决定性手术的时间，以改善预后，提高存活率。

（1）未控制出血的低血容量性休克常见于严重创伤（贯通伤、血管伤、实质性脏器损伤、长骨和骨盆骨折、胸部创伤、腹膜后血肿等）、消化道出血、妇产科出血等。死亡原因主要是大量出血导致严重持续的休克甚至心搏骤停。

（2）对于存在低血容量性休克又无法确定出血部位的患者，早期发现、早期诊断才能早期进行处理。床旁超声可以明确出血部位，CT 检查比超声有更好的特异性和敏感性。

（3）限制性液体复苏：指在活动性出血控制前给予小容量液体复苏，在短期允许的低血压范围内维持重要脏器的灌注和氧供。低血容量性休克未控制出血时，早期积极复苏可引起：①稀释性凝血功能障碍；②血压升高后，血管内已形成的血凝块脱落，造成再出血；③血液过度稀释，血红蛋白降低，减少组织氧供。限制性液体复苏可降低病死率，减少再出血率及并发症。

**7．伴颅脑损伤的低血容量性休克的复苏**  合适的灌注压是保证中枢神经组织氧供的关键。颅脑损伤后颅内压增高，此时若机体血压降低，则会因脑血流灌注不足而继发脑组织缺血性损害，进一步加重颅脑损伤。因此，一般认为对于合并颅脑损伤的严重低血容量性休克患者，宜早期输液以维持血压，必要时合用血管活性药物，将收缩压维持在正常水平，以保证脑灌注压，而不宜延迟复苏。

**8．治疗后再评估**  ①生命体征，精神神经状态；②皮肤色泽、毛细血管再充盈时间；③尿量；④电解质、血乳酸测定，血气分析；⑤反映多器官功能的生化指标或标志物：出凝血功能、肌酐、脑钠尿肽水平等。

**9．镇静镇痛**  创伤后剧烈的疼痛可加重应激反应，应根据患者情况使用镇静镇痛药。

**10．手术治疗**  一般在血压回升或稳定后进行。

**11．预防感染**  应尽早使用抗生素。

## 五、急救护理措施

**1．急救护理**  根据轻重缓急优先处理危及生命的问题，注意保持呼吸通畅，迅速控制明显的外出血，妥善固定受伤肢体，采取休克体位以增加回心血量。开放伤口的止血采取敷料加压包扎，四肢采用止血带止血，并标明止血带使用起始时间，明确有血管断裂出血者，用血管镊或血管钳、缝线止血，复杂的骨盆骨折出血应用外固定支架固定，仍然无效的应进行髂内、外血管的栓塞止血。止血过程中应随时观察患者的生命体征变化，积极查找所有可能的出血原因。需急诊手术，积极做好术前准备。

**2．动态监测**  动态心电监测，对心率、血压、脉搏、呼吸及血氧饱和度变化密切观察，及时调整抢救措施。创伤性休克后的部分患者因胰岛素抵抗而表现出高血糖症，从而导致严重的感染、多发性神经损伤、MODS，甚至死亡。因此，应严密监测患者血糖变化，遵医嘱及时予以胰岛素治疗。

**3．疼痛管理**  镇痛护理创伤后剧烈疼痛是患者的主要症状之一，可加重休克，应及时予以止痛。由于休克患者的外周循环较差，肌内注射止痛药的效果不理想，因此，可考虑经静脉注射。若患者存在呼吸障碍，则禁用吗啡。

**4. 人文关怀** 由于创伤性休克发生突然，患者及家属缺乏心理准备，大多处于极度恐慌、焦虑的状态，甚至可能出现情绪休克。护士应加强人文关怀，理解并鼓励患者表达情绪，做好安慰及解释工作，使患者及家属情绪稳定，能配合各项治疗护理措施。

（姜 玫）

# 第四节 梗阻性休克

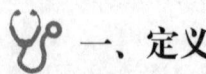

## 一、定义

梗阻性休克（obstructive shock）是指血液循环的主要通道（心脏和大血管）受到机械性梗阻，造成回心血量或心排血量下降而引起循环灌注不良、组织缺血缺氧。发生梗阻的部位和造成梗阻的原因不尽相同，其中以肺动脉栓塞、心脏压塞和张力性气胸最为常见。梗阻性休克往往会出现急剧的血流动力学改变，其根本治疗是解除梗阻。

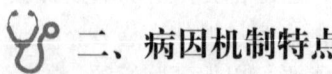

## 二、病因机制特点

梗阻性休克的血流动力学特点为"低排高阻"，其在所有休克类型中所占比例最低，但产生的血流动力学改变最为急剧，危害也最大，通常需要快速明确梗阻的部位并解除梗阻。需要强调的是，心脏压塞以及瓣膜狭窄等常被误认为心源性休克，但其本质并非泵功能衰竭，治疗上也与泵功能衰竭明显不同，因此已不再被认为是心源性休克。随着重症心脏超声的应用，更多类型的梗阻性休克在不断修正完善。以动态流出道梗阻为例，其病理生理过程为低血容量或心肌收缩力过强等诱因导致二尖瓣前叶在收缩期前向运动，因此形成左室流出道梗阻。此时如果贸然给予正性肌力药物，非但不能缓解休克，反而会进一步加重；而通过液体治疗纠正低血容量能够改善休克，但此时治疗的重点并不在低血容量性休克，而是流出道梗阻。如图23-1所示，引起流入或流出通道梗阻的因素不同，但最终的结果都是导致心排血量降低，进而造成氧输送减少、组织细胞缺血缺氧等休克的一系列病理生理演变过程。可见，梗阻性休克发生和发展的最终原因仍然是心排血量降低，所以有人建议将此类休克归为心源性休克。

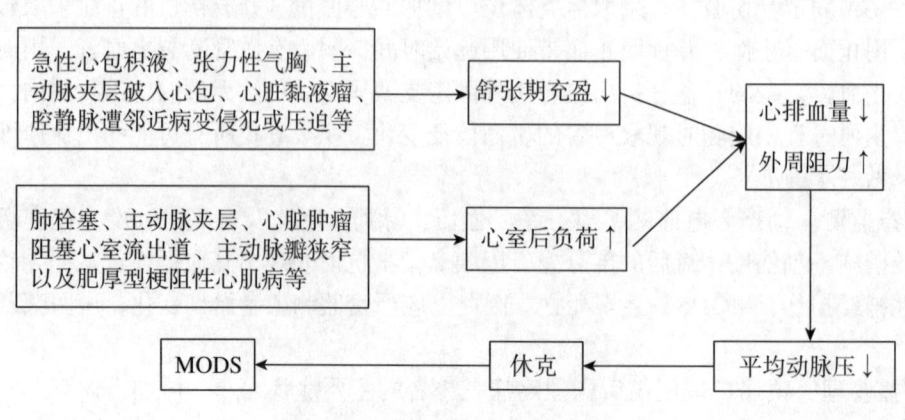

图 23-1 梗阻性休克的发病机制

三、护理评估与病情判断

**1. 危险因素** 梗阻性休克的常见梗阻部位和原因见表 23-3。

表 23-3 梗阻性休克的常见梗阻部位和原因

| 梗阻部位 | 梗阻原因 |
| --- | --- |
| 腔静脉 | 血栓、压迫 |
| 心包 | 缩窄、心脏压塞 |
| 心腔 | 瓣膜狭窄、血栓形成、黏液瘤、梗阻性肥厚型心肌病 |
| 肺循环 | 栓塞、气胸、血胸、胸腔积液、正压通气 |
| 主动脉 | 瓣膜狭窄、主动脉夹层动脉瘤、主动脉缩窄 |

**2. 临床表现**

（1）急性肺栓塞：急性肺栓塞引发休克主要见于大面积肺动脉栓塞。肺栓塞涉及 2 个以上肺动脉主干或者 50% 以上肺血管床就可以引起梗阻性休克，慢性肺栓塞可以影响 75% 血管床而没有休克症状。

常见症状有呼吸困难、胸痛、晕厥、咳嗽、咯血等。查体可有呼吸急促、发绀，听诊可闻及哮鸣音和（或）湿啰音，可有心动过速、血压下降、颈动脉充盈或异常搏动、肺动脉瓣区第二心音亢进或分裂、三尖瓣区收缩期杂音。下肢深静脉血栓（deep vein thrombosis，DVT）是引起急性肺栓塞的最常见原因，多数患者可找到 DVT 的证据。

（2）急性心脏压塞：急性心脏压塞在心包积液量达 150 ml 时即可有休克症状，而慢性心包积液可以达 2000 ml 而没有休克表现。呼吸困难是急性心脏压塞的突出症状。可出现心前区疼痛、胸闷，若有气管或食管受压，可出现干咳、声音嘶哑或吞咽困难。多表现为急性面容、烦躁不安、面色苍白、大汗淋漓，心脏叩诊浊音界向两侧增大，心尖冲动弱，心音低钝遥远，心动过速、脉压减小，可有奇脉、颈静脉怒张等表现。典型的心脏压塞三联征被称为 Beck 三联征，即低血压、颈静脉怒张和心音遥远。

（3）张力性气胸：多数患者起病急骤，患侧突感胸痛，呈针刺样或刀割样，继之胸闷和呼吸困难，可伴有刺激性咳嗽。张力性气胸时胸膜腔内压骤然升高，肺被压缩，纵隔移位，迅速出现严重呼吸、循环障碍，患者表情紧张、胸闷、挣扎坐起、烦躁不安、发绀、冷汗、脉速、心律失常，甚至发生意识不清、呼吸衰竭。查体可见气管向健侧移位，患侧胸部隆起，呼吸运动和触觉语颤减弱，叩诊为过清音或鼓音，听诊呼吸音减弱或消失。

（4）主动脉夹层：多见于中老年患者，90% 有高血压病史。约 96% 有突发、急起、剧烈而持续且不能耐受的疼痛。疼痛的部位常提示撕裂口部位；如仅前胸痛，90% 以上在升主动脉；疼痛在颈、喉、颌或脸也强烈提示升主动脉夹层，若为肩胛间最痛，则 90% 以上在降主动脉；背、腹或下肢痛也强烈提示降主动脉夹层。当夹层累及主动脉瓣或破入心包时可出现急性心力衰竭、心脏压塞、低血压和晕厥；累及分支动脉可导致心、脑、肢体、肾等脏器缺血症状。1/3~1/2 患者发病后有苍白、大汗、皮肤湿冷、气促、脉速、脉弱或消失等表现，血压下降程度常与上述症状表现不平行。两侧肢体血压及脉搏明显不对称，常高度提示本病。

**3. 辅助检查** 常规行心电图、心脏生化标志物、CT/CTPA 等检查，床旁超声作为一种无创、广泛、快速、可靠、可重复操作的监测手段，在急诊休克的诊治过程中越来越多地应用于临床实践中。

（1）急性肺栓塞

1）实验室检查：血浆 D- 二聚体水平升高。动脉血气分析常表现为低氧血症、低碳酸血症。

2）心电图：最常见的改变为窦性心动过速，当有肺动脉及右心压力升高时，可出现相应的特征性改变，对与心肌梗死的鉴别有重要意义。

3）胸部 X 线检查：可见肺动脉阻塞、肺动脉高压的表现，可有肺野局部片状或楔形阴影、肺不张或膨胀不全、横膈抬高以及胸腔积液等改变。

4）超声检查：心脏超声可发现右心室壁局部运动幅度降低、右心室和（或）右心房扩大、室间隔左移和运动异常、近端肺动脉扩张、三尖瓣反流速度增快、下腔静脉扩张等异常。偶可发现肺动脉近端的血栓而直接确诊。双下肢超声检查为诊断 DVT 最简便的方法，对肺栓塞有重要的提示意义。

5）CT：CT 肺动脉造影能够准确发现段以上肺动脉内的血栓，是目前最常用的肺栓塞确诊手段。

（2）急性心脏压塞

1）实验室检查：取决于原发病，感染时常有白细胞计数增加、红细胞沉降率增大等炎症反应。

2）X 线检查：可见心脏阴影向两侧增大，心脏搏动减弱或消失。肺部无明显充血现象而心影显著增大是心包积液的有力证据，可与心力衰竭相区别。

3）心电图：心包本身不产生电动力，急性心包炎时心电图异常来自心包下的心肌。主要表现有：① ST 段弓背向下抬高（aVR 导联除外）。② QRS 低电压，大量渗液时可见电交替。③无病理性 Q 波，无 QT 间期延长。④常有窦性心动过速。

4）超声心动图：为诊断心包积液最敏感可靠的检查方法。可见心包膜脏、壁层之间出现无回声区。

5）心包穿刺：可证实心包积液的存在并对抽取的液体作病原学（细菌、真菌等）、生化、细胞分类检查，包括寻找肿瘤细胞等。抽取一定量的积液也可解除心脏压塞症状，必要时可经穿刺在心包腔内注射抗菌药或化疗药物等。

（3）张力性气胸：典型 X 线片表现为外凸弧形的细线条形阴影，称为气胸线。线外透亮度增高，无肺纹理，线内为压缩的肺组织。大量气胸时，肺向肺门回缩，呈圆球形阴影，常显示纵隔及心脏移向健侧。

（4）主动脉夹层

1）胸部 X 线片：多数患者可有主动脉增宽。虽无诊断价值，但可提示进一步做确诊检查。

2）心电图：一般无特异性 ST-T 段改变，少数急性心包积血时可有急性心包炎改变；累及冠状动脉时可出现下壁心肌梗死的心电图改变。急性胸痛患者心电图常作为与急性心肌梗死鉴别的重要手段。

3）超声心动图：可识别真、假腔或主动脉的内膜裂口下垂物，其优点是可在床旁检查。经食管超声心动图的敏感性和特异性更高，但对局限于升主动脉远端和主动脉弓部的病变，因受主气道内空气的影响，超声探测可能漏诊。

4）CT 血管造影、螺旋 CT 及 MRI 血管造影检查均有很高的确定性诊断价值，其敏感性与特异性可达 98%。

5）主动脉逆行性造影：是术前确诊、判定裂口部位及假腔血流方向并制订介入或手术计划而必须进行的检查。

**4. 分类**　所有导致血流流动通道受阻的因素均可引起梗阻性休克，根据梗阻的部位可分为心外和心内梗阻性休克。心外梗阻性休克常见于心包缩窄 / 填塞、腔静脉梗阻、肺动脉栓塞 / 非栓塞性急性肺动脉高压、主动脉夹层、张力性气胸等；心内梗阻性休克常见于瓣膜狭窄、心室流出道梗阻等。

**5. 病情评估及危险分层** 目前尚无指南或研究对梗阻性休克的危险程度进行分级，影响其预后的主要因素如下。

(1) 休克的进展程度：早期休克相对容易处理，进展至中、后期难以纠正。

(2) 原发病的危险程度：急性大面积肺栓塞、主动脉夹层等疾病起病迅速、进展快，威胁重要脏器功能，相对危险。

(3) 梗阻的部位、性质、程度：发生在心血管内的血栓、夹层等病变危险大；因血管外积液、压迫等造成的梗阻容易解除。休克患者存在能够引起梗阻性休克的原发病，寻找到明确支持梗阻存在的证据，排除其他类型的休克以后，方可确定梗阻性休克的诊断。

## 四、急救治疗原则

治疗休克的成功关键在于早诊断与早处理，梗阻性休克更需分秒必争。根本治疗是梗阻的解除，如心脏压塞/瓣膜狭窄的外科治疗、肺栓塞的溶栓治疗等。

**1. 早期救治，维持生命体征** 患者多病情危重、变化迅速，需常规吸氧并保持气道通畅，及时建立静脉通路。密切观察患者生命体征，严密监测心电、血压、血氧、血气、尿量等，积极评价其灌注状态。如有需要，可中心静脉置管监测血流动力学变化以指导治疗。

对于梗阻性休克患者，可过渡性使用血管加压药物以保持脑和心脏等重要器官的灌注，直到确定的治疗方法开始起效。在梗阻性休克中使用血管加压药物的证据质量均不高，其中与严重肺栓塞有关的研究中涉及了去甲肾上腺素、肾上腺素和多巴胺等，而使用这些药物的前提是进行了溶栓治疗解除梗阻，但这类患者往往本身病情非常危重，预后较差。关于心脏压塞的血管加压药物相关研究质量也较差。对于患有已知或疑似肥厚型梗阻性心肌病或左室流出道梗阻的患者，应避免使用正性肌力药物，如果休克严重、濒临死亡，可考虑使用血管加压药物。对于液体复苏无反应、尚未明确原因的休克患者，去甲肾上腺素可作为一线血管加压药物；在尚未建立中心静脉通路时也可先使用多巴胺或间羟胺作为过渡治疗。其他治疗均已实施，首选药物使用到较大剂量仍未达到 MAP > 65 mmHg 的目标，则可能需要增加第二种血管加压药物。在所有休克类型的病例中，有 26% ~ 54% 的患者增加了第二种血管加压药物。

**2. 病因治疗，及时解除梗阻** 梗阻性休克治疗的关键是解除梗阻。对于肺动脉栓塞导致的梗阻性休克，需要进行溶栓、抗凝治疗，内科治疗无效者可行肺动脉血栓摘除术或其他外科治疗手段，并积极寻找、治疗肺栓塞的原发病因；心脏压塞时应行心包穿刺排液，迅速降低心包腔内压，以缓解症状，并开展针对积液形成病因的治疗。主动脉夹层并发休克应行介入治疗或外科手术，去除撕裂口，排空假腔，扩大真腔，如有心包积液应及时处理。对张力性气胸引起的休克，应行胸腔穿刺抽气或胸腔闭式引流，引流失败者应行手术治疗。

## 五、急救护理措施

**1. 氧疗** 根据缺氧情况给予中高流量吸氧 4 ~ 5 L/min。

**2. 血管通路** 建立两条以上静脉通路。保持静脉通路通畅，便于治疗抢救。在输液时，应控制输液速度，根据血压、心率等情况，随时调整滴速。

**3.** 根据医嘱给予血管活性药物，如间羟胺、多巴胺等提升血压。根据血压随时调整滴速和浓度，滴速不宜超过 30 滴/分，以防加重心力衰竭，引起肺水肿。当液体内有血管活性药物时，更应注意输液通畅，避免脱落、外溢。

**4. 密切观察** 观察神志、面色及生命体征变化；在发病几小时内应严密观察血压，15 ~ 30 分钟一次，待病情稳定后 1 ~ 2 小时观察一次。若收缩压下降到 80 mmHg 以下，脉压小于

20 mmHg，或患者原有高血压，血压的数值较原血压下降20～30 mmHg以上，要立即通知医生，给予处理。留置导尿管，观察每小时尿量。

**5．用药观察** 多巴胺可能与心律失常的发生率及死亡率增加有关，实验显示去甲肾上腺素和肾上腺素之间是等效的，但肾上腺素与不良的代谢作用有关，如乳酸性酸中毒和胰岛素需求增加，而去甲肾上腺素在使用过程中的不良反应较小。使用儿茶酚胺类药物前应注意纠正酸中毒以增加药物敏感性。由于去甲肾上腺素外周输液一旦渗漏，对组织的损伤较大，应加强观察，必要时备用血管通路，每班甚至2～4小时更换注射部位，建议中心静脉用药。

**6．器械辅助支持** 必要紧急时行ECMO支持。根据具体指标情况选择不同的上机模式，加强管路、转机参数、抗凝等管理，随时评估指征及早下机。

**7．专科护理**
(1) 急性肺栓塞溶栓、抗凝护理详见第十六章第五节"肺栓塞"。
(2) 急性心脏压塞行心包穿刺引流护理，详见第十五章第八节"心脏压塞"。
(3) 张力性气胸行胸腔穿刺抽气或胸腔闭式引流护理详见第十六章第六节"自发性气胸"。
(4) 主动脉夹层急救护理详见第十五章第五节"主动脉夹层"。

（姜　玫）

## 第五节　分布性休克

### 一、定义

分布性休克是由于血管内绝对容积的病理性再分配而导致的相对低血容量状态，是最常见的休克形式。原因可能是血管张力的调节丧失，血管系统内的容积发生变化和（或）血管系统的通透性紊乱，血管内容积向间质转移。主要包括脓毒血症/感染性休克、类过敏性/过敏性和神经源性休克。此节主要介绍脓毒血症和感染性休克。

严重脓毒血症和感染性休克是影响人类的主要健康问题，每年全球有数百万患者感染，其中四分之一或更多的患者死亡，且发病率仍在不断上升。与多发性创伤、急性心肌梗死或脑卒中类似，严重脓毒血症发生后及时采取合适的治疗方案，极可能影响患者的预后。

### 二、病因机制特点

脓毒血症（sepsis）是由感染引起的全身系统性有害宿主反应，可发展为严重脓毒血症（继发于已有或可疑感染的急性器官功能障碍）和脓毒血症休克（严重脓毒血症虽经液体复苏仍存在难以逆转的低血压），即感染性休克（septic shock）。随着研究和认识的深入，以感染和全身炎症反应综合征（SIRS）为核心的脓毒血症诊断标准逐渐受到质疑。越来越多的研究显示，感染不仅引起机体产生炎症反应，而且导致免疫反应、凝血、神经内分泌等的变化。因此SIRS可能不足以客观、特异性地体现感染引起的机体反应，导致其对脓毒血症的敏感性和特异性下降。另外，感染性休克作为重症感染的特殊类型，虽然定义为经充足液体复苏仍不能纠正的低血压和组织低灌注，但在临床实际中液体复苏、低血压和组织灌注的评价缺乏统一的标准，不同研究中诊断感染性休克所采用的标准也存在差异。因此国际专家组对1992—2015年发表的成年感染性休克患者的观察性研究进行系统分析,并经德尔菲法过程确定低血压、血乳酸水平及升压药物治疗作为指标进行验证,制定了最新的脓毒血症及感染性休克的标准定义,即"Sepsis 3.0"定义。

新定义指出,脓毒血症是指宿主对感染产生的失控反应,并出现危及生命的器官功能障碍。针对 ICU 和非 ICU 患者的标准有所不同。对于 ICU 的感染患者或疑似感染患者,当序贯(脓毒血症相关)器官衰竭评分[sequential (sepsis-related) organ failure assessment score,SOFA]≥ 2 分时,诊断为脓毒血症;对于非 ICU 感染或可疑患者,快速的 SOFA(qSOFA)评分出现两项(收缩压≤ 100 mmHg,呼吸频率> 22 次 / 分,意识改变)或两项以上阳性诊断为脓毒血症。而感染性休克是脓毒血症的一种形式,其循环和细胞代谢显著异常,大大增加了病死率,诊断为感染性休克的患者临床病死率高达 40% 以上,表现为顽固性低血压,需要持续使用血管升压药才能维持平均动脉压在 65 mmHg 以上。SOFA 如表 23-4 所示。

表 23-4 序贯器官衰竭评分(SOFA)量表

| 系统 | 变量 | 0 分 | 1 分 | 2 分 | 3 分 | 4 分 |
| --- | --- | --- | --- | --- | --- | --- |
| 呼吸 | $PaO_2/FiO_2$(mmHg) | > 400 | ≤ 400 | ≤ 300 | ≤ 200 | ≤ 100 |
| | 呼吸机支持 | | | | 是 | 是 |
| 血液 | 血小板($10^9$/L) | > 150 | ≤ 150 | ≤ 100 | ≤ 50 | ≤ 20 |
| 肝 | 胆红素(μmol/L) | < 20.5 | ≤ 34.1 | ≤ 102.5 | ≤ 205.1 | > 205.2 |
| 循环 | 平均动脉压(mmHg) | ≥ 70 | < 70 | | | |
| | 多巴胺[μg/(kg·min)] | | | ≤ 5 | > 5 | > 15 |
| | 多巴酚丁胺[μg/(kg·min)] | | | 任何剂量 | | |
| | 肾上腺素[μg/(kg·min)] | | | | ≤ 0.1 | > 0.1 |
| | 去甲肾上腺素[μg/(kg·min)] | | | | ≤ 0.1 | > 0.1 |
| 神经 | GCS 评分 | 15 | 13 ~ 14 | 10 ~ 12 | 6 ~ 9 | < 6 |
| 肾 | 肌酐(μmol/L) | < 106 | ≤ 176 | ≤ 308 | ≤ 442 | > 442 |
| | 尿量(ml/d) | | | | ≤ 500 | ≤ 200 |

注:每日评估应取每日最差值;评分越高,预后越差。

脓毒血症主要发生在严重感染或者重创手术后的患者中。全球每年约有 1900 万人患脓毒血症,其中美国至少有 75 万人,且以每年 1.5% ~ 8% 的速度持续增长。但是年龄、性别、种族或民族等都会影响脓毒血症的发病率,且脓毒血症患者中很多伴有糖尿病(24%)、慢性肺病或癌症(16%)、充血性心衰(14%)和肾衰竭(11%)等并发症。脓毒血症可以由任何部位的感染引起,主要有肺炎、腹膜炎、泌尿系统感染和胆管炎,其次是脑膜炎、脓肿、蜂窝织炎等。能导致感染的病原微物主要有细菌、真菌、寄生虫和病毒等,其中,革兰氏阳性菌比阴性菌多。

脓毒血症是一个复杂的过程,炎症的初期涉及炎症细胞和细胞因子的改变,后期导致细胞的凋亡和坏死、凝血功能的改变和机体免疫功能、免疫状态的变化,另外,基因的多态性以疾病的发生发展也有很大影响。脓毒血症的发病机制至今尚未明了,已有的研究主要可以分为以下 6 类:

(1)炎症细胞:病原体进入机体后启动炎症反应。当病原体数量有限时,局部的炎症反应足够清除这些病原体。巨噬细胞能够吞噬细菌,并产生一系列的炎症细胞因子,启动先天免疫系统。包括单核 - 巨噬细胞、中性粒细胞和淋巴细胞等。单核 - 巨噬细胞是天然免疫系统中最重要的炎症细胞之一,能够非特异性地吞噬并杀死病原体;中性粒细胞是最先迁移到炎症部位的天然免疫细胞,是脓毒血症早期阻止病原体入侵的关键,它最先识别并吞噬病原体,同时释放各种炎症因子、趋化因子和蛋白水解酶等。

(2) 细胞因子：初次感染后会引发一些更为复杂、多变、长期的宿主反应，这时促炎机制和抗炎机制同时起作用，一方面促进炎症的清除和组织修复，另一方面造成器官损伤，引发继发感染。包括早期促炎因子、晚期促炎因子、抗炎因子等。

(3) 免疫功能紊乱和免疫抑制：脓毒血症早期的主要表现为炎症激活状态，如果炎症没有得到有效控制，炎症介质的增加伴随着抗炎反应的增强，机体会逐渐进入免疫麻痹/免疫抑制状态，使炎症不可控。

(4) 凋亡和坏死：虽然脓毒血症患者和脓毒血症动物模型中都观察到了细胞坏死，但临床数据显示细胞凋亡对脓毒血症的影响更大，最显著的就是淋巴细胞和胃肠道上皮细胞。

(5) 凝血功能异常：严重脓毒血症总是伴随着凝血功能的改变，经常导致弥散性血管内凝血，原因主要有三个，即凝血系统激活、抗凝机制受损或者纤维蛋白溶解系统受损。

(6) 基因多态性：随着人类基因组研究的不断深入，越来越认识到基因与疾病易感性、药物耐受性、临床表现多样性和药物治疗反应差异性等都有关。研究统计显示早期脓毒血症患者中 TNF-α 的水平高，另外，*IL-6-174GG* 基因型的人患脓毒血症的概率比非该基因型的要高 1 倍左右。

## 三、护理评估与病情判断

脓毒血症不是一种特定的疾病，而是一种综合症状，且目前为止仍然没有确定的病理生物学依据，它只是通过一系列的临床体征和症状来识别患者的疑似感染。因为没有金标准的诊断测试存在，因此诊断脓毒血症时更应该标准清楚，并且覆盖多个领域，确保其实用性和有效性。

脓毒血症是对感染性病原体的多方面宿主反应，其效应可以被内源性因子显著增加。在早期概念中，用至少到达 4 种 SIRS 标准中的 2 项条目来定义脓毒血症，其概念仅仅关注炎症过量。如今，用 SIRS 作为脓毒血症病理生理学来描述脓毒症，其有效性已经受到挑战。脓毒血症现在被认为涉及早期激活促炎和抗炎反应，同时还伴随着非免疫途径，如心血管、神经元、自主神经、激素、生物能、代谢和凝血等具有预后意义途径的显著改变。

更广泛的观点还强调了受影响个体的显著生物学和临床异质性，如年龄、基本合并症、并发伤害（包括手术）和药物，感染源增加了其进一步的复杂性。这种多样性不能被很好地重现在动物实验或计算机模拟中。

**1. 危险因素** 患者是否有严重疾病，如严重烧伤、多发伤、外科手术史等。脓毒血症常见于有慢性疾病的患者如糖尿病、慢性阻塞性肺疾病、白血病、再生障碍性贫血和尿路结石等。

**2. 诱发因素** 临床上常见诱发于肺炎、腹膜炎、胆管炎、泌尿系统感染、蜂窝织炎、脑膜炎、脓肿等。

**3. 临床表现**

(1) 症状体征评估

1) 全身表现：发热、寒战、心率加快、白细胞计数和分类改变。体温 > 38 ℃ 或 < 36 ℃；呼吸频率 > 20 次/分 或 $PaCO_2$ < 32 mmHg；心率 > 90 次/分；外周血白细胞 > $12 \times 10^9$/L 或 < $4 \times 10^9$/L，或未成熟细胞 > 10%；或有急性意识障碍。

2) 感染：血清 C 反应蛋白和降钙素原增高。

3) 血流动力学：心排血量增多，全身血管阻力降低，收缩压 < 90 mmHg 或较基础水平下降 40 mmHg 以上；氧摄取率降低。

4) 代谢变化：胰岛素需求量增多，血糖升高。

5) 组织灌注变化：组织灌注不良，尿量减少，少尿（< 30 ml/h）。

6) 器官功能障碍：尿素氮或肌酐增高，血小板减少，高胆红素血症等。

(2) 辅助检查：根据血常规、病原学检查、尿常规、肾功能检查、血生化、凝血功能及血气分析等结果综合评估全身及各脏器功能。

(3) 影像检查：根据致病及危险因素选择 CT、CTA、磁共振检查等明确诊断。

##  四、急救治疗原则

脓毒血症随时可能危及生命，特别是如果不能早期认识和及时治疗。事实上，尽管疫苗、抗生素、急救护理等不断发展，脓毒血症仍然是感染死亡的主要原因。所以在规范标准救治与护理的同时，不断推广公众教育活动，共同提升社会对脓毒血症的认识和重视就显得至关重要。为更好地指导我国医护人员对脓毒血症及感染性休克的治疗与护理，具体可以归纳为以下几点。

**1. 初期复苏** 对因脓毒血症所致组织低灌注（经过早期液体冲击疗法后持续性低血压或血乳酸浓度 ≥ 4 mmol/L）的患者，采取早期目标导向的液体复苏。一旦确定组织灌注不足即应实施复苏，而非延迟到患者入住 ICU 后实施。在进行初期复苏的最初 6 小时内，下述复苏目标可以作为规范化治疗的一部分。

(1) 中心静脉压为 8～12 mmHg。

(2) MAP ≥ 65 mmHg。

(3) 尿量 ≥ 0.5 ml/(kg·h)。

(4) 上腔静脉血氧饱和度（$ScvO_2$）或混合静脉血氧饱和度（$SvO_2$）分别 ≥ 70% 或 65%。

**2. 补液治疗**

(1) 推荐选用晶体液对严重脓毒血症及感染性休克患者进行初期液体复苏。

(2) 不建议使用羟乙基淀粉（HES）对严重脓毒血症及感染性休克患者进行液体复苏，其使用不能改善近期及远期生存率，而且有可能会增加患者急性肾损伤的发生率及肾替代治疗的需求。

(3) 当需要大量晶体液对严重脓毒血症及感染性休克患者进行液体复苏时，可考虑使用白蛋白，但并不会降低患者病死率。

(4) 对低灌注导致的高乳酸血症患者，当 pH ≥ 7.15 时，不建议使用碳酸氢钠来改善血流动力学状态或减少血管活性药物的使用。

(5) 对无组织低灌注表现的脓毒血症所致的急性呼吸窘迫综合征（ARDS）患者，采用保守液体治疗策略。

**3. 血液制品**

(1) 一旦解决了组织灌注不足，且无特殊情况（如心肌缺血、严重低氧血症、急性出血或缺血性冠状动脉疾病），可在血红蛋白 < 70 g/L 时输注红细胞，使成人血红蛋白水平维在 70～90 g/L。

(2) 对于出血或无计划进行有创操作的脓毒血症患者，不建议预防性输注新鲜冰冻血浆。

(3) 不使用抗凝血酶治疗严重脓毒血症和感染性休克。

(4) 对于严重脓毒血症患者，当血小板计数 < 10×10$^9$/L 且无明显出血时，建议预防性输注血小板。

**4. 缩血管药物**

(1) 去甲肾上腺素推荐作为首选血管升压药。

(2) 当需要使用更多的血管升压药来维持目标血压时，应选用肾上腺素（加用或替代去甲肾上腺素）。

(3) 缩血管药物治疗初始目标是平均动脉压（MAP）达到 65 mmHg，最佳的 MAP 应根据患者个体化情况而定，有高血压基础的感染性休克患者可能需要维持较高的 MAP。

（4）对快速型心律失常风险低或心动过缓的患者，可用多巴胺作为去甲肾上腺素的替代血管升压药。

（5）对所有需要应用血管升压药的患者，建议在条件允许的情况下尽快置入动脉导管，有助于医护人员快速评估患者的休克状态，指导治疗。

**5．抗生素治疗**

（1）确诊为感染性休克，或严重脓毒血症尚未出现感染性休克时，在 1 小时内静脉使用有效的抗生素进行治疗。

（2）对于由病毒感染引起的严重脓毒血症或感染性休克患者，应尽早开始抗病毒治疗。

**6．感染源控制与预防感染**

（1）对一些需要紧急处理的特定解剖学感染要及时做出诊断（如坏死性软组织感染、腹膜炎、胆管炎、肠梗阻），应尽快寻找病因并诊断或排除诊断。

（2）严重感染性休克患者需要控制感染源时，应采用生理损伤最小的有效干预措施（如对脓肿进行经皮引流而不是外科引流）。

（3）建立其他血管通路后，应立即去除那些可能成为严重脓毒血症或感染性休克感染源的血管内器材。

（4）对严重脓毒血症患者给予口服葡萄糖酸氯己定进行口咽部去污，治疗期间实施细致的感染控制措施（如洗手、专业护理、导管护理、隔离措施、气道管理、抬高床头、声门下吸引等）。

**7．机械通气**

（1）对脓毒血症诱发急性呼吸窘迫综合征（ARDS）患者进行机械通气时，应进行肺保护通气策略，设置较低的潮气量，即 ≤ 6 ml/kg。

（2）监测 ARDS 患者的吸气末平台压，并把被动通气患者的最初平台压高限设置为 ≤ 30 cmH$_2$O。

（3）建立一定的呼气末正压通气（PEEP），以防止呼气末肺泡萎陷。

（4）在有经验的医疗机构，脓毒血症所致中重度 ARDS 的患者建议使用俯卧位通气，尤其适用于 PaO$_2$/FiO$_2$ ≤ 100 mmHg 患者。

（5）对于机械通气的脓毒血症患者，应将床头抬高 30°～45°，减少误吸风险并防止发生 VAP。

**8．血糖控制**

（1）对严重脓毒血症 ICU 患者进行血糖管理，当连续两次血糖水平 > 10 mmol/L 时，开始使用胰岛素治疗。

（2）每隔 1～2 小时监测血糖一次，直至血糖值和胰岛素输注速率稳定，随后再每隔 4 小时监测一次。

（3）用床旁快速检验方法监测末梢血糖水平时应谨慎对待，因为此类测量可能不能准确估计动脉血或血浆血糖值。

## 五、急救护理措施

为了更好地评价临床工作及医疗护理行为对脓毒血症患者的影响，推荐在医院实施固定的标准化医疗护理措施，即"脓毒血症集束化治疗"作为脓毒血症医疗护理能力改善计划的基础（表 23-5）。

表 23-5　脓毒血症集束化治疗

| 需在 3 小时内完成 | 需在 6 小时内完成 |
|---|---|
| 检测血乳酸水平 | 应用血管升压药（对早期液体复苏无效的低血压），维持平均动脉压（MAP）≥ 65 mmHg |
| 应用抗生素前获得血液培养标本 | 容量复苏后仍持续性低血压（即感染性休克）或早期血乳酸 ≥ 4 mmol/L（36 mg/dl）时：<br>　测量中心静脉压（CVP）<br>　测量中心静脉血氧饱和度（$ScvO_2$）<br>如果早期血乳酸水平升高，应重复进行测量 |
| 使用广谱抗生素 | |
| 低血压或血乳酸 ≥ 4 mmol/L 时，按 30 ml/kg 给予晶体液 | |

1．**氧疗**　保证足够的氧含量。如使用机械通气，观察通气效果，做好镇静评估及专科、基础护理。

2．**立即开放静脉通路，进行液体复苏**　尤其是已出现感染性休克的患者。配合医生尽早建立中心静脉导管。维持水、电解质、酸碱及内环境稳定。

3．**抽取血标本**　包括血培养、备血及其他化验室检验项目。

4．**做好患者及自我防护**　预防交叉感染。

5．**意识状态**　若原来烦躁的患者突然嗜睡，或已经清醒的患者突然昏睡，表示病情恶化；反之，由昏睡转为清醒，烦躁转为平静，表示病情好转。

6．**动态监测生命体征**　尤其是血压、呼吸、体温、血氧饱和度。

7．**皮肤色泽及肢端温度**　面色苍白、甲床青紫、肢端发凉、出冷汗，都是微循环障碍、休克的表现，若全身皮肤出现花纹、瘀斑，则提示弥散性血管内凝血。

8．**严格管理容量**　密切观察各种容量监测指标，记录出入液量，尤其是尿量。

9．**观察抗生素及血管收缩药物及其他药物的作用与不良反应**　积极控制感染、雾化排痰、创面管理等，预防新的感染。

10．**评估营养状况**　给予支持。

11．**预防下肢深静脉血栓**　采用基础预防、机械预防、药物预防等规范管理。

12．**人文关怀**　对社会心理评估存在的问题，多模式管理控制患者的不良情绪及心理反应。

（姜　玫　赵厚良）

# 第二十四章 急性中毒

## 第一节 概述

### 一、定义

急性中毒是指有毒的化学物质短时间内或一次超量进入人体而造成组织、器官器质性或功能性损害。急性中毒发病急骤、症状凶险、变化迅速，如不及时救治，常危及生命。

### 二、护理评估与病情判断

**1. 中毒机制**

（1）局部腐蚀刺激：强酸、强碱可吸收组织中的水分，并与蛋白质或脂肪结合，使细胞变性、坏死。

（2）缺氧：刺激性气体可引起喉头水肿、喉痉挛、支气管炎、肺炎或肺水肿，妨碍氧气吸入或影响肺泡的气体交换而引起缺氧。窒息性气体如一氧化碳、硫化氢、氰化物等可阻碍氧的吸收、转运或利用。

（3）麻醉作用：脑组织和细胞膜内脂质含量高，有机溶剂和吸入性麻醉剂有较强的亲脂性，可通过血脑屏障进入脑内而抑制脑功能。

（4）抑制酶的活力：部分毒物或其代谢产物可通过抑制酶的活力而产生毒性作用，如有机磷杀虫药、氰化物、重金属等可分别抑制胆碱酯酶、细胞色素氧化酶、含巯基酶等的活力。

（5）干扰细胞膜或细胞器的生理功能：四氯化碳在体内经代谢产生的三氯甲烷自由基可作用于肝细胞膜中的不饱和脂肪酸，引起脂质过氧化，导致线粒体和内质网变性，肝细胞死亡。

（6）竞争受体：阿托品通过竞争性阻断毒蕈碱受体而产生毒性作用。

（7）干扰 DNA 及 RNA 合成：烷化剂芥子气可与 DNA 及 RNA 结合，造成染色体损伤，参与肿瘤的形成。

**2. 接触史** 急性中毒临床表现复杂，多数症状缺乏特异性，因此接触史对于确诊具有重要意义。

（1）对神志清楚者可询问患者本人，对神志不清或企图自杀者应向患者的家属、同事、亲友或现场目击者了解情况。

(2) 对怀疑生活性中毒者，应详细了解患者的居住环境、既往病史、精神状态、长期服用药物种类、家中药品有无缺失、发病时身边有无药瓶或药袋等。

(3) 怀疑食物中毒时，应调查进餐地点、餐饮种类、同餐进食者有无类似症状发生，注意查看剩余食物、呕吐物或胃内食物的气味、性状、是否有药物残渣等并及时送检。

(4) 怀疑一氧化碳中毒时，需查问室内炉火、烟囱、通风情况、有无煤气泄漏、当时同室其他人员是否也有中毒表现等。

(5) 对于职业性中毒，应详细询问职业史，包括工种、工龄、接触毒物种类和时间、环境条件、防护措施、先前是否发生过类似事故以及在相同的工作条件下其他人员有无发病等。总之，对任何中毒都要了解发病现场情况，查明接触毒物证据。

**3．临床表现**
(1) 皮肤黏膜：①皮肤灼伤；②发绀；③樱桃红色；④黄疸；⑤大汗、潮湿。
(2) 眼：①瞳孔缩小；②瞳孔扩大；③视力障碍。
(3) 呼吸系统：①刺激症状：表现为咳嗽、胸痛、呼吸困难，重者可出现喉痉挛、喉头水肿、肺水肿、急性呼吸窘迫甚至呼吸衰竭等；②特殊的呼吸气味；③呼吸加快；④呼吸减慢。
(4) 循环系统：①心律失常；②休克；③心搏骤停。
(5) 消化系统：①几乎所有毒物均可引起呕吐、腹泻等症状，重者可致胃肠穿孔及出血性坏死性肠炎；②呕吐物的颜色和气味；③口腔炎；④肝受损。
(6) 神经系统：①中毒性脑病；②中毒性周围神经病。
(7) 泌尿系统：①肾缺血；②肾小管坏死；③肾小管堵塞。
(8) 血液系统：①白细胞减少和再生障碍性贫血；②溶血性贫血；③出血。
(9) 发热。

**4．实验室及辅助检查**
(1) 血液检查：血液的外观颜色、生化检查、凝血功能检查、动脉血气分析、异常血红蛋白检测、酶学检查等。
(2) 尿液检查：尿液颜色、血尿、尿蛋白等。
(3) 毒物检测：理论上是诊断中毒最为客观的方法。

## 三、急救治疗原则

1. **立即终止接触毒物**，迅速脱离有毒环境。
2. **清除尚未吸收的毒物**。
3. **促进已吸收毒物排出**　利尿、供氧、血液净化。
4. **根据毒物性质**，合理使用特效解毒剂。
5. **对症治疗**　高压氧治疗、呼吸支持、营养支持、预防感染等。

## 四、急救护理措施

**1．即刻护理措施**　保持呼吸道通畅，及时清除呼吸道分泌物，根据病情给予氧气吸入，必要时气管插管。

**2．洗胃**　①严格掌握洗胃的适应证、禁忌证。②洗胃前做好各项准备工作。洗胃时严格规范操作，插胃管动作要轻柔、快捷，插管深度要适宜。严密观察病情，首次抽吸物应留取标本做毒物鉴定。③拔胃管时，避免管内液体反流入气管；拔管后立即嘱患者用力咳嗽，或用吸引器抽吸出患者口咽部或气管内的分泌物、胃内容物。④观察并记录洗胃液的量、颜色及患者的反应，同时记录患者的基本生命体征。严格清洗和消毒洗胃机。⑤防治洗胃并发症。

**3. 病情观察** 密切监测患者的生命体征、神志变化、瞳孔大小及对光反射，及时发现呼吸频率、节律、幅度变化，及时发现并处理各种心律失常；密切观察皮肤色泽、湿润度、弹性的变化；详细记录出入量；记录血电解质、血糖、肝肾功能、血气分析等结果，以便及时对症处理。

**4. 一般护理**

(1) 休息及饮食：急性中毒者应卧床休息、保暖，鼓励患者进食高蛋白、高糖类、高维生素的无渣饮食，腐蚀性毒物中毒者应早期给予乳类等流质饮食。

(2) 口腔护理：吞服腐蚀性毒物者应特别注意其口腔护理，密切观察患者口腔黏膜的变化。

(3) 对症护理：保持呼吸道通畅，做好皮肤护理，高热者给予降温，尿潴留者给予导尿等。

(4) 人文关怀：细致评估患者的心理状况，尤其对服毒自杀者，要做好患者的心理护理，防范患者再次自杀。

## 五、健康教育

1. 加强防毒宣传，向群众介绍有关中毒的预防和急救知识。
2. 不吃有毒或变质的食品。
3. 加强毒物管理，严格遵守有关毒物的防护和管理制度。

（张长敏）

## 第二节 农药中毒

随着农药的长期、广泛和大量的使用，环境污染日益严重，由其引起的中毒等事件也逐渐增多，成为目前中毒和意外死亡的主要病因之一。农药中毒是指在接触农药过程中，农药进入机体的量超过了正常人的最大耐受量，使人的正常生理功能受到影响，引起机体生理失调和病理改变，表现出一系列的中毒临床症状。常见的农药中毒类型包括杀虫剂、杀菌剂、除草剂、杀鼠剂等，本节将以有机磷（杀虫剂）和百草枯（除草剂）两种常见的农药中毒为例进行讲解。

## 一、有机磷中毒

### (一) 概述

有机磷杀虫药是当今生产和使用最多的农药，大多属于剧毒或高毒类。其性状多呈油状或结晶状，色泽呈淡黄色至棕色，稍有挥发性，且有蒜味。一般难溶于水，不易溶于多种有机溶剂，在酸性环境中稳定，在碱性条件下易分解失效。但甲拌磷和三硫磷耐碱，美曲膦酯（敌百虫）遇碱则变成毒性更强的敌敌畏。有机磷杀虫药的毒性根据大鼠急性经口进入体内的半数致死量（$LD_{50}$），将我国生产的有机磷杀虫药分为四类：①剧毒类 $LD_{50}$ < 10 mg/kg，如甲拌磷（3911）、内吸磷（1059）、对硫磷（1605）、丙氟磷（DFP）、速灭磷等。②高毒类 $LD_{50}$ 为 10～100 mg/kg，如甲基对硫磷、甲胺磷、氧化乐果、敌敌畏、久效磷、亚砜磷等。③中度毒类 $LD_{50}$ 为 100～1000 mg/kg，如乐果、乙硫磷、美曲膦酯、倍硫磷等。④低毒类 $LD_{50}$ 为 1000～5000 mg/kg，如马拉硫磷、辛

硫磷、碘硫磷等。

### （二）护理评估与病情判断

**1. 中毒机制** 有机磷对人体的毒性主要是对胆碱酯酶的抑制，其进入体内可与胆碱酯酶结合，形成化学性质稳定的磷酰化胆碱酯酶，使胆碱酯酶分解乙酰胆碱的能力丧失，导致体内乙酰胆碱大量蓄积，胆碱能神经持续冲动，产生先兴奋后抑制的一系列毒蕈碱样症状（M样症状）、烟碱样症状（N样症状）以及中枢神经系统症状，严重者常死于呼吸衰竭。长期接触有机磷时，胆碱酯酶活力虽明显下降，但临床症状往往较轻，对人体的损害以氧化应激和神经细胞凋亡为主，机制尚不完全明确。然而，需要注意的是胆碱酯酶活性变化并不能完全解释急性有机磷中毒的所有症状，其高低也并不完全与病情严重程度相平行。

**2. 接触史** 有机磷主要经胃肠道、呼吸道、皮肤和黏膜吸收，因此评估患者是否有口服、喷洒或其他方式有机磷接触史十分重要。应了解毒物种类、剂量、中毒途径、中毒时间和中毒经过。患者身体污染部位或呼出气、呕吐物中闻及有机磷杀虫药所特有的大蒜臭味更有助于诊断。

**3. 临床表现** 急性中毒发病时间与毒物种类、剂量和侵入途径密切相关。口服中毒者多在10分钟至2小时内发病；吸入中毒者可在30分钟内发病；皮肤吸收中毒者常在接触后2～6小时发病。

（1）毒蕈碱样症状（muscarinic symptom）：又称M样症状，出现最早，主要是副交感神经末梢兴奋所致，表现为平滑肌痉挛和腺体分泌增加。平滑肌痉挛表现：瞳孔缩小、胸闷、气促、呼吸困难，恶心、呕吐、腹痛、腹泻；括约肌松弛表现：二便失禁；腺体分泌增加表现：大汗、流泪和流涎；气道分泌物明显增多表现：咳嗽、气促，双肺有干或湿啰音，严重者发生肺水肿。此类症状可用阿托品对抗。

（2）烟碱样症状（nicotinic symptom）：又称N样症状，是由于乙酰胆碱在横纹肌神经-肌肉接头处过度蓄积，持续刺激突触后膜上烟碱受体所致。主要表现为肌纤维颤动（面、眼睑、舌、四肢和全身骨骼肌肌束震颤），甚至全身肌肉强直性痉挛，也可出现肌力减退或瘫痪，严重者因呼吸肌麻痹可引起呼吸衰竭。交感神经节后交感神经纤维末梢释放儿茶酚胺，可表现为血压增高和心律失常。此类症状不能用阿托品对抗。

（3）中枢神经系统症状：中枢神经系统受乙酰胆碱刺激后早期可表现出头晕、头痛、疲乏、无力等症状，后出现烦躁不安、谵妄、运动失调、言语不清、惊厥、抽搐，严重者可出现昏迷、中枢性呼吸循环功能衰竭。

**4. 实验室及辅助检查**

（1）全血胆碱酯酶（cholinesterase，CHE）活力测定：是诊断有机磷杀虫药中毒的特异性实验指标，对判断中毒程度、疗效和预后均极为重要。一般以正常人的CHE值为100%，降至70%以下即有意义，但需注意的是CHE下降程度并不与病情轻重完全平行。

（2）尿中有机磷杀虫药分解产物测定：如对硫磷和甲基对硫磷在体内氧化分解生成对硝基酚，美曲膦酯分解转化为三氯乙醇，检测尿中的对硝基酚或三氯乙醇有助于中毒的诊断。

### （三）急救治疗原则

**1. 迅速清除毒物**

（1）立即将患者撤离中毒现场。患者脱离中毒环境后，应初步评估患者生命体征，维持生命体征稳定，呼吸、心搏停止者立即行心肺复苏术。保持气道通畅，开通静脉通道，并尽快将患者转运至有救治条件的医疗机构。

（2）彻底清除未被机体吸收的毒物，如迅速脱去污染衣物，用肥皂水彻底清洗污染的皮肤、毛发、外耳道、手部、指甲，然后用微温水冲洗干净。对明确急性有机磷中毒的患者宜用温清水、2% 碳酸氢钠（美曲膦酯禁用）或 1:5000 高锰酸钾溶液（对硫磷禁用）洗胃。当无法立刻明确患者中毒药物的种类时，应用清水洗胃。使用活性炭吸附、硫酸钠导泻。

**2．解毒剂的应用** 解毒剂的应用原则为早期、足量、联合、重复用药。常用的解毒剂包括：①抗胆碱能药：代表性药物为阿托品和盐酸戊乙奎醚；②胆碱酯酶复能剂：碘解磷定、氯解磷定等；③解磷注射液：为含有抗胆碱能药和复能剂的复方注射液。

**3．对症治疗** 重度有机磷杀虫药中毒患者常伴有多种并发症，如酸中毒、低钾血症、严重心律失常、休克、消化道出血、肺内感染、DIC、MODS 等，应及时予以对症治疗。

**4．** 对重度的急性有机磷中毒患者应尽早行血液灌流治疗。

### （四）急救护理措施

**1．一般护理措施**

（1）保持呼吸道通畅，维持有效通气功能：及时有效地清除呼吸道分泌物，必要时使用机械通气。

（2）洗胃护理：①洗胃要及早、彻底和反复进行，直到洗出的胃液无农药味并澄清为止。②若不能确定有机磷杀虫药种类，则用清水或 0.45% 盐水彻底洗胃。③美曲膦酯中毒时应选用清水洗胃，忌用碳酸氢钠溶液和肥皂水洗胃。④洗胃过程中应密切观察患者生命体征的变化。若发生呼吸、心搏骤停，应立即停止洗胃并进行抢救。

（3）用药护理

1）阿托品：根据病情每 10～30 分钟或 1～2 小时给药一次，直至毒蕈碱样症状消失或患者出现"阿托品化"表现，再逐渐减量或延长间隔时间。"阿托品化"的表现包括：①瞳孔较前扩大；②颜面潮红；③皮肤干燥、腺体分泌物减少、无汗、口干；④肺部湿啰音消失；⑤心率增快。护士应注意：①区分"阿托品化"与阿托品中毒（表 24-1）。②阿托品中毒时可导致室颤，应予以预防。③注意观察并遵医嘱及时纠正酸中毒。④大量使用低浓度阿托品输液时，可发生血液低渗，致红细胞破坏，发生溶血性黄疸。

表 24-1　阿托品化与阿托品中毒的主要区别

| 鉴别点 | 阿托品化 | 阿托品中毒 |
| --- | --- | --- |
| 神经系统 | 意识清楚或模糊 | 谵妄、躁动、幻觉、双手抓空、抽搐、昏迷 |
| 皮肤 | 颜面潮红、干燥 | 紫红、干燥 |
| 瞳孔 | 由小扩大后不再缩小 | 极度散大 |
| 体温 | 正常或轻度升高 | 高热，>40℃ |
| 心率 | ≤120 次/分，脉搏快而有力 | 心动过速，甚至有室颤发生 |

2）胆碱酯酶复能剂：①早期遵医嘱给药，边洗胃边应用特效解毒剂，首次应足量给药。②用药时应稀释后缓慢静推或静滴。③禁与碱性药物配伍使用。④碘解磷定药液刺激性强，漏于皮下可引起剧痛及麻木感，应确定针头在血管内方可注射给药，不宜肌内注射用药。

**2．病情观察**

（1）生命体征：严密观察患者的体温、脉搏、呼吸、血压。

（2）神志、瞳孔变化：严密观察神志、瞳孔的变化，有助于准确判断病情。瞳孔缩小为有机磷杀虫药中毒的体征之一，瞳孔扩大则为达到"阿托品化"的判断指标之一。

（3）中毒后"反跳"：某些有机磷杀虫药如乐果和马拉硫磷口服中毒，经急救临床症状好转后，可在数日至 1 周后病情突然急剧恶化，再次出现急性中毒症状，甚至发生昏迷、肺水肿或突然死亡，此为中毒后的"反跳"现象。因此应严密观察"反跳"的先兆症状，如胸闷、流涎、出汗、言语不清、吞咽困难等，若出现上述症状，应迅速通知医生进行处理，立即静脉补充阿托品，再次迅速达到"阿托品化"。

（五）健康教育

1. 加强防中毒宣传，结合患者中毒的原因，向患者及家属介绍有关中毒的预防和急救知识。
2. 加强毒物管理，严格遵守有关毒物的防护和管理制度，加强毒物保管，做好标记，防止误食。

## 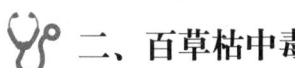 二、百草枯中毒

（一）概述

百草枯（paraquat，PQ）又名克芜踪、敌草快，是目前应用的除草剂之一，属水溶性、小分子物质，一般为二氯化合物或双硫酸甲酯，对人、牲畜有很强的毒性作用，在酸或中性溶液中稳定，接触土壤后迅速失活。百草枯可经胃肠道、皮肤和呼吸道吸收，我国报道中以口服中毒多见。

（二）护理评估与病情判断

**1. 中毒机制** 百草枯可经消化道、呼吸道和皮肤吸收，其中消化道是最常见的途径。吸收入血的百草枯可迅速随血液分布至全身各组织器官，肺是百草枯损伤的主要靶器官。百草枯中毒的毒理机制尚不完全明确，目前认为主要包括氧化应激、线粒体损伤、免疫和炎症失衡、DNA损伤及细胞凋亡等。①氧化应激：百草枯进入机体后消耗各器官的还原酶，使氧化和抗氧化反应失衡，产生大量氧自由基，破坏细胞膜和细胞结构，引起细胞损伤，对机体造成损害。②线粒体损伤：百草枯进入线粒体后，会被电子传递链中的复合物Ⅰ还原，形成单价百草枯自由基阳离子，与氧气反应形成超氧化物，进而使线粒体内膜脂质过氧化，造成线粒体功能紊乱。③免疫和炎症失衡：百草枯中毒可引起免疫细胞过度激活和细胞因子失衡。包括免疫细胞在内的多种细胞（中性粒细胞、肺巨噬细胞和肺成纤维细胞等）及其产生的细胞因子（白介素、肿瘤坏死因子α、转化生长因子β和血管内皮生长因子等）形成复杂的调节网络，共同参与调控百草枯导致的早期炎症反应和后期肺纤维化。④DNA损伤及细胞凋亡：百草枯可导致DNA损伤，引起核浓缩和DNA碎片化，造成基因的异常表达和细胞凋亡程序的启动。

**2. 接触史** 百草枯可经消化道、皮肤和呼吸道吸收，因此评估患者的百草枯接触史十分重要。应重点询问患者中毒的时间和经过、现场的急救措施、毒物侵入途径、服毒剂量及患者既往健康状况等。

**3. 临床表现** 患者的中毒表现与毒物摄入途径、速度、量及其基础健康状态有关，也有个体差异。百草枯中毒患者绝大多数系口服所致，且常表现为多脏器功能损伤或衰竭，其中肺的损害常见而突出。

（1）局部刺激反应：①皮肤接触部位发生接触性皮炎、皮肤灼伤，表现为暗红斑、水疱、溃疡等。②高浓度药物污染指甲，指甲可出现脱色、断裂甚至脱落。③眼睛接触药物则引起结膜角膜灼伤，并可形成溃疡。④经呼吸道吸入后，产生鼻、喉刺激症状和鼻出血等。

（2）呼吸系统：肺损伤是最严重和最突出的病变。小剂量中毒者早期可无呼吸系统症状，少数患者表现为咳嗽、咳痰、胸闷、胸痛、呼吸困难、发绀及肺水肿。大剂量服毒者可在24～48小时内出现呼吸困难、发绀、肺水肿、肺出血，常在1～3天内因急性呼吸窘迫综合征（ARDS）

死亡。肺损伤者多于 2～3 周死于弥漫性肺纤维化所致呼吸衰竭。

（3）消化系统：口服中毒者有口腔、咽喉部烧灼感，舌、咽、食管及胃黏膜糜烂、溃疡，吞咽困难、恶心、呕吐、腹痛、腹泻，甚至出现呕血、便血、胃肠穿孔等。部分患者于中毒后 2～3 天出现中毒性肝病，表现为肝大、肝区疼痛、黄疸、肝功能异常等。

（4）泌尿系统：中毒后 2～3 天可出现尿频、尿急、尿痛等膀胱刺激症状，尿常规、血肌酐和尿素氮异常，严重者发生急性肾衰竭。

（5）中枢神经系统：表现为头痛、头晕、幻觉、抽搐、昏迷等。

（6）其他：可有发热、心肌损害、纵隔及皮下气肿、贫血等。

**4. 实验室检查** 取患者尿液或血标本检测百草枯。血清百草枯检测有助于判断病情的严重程度和预后，血清百草枯浓度 ≥ 30 mg/L 提示预后不良。服毒 6 小时后尿液可测出百草枯。

（三）急救治疗原则

百草枯中毒目前尚无特效解毒剂，尽量在中毒早期控制病情发展，阻止肺纤维化的发生。

**1. 减少毒物吸收，促进毒物排泄**

（1）接触百草枯后，应立即脱离毒源，脱去污染衣物，彻底冲洗受污染部位并尽快送诊。

（2）催吐并口服白陶土悬液，或者就地取材用泥浆水 100～200 ml 口服催吐。

（3）洗胃：立即用碱性液体反复洗胃，洗胃时注意避免损伤黏膜发生胃穿孔。

（4）导泻：口服硫酸镁 15 g 或 20% 的甘露醇 100～150 ml，每 2～3 小时 1 次，交替使用，持续 1 周。

（5）充分补液联合利尿，应尽早在患者服毒后 6～12 小时内进行血液净化治疗。

**2. 防治肺损伤和肺纤维化** 及早按医嘱给予自由基清除剂，如维生素 C、维生素 E、还原型谷胱甘肽、茶多酚等。早期大剂量应用肾上腺糖皮质激素，可延缓肺纤维化的发生，降低百草枯中毒的死亡率。中到重度中毒患者可使用环磷酰胺。

**3. 对症与支持疗法** 保护胃黏膜，保护肝、肾、心脏功能，防治肺水肿，积极控制感染。出现中毒性肝病、肾衰竭时提示预后差，应积极给予相应的治疗措施。

（四）急救护理措施

**1. 一般护理措施**

（1）即刻护理措施

1）尽快脱去污染的衣物，皮肤接触时用清水或肥皂水冲洗 10～15 min，禁止剧烈擦洗，因皮肤磨损会增加百草枯的吸收。眼睛污染时用清水或生理盐水冲洗 10～15 min。

2）用碱性液体（如肥皂水）充分洗胃后，口服吸附剂（活性炭或白陶土）以减少毒物的吸收，继之用 20% 甘露醇（250 ml 加等量水稀释）或 33% 硫酸镁溶液 100 ml 口服导泻；由于百草枯具有腐蚀性，洗胃时应避免动作过大导致食管或胃穿孔。

3）开放气道，保持呼吸道通畅。

4）按医嘱给予心电、血压监护，密切监测患者的生命体征。

（2）血液灌流的护理

1）严格无菌操作，监测体温，预防感染。

2）妥善固定血管通路，防止脱管，观察敷料情况，定期给予换药。

（3）肺损伤的护理：监测血气分析指标，观察患者是否有呼吸困难、发绀等表现。一般不主张吸氧，以免加重肺损伤，故仅在 $PaO_2 < 40$ mmHg 或出现 ARDS 时可使用浓度 > 21% 的氧气吸入，或使用呼气末正压通气（PEEP）给氧。肺损伤早期给予正压机械通气联合使用激素对百草枯中毒引起的难治性低氧血症患者有重要意义。

(4)消化道的护理：除早期有消化道穿孔的患者外，均应给予流质饮食，保护消化道黏膜，防止食管粘连、缩窄。应用质子泵抑制剂保护消化道黏膜。

(5)口腔溃疡的护理：加强对口腔溃疡、炎症的护理，可应用冰硼散、珍珠粉等喷洒于口腔创面，促进愈合，减少感染机会。

**2．病情观察**

(1)密切监测患者的生命体征，如有异常及时通知医生。

(2)行血液灌流者，密切注意患者有无出血倾向，如牙龈出血、便血、血尿、意识改变等，谨防颅内出血。

### （五）健康教育

1．加强防中毒宣传，结合患者中毒的原因，向患者及家属介绍有关中毒的预防和急救知识。

2．加强毒物管理，严格遵守有关毒物的防护和管理制度，加强毒物保管，做好标记，防止误食。

（张长敏）

## 第三节　精神类药物中毒

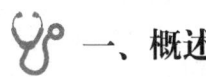

### 一、概述

精神类药物中毒是指短期内过量服用非治疗剂量的抗精神病类药物所致的临床病症。常见的精神类药物中毒包括苯二氮䓬类、巴比妥类、吩噻嗪类、三环类抗抑郁药、阿片类等中毒。

### 二、护理评估与病情判断

**1．中毒机制**

(1)苯二氮䓬类：目前研究认为，苯二氮䓬类与苯二氮䓬受体结合后，可加强γ-氨基丁酸（GABA）与GABA受体结合的亲和力，使与GABA受体偶联的氯离子通道开放，增强GABA对突触后膜的抑制功能。

(2)巴比妥类：与苯二氮䓬类作用机制相似，但两者的作用部位不同。苯二氮䓬类主要选择性作用于边缘系统，影响情绪和记忆力。巴比妥类主要作用于网状结构上行激活系统而引起意识障碍。巴比妥类对中枢神经系统的抑制有剂量-效应关系，随着剂量的增加，其作用逐步表现为镇静、催眠、麻醉甚至延髓中枢麻痹。

(3)吩噻嗪类：主要作用于网状结构，抑制中枢神经系多巴胺受体，抑制脑干血管运动和呕吐反射，阻断α肾上腺素受体，抗组胺能，抗胆碱能等。

(4)三环类抗抑郁药（TCAs）：阻断去甲肾上腺素（NA）能和5羟色胺（5-HT）能神经末梢对NA和5-HT的再摄取，增加了突触间隙单胺类递质的浓度，NA再摄取的阻断使神经突触间隙内源性NA浓度增加，进而可以降低突触前膜$α_2$受体的敏感性，长期使用还可能减少中枢$α_2$受体的数目。5-HT再摄取的抑制首先也是增加胞体部位突触间隙内源性5-HT浓度，通过下调突触前膜的5-$HT_{1A}$受体，增加末梢释放5-HT，最终达到抗抑郁作用。TCAs还有很强的阻断

$5-HT_{2A}$ 受体作用。

(5) 阿片类：可以使神经末梢释放乙酰胆碱、去甲肾上腺素、多巴胺及 P 物质等神经递质减少。阿片类作用于受体后引起膜电位超极化，使神经递质释放减少，从而阻断神经冲动的传递和减少阵痛等各种效应，可以起到中枢镇痛、欣快感作用，并且有较强的依赖性。激动该受体可抑制呼吸，还抑制胃肠道运动。可能会引起心动过缓、恶心呕吐，还会出现血压下降等症状。

**2. 接触史** 有可靠的应用精神类药物史，了解用药种类、剂量、服用时间、是否经常服用该药、服药前后是否有饮酒史以及病前有无情绪激动等。

**3. 临床表现**

(1) 苯二氮䓬类中毒：中枢神经系统抑制较轻，主要表现为嗜睡、头晕、言语不清、意识模糊、共济失调。很少出现长时间深度昏迷、呼吸抑制、休克等严重症状。如果出现严重症状，应考虑是否同时合并其他药物中毒。

(2) 巴比妥类中毒

1) 轻度中毒：表现为嗜睡、注意力不集中、记忆力减退、言语不清，可唤醒，有判断力和定向障碍，步态不稳，各种反射存在，体温、脉搏、呼吸、血压一般正常。

2) 中度中毒：表现为昏睡或浅昏迷，腱反射消失，呼吸浅而慢，眼球震颤，血压仍可正常。角膜反射、咽反射仍存在。

3) 重度中毒：表现为进行性中枢神经系统抑制，由嗜睡到深昏迷。呼吸浅慢甚至停止，血压下降甚至休克，体温不升，腱反射消失，肌张力下降，胃肠蠕动减慢，皮肤可起大疱，可并发肺炎、肺水肿、脑水肿、急性肾衰竭而威胁生命。

(3) 吩噻嗪类中毒

1) 中枢神经系统症状：明显的锥体外系症状、静坐不能；急性肌紧张不全：颈斜或颈后斜、面肌歪斜、角弓反张、动眼危象等；意识障碍，如嗜睡、注意力不集中、昏睡、思维内容贫乏、昏迷；瞳孔缩小，对光反射迟钝（合用苯海索时瞳孔不缩小）；中枢性体温过低或过高。

2) 心血管系统症状：心律失常：心动过速、房室传导阻滞；心电图异常：QRS 波宽大、Q-T 间期延长、T 波低平、倒置或切迹、ST 段压低；直立性低血压，乃至低血容量性休克、猝死。

(4) 三环类抗抑郁药

1) 抗胆碱能药作用症状：瞳孔散大、谵妄、视物模糊、心率加快、尿潴留或失禁、肠麻痹、体温升高、肌肉强直、颤动等。

2) 心血管毒性：血压先升高后降低，可突然虚脱或心脏停搏。典型心电图改变为窦性心动过速伴有 P-R、QRS 及 Q-T 间期延长，各种 A-V 传导阻滞或多形性室性心动过速等。慢的心律失常往往提示严重的心脏毒性，有些患者可发生进行性不可逆心源性休克而死亡。

3) 癫痫发作：癫痫发作常见并且顽固持久，致严重高热、横纹肌溶解、脑损伤、多器官衰竭而死亡。

(5) 阿片类

1) 轻度中毒：头痛、头晕、恶心、呕吐、兴奋或抑郁、口渴、呼气中有阿片味，肌张力增强而后弛缓，出汗，皮肤发痒，幻想，失去时间和空间感，或有便秘、尿潴留及血糖增高等。

2) 重度中毒：昏迷、针尖样瞳孔和呼吸的极度抑制。摄入剂量过大时，患者先出现呼吸浅慢、肺水肿、发绀、瞳孔极度缩小，迅速进入昏迷状态；继之发生脉速弱而不规则、皮肤苍白、湿冷等休克现象及瞳孔扩大等，偶尔发生蛛网膜下腔出血及过高热等。在因窒息而发生虚脱之前，其脊髓反射可以增强，常出现肌肉抽搐、惊厥、牙关紧闭和角弓反张等。

3) 慢性中毒（即阿片瘾或吗啡瘾）：有食欲缺乏、便秘、消瘦、贫血、阳痿等，如停用 8 h 以上，即有戒断现象。

**4. 辅助检查**

（1）患者病情稳定后可行心电图检查，QRS 增宽、QT 间期延长可能提示某些药物类型的中毒。此外，心电图的结果可指导接下来的用药选择。

（2）实验室检查有助于分析病因，除了一些基本检查项目（如全血细胞计数、基本的代谢分析、育龄妇女的妊娠检测等），还需检查血清对乙酰氨基酚和水杨酸的水平。对于有卡马西平、苯妥英钠、苯巴比妥、地高辛、锂盐、丙戊酸钠接触史的患者，更需进行血清水平的检查。尿液药物筛查（UDS）是一种尚存争议的检查，由于其较高的假阳性率，很多专家认为这种测试没有诊断意义。

（3）对于精神类药物过量导致的中毒反应，影像学检查一般是没有必要的，但对于怀疑有伴随损害的患者，应进行影像学检查。

## 三、急救治疗原则

**1. 维持昏迷患者重要器官功能**

（1）保持呼吸道通畅：深昏迷患者应酌情给予气管插管，呼吸机辅助通气。

（2）维持正常血压：输液补充血容量，若无效，可考虑给予血管活性药物。

（3）心电监护：及时发现心律失常并酌情应用抗心律失常药物；密切监测血氧饱和度，及时发现低氧血症并予以相应处理。

（4）促进意识恢复：给予葡萄糖、维生素 B 和纳洛酮等。纳洛酮 0.4～0.8 mg 静脉注射，可根据病情间隔 15 分钟重复一次。

**2. 迅速清除毒物**

（1）洗胃：口服中毒者早期用清水洗胃，服药量大者即使服药超过 6 小时仍需洗胃。

（2）活性炭及导泻：活性炭对吸附各种镇静催眠药均有效，应用活性炭的同时常给予硫酸钠导泻，一般不用硫酸镁导泻。

（3）碱化尿液、利尿：可减少毒物在肾小管中的重吸收，使长效巴比妥类镇静催眠药的肾排泄量提高 5～9 倍。对吩噻嗪类中毒无效。

（4）透析、血液灌流：对苯巴比妥和吩噻嗪类药物中毒有效，危重患者可考虑应用。对苯二氮䓬类无效。

**3. 特效解毒剂** 巴比妥类及吩噻嗪类中毒目前尚无特效解毒剂。氟马西尼是苯二氮䓬受体特异性拮抗剂，能通过竞争性抑制苯二氮䓬类受体而阻断苯二氮䓬类药物的中枢神经系统作用。对于阿片类中毒，及早应用阿片类解毒药纳洛酮和烯丙吗啡。

**4. 对症治疗**

（1）低血压的处理：精神药物大多有降压作用，因此首先应补液，如葡萄糖盐水、低分子右旋糖酐。输液后血压仍不回升，可谨慎使用升压药，升压药慎用肾上腺素。

（2）昏迷的处理：纳洛酮是非特异性阿片受体拮抗剂，能降低抑制性神经元的兴奋性，从而促进觉醒。昏迷较深可用中枢兴奋剂如胞二磷胆碱催醒。应注意中枢兴奋剂不宜多用，因有诱发癫痫的可能，如发生应停用，或用地西泮 5～10 mg 肌内注射。

（3）心血管反应的处理：TCA 中毒可有抗胆碱能反应，可合用抗胆碱酯酶药物如新斯的明、毒扁豆碱以抑制乙酰胆碱障碍，有拟胆碱作用，可能有效对抗危及生命的抗胆碱能心脏毒性作用。

（4）对癫痫发作的处理：精神药物中毒可诱发癫痫，当癫痫发作时，可使用地西泮 5～10 mg，缓慢静脉注射或肌内注射。

（5）其他，如支持疗法，保持呼吸通畅，吸氧，保暖，预防感染，护肝，纠正酸碱、电解质平衡紊乱，必要时进行抗生素治疗。

5. **治疗并发症** 如肺炎、肝功能损害、急性肾衰竭等。

##  四、急救护理措施

**1. 一般护理措施**

（1）即刻护理措施：

1）保持呼吸道通畅：仰卧位时头偏向一侧，可防止呕吐物或痰液阻塞气道；鼓励患者及时咳出痰液，若患者咳嗽无力或无法自行咳出痰液，及时吸出痰液，并给予持续氧气吸入，防止脑组织因缺氧而加重脑水肿。

2）给予患者心电血压监护，监测患者生命体征，并尽快建立静脉通路等。

（2）药物护理：对于使用升压药等血管活性药物的患者，应当告知患者药物的不良反应，密切观察患者的生命体征。

（3）对突发癫痫患者的护理：保持患者呼吸道通畅，协助患者取平卧位，令患者的头部侧向一边，避免误吸，给予患者吸氧、心电监护，准备好抢救的仪器、药物，及时告知医生，遵医嘱给予镇静药物进行抢救。

（4）饮食护理：昏迷时间超过3～5天，不易维持营养的患者，可由鼻饲补充营养及水分。应给予高热量、高蛋白、易消化的流质饮食。

（5）心理护理：对服药自杀患者，不宜让其单独留在病房内，以防止其再度自杀。对待患者要耐心、细心，及时解答患者和家属的疑问，缓解他们紧张焦虑的情绪。

**2. 病情观察**

（1）意识状态和生命体征的观察：监测生命体征，观察患者意识状态、瞳孔大小、对光反射、角膜反射等。若瞳孔散大、血压下降、呼吸变浅或不规则，常提示病情恶化，应及时向医生报告，采取紧急处理措施。

（2）药物治疗的观察：遵医嘱静脉输液，并密切观察药物作用、副作用及患者的反应，监测脏器功能变化，尽早防治各种并发症和脏器功能衰竭。

## 五、健康教育

1. 失眠者宣教导致睡眠紊乱的原因及避免失眠的常识。
2. 长期服用大量镇静催眠药的患者，包括长期服用苯巴比妥的癫痫患者，不能突然停药，应逐渐减量后停药。
3. 镇静催眠药处方的使用、保管应严加控制，特别是对情绪不稳定或精神不正常者，应慎重用药。

（张长敏）

# 第四节　有害气体中毒

有害气体中毒是指吸入过量的有害气体引起的中毒。常见的有害气体中毒包括一氧化碳中毒、硫化氢中毒、氨中毒、氯气中毒、甲醛中毒等。本节主要介绍一氧化碳中毒和硫化氢中毒。

# 一、一氧化碳中毒

## （一）概述

一氧化碳（carbon monoxide，CO）为含碳物质不完全燃烧所产生的一种无色、无臭、无味和无刺激性的气体。吸入过量一氧化碳气体引起的中毒称一氧化碳中毒（carbon monoxide poisoning），俗称煤气中毒。

## （二）护理评估与病情判断

**1. 中毒机制** 一氧化碳经呼吸道吸入进入血液系统后，立即与血红蛋白（hemoglobin，Hb）结合形成稳定的COHb。CO与Hb的亲和力比氧与Hb的亲和力大240倍，而碳氧血红蛋白的解离速度仅为氧合血红蛋白的1/3600。碳氧血红蛋白不仅不能携带氧，而且还影响氧合血红蛋白的解离，阻碍氧的释放和传递，导致低氧血症，引起组织缺氧。一氧化碳还可影响细胞内氧的弥散，抑制细胞呼吸。急性一氧化碳中毒导致脑缺氧后，脑血管迅即麻痹扩张，脑容积增大。脑内腺苷三磷酸（adenosine triphosphate，ATP）在无氧情况下迅速耗尽，钠钾泵不能正常运转，钠离子蓄积于细胞内，导致细胞内水肿。血管内皮细胞肿胀，又造成脑血液循环障碍，进一步加剧了脑组织缺血缺氧。随着酸性代谢产物增多及血-脑脊液屏障通透性增高，发生细胞外基质水肿。缺氧和脑血液循环障碍可促使血栓形成、缺血性坏死或广泛的脱髓鞘病变，致使一部分急性一氧化碳中毒患者出现迟发性脑病。

**2. 接触史** 了解患者有无一氧化碳接触史，询问室内炉火、烟囱、通风情况，有无煤气泄漏，当时同室其他人员是否也有中毒表现等。

**3. 临床表现**

（1）神经系统

1）中毒性脑病：是急性一氧化碳中毒引起的大脑弥漫性功能和器质性损害。有不同程度的意识障碍、精神症状、抽搐、癫痫、偏瘫、单瘫、震颤等。

2）脑水肿：意识障碍、呕吐、颈抵抗、视神经盘水肿等。

3）脑疝：昏迷加深、呼吸不规则、瞳孔不等圆、对光反射消失。

4）皮肤、自主神经、营养障碍：少数重症患者在四肢、躯干出现红肿或大小不等的水疱并可连成片。

（2）呼吸系统：可出现急性肺水肿和急性呼吸窘迫综合征（ARDS）的表现。

（3）循环系统：少数病例可发生休克、心律失常，急性左心衰竭的发生率极低。

（4）泌尿系统：由于呕吐、入液量不足、脱水、尿量减少和血压降低等因素，可引起急性肾小管坏死和急性肾衰竭。

（5）休克：表现为血压降低，脉压缩小，脉搏细速，四肢末梢湿冷，皮肤苍白，毛细血管充盈时间延长，少尿或无尿等。

（6）急性一氧化碳中毒迟发性脑病：指患者神志清醒后，经过一段看似正常的假愈期（多为2～3周）后发生以痴呆、精神症状和锥体外系异常为主的神经系统疾病。

**4. 实验室检查**

（1）血液COHb定性法和定量法：其中定量检测血COHb浓度可信度高。

（2）实验室检查：血清酶学检查，例如磷酸肌酸酶（CPK）、乳酸脱氢酶（LDH）、天门冬氨酸转氨酶（AST）、丙氨酸转氨酶（ALT）在一氧化碳中毒时可达到正常值的10～100倍。

### (三) 急救治疗原则

**1. 现场急救** 迅速将患者转移至空气新鲜处,松开衣领,保持呼吸道通畅,将昏迷患者摆成侧卧位,避免呕吐物误吸。给予高流量、高浓度的现场氧疗。

**2. 急诊科救治** 首先是高流量、高浓度氧疗和积极的支持治疗,包括气道管理、血压支持、稳定心血管系统、纠正酸碱平衡和水电解质平衡失调,合理脱水、纠正肺水肿和脑水肿,改善全身缺氧所致主要脏器(脑、心、肺、肾)功能失调。必要时行气管插管。

### (四) 急救护理措施

**1. 一般护理措施**

(1) 保持呼吸道通畅,给予吸氧。氧疗的原则是高流量、高浓度,患者脱离中毒现场后应立即给氧。一般高压氧治疗每次1~2小时,1~2次/日。症状缓解和血液COHb浓度降至5%时可停止吸氧。

(2) 昏迷并高热和抽搐患者,降温和解痉的同时应注意保暖,防止自伤和坠伤。行选择性脑部亚低温治疗,即通过颅脑降温进行脑部的选择性降温,使脑温迅速下降并维持在亚低温水平(33~35℃),肛温在37.5℃左右。对昏迷患者可早期应用亚低温疗法,昏迷未清醒的患者亚低温持续3~5天,特别注意复温过程不宜过快。

(3) 开放静脉通路,按医嘱给予输液和药物治疗。严重中毒时,在积极纠正缺氧的同时应给予脱水疗法。根据患者病情,参考其生命体征、神志、瞳孔、眼底变化和影像学变化,特别注意观察是否有过度脱水表现。此外,还可给予糖皮质激素、抗抽搐药物及促进脑细胞功能恢复的药物以降低颅内压和恢复脑功能。

(4) 高压氧舱护理

1) 进舱前护理:认真观察患者生命体征,给患者更换全棉衣服,注意保暖,严禁火种、易燃、易爆物品进入氧舱。对轻度中毒患者,教会其在加压阶段进行吞咽、咀嚼等动作,保持咽鼓管通畅,避免中耳、鼓膜气压伤,并介绍进舱须知、一般性能、治疗效果、治疗过程中可能出现的不良反应及预防方法、注意事项等,以取得患者合作。

2) 陪舱护理:需要医护人员陪舱的重症患者,进入氧舱后,如患者正在输液,开始加压时,要将液体平面调低,并注意输液速度变化。保持呼吸道通畅,患者平卧,头偏向一侧,及时清除呼吸道分泌物。密切观察患者神志、瞳孔、呼吸、心率、血压变化,观察有无氧中毒情况。注意翻身,防止局部受压形成破溃或发生压疮,烦躁患者要防止受伤。减压时,舱内温度会降低,注意保暖,并将输液的液平面调高,以免减压时液平面降低使空气进入体内。

**2. 病情观察**

(1) 基本生命体征,尤其是呼吸和体温。高热和抽搐患者更应密切观察,防止坠床和自伤。

(2) 瞳孔大小、液体出入量及静脉滴速等,防治脑水肿、肺水肿及水、电解质代谢紊乱等并发症发生。

(3) 神经系统的表现及皮肤、肢体受压部位损害情况,如有无急性痴呆性木僵、癫痫、失语、惊厥、肢体瘫痪、压疮、皮肤水疱及破溃,防止受伤和皮肤损害。

### (五) 健康教育

1. 加强预防一氧化碳中毒的宣传。

2. 居室内火炉要安装管道、烟囱,其室内结构要严密,防止泄漏,室外结构要通风良好。不要在密闭空调车内滞留时间过长。厂矿使用煤气或产生煤气的车间、厂房要加强通风,配备一氧化碳浓度监测、报警设施。

3. 进入高浓度一氧化碳环境内执行紧急任务时，要戴好特制的一氧化碳防毒面具，系好安全带。

## 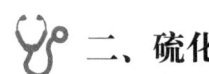 二、硫化氢中毒

### （一）概述

硫化氢是标准状况下的一种易燃酸性气体，化学式为 $H_2S$，具有刺激性和窒息性，无色，低浓度时有臭鸡蛋气味，浓度极低时具有硫磺味，有剧毒。硫化氢中毒是指吸入过量硫化氢气体引起的中毒。

### （二）护理评估与病情判断

**1. 中毒机制** 它主要经呼吸道进入人体，接触的浓度、暴露速率及持续时间决定损伤的程度。在低浓度接触时，主要表现为对眼、呼吸道黏膜较强的刺激和腐蚀作用；高浓度接触时，可抑制细胞色素氧化酶活性，阻断呼吸链，导致细胞内窒息缺氧，最终造成中枢神经系统为主的多脏器损害。

**2. 接触史** 硫化氢中毒多发生于工业生产中，询问患者职业史，包括工种、工龄、接触毒物种类和时间、环境条件、防护措施、先前是否发生过类似事故以及在相同的工作条件下其他人员有无发病等。

**3. 临床表现** 硫化氢中毒主要靶器官为中枢神经系统和呼吸系统，同时可引起多脏器损伤，临床表现与硫化氢浓度、暴露时间及个体差异有关。

（1）硫化氢浓度低时有难闻臭味，可引起眼刺痛、畏光、流泪、异物感、视物模糊及呛咳、胸痛、恶心、鼻和咽喉灼热感等，有轻度乏力、头痛甚至晕厥等神经系统症状，检查可见眼结膜充血、肺部干湿啰音等。

（2）吸入浓度较高时，中枢神经系统症状突出，有头晕、心悸、呼吸困难、行动迟缓，继之有烦躁、意识模糊、呕吐、腹泻、抽搐，迅即陷入昏迷，最后可因呼吸中枢麻痹死亡；可合并支气管炎、化学性肺炎、肺水肿、呼吸循环衰竭、脑水肿等。

（3）接触极高浓度（1000 $mg/m^3$ 以上时）的硫化氢时，患者可在数秒内突然倒下，呼吸停止，发生所谓的"电击样死亡"，此时呼吸中枢麻痹，但心脏仍可搏动数分钟之久。

**4. 实验室检查** 实验室检查有助于分析病因，除了一些基本检查项目（如全血细胞计数、肝肾功能等），也可以检测血液中硫代硫酸盐的含量。有研究指出血液中硫代硫酸盐的检测是 $H_2S$ 中毒的一项可靠的指标。

### （三）急救治疗原则

硫化氢中毒的临床治疗目前仍无特效解毒药，以氧疗、对症、支持治疗为主要治疗措施。

**1. 尽快脱离中毒环境** 施救者应在保证自己安全的情况下，立即将患者撤离现场，移至新鲜空气处，去除中毒者污染衣物，对于眼部及皮肤黏膜损伤者，应尽快用清水或生理盐水反复冲洗。

**2. 改善缺氧，维持患者生命体征** 积极供氧是改善急性硫化氢中毒患者缺氧的重要措施。根据病情轻重，采用鼻导管、面罩等给氧方法纠正缺氧。必要时，可进行高压氧舱治疗。

**3.** 对于呼吸骤停者，应立即进行人工呼吸，同时救助者应注意避免吸入中毒者呼出的硫化氢，发生二次中毒，若中毒者发生心搏骤停，需立即行胸外按压等急救措施。尽快将患者送往医院进行进一步治疗。

**4. 防治肺水肿、脑水肿** 早期、足量、短程应用糖皮质激素。

**5. 对症支持治疗** 加强防治休克措施；防止脑水肿；维持水、电解质平衡，纠正酸中毒；预防感染，及早给予抗生素等。

### （四）急救护理措施

**1. 一般护理措施**

（1）尽快脱离中毒环境，保持患者呼吸道通畅，给予高流量吸氧，迅速建立静脉通道，呼吸、心搏骤停者立即进行心肺脑复苏。

（2）高压氧舱护理：早期使用高压氧舱治疗，告知患者治疗时的注意事项、不良反应等，取得患者配合。

（3）眼部护理：合理应用眼药水，缓解硫化氢对眼部的刺激和腐蚀，减轻结膜充血、水肿，预防并控制眼睛感染。

（4）心理护理：及时向患者介绍硫化氢中毒的病理生理、预后，让其对自己的病情有所了解。劝导家属多给予患者关心、理解，使患者获得心理上的支持。

**2. 病情观察**

（1）密切观察患者的生命体征，监测呼吸频率、节律、深浅度，重点观察有无反常呼吸及低氧血症的发生。

（2）监测患者的意识状态、瞳孔，观察患者有无抽搐情况，备好抢救器材，发现异常及时报告医生。

### （五）健康教育

1. 建立防中毒事故的安全生产责任制和相应规章制度，加强人员培训，强化现场管理。

2. 告知患者在需要进入可能存在硫化氢的现场时，必须加强个人防护，在没有充分安全保障的情况下不准许进入。最好先对现场的环境空气进行检测，并采取通风、佩戴防毒面具等措施。在进入井、坑作业前，应系好安全带，佩戴氧气呼吸器面具，使用信号联系，并有专人监护。

（张长敏）

## 第五节 氰化物中毒

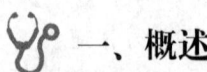

### 一、概述

氰化物是分子化学结构中含有氰基（CN）的化合物，最常见的是氢氰酸、氰化钠和氰化钾。根据与氰基连接的元素或基团将氰化物分成两大类，即有机氰化物和无机氰化物。职业性无机氰化物中毒，主要是吸入氰化氢气体或氰化物盐类粉尘所致；生活性氰化物中毒以误服为主，桃、杏、枇杷、李子、杨梅、樱桃等的核仁皆含有苦杏仁苷和苦杏仁苷酶。苦杏仁苷遇水，在苦杏仁苷酶的作用下分解为氢氰酸、苯甲醛及葡萄糖，因此服用过量可发生氢氰酸中毒，尤其是儿童，可发生中毒，甚至死亡。鱼胆中含有氢氰酸，农用肥料含有氰氨化钙等，人畜误服均可引起中毒。

## 二、护理评估与病情判断

**1. 中毒机制** 氰离子抑制细胞色素氧化酶，引起细胞内窒息。当氰离子与细胞色素氧化酶中的三价铁结合后，阻止其还原，阻断了氧化过程中的电子传递，使组织细胞不能利用氧，造成内窒息。此外，氰化物还可能与酶的辅基和底物中的羰基相结合，或使二硫键断裂。也可直接抑制中枢神经系统，导致呼吸中枢麻痹，心搏迅速停止。

**2. 毒物接触史** 有氢氰酸及其盐类接触史；或自服、误服含有生氰糖苷的食物；或火灾现场；或恐怖袭击。

**3. 临床表现** 头痛、头晕、恶心、呕吐、心悸、胸闷、气促、烦躁、抽搐、昏迷甚至呼吸抑制等。中毒严重者可出现"闪电式"骤死。口唇及指甲无发绀现象，皮肤黏膜呈鲜红色。静脉血呈鲜红色为其特征表现。氰化物中毒常见的三大主症是意识丧失、代谢性酸中毒和心肺功能衰竭。

**4. 辅助检查**
(1) 中毒环境的空气及物品上可分析出毒物。
(2) 中毒患者的血中可查出氰基，尿中硫氰酸盐浓度增加。
(3) 血常规、血气分析、血生化、心肌酶学、肝功能等检查。动静脉血氧分压差缩小、血氰化物和尿硫氰酸盐含量增高，可作为氰化物中毒的诊断线索。

## 三、急救治疗原则

**1. 脱离现场，清除毒物** 立即脱去被污染衣服，清洗被污染的皮肤、眼睛，可用5%硫代硫酸钠或清水清洗。呼吸、心搏骤停者应立即心肺复苏方案治疗。吸入氰或氰化物中毒时，亚硝酸异戊酯吸入，给予解毒剂，尽早氧气吸入。口服中毒时，尽快用5%硫代硫酸钠溶液或大量盐水洗胃。洗胃后注入两汤匙活性炭混悬液，还要服50%硫酸镁导泻。现场急救之后，应立即送医院救治。

**2. 解毒剂的应用**
(1) 亚硝酸钠-硫代硫酸钠疗法。
(2) 应用4-二甲基氨基苯酚（4-DMAP）。
(3) 解毒机制：高铁血红蛋白形成剂可使血红蛋白迅速形成高铁血红蛋白，后者三价铁离子能与体内游离的或已与高铁细胞色素氧化酶结合的氰基结合形成不稳定的氰化高铁血红蛋白，从而使细胞色素氧化酶免受抑制并恢复功能。氰化高铁血红蛋白在数分钟又可解离出氰离子，故需迅速给予供硫剂如硫代硫酸钠，使氰离子转变为低毒盐硫氰酸而排出体外。

**3. 对症支持治疗** 常采用高流量吸氧或高压氧治疗，并积极补液纠正水、电解质、酸碱平衡紊乱。重度中毒者可早期、短程、足量应用糖皮质激素，防止脑水肿及其他损伤，同时用葡醛内酯片、还原型谷胱甘肽、维生素C等护肝治疗。

## 四、急救护理措施

1. 保持呼吸道通畅，防止窒息。
2. 氧气吸入，必要时可用高压氧治疗。
3. 清除毒物 脱离中毒环境，尽早洗胃，减少毒物吸收，更换污染的衣物，清洗皮肤及黏膜。应用特效解毒药。

4. 迅速建立静脉通道，建立有效循环，合理用药。
5. 监测各项生命体征，及时发现和控制病情变化。
6. 加强基础护理，防止并发症的发生。
7. 对症护理及心理护理。

## 五、健康教育

1. 加强宣传，不食用桃、杏、枇杷、李子、杨梅、樱桃等的核仁及鱼胆等。
2. 进入高浓度场所，事先通风。须佩戴隔离式防毒面具及手套，穿戴不渗透材料制作的防护服。
3. 防止散落的氰化物粉尘与酸类物质接触。
4. 严格按安全操作规程工作，加强员工相关知识培训。
5. 有氰车间备急救设备和药品，如氧气、亚硝酸异戊酯、3%亚硝酸钠注射液、25%～50%硫代硫酸钠针剂、注射器等。

（王　红）

# 第六节　食物中毒

## 一、概述

急性食物中毒（acute food poisoning）的含义非常广泛，凡是食用被致病菌及其毒素污染的食物，或被毒物（重金属、农药等）污染的食物，以及自身含有某种毒素（毒蕈、河豚等）的食物引起的急性中毒性疾病都可被称为急性食物中毒。急性食物中毒具有潜伏期短、突然暴发、多群体发病等特征，且有明显的季节性特征，如急性细菌性食物中毒多发生在夏季。

根据急性食物中毒的病因一般将其分为两大类：①细菌性食物中毒：常见的致病菌有沙门菌属、变形杆菌、副溶血弧菌、产肠毒素性大肠埃希菌等，均有一定的传染性。而葡萄球菌和肉毒梭菌引起的食物中毒与其产生的毒素有关，不具传染性。②非细菌性食物中毒：摄入含有毒性物质（如亚硝酸盐、升汞、砷剂、有机磷等）的食物以及食物本身的自然毒素（如毒蕈、有毒鱼类等）。

##  二、护理评估与病情诊断

根据进食可疑食物后短期内出现的急性胃肠炎症状，结合相应的流行病学资料，一般不难做临床诊断。对可疑食物、患者呕吐物和粪便进行培养，如果分离出相同病原菌，则可以确诊细菌性食物中毒。在进食可疑食物后出现眼肌瘫痪，呼吸、吞咽和言语困难的患者，特别是在集体发病的情况下，应考虑肉毒中毒可能，并可对食物进行细菌学检测。

**1. 中毒机制**　急性细菌性食物中毒可分为胃肠型和神经型两大类。胃肠型细菌性食物中毒常见的致病菌有沙门菌属、副溶血弧菌、大肠埃希菌、变形杆菌、金黄色葡萄球菌、空肠弯曲菌等，细菌污染食物后，大量繁殖，并产生内毒素和（或）外毒素；神经型细菌性食物中毒又称肉

毒中毒，是由肉毒梭菌外毒素所引起的中毒性疾病，多发生在我国新疆等地区。肉毒梭菌为厌氧菌，在缺氧情况下可大量生长繁殖，并产生外毒素，腊肠、火腿、罐头等瓶装食物等易受污染，肉毒梭菌外毒素经胃和小肠上段吸收，通过淋巴和血液循环到达运动神经突触和胆碱能神经末梢，抑制乙酰胆碱释放，使肌肉收缩运动障碍、肌肉麻痹，导致患者瘫痪。

**2. 毒物接触史** 患者往往有食用过带有细菌、细菌毒素或含有有毒物质的食物后发病的病史。

**3. 临床表现**

（1）胃肠型细菌性食物中毒：多发生于夏秋季，主要表现为恶心、呕吐、腹痛、腹泻、畏寒发热等胃肠炎症状。一般发病急骤，先有腹部不适，继而出现上、中腹部疼痛，腹痛多呈阵发性绞痛，腹泻每天数次至数十次，呈黄色稀便、水样便及黏液便，亦可呈脓血便或血水便；呕吐物为胃内容物及胆汁，严重者可出现水、电解质紊乱，酸中毒，血压下降及休克等；查体时可有上、中腹部轻度压痛，肠鸣音亢进等。

（2）神经型细菌性食物中毒：此型潜伏期为12～36小时，起病突然，以神经系统症状如眼肌和咽肌瘫痪为主要特征。初期可有全身软弱、乏力、头痛、头晕，继而出现眼睑下垂、瞳孔散大、复视、斜视及眼内外肌瘫痪，严重者有吞咽、咀嚼、言语及呼吸困难，亦可出现声音嘶哑、失音、抬头困难、共济失调等，肢体完全瘫痪者少见，如未及时抢救，病死率较高；因胆碱能神经传递的阻断，还可出现腹胀、尿潴留、唾液及泪液减少等；体温多正常或低热，神志清醒，知觉正常，患者可在4～10天后逐渐恢复。

**4. 实验室检查** 对可疑食物、呕吐物及粪便做细菌培养，以确定病原菌；肉毒中毒多是地区性疾病，如在新疆等地区出现上述症状，结合有食用厌氧发酵食物的病史即可明确诊断。

## 三、急救治疗原则

**1. 以急性胃肠炎为主要表现食物中毒的处理**

（1）一般处理：多数急性食物中毒患者临床症状较轻，且为一过性而不需要特殊处理。对呕吐严重者应暂时禁食。对呕吐、腹痛症状严重者可给予山莨菪碱（654-2）10 mg肌内注射。

（2）补液治疗：对呕吐、腹泻严重者，特别是年老体弱者和婴幼儿，应及时评估患者的脱水程度、有无电解质紊乱等。对有脱水症状和短期内不能进食的患者应进行补液治疗，选择乳酸林格液和5%～10%葡萄糖液，补液量视脱水情况决定，并补充必要的电解质和维生素。

（3）病原菌治疗：多数患者不需要使用抗生素，对伴有高热、呕吐与腹泻严重者可酌情使用抗生素治疗。

**2. 肉毒梭菌中毒的治疗**

（1）抗毒素治疗：尽早使用肉毒抗毒血清，发病24小时内最有效。在皮试阴性者静脉或肌内注射5万～8万U，必要时6～8小时重复注射，儿童和成人剂量相同，重症患者应加倍。皮试阳性者可先进行脱敏注射。

（2）促进肠道毒素排泄：对于疑诊和确诊患者应立即洗胃，可选择清水或1:4000高锰酸钾溶液，同时进行灌肠。

（3）保持呼吸道通畅：监测患者呼吸情况，及时清理咽喉部分泌物，对呼吸肌麻痹造成呼吸衰竭者应及时进行气管插管和呼吸机辅助呼吸，必要时也可选择气管切开。对已经发生误吸者应及时行纤维支气管镜检查，灌洗并吸出误吸物。选择适当抗生素进行治疗。

（4）对症支持治疗。

## 四、急救护理措施

**1. 即刻护理措施** 尽快建立静脉通路，同时抽取血培养，根据血压调整输液速度，频繁呕吐者采取仰卧位时头偏向一侧，及时清理呕吐物与排泄物，保持床单位整洁，必要时给予氧气吸入与心电血压监护等。

**2. 严密观察病情** ①观察消化道症状：注意腹痛的部位、性质、持续时间，呕吐物与排泄物的量、色、质；②观察有无脱水症状：皮肤干燥、口渴、血压下降、心搏加快、肌肉痉挛、头晕目眩、尿量减少等；③监测脏器功能变化，尽早防治各种并发症和脏器功能衰竭。

**3. 饮食护理** 鼓励患者早期进食，予易消化的流质，逐渐过渡到正常普食，昏迷患者可由鼻饲补充营养及水分。应给予高热量、高蛋白、易消化的流质饮食。

## 五、健康教育

日常生活中应积极预防急性食物中毒，彻底加热杀灭食物中的病原体，防止生、熟食品交叉污染。

（王　红）

# 第七节　昆虫与动物咬伤中毒

自然界中的动物如犬、蛇、蝎、蜱会用齿、爪、刺损伤人类皮肤，造成局部伤口损害，毒液、细菌注入人体后导致局部和全身中毒和（或）过敏性损伤。最常见犬咬伤、蛇咬伤、昆虫蜇伤。

## 一、犬咬伤

### （一）概述

全世界每年有近亿人次被犬咬伤，我国是世界上犬只数量最多的国家，《2022年中国宠物消费报告》显示，2022年仅城镇居民所养犬只达5119万只。我国每年被猫狗咬伤的人数约4000万。犬咬伤是狂犬病毒最主要的传播方式，狂犬病的病死率几乎是100%。虽然近年来我国人狂犬病病例逐年下降，但仍然是世界卫生组织（World Health Organization，WHO）认定的狂犬病高风险国家之一。

### （二）护理评估与病情判断

**1. 中毒机制** 狂犬病毒主要存在于病犬的脑组织及脊髓中，其涎腺和分泌的涎液中也含有大量病毒，向体外排出。故被病犬咬、抓后，病毒经伤口沿周围神经或神经周围的淋巴液达于脊神经节，并生长繁殖，若未被灭活，病毒会沿周围组织传入神经上行到达中枢神经系统，引发狂犬病。

**2. 接触史** 近期有病畜咬伤、抓伤史

**3．临床表现** 感染病毒后是否发病与潜伏期的长短、咬伤部位、入侵病毒的数量、毒力及机体抵抗力有关。潜伏期可以从 10 d 到数月，一般为 30～60 d。咬伤越深、部位越接近头面部，其潜伏期越短、发病率越高。

（1）症状：发病初期伤口周围麻木、疼痛，逐渐扩散到整个肢体；继之出现发热、烦躁、乏力、恐水、怕风、咽喉痉挛；最后出现肌瘫痪、昏迷、循环衰竭甚至死亡。

（2）体征：有利齿造成的深而窄的伤口，出血，伤口周围组织水肿。

**4．辅助检查** 患者免疫学狂犬病毒抗原、抗体检测阳性，可确诊。

（三）急救治疗原则

**1．局部处理** 咬伤后迅速彻底清洗伤口。用肥皂水（或其他弱碱性清洗剂）和流动清水交替清洗所有咬伤处约 15 min，生理盐水冲洗伤口，彻底冲洗后用稀聚维酮碘或其他具有灭活病毒能力的医用制剂涂擦或清洗伤口内部，伤口应开放引流，不予缝合或包扎。

**2．全身治疗**

（1）免疫治疗：选用人用狂犬病疫苗，执行的人用狂犬病疫苗免疫程序有"5 针法"（即 Essen 法，分别于第 0、3、7、14、28 d 各肌内注射 1 剂）和"4 针法"（即 Zagreb 法，2-1-1 免疫程序，分别于第 0、7、21 d 各肌内注射 2 剂、1 剂、1 剂）。

（2）被动免疫预防：狂犬病被动免疫制剂的机制是在伤口局部浸润注射以中和伤口经清洗、消毒后残留的病毒，产生局部免疫保护。目前我国的狂犬病被动免疫制剂有：人源狂犬病免疫球蛋白（通用名：狂犬病人免疫球蛋白）和马源狂犬病 $F(ab')_2$ 片段制剂（通用名：抗狂犬病血清）。狂犬病人免疫球蛋白和抗狂犬病血清的使用剂量分别为 20 IU/kg 和 40 IU/kg。对于伤口多而严重、被动免疫制剂剂量不足以浸润注射全部伤口的病例，可以将其适当稀释以满足全部伤口的浸润注射。严重咬伤如头、面、颈、上肢等，经彻底清创后，在伤口底部及其四周注射抗狂犬病免疫血清或狂犬病免疫球蛋白，同时按上述方法全程免疫接种狂犬病疫苗。可联合使用干扰素，以增强保护效果。

（3）防治感染：常规使用破伤风抗毒素，必要时使用抗生素防止伤口感染。

（四）急救护理措施

**1．预防和控制痉挛** ①预防：保持室内安静，避免风、光、声和水的刺激，输液注意将液体部分遮挡。专人护理，各种检查、治疗及护理尽量集中进行，或在应用镇静药后进行。②处理：一旦发生，保持气道通畅，遵医嘱应用解痉镇静药物，并观察呼吸频率节律及血氧饱和度情况。

**2．保持呼吸道通畅** 及时清除口腔及呼吸道分泌物，保持呼吸道通畅，做好气管插管或切开准备。

**3．输液和营养支持** 发作期患者因多汗、流涎和不能饮水，常呈脱水状态，需静脉输液，补充能量，维持水、电解质、酸碱平衡。可采用鼻饲饮食，在痉挛发作间歇或应用镇静剂后缓慢注入。

**4．预防感染** 观察伤口情况，有无发热、异味，遵医嘱应用抗生素并观察用药效果。加强伤口护理，早期患肢下垂，保持伤口引流。严格执行接触性隔离制度，接触患者应穿隔离衣，戴口罩和手套。患者的分泌物及排泄物严格消毒。

（五）健康教育

1．宣传狂犬病的预防措施，加强对犬、猫的管理。

2．教育儿童不要接近、抚摸或挑逗猫、犬等动物，以防发生意外。若儿童被犬抓伤但伤痕不明显，或被犬舔破损的皮肤，或与病犬有餐食接触，应尽早注射狂犬病疫苗。

3. 被犬或其他动物咬伤后，尽早彻底进行伤口处理，并注射狂犬病疫苗。

## 二、蛇咬伤

### （一）概述

蛇咬伤（snake bite）以南方为多，多发生于夏、秋两季。蛇分为无毒蛇和毒蛇两类。无毒蛇咬伤只在局部皮肤留下两排对称的细小齿痕，轻度刺痛，无生命危险。毒蛇咬伤后伤口局部常有一对较深齿痕，蛇毒注入人体内，引起严重的全身中毒症状，甚至危及生命。

### （二）护理评估与病情判断

**1. 中毒机制** 蛇毒含有多种毒性蛋白质、多肽以及酶类。按蛇毒的性质及其对机体的作用可分为4类：神经毒素、血液毒素、细胞毒素以及混合毒素。神经毒素对中枢神经和神经肌肉节点有选择性毒性作用，可引起肌肉麻痹和呼吸麻痹，常见于金环蛇、银环蛇咬伤；血液毒素对血细胞、血管内皮细胞及组织有破坏作用，可引起出血、溶血、休克或心力衰竭等，见于竹叶青、五步蛇咬伤；细胞毒素作用于细胞外基质血管和组织，易经淋巴管和毛细血管进入血液循环而出现全身中毒症状，多见于眼镜王蛇等；混合毒素兼有神经、血液及细胞毒素特点，如蝮蛇、眼镜王蛇的毒素。

**2. 接触史** 重点评估有无毒蛇接触史，注意了解患者被咬伤部位、间隔时间、咬伤地点、是否自行处理，以评估患者伤情。

**3. 临床表现**

（1）局部表现：局部伤处疼痛，肿胀蔓延迅速，淋巴结肿大，皮肤出现血疱、瘀斑，甚至局部组织坏死。

（2）全身表现：全身虚弱、口周感觉异常、肌肉震颤，或发热畏寒、烦躁不安、头晕目眩、言语不清、恶心呕吐、吞咽困难、肢体软瘫、腱反射消失、呼吸抑制，最后导致循环、呼吸衰竭。部分患者伤后可因多器官功能障碍综合征（MODS）广泛的毛细血管渗漏引起肺水肿、低血压、心律失常；皮肤黏膜及伤口出血，血尿、少尿，出现肾功能不全。

**4. 病情严重程度** 可采用蛇咬伤临床严重度简易评估量表（表24-2）和蛇咬伤严重度评分量表（snakebite severity scale，SSS）（表24-3）评估病情严重程度。

表24-2 蛇咬伤临床严重度简易评估表

| 严重程度 | 临床表现 |
| --- | --- |
| 无中毒 | 仅有牙痕（"干咬"） |
| 轻度中毒 | 仅有局部的表现，如疼痛、淤血、非进行性的肿胀 |
| 中度中毒 | 肿胀进行性发展，有全身症状和体征，实验室检查结果异常 |
| 重度中毒 | 意识改变、呼吸窘迫、血流动力学不稳定/休克等 |

蛇咬伤严重度评分量表评分方法分类项目多、内容详细、客观性好，已被多数国家广泛采纳。应用SSS可明显减少抗蛇毒血清用量，降低治疗费用。严重程度判断：轻度0~3分，中度4~7分，重度8~20分。

表 24-3　蛇咬伤严重度评分量表

| 部位 | 症状/体征 | 分值 |
| --- | --- | --- |
| 呼吸系统 | 无症状/体征 | 0 |
| | 呼吸困难、轻度胸部压迫感、轻度不适。呼吸 20～25 次/分 | 1 |
| | 中度呼吸窘迫（呼吸困难，26～40 次/分，动用辅助呼吸肌） | 2 |
| | 发绀、空气不足感，严重呼吸急促或呼吸窘迫/衰竭 | 3 |
| 心血管系统 | 无症状；体征 | 0 |
| | 心动过速（100～125 次/分），心悸、全身乏力、良性心律失常或高血压 | 1 |
| | 心动过速（126～175 次/分）或低血压（收缩压＜100 mmHg） | 2 |
| | 极快心动过速（＞175 次/分）或低血压（收缩压＜100 mmHg），恶性心律失常或心搏骤停 | 3 |
| 局部创伤 | 无症状/体征 | 0 |
| | 疼痛，咬伤部位肿胀或瘀斑范围 5～7.5 cm | 1 |
| | 疼痛，肿胀或瘀斑范围不超过半个肢体（距咬伤部位 7.5～50 cm） | 2 |
| | 疼痛，肿胀或瘀斑范围超过肢体（面咬伤部位＞100 cm） | 3 |
| 胃肠道系统 | 无症状/体征 | 0 |
| | 腹痛、里急后重或恶心 | 1 |
| | 呕吐或腹泻 | 2 |
| | 反复呕吐或腹泻，呕血或便血 | 3 |
| 血液系统 | 无症状，体征 | 0 |
| | 凝血参数轻度异常 [PT＜20 s，APTT＜50 s，血小板（100～150）×$10^9$/L，Fib 100～150 mg/L] | 1 |
| | 凝血参数明显异常 [PT 20～50 s，AFTT 50～75 s，血小板（50～100）×$10^9$/L，Fib 50～100 mg/L] | 2 |
| | 凝血参数明显异常 [PT 50～100 s，APTT 75～100 s，血小板（20～50）×$10^9$/L，Fib＜50 mg/L] | 3 |

### （三）急救治疗原则

**1. 评估、判断毒蛇咬伤毒性及种类，分类处理。**

**2. 尽早清除毒素**　伤口上方绑扎，阻断毒素吸收；伤口局部抽吸、冲洗、清创，促进毒素排出；伤口周围用胰蛋白酶局部封闭，破坏蛇毒。

**3. 尽早足量应用抗蛇毒血清**　抗蛇毒血清有单价和多价 2 种，应尽早使用。对已明确毒蛇种类的咬伤首选针对性强的单价血清，如不能确定毒蛇的种类，则可选用多价抗蛇毒血清。用前需做过敏试验，阳性者采用脱敏注射法。

**4. 全身治疗**

（1）解蛇毒中成药：常用南通蛇药、上海蛇药或广州蛇药等，可口服亦可局部敷贴。一些新鲜草药，如半边莲、七叶一枝花、白花蛇舌草等也有解蛇毒作用。

（2）其他治疗：①使用破伤风抗毒素和抗生素防治感染；②快速、大量静脉输液，并用呋塞米或甘露醇等利尿剂，加快蛇毒排出，减轻中毒症状；③营养支持、抗休克、改善贫血，治疗心、肺、肾等功能障碍。

### （四）急救护理措施

**1. 即刻护理措施** 迅速清除和破坏局部毒液，减缓毒液吸收，尽快送至医院。主要的现场急救措施：①脱离，立即远离被蛇咬的地方。②识蛇，尽量记住蛇的基本特征，如蛇形、蛇头、蛇体和颜色。③解压，去除受伤部位的各种受限物品，如戒指、手镯/脚链、手表等，以免因后续的肿胀导致无法取出，加重局部伤害。④镇定，尽量保持冷静，避免慌张、激动。⑤制动，尽量全身完全制动，尤其受伤肢体，使伤口相对低位（保持在心脏水平以下）。⑥冲洗，现场用大量清水冲洗伤口及其周围皮肤，挤出毒液；有条件的用0.05%高锰酸钾或3%过氧化氢反复冲洗伤口，清除残留的毒液及污物。伤口较深者，可切开或以三棱针扎刺伤口周围皮肤（若伤口流血不止，则不宜切开）。⑦伤肢绑扎，立即用布带等绑扎伤肢的近心端，松紧以能阻断淋巴、静脉回流为度。每隔30 min松解绑扎一次，每次1~2 min，以免影响肢体血液循环，造成组织坏死。一般在医院内开始有效治疗（如注射抗蛇毒血清、伤口处理）10~20 min后可去除捆扎。⑧止痛，将伤肢浸入4~7 ℃冷水中，3~4 h后改用冰袋冷敷，持续24~36 h。如有条件，可给予对乙酰氨基酚或阿片类口服止痛药，避免饮酒止痛。⑨呼救，呼叫"120"，尽快将伤者送至医院。

**2. 院内护理措施**

（1）抗毒排毒：迅速建立静脉通道，遵医嘱尽早使用抗蛇毒血清、利尿剂，快速大量输液等以中和毒素、促进毒素排出。用胰蛋白酶2000~5000 U加入0.05%普鲁卡因或注射用水20 ml做局部环形封闭，能够降解蛇毒。若患者出现血红蛋白尿，遵医嘱给予5%碳酸氢钠静脉输入，以碱化尿液。补液时注意观察心肺功能，以防快速、大量输液导致肺水肿。抗蛇毒血清静脉推注时，应缓慢注入（≤2 ml/min）；静脉滴注者，将抗蛇毒血清加入100~250 ml生理盐水中，1 h内滴完，滴速应先慢后快，用药开始1 h内应密切观察患者有无畏寒、发热、胸闷、气促、腹痛不适、皮疹等过敏症状。

（2）伤口护理：保持创面清洁和伤口引流通畅。注意观察伤口渗血、渗液情况，有无继续坏死或脓性分泌物。经彻底清创后，可采用胰蛋白酶或1∶1000高锰酸钾溶液伤口内注射冲洗，以排出伤口局部蛇毒。

（3）对症处理：对神经毒性蛇咬伤患者，出现肌无力时可遵医嘱给予新斯的明1.5~2.0 mg肌内注射。对于患肢肿胀疼痛的患者可遵医嘱使用阿片类药物止痛；适当抬高患肢，平胸骨角或略高，利于促进血液和淋巴回流及肿胀部位组织间隙的液体吸收，减轻疼痛和局部压力，促进肿胀消退和疼痛缓解。常规使用破伤风抗毒素（TAT）或破伤风免疫球蛋白，但在抗蛇毒血清使用1 h后方可开始皮试和用药，以避免过敏或不良反应重叠。出现呼吸衰竭、休克、心肌损害、心力衰竭、DIC、急性肾衰竭、继发感染等并发症时，应及时处理；早期使用山莨菪碱（654-2）和激素可有助于防治蛇毒引起的MODS。

（4）营养支持：给予高能量、高蛋白、高维生素、易消化饮食，鼓励患者多饮水，忌饮酒、浓茶、咖啡等刺激性饮料，以免促进血液循环而加快毒素吸收。对于不能进食者可予肠内外营养支持并做好相应的护理。

（5）人文关怀：安慰患者，告知毒蛇咬伤的治疗方法及治疗效果，帮助患者树立战胜疾病的信心，以减轻恐惧，保持情绪稳定，积极配合治疗和护理。

### （五）健康教育

宣传毒蛇咬伤的有关知识，强化自我防范意识。在野外作业时，做好自我防护，如戴帽子、穿长衣长裤、穿雨靴、戴橡胶手套等；随身携带蛇药片，以备急用。勿轻易尝试抓蛇或玩蛇。露营时选择空旷干燥地面，晚上在营帐周围点燃火焰。

## 三、昆虫蜇伤

### (一) 概述

本组疾病多为蚊、蜂、蝎、蜱等咬蜇引起。

### (二) 护理评估与病情判断

**1. 病因**

(1) 蚊、蠓：蚊有刺吸型口器，雌蚊吸血的同时分泌唾液，能防止血液凝固并可使局部皮肤过敏。蠓与蚊类似，比蚊小，呈黑褐色，夏秋季最常见，成群飞舞于草丛、树林及农舍附近。

(2) 蜂：常见蜇人的蜂类有蜜蜂、胡蜂、蚁蜂、细腰蜂和丸蜂等，蜂尾均有毒刺与体内的毒腺相通。蜂蜇人时毒刺刺入皮肤并将毒汁注入皮肤内，引起局部反应和全身症状。蜂毒可致神经毒、溶血、出血、肝或肾损害等作用，也可引起过敏反应。不同蜂种蜂毒成分有所不同，多数蜂毒汁为酸性，主要成分为蚁酸、盐酸、正磷酸，而胡蜂毒汁为碱性，含有组胺、5-羟色胺、缓激肽、磷脂酶A、透明质酸酶、神经毒素等物质。

(3) 蝎：尾部最后一节为锐利的弯钩，即刺蜇器，与腹部毒腺相通。蜇人时将强酸性毒液注入皮肤内。毒液中含神经毒素、溶血毒素、抗凝素等，可引起皮炎或全身中毒症状。

(4) 蜱：常寄生于动物体表，是一种暂时性体表寄生虫，依靠吸食宿主血液为生。可通过叮咬人畜散播多种病原体。我国的蜱传病毒主要有蜱传脑炎病毒（我国也称森林脑炎病毒）和发热伴血小板减少综合征病毒（severe fever with thrombecytopenia syndrome virus, SFTSV）等病毒。黑龙江、吉林、内蒙古等地拥有大面积的森林和草原，是蜱传播疾病主要自然疫源地。

**2. 病史** 重点评估有无蚊、蠓、蜂、蝎、蜱接触史，注意了解患者被咬伤或蜇伤部位、间隔时间、咬伤地点、是否自行处理，以评估患者伤情。

**3. 临床表现**

(1) 蚊、蠓叮咬：因人而异，叮咬处出现针尖至针帽大小的红斑疹或瘀点，也可表现为水肿性红斑丘疹、风团，自觉瘙痒。婴幼儿面部、手背或阴茎等部位被蚊虫叮咬后常出现血管性水肿。

(2) 蜂蜇伤：常发生于暴露部位，如头面部、颈部、四肢等。轻者可出现刺痛，灼痒感，局部红肿，还可出现水疱。重者出现畏寒、发热、头痛、恶心、呕吐、烦躁等全身症状或抽搐、肺水肿、昏迷、休克，甚至死亡。蜇伤后 7～14 d 可发生血清病样迟发超敏反应，毒蜂蜇伤者还可发生急性肾衰竭和肝损害等。

(3) 蝎蜇伤：蜇伤后局部即刻剧烈疼痛，伴明显的水肿性红斑、水疱或瘀斑、坏死，甚至引起淋巴管炎或淋巴结炎，这是溶血性毒素所致。患者伴有不同程度的全身症状，如头痛、头晕、恶心、呕吐、流涎、心悸、嗜睡、喉头水肿等，甚至呼吸麻痹而死亡，这是由于神经性毒素作用于中枢神经系统和心血管系统。

(4) 蜱咬伤：叮咬部位常见于眼皮、耳、四肢内侧等，叮咬处会出现充血、水肿等急性炎症反应。全身反应可有发热、寒战、关节痛、淋巴结肿大和流感样症状、肌肉麻痹甚至瘫痪，严重时引起死亡。

### (三) 急救治疗原则

**1. 蚊、蠓叮咬** 外用1%薄荷或炉甘石洗剂、樟脑搽剂，瘙痒明显可口服抗组胺药。

**2. 蜂蜇伤** 蜂蜇后立即将毒刺拔出并挤出毒液，用水冲洗后局部冷湿敷。再酌情口服或肌注抗组胺药。过敏性休克者积极抗休克治疗。

**3. 蝎蜇伤** 立即绑扎肢体，清除局部毒液，阻止毒素的继续吸收，拮抗或中和毒素，给予止痛等对症治疗，防治各种并发症。

**4. 蜱咬伤** 咬伤后应尽快移除蜱，切勿蛮力拔除蜱，否则容易引起口器断裂甚至撕裂皮肤。针对局部及全身症状，采取对症支持措施。

（四）急救护理措施

**1. 蚊、蠓、蜂、蝎咬蜇伤的护理措施**

（1）即刻护理措施：立即用止血带扎紧被蜇部位的近心端或放置冰袋并尽量将毒汁吸出，用清水、肥皂水或稀氨水清洗伤口，再用碳酸氢钠溶液冷湿敷以中和酸性毒汁，冷敷还可减少肿胀、痒感等不适。尽可能确定蜇伤的虫类，黄蜂毒液呈碱性，可用1%醋酸或食醋等弱酸性液体洗敷伤口。伤口如有蜇刺，用尖头镊子或尖针、刀片等从皮肤外的毒囊前顺势向后将毒刺挑出再行创面处理。在野外无法找到针或镊子时，可用嘴将刺在伤口上的尾刺吸出，不可挤压伤口，以免毒液扩散。

（2）局部护理：大多数昆虫咬伤引起轻度肿痛，局部红肿处可外用炉甘石洗剂或白色洗剂以消散炎症，或用抗组胺药、止痛药和皮质类固醇油膏外敷。红肿严重伴有水疱渗液时，可用3%硼酸液湿敷。疼痛严重者可用止痛剂：如蝎蜇伤后疼痛剧烈，取1%盐酸依米丁水溶液3 ml加2%利多卡因于蜇伤部位的近心端及伤口周围皮下注射，可迅速止痛消肿。症状严重者，可口服或局部应用蛇药。

（3）用药护理：有过敏反应者，应用抗组胺药、糖皮质激素、肾上腺素等。有肌肉痉挛者，可用10%葡萄糖酸钙20 ml静脉注射。有全身严重中毒症状者，应采取相应急救和对症措施。

（4）病情观察：密切监测患者生命体征、意识、面色、尿量及伤肢温度的变化等。

（5）心理护理：安慰患者，告知虫咬伤的治疗方法及治疗效果，帮助患者树立战胜疾病的信心。

**2. 蜱咬伤的护理措施** 蜱咬伤后若强行拔除蜱，容易导致口器断裂甚至撕裂皮肤，可以将乙醚、乙醇、旱烟油、石蜡油或凡士林等涂在蜱的头部或在蜱的旁边点燃烟头、蚊香，数分钟后自行松口，再用镊子轻轻拉出，取出虫体后，再用碘酊、75%乙醇做局部消毒处理。蜱叮咬后一定要重视，并随时观察身体状况，如出现发热或叮咬处皮肤红、肿、破溃及红斑等症状，要及时就医。蜱能够传播多种传染性疾病，如森林脑炎、克里米亚-刚果出血热、蜱媒回归热、莱姆病、弓形体病等。严重者可致人死亡。如病情加重，应考虑排除蜱传疾病，避免错过最佳治疗时机。加强对人群的健康教育宣传工作，在去林区或草地时，做好个人防护，切勿裸露皮肤，应扎紧衣服袖口、裤腿喷涂驱虫剂。在接触牲畜或饲养宠物时，应谨防蜱叮咬。

（五）健康教育

宣传本病的防治常识。①注意环境卫生，吃剩的食物勿乱丢弃，夜间关好门、支起蚊帐，防止昆虫飞入；②选用对人体无害的杀虫喷雾喷洒等；③注意清洗、消毒已接触过皮损的衣服；④户外活动时加强防护，尽量避免穿花色或鲜亮的衣服，勿擦香水、发胶；⑤发现周围有蜂围绕时，切忌跑、动、打，先静止不动，再慢慢退回，等蜂飞走时赶快撤离。如遇蜂群，保持冷静，慢慢移动，避免拍打或快速移动。如无法逃离，就地趴下并用手抱住头部加以保护。

（王　红）

# 第二十五章 环境及理化因素损伤

## 第一节 中暑

### 一、概述

中暑（heat illness）是指在人体暴露于高温环境或强烈热辐射（如烈日曝晒）或伴有高湿环境下，由于热平衡和（或）水电解质代谢紊乱、有效循环减少而引起的以体温升高和（或）中枢神经系统功能障碍和（或）心血管功能障碍等为主要表现的急性全身性疾病。根据发病机制和临床表现的不同，我国通常将中暑分为先兆中暑、轻症中暑和重症中暑。重症中暑又分为热痉挛（heat cramp）、热衰竭（heat exhaustion）、热射病（heat stroke）三型，且临床表现常相互伴随存在，很难截然分开。

### 二、病因机制特点

**1. 病因** 人体长时间暴露于高温（>32 ℃）或强烈的辐射、潮湿（湿度>60%）环境中从事体力劳动或剧烈运动，且未进行有效的防暑降温措施，易发生中暑。此外，若存在机体对高热环境不能充分适应的情况，如老年、儿童、糖尿病患者、汗腺功能障碍疾病患者及其他慢性病患者等，则中暑的风险会显著增加。

引起中暑的主要因素有：①环境温度过高：人体从外界环境中获取过多热量，容易发生体内热量积蓄；②机体产热增加：长时间在高温或强烈的辐射下从事体力劳动或运动、发热性疾病、甲状腺功能亢进症和应用某些药物（如苯丙胺）使产热增加；③机体散热机制功能障碍：如环境通风不良及湿度大或穿透气不良衣服，广泛皮肤烧伤后瘢痕形成、先天性无汗症、系统性硬化病等，均会引起机体散热下降，使热量积蓄；④机体热适应能力下降：如年老、体弱、慢性疾病、神经系统疾病等患者，对热的适应能力下降，机体发生代谢紊乱而发生中暑。

**2. 发病机制** 人体热量的产生依赖于体内持续的氧化代谢活动，其中基础热量主要由甲状腺及ATP酶共同作用产生，其他热源由肌肉收缩和消化过程等产生。70 kg成年人每小时约产热达100 kcal，在缺乏冷却机制的情况下，这种基线代谢活动将导致体温每小时升高1.1 ℃。人体的散热方式有辐射、传导、对流及蒸发，调节散热的最直接机制是增加皮肤和皮下血流量，从而能够分散输送到表面的热量，以维持正常体温。在高环境温度和新陈代谢需求增加的情况下，汗液蒸发是散热的主要机制。

当环境温度高于体表温度时，机体散热受阻，只能利用汗液蒸发散热。如果大量汗液不足以散热或空气湿度高，通风不良和汗腺功能障碍，如先天性汗腺缺乏、广泛皮肤烧伤瘢痕等原因导致出汗减少，散热受阻，对热的适应能力降低，则引起体内热量积聚，导致中暑。

当外界环境温度升高时，机体大量出汗，导致脱水和低钠，从而使血容量显著减少。当身体失钠过多或失钠后只补充大量水时，钠离子的浓度过低，导致低钠血症和低氯血症，发生肌肉痉挛，即热痉挛。此外，高热会导致体表血管扩张、血压下降、血容量减少和外周循环衰竭，如果未及时补充水和电解质，可能会发生热衰竭。当外部环境温度持续升高时，引起汗腺疲劳，身体的散热绝对或相对不足，导致体温调节中枢功能失调，导致体温急剧升高，最高可达 41 ℃及以上，同时造成严重的生理、生化和器官功能障碍，发生热射病。

## 三、护理评估与病情判断

**1. 原因诱因判断** 应高度重视患者是否存在机体产热增加、散热减少或对热的适应能力降低的情况，如是否长时间高温环境下工作、是否有良好的降温措施以及是否能够及时补水等。导致中暑的主要原因有：高龄、孕产妇、体弱、营养不良、肥胖症、疲劳、发热、帕金森病、心血管疾病、汗腺功能缺陷以及应用特殊药物等。

**2. 临床表现** 中暑常见的临床表现主要有头晕、口渴、呼吸增快、烦躁不安、体温升高、大汗、脉搏细速、血压下降等症状，当症状严重时，可表现为高热、抽搐、意识障碍，若不及时抢救，可发生呼吸、循环衰竭而导致患者死亡。中暑一般有以下 3 种类型。

（1）热痉挛：多见于青壮年，常因大量出汗后大量饮水，而钠盐补充不足，使血清钠离子、氯离子浓度降低，引起低钠、低氯血症。出现短暂、间歇发作的肌痉挛，伴有收缩痛，多见于四肢肌肉、咀嚼肌及腹肌，尤以腓肠肌为著，呈对称性；体温一般正常。

（2）热衰竭：为最常见的类型，多发生于老年人、产妇及尚未能适应高温气候和环境者，表现为以血容量不足为特征的一组临床综合征，如多汗、皮肤湿冷、面色苍白、恶心、头晕、心率明显增加、低血压、少尿，体温常升高但不超过 40 ℃，可伴有眩晕、晕厥，部分患者早期仅出现体温升高。实验室检查可见血细胞比容增高、高钠血症、氮质血症。

（3）热射病（包括日射病）：是一种致命性急病，是中暑最严重的类型，以高热、无汗、意识障碍"三联征"为典型表现。表现为以体温明显增高及意识障碍为主，皮肤干热，无汗，体温高达 40 ℃及以上，谵妄、昏迷等；可伴有全身性癫痫样发作、横纹肌溶解、多器官功能障碍综合征。临床根据发病时患者的状态及发病机制分为劳力型热射病和非劳力型热射病。

1）劳力型热射病：多发生在青壮年人群，剧烈运动或从事体力劳动后数小时发病，约 50% 患者大量出汗，心率 160～180 次/分，脉压增大，可发生横纹肌溶解、急性肾衰竭、肝衰竭（发病 24 小时后肝转氨酶可升至数万单位）、DIC 或 MODS，病死率高。

2）非劳力型热射病：多见于居住在通风不良环境的年老体衰者及产妇，其他高危人群包括精神分裂症、帕金森病、慢性酒精中毒及偏瘫或截瘫患者。84%～100% 患者无汗，皮肤干热和发红，直肠温度最高可达 46.5 ℃。病初可表现行为异常或痫性发作，继而出现谵妄、昏迷和瞳孔对称缩小，严重者出现低血压、休克、心律失常及心力衰竭、肺水肿和脑水肿。约 5% 患者发生急性肾衰竭，可有轻、中度 DIC，常在发病后 24 小时左右死亡。

**3. 分类及严重程度**

（1）热痉挛是一种短暂、间歇发作的肌肉痉挛，可能与钠盐丢失相关，常发生于初次进入高温环境工作或运动量过大时、大量出汗且仅补水者，及时处理一般可在短时间内恢复。

(2) 热衰竭是在热应激情况下，体液、体钠丢失过多，水、电解质紊乱导致以有效循环血容量不足为特征的一组临床综合征，热衰竭如得不到及时诊治，可发展为热射病。

(3) 热射病常见于高温高湿环境下进行高强度训练或从事重体力劳动者，多数患者起病急，少数有数小时至1天左右的前驱期，表现为乏力、头痛、头晕、恶心、呕吐等。典型症状为急骤高热、皮肤干热和不同程度的意识障碍，严重者可引起多器官功能障碍，常可遗留神经系统后遗症。日射病是指夏季露天作业，太阳辐射直接作用于头部而引起的中暑，由于日射病的病理和临床表现与热射病基本相同，因而将日射病归于热射病中。

## 四、急救治疗原则

急救处理原则为尽快使患者脱离高温环境、迅速降温、补充水及电解质、纠正酸中毒、保护重要脏器功能、防治休克和脑水肿等。

**1. 中暑先兆** 立即脱离高温环境，到通风阴凉处休息、平卧。予含盐清凉饮料及对症处理，并密切观察。

**2. 热痉挛** 纠正水与电解质紊乱及对症治疗。症状较轻者可口服补液盐，严重者可静脉输注0.9%氯化钠溶液。严重痉挛时，可静脉推注10~20 ml 10%葡萄糖酸钙。

**3. 热衰竭** 予物理降温和（或）药物降温，并注意监测体温，纠正水、电解质紊乱，扩充血容量，防止休克。

**4. 热射病** 快速降温，持续监测体温，保护重要脏器功能，呼吸循环支持，改善微循环，纠正凝血功能紊乱，对出现肝肾衰竭、横纹肌溶解者，早期予以血液净化治疗。

## 五、急救护理措施

**1. 现场急救**

(1) 尽快脱离高温环境：立即将患者脱离高温环境，转移到通风良好的阴凉处或温度适宜（20~25℃）的环境中，协助松解或脱去患者外衣后平卧休息。

(2) 迅速降温：轻症患者可应用冷水擦拭全身，至体温低于38℃；可应用风扇或空调辅助降温，也可直接口服含盐清凉饮料、淡盐水，或服用藿香正气水等。降温以患者感到凉爽舒适为宜。对有循环功能紊乱者，可经静脉缓慢滴注5%葡萄糖盐水，并加强观察，若疑似重度中暑患者，应立即送往医院救治。

**2. 院内急救** 抢救重度中暑的关键是迅速降温，降温速度决定患者的预后，通常应在1小时内使直肠温度降至38℃左右。同时应积极纠正水、电解质和酸碱平衡紊乱，防治循环衰竭等并发症。

(1) 热痉挛：主要为补液时钠盐补充不足导致低钠血症，应在补液的同时给予含盐饮料（生理盐水或葡萄糖生理盐水），若患者仍反复出现肌肉痉挛，在补足液体的情况下可用10%葡萄糖酸钙10~20 ml缓慢静脉注射。

(2) 热衰竭：由于外周血管扩张引起血容量不足而导致周围循环衰竭，应快速大量静脉补充葡萄糖生理盐水1000~3000 ml以纠正血容量不足，必要时补钾和钙。对年老体弱的患者，要严格控制输液速度，防止发生急性肺水肿或左心衰竭。一般数小时可恢复。

(3) 热射病：是中暑最严重的类型，降温是抢救重度中暑的关键，降温速度决定患者预后，若抢救不及时，死亡率高达5%~30%，应迅速采取各种降温措施，包括物理降温和药物降温，同时注意纠正电解质紊乱。

**3. 护理措施**

（1）一般护理：将室温调节至 20~24 ℃，保持卧床休息，休克者安置于平卧位或中凹卧位，心功能不全表现者安置于半坐卧位。意识障碍者注意保持呼吸通畅，及时清理呼吸道分泌物，并给予氧气吸入。做好口腔护理及皮肤管理，加强营养，必要时给予肠内及肠外营养。

（2）物理降温护理

1）维持病房室温 20~24 ℃，通风良好。

2）静脉输液降温：应用 4~10 ℃的 5% 葡萄糖生理盐水静脉滴注降温，初始滴速应缓慢，逐渐加快滴注速度，严密管理，预防急性肺水肿及急性左心衰竭等并发症的发生。

3）应用降温毯：观察末梢循环及皮肤情况，避免引起冻伤。

4）冰块置于散热较快的区域（双侧颈部、腹股沟和腋下），避免冰袋在同一部位长时间直接接触皮肤而引起冻伤，冰袋融化及时更换。

5）必要时可给予体内降温（生理盐水胃管灌洗或直肠灌洗等）。

6）有条件者可用血管内降温仪或将患者浸入冷水浴中（水温为 15~20 ℃）。

（3）病情观察

1）降温过程中应每 15~30 分钟测量一次肛温，根据变化及时调整降温措施。

2）监测水、电解质失衡情况，针对老年人及心脏病患者注意输液速度。

3）监测血压、心率，降温时，应维持收缩压在 90 mmHg 以上，有条件者可应用 PiCCO 监测中心静脉压、肺动脉楔压、心排血量及外周血管阻力指数，警惕有无心律失常发生，必要时应及时给予处理。

4）留置导尿，监测尿量、肾功能、动脉血气和凝血功能。

5）注意观察意识、瞳孔、呼吸及脉搏的变化。

（4）对症护理

1）口腔护理：高热患者因唾液腺分泌减少引起口腔感染，应加强口腔护理，预防感染和溃疡。

2）皮肤护理：加强皮肤管理，高热大汗者注意保持皮肤清洁卫生，及时更换浸湿的衣裤及被褥，意识障碍者定时翻身，防止压力性损伤。

3）高热惊厥护理：高热惊厥者应预防舌咬伤，床边常备开口器和舌钳，遵医嘱应用解痉镇静药物，注意观察疗效及不良反应。

4）肝损伤护理：对该病引发的肝功能障碍患者的治疗，以传统保肝药物为主，对高胆红素血症者，必要时可行血浆置换或吸附治疗，加强血液净化的专科护理。

（5）营养支持：如患者无休克、消化道出血及麻痹性肠梗阻等禁忌证，可早期给予肠内营养。选用鼻饲肠内营养治疗。肠内营养输注遵循由少到多、由慢到快、由稀到浓、循序渐进的原则，温度宜保持在 37~40 ℃。

## 附录:大批中暑患者抢救流程(图25-1)

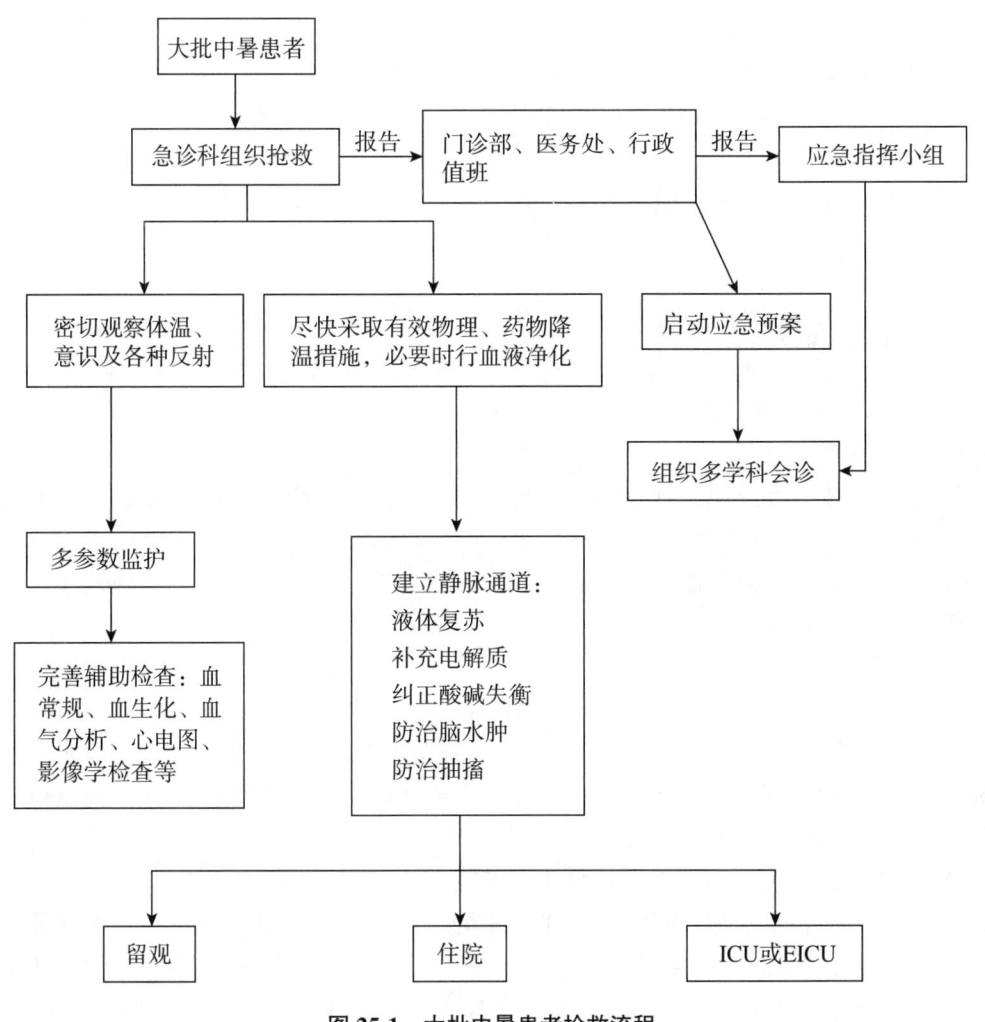

图 25-1 大批中暑患者抢救流程

(姜 玫 徐志勇)

# 第二节 淹 溺

## 一、概述

据WHO统计,全球每年约有372000人死于淹溺,我国每年因淹溺致死者约有57000人,淹溺造成的死亡占全球总死亡率的近8%,使淹溺成为全球主要公共卫生问题。淹溺是非故意伤害死亡的第三大原因,占所有与伤害有关的死亡的7%。淹溺常发生在夏季,多见于沿海国家和地区,多见于儿童、青少年和老年人,其中约90%的淹溺者发生于淡水。

淹溺（drowning）又称溺水，是指人淹没于水或其他液体中，由于液体、污泥、杂草等堵塞呼吸道或发生反射性喉痉挛，引起缺氧和窒息，造成机体窒息性缺氧和$CO_2$潴留的严重危急状态。国际复苏联盟（International Liaison Committee on Resuscitation，ILCOR）将淹溺定义为一种于液态介质中而导致呼吸障碍的过程，可分为淹没（submersion）和浸没（immersion）。淹溺并非时间上某一点的概念，其含义是气道入口形成一道液气界面，它可阻止人进一步呼吸，在这一过程之后，无论患者存活还是死亡，都属于淹溺概念的范畴。

淹没综合征（immersion syndrome）是指突然淹没在至少低于体温5℃的水或其他液体中而引起的心律失常、心脏停搏甚至猝死。淹没后综合征（postimmersion syndrome）指淹没后恢复期间因肺泡毛细血管内皮渗漏和损伤引起炎症反应、肺泡表面活性物质较少甚至失活而造成的呼吸窘迫，是急性呼吸窘迫综合征（ARDS）的一种类型。

## 二、病因机制特点

**1. 病因** 溺水常见于缺乏自救能力的落水者，如水上操作或水上运动意外落水，或因不熟悉水流地形而误入危险水域，也可见于投水自尽、交通事故落水和洪涝灾害等。淹溺后会出现反射性屏气、喉及支气管痉挛、泥草堵塞口鼻导致窒息，因此约有20%溺水者没有水吸入肺或只有少量水进入气道，出现持续3~5分钟的呼吸道闭塞性喉痉挛，随后痉挛会逐渐减弱，水被吸入呼吸道及肺内，造成肺泡表面活性物质损伤，导致肺通气换气功能障碍、缺氧和二氧化碳潴留，各器官缺氧、功能障碍。

**2. 发病机制** 当患者被水淹没之后，起初会本能地引起反应，屏住呼吸，避免水进入呼吸道。由于缺氧，逐渐不能坚持屏住呼吸，而被迫深呼吸，使大量水进入呼吸道和肺泡，阻碍气体交换，导致严重的缺氧和二氧化碳潴留。此外，呼吸道中的水通过肺泡迅速进入血液循环，由于淹没的介质成分不同，其病理生理也有所不同，可分为淡水淹溺（fresh water drowning）和海水淹溺（seawater drowning）两种类型。

（1）淡水淹溺：是指淹溺在渗透压低于血浆渗透压，如江河湖泊等中。由于低渗，肺泡进入血液循环，导致血容量增加，导致肺水肿、通气/血流（V/Q）比例降低和心力衰竭，同时血液被稀释后，渗透压下降，导致红细胞损伤、溶血、高钾血症，以及器官组织细胞水肿和功能不全。此外，高钾还会导致心律失常、室颤和肾小管栓塞引起的急性肾衰竭。同时，肺损伤和肺上皮细胞损伤导致肺泡表面活性物质减少，进一步加重肺泡不张和通气/血流（V/Q）比例降低，产生严重缺氧。

（2）海水淹溺：由于海水成分为3.5%氯化钠及大量钙盐和镁盐，呈高渗性液体，发生淹溺时，海水由呼吸道渗入肺泡，导致急性肺水肿和血液水分减少，引起血液浓缩、血容量不足、组织灌注不足。同时，海水中常有钙盐、镁盐，引起高钙血症，表现为心动过缓、传导阻滞等心律失常甚至心脏骤停，高镁血症抑制中枢神经系统，扩张血管，降低血压。

## 三、护理评估与病情判断

**1. 原因诱因判断** 应向淹溺者的陪同人员了解淹溺事件发生的时间、地点、水源性质、吸入水量、施救情况，详细评估患者脉搏、呼吸、血压、意识状态、皮肤色泽、缺氧程度、是否存在心搏骤停及复苏效果，以指导救治与护理。此外，注意观察淹溺者有无头颈部硬物碰撞痕迹等，警惕颅脑外伤和颈椎骨折、脊髓损伤等情况。

**2. 临床表现** 淹溺者的主要临床表现有神志丧失、呼吸停止、大动脉搏动消失或心搏停止，处于临床死亡状态。近乎淹溺患者的临床表现个体差异较大，与溺水持续时间长短、吸入水或其他液体量、吸入液体性质和器官损伤严重程度有密切关系，且部分患者的症状、体征仅发生在淹溺现场。

（1）症状：近乎淹溺患者可有视力障碍、剧烈咳嗽、呼吸困难和咳粉红色泡沫样痰，严重淹溺患者可出现呼吸表浅、严重心律失常甚至心搏消失。淹溺于海水的患者，表现为口渴感明显，最初数小时可出现发热、寒战等。复苏成功后常有头痛、呛咳、胸痛等症状。

（2）体征：淹溺者可见皮肤发皱、颜面肿胀、口鼻腔充满泡沫或泥污等杂质、双眼球结膜充血、皮肤黏膜苍白或发绀、腹部膨隆、四肢厥冷；脉搏细弱、心律失常、心音微弱或消失；呼吸表浅、急促或停止，双肺可闻及干湿啰音，偶伴有喘鸣音；精神和神志状态改变包括烦躁不安、意识不清、抽搐、肌张力升高、昏睡和昏迷等。

（3）并发症：部分淹溺患者可出现较为严重的并发症，常见肺内感染、急性呼吸窘迫综合征（ARDS）、脑水肿、弥散性血管内凝血（DIC）、急性肾衰竭、溶血性贫血及心力衰竭等。

## 四、急救治疗原则

迅速脱离淹溺环境，保持呼吸道通畅，立即恢复有效通气，纠正缺氧，维持生命体征，根据病情对症处理。对于心搏停止、呼吸消失者立即实施心肺复苏。

欧洲复苏协会提出了淹溺生存链的概念，包括五个关键的环节：预防、识别、提供漂浮物、脱离水面、现场急救（图 25-2）。

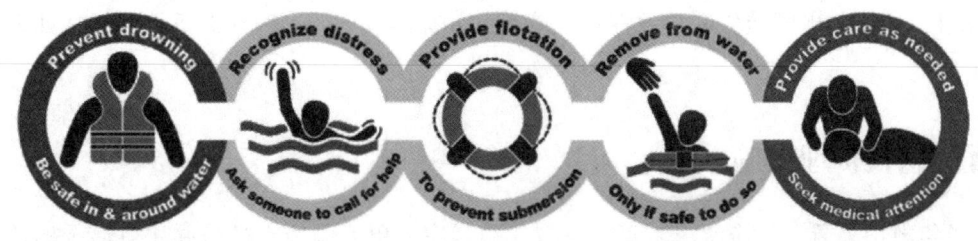

图 25-2　淹溺生存链

**1. 现场急救**　淹溺导致缺氧的持续时间和程度是决定预后的重要因素。因此，要及时、快速、有效地开展现场救护，最重要的急救措施是对淹溺者进行开放气道、通气供氧。第一目击者应立刻启动现场救援程序，在初始复苏时应首先开放气道和人工通气。

（1）迅速脱离溺水环境：首先应呼叫周围群众的援助，有条件应尽快通知附近的专业水上救生人员或消防人员。同时应尽快拨打"120"急救电话。第一目击者在专业救援到来之前，可向遇溺者投递竹竿、衣物、绳索、漂浮物等。必须下水营救时，施救人员保持镇静，快速脱去自己的衣物，尤其是鞋靴，借助于专用的救援设备或船靠近淹溺者，采取恰当的措施施救。对于神志清醒的淹溺者，应从淹溺者背后接近，施救人员一只手从背后托住淹溺者的头颈部，使淹溺者头面部露出水面，并利用另一只手臂和双腿游向岸边；此外还可采用一只手夹住淹溺者腋窝，仰泳将淹溺者救出。施救过程中应避免被淹溺者抱住而发生危险，一旦发生应放手自救，待淹溺者松手后再施以救援。如淹溺者神志丧失，施救时则应从其头部接近，托住淹溺者的头颈部，使其面部、口鼻露出水面，迅速游向岸边。

（2）快速清除呼吸道异物，保持呼吸道畅通：迅速松解淹溺者衣领、腰带，清除淹溺者口、鼻及气道的淤泥、杂草、其他异物及分泌物，如有义齿者给予取下，并将舌拉出，避免舌后坠。对于牙关紧闭者，救护者可用力捏住其两侧颊肌，将口开启，保持呼吸道通畅。

（3）心肺复苏：对于呼吸停止者，尽早开始人工呼吸可增加复苏成功率。呼吸、心搏停止者应立即实施心肺复苏术,进行基础生命支持应遵循 CABD 顺序,即胸外按压、人工通气、开放气道、早期除颤。心肺复苏术是淹溺者救治中最关键的急救措施,应及时实施。

(4) 快速转运:心肺复苏成功后,脱下淹溺者湿冷的衣服,注意保暖,绝对卧床休息;对呼吸、心搏未恢复或恢复后不稳定者,应立即送入医院抢救,搬运患者过程中注意有无头、颈部损伤和其他严重创伤,怀疑有颈部创伤者要给予颈托保护。

**2. 院内救治**

(1) 严密监测生命体征:对淹溺者严密实施院内的生命体征监测,冷水淹溺者及时复温对预后非常重要,因此应注意保暖,可采用体内或体外复温措施。

(2) 保持呼吸道通畅:防止呼吸道内水逆流或舌后坠引起的呼吸道梗阻,给予高流量吸氧,无自主呼吸者可行气管插管并机械通气,尽早行气管切开术。可早期应用广谱抗生素,控制呼吸道感染,有肺水肿者可使用呼吸兴奋剂,如洛贝林、尼可刹米等。

(3) 维持循环功能:患者心搏恢复后常有血压不稳的情况,做好 CVP 监测,注意检查淹溺者有无低血容量的表现,及时纠正低血容量及酸碱失衡,控制好输液的量和速度。若为海水淹溺者,会导致淹溺者血容量偏低,应及时补充液体,纠正血液浓缩,可选用 5% 葡萄糖溶液、血浆或低分子右旋糖酐,切忌输入生理盐水;淡水淹溺者适当限制入水量,应用 20% 甘露醇 250 ml 及肾上腺皮质激素静脉滴注,防治脑水肿。同时做好心电监护,发生室颤时立即行非同步直流电除颤,必要时做胸内心脏按压术。

(4) 对症治疗及防治并发症:及时纠正低血容量,海水淹溺者不宜注射盐水,可使用 5% 葡萄糖溶液或低分子右旋糖酐以稀释浓缩的血液,淡水淹溺者应限制水的摄入,同时积极防治肺水肿、脑水肿、感染、电解质失衡、急性肾衰竭等并发症的发生,同时注意其他并发症如骨折、外伤等。

## 五、急救护理措施

**1. 紧急救护处置** 将淹溺患者迅速安置于抢救室,更换湿冷衣裤,并注意给予棉被、毯子等保暖措施,必要时将患者安置于复温毯,防止失温;清除淹溺患者口、鼻及气道的分泌物、异物,保持呼吸道通畅,给予高流量氧气吸入,必要时给予气管插管,做好插管配合及机械通气准备,快速建立静脉留置通路,遵医嘱应用抢救药物。

**2. 病情观察** 密切观察患者的体温、心率、呼吸、血压及心律变化情况;给予患者留置导尿,注意观察尿液的色、量、性质,准确记录出入量。严格控制输液速度,可行中心静脉压监测,根据中心静脉压结合血压和尿量调整输液速度及输液量。同时观察淹溺者的意识、瞳孔变化情况;观察有无咳嗽、咳痰以及痰液的颜色、性质和量的变化,听诊有无肺部啰音及心率、心律变化,严密监测,及时处理病情变化情况,做好抢救准备。

**3. 体温管理** 严重低体温是导致淹溺患者死亡的常见原因,在寒冷水中淹溺超过 1 小时者,很难做到成功复苏。因此对于冷水淹溺者尽快复温非常重要。使患者体温稳定、安全地恢复至 30~32 ℃,对于严重低温者复温速度略快。复温的方法包括被动复温及主动复温两种方式。

(1) 被动复温:将淹溺者安置于温暖环境,将室温调高,更换湿冷衣裤,通过覆盖保暖棉被、棉毯等方式复温。

(2) 主动复温:可采用热水袋、热辐射等方法进行体外复温,或应用体内复温,如加温静脉输液(43 ℃)、加温加湿给氧等方法进行体内复温。

**4. 输液管理** 严格准确遵医嘱执行输液,正确控制速度。在维持静脉输液通畅的同时,严密监测患者血压和尿量,必要时在中心静脉压(CVP)监测下指导输液。淡水淹溺者应从小剂量、低速度开始,严格控制输液速度,防止短时间输入大量液体而加重血液稀释,加重肺水肿肺水肿患者可给予20%～30%乙醇加入湿化瓶中随氧气吸入；海水淹溺者因发生血液浓缩，应遵医嘱及时给予5%葡萄糖溶液和血浆等液体输注。

**5．人文关怀** 护理人员在给予急救护理过程中应消除患者的焦虑不安与恐惧心理，解释治疗及护理操作措施及目的，帮助消除淹溺者的负向情绪，积极配合治疗。对自杀的淹溺者应尊重其隐私，引导他们提高心理承受能力，并正确对待人生、事业和家庭，同时做好家属的思想与沟通工作，协同帮助淹溺者树立生活信心，消除自杀念头。

### 附录：淹溺患者抢救流程（图25-3）

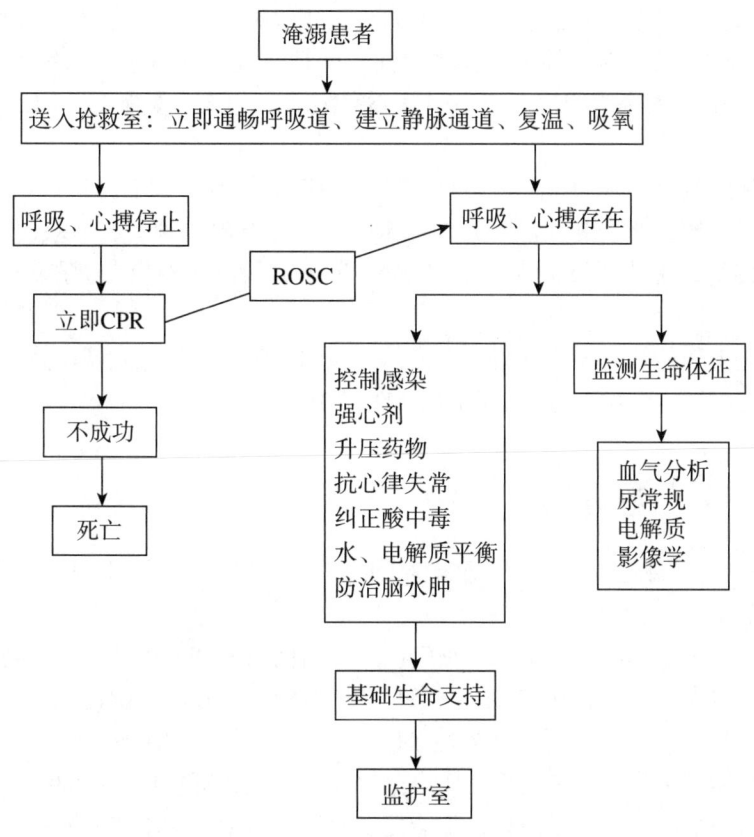

图25-3 淹溺患者抢救流程

（徐志勇）

## 第三节 电 击 伤

### 一、概述

电击伤（electrical injury）俗称触电（electrical shock），是指一定量电流通过人体引起全身或局部不同程度组织损伤或器官功能障碍，甚至呼吸、心搏骤停。电击包括低压电（≤380 V）、高电压（>1000 V）和超高电压或雷击（lightning injury，电压在10000万伏以上）3种类型。

## 二、病因与机制特点

**1. 病因** 意外电击常发生于工作或生活中违反用电操作规程者。风暴、地震或火灾致电线断裂也可遭受意外电击。绝大多数电击发生于青少年男性和从事电作业者。

**2. 发病机制** 电击对人体损伤程度与接触的电压高低、电流类型（直流电和交流电）、电流强度、频率高低、触电部位、皮肤电阻、触电时间长短、电流体内途径和所处环境气象条件密切相关。电击时，产生的电阻由电流通过体内的途径决定。人体组织电阻由小到大依次为神经、血液、黏膜、肌肉、干燥皮肤、肌腱、脂肪和骨骼。500 V以下交流电能使肌细胞膜除极，导致肌肉持续痉挛性收缩，使触电者的手紧紧握住电源线不能脱离开电源，故交流电对人体伤害较直流电更大。不同频率的交流电对人体的损伤也不同，低频交流电（15～150 Hz）较高频交流电危害性大，50～60 Hz低频家用交流电更易引起心室颤动。电流强度为60～120 mA时可发生心室颤动。

电击损伤包括电流对细胞的直接损伤及电阻产热引起的组织和器官损伤，如皮肤及皮下组织烧伤；深部组织（肌肉、脂肪和肌腱等）局部水肿，压迫营养血管引起闭塞，发生缺血和坏死；接触超高压电能使组织迅速"炭化"；电流通过中枢神经系统会立即引起呼吸、心搏停止，导致死亡。

大多数高压电击伤是热损伤，其组织学显示为凝固性坏死。尸检发现，高压电击致死者，中枢神经系统和全身组织器官均有充血、水肿、出血及坏死。

## 三、护理评估与病情判断

**1. 病史评估** 了解触电经过，包括触电时间、地点、接触方式及电源情况等。

**2. 临床表现**

（1）轻者可出现惊恐、心悸、头晕、头痛、痛性肌肉收缩和面色苍白等。高压电击特别是雷击时，易发生意识丧失、心搏和呼吸骤停。幸存者遗有定向力丧失和痫性发作。部分患者有心肌和心脏传导系统损伤，心电图显示非特异性ST段降低、心房颤动或心肌梗死改变。大面积体表烧伤或组织损伤处体液丢失过多，出现低血容量性休克。直接肾损伤、肌肉组织坏死产生肌球蛋白尿、肌红蛋白尿及溶血后血红蛋白尿，都能促发急性肾衰竭，脱水或血容量不足时更能使病情加速或恶化。

（2）高压电引起电烧伤的典型特点：①烧伤面积不大，但可深达肌肉、血管、神经和骨骼，有"口小底大、外浅内深"的特征；②有一处进口和多处出口；③肌肉组织常呈夹心性坏死；④电流可造成血管壁变性、坏死或血管栓塞，从而引起继发性出血或组织的继发性坏死。

低压电引起的烧伤常见于电流进入点与流出点，伤口小，呈椭圆形或圆形，焦黄或灰白色，干燥，边缘整齐，与正常皮肤分界清楚，一般不损伤内脏。如有衣服点燃，可出现与触电部位无关的大面积烧伤。

（3）并发症：电击后24～48小时常出现并发症，如心肌损伤、严重心律失常和心功能障碍，吸入性肺炎和肺水肿，消化道出血或穿孔、麻痹性肠梗阻、DIC或溶血、肌球蛋白尿或肌红蛋白尿和急性肾衰竭，骨折、肩关节脱位或无菌性骨坏死，大约半数电击者有单或双侧鼓膜破裂、听力丧失，烧伤处继发细菌感染。电击后数天到数月可出现上升或横断性脊髓炎、多发性神经炎或瘫痪等、角膜烧伤、视网膜剥离、单侧或双侧白内障和视力障碍。孕妇电击后，常发生流产、死胎或宫内发育迟缓。

**3. 辅助检查** 早期可出现肌酸磷酸激酶（CPK）及其同工酶（CK-MB）、乳酸脱氢酶（LDH）、丙氨酸转氨酶（ACT）的活性增高。尿液检查可见血红蛋白尿或肌红蛋白尿。心电图检查可出现传导阻滞或房性、室性期前收缩等心律失常。

##  四、急救治疗原则

救护原则为迅速脱离电源，分秒必争地实施有效的心肺复苏并心电监护。

**1. 现场救护**

（1）脱离电源：首先要确保现场救护者自身安全。救护者必须使自己与触电者绝缘，未脱离电源前禁忌用手牵拉触电患者。根据触电现场情况，立即采取相应措施使触电者脱离电源，并注意避免给触电者造成其他伤害。

1）切断电源：立即拉断电闸或拔出电源插头。

2）挑开电线：用干燥的木器、竹竿、扁担、橡胶制器、塑料制品等不导电物品挑开电线。

3）拉开触电者：救护者可穿胶鞋，站在木凳上，用干燥的绳子或将干衣物等拧成条状套在触电者身上，拉开触电者。

4）切断电线：如在野外发生触电或远离电闸，救护者无法接近触电者、不便挑开电线时，可用干燥绝缘的木柄刀等斩断电线，使电流中断。

（2）轻型电击伤者：就地休息观察1～2小时，以减轻心脏负担，促进恢复，减少意外发生。

（3）重型电击伤者：对于无意识、呼吸心搏停止者，应立即进行心肺复苏，尽可能早期进行电除颤。遭受雷、电击的患者没有心肺基础疾病，则应立即实施心肺复苏，存活可能性较大，故不能轻易终止复苏。

（4）保护创面，及时转送：在现场应保护好电烧伤创面，防止感染，可用清洁敷料或衣服包裹，迅速将触电者转送至医院进行后续救治。

**2. 院内救护**

（1）维持有效呼吸：重症患者尽早做气管插管，给予呼吸机辅助通气，及时清除气道内分泌物。此外，颌面部和颈前等部位有烧伤的患者，可能出现软组织肿胀而导致呼吸困难，即使存在自主呼吸，也应尽早气管插管，建立人工气道。

（2）纠正心律失常：建立心电监护，及时发现心律失常。发生心室颤动者立即注射肾上腺素1mg，心室颤动波粗大，立即行电除颤，有利于恢复窦性节律。

（3）维持水、电解质、酸碱平衡：对低血容量性休克和组织严重烧伤患者，应迅速静脉补液，补液量较同等面积烧伤者要多。输液量应依据患者对输液治疗效果来决定，包括每小时尿量、周围循环情况及中心静脉压监测结果。此外，可适当使用5%碳酸氢钠碱化尿液，防止肌红蛋白及血红蛋白排出时沉积于肾小管，并纠正酸中毒。但对出现过心搏骤停或心电图异常者，输入量应适当控制，以防止输液过多，加重心脏负担。

（4）对症治疗：积极纠正心功能不全，防治脑水肿及急性肾功能不全等并发症。对高处触电跌落者，常伴有颅脑损伤、气胸、血胸、内脏破裂、四肢骨折、骨盆骨折等，必须进行全面体格检查，及时处理内出血和骨折。

（5）创面处理：现场应保护好电烧伤创面，防止感染，入院后应积极行清创术、植皮术，修复创面，恢复功能。

（6）预防感染：由于电击伤创面深，应早期应用抗生素预防感染，直至坏死组织完全清除，并常规应用破伤风抗毒素以预防破伤风。

（7）筋膜松解术和截肢：肢体经高压电灼伤后，大块软组织水肿、坏死和小血管内血栓形成，可使其远端肢体发生缺血性坏死，应按情况及时进行筋膜松解术以减轻周围组织的压力和改善远端血液循环，严重者需行截肢手术。

## 五、急救护理措施

**1. 即刻护理** 心搏骤停者立即进行CPR，尽快建立人工气道，呼吸机辅助通气，建立静脉通路，遵医嘱用药补液。

**2. 密切观察病情变化**

(1) 定时监测生命体征：测量呼吸、脉搏、血压及体温，注意判断有无呼吸抑制及窒息发生；注意患者神志变化，对清醒患者应给予心理安慰，消除其恐惧心理。

(2) 心律失常的监测：动态观察心电图变化，做好心电监护，及时发现心律失常。

(3) 心肌损伤的监测：根据心肌酶学检查、肌钙蛋白测定来评估判断有无心肌损伤，尤其肌钙蛋白I对心肌损伤有极高的特异性和敏感性。一旦明确，应按医嘱给予高浓度吸氧、降低心肌氧耗、控制输液的速度和输液量、应用心肌保护和营养类药物等。

(4) 肾功能监测：观察尿的颜色和量的变化，准确记录尿量。

**3. 对症护理**

(1) 电击伤肢体护理：观察伤口有无渗血、渗液，并注意伤肢水肿严重程度及受伤肢体远端血液循环，抬高患肢。电击伤肢体制动，搬动患者时要平行移动，防止因外力引起的出血。

(2) 疼痛护理：对于疼痛严重者，及时给予止痛，并注意评估镇痛效果。

(3) 合并伤护理：由于患者触电后弹离电源或自高空跌落，常伴有颅脑损伤、气胸、血胸、内脏破裂、四肢骨折、骨盆骨折等，应配合医生做好抢救。颈部损伤者要给予颈托保护，怀疑脊柱骨折患者应注意保护脊柱，使用硬板床。

(4) 加强基础护理：病情严重者注意口腔护理、皮肤护理，预防口腔炎和压力性损伤的发生。保持患者局部伤口敷料的清洁、干燥，防止脱落。

**4. 预防并发症** 并发症常出现在电击后数日至数月，应做好相应护理工作。如对头部电击伤患者，嘱其注意观察视力及听力的变化，一旦出现视力下降或听力下降，需及早就医。

**5. 人文关怀** 对清醒者应给予心理安慰，解释治疗措施的目的，使其积极配合。对自杀触电者，尊重其隐私权，协同家属帮助患者消除自杀念头。

（蔺 楠）

# 第四节 放射病

## 一、概述

自然环境中存在着天然放射性物质和人工辐射源（人工制造的核能利用设施、核反应堆和辐照装置等）。在放射性核素蜕变和核反应过程中产生的高速运动粒子和电磁辐射与物质相互作用，能引起被穿透的物质直接或间接的电离，称为电离辐射。电离辐射作用于人体时，由于射线的贯穿作用和电离作用，通过能量吸收转移使生物分子结构破坏的原发作用和生成的自由基等活性产物引起的继发作用，造成机体代谢障碍和组织细胞形态功能损害所致的疾病称为放射病（radiation sickness）。

急性放射病指机体在短时间内受到大剂量电离辐射所引起的一种严重的全身性疾病或综合征。外照射慢性放射病是指放射性工作人员在较长时间内连续或间断受到超剂量当量限值的外照射,达到一定累积剂量后引起的以造血组织损伤为主并伴有其他系统改变的全身性疾病。

## 二、病因与机制特点

**1. 病因** 微量放射性物质不会影响人体健康,只有较大剂量放射性物质泄漏才对健康造成危害。放射性物质对人体的影响包括分布在空气和体表时的外照射和吸入性内照射。β、γ、X射线和中子辐射主要引起外照射,α射线主要是内照射。不同种类射线对人体损伤程度不同,在相同辐射剂量情况下,中子辐射损伤最重,γ射线次之,X射线轻于γ射线。在同样剂量放射线作用下,对胎儿危害最大,其次是儿童,再次是成人。人体对放射线最敏感的部位是造血系统、免疫系统、生殖器官和胃肠道等。放射病主要发生在核武器爆炸、核电反应堆失控、核燃料加工和处理事故中。临床上以γ射线、X射线做全身照射时可造成医源性放射病。

**2. 发病机制** 由放射线对神经组织的直接作用所致。电离辐射的能量能够使组织细胞内核酸、酶等有机化合物分子发生电离,激发和导致化学键断裂,引起分子变性、结构破坏。

(1) 成人遭受一定剂量的射线后,产生的健康危害主要有:①外周血细胞下降、感染、贫血和出血等;②免疫功能低下,易疲劳;③食欲缺乏、恶心、呕吐、腹泻等;④性功能低下,甚至不孕、不育等。

(2) 胎儿受照射后产生的主要危害:①胎儿病死率增加,器官形成障碍,出现死胎或畸形发育;②新生儿病死率增加;③出现小头畸形、智力发育不全、生长发育迟缓和畸形儿概率增大。

(3) 放射线照射还可能引起的远期效应:①外周血白细胞、红细胞、血小板和血红蛋白减少;②骨髓中白细胞可表现为成熟障碍甚至再生低下,骨髓和外周血细胞染色体畸变率增加;③可引发白血病和其他类型恶性肿瘤,如甲状腺癌、肺癌、乳腺癌、皮肤癌、恶性淋巴瘤;④可加速老化,毛发脱色或变白,皮肤弹性减弱;⑤可发生骨髓纤维化和真性红细胞增多症及多发性骨髓瘤等。

## 三、护理评估与病情判断

**1. 评估放射病史** 评估患者的辐射剂量、照射方式、辐射剂量分布情况。照射方式可分为两类:

(1) 外照射:外照射的特点是只要脱离或远离辐射源,辐射作用即停止,如X线诊断、放射治疗。

(2) 内照射:放射性核素经呼吸道、消化道、皮肤或注射途径进入人体后对机体产生的作用。其作用直至放射性核素排出体外,或经10个半衰期以上的蜕变,其作用方可消失。

**2. 评估病情类型** 急性放射病可以分为骨髓性、肠型和脑型三种类型。

(1) 骨髓性急性放射病:受照射的辐射剂量在100~1000 cGy,基本病理改变为骨髓造血组织损伤,临床主要表现为白细胞减少、感染和出血。在核辐射事故病例中,以骨髓性急性放射病居多,经积极治疗预后较好,是核事故应急救治的重点。

(2) 肠型急性放射病:受照射的辐射剂量在1000~5000 cGy,基本病理改变为肠黏膜坏死脱落。照射后半小时即出现频繁呕吐、腹泻、腹痛和水、电解质紊乱。由于顽固的腹泻、呕吐,患者出现严重脱水、酸中毒、无尿和微循环障碍,并于2~3周因循环衰竭休克死亡。

(3) 脑型急性放射病:受照射的辐射剂量在5000 cGy以上,基本病理改变为脑组织损伤,病情发展快,病程短。主要表现为意识障碍和站立不稳、步态蹒跚、头部摇摆、左右摇晃等共济失调，以及肌张力增加、肢体震颤等中枢神经系统功能障碍的症状。多在1~3日内发生昏迷、循环衰竭、休克而死亡。

**3．临床表现**

(1) 急性放射性损伤：见于短时间内（数秒至数日）遭受大剂量放射后，可出现大脑、胃肠道与造血系统三方面的症状。通常首先出现恶心、呕吐，继而出现烦躁不安与昏沉，最后出现震颤、共济失调、惊厥甚至死亡。

(2) 慢性放射性损伤：在较长时间内反复受到治疗或诊断量的体外照射或由于放射性物质因意外污染进入人体内所发生的体内照射后出现。其中因放射治疗引起的神经系统损害多在照射后1~5年内逐渐表现出来，并且其临床表现常随照射野的不同而不同。

1) 放射性脑病：对颅内肿瘤、脑膜白血病等进行放射治疗时常引起大脑的损害，其病理改变为皮质神经细胞消失、星形细胞肿胀、小动脉纤维素样坏死及血栓形成，部分还可出现皮质部位和皮质下白质内纤维素性渗出。临床上可表现为：①大脑型：记忆力减退，特别是近事记忆力减退明显，对时间、地点及人物定向力也可发生障碍，个别患者出现幻听、幻视，有些患者甚至完全痴呆。此外，患者还可以因高颅压出现头痛、呕吐、发作性昏迷、抽搐及视盘水肿、瞳孔不等大、腰椎穿刺脑脊液压力高。②脑干型：表现为头晕、复视、言语不利、吞咽困难、步态不稳、眼球运动障碍、眼球震颤、舌肌萎缩、咽反射消失及共济失调等。

2) 放射性脊髓病：对鼻咽癌、食管癌等进行放疗可造成脊髓损伤，其发生与照射剂量大小和照射时间长短有关。患者多在放射治疗结束后间隔一段时间逐渐出现症状，其潜伏期为1~17个月，平均为1~2年。少数呈急性起病。临床分为：①短暂型放射性脊髓病：为放射线照射的早期表现，潜伏期为3~4个月。主要表现为感觉异常以及轻度感觉减退，伴有典型的低头触电感，当屈颈时，出现沿背部脊椎向下肢或四肢放射性触电感，颈部复位后症状即消失。上述症状可在几周至数月内完全缓解。②慢性进行性放射性脊髓病：多为脊髓对放射线的远期反应，可有较长的潜伏期，平均为14个月。临床表现为一侧或双侧下肢的感觉障碍，逐渐出现不完全性或完全性脊髓横贯性损害。开始进展快，逐渐趋于慢性进展。③静止性放射性脊髓病：比较少见。呈急性起病，在几小时或几天内发展成截瘫或四肢瘫，随后病情处于静止状态。其机制可能是由于脊髓血管因放射反应发生梗死所致。④肌萎缩型：也称为放射后运动神经元综合征。临床上主要表现为两下肢弛缓性瘫痪、无感觉障碍及括约肌功能障碍。肢体瘫痪为下运动神经元损害，可能是由于脊髓前角细胞选择性损害所致。放射性脊髓病患者脑脊液检查时椎管通畅，脑脊液蛋白中度增高。部分患者椎管造影呈完全梗阻，为脊髓肿胀所致。

3) 放射性周围神经病：对乳腺癌放射治疗后可引起臂丛神经损害。发生于放射治疗后5个月至20年，潜伏期平均为6.5年。表现为疼痛、麻木、感觉异常，运动障碍较轻。

## 四、急救治疗原则

1．放射性核素可以经由呼吸道、消化道、皮肤和伤口进入人体导致内污染，因此，如果发现有可能导致放射性核素内污染的情况，按以下原则处理。

(1) 尽快脱离污染现场。

(2) 尽快清除初始污染部位的污染，阻止人体放射性核素的吸收。

(3) 加速排出体内的放射性核素。

2．如果出现急性放射病症状，应按以下原则处理。

(1) 给予早期防辐射药物应用，如雌三醇和尼尔雌醇等。

(2) 给予对症综合治疗，如抗感染、防止出血等，并且应针对急性放射病不同类型病情和临床特点，尽早采取合理的积极治疗措施。

## 五、急救护理措施

**1. 个人防护措施**

（1）呼吸防护：可用防尘口罩，也可用手帕、纸巾、衣物等捂住口鼻。如果将口罩或其他防护材料浸湿，其防护放射性物质效果更佳。

（2）体表防护：可用各种着装物品进行防护，如帽子、头巾、雨衣、手套和靴子等，可翻起衣领、围上围巾、扎紧袖口和裤脚等，减少体表放射性物质沾染。

（3）医务相关专业工作人员工作需配备防护设施，包括铅衣、铅脖、铅眼镜、铅帽等，并定期监测血常规等。

**2. 清洗沾染** 对污染放射性核素的体表、鼻咽腔进行及时、正确的洗消；对伤口要用大量生理盐水冲洗，必要时尽早清创；进行经口含漱、机械或药品催吐，必要时用温水或者生理盐水洗胃。

**3. 对症处理** 皮肤损伤患者需进行抗感染、创面清创、局部应用抑菌剂及促创面再生制剂、局部创面理疗。对于轻度骨髓型急性放射病一般不需要特殊治疗，宜住院观察3个月左右，加强营养和对症治疗。中、重度和极重度骨髓型急性放射病患者是主要的治疗对象，应收入具有严格防感染隔离措施（如层流洁净）的病房，以保护和促进造血功能恢复为主。

**4. 人文关怀** 面对突如其来的伤害，不同个体间的差异导致了个体的心理反应不同。对于急性期患者，可应用适当的药物治疗缓解恐惧、抑郁和失眠等症状。鼓励多与家属及朋友交流，保持内心平和，常用的放松技术有呼吸放松、想象放松、肌肉放松等。

（蔺　楠）

# 第五节　低温症

## 一、概述

低温症（hypothermia）又称低体温症、失温症，是指由于各种阻碍热生成的因素和增加热丢失的因素，所导致的人体深部（直肠、食管等）温度低于35 ℃的疾病。低温症的发生呈地域性及季节性分布，与个体因素、健康状况、用药情况、环境因素等相关。低温症可直接或间接地造成死亡，如果体温降到32 ℃以下，人体器官将无法正常代谢和工作。

## 二、病因机制特点

**1. 病因** 出现低温原因有产热障碍引起，如甲状腺功能减退；也有散热过快所致，如过久暴露于低温环境等。老年人可因热量摄入不足、体温调节功能差、保温不够等因素，也可能出现体温不升。引起低温症的原因可分为以下两种。

（1）外源因素：最主要的暴露因素，即暴露于寒冷环境或淹溺于冷水之中。此外，热量供给不足，以及刮风和气候潮湿也可分别通过对流和蒸发增加体热丢失。

（2）内在因素：内因对低温症患者极为重要，可分为生理性和病理性两种，生理性因素即体温调节的生理功能障碍和伴随的各种基础疾病。此外，影响热能产生的药物是老年人低温症的重要病因。

1）生理性原因：人体温度能够保持恒定，是通过生理调节使体内热量的产生和发散保持平衡。人体处于寒冷环境时，机体一方面通过下丘脑体温调节中枢使交感神经兴奋，心率加快，皮肤血管收缩，以保存体内热量；另一方面促使肌肉寒战（即发反应），同时促进甲状腺和肾上腺的分泌功能（迟发反应），以增加热量产生。

2）病理性原因：多见的是病理性原因导致的继发性低温症，许多重要的基础疾病可以继发低温症，如中毒、严重烧伤、肿瘤化疗、手术时间过长等。

**2. 原因诱因判断** 当身体的产生热量和损耗热量之间的平衡被打破，引起机体深部温度下降时，就会导致低温症。如产热减少、散热增加或体温调节功能障碍等。

(1) 寒冷环境：过长时间暴露在寒冷的环境中，是低温症最主要的一个病因，如长时间的冷水浸泡。此外，人体暴露在低温环境中后没有足够温暖、干燥的衣服来进行保护时，也会导致低温症。

(2) 药物因素：如酒精、麻醉药、抗抑郁药、抗甲状腺药物、致低血糖药物、镇静剂、毒品、苯二氮䓬类药等可以降低热能的药物。

(3) 疾病因素：如糖尿病、中枢神经系统损伤、脑病、低血糖、败血症、尿毒症、休克等，均可能导致低温症的出现。

(4) 其他：如营养不良、极度疲乏、中毒、严重烧伤、肿瘤化疗、手术时间过长等。

## 三、护理评估与病情判断

**1. 临床表现** 临床表现与体温降低程度有关，可出现寒战、躯体僵硬、感觉减退、皮肤苍白冰冷等表现，此外，还可有少尿、头痛、头晕、饥饿、恶心、口齿不清等表现。典型症状如下。

(1) 寒战：正常人处于寒冷状态时，会通过寒战产生热量来维持体温正常。但随着低温症的进展，寒战会停止，不能维持体温正常。

(2) 心率和呼吸：低温症患者初期常表现为心动过速、呼吸急促，后期则表现为心动过缓、呼吸浅慢。

(3) 躯体僵硬：特别是四肢肌肉和关节僵硬、感觉减退，会导致行动协调性下降，造成走路不稳、肢体摇晃等情况。

(4) 少尿：疾病进展后，由于肾受到损害，出现排尿量减少，少于 400 ml/d。严重时甚至会出现无尿的情况。

(5) 皮肤表现：主要表现为皮肤苍白冰冷、冻疮、红斑、瘀斑、水肿、硬结，甚至出现皮肤坏死。

(6) 全身症状：低温患者会有头痛、头晕、饥饿、恶心、腹胀、不安等全身表现。此外，部分患者还可表现为口齿不清、发音困难、疲倦、嗜睡、神情淡漠等。

**2. 疾病分类**

(1) 根据低温发生原因分为原发性低温症和继发性低温症。

1）原发性低温症：是指在寒冷环境下引起的体温自发下降低于 35 ℃，体温调节中枢没有受损，具体可分为暴露型和浸泡型。①暴露型：在寒冷环境下通过呼吸、蒸发（汗湿或潮湿的衣物）或者没有适当保温造成的热量逐步散失。易发于任何一种户外活动，特别是在气候易变的野外，或在旅行者迷路、受伤或食品供给不足的情形下发生，同时也包括水上运动在内的户外运动。②浸泡型：因为冷水传导造成热量快速丧失，表现为快速发作（海水中仅为 10～30 分钟）。

在大多数天气状况下，在水中身体冷却的速度，要比在空气中快 25 倍。在 10 ℃ 的水中，如果没有热保护装备，人们在 30 分钟后就会失去自救的能力。即使获得救援，浸在水中 1 小时后，能够生存的机会也微乎其微。

2）继发性体温症：由于下丘脑体温调节中枢受损而引起，常存在潜在的疾病或药物的作用。

（2）根据低温的程度，分为三类。

1）轻度低体温：体温在 32 ~ 35 ℃。

2）中度低体温：体温在 28 ~ 32 ℃。

3）重度低体温：体温在 2 ~ 27 ℃。

 ## 四、急救治疗原则

一旦发生低温症，需要紧急处理，包括了解病情、保暖、积极复温治疗等。主张让患者利用自身产生的热量自行缓慢、逐渐地复温，快速复温常导致不可逆的低血压。此外，还需根据情况积极处理各种并发症，控制原发疾病等。

**1．急性期治疗**

（1）患者应迅速脱离寒冷环境，脱下患者湿的衣服、帽子、手套、鞋袜。用温暖、干燥的衣服和毯子保护患者，以免被风或气流影响而导致热量进一步损失。

（2）测量深部体温，进行持续的心电、呼吸监测，以全面了解各脏器功能。

（3）如果患者出现心搏骤停、呼吸消失等迹象，医生需紧急行心肺复苏，直至体温恢复正常。

（4）其他治疗：高压氧治疗，在高压（超过常压）环境下，吸纯氧或高浓度氧，有助于保护重要脏器和减轻脑水肿，促进组织修复。

**2．一般治疗**

（1）补液：对于中重度低体温患者，可给予静脉注射糖盐水，以快速恢复患者的血容量。输注时需要将输液器加热，使其温度保持在 40 ~ 42 ℃。

（2）吸氧：采用温热的氧气进行吸氧。

（3）复温治疗：包括被动体外复温和主动复温。

1）被动体外复温：适用于轻度低体温者，用保暖性好的棉被包裹患者，推荐复温速度为 0.5 ~ 2 ℃/h，老年患者不能采用该方法。

2）主动复温：包括主动体外复温和主动体内复温。主动体外复温适用于既往体健的急性低体温患者；主动体内复温有灌肠、洗胃、膀胱冲洗、腹膜透析、血液透析、热疗、体外血液复温等方法。

**3．药物治疗**

（1）抗心律失常药：深部温度为 32 ℃ 以下者，若出现房性心律失常，一般不需处理。部分患者可应用利多卡因、普萘洛尔等，但所有药物的使用均需谨慎。避免使用洋地黄类和钙通道阻滞剂。

（2）抗生素：对于老年患者和儿童，应进行预防性抗生素治疗。

（3）激素：如怀疑有黏液性水肿或全垂体功能减退，应采取适当的激素替代治疗。

（4）血管活性药：一般不主张用血管活性药，只有在晶体液、胶体液及复温后平均动脉压仍低于 60 mmHg 时，才需要使用小剂量的多巴胺。

（5）碳酸氢钠：只在严重酸中毒时，静脉使用碳酸氢钠。

## 五、急救护理措施

**1. 保暖** 给予毛毯或加盖被,足部放热水袋,给热饮料等,以提高机体温度,减少热量散失,但对老人、小儿及昏迷患者,保暖的同时要注意防止烫伤。

**2. 提高室温** 应设法维持室温在 24～26 ℃。

**3. 观察** 密切观察病情及生命体征的变化,每小时测量体温一次。

**4. 配合抢救** 积极配合医生做好抢救准备。

**5. 复诊须知** 遵医嘱复查。复诊时需要带好之前的就诊病历、检查报告及相关证件,建议最好安排家属陪同。

**6. 人文关怀** 低温症患者可能容易出现抑郁、焦虑,甚至精神淡漠或精神错乱等,需要家属提供关怀和鼓励,帮助患者树立战胜疾病的信心。

**7. 用药护理** 遵医嘱坚持用药。

**8. 饮食护理** 多食用富含维生素 E、C 的食物,如黄绿色蔬菜、豆类、柑橘、青椒、薯类等。补充高热量、易吸收的食物,有助于身体复温。

(孙 波)

# 第六节 高 原 病

## 一、概述

高原病(mountain sickness)是指由平原进入高原(海拔 3000 m 以上,对机体产生明显生物效应的地区),或由低海拔地区进入海拔更高的地区时,由于对低氧环境的适应能力不全或失调而发生的综合征,又称高山病、高原适应不全症。高原病也可发生在海拔 3000 m 以下的地区。

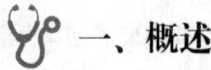

## 二、病因机制特点

其病因是高原低氧环境引起机体缺氧。上呼吸道感染、疲劳、寒冷、精神紧张、饥饿、妊娠等为发病诱因。人从平原进入高原,为适应低氧环境,需要进行一些适应性改变,以维持毛细血管与组织间必需的压力阶差。

**1. 神经系统** 急性缺氧时,大脑皮质脑血管扩张、血流量增加、颅压升高,出现头痛、步态不稳。缺氧持续或加重时,脑细胞无氧代谢加强,ATP 生成减少,使脑细胞膜钠泵发生障碍。细胞钠和水潴留,发生脑水肿,出现嗜睡、昏迷、惊厥,甚至呼吸中枢麻痹。

**2. 呼吸系统** 吸入低氧空气后动脉血氧分压降低,可刺激颈动脉体和主动脉体的化学感受器,出现反射性呼吸加深、加快,过度换气使 $CO_2$ 呼出过多,导致呼吸性碱中毒。急性缺氧可使肺小动脉痉挛,肺循环阻力增高,毛细血管通透性增加,血浆渗出产生肺水肿。

**3. 心血管系统** 急性缺氧时,体内血液进行重新分布,心、脑血管扩张,血流量增加;皮肤、腹腔器官血管收缩,血流减少。长期移居高原者,肺动脉阻力持续增加,导致肺动脉高压。肺动脉高压本来可改善低氧条件下肺的血液灌注,但持续增高可使右心负担过重而发生肺源性心脏病。

**4. 造血系统** 进入高原后出现红细胞增多和血红蛋白增加，但红细胞过度增生，血液黏稠度增高使血流缓慢，可引起循环障碍。

**5. 原因诱因判断**

（1）初次进入高原，或回到平原居住一段时间后重返高原，或从高原至另一更高处。

（2）发病地区的海拔高度。

（3）从进入高原到发病经历的时间。

（4）个体因素：登高速度过快、体力活动过大、寒冷或气候改变、饥饿、疲劳、失眠、晕车、情绪紧张、上呼吸道感染等因素。

## 三、护理评估与病情判断

**1. 疾病分类** 高原病按照高原缺氧暴露时间长短，可分为急性高原病和慢性高原病。高原适应不全的速度和程度决定高原病发生的急缓和临床表现。

（1）急性高原病：根据起病急缓特点，将急性高原病分为急性高原反应、高原肺水肿、高原脑水肿三型，三者间互有关联，常可合并存在。

1）急性高原反应：平原人快速进入海拔3000 m以上高原时，50%～75%的人出现高原反应，但经3～10天后症状逐渐消失。本病的发病率老年人低于青年人，女性低于男性。初入海拔3000 m以上地区，进入高原数小时后出现头痛、头晕、胸闷、气促、心悸、食欲减退、恶心、呕吐常见，记忆力和思维能力减退，可伴有失眠、部分人有口唇发绀，少数人血压暂时升高，一般在登山后第1～2天症状明显，以后减轻，1周左右消失，但也有少数人症状急剧加重，发展为高原肺水肿或高原脑水肿。

2）高原肺水肿：是常见且知名的高原病。由平原迅速登上海拔3000 m以上，特别是4000 m以上地区后1～3天内发病，劳累、寒冷、上呼吸道感染常为诱因，对高原适应不全者，剧烈活动可诱发肺水肿。可出现头痛、乏力，咳嗽逐渐加重，发绀、胸痛、咳白色或粉红色痰，端坐呼吸，肺有痰鸣音和湿啰音，心率加快，胸部X线检查见肺野有不对称絮状、片状模糊阴影，有些患者可同时并发脑水肿。

3）高原脑水肿：高原脑水肿多见于4000 m以上地区和初次急速进入高原者，但在移居人群中，可因导致严重低氧血症的某些因素而诱发本症。虽为高原反应，实质上也有轻度脑水肿，只有出现显著的神经精神症状时才诊断脑水肿，可出现剧烈头痛、头晕、频繁恶心、呕吐、共济失调、步态不稳、精神萎靡或烦躁，部分患者可发生抽搐或脑膜刺激症状。

早期诊断强调识别昏迷前期的表现，如剧烈头痛、头昏、嗜睡、意识模糊、呕吐等。常以下列三种形式起病：①渐进型：表情淡漠、精神萎靡，进而嗜睡、昏迷。②急发型：欣快多语、精神恍惚，进而烦躁易怒，在躁动中陷入昏迷。③暴发型：无前驱表现，在急剧活动中突然昏迷。

（2）慢性高原病：慢性高原病又称Monge病，较少见。主要发生在久居高原或少数世居海拔4000 m以上的人。急性高原反应患者症状迁延不愈；移居高原长期生活正常者以及少数世居者，由于某种原因失去对缺氧的适应能力，均可发生慢性高原病。有慢性高原反应、高原红细胞增多症、高原血压改变和高原心脏病4种临床类型。

1）慢性高原反应：在发生急性高原反应后，症状持续时间超过3个月者属于本症。有的患者可伴肝大，有的出现蛋白尿，症状多样，且时多时少，时轻时重。

2）高原红细胞增多症：在高原低氧环境中发生红细胞增多者最为多见，且随海拔增高而增多，但红细胞过度增多也可产生症状。患者往往有头痛、头晕、嗜睡、记忆力减退、失眠等表现，多有发绀和面颊部、眼结合膜毛细血管网扩张和增生，可有杵状指（趾）。

3）高原血压异常：高原高血压起病缓慢，症状与一般高血压相似。高原低血压多发生于移居高原较久或世居者中。发病地区多在海拔 4000 m 以上地区。高原血压异常的类型常有波动和转化，回到平原后可逐渐恢复。

4）高原心脏病：多见于移居者在高原出生成长的婴幼儿。成年移居者在进入高原 6～12 个月发病。起病隐袭，症状逐渐加重，心悸、胸闷、气促、劳动时加重。有时咳嗽，少数患者咯血。最终发生右心衰竭。体格检查见发绀、肺动脉高压和右心室增大体征。

## 四、急救治疗原则

对重危患者就地抢救，给予高流量吸氧或面罩给氧。发病地点确无医疗条件而有较好的运送工具及抢救设备者，可将患者由高原转往海拔低的地区治疗。慢性高原病患者如病情许可，应逐步锻炼；治疗效果不佳，可转往海拔低的地区。

**1. 急性高原反应**

（1）休息：一旦考虑急性高原反应，症状未改善前，应卧床休息和补充液体。轻症者可不予处理，一般经适应 1～2 周症状自行消失。

（2）氧疗：经鼻管或面罩吸氧（1～2 L/min）。

（3）药物治疗：头痛者可给予阿司匹林（650 mg）、对乙酰氨基酚（650～1000 mg）、布洛芬（600～800 mg）或普鲁氯哌嗪；恶心呕吐时，可肌注丙氯拉嗪；反应较重者酌情选用镇痛、镇静、止吐等药物对症治疗。

（4）易地治疗：症状不缓解甚至恶化者，应尽快将患者转送到海拔较低的地区。

**2. 高原肺水肿**

（1）休息：绝对卧床休息，取斜坡卧位。

（2）氧疗：应用通气面罩吸入 40%～50% 氧气（6～12 L/min）可有效缓解呼吸急促和心动过速。病情严重者应高浓度加压给氧。

（3）易地治疗：氧疗无效时，应立即转送到海拔较低的地区。大多数病例降低到海拔 3000 m 以下地区 2 天后即可恢复。

（4）药物治疗：不能及时转运的患者，舌下含化或口服硝苯地平（10 mg，每次 4 h）降低肺动脉压和改善氧合作用，从而减轻症状。氨茶碱有解除支气管痉挛、强心、利尿和显著降低肺动脉压作用，取 0.25 g 于 5%～50% 葡萄糖溶液 20～40 ml 稀释后缓慢静脉注射，根据病情 4～6 h 重复。呋塞米（40～80 mg）静脉注射，减少血容量，减轻心脏负荷。严重者使用糖皮质激素治疗，氢化可的松 200～300 mg 或地塞米松 10～20 mg 静脉滴注。出现快速心房颤动时，应用洋地黄和抗血小板药物（阿司匹林、双嘧达莫、噻氯匹定或西洛他唑）。通常经上述治疗后 24～48 小时内可恢复。

**3. 高原脑水肿** 治疗基本与急性高原反应和高原肺水肿相同。早期识别是成功治疗的关键。

（1）易地治疗：如果出现共济失调，立即将患者转送到海拔较低的地区，海拔至少要下降 600 m 以上。

（2）氧疗：应用通气面罩吸入 40%～50% 氧气（2～4 L/min）。不能转送者应行便携式高压气囊治疗。

（3）药物治疗：地塞米松 8 mg 静脉注射，继之 4 mg，每 6 h 一次。同时静脉给予甘露醇注射液和呋塞米（40～80 mg）降低颅内高压。在最初 24 小时，尿量应保持在 900 ml 以上。

（4）保持气道通畅：昏迷患者注意保持气道通畅，必要时气管内插管。因该病患者常存在呼吸性碱中毒，故不宜过度通气。

**4. 慢性高原反应**

（1）易地治疗：在可能情况下，应转送到海平面地区居住。

(2) 氧疗：夜间给予低流量吸氧（1～2 L/min）能缓解症状。

(3) 药物：乙酰唑胺（125 mg，2 次/天）或醋酸甲羟孕酮（20 mg，3 次/天），能改善氧饱和度。

(4) 静脉放血：静脉放血可作为临时治疗措施。

**5．高原红细胞增多症**　吸氧和低分子量右旋糖酐静脉滴注可暂时缓解症状，对有高血压和心力衰竭的危重患者，如有血液黏滞性过高，静脉放血 300～500 ml 可使病情暂时好转，以备紧急转运，患者回到平原后，症状可以消失。

**6．高原血压异常**　按一般高血压治疗。

**7．高原心脏病**　出现心力衰竭时，吸氧，加服硝苯啶以加强降低肺动脉压，高原心脏病心肌显著缺氧，易发生洋地黄中毒而出现心律失常，可选用作用快、排泄快的强心药，如毛花苷 C 0.2～0.4 mg，心力衰竭控制后改口服地高辛。

## 五、急救护理措施

**1．休息**　患者卧床休息，给予清淡饮食，病房环境舒适安静，患者采取半坐位或高枕卧位，注意保暖。

**2．氧疗**　吸氧是治疗高原急性肺水肿最重要的措施之一，氧流量一般选用 3～5 L/min，高原肺水肿患者常用 30%～70% 乙醇湿化吸氧，密切观察患者氧含量（$SpO_2$）情况，如症状改善或 $SpO_2 > 90\%$，可将氧流量降为 2～3 L/min 或改为间断吸氧。

**3．**严密观察患者生命体征，持续监测心率、心律、呼吸、瞳孔的及血氧饱和度。

**4．**给予降低肺动脉压的药物时准确使用输液泵控制剂量，不可同其他药物混合滴注，避光，注意观察患者用药期间的副作用。

**5．**因肺水肿患者常易合并肺部感染而延长病程，所以应常规抗感染，给予青霉素、头孢类抗生素，输液速度控制在 30 滴/分，注意患者保暖，防止受凉以免加重肺水肿。

**6．人文关怀**　很多患者对高原病知识了解少，会产生恐惧、紧张等心理。护理人员应耐心向患者解释病情，消除紧张顾虑，护理过程中动作轻柔准确操作，让患者产生信任感，耐心细致地介绍肺水肿的基本病因、临床表现、治疗效果、预后情况以及饮食上的注意，使其积极地配合治疗，促进病情早日康复。

**7．预防宣传**

(1) 进入高原前应进行全面体格检查，进行有关高原环境特点、生活常识及高原病防治知识方面的教育。

(2) 有器质性疾病、严重神经衰弱或呼吸道感染者不易进入高原地区，如果患有上呼吸道感染、肺炎，待病情痊愈后再进入高原地区，且进入高原后，避免剧烈运动，减小劳动量及劳动强度，适应后再逐渐增加劳动量。

(3) 途中应注意保暖，慎防感冒。从低海拔到高海拔地区会有轻微的乏力、头胀、头痛，活动时感心率、呼吸加快，告知患者此为正常反应，保证患者情绪平和，必要时适当休息、间断吸氧，服用预防抗高原反应的药物，如乙酰唑胺、红景天、高原安等。

(4) 攀登高原前，进行适应性锻炼。进入高原的过程坚持阶梯升高原则，如果不能阶梯上升，于攀登前 24 小时预防性服用乙酰唑胺（250 mg，每 8 h 一次）和（或）地塞米松（4 mg，每 6 h 一次）。

（孙　波）

# 第二十六章 妇产科急症

## 第一节 妇科急腹症

### 一、定义

妇科急腹症是指女性因自身患有妇科疾病而引起的剧烈性腹痛,常见妇科急腹症主要有异位妊娠、黄体破裂、卵巢囊肿蒂扭转、卵巢子宫内膜异位囊肿(巧克力囊肿)破裂等。

### 二、病因机制特点

**1. 异位妊娠** 又称宫外孕,是指受精卵在子宫体腔以外的部位着床,最常见的为输卵管妊娠。卵子从卵巢排出后,在输卵管内与精子相遇,随即开始分裂并继续向子宫方向运行,大约在受精第7天到达宫腔,在内膜上着床。如果这种受精卵的正常运行由于某种原因受到干扰,不能在预期的时间内到达子宫,即可在输卵管内膜上着床而形成输卵管妊娠。

孕卵在输卵管内着床,由于输卵管内膜不能很好地蜕膜以维持胚胎的营养需要和抵御绒毛的侵蚀,输卵管壁的肌层也不能像子宫壁那样为适应胚胎生长而扩张,妊娠发展到某一阶段,即被终止。如孕卵着床在靠近伞端的扩大部分——壶腹部,则发展到一定程度即以流产告终。当胚胎全部流入腹腔(完全流产),一般出血不多;如部分流出(不全流产),则可反复多次出血。如孕卵着床在狭窄窒息的输卵管峡部,则往往引致输卵管破裂而发生严重的腹腔内大出血。

**2. 黄体破裂** 黄体破裂的原因可分为自动破裂和外力作用。

(1) 自动破裂:正常黄体内有少量出血,但如果出血太多,可能增加黄体内的压力,发生自发性黄体破裂。

(2) 外力作用:如下腹受到撞击,以及剧烈跳跃、奔跑、用力咳嗽或排便时,腹腔内压力突然升高,可促使成熟的黄体发生破裂。

**3. 卵巢囊肿蒂扭转** 卵巢肿瘤有一个蒂,其中包括输卵管、卵管系膜和卵巢韧带,当这个蒂沿着一个方向旋转时,即可能引起急性腹痛的症状,称为卵巢肿瘤蒂扭转,通称卵巢囊肿扭转。

一般认为,急骤的体位变化或妊娠期、产褥期子宫大小、位置改变时诱发扭转。另外,良性肿瘤特别是囊性畸胎瘤(皮样囊肿)、浆液性或黏液性囊腺瘤容易发生扭转,可能和这类肿瘤粘连很少有关。妊娠合并卵巢肿瘤，易在中期或产后产生扭转。

如扭转很轻，则有自然松解之可能。如扭转不能恢复，则首先压迫瘤蒂中的静脉，这时静脉血不能反流而动脉继续供血，造成肿瘤充血、肿胀，以至渗出，肿瘤发生坏死，变为紫黑色，可破裂和继发感染。

**4. 卵巢子宫内膜异位囊肿（巧克力囊肿）破裂** 正常子宫内膜生长在子宫腔内，如果这种子宫内膜组织生长在盆腔的其他部位，就形成子宫内膜异位症。这种异位内膜病灶在卵巢激素的周期性刺激下，同样可以发生增殖、分泌以及行经等一系列变化，而所产生的经血却没有排泄的出路，聚集起来成为大小不同的结节。这类结节的最好发部位为卵巢，其次是直肠子宫陷凹以及盆腔的浆膜面。其中，发生在卵巢的子宫内膜异位症，可以生长到较大的体积，直径自数厘米以至10余厘米不等，通常称为子宫内膜异位囊肿。由于囊肿内含陈旧性的深褐色的经血，看起来很像巧克力酱，故又称巧克力囊肿。这种巧克力囊肿的壁质地松脆，在月经后半周期和行经期，由于局部充血和出血，囊内压力升高，可以造成囊壁破裂，囊肿内所含之陈旧经血通过破口，流入腹腔，刺激腹膜，引起急性腹痛。

## 三、护理评估与病情判断

**1. 异位妊娠的护理评估与病情判断** 异位妊娠的主要危险因素包括既往有异位妊娠病史、输卵管损伤或手术史、盆腔炎性疾病、辅助生殖技术助孕等。

异位妊娠的临床症状、直立表现缺乏特异性。常见症状：停经、腹痛、阴道流血。其他症状：乳房胀痛、胃肠道症状、头晕、晕厥、肩部放射痛、泌尿系统症状、阴道组织物排出、肛门坠胀感及排便疼痛等。常见体征：盆腔压痛、附件区压痛、腹部压痛、宫颈举痛。其他体征：面色苍白、腹胀、子宫增大、直立性低血压、休克、心动过速（> 100次/分）或低血压（< 100/60 mmHg）。

辅助检查方式主要有B超检查、HCG测定、阴道后穹隆穿刺。经阴道超声检查是对可疑异位妊娠患者的首选诊断方法，连续的血清HCG测定有助于区分正常与异常妊娠。

异位妊娠需与以下疾病相鉴别：早期妊娠流产、早孕合并黄体破裂、早孕合并卵巢囊肿破裂或扭转、早孕合并出血性输卵管炎、宫内外复合妊娠，以及急性阑尾炎等内、外科急腹症。

**2. 黄体破裂的护理评估与病情判断** 黄体破裂多发生在月经期后半周期，多与剧烈运动或性生活有关，症状与异位妊娠相似，临床表现为一侧下腹突然剧痛，短时间后成为持续性坠痛，可逐渐减轻或又加剧；一般无阴道流血或出血如月经量（外出血），内出血严重者可有休克。

**3. 卵巢囊肿扭转的护理评估与病情判断** 卵巢囊肿扭转既往有卵巢囊肿病史，在剧烈运动或体位改变后，突发下腹部或偏向一侧腹部的剧烈疼痛，疼痛可以随着体位的改变加剧或者缓解。盆腔检查宫颈有举痛和摇摆痛，子宫正常大小，一侧附件区扪及肿物，张力高，有压痛，以蒂部最明显。

**4. 卵巢巧克力囊肿破裂的护理评估与病情判断** 卵巢巧克力囊肿破裂多数发病于黄体期或行经期，主要表现为突然发作持续性下腹剧痛，但没有异常阴道出血。疼痛常从一侧开始，以后扩散至全下腹，其剧烈程度常常超过其他原因引起的妇科急腹症，并往往伴有肌紧张、反跳痛等腹膜刺激征，但出现休克极罕见。部分病例可有轻度的体温和白细胞计数升高。盆腔检查大约2/3病例可以触到压痛的宫旁肿块，余者由于腹肌抵抗，患者难以合作，而查不到明显的肿物。部分病例可触到直肠子宫陷凹或骶韧带上的压痛结节。

## 四、急救治疗原则

**1. 异位妊娠的急救治疗**　任何性生活活跃的育龄期妇女一旦出现腹痛或者阴道流血即应进行妊娠筛查，无论是否有避孕措施。有明确异位妊娠高危因素的孕妇，即使没有症状，也应该进行筛查评估以排除异位妊娠。

少数异位妊娠病例，病情缓和，无急性内出血，或患者对手术顾虑很大，可以采取保守疗法，在观察期间应随时做好手术准备。大多数病例有明显内出血或休克征象，应及时进行手术治疗。

**2. 黄体破裂的急救治疗**　黄体破裂的治疗原则和异位妊娠基本相同，有保守和手术两种方法。

（1）保守治疗：部分黄体囊肿破裂出血不多者，经保守治疗破裂口可自行闭合。如经腹腔镜检查证实本病诊断，则保守治疗。以腹痛、积液消失为治愈。

（2）手术治疗：发病急，临床症状重，内出血多或者合并异位妊娠，尽早手术可减少失血量。方法为剖腹止血，破裂的黄体常须剔除后再进行缝合。术中同时清除积血，新鲜内出血亦可行自体回输。

**3. 卵巢囊肿扭转的急救治疗**　卵巢囊肿扭转诊断确定后应立即开腹手术切除患侧附件。个别情况下，肿瘤良性、扭转较轻、表面尚未变色，也可考虑剔除肿瘤，保留患侧卵巢。

**4. 卵巢巧克力囊肿破裂的急救治疗**

（1）对卵巢巧克力囊肿破裂诊断明确，囊肿不是很大，一般情况比较好，或不愿意手术者，可以急诊留观，输液，预防感染治疗，根据病情是否可缓解决定是否需要进一步手术治疗。对症状重、生命体征不稳定者，则应确诊后立即手术，因流出的囊液可引起盆腔粘连、不孕或异位内膜的再次播散和种植。

（2）年轻未生育者在彻底冲洗溢入盆腔内的囊液后，做囊肿剥除术，尽量保存正常卵巢组织，对维持卵巢功能和内分泌功能有帮助，对日后增加受孕机会也有帮助。

（3）双侧卵巢受累，原则上也尽量做囊肿剥除术，若囊肿与周围组织粘连紧密，强行剥出易损伤脏器时，则可用无水乙醇涂在囊腔内，使囊腔内上皮层坏死，以免日后复发。术后仍宜用药物治疗。

（4）对年龄较大且已有子女、对侧卵巢正常、子宫无受累者，为避免日后复发，也可考虑行患侧附件切除。

（5）卵巢巧克力囊肿破裂者手术时宜彻底清洗腹腔，尽量切除病灶，松解粘连，术后关腹前，腹腔内放入庆大霉素、地塞米松、玻尿酸酶（透明质酸酶）、生理盐水，以防术后粘连。

（6）术后一般仍宜服用治疗子宫内膜异位症的药物，以防止肉眼未能检出的病灶或囊液污染腹腔，引起新的播散和种植病灶的产生。

## 五、急救护理措施

妇科急腹症病情急、变化快，只有对病情做出迅速和正确的诊断、治疗，才能提高诊断率和抢救成功率，这就要求护理人员要有丰富的临床经验和扎实的实践操作能力，详细观察患者症状变化，客观准确地评价患者的危险因素，仔细观察和评估病情，实施预见性急救护理，为挽救患者的生命赢得时间。

**1. 病情观察与护理**　应注意妇科急腹症患者的初步鉴别诊断。妇科急腹症患者多呈急性痛苦病容，甚至呻吟、弯腰、屈背，其痛苦表情与腹痛情况基本同步。应定时观察生命体征的变化，特别是腹腔内出血症状及腹膜炎体征明显的患者，应注意其病情的动态变化，勤作详细记录，及时报告医师，做出有力的抢救措施。

**2．急腹症合并感染的护理**　此类患者取半卧位，使脓液向直肠子宫陷凹积聚，促使炎症局限。及时将血及阴道分泌物或后穹窿穿刺液送检培养及药敏试验，选择最有效的抗生素遵医嘱足量给药。注意体温变化，高热者及时给予物理降温或药物降温，注意降温时大量出汗致虚脱。治疗过程中出现腹痛加剧，伴有高热、寒战、恶心、呕吐、食欲不振、腹胀或有中毒性休克表现，提示脓肿破裂，应立即报告医师进行处理。

**3．防治失血性休克**　观察中发现患者面色苍白，血压下降，脉搏加快，腹痛加剧，尿量减少时，应立即取中凹卧位，吸氧，保持呼吸道通畅，建立双静脉通道，做好输血准备和术前准备工作。护理人员应尽快恢复患者的有效循环血量，这是抢救患者休克的关键步骤。

**4．做好手术前准备**　护理人员应开放绿色通道，快速做好手术前的准备，抽取血标本检测血型、备血及备皮，对患者留置导尿管，并注射手术前镇静剂，运用手术专用电梯将患者送至手术室行治疗。

**5．加强人文关怀和健康宣教**　护理人员应态度和蔼，关怀、体贴患者。注意患者心理状态，认真倾听，注重非语言沟通。因患者是急症，多由家属陪同，关系较远者暂时回避，鼓励患者说出心里话，特别是未婚者，不要隐瞒病史，以免耽误诊断和治疗。患者住院期间，将手术情况、术后的状况、注意事项如实相告，告诫病愈后下次妊娠时要及时就医，并且不宜轻易终止妊娠，以防因人工流产或药物流产而引起感染等，教育患者养成良好的个人卫生习惯，采取规范的计划生育措施，有稳定的性伴侣，增强自我保护意识。

（冯　英）

## 第二节　阴道出血

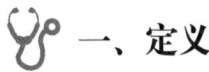

### 一、定义

阴道出血指除正常月经以外的生殖系统出血。主要包括功能失调性子宫出血、妊娠早中期阴道出血、妊娠晚期出血（产前出血）、产后出血、产科弥散性血管内凝血、肿瘤和外生殖器创伤所引起的出血等。

### 二、病因机制特点

**1．功能失调性子宫出血**　是指由于调节生殖的神经内分泌机制失常引起的异常子宫出血，简称功血。可发生于月经初潮至绝经期间的任何年龄。临床上分为无排卵型和有排卵型功血，其中，有排卵型功血又分为黄体功能不足和子宫内膜不规则脱落两类。无排卵型功血多见于青春期和绝经过渡期，有排卵型功血多见于育龄期。

引起无排卵型功血的原因在青春期和更年期不同。青春期功血多由于下丘脑-垂体-卵巢轴发育成熟不全或延迟，在下丘脑-垂体与卵巢之间尚未建立起完善的反馈调节机制，在垂体促卵泡素（FSH）和黄体生成素（LH）的作用下，卵泡发育分泌雌激素，但雌激素对下丘脑正反馈尚不能形成正常月经周期中的垂体促卵泡和黄体生成素高峰，因而卵巢中虽有卵泡发育但不能排卵。围绝经期功血主要是由于卵巢功能自然衰退，卵泡数量减少且成熟障碍，同时对垂体促性腺激素反应降低，因而在卵巢功能衰退时排卵停止而导致围绝经期无排卵功血。

引起有排卵型功血的原因主要有：①黄体功能不足；②子宫内膜脱落不全；③子宫内膜修复延长；④排卵期出血。

**2．妊娠早中期阴道出血** 流产遗传基因缺陷、环境因素、母亲全身性疾病、生殖器官疾病、内分泌失调、胎盘内分泌功能不足、免疫因素等均可能造成胚胎发育不全，导致流产。先兆流产、完全流产、不全流产、感染性流产等均会引起不同程度的阴道出血。

葡萄胎、多胎多产、多次刮宫、高龄、子宫瘢痕等增加了前置胎盘的危险性。妊娠晚期当子宫下段逐渐伸展，牵拉宫颈内口，宫颈外口扩张，附着于子宫下段及宫颈内口的胎盘前置部分不能相应伸展而与其附着处分离，血窦破裂而造成出血。

**3．妊娠晚期出血（产前出血）** 为妊娠晚期的阴道无痛性出血，最常见的产前出血原因是前置胎盘及胎盘早期剥离。

（1）前置胎盘：妊娠 28 周后，胎盘附着于子宫下段，甚至胎盘下缘达到或覆盖宫颈内口，其位置低于胎先露部，称为前置胎盘。前置胎盘是妊娠晚期出血的主要原因之一，是妊娠期的严重并发症，分为完全性前置胎盘、部分性前置胎盘、低置胎盘。

（2）胎盘早剥：妊娠 20 周后或分娩期，正常位置的胎盘在胎儿娩出前，部分或全部从子宫壁剥离，称为胎盘早剥。

**4．产后出血** 产后出血是指胎儿娩出后 24 h 内出血达到或超过 500 ml 者。产后出血的主要原因有宫缩乏力、胎盘滞留、产道损伤、凝血机制障碍以及子宫内翻、梗阻性分娩或手术操作引起子宫破裂等。

**5．产科弥散性血管内凝血** 产科弥散性血管内凝血是指在许多产科疾病基础上，致病因素损伤微血管体系，导致凝血活化，全身微血管血栓形成、凝血因子大量消耗并继发纤溶亢进，引起以出血及微循环衰竭为特征的临床综合征。这种综合征往往起病急、变化快，易与原发病混淆，易发生严重休克、多器官功能障碍，严重影响母婴的生存与健康。处理的关键是及早识别和及时干预。

## 三、护理评估与病情判断

**1．功能失调性子宫出血的护理评估与病情诊断**

（1）无规律地子宫出血，血量时多时少，或突然增多。闭经时间长者，出血量多，并可持续数月不止。周期短于 21 天，时流时止。

（2）生殖器检查正常，或双侧卵巢对称性地轻度增大。

（3）基础体温为单相型。

（4）失血过多可引起贫血，严重者可出现头晕、心悸、气短、乏力、水肿、食欲不振等现象。

**2．妊娠早中期阴道出血的护理评估与病情诊断**

（1）有妊娠早、中期阴道出血的患者就诊时，要仔细询问病史，包括停经史、性生活史、阴道出血情况、腹痛情况、与体位相关的伴随症状等，对于月经不规律的需要再次追问前次月经情况，对于学生等敏感人群必要时可以请家属回避以获得患者的信赖。

（2）症状和生命体征：血压、脉搏、呼吸，注意休克指数。腹部体征：全腹有无压痛、反跳痛、移动性浊音，根据宫体在耻骨联合上方的高低估计妊娠月份。多普勒超声听诊胎心情况，感觉有无宫缩、子宫是否有阵发性收缩或者持续不放松。妇科检查：停经在 3 个月内，腹部未及宫底时检查、了解流产状态，是否有宫颈病变、息肉，宫颈口是否开大，有无组织嵌顿在宫颈口。阴道出血量情况，子宫与停经月份符合情况。腹腔内出血的体征：穹隆触痛，子宫摆痛，附件区包块。

（3）辅助检查妊娠试验：停经3个月内要检查尿HCG或血HCG及孕酮水平。超声检查：至关重要，尤其在先兆流产保胎治疗之前一定要超声确认胎心、妊娠物在宫腔，不乏异位妊娠保胎而致腹腔内出血者。后穹隆穿刺或腹腔穿刺证实腹腔内是否出血。

**3．妊娠晚期出血（产前出血）的护理评估和病情诊断**

（1）前置胎盘目前原因尚不清楚，常与如下因素有关：①多次妊娠、多次人工流产、多次刮宫操作及剖宫产手术等，均可以引起子宫内膜受损，当受精卵植入子宫蜕膜时，因血液供给不足，为了摄取足够营养而胎盘面积扩大，甚至伸展到子宫下段；②胎盘异常：面积过大、副胎盘；③多胎妊娠、多产；④吸烟；⑤高龄。

前置胎盘的临床表现：①主要症状：无痛性反复阴道流血；②贫血、休克、死亡，发生出血时，全身状况与失血量成正比；③胎心变化与失血量有关，大量失血有胎心消失的可能；④子宫软、无压痛、子宫与孕周相符；⑤胎位异常、头高浮、臀位、横位；⑥耻骨联合上方胎盘鸣音。

（2）胎盘早剥的主要高危因素：①外伤；②血管病变；③胎盘剥离史；④子宫高张力；⑤胎盘功能不足；⑥吸烟；⑦孕妇有血栓形成倾向。胎盘早剥的临床表现：①疼痛：典型症状，从轻度的痉挛性疼痛到重度的疼痛，后背痛考虑后壁的剥离；②出血：阴道流血、子宫积血、血性羊水、胎盘后血块；③子宫胎盘卒中；④恶心、呕吐、心率增快、血压下降，甚至休克；⑤胎心变化、胎儿死亡；⑥子宫硬、压痛、强直性收缩；⑦子宫大于相应孕周，宫底升高；⑧消耗性DIC。

**4．产后出血的护理评估和病情诊断** 产后出血的主要临床表现为阴道流血过多，其临床表现亦有差异。

（1）宫缩乏力：出血特点是胎盘剥离延缓，在未剥离前阴道不流血或仅有少许流血，胎盘剥离后因子宫收缩乏力使子宫出血不止，流出的血液能凝固。检查腹部时往往感到子宫轮廓不清，摸不到宫底，系因子宫松软无收缩缘故。有时胎盘已剥离，但子宫无力将其排出，血液积聚于宫腔内，按摩推压宫底部，可将胎盘及积血压出。

（2）软产道裂伤出血的特点是出血发生在胎儿娩出后，此点与子宫乏力所致产后出血有所不同。软产道裂伤流出的血液能自凝，若裂伤损及小动脉，血色较鲜红。

（3）凝血功能障碍表现为血不凝，不易止血。

**5．产科弥散性血管内凝血的护理评估和病情诊断** 先兆子痫、子痫、胎盘早期剥离、羊水栓塞、胎死宫内、高张盐水引产、感染等常易并发DIC。

在有上述合并症伴有多处出血时应怀疑急性DIC，尤其是与失血不成比例的持续低血压，以及发生肾衰竭时，更应考虑DIC的存在。

产科更多见的是慢性DIC，很少大量出血，常为齿龈及黏膜出血，发生青紫瘀斑，患者常能代偿，确诊需做实验室检查，最敏感的变化是抗凝血酶Ⅲ（antithrombin Ⅲ，AT Ⅲ）。

## 四、急救治疗原则

**1．功能失调性子宫出血的急救治疗** 急诊处理是制止阴道出血，若有失血性休克，应当给予输液、输血等抗休克措施。止血的措施应根据患者年龄而决定。

（1）无排卵型功血

1）青春期未婚女子：皆采用内分泌药物达到止血的目的。主要有两种方法。①孕激素止血（内膜脱落法）；②雌激素止血（内膜生长法）。

2）育龄期及更年期患者：多采用诊断性刮宫止血，同时可做内膜病理检查除外恶性情况。若近期已刮宫，可用合成孕激素与雌激素配伍，如避孕1号、避孕2号、复方18甲基炔诺酮或氯地孕酮，连服22天，使内膜萎缩而止血。此类患者很少用雌激素止血。

3）其他止血药物如维生素C与K、止血敏、肾上腺色腙（安络血）等，可酌情口服或注射。抑制纤维蛋白溶解作用的药物有6-氨基己酸、抗血纤溶芳酸、止血环酸，亦可采用。

4）控制出血或诱导排卵阴道流血停止并不意味着病已痊愈，若不继续治疗，患者可能下一次又有大出血。故应告诉患者需长期观察及治疗。

5）撤退出血停止后1～2周，应取阴道涂片检查雌激素水平，并测基础体温，从而推测卵泡发育的程度，以决定替代治疗的方案及估计恢复排卵的预后。

6）恢复排卵是治疗本病的根本措施。

（2）有排卵型功血：多见于育龄妇女，常与器质性疾病（如子宫内膜异位症、子宫肌瘤内膜炎等）不易区别，必要时可行宫腔镜、腹腔镜检查或用治疗试验进行观察与鉴别。一般出血量较少，很少引起急诊情况。

**2. 妊娠早中期阴道出血的急救治疗**

（1）异位妊娠：快速补充液体，先晶体后胶体，备血，符合手术条件者尽快手术。对腹痛不明显、血HCG不高、超声包块不大者，考虑进行甲氨蝶呤（MTX）保守治疗。

（2）先兆流产：卧床休息，情绪稳定，对低孕酮水平者给予黄体酮治疗，观察、随诊决定继续或终止妊娠。

（3）难免流产：应尽快消除宫腔内容物，以防止出血过多和继发感染。妊娠早期可行吸宫术。术中可加用缩宫剂，促使子宫收缩，协助排出胚胎及胎盘，缩短手术时间，减少出血。如大出血休克者，应在纠正休克的同时，准备行清宫术，及时结束流产。

（4）不全流产：应及时清除宫腔内容物，如有大出血及休克，应先积极纠正休克，同时静脉注射或肌内注射缩宫剂，并准备清理宫腔。如确诊为不全流产而流血不多，可先用抗生素或化学药品3天，预防感染，再行刮宫术。若已合并感染，可行刮宫，手术操作要轻，可用卵圆钳清除残留组织，再吸宫腔。勿搔刮过多，以免感染扩散。术后仍需继续控制感染，并予对症治疗。

（5）完全流产：如无感染，不予特殊处理。

（6）稽留流产：先检查和纠正凝血异常，行刮宫手术，因激素类药物作用，胚胎组织与子宫粘连致刮宫困难易穿孔，可在超声等监测下手术，术后加强抗感染，常规超声检查有无残留。

（7）流产合并感染：迅速控制感染，同时或感染控制后刮宫，必要时切除子宫。

**3. 妊娠晚期出血（产前出血）的急救治疗**

（1）前置胎盘：前置胎盘的处理取决于出血量的多少及胎龄。妊娠37周前，出血不多，未正式临产可行保守治疗。因为早产是围生儿死亡的重要原因，孕妇需配血，卧床休息，密切观察阴道出血情况，监测胎儿生长情况及宫内是否良好。直至胎儿成熟可考虑分娩。保守治疗虽可减少早产引起的围生儿死亡，但可能会有因反复出血需多次输血，或保守期间大出血需紧急手术等不足之处。

若胎儿已成熟，或阴道大出血，需及时终止妊娠，以剖宫产为宜。术中配血需充分，应及时补血。以子宫下段直切口为宜，以减少术中出血量，术后注意宫缩情况，预防产后出血。

疑为前置胎盘时，一般不做阴道检查或肛查，以防引起大出血。必要检查时，需在备血、准备好立即手术、终止妊娠的条件下进行。

（2）胎盘早剥：治疗原则为控制出血、补血，及时终止妊娠。严重胎盘早期剥离患者，需快速补血、补液，迅速纠正低血容量性休克。监测凝血机制变化，若发生DIC，需及时治疗。应尽早结束分娩，至少应在胎盘早期剥离后6h内完成。

**4. 产后出血的急救治疗**

（1）止血

1）宫缩乏力性出血：刺激子宫收缩、应用缩宫剂、无菌纱布填塞、结扎双侧子宫动脉上行支及髂内动脉，必要时子宫切除是控制产科出血最有效的手段。各种止血措施无明显效果，出血未能控制，在输血、抗休克的同时，即行子宫次全或全子宫切除术。

2）胎盘滞留或胎盘胎膜残留所致的出血：胎儿娩出后超过30分钟，虽经一般处理胎盘仍未剥离，或伴大出血者，应尽快徒手剥离胎盘。植入性胎盘不宜强行徒手剥离。出血多者，即行全子宫或子宫次全切除术。

3）软产道损伤所致出血：需从外阴、阴道、宫颈到宫体逐一认真检查，有无撕裂及血肿形成。有撕裂需立即修补，血肿需立即止血，子宫损伤时酌情修补或切除。

4）凝血功能障碍所致出血：血液呈鲜红色，不凝固，立即进行凝血机制方面的检查，同时开始内科治疗。

5）子宫内翻：在全麻下试行经阴道子宫内翻复位术。

(2) 防治休克：发生产后出血时，应在止血的同时，酌情输液、输血，注意保温，给予适量镇静剂等，以防休克发生，出现休克后按失血性休克抢救。输血量及速度应根据休克的程度及失血量而定。输血前可用平衡盐、低分子右旋糖酐、葡萄糖及生理盐水暂时维持血容量。

(3) 预防感染。

(4) 纠正贫血。

**5. 产科弥散性血管内凝血的急救治疗** 治疗原则应该标本兼顾，因果并治。

(1) 去除引起 DIC 的原因。

(2) 补充血容量，以纠正低血压、低灌注的状况。

(3) 少数患者对补充凝集成分有效，如冻干血浆、血小板、冷藏血。

## 五、急救护理措施

**1. 判断病因** 接诊阴道出血的患者应详细询问病史、性生活史等可能与阴道出血相关的因素，进行初步鉴别诊断，针对相应的出血原因采取对应的护理措施。

**2. 防治失血性休克** 建立双通路静脉通道，备血，注意补液和观察出血情况。动态监测患者生命体征，如出现面色苍白、血压下降、脉搏加快、尿量减少等休克表现时，应立即取平卧位，吸氧，保持呼吸道通畅，做好输血准备。

**3. 术前准备** 护理人员应做好术前准备，抽取血标本检测血型、备血及备皮，做好转运准备。

**4. 人文关怀** 护理人员应注意患者心理状态，有效沟通，使患者放松心态，积极治疗。

（冯　英）

# 第三节　妇产科急性感染

## 一、概述

常见妇产科急性感染主要有前庭大腺炎和产褥感染。

## 二、病因机制特点

**1. 前庭大腺炎** 前庭大腺位于两侧大阴唇后部，腺管开口于小阴唇内侧靠近处女膜处，因解剖部位发病部位的特点，在性交、分娩或其他情况污染外阴部时，病原体容易侵入而引起炎症。前庭大腺炎为多种病原体感染而发生炎症，如未得到及时治疗，造成急性化脓性炎症则成为前庭大腺脓肿，此病以育龄妇女多见。

**2. 产褥感染** 产褥感染是指分娩及产褥期生殖道受病原体侵袭，引起局部或全身的感染。产妇在妊娠、分娩之后，其机体抵抗能力会有所下降，易成为感染人群。产褥感染患者的共同特征是体温出现异常、发热等情况。患者的体温以及维持时间的长短直接受感染程度影响。患者高热时间越长，身体的消耗越大，预后的效果越不理想。由于内源性非致病菌转化为致病菌，同时产妇的黏膜组织受到损伤，这便成为病原体入侵的窗口。如果产妇原有贫血、多次刮宫而形成的生殖器官炎症以及阴道炎、宫颈炎症、产道损伤、产检次数过多以及产后出血等因素影响，则更容易导致产妇产褥感染。

产妇一旦产褥感染，会表现出明显症状。发热、疼痛、异常恶露为三大主要症状。根据感染部位、程度和扩散程度，临床表现会有所差异。产褥感染会引发多种疾病，常见的有子宫炎、宫颈炎、阴道炎等，不同疾病症状不一样。产褥感染具有复杂性的特点，因此要尽早接受治疗，避免病情恶化，造成更加严重的伤害。

## 三、护理评估与病情判断

**1. 前庭大腺炎的护理评估与病情判断** 前庭大腺炎与性活动有一定关系。性卫生是不可忽视的因素。病原体多为葡萄球菌、链球菌、大肠埃希菌、肠球菌等，随着性传播疾病发病率的增加，淋病奈瑟菌及沙眼衣原体也成为常见病原体。

急性感染阶段，局部表现为红、肿、热、痛，全身症状有时并不明显。局部炎症可引起排便困难、性交痛等。如炎症进展，可发生脓肿。此时，大阴唇中下段可有肿物隆起，疼痛加剧、异物感、跳痛。

外阴一侧阴道口前庭大腺部位有红、肿、压痛的肿块，与外阴皮肤可有粘连或无粘连；如已有破口，挤压局部可见有分泌物或脓液流出；若为淋病奈瑟菌，脓液稀薄，为淡黄色。当脓肿形成时，肿块触之有波动感，脓肿直径可达 5～6 cm，患者可出现腹股沟淋巴结肿大、体温升高及白细胞计数增加等。

脓肿如不及时进行处理，偶尔可向后侧方播散，形成直肠周围脓肿，有时甚至可直接导致直肠溃破。前庭大腺炎急性期后，由于腺管口阻塞，腺内分泌液不能排出而潴留，形成前庭大腺囊肿。

**2. 产褥感染的护理评估与病情判断** 凡是产后出现持续性发热、局部红肿、压痛、恶露异常者，应考虑产褥感染的存在。详细询问妊娠、分娩及产后经过，认真进行全身及局部体检，注意有无引起感染的诱因，排除可致产褥感染的其他因素或切口感染等。

根据感染发生的部位将产褥感染分为以下几种类型。

(1) 急性外阴、阴道、宫颈炎。

(2) 剖宫产腹部切口、子宫切口感染。

(3) 急性子宫内膜炎、子宫肌炎。

(4) 急性盆腔结缔组织炎、急性输卵管炎。

(5) 急性盆腔腹膜炎、弥漫性腹膜炎。

(6) 血栓性静脉炎。
(7) 脓毒血症及败血症。

要注意与扁桃体炎、上呼吸道感染、肺炎、乳腺淤积、乳腺炎、泌尿系感染、产后绒癌的鉴别诊断。

血尿常规、CRP、ESR 有助于早期诊断。急性期取分泌物鉴定病原体种类对确诊和治疗极其重要，可在消毒阴道与宫颈后，用棉拭子通过宫颈管取宫腔分泌物，为保证标本的可靠性，需要在拭子外面加一套管。另外还可经阴道后穹隆穿刺取直肠子宫陷凹分泌物或脓液。血培养阳性则是菌血症的佐证。B 超扫描可发现宫旁团块或宫腔内容物，以及腹腔脓肿。

## 四、急救治疗原则

**1. 前庭大腺炎的急救治疗**

(1) 急性期需卧床休息，局部保持清洁。

(2) 可取前庭大腺开口处分泌物做细菌培养，确定病原体。根据病原体选择抗生素肌注或口服。青霉素 80 万 U，肌内注射，每日 2 次；先锋霉素 4 号或 6 号，500 mg 口服，每日 3 次；喹诺酮类药物如环丙沙星或诺氟沙星 200 mg，口服，每日 3 次。

(3) 如已形成脓肿，则可将脓肿切开引流。可在大阴唇内侧波动明显处做一弧形切口排脓。需注意排脓应彻底。

(4) 较大的前庭大腺囊肿应考虑手术治疗，行囊肿造口术以保持前庭大腺的功能。亦可采用 $CO_2$ 激光或微波行囊肿造口术，效果良好。

(5) 外阴局部需保持清洁卫生，不穿化纤内裤，避免性生活，每日用 1:5000 高锰酸钾液洗外阴部 2～3 次，擦干后用抗生素软膏涂抹，如红霉素、金霉素或新霉素软膏等。也可酌情选择微波或红外线局部物理治疗。此外，可选用清热、解毒中药如蒲公英、紫花地丁、金银花、连翘等煎汁局部热敷或坐浴。

**2. 产褥感染的急救治疗** 应积极处理，切勿耽搁时机，急性产褥感染治疗不及时，或产妇抵抗力差，则会发生败血症、脓毒血症、感染中毒性休克，危及产妇生命。如治疗不彻底，急性感染可以变成慢性，盆腔内可能遗留有慢性炎症，如器官粘连或输卵管堵塞等。

治疗原则是抗感染，辅以整体护理、局部病灶处理、手术或中药等治疗。

(1) 一般治疗：对于发热患者要采用降温方式，以物理退热方法为主，高热者酌情给予 50～100 mg 双氯芬酸栓塞肛门退热。受到病情影响，患者可能会出现贫血症状，所以要进行输血、补充人血白蛋白，有助于提高免疫力。部分腹部伤口感染的患者，还没有化脓时可以采用局部热敷方式，实现对症状的有效缓解。进食高蛋白、易消化的食物，多饮水，补充维生素，纠正贫血和水、电解质紊乱。

(2) 药物治疗

1) 抗感染治疗：首选广谱高效抗生素，如青霉素、氨苄西林、头孢类或喹诺酮类抗生素等，必要时进行细菌培养及药物敏感试验，应用相应的有效抗生素。病情危重者可短期加用肾上腺皮质激素，对于提高患者抵抗力有很大帮助。

2) 血栓性静脉炎的治疗：既往有血栓栓塞史，特别是有易栓倾向者，孕期时应使用肝素预防治疗，并监测 APTT。产后在抗感染的同时，应抬高患肢，加用肝素，必要时可行近侧静脉（如卵巢静脉）结扎术。严密观察血栓的发展变化，防止肺栓塞的发生。

(3) 手术治疗

1) 局部病灶的处理：有宫腔残留者予以清宫，对外阴或腹壁切口感染者可采用物理治疗，如红外线或超短波局部照射，有脓肿者应切开引流，盆腔脓肿者行阴道后穹隆穿刺或切开引流，并取分泌物进行培养及药物敏感试验。

2）严重的子宫感染经积极的抗感染治疗无效，病情继续扩展恶化者，尤其是出现败血症、脓毒血症者，应果断及时地行子宫全切术或子宫次全切除术，以清除感染源。

## 五、急救护理措施

**1. 前庭大腺炎的急救护理措施**

（1）保持外阴清洁是预防感染的主要方法。每日清洗外阴，保持外阴清洁、干燥，月经期勤换卫生巾、勤洗澡、勤换内衣，尤其是在湿热季节。

（2）注意选择透气性好的纯棉内衣，尽量不穿尼龙内衣，避免细菌滋生。

（3）保持单一性伴侣，注意性卫生和性安全，做好防护措施，避免高危性行为，减少感染风险。

（4）适当运动，放松心情，按时休息，提高身体免疫力。

（5）饮食清淡，多吃新鲜水果和蔬菜。多食用可增加免疫功能的食物。忌食辛辣、刺激、油腻的食物，治疗期间的患者吃这些食物会影响治疗，使治疗效果不佳或无效。

**2. 产褥感染的急救护理措施**

（1）创建良好的生活环境：注意室内的环境卫生，生活垃圾要及时清理，避免产生异味。定期开窗通风，注意空气流通，保持室内空气新鲜。要保证环境安静、和谐、卫生。

（2）饮食护理：由于患者身体比较虚弱，因此要及时补充营养，对饮食结构做出适当调整。多吃新鲜水果、蔬菜，补充维生素。饮食要以高热量、高蛋白、易消化食物为主，注意不能吃辛辣刺激食物，例如大蒜、辣椒、大葱等，对疾病恢复会产生不利影响。很多产褥感染的患者都没有良好的喝水习惯，产褥感染患者要多喝水，保证充足的液体摄入。

（3）休息：患者要进行卧床休息，采用半卧位，这样的姿势有利于阴道分泌物引流，避免炎症范围扩大。养成规律作息，不能熬夜，保持良好的精神状态。

（4）活动：患者早期下地活动，尽早进行功能锻炼，避免血栓的形成，如果暂时不能下床，可以在床上活动四肢，根据病情恢复状况适当增加活动时间和活动量。

（5）个人卫生：产褥感染与产妇不注意自身卫生有很大的关系，所以要养成良好的卫生习惯，每天清洗外阴，建议采用1:5000浓度的高锰酸钾液清洗外阴，保持清洁。

（6）人文关怀：要进行心理健康引导，保持积极乐观的心态。一方面，对产褥感染有正确认识，其并没有想象中那么严重，只要积极配合治疗就可以痊愈。另一方面，医护人员和家人要经常和患者交流，例如可以聊一些感兴趣的话题，减轻心理压力，对自己充满信心。

（7）病情观察：注意监测患者病情变化，如果患者出现了败血症或者菌血症，要立即停止哺乳，等到病情好转后才能恢复正常哺乳，否则会对婴儿造成感染。

（冯 英）

# 第四节 妊娠相关急症

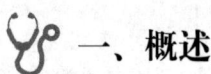 一、概述

妊娠相关急症主要有妊娠剧吐、先兆子痫和子痫、急产、胎儿窘迫、脐带脱垂、羊水栓塞。

## 二、病因机制特点

**1. 妊娠剧吐**　在妊娠早期，多数孕妇有挑食、食欲不振、轻度恶心、呕吐、头晕、倦怠等症状，称早孕反应。一般从闭经6周开始，12周前后自然消失，不需特殊处理。少数孕妇反应严重，持续恶心，呕吐频繁，不能进食，出现脱水、酸中毒者，称为妊娠剧吐。

妊娠剧吐的病因尚未完全清楚，可能与HCG有关，神经系统功能不稳定、精神紧张型孕妇常会有较重而持久的妊娠呕吐。

**2. 先兆子痫和子痫**　子痫是妊娠20周以后妊娠高血压综合征（简称妊高征）的特殊表现，包括水肿、高血压和蛋白尿，特别于妊娠晚期发展呈最严重而紧急情况时，以抽搐及昏迷为特点，可并发肾衰竭、心力衰竭、肺水肿、颅内出血、胎盘早期剥离等。先兆子痫则是抽搐在前，在妊高征基础上伴有头痛、头晕、视物模糊、上腹不适、恶心等症状，是预示子痫即将发生的阶段。

本病发病急，病情变化快，后果严重，处理复杂，特别在急诊处理时，要求迅速诊断，及时抢救。在先兆子痫阶段如能抓紧治疗，则可避免子痫发生。

**3. 急产**　宫缩力强，使产程进展迅速，总产程在3 h以内称为急产。宫缩力强是急产的主要因素，宫缩时宫腔内压力常达6.67 kPa（50 mmHg）以上。

**4. 胎儿窘迫**　胎儿窘迫是指由于胎儿缺氧而出现的呼吸、循环功能不全综合征。可分为急性、慢性。可发生于产前或产间。

临产、分娩过程对胎儿是一种应力，多数胎儿可以耐受，无异常表现。但少数胎儿由于子宫收缩，造成缺氧，产生从轻（以后学习能力差）到重（脑损伤甚至死亡）的严重后果。

**5. 脐带脱垂**　脐带脱落是分娩过程中发生的严重而紧急的并发症，直接威胁胎儿生命，按照胎膜是否破裂以及脐带脱垂的程度分为完全性脐带脱垂、脐带先露和隐性脐带脱垂或隐性脐带先露。

**6. 羊水栓塞**　羊水栓塞是指在分娩过程中羊水突然进入母体血液循环引起急性肺栓塞、过敏性休克、弥散性血管内凝血、肾衰竭或猝死的严重分娩期并发症。

## 三、护理评估与病情判断

**1. 妊娠剧吐的护理评估与病情判断**　妊娠剧吐发生于妊娠早期至妊娠16周之间，多见于年轻初孕妇。一般停经40日左右出现早孕反应，逐渐加重，直至频繁呕吐，不能进食。呕吐物中有胆汁或咖啡样物质。

由于严重呕吐长期饥饿，引起脱水、电解质平衡紊乱、代谢性酸中毒，尿中出现酮体。严重者肝肾功能损害，出现黄疸、GPT升高、体温升高、意识模糊、昏迷，甚至死亡。

根据病史、临床表现及妇科检查、HCG测定，可明确早孕诊断。症状严重，化验尿中有酮体，则可诊断为妊娠剧吐。

**2. 先兆子痫和子痫的护理评估与病情判断**

（1）先兆子痫：妊娠20周后孕妇出现收缩压≥140 mmHg和（或）舒张压≥90 mmHg，伴有下列任意1项：尿蛋白定量≥0.3 g/24 h，或尿蛋白/肌酐比值≥0.3，或随机尿蛋白≥（+）（无条件进行蛋白定量时的检查方法）；无蛋白尿但伴有以下任何1种器官或系统受累：心、肺、肝、肾等重要器官，或血液系统、消化系统、神经系统的异常改变，胎盘 - 胎儿受到累及等。先兆子痫也可发生在产后。血压和（或）尿蛋白水平持续升高，或孕妇器官功能受累或出现胎盘 - 胎儿并发症，是先兆子痫病情进展的表现。

(2) 先兆子痫孕妇出现下述任一表现为重度先兆子痫（severe preeclampsia）：①血压持续升高不可控制，收缩压≥160 mmHg 和（或）舒张压≥110 mmHg；②持续性头痛、视觉障碍或其他中枢神经系统异常表现；③持续性上腹部疼痛及肝包膜下血肿或肝破裂表现；④转氨酶水平异常：血丙氨酸转氨酶（ALT）或天冬氨酸转氨酶（AST）水平升高；⑤肾功能受损：尿蛋白定量＞2.0 g/24 h，少尿（24h 尿量＜400 ml，或每小时尿量＜17 ml），或血肌酐水平＞106 μmol/L；⑥低蛋白血症伴腹水、胸腔积液或心包积液；⑦血液系统异常：血小板计数呈持续性下降并低于 $100×10^9$/L，微血管内溶血，表现有贫血、血乳酸脱氢酶（LDH）水平升高或黄疸；⑧心力衰竭；⑨肺水肿；⑩胎儿生长受限或羊水过少、胎死宫内、胎盘早剥等。

(3) 子痫：在先兆子痫基础上发生不能用其他原因解释的强直性抽搐，可以发生在产前、产时或产后，也可以发生在无临床先兆子痫表现时。

**3．急产的护理评估与病情诊断**

(1) 疼痛：由于频发强烈的宫缩，产妇感到疼痛难忍，常常大声呼叫，辗转不安，呼吸急促。

(2) 检查发现宫缩力强，子宫坚硬，宫缩频繁，持续时间长，虽有间歇，常只有 1～2 min。

(3) 宫口开大迅速，胎儿先露部下降快。

**4．胎儿窘迫的护理评估与病情判断**

(1) 胎心变化：胎心变化是胎儿窘迫首先出现的症状。胎心音首先变快，但有力而规则，继而变慢，弱而不规则。胎心音每分钟在 160 次以上或 120 次以下均属不正常，低于 100 次表示严重缺氧。有条件者，应行胎心监护。

(2) 羊水胎粪污染：胎儿在缺氧情况下，引起迷走神经兴奋，使肠蠕动增加及肛门括约肌松弛而致胎粪排出。此时羊水呈草绿色。头先露时有诊断意义；臀先露时，胎儿腹部受压可将胎粪挤出，故臀先露时羊水中出现胎粪不一定就是胎儿窘迫的征象。

(3) 胎动异常活跃：是胎儿缺氧时的一种挣扎现象，随缺氧加重胎动可减少，甚至停止。

(4) 胎儿头皮血 pH 测定：随着胎儿窘迫加重，胎儿头皮血 pH 下降（＜7.25），表明胎儿处于酸中毒状态。

**5．脐带脱垂的护理评估与病情判断** 脐带完全脱垂，掉出阴道口外，肉眼可见，不难诊断。通过阴道检查可以发现脱出宫颈口在阴道内的脐带。如果胎膜未破，通过阴道或肛门检查于先露部前方触及条索状物。脐带隐性脱垂或受压常常是在阴道检查时，企图摸清胎位或手转胎头纠正胎位时，触摸胎头侧方而发现有脐带存在。

胎心监护可发现胎儿心动过缓、可变减速、晚期减速或延长自发减速等图形表明有脐带受压及胎儿宫内缺氧表现，视血液循环中断情况不同而有不同改变。

如若脐带掉出阴道口外，产妇常常主诉有物掉出。于胎儿缺氧初始，胎动常频繁，产妇感到胎动活跃，当胎心消失，胎死宫内，产妇感到胎动减少并迅即消失。

**6．羊水栓塞的护理评估与病情诊断** 羊水栓塞不易做到早诊断，所以只能根据临床表现做出初步诊断后，立即进行抢救，同时行进一步检查确诊。

(1) 休克期：多突然发生，短时间内进入休克状态。多数短时间内死亡，少数出现右心衰竭症状，右心室急性扩大，心率快，颈静脉怒张，肝大且压痛。同时出现肺水肿，患者呼吸困难，咳嗽、咳粉红色泡沫状痰，双肺满布啰音。继而呼吸循环衰竭、昏迷。

(2) 出血期：产后有大量持续不断的阴道流血，血不凝，即使宫缩良好流血也不会停止，同时全身有广泛出血倾向，皮肤、黏膜、呼吸道、消化道、泌尿道、切口创面以及穿刺部位等处广泛出血和出现瘀斑、瘀点。

(3) 肾衰竭期：出现少尿、无尿以及尿毒症症状。由于休克时间长，肾微血管栓塞缺血而引起肾组织损害所致。

上述三个阶段有时不全出现，分娩期常以肺动脉高压为主，而产后以凝血功能障碍为主。

## 四、急救治疗原则

**1. 妊娠剧吐的急救治疗**

(1) 监测电解质，补充水分和电解质。

(2) 每日静脉滴注葡萄糖液和林格液，补充各种维生素，有酸中毒者加碳酸氢钠。

(3) 营养不良者可静脉给予脂肪乳和氨基酸等。

(4) 止吐治疗：妊娠早期正值胎儿易致畸的敏感时期，因此应综合考虑止吐药物的安全性。

经上述治疗2~3日后，病情多可好转，可以继续妊娠。如果经积极治疗病情继续加重，或重要脏器功能受损，出现持续黄疸、持续蛋白尿、体温升高，持续在38℃以上，心动过速（≥120次/分），伴发Wernicke综合征等危及孕妇生命时，需考虑终止妊娠。

**2. 先兆子痫和子痫的急救治疗**

(1) 紧急处理

1) 保持呼吸道通畅。

2) 采取保护措施，预防孕妇坠地外伤、唇舌咬伤。

3) 吸氧，纠正缺氧酸中毒，避免胎死宫内。

4) 如有抽搐发作，立即静脉注射地西泮10 mg，抽搐停止后再行检查及继续治疗。

5) 采集病史，重点了解尿量及过去用药情况，查体，留尿检查蛋白。

(2) 药物治疗

1) 止痉、镇静：硫酸镁是治疗子痫及预防抽搐复发的首选药物。当孕妇存在硫酸镁应用禁忌证或硫酸镁治疗无效时，可考虑应用地西泮、苯巴比妥或冬眠合剂控制抽搐。

2) 降压：脑血管意外是子痫孕产妇死亡的最常见原因。当持续收缩压≥160 mmHg、舒张压≥110 mmHg时要积极降压以预防心脑血管并发症。

3) 利尿：一般不主张利尿，以下几种情况可以酌情利尿。①妊高征并发心衰、肺水肿；②全身水肿或伴有腹水；③严重贫血，血容量过多者。

4) 扩容：扩容可以改善重要脏器的血液灌注，纠正组织缺氧，应注意心衰、肺水肿征兆。

(3) 产科处理

1) 适时终止妊娠。先兆子痫或子痫患者停止抽搐后视患者血压、尿蛋白情况，如有好转，可等待胎儿存活，至胎肺成熟后终止妊娠。如情况严重，血压控制不满意，胎儿有宫内缺氧表现，抽搐后病情稳定24 h后，考虑终止妊娠。

2) 做好新生儿复苏准备。

3) 预防产后出血。

**3. 急产的急救治疗**

(1) 凡是产程进展快、胎先露较多、烦躁不安的产妇，应给予氧气吸入。

(2) 观察宫缩情况，确属宫缩过频时，或有胎儿窘迫征象者，应给予子宫弛缓剂，常用硫酸镁。

(3) 进行连续胎心监护，密切注意宫缩情况及胎儿缺氧表现。如胎膜破裂，注意羊水性状。

(4) 产后给予缩宫剂，防止产后出血。仔细检查产道是否裂伤，并一一修补。如未经消毒接生，产后行外阴冲洗消毒后再行检查及修补术。

(5) 未消毒分娩者，母、婴均应预防性给予抗生素，产于地面等不良环境中，应给母、婴注射破伤风抗毒素。

**4. 胎儿窘迫的急救治疗**

(1) 给氧：使母体血氧含量增加，以改善胎儿缺氧状态。

(2) 静脉注射三联药物:应用 50% 葡萄糖 60 ml 加维生素 C 500 mg 静脉注射。葡萄糖可保护脑组织,提高对缺氧的耐受力;维生素 C 可降低毛细血管的通透性及脆性。

(3) 针对病因采取相应措施。

(4) 结束分娩:宫口开全时,头先露者行会阴侧切术,或胎吸助产,或行产钳助产。臀先露者可行臀牵引术。宫口未开全,估计在短时间内不能从阴道结束分娩者,可考虑剖宫产。如胎儿死亡,则可待自产或行穿颅术。

**5. 脐带脱垂的急救治疗**

(1) 胎膜未破,发现隐性脐带脱垂时,产妇应卧床休息,抬高床脚使呈臀高头低位,由于重力作用,先露出盆腔,可减轻脐带受压,且改变体位后,脐带有退回之可能。如宫缩良好,先露入盆而胎心率正常,则可待宫口开全后破膜,随即按不同胎位由阴道手术助产,否则以剖宫产较为安全。

(2) 破膜后发现脐带脱垂,应立即进行抢救。据宫口扩张程度及胎儿情况进行处理。

1) 宫口开全、胎心存在、头盆相称者,应根据不同胎位行阴道手术助产。

2) 宫口尚未开大,估计短期内不能娩出者,应从速行剖宫产。

3) 如胎儿存活而无剖宫产条件或产妇拒绝剖宫产,可抬高产妇臀部,试行还纳脐带,待宫口开全后手术助产。

4) 在以上处理的基础上,均应做好抢救新生儿窒息的准备工作。

5) 若胎儿已死亡,则等待自然娩出,必要时毁胎。

**6. 羊水栓塞的急救治疗** 急救治疗原则是抗过敏、抗休克;解除肺动脉高压,改善心肺功能;纠正凝血障碍;防治肾衰竭及感染;正确处理产科问题。

## 五、急救护理措施

**1. 妊娠剧吐的急救护理措施**

(1) 一般护理:尽量避免接触容易诱发呕吐的气味、食品或添加剂;每次呕吐后用清水或淡盐水漱口,保持口腔清洁。

(2) 饮食护理:避免早晨空腹,鼓励少量多餐,两餐之间饮水,进食清淡、干燥及高蛋白的食物,多食新鲜蔬菜、水果。

(3) 精神护理:给予心理指导,解除思想顾虑,告知妊娠剧吐经积极治疗 2～3 天后,病情多迅速好转,仅少数孕妇出院后症状复发,需再次入院治疗。

(4) 卧床休息,保证充足睡眠。

**2. 先兆子痫和子痫的急救护理措施**

(1) 专人特护:子痫患者的护理和治疗同样重要,应派有经验的护士专人护理。

(2) 病床加床栏,以防坠伤。

(3) 备好开口器或用缠有纱布的压舌板,发作时置于上下臼齿间以防唇舌咬伤。

(4) 如有呕吐,应及时清除,避免窒息或吸入性肺炎。

(5) 安置于单人房间,保持安静,避免声光等一切刺激。

(6) 房间应空气流通,操作应轻柔、相对集中,避免时常干扰。

(7) 严密观察,定时监测血压、脉搏、呼吸、体温,留置尿管,记出入量,勤听胎心,注意有无产兆。

**3. 急产的急救护理措施**

(1) 预检护士接诊时,应了解孕妇的情况,快速评估孕妇状况。

(2) 做好抢救准备。

（3）协助医生监测胎心变化及宫口扩张情况，检查若发现宫口开全或胎头拨露，立即开启绿色通道，通知产房做好急产接生、新生儿复苏准备。

（4）心理护理：加强对产妇的心理护理，尽量满足产妇分娩过程中的情感需求。

**4. 胎儿窘迫的急救护理措施**

（1）吸氧：及时给予吸氧治疗，促进产妇机体血氧水平增加，改善胎儿缺氧状况。

（2）体位护理：子宫右旋是产生胎儿窘迫的重要原因，帮助产妇保持左侧卧位，有利于减轻下腔静脉、腹主动脉受到子宫的压迫，也利于强化胎盘、子宫血供，改善胎盘血供和胎儿的缺氧状况。

（3）做好抢救和转运准备。

（4）人文关怀：给予产妇精神支持，帮助产妇建立信任感，提高产妇的治疗依从性。

**5. 脐带脱垂的急救护理措施**

（1）对于胎膜早破、初产头浮、胎位不正、多胎妊娠、羊水过多等有可能发生脐带脱垂的高危因素，应提高警惕。

（2）破膜后、临产时都应经常听取胎心，必要时行连续胎心监护。

（3）对胎膜早破产妇要加强宣教，保持绝对卧床或头低脚高位，使之充分了解脐带脱垂后的胎儿危险性。

**6. 羊水栓塞的急救护理措施**

（1）密切观察患者病情变化，做到早发现、早治疗。

（2）纠正患者缺氧情况，解除患者肺动脉高压，预防心衰情况发生，患者均取半卧位，使用面罩进行加压吸氧，在必要情况下实施气管切开或者气管插管，保证患者供氧充足，减轻肺水肿情况，改善患者脑缺氧情况。

（3）抢救过程中，护理人员需密切配合，确保抢救及时有效，记录与监测病情变化。

（冯　英）

# 五官科急症

第二十七章

## 第一节 口腔颌面部损伤及急性感染

### 一、概述

口腔颌面部损伤是指口腔颌面部受外力冲击引起的损伤，会引起表情、言语、咀嚼、吞咽和呼吸功能的障碍以及组织形态的改变。平时多因工伤、运动损伤、交通事故和生活中的意外伤害所致。可分为口腔颌面部软组织损伤和口腔颌面部硬组织损伤。口腔颌面部急性感染是一种口腔科常见疾病。口腔颌面部感染既有红、肿、热、痛和功能障碍等感染的共同性，又因口腔颌面部的解剖生理特点，使感染的发生、发展和预后有其特殊性。

### 二、病因机制特点

**1. 口腔颌面部损伤** 口腔颌面部损伤的原因主要包括运动损伤、工伤、交通事故等。

口腔颌面部损伤可以分为刺伤、挫伤、撕裂伤、擦伤和撕脱伤等，按损伤部位可以分为唇、颊、鼻、眼睑、眉弓、耳、前额、牙龈、口底、腭等损伤，通常是由于受到外力伤害所导致的。例如，交通事故所导致的损伤、进行工地建筑所导致的意外伤害、儿童摔伤、运动过程中不小心所导致的损伤等。

**2. 口腔颌面部急性感染**

（1）口腔颌面部是消化道与呼吸道的起始端，长期与外界相通，是人体的暴露部分，各种细菌在这些部位聚集、滋生、繁殖，当机体抵抗力下降时，容易发生感染。

（2）牙齿生长于上、下颌骨内，龋病、牙髓炎和牙周病的病变如果继续发展，可以通过根尖和牙周组织使感染向颌骨和颌周蜂窝组织蔓延。牙源性感染是口腔颌面部独有的感染。

（3）口腔颌面部的筋膜间隙内含有疏松结缔组织，这些组织的抗感染能力较弱，感染可经此途径迅速扩散和蔓延。

（4）颌面部的血供丰富，感染可循血液引起败血症或脓毒血症。颜面部的静脉瓣稀少，当静脉受到挤压或面部肌肉收缩时，容易导致血液逆流，特别是内眦静脉和翼静脉丛直接与颅内海绵窦相通，使得从鼻根到两侧口角连线形成的三角区内发生感染，易向颅内扩散而引起海绵窦血栓性静脉炎、脑膜炎和脑脓肿等严重并发症,故称此三角区为"危险三角"。面颈部具有丰富的淋巴结,口腔、颜面及上呼吸道的感染,可经淋巴管导致区域性淋巴结发炎,尤其是婴幼儿淋巴结发育不够完善时较易发生腺源性感染。

## 三、护理评估与病情判断

**1. 口腔颌面部损伤的护理评估与病情判断**

(1) 口腔颌面部软组织损伤:包括闭合性损伤及开放性损伤。

(2) 口腔颌面部硬组织损伤:包括牙与牙槽骨损伤、上颌骨骨折、下颌骨骨折、颧骨和颧弓骨折、鼻骨骨折和眼眶骨折等。

口腔颌面部根据损伤的程度可分为以下四种。

(1) 表面轻度擦伤:受伤的患者表面可能出现轻度擦伤,轻度渗血,到医院包扎即可,没有骨骼和牙齿损伤。

(2) 面部划痕:面部损伤需要医生进行清创缝合,面部术后可能会留下瘢痕。

(3) 骨骼和牙齿的损伤:颌面部后面有骨骼和牙齿的存在,由于创伤力量太大,可能导致牙齿折断,牙齿脱落,导致骨骼损伤。这种损伤可能需要做比较大的手术来治疗,手术中把碎裂的骨头复位,把碎裂的牙齿复位,若牙齿实在不能复位,后期可以进行修复治疗。

(4) 合并颅脑损伤和颈部损伤:这样的患者会存在生命风险。处理原则通常是,若伴有颅脑损伤和颈部损伤以后,建议先进行抢救,保证生命安全,然后进行颅颌面外伤处理,使患者恢复正常的外形和功能。

**2. 口腔颌面部急性感染的护理评估与病情判断** 口腔颌面部感染以化脓性细菌感染为主,常见的致病菌主要有金黄色葡萄球菌、溶血性链球菌和大肠埃希菌、铜绿假单胞菌等;少见厌氧性腐败坏死性细菌所引起的腐败坏死性感染;偶见特异性感染如结核分枝杆菌、梅毒螺旋体及放线菌等感染。感染可以由一种致病菌引起,也可由多种细菌所引起,与颌面部腔窦相通的感染通常是由需氧菌和厌氧菌引起的混合感染。感染的发生一方面取决于细菌的种类、数量和毒力,另一方面还取决于机体抵抗力,易感染患者的年龄、营养状态等多种因素的影响。口腔颌面部急性感染的主要感染途径有以下几种。

(1) 牙源性感染:细菌通过病灶牙或牙周组织进入机体引起感染。是目前临床上最常见的口腔颌面部感染途径。

(2) 腺源性感染:细菌经过淋巴管侵犯区域淋巴结,引起淋巴结炎,继而穿破淋巴结包膜扩散到周围间隙形成蜂窝织炎。多见于婴幼儿,常由上呼吸道感染引起。

(3) 损伤性感染:由于外伤、黏膜破溃或拔牙创伤造成皮肤黏膜屏障完整性的破坏,进而细菌进入机体引起感染。

(4) 血源性感染:机体其他部位的化脓性病灶的细菌栓子通过血液循环散播到口腔颌面部而引起化脓性感染。多继发于全身败血症或脓毒血症,病情通常较严重。

(5) 医源性感染:在进行口腔内局部麻醉、外科手术、局部穿刺等创伤性操作时,由于消毒不严格,将细菌带入机体内而引起感染。

## 四、急救治疗原则

**1. 口腔颌面部损伤的急救治疗** 在发生口腔颌面部损伤时,对伤员应做全面检查,并迅速做出伤情判断,根据其轻重缓急,决定救治的先后步骤,要优先处理危及伤员生命的部位。口腔颌面部损伤的治疗原则是依据损伤程度、具体情况、生命体征等,采取相应的救治措施,并及早预防损伤及感染。

(1) 窒息：是口腔颌面部损伤后的一种危急并发症，严重威胁伤员的生命。急救的关键在于早期发现，及时处理。如果已经出现呼吸困难，应立即进行抢救。对因各种异物堵塞咽喉部窒息的患者，应立即用手指（或裹以纱布）掏出，或用塑料管吸出堵塞物。同时改变体位，采用侧卧或俯卧位，继续清除分泌物，以解除窒息。对因舌后坠而引起的窒息，应迅速撬开牙列，用舌钳或巾钳把舌牵向口外。即使在窒息缓解后，还应在舌尖后 2 cm 处用粗丝线或别针穿过全层舌组织，将舌钳出，并将牵拉线固定于绷带或衣服上，同时托下颌角向前，保持头偏向一侧或俯卧位，便于分泌物外流。上颌骨骨折及软腭下坠时，可用夹板、木棍、筷子等通过两侧上颌磨牙，将下坠的上颌骨托起，并固定在头部的绷带上。对口咽部肿胀，可安置不同型号的通气管。如情况紧急，又无适当的通气管，应立即进行环甲膜穿刺，以解除窒息，随后行气管切开术。如呼吸已停滞，应立即做紧急气管内插管，或做紧急气管环甲膜切开术，进行抢救，待伤情平稳后再改用常规器官造口术。对于活瓣样阻塞，应将下垂的黏膜瓣缝回原位，或剪掉，必要时应行器官造口术。对吸入性窒息，应立即进行造口术。迅速吸出气管内分泌物及其他异物，恢复呼吸道通畅。

(2) 止血：对于出血的急救，应根据损伤部位、出血的性质（毛细血管渗血、静脉出血、动脉破裂出血）和现场条件而采取相应的处置措施。①指压止血；②包扎止血；③填塞止血；④结扎止血；⑤药物止血。

(3) 包扎：包扎有压迫止血、暂时性固定、保护创面、缩小创面、减少污染、减少唾液外流、止痛等作用。颌面部受伤后常用的包扎方法有三角巾风帽式包扎法、三角巾具式包扎法、头颌绷带十字形包扎法、四尾带包扎法等。

(4) 运送：运送伤员时应注意保持呼吸道通畅。对昏迷的伤员，应采用俯卧位，额部垫高，使口鼻悬空，以利于引流和防止舌后坠。一般伤员可采用侧卧位，避免血凝块及分泌物堆积在咽部。运送途中，应严密观察全身和局部情况，防止发生窒息和休克等危重情况。

(5) 防治感染：口腔颌面部损伤的创面常被污染，甚至嵌入砂石、碎渣等异物以及自身软硬组织碎片。感染对伤员的危害有时会比原发损伤更为严重。因此，有效及时地防治感染至关重要。在有条件进行清创手术时，应尽早进行。在无清创条件时，应及时包扎伤口，来隔绝感染源。伤后应尽早使用抗生素预防感染。在使用抗生素的同时，对少数伤员还可同时给予地塞米松，以防止过度肿胀。对有颅脑损伤的伤员，特别是有脑脊液漏出时，可采用易透过血脑屏障、在脑组织中能达到有效浓度的药物，如磺胺嘧啶、大剂量青霉素等。对创口污染泥土的伤员，应及时注射破伤风抗毒素。

**2. 口腔颌面部急性感染的急救治疗**　　口腔颌面部感染的治疗要从全身和局部两个方面考虑，但对轻度感染，仅用局部治疗即可治愈。

(1) 局部治疗：注意局部清洁，减少活动和不良刺激。炎症早期可外敷药物、针灸、封闭和理疗，有消炎、消肿、解毒、止痛的作用。

(2) 手术治疗：局部脓肿形成时，应及时进行切开引流术，使脓液、坏死感染物迅速排出，减少毒素吸收；减轻局部肿胀、疼痛及张力，缓解对呼吸道和咽腔的压迫，避免发生窒息；防止感染向邻近间隙蔓延，防止向颅内、纵隔和血液扩散。避免严重并发症；防止发生边缘性骨髓炎。

切开引流的指征：①发病时间，牙源性感染 3～4 天，腺源性感染 5～7 天，经抗生素治疗后，仍有高热不退、白细胞总数及中性粒细胞计数明显增高者；②局部肿胀、跳痛、压痛明显者；③局部有凹陷性水肿，有波动感，或穿刺抽出脓液者；④腐败坏死性感染，应早期广泛切开引流；⑤脓肿已穿破，但引流不畅者；⑥蜂窝织炎已累及多个间隙，出现呼吸困难及吞咽困难者。

进行切开引流术时应注意：①切口部位应在脓肿低位，有利于引流。②尽可能在口内引流，必须在面部作切口引流者，应顺着皮纹方向或在面部比较隐蔽处作切口，愈合后瘢痕不明显，如发际内、颌下区、耳屏前或耳后区等部位。③注意避开重要解剖结构，勿损伤面神经、动静脉、腮腺导管和下颌下腺导管，避免造成大出血、面瘫、涎瘘等并发症。④切口长度应视脓肿大小、深浅和部位而定，原则上不超过脓肿边界，切口内外径应等大，利于引流通畅。⑤手术操作应准确、快速、轻柔，忌挤压，一般病员均可在局麻下手术，表浅脓肿也可用表面麻醉，用尖刀刺破后，再向两侧扩大切口以利引流；深部脓肿应作穿刺；若为多间隙感染，逐个分离脓腔，置入引流管进行贯穿引流；颌周间隙脓肿引流，应将部分肌肉附着处切断，以便引流通畅，同时探查骨面是否粗糙，有无死骨形成，牙源性感染应切开相应区域的骨膜，才能达到彻底引流。⑥口内切开用橡皮片引流，口外切开浅层脓肿用橡皮条引流，深部脓肿用凡士林纱条或橡皮管引流。术后每日根据引流脓液的多少，确定换药次数。脓肿缩小变浅、无分泌物时，停放引流物，用油纱布保护创口，促进愈合。

**3. 口腔颌面部感染的全身治疗**　口腔颌面部感染并发全身中毒症状时，应在局部处理的同时，全身给予支持治疗，并及时有针对性地给予抗菌药物。抗菌药物的选择，原则上应根据抗菌谱选择针对性的药物。临床上一般先根据诊断、感染来源、临床表现、脓液性状和脓液涂片革兰氏染色等，初步估计致病菌后选择抗菌药物，对严重感染者，应在治疗前进行细菌培养和药敏测定，作为药物调整的依据。

## 五、急救护理措施

**1. 口腔颌面部损伤的急救护理措施**
（1）一般护理
1）体位：一般取仰卧位，头偏向一侧；出血不多及颅脑损伤者取半卧位。
2）饮食护理：患者需采用流质、半流质或软食，注意营养搭配。腮腺或下颌下腺损伤的患者不宜食酸性食物；腮腺导管手术后的患者多食酸性饮食。
3）口腔护理：禁食或鼻饲进食者加压冲洗口腔。
4）呼吸道管理：吸氧，清除口鼻分泌物及异物，必要时行气管插管或气管切开。
（2）用药护理
1）急救用品及药品备用。
2）遵医嘱用药，如输液、输血；注射抗生素；注射破伤风抗毒素等。
3）需手术者，做好术前、术后护理。
4）密切观察患者生命体征，按时测量、记录；密切观察神志、瞳孔变化。如有异常，及时通知医生处理。
（3）健康指导
1）鼓励患者早期下床活动，及早功能锻炼，改善全身及局部的血液循环。
2）指导颌骨骨折的患者掌握张口训练的时机和方法，逐渐恢复咀嚼功能，减少并发症。
（4）人文关怀：疏导患者，鼓励诉说不安及担忧，给予耐心解释及安慰，树立信心和勇气。
**2. 口腔颌面部急性感染的急救护理措施**
（1）一般护理
1）提供安静舒适的环境，让患者充分休息。
2）给予高营养、易消化的流质饮食，张口受限者可用吸管进食。
3）嘱病情轻者用温盐水或漱口液漱口，重者进行口腔护理。
（2）治疗和用药护理
1）注意保持局部清洁。

2) 感染性病灶已化脓并形成脓肿或脓肿形成且引流不畅时,进行脓肿切开扩大引流术。

3) 遵医嘱给予止痛剂、镇静剂、抗生素等,对于病情严重者遵医嘱给予全身支持疗法、输血、输液、维持电解质平衡等。

(冯 英)

## 第二节 眼科急症

### 一、概述

常见的眼科急症包括眼球穿通伤、眼化学伤、急性闭角型青光眼、视网膜中央动脉栓塞和视网膜脱离等。

### 二、病因机制特点

**1. 眼球贯通伤**　眼球贯通伤是眼球遭受外界锐器刺伤或高速射出的异物碎屑穿破眼球壁而造成的组织损伤。贯通伤的严重程度与致伤物的大小、形态、性质、飞溅的速度、受伤的部位、污染的程度及球内有无异物存留等因素有关。

**2. 眼部化学伤**　眼部化学伤主要是由强酸(硫酸、硝酸、盐酸等)、强碱(石灰、稀氨溶液水、氢氧化钠等)的溶液、粉尘或气体等接触眼部而发生。

**3. 急性闭角型青光眼**　急性闭角型青光眼是由于前房角突然关闭而引起眼内压(intraocular pressure,IOP)急剧升高的眼病,发病机制尚不十分明确。如未经及时恰当治疗,可于短期内失明。

**4. 视网膜中央动脉栓塞**　视网膜中央动脉栓塞是指视网膜中央动脉或其分支阻塞。一般由动脉痉挛、动脉内膜炎或动脉粥样硬化等原因引起,不及时解除阻塞将造成永久性视力障碍,是眼科致盲的急症之一。多发于老年人,多伴有高血压、动脉硬化、糖尿病等全身病。

**5. 视网膜脱离**　视网膜脱离是视网膜的神经上皮层与色素上皮层的分离。视网膜脱离的原因可分为三类:孔源性视网膜脱离、牵拉性视网膜脱离和渗出性视网膜脱离。

### 三、护理评估与病情判断

**1. 眼球贯通伤**　评估眼部损伤情况、眼内是否有异物留存;询问致伤原因、部位、时间,是否经过处理,以往的视力状况及眼病史等;注意全身情况,尤其在车祸、爆炸伤、战伤等有复合伤的情况下,注意有无重要脏器及其他器官损伤,有无休克及出血、恶心、呕吐及头痛等症状,必要时完善相关检查。

**2. 眼部化学伤**　按病情严重程度可分为轻、中、重三度。

(1)轻度:眼睑结膜轻度充血水肿,角膜上皮点状脱落或水肿;修复后水肿消退,上皮修复,不留瘢痕,无明显并发症。

(2)中度:眼睑皮肤可起水疱或糜烂,结膜小片缺血坏死,角膜明显混浊水肿,上皮层完全脱落,或形成白色凝固层,可伴有虹膜睫状体炎;愈后可遗留角膜斑翳,影响视力。

(3) 重度：眼睑皮肤肌肉出现溃疡、结膜广泛性缺血性坏死、角膜全层混浊变白、溃疡形成、基质溶解甚至穿孔、巩膜坏死等。晚期愈合后，常有睑球粘连、假性翼状胬肉、角膜白斑、角巩膜葡萄肿、继发性青光眼、白内障甚至眼球萎缩等发生。

**3. 急性闭角型青光眼** 临床表现根据疾病发展过程分为6期。

(1) 临床前期：无任何症状，但需要治疗。包括以下两种情况：①一眼曾有急性发作，另一眼虽无发作史，但具有浅前房和窄房角的特点，存在发作可能者；②有急性原发性闭角型青光眼家族史，前房浅，房角窄，无发作史，但激发试验阳性者。

(2) 前驱期：
①症状：轻度眼痛，视力减弱，虹视，并伴有同侧偏头痛、鼻根和眼眶部酸痛和恶心。
②体征：轻度睫状充血，角膜透明度稍减退，前房稍变浅，轻度瞳孔开大，IOP轻度升高。

(3) 急性发作期：起病急，前房角大部或全部关闭，IOP突然升高。
1) 症状：剧烈眼痛，视力极度下降，同侧偏头痛，眼眶胀痛，恶心，呕吐，甚至有体温增高、脉搏加快等。
2) 体征：①球结膜水肿，睫状充血或混合充血，甚至眼睑肿胀；②角膜水肿呈雾状混浊，角膜后可有色素颗粒沉着；③前房极浅，可出现房水闪光，甚至有前房纤维素性渗出；④虹膜水肿，隐窝消失；⑤瞳孔半开大，呈竖椭圆形；⑥晶状体前囊下可出现乳白色斑点状边界锐利的混浊，称为青光眼斑；⑦IOP明显升高，多在50 mmHg以上；⑧房角关闭：如急性发作持续时间短，眼压下降后，房角尚可开放或有局限性粘连，如持续时间长，则形成永久性房角粘连；⑨眼底：视盘水肿，有动脉搏动，视网膜静脉扩张，偶见少许视网膜出血。

(4) 间歇期：青光眼急性发作以后，经药物治疗或自然缓解，前房重新开放，IOP恢复正常，病情得到暂时缓解，称为间歇期或缓解期，但由于瞳孔阻滞等致病因素并未解除，以后还会复发。

(5) 慢性期：急性期症状未全部缓解，迁延转为慢性，常因房角关闭时间过久，周边虹膜与小梁网发生永久性粘连。慢性期早期仍有轻度眼痛、眼胀、视物模糊等症状，以后则症状消失或仅有轻度眼胀。

(6) 绝对期：视力完全丧失。

**4. 视网膜中央动脉栓塞** 常见临床表现：①突发无痛性视力丧失，可降至光感。②瞳孔散大，对光反射迟钝或消失。③眼底改变：后极部视网膜呈乳白色半透明混浊水肿，黄斑中心凹呈"樱桃红斑"；视盘苍白，边界模糊；视网膜动脉显著变细，呈线状或伴有白线。

**5. 视网膜脱离** 常见临床表现：①飞蚊现象与闪光感：出现最早，老年人、高度近视患者或近期有眼部外伤的患者，当突然出现大量飞蚊现象或某一方位持续闪光感时，应警惕视网膜脱离的发生；②视野缺损：当视网膜脱离时，用患眼看物体，会出现所看物体有缺损的错觉，如看自己的手掌时出现手指缺失的现象；③视物变形：当周边部视网膜脱离波及后极或后极部发生浅脱离时，除中心视力下降外，还可有视物变形，表现为视物变小、线条弯曲等现象；④视力突然下降：视网膜脱离引起的视力下降较为急剧，患者甚至可能瞬间失去视力。

## 四、急救治疗原则

**1. 眼球贯通伤的急救治疗**
(1) 探查所有伤口，及时闭合伤口。
(2) 注意后巩膜破裂伤，有无低眼压、眼内出血、结膜出血水肿、眼球运动在破裂方向受限等表现。除非眼球不能缝合，不可做初期眼球摘除。
(3) 防治伤后感染和并发症。

**2. 眼部化学伤的急救治疗**

（1）询问病情并快速检查：迅速问清化学物质的性质和眼部受伤情况，尽快查看伤者伤眼内是否有颗粒状等固体化学品残留，眼内是否有出血、糜烂等症状。

（2）现场取材，大量清水冲洗：如果溅入眼内的是液态化学品，应翻开伤者上下眼皮，暴露其角膜和结膜，用大量的手边能获取的矿泉水、自来水，甚至河水持续冲洗眼球表面，至少冲洗15分钟，冲洗时嘱咐伤者自行转动眼球，使冲洗更加充分；如果溅入眼内的是生石灰之类的固态化学品，需先用蘸有石蜡油或植物油的棉签蘸除眼内残留物，再用水充分冲洗伤眼。必要时酸碱中和治疗。

（3）后继治疗：预防感染，抑制炎症反应和新生血管形成，防止角膜穿孔。2~3周暂停激素治疗。后期针对并发症治疗，重建眼表。

**3. 急性闭角型青光眼的急救治疗**　采取紧急综合治疗措施，以期在最短时间内控制高眼压，减少对视功能的损害并防止房角形成永久性粘连，为进一步手术治疗创造条件。

（1）降低眼压：局部、全身使用降眼压药物（促进房水引流，减少房水生成，高渗脱水）。眼压控制不理想者，行前房穿刺治疗。

（2）辅助治疗：抗炎药物保护房角，减少渗出；应用神经保护药物，如口服维生素C、维生素$B_1$等。

**4. 视网膜中央动脉阻塞的急救治疗**　进行紧急处理，以2小时以内效果最佳。

（1）扩张眼部血管：阿托品球后注射、硝酸甘油舌下含服。

（2）降低眼压：用接触镜或手指间歇性压迫眼球，口服尼目克司片亦可相对快地降低眼压。发病早期24小时以内可作前房穿刺，使眼压急速降低。

（3）疑血管炎者给予糖皮质激素治疗；根据患者病情进行营养神经等支持治疗。

**5. 视网膜脱离的急救治疗**　包括一般治疗、药物治疗及手术治疗。其中以手术治疗为主，具体的手术方案要根据病情需要确定。

（1）一般治疗：保持头部及眼睛固定，减少活动，必要时包扎双眼。

（2）药物治疗：主要针对原发病及术后护理，选择合适的药物。

（3）手术治疗：如果视网膜仅出现裂孔，一般采取激光手术封闭裂孔；如果视网膜受玻璃体牵拉严重或脱落严重，需要采用充气性视网膜固定术、巩膜加压术、玻璃体切除术、玻璃体内注入气液物质等方法。

## 五、急救护理措施

**1. 眼球贯通伤**

（1）疼痛护理：评价疼痛程度，监测眼压，及时遵医嘱给予降眼压药物，必要时给予止痛药物。

（2）预防并发症的护理

1）观察患者的瞳孔、双眼视力及体温变化情况，一旦健眼发生不明原因的眼部充血、视力下降及眼痛，要警惕交感性眼炎的发生。

2）如果发生感染性眼内炎，应充分散瞳，局部和全身应用抗生素或皮质类激素。玻璃体内注药可以提供有效药物浓度，必要时可先抽取房水及玻璃体液做细菌培养和药敏试验，同时做好玻璃体切割手术准备。

（3）人文关怀：眼球贯通伤发病突然，患者一时很难接受视力下降，甚至眼球丧失的事实，护士要耐心介绍手术的理由及术式、术后安装义眼等事项，同时注意与患者沟通，及时对患者的负面情绪进行疏导。

**2．眼部化学伤**

（1）急救处理：接诊后立即测定结膜囊液 pH，表面麻醉后用生理盐水反复彻底冲洗，如有固体颗粒石灰等，用棉签清除颗粒；患眼保持低位，避免冲洗出的液体伤及健眼；双眼受伤者取仰卧位，双手阻住耳道；冲洗时液体不可直接注入角膜上，避免加重损伤，引起角膜穿孔；嘱患者不停地转动眼球，由内到外，反复冲洗；冲洗时间 10 min 以上，至 pH 为中性。

（2）病情观察：密切观察患者视力、眼睑、结膜、角膜及眼内结构等组织病变的变化，按照医嘱及时给予抗炎、降眼压等治疗，防止组织水肿、炎症加重和眼压升高。如果患者诉说突然疼痛，应警惕角膜穿孔的发生，嘱患者平卧、制动，通知医生及时处理。

（3）疼痛护理：患者取半卧位，有利于分泌物引流，减轻眼部充血及水肿；讲解疼痛的原因，帮助其放松，避免情绪紧张；倾听患者对疼痛的描述，鼓励其充分表达自己的感受，及时给予安慰；根据患者情况给予止痛药物。

（4）眼部护理：眼睑皮肤烧伤应采取暴露干燥的措施，少用器械接触眼睑，避免用力牵引双睑，以免造成眼睑缺损；严格无菌操作，用无菌棉签分开上下眼睑，单眼外伤滴眼药水时头偏向患侧，避免药水流入健眼；保持眼部清洁，经常用消毒棉签清理分泌物，如有干痂，可用生理盐水湿敷。

**3．急性闭角型青光眼**

（1）密切观察用药后的反应：频繁使用缩瞳剂有时会出现盗汗、气虚、眩晕的症状。此时应采取保暖措施，并报告医师给予处理。局部滴用眼药水药液应该靠近外眦部，并且压迫泪囊以减少毛果芸香碱滴眼液等经鼻泪管吸收。对于服用乙酰唑胺的患者，应该注意每次给药时间应该间隔 6～8 h 以上，且在饭后服用。

（2）叮嘱患者合理饮水：饮水应少量多次，每次不超过 300 ml，以免激发眼压增高。

**4．视网膜中央动脉阻塞**

（1）吸氧：一般使用低流量持续吸氧，增加血液运送氧气的能力，为缺血的视网膜争取提供更多的氧气。

（2）按摩眼球：按摩眼球可帮助降低眼压，从而促进视网膜的动脉扩张，有利于更多的血液供应到视网膜。

（3）注意观察视力变化：一旦视网膜血液供应恢复，很快就会出现视力恢复，患者可能有眼前的闪光感、色彩等异常的感觉，需要及时向医生汇报，同时观察眼底血栓溶解的情况。

**5．视网膜脱离**

（1）体位：视网膜脱离术后有一定的体位要求，需要根据手术的方式、裂孔的位置及手术时眼内填充物体的性质而决定。

外科手术大多数需要手术眼处于高位，患者可以采取健眼方向侧卧位；有时也需要根据裂孔的位置及手术中是否眼内注射气体来调整体位，如玻璃体切除手术，手术后眼内会填充硅油或者气体，多数时候需要患者俯卧位，或裂孔处于高位。

（2）遵医嘱使用抗生素滴眼液，避免术后感染；定期去医院复查，观察眼底视网膜复位的情况。

（3）如果有全身的疾病，如高血压、糖尿病，需要控制好血压、血糖，利于疾病的恢复。

（4）保证科学合理的饮食，手术后多进食新鲜蔬果和粗纤维食物，禁止饮酒，少吃或者不吃刺激性食物。

（5）保持排便通畅，避免过度用力排便；避免剧烈活动或运动；尽量避免乘坐飞机等交通工具，防止视网膜再次脱离的发生。

（冯 英）

# 第三节 急性喉阻塞

## 一、定义

喉阻塞是喉部或邻近器官的病变使喉部气道变窄以致发生呼吸困难等症状的一种耳鼻喉科常见急症。临床上,急性喉阻塞是指上呼吸道各种病变引起喉腔狭窄甚至闭塞而产生呼吸困难,又称急性喉梗塞。

## 二、病因机制特点

急性喉阻塞常见的病因主要有咽喉部炎症性疾病和肿瘤、变态反应及某些全身性疾病。病变主要是喉头水肿和喉腔狭窄。急性喉阻塞是一种非常危急的病症,多在短时间内出现严重的呼吸困难,若未及时抢救,可因窒息而猝死。

1. **炎症** 如急性会厌炎、小儿急性喉炎,喉部邻近部位的炎症,如咽后脓肿、颌下蜂窝织炎等。
2. **喉部异物** 特别是较大的嵌顿性异物,如果仁、玻璃球等。
3. **喉外伤** 如喉部挫伤、撞伤、烧伤、喉气管插管性损伤、内镜检查损伤等。
4. **喉水肿** 变态反应或神经血管性水肿,起病急,发展快。
5. **喉肿瘤** 中老年患者以喉癌多见,所引起的喉阻塞发展较慢,小儿以喉乳头瘤多见。
6. **喉麻痹** 双侧声带麻痹不能张开而致喉阻塞,多由于甲状腺手术损伤喉返神经所致。
7. **喉痉挛** 破伤风患者和喉异物刺激导致喉痉挛引起喉阻塞。
8. **喉畸形和瘢痕狭窄** 前者为先天性,后者由于外伤所致。

## 三、护理评估与病情判断

1. **临床表现**

(1) 吸气性呼吸困难和缺氧:其原因是声带上面平而下面倾斜,正常情况下,吸气时气流推声门斜面向内下,因声带外展,声门开大,呼吸通畅;但当声门变窄时,吸入的气流将声带推向下方,使两侧声带游离缘彼此靠近,故声门更为狭小而出现吸气困难。

(2) 吸气性软组织凹陷:由于用力吸气时胸腔内产生负压,使胸壁的软组织内陷而出现胸骨上窝、锁骨上窝、肋间隙、上腹部等处的吸气性凹陷现象。

(3) 声音改变:引起喉阻塞的病变在声门或声门附近者多以声音嘶哑为首发症状,病变部位在声带或者声门下者声音嘶哑出现晚或不出现,但在呼吸时可能产生哮吼或笛鸣声。

(4) 喘鸣:喘鸣是喉阻塞的另一个重要症状,吸入气流急速通过狭窄的声门裂时,气流摩擦和声带颤动即可发出哮吼和笛鸣,声音可传至邻室。

2. **分度** 根据病情轻重,喉阻塞可分为四度。

(1) 一度:平静时无症状,哭闹、活动时有轻度吸气性呼吸困难。

(2) 二度:安静时有轻度吸气性呼吸困难,活动时加重,但不影响睡眠和进食,缺氧症状不明显。

(3) 三度:吸气期呼吸困难明显,喉鸣声较响,胸骨上窝、锁骨上窝等处软组织吸气期凹陷明显。因缺氧而出现烦躁不安、难以入睡、不愿进食。患者脉搏加快，血压升高，心搏强而有力，即循环系统代偿功能尚好。

（4）四度：呼吸极度困难，由于严重缺氧和体内二氧化碳积聚，患者坐卧不安，出冷汗、面色苍白或发绀，二便失禁，脉搏细弱，心律不齐，血压下降。如不及时抢救，可因窒息及心力衰竭而死亡。

## 四、急救治疗原则

**1. 急救处理** 首先需要根据现有方式尽快解除患者呼吸困难的症状，保持呼吸通畅。如果是吞入异物，可采用海姆立希手法，冲击患者的上腹部使得异物排出，从而解除气道梗阻；如果是因炎症引起的喉阻塞，需要给予足量的抗生素、皮质类固醇激素静脉滴注，在应用抗生素的同时，还应进行吸氧和雾化吸入治疗；如果是肿瘤患者，可以切开气管后择期手术治疗。

海姆立希急救法的基本原理是利用外力产生强气流冲击使气道内异物排出，不同人群的冲击部位和操作手法有一定区别。

（1）患者为婴儿：将其面部朝下，保持头低脚高，施救者一只手固定住患儿头部，另一手掌根部叩击肩胛骨连线中点处5次。然后，将患儿翻转成面部朝上，保持头低脚高，检查有无异物排出；如未发现异物，立即用中指和示指按压患儿两乳头连线中点处5次。反复直到异物排出。

（2）患者为1岁以上的儿童或成人：施救者站在患者身后，双臂环抱患者腰部，使其上身前倾。一只手握拳，拳眼放在患者脐上两横指上方，另一只手包住拳头，连续、快速、用力地向患者的后上方冲击，直到异物排出。

（3）患者为孕妇或肥胖者：施救者站在患者身后，双臂环抱患者胸部，一只手握拳，拳眼置于胸骨下半部分，另一只手包住拳头，连续、快速、用力地向患者的胸部后方冲击，直到异物排出。

（4）当自己被异物堵塞气道，且四周无人时，可参照成人法进行自救。

**2. 吸入疗法** 通过直接喷雾或雾化装置进行雾化吸入疗法，能够进行急救辅助治疗，常用雾化药物如布地奈德或其与肾上腺素联合使用。少部分呼吸困难没有明显改善的患者，还可用镇静剂、利尿剂、钙剂及其他辅助疗法进行治疗。

**3. 气管切开术** 严重喉阻塞或用药、吸氧后无改善的患者，可以行气管切开术。气管切开术需要在插管和高浓度吸氧的环境下进行，以减少手术并发症的产生。

**4. 环甲膜穿刺术** 环甲膜穿刺术是临床中用于呼吸道阻塞、喉部呼吸困难、严重头面部创伤、气管插管禁忌证或需要快速气道开放的紧急情况的急救方法之一，可以为气管切开术争取时间。

环甲膜即甲状软骨和环状软骨之间的凹陷。环甲膜前后解剖结构薄弱且周围没有关键部位，适宜进行穿刺。如自主定位，可以低头沿喉结最突出处向下，在2～3 cm处有一如黄豆大小的凹陷，即为环甲膜所在位置。

综上所述，喉阻塞患者需要先尽量解除喉部异物，排除喉阻塞的病因。必要时，可以给予药物治疗。对于病情严重者，还可选择气管切开术等急救手术。在治疗喉阻塞的同时，还应与支气管哮喘等疾病相鉴别，严密监测治疗效果及后续反应，及时停药或采取手术。

## 五、急救护理措施

**1. 保持呼吸道通畅，改善缺氧症状，预防窒息**

（1）遵医嘱用药，注意观察患者用药后的效果，如为异物、喉部肿瘤、喉外伤等原因引起，及时做好术前准备，以便随时手术。必要时配合雾化吸入与低流量吸氧。

（2）创造安静的休息环境，室内保持适宜的温湿度。协助取半卧位，减少耗氧量。尽量减少患者活动量和活动范围，以免加重呼吸困难或发生意外。小儿患者尽量减少外界刺激，避免因哭闹而加重呼吸困难。

**2. 病情观察**  对一度和二度喉阻塞患者应密切观察病情变化和喉阻塞程度，如病情加重，及时通知医生。对三度和四度的患者应密切观察呼吸、脉搏、血压、神志、口唇颜色等变化，如有病情加重，应立即报告医生并协助做好急救和进一步处理。

**3. 备齐急救物品**  对二度和三度喉阻塞患者，在行气管切开术前应将气管切开包、适宜型号的气管套管、床旁插灯和吸引器等放于患者床旁。

**4. 气管切开术的护理**

（1）术前护理

1）严密观察患者呼吸困难及喉阻塞程度，床旁备好氧气、吸引器、吸痰管、气管切开包、适当型号的气管套管等。

2）向患者说明手术的目的和必要性、术中可能出现的不适及如何配合、术后康复过程中需要注意的事项，减轻患者和家属的焦虑、恐惧情绪。

3）术前如病情许可，需完善实验室常规检查，如血、尿常规，出凝血时间等。喉阻塞患者如需做特殊检查如胸片、CT时，应有医务人员陪同。

（2）术后护理

1）保持气管内套管通畅：气管切开后必须时刻保证气管内套管通畅，有分泌物咳出时及时用纱布擦净。成人一般每4~6小时清洗内套管1次。如分泌物较多或小儿气管切开患者，需增加清洗次数，以防分泌物附于管壁内影响呼吸。

2）维持下呼吸道通畅：室内保持适宜的温湿度。气管内分泌物黏稠者可配合雾化吸入或蒸汽吸入。定时通过气管套管滴入湿化液，保持气道湿润。协助患者取平卧或半卧位，协助有效咳嗽、咳痰。必要时可用吸引器吸出下呼吸道痰液。

3）预防感染：①每日清洁消毒切口，更换套管垫，操作时注意无菌原则；②进食高蛋白质、高维生素的半流质饮食或软食，增强机体抵抗力；③遵医嘱合理使用抗生素；④密切观察体温变化、切口渗血渗液情况、气管内分泌物的量及性质，如出现发热、分泌物增多或性质异常等情况，及时报告医生；⑤鼓励患者经常翻身和下床活动，必要时帮助患者翻身叩背，预防肺部感染。

4）再次发生呼吸困难的处理：气管切开后患者若再次发生呼吸困难，应考虑如下三种原因并做相应处理。①套管内管阻塞：拔出套管内管呼吸即改善，表明内套管阻塞，应予更换内套管；②套管外管或下呼吸道阻塞：拔出内套管后呼吸仍无改善者，可滴入湿化液并进行深部吸痰，呼吸困难即可缓解；③套管脱出：脱管的原因多见于导管缚带太松、套管太短或颈部粗肿、气管切口过低、皮下气肿及剧烈咳嗽、挣扎等，如脱管，应立刻通知医生并协助重新插入套管。

5）预防脱管：①气管外套管应用系带妥善固定，松紧以能容纳一个手指为宜；②检查系带牢固性，及时调整系带松紧度，告知患者和家属不得随意解开或更换系带；③告知患者剧烈咳嗽时可用手轻轻抵住气管外套管翼部；④对于有拔管危险因素的患者，应合理使用镇静药物，必要时给予约束措施。

6）并发症的观察和护理：气管切开术后常见的并发症包括皮下气肿、纵隔气肿、气胸、出血等。故术后应注意观察患者的呼吸、血压、脉搏、心率及缺氧症状有无明显改善，如无改善反而加重，应警惕是否有纵隔气肿或气胸发生，并立即报告医生。观察皮下气肿的消退情况，正常情况下1周左右可自行吸收。

7）拔管及护理：喉阻塞及下呼吸道阻塞症状解除，呼吸恢复正常，可考虑拔管。拔管后1~2天内仍需严密观察呼吸，叮嘱患者不要随意离开病房，并备好床旁紧急气管切开用品，以防患者再次发生呼吸困难。

**5．人文关怀**　向患者解释呼吸困难产生的原因、治疗方法和疗效，减轻患者的焦虑与恐惧，使患者尽量放松，以免进一步加重呼吸困难和缺氧症状。对喉阻塞较严重的患者，护士应守在患者身旁，随时观察病情变化，避免不良刺激，做好安慰和解释工作。

**6．健康指导**　喉阻塞由多种原因引起，如炎症、异物吸入、药物过敏等，且往往造成严重后果。因此，应通过各种途径向公众宣传喉阻塞的原因和后果以及预防措施，包括增强免疫力，预防上呼吸道感染；养成良好的进食习惯，吃饭时不大声谈笑；家长应注意给小儿进食豆类、花生等食物，防止异物吸入；有药物过敏史者应避免与过敏原接触；喉外伤或喉肿瘤患者应及早到医院诊治等。

（冯　英）

## 第四节　突发性聋与耳蜗前庭急症

### 一、定义

突发性聋又称突发性耳聋、特发性突聋，指在72 h内突然出现的、原因不明的听力下降。患者一般没有耳部传音结构的明显破坏，主要表现为对声音的感受和感觉受损。在纯音测听检查中，表现为至少在相邻的两个频率的听力下降程度≥20 dBHL。突发性聋患者常伴随耳鸣、眩晕、恶心、呕吐等症状，多为单侧发病。由于该病发生突然且进展速度快，对患者的健康安全与工作生活有着较大的影响，若不及时治疗，听力很难恢复，导致永久性聋，严重影响患者的预后。

耳蜗前庭急症：耳蜗、前庭的主要作用不同，出现病变时出现的症状也不同，耳蜗出现异常时可出现耳鸣、耳胀以及闷堵等症状，前庭出现异常时可出现眩晕等症状。患有耳蜗前庭疾病时，可同时出现以上症状。常见耳蜗前庭急症主要有梅尼埃病，又称梅尼埃综合征或内淋巴积水，是一种以膜迷路积水为特征的耳源性眩晕疾病，特征性表现是旋转性眩晕反复发作、波动性感音神经性听力损失，常伴耳鸣和（或）耳胀满感。

### 二、病因机制特点

**1．突发性聋**

（1）病毒感染：突发性聋的病因可能为病毒引起的急性耳蜗炎或急性耳蜗前庭迷路炎。由病毒感染引起的耳蜗、脑膜、听神经病变，可使听神经受损，致听力下降。

(2) 血管性疾病：目前认为内耳供血障碍是突发性聋的主要病因。如脑内小栓塞灶、高凝血状态等可引起内耳供血不足，导致听力下降。

(3) 肿瘤性疾病：听神经瘤、颅内肿瘤时，患者以突发性聋为首要症状，需要进行影像学检查后排除。

(4) 药物中毒：服用具有耳毒性的药物如氨基糖苷类抗生素、顺铂、利尿酸、奎宁等，可导致听力受损。

(5) 免疫性疾病：如系统性红斑狼疮、多发性结节动脉炎等自身免疫性疾病可引起听力突然下降。

(6) 耳部疾病：大前庭水管综合征、梅尼埃病、窗膜破裂等耳部病变患者也可出现突发性的听力下降。

**2. 耳蜗前庭急症** 梅尼埃病的确切病因尚不明了，该病的发生包括自身免疫、病毒感染、外伤、血管缺血以及遗传基因异常等多个因素。其发病机制主要是内淋巴产生和吸收失衡。

## 三、护理评估与病情判断

**1. 突发性聋的护理评估与病情判断** 突发性聋根据纯音测听检查结果反映的听力下降程度可分为以下四型。

(1) 低频下降型：1000 Hz 及以下频率听力下降，至少在 250 Hz、500 Hz 处听力损失 ≥ 20 dBHL。

(2) 高频下降型：2000 Hz 及以上频率听力下降，至少在 4000 Hz、8000 Hz 处听力损失 ≥ 20 dBHL。

(3) 平坦下降型：所有频率即 250 ~ 8000 Hz 听力均下降，平均听阈 ≤ 80 dBHL。

(4) 全聋型：所有频率即 250 ~ 8000 Hz 听力均下降，平均听阈 ≥ 81 dBHL。

突发性聋还伴有：

(1) 听觉过敏或重听：表现为对声音异常敏感或者异常迟钝，导致刺耳感或者失真感。

(2) 耳周感觉异常：如麻木感、针刺感等不适感觉。

(3) 精神心理障碍：可出现焦虑、睡眠障碍等症状，严重者可影响日常工作及生活。

**2. 耳蜗前庭急症的护理评估与病情判断** 梅尼埃病常伴耳鸣和（或）耳胀满感。通常认为梅尼埃病的发病有多种因素参与，其诱因包括劳累、精神紧张及情绪波动、睡眠障碍、不良生活事件、天气或季节变化。

根据发病部位，梅尼埃病可分为单耳和双耳两类。该病一般为单耳起病，随病程延长，可出现双耳发病。

根据发病形式，梅尼埃病可分为家族性梅尼埃病和散发性梅尼埃病。

(1) 家族性梅尼埃病：大多数家族性梅尼埃病表现为常染色体显性遗传模式，但其具有遗传异质性，部分家族也存在线粒体和隐性遗传模式。如果至少有一个其他亲属（一、二级）完全符合确定的或可能的梅尼埃病的所有特征，则应考虑家族性梅尼埃病。

(2) 散发性梅尼埃病：病因不明，可能与多种因素有关。

## 四、急救治疗原则

**1. 突发性聋急性期的治疗原则** 突发性聋急性发作期（3周以内）多为内耳血管病变，建议采用糖皮质激素和血流动力学治疗（包括血液稀释、改善血液流动度以及降低黏稠度/纤维蛋白原，具体药物有银杏叶提取物、巴曲酶等）。

突发性聋的治疗多以糖皮质激素及改善内耳微循环的药物为主要手段。不同类型听力下降的治疗方法及药物配比略有差异，早期积极的综合治疗有利于患者预后和恢复听力，少数患者可自愈。药物治疗多连用至少1周。若治疗过程中听力完全恢复，可考虑停药，若治疗后听力改善不佳，可考虑延长用药时间，少数听力无法恢复者可考虑佩戴助听器或者人工耳蜗等辅助装置以改善听力情况。

**2. 耳蜗前庭急症的急救治疗**　梅尼埃病的治疗分为发作期治疗和间歇期治疗。发作期治疗以控制发作、减少眩晕、提高听力、减少耳胀闷感为主，一般是运用前庭抑制剂，如地西泮等减轻症状的发作。要注意低盐饮食，以保守治疗为主。间歇期治疗以减轻眩晕症状、保存听力为主，具体如下。

（1）正确认识梅尼埃病。

（2）改善生活方式，注意低盐饮食，并避免咖啡、巧克力、烟酒的摄入。

（3）药物治疗：药物以倍他司汀为主，可减轻眩晕的发作。其次是利尿剂，目前认为利尿剂是比较安全的药物，但由于对血钾的影响比较大，使用时需监测血钾。另外，可在鼓膜内进行糖皮质激素及庆大霉素的注射。糖皮质激素注射对听力的影响并不是很大，庆大霉素虽然对眩晕有缓解，但是对听力会有一定的损伤。

（4）低频脉冲治疗能够有效地缓解眩晕。

（5）可采取手术治疗，包括内淋巴囊手术、内淋巴减压术、前庭半规管阻塞术、前庭神经切断术等。

## 五、急救护理措施

**1. 突发性聋的急救护理措施**

（1）卧床休息：此时要注意避免体位突然改变。可将床头抬高30°，从而间接降低内耳迷路内淋巴的压力。

（2）保持安静：避免咳嗽、喷嚏、擤鼻、屏气等动作，以免增加内耳压力。

（3）生活规律化：避免情绪起伏太大、烦躁，养成晨起排便的习惯。

（4）冬季注意保暖：积极预防上呼吸道感染，以免诱发或加重病情。

（5）饮食护理：应控制饮水量，多食高蛋白、低盐、易消化、富含维生素的食物，注意补充营养。

（6）健康教育：忌烟戒酒，每天保证充足的睡眠，保持良好的精神状态；避免压力过大和情绪激动；养成良好的饮食习惯，忌食辛辣刺激的食物。保持耳部清洁，防止进水，如果进水，要及时拿干棉球擦拭干净。慎用或者禁止用对听神经有损害的药物。避免去噪声过强的地方。如有听力下降或者耳部不适，要及时就诊。除此之外，还需注意：

1）加强锻炼，增强体质，避免感冒，预防病毒感染。

2）勿过度劳累，注意劳逸结合，保持身心愉悦。

3）保持均衡饮食，多吃新鲜蔬果。减少烟、酒、咖啡等带来的刺激。

4）控制高血压、高血脂及糖尿病等全身慢性疾病。

5）对于已经患突发性聋并且治疗后患耳仍然不具有实用听力水平的患者，除上述建议外，还建议应该保护健侧耳，避免接触噪声。

**2. 耳蜗前庭急症的急救护理措施**

（1）病情监测：定期进行病情监测，防止病情反复和恶化。通常情况下，需要做的病情监测有症状检测和听力监测，其中症状检测尽量做到每2~3个月一次，而听力监测可在患者感到听力下降时1年做一次，以了解身体恢复状况。

（2）按时用药：按照医嘱使用脱水剂，常用药物有山莨菪碱、甘露醇快速静滴等。患者在使用后，可有效减轻内耳膜迷路积水，起到缓解眩晕和改善内耳微循环的作用。

（3）保持良好的作息习惯：建议患者多卧床休息，并保持良好的作息习惯。与此同时，患者居住的环境要尽量安静舒适、光线适宜偏暗一些，能够有效提高患者的生活质量，对于身体的恢复起到促进作用。

（4）戒烟、戒酒：烟草、酒精等会对身体产生强烈的刺激感，导致患者的眩晕症状更加严重。因此，患者如有吸烟、喝酒的习惯，应当及时改正，并保持低盐、低水的饮食习惯，以促进身体早日康复。

（冯 英）

# 第二十八章 皮肤科急症

## 第一节 荨麻疹

### 一、定义

荨麻疹（urticaria）俗称"风疹块"，是由于皮肤、黏膜小血管反应性扩张及渗透性增加而出现的一种局限性水肿反应，临床上表现为大小不等的风团伴瘙痒，约20%的患者伴有血管性水肿。

### 二、病因机制特点

**1. 病因** 多数患者不能找到确切原因，常见病因如下。

（1）食物性因素：包括动物性食物（鱼虾、蟹贝、牛奶、肉类和蛋类）、植物性食物（草莓、可可、番茄和葱、蒜等），某些食物添加剂如水杨酸盐、柠檬黄、安息香酸盐、亚硫酸盐等亦可引起。

（2）感染性因素：包括各种病毒感染（如上呼吸道感染、肝炎、传染性单核细胞增多症和柯萨奇病毒感染等）、细菌感染（如金黄色葡萄球菌及链球菌、幽门螺杆菌感染等）、真菌感染（包括浅部真菌感染和深部真菌感染）和寄生虫感染（如蛔虫、钩虫、疟原虫、血吸虫、蛲虫、丝虫和溶组织阿米巴等感染）。

（3）药物性因素：常见的有青霉素类、血清制剂、各种疫苗、呋喃唑酮和磺胺类等；有些药物为组胺释放物（如阿司匹林、咖啡、可待因、奎宁、肼苯达嗪、阿托品、毛果芸香碱、罂粟碱和多黏菌素B等），有些药物添加剂中的赋形剂、防腐剂及抗氧化剂（如山梨醇、苯丙烯酸等）亦可致敏。

（4）呼吸道吸入性及皮肤接触性因素：常见的吸入物有花粉、动物皮屑、粉尘、真菌的孢子、尘螨及一些挥发性化学品等；皮肤接触性因素有唾液或精液、昆虫叮蛰、毒毛虫刺激、某些植物（如荨麻）和动物毛发（如羊毛）等。皮肤接触性因素引起的荨麻疹常常发生很迅速，但一般持续时间较短，数天之后就可减退或消退。

（5）物理因素：如冷、热刺激，日光、摩擦及压力刺激等。

(6) 精神及内分泌因素：如情绪波动、精神紧张、抑郁等。

(7) 系统性疾病因素：如风湿热、类风湿关节炎、系统性红斑狼疮、恶性肿瘤、代谢障碍、内分泌紊乱、自身免疫性甲状腺炎等疾病。

(8) 其他因素：近年来有研究表明，部分慢性荨麻疹患者可存在凝血功能和免疫功能异常。

**2. 机制特点** 各种病因所导致的肥大细胞等多种炎症细胞活化和脱颗粒，释放具有炎症活性的化学介质，包括组胺、5-羟色胺、细胞因子、趋化因子、花生四烯酸代谢产物（如前列腺素和白三烯），引起血管扩张和血管通透性增加，平滑肌收缩及腺体分泌增加是荨麻疹发病的核心环节。引起肥大细胞等炎症细胞活化的机制可分为免疫性和非免疫性。

(1) 免疫性机制：多数为Ⅰ型超敏反应，即IgE介导的荨麻疹。少数为Ⅱ型或Ⅲ型或Ⅳ型，分别指IgG介导的、免疫复合物介导的及T细胞介导的荨麻疹。

(2) 非免疫性机制：主要指物理因素（冷、热、水、日光、震动、运动等）、某些分子的毒性作用（食物、药物、各种动物毒素）、补体、神经递质等，通过肥大细胞膜表面的受体和配体间的直接作用导致细胞活化。

## 三、护理评估与病情判断

**1. 护理评估**

(1) 健康史：了解患者有无接触致敏物质及药物；评估患者是否为过敏体质；既往有无类似发作、诊治经过及效果，家族中有无同类患者。

(2) 身体状况：①躯体评估，包括生命体征、意识状态、全身营养状况、睡眠状况、饮食状况、排泄状况、生活自理能力等；②评估患者皮肤损害的好发部位，皮肤损害的范围、性质，局部有无瘙痒或灼烧感，黏膜受累程度；③评估患者是否伴有感染、低蛋白血症和水电解质紊乱等。

(3) 心理-社会状况：评估患者对暴露部位皮肤损害及对外表影响的心理承受程度，对疾病相关知识的了解程度，能否积极面对和配合治疗。患者是否由于皮肤损害的反复发作、长期不愈以及剧烈瘙痒而感到忧郁和焦虑，对治疗失去信心。

**2. 临床表现** 本病可见于任何年龄，不分性别，急性荨麻疹的皮损为风团，常突然先有皮肤瘙痒，随即出现风团，风团呈鲜红色或淡白色，周围有红晕，大小不等，周身乱散分布，可相互融合呈环形，地图形或不规则形。皮疹骤起速消，持续数分钟至数小时，一天之内可反复多次，消退后皮肤无痕迹，病程一般为1~2周。慢性荨麻疹病程持续时间>6周。

本病起病急，可伴或不伴全身症状，如感染诱发的可有发热，累及喉头、支气管时可有气急、胸闷、头晕、声嘶，胃肠道黏膜受累时可有恶心、呕吐、腹痛，严重者可出现血压下降、休克，甚至昏迷。

血管性水肿好发于眼睑、口唇、包皮、肢端、耳廓、口腔黏膜等部位，多为单发。表现为突发的局限性肿胀，边界不清。肤色呈苍白色，表面光滑，触之有弹性，为压凹性水肿，无瘙痒感或有轻度瘙痒感。皮损一般持续数小时或2~3天后消退，消退后不留痕迹。累及舌、喉时可出现严重的气道梗阻。

遗传性血管性水肿是一种常染色体显性遗传病。多于儿童期发病，均有家族史。临床表现与一般原因导致的血管性水肿相同，但反复发作，全身症状突出，部分患者首次就诊就出现气道梗阻或休克。常由损伤（如拔牙）、温度骤变、病毒感染、情绪激动等应激因素诱发。

**3. 病情评估、危险分层及诊断** 由于急性荨麻疹的病因与发病机制复杂，致病因素、个体因素、受累部位、血管扩张及渗出速度与程度不同，临床表现差异较大。以皮损为单一表现时，一般经对症处理后很快得到缓解。严重病例可在短时间内出现呼吸系统和循环系统表现，甚至危及生命。因此在询问病史和进行快速重点体格检查时，应观察有无全身症状，如出现呼吸困难、发音不清、头晕、面色苍白则表明患者为高危状态，应加强呼吸、脉搏、心电监护，并根据情况及时给予恰当处理。急性荨麻疹可根据暂时性风团皮损、退后不留痕迹等临床表现，结合皮肤划痕试验阳性做出诊断。但应与丘疹性荨麻疹、多形性红斑、外科急腹症相鉴别。血管性水肿应与丹毒、蜂窝织炎、接触性皮炎、虫叮咬等相鉴别。

## 四、急救治疗原则

首先积极处理呼吸系统和循环系统的危险情况，同时寻找病因并去除。

**1. 单纯皮损表现者** 首选抗组胺药如 H 受体阻滞药，必要时可加用肾上腺皮质激素。

**2. 伴发全身表现者** 血管性水肿、胸闷、头晕等患者，应首选 0.1% 肾上腺素 0.5～1 mg 皮下注射或肌内注射、肾上腺皮质激素静脉注射，并联合抗组胺药物。对出现呼吸道梗阻和缺氧表现者，应立即给予吸氧，并做好气管切开准备，紧急情况可行环甲膜穿刺，同时给予上述药物处理。

**3. 伴发过敏性休克者** ①置患者于平卧位，抬高下肢，同时建立静脉通路；②立刻肌内或皮下注射肾上腺素；③快速输注大量晶体液，实施有效的液体复苏；④静脉注射肾上腺皮质激素。

## 五、急救护理措施

1. 对泛发性荨麻疹患者，监测生命体征，若发现有休克症状，即嘱其平卧，解开衣领，保持呼吸道通畅，给予吸氧，按医嘱皮下注射肾上腺素 0.5～1 mg，静脉滴注地塞米松和维生素 C。

2. 有喉头水肿，呼吸困难时，即给予吸氧，必要时协助医师行气管切开，保持呼吸道通畅。

3. 急性发作期宜卧床休息，注意保持皮肤卫生，勤换内衣裤。

（王明堂）

# 第二节　丹　毒

## 一、定义

丹毒（erysipelas）是由 B 型溶血性链球菌感染引起的皮肤及皮下组织内淋巴管及其周围软组织的急性炎症。

## 二、病因机制特点

丹毒多由乙型溶血性链球菌感染引起，主要累及淋巴管。细菌可通过皮肤或黏膜细微损伤侵入，足癣、趾甲真菌病、小腿溃疡、鼻炎、慢性湿疹等均可诱发本病，机体抵抗力低下（如糖尿病、慢性肝病、营养不良等）可成为促发因素。

## 三、护理评估与病情判断

**1. 护理评估**

(1) 健康史：了解患者有无引起机体抵抗力降低的疾病，如糖尿病、慢性肾炎、结核、营养不良、血液病等。

(2) 身体状况：①了解患者既往的不良行为：有无抠鼻、掏耳、搔抓皮肤等；②有无口鼻、咽耳、脐部、下肢及足部等外伤及感染；③有无皮肤皲裂、放射性损伤、接种、虫咬及皮肤搔抓等皮肤损伤。

(3) 心理-社会状况：①由于本病起病急，呈游走性，且反复发作，患者缺乏疾病相关知识，担心预后；②面部丹毒可引起面部红斑、脓眼及视物困难，可影响患者形象；③由于本病可引起寒战、高热等全身症状，患者可产生恐惧、焦虑、悲观等不良情绪，不利于配合治疗。

**2. 诊断与鉴别诊断**  根据起病急剧、主要表现为境界清楚的鲜红色水肿性红斑，伴有发热、寒战等全身症状，不难诊断，应与下列疾病相鉴别。

(1) 接触性皮炎：发病前有明确接触史，皮损发生在接触部位，自觉瘙痒，多无全身症状。

(2) 蜂窝织炎：炎症浸润深，红肿境界不清，皮损中央红肿最显著，越向边缘炎症越减轻，化脓破溃后排出脓液及坏死组织。

(3) 类丹毒：多有职业接触史及外伤史，好发于手部，皮损为紫红色斑片，皮温不高，无触痛，全身症状轻。

**3. 临床表现**  丹毒好发于面部、小腿、足背等处，多为单侧性。起病急，前驱症状有高热、寒战，典型皮损为水肿性红斑，界限清楚，表面紧张发亮，迅速向四周扩大。可出现淋巴结肿大及不同程度的全身症状，病情多在4~5天达高峰。消退后局部可留有轻度色素沉着及脱屑。

在红斑基础上发生水疱、大疱或脓疱者，分别称为水疱型、大疱型和脓疱型丹毒；炎症深达皮下组织并引起皮肤坏疽者，称为坏疽型丹毒；皮损一边消退，一边发展扩大，呈岛屿状蔓延者，称为游走型丹毒；若于某处多次反复发作者，称复发性丹毒。下肢丹毒反复发作可致皮肤淋巴管受阻，淋巴液回流不畅，致受累组织肥厚，日久形成象皮肿。

## 四、急救治疗原则

早期、足量应用抗生素，控制炎症和防止复发。

**1. 全身治疗**  患者应卧床休息并及时对症治疗，抗生素以青霉素疗效最好，磺胺类药亦能取得良好的疗效，根据病情，必要时可与青霉素同时应用。对青霉素过敏者可使用四环素、红霉素等。如果患者为慢性复发性丹毒，应检查足趾等处有无足癣，检查鼻前庭及外耳道等处有无感染病灶，并给予相应的处理。对复发性丹毒，抗菌药物应用的时间要适当延长。

**2. 局部治疗**  患肢抬高，外用抗生素软膏的意义不大。可用适量依沙吖啶、硼酸湿敷，外用抗生素类软膏，如莫匹罗星软膏等，可减轻充血程度及疼痛，肢体部有淋巴水肿时，可试用透明质酸酶或皮质类固醇激素混合液做皮损内注射。

(1) 局部病灶治疗：面部丹毒患者需寻找鼻咽、口腔等处有无病灶，并给予相应治疗。由足癣感染引起的下肢丹毒，还需治疗足癣，防止再发。

(2) 物理治疗：慢性复发性丹毒，可选择紫外线照射、音频电疗、超短波、红外线等。

(3) 中医治疗：可选用黄连解毒汤、普济消毒饮和五味消毒饮等加减。

## 五、急救护理措施

**1．一般护理**

（1）病室内保持安静整洁，空气新鲜，经常通风，温湿度适宜。医护人员接触患者前后要洗手。采取适当的床边隔离。

（2）告知患者宜进食高蛋白、高热量、高维生素的清淡饮食，忌辛辣、荤腥、油腻性食物，多食新鲜蔬菜、水果，多饮水。

（3）患者积极配合医生检查和治疗全身性疾病，如糖尿病、结核、慢性肾炎、营养不良、血液病等。

**2．病情观察** 观察皮损的具体情况，了解皮疹、红斑出现的时间、进展、颜色、形态、分型和部位；如有水疱，要了解疱液的性质（水疱、血疱、脓疱）、是否已形成坏疽、有无全身感染；观察局部皮损温度、有无隆起、蔓延情况，皮损消退后边缘是否隆起，有无脱屑、色素沉着等。

**3．人文关怀** 由于本病起病急，可呈游走性，且可反复发作，患者往往非常紧张，且担心预后；部分患者出现面部红斑及眼睑肿胀、睁眼及视物困难，可影响患者的形象及生活；患者可能出现寒战、高热及全身症状，易使患者产生恐惧、焦虑、悲观情绪。因此，护士应耐心地向患者讲明该病的相关知识及治疗中的注意事项，告知患者只要积极配合治疗，此病是可以痊愈的，以消除患者的顾虑，使其树立战胜疾病的信心。

**4．专科护理**

（1）嘱患者急性期卧床休息，缓解期可酌情活动。

（2）每日检查患者皮损情况，保持皮肤、黏膜的完整性及清洁；用无菌生理盐水清洁皮损，2次/日；局部肿胀、疼痛者，可用50%硫酸镁液或呋喃西林液湿敷，或冰袋冷敷，也可行紫外线照射；有水疱形成时，应切开引流，并遵医嘱外用抗生素软膏，如0.5%新霉素软膏、环丙沙星凝胶或莫匹罗星软膏等。

（3）患小腿丹毒者应充分暴露，抬高、制动患肢；患颜面部丹毒者应取半卧位，患侧朝上，避免碰撞、接触热源等，注意清洁口腔、鼻腔及外耳道，可给予漱口液、洗鼻剂、滴耳剂等药物进行局部治疗护理。

（4）指导患者保持全身皮肤清洁，勤洗头、洗澡、修剪指甲，并避免挖鼻、掏耳、抓挠皮肤等不良行为。糖尿病患者应每日检查双足，避免足部外伤、烫伤及冻伤等。

（5）保护皮肤、黏膜，防止损伤；保持口腔清洁，避免呼吸道感染；积极治疗鼻炎、足癣等局部病灶。

（6）发热的护理：每日监测患者生命体征；体温升高者，给予物理降温，并监测降温效果；遵医嘱定期查血常规。

（7）紫外线照射的护理：紫外线照射治疗能促进血液循环、改善代谢、杀菌、止痒、镇痛、促进上皮再生和溃疡愈合。但是紫外线照射有些不良反应，如有红、灼、热、痛等过敏反应；过强紫外线照射会导致皮肤变黑，甚至诱发皮肤癌；紫外线照射还可加快皮肤衰老。因此，治疗前应告知患者紫外线治疗的目的、方法，并签署治疗知情同意书；同时做好体位安置，暴露照射部位，让患者戴好紫外线护目镜或用盖布遮盖面部及健康皮肤等。

（王明堂）

## 第三节 血管性水肿

### 一、定义

血管性水肿（angioedema）又称巨大荨麻疹（gaint urticaria），是一种发生于较疏松部位的真皮深部和皮下组织或黏膜的局限性水肿，分为获得型和遗传型两种。

### 二、病因及发病机制

获得型和遗传型血管性水肿的发病机制不同。获得型血管性水肿发生于有过敏体质的个体，药物、食物、感染、尘螨、花粉、冷热等为常见病因或诱因，其发生机制与荨麻疹基本相同。遗传型血管性水肿（hereditary angioedema，HAE）是一种罕见的、威胁生命的常染色体显性遗传性疾病，以急性、反复发作的皮下和（或）黏膜下组织水肿为特征，具有非凹陷性、自限性、局限性等特点，常见受累部位为面部、四肢、躯干、生殖道、上呼吸道和胃肠道。根据其发病机制不同，分为3型：Ⅰ型为正常的C1酯酶抑制物（C1 esterase inhibitor，C1INH），呈低抗原性和低功能性；Ⅱ型为C1INH抗原性正常或增强，但功能障碍；Ⅲ型为C1INH功能正常，补体正常，发病存在其他特殊机制。

### 三、护理评估与病情判断

**1. 获得型血管性水肿** 好发于组织疏松部位如眼睑、口唇、舌、外生殖器，或非疏松部位如手足肢端。表现为突发的局限性肿胀，边界不清，呈肤色或淡红色，表面光滑，触之有弹性感，常为单发，偶可多发（图28-1）。手部、足部、前臂、踝部可有弥漫性肿胀，自觉不痒或轻度烧灼感。一般持续1～3天可逐渐消退，但也可以在同一部位反复发作。如累及鼻、咽、喉、口腔黏膜，可引起流涕、呼吸困难、吞咽困难、声音嘶哑，严重的喉头水肿可造成窒息死亡。常合并风团，也可单独发生。

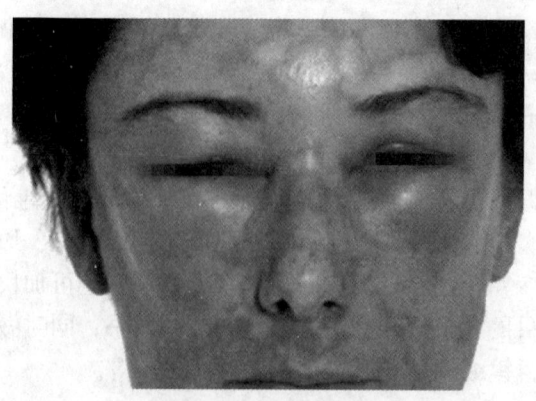

图28-1 血管性水肿

**2. 遗传型血管性水肿** 见于青少年或青壮年。突然且频繁发作，每2周发作1次，持续

2～5天，反复发作，可持续终生，但部分患者中年以后发作频率减低、程度减轻。肿胀呈典型的不对称性，常发生在面部或一侧肢体，亦可累及外生殖器。皮损为局限性、非凹陷性皮下水肿，常为单发。自觉不痒，也不出现风团。可累及口腔、咽部、呼吸道和胃肠道黏膜等出现相应的症状，特别是上呼吸道水肿，可能危及生命。微小创伤、外科手术、温度突然变化或情绪突然波动可诱发此病症。

**3. 诊断和鉴别诊断** 根据好发组织疏松部位，突发无症状性肿胀，可自行消退，可以建立诊断。若近半数家庭成员发病，皮损显著不对称性，累及多个系统，则考虑为遗传型血管性水肿，检测血清C1INH、C3、C4和C1q水平有助于诊断。缓激肽和组胺（主要来源于肥大细胞）均可引起血管性水肿发作。目前，国际上主要根据血管性水肿的起始启动介质的不同，将血管性水肿分为三类：①缓激肽介导的血管性水肿（bradykinin-mediated angioedema，BK-AE）；②肥大细胞来源组胺介导的血管性水肿；③不明介质介导的血管性水肿。准确识别血管性水肿的类型颇具挑战性，尤其是不伴IgE升高时，但是这对于如何选择正确有效的治疗却非常关键。特别是在急诊科遇到急性血管性水肿病例时，这个问题尤其突出。有效的生物标志物可用于血管性水肿的分类诊断、监测病情活动、评估治疗效果。

## 四、急救治疗原则

获得型血管性水肿的治疗与荨麻疹类似，但是治疗反应较差，需要更长的疗程。

**1. 病因治疗** 对病因明确的患者要进行病因治疗，尽量避免诱发物质的吸入、接触和食入。

**2. 对症治疗** 对症治疗是最基本的治疗措施，选择药物以安全、有效、方便和规律为原则，以提高患者生活质量为目标。

（1）非镇静抗组胺药：一般首选第二代无镇静或低镇静作用的抗组胺药，如非索非那定（120～180 mg/d）、氯雷他定（10 mg/d）、地氯雷他定（5 mg/d）、奥洛他定（5～10 mg/d）等药物。不同抗组胺药在不同个体疗效有一定差异，对急性患者疗程需14天以上，慢性需服用1～3个月。如一种抗组胺药无效，可选择联合用药。

（2）环孢素：对上述治疗无效的患者，可以考虑选择环孢素，每日3～5 mg/kg，分2～3次口服。因其不良反应发生率高，只用于严重的、对抗组胺药无效的患者。

（3）糖皮质激素：适用于急性、重症或伴有喉头水肿的患者。

**3. 遗传型血管性水肿治疗要点** HAE发病的炎性介质不是组胺，因此传统的抗组胺药、糖皮质激素和肾上腺素治疗无效。HAE的治疗主要包括发作期的急性治疗和缓解期的预防治疗。传统治疗药物主要包括弱化雄激素、抗纤维蛋白溶解剂、新鲜冷冻血浆（FFP）。

（1）发作期的急性治疗：目前我国对急性HAE的治疗主要是应用FFP。FFP含C1 INH，可缓解包括皮肤水肿、喉头水肿及胃肠绞痛等HAE急性发作症状。水肿急性发作后，给予2～3 U FFP，30 min到数小时后，水肿逐渐消退。

（2）缓解期的预防治疗：预防治疗主要包括短期预防和长期预防。短期预防适用于避免某一次即将可能诱发急性水肿所采取的措施。目前国内推荐的方法是在诱发因素发生前5 d给予达那唑或者氨甲环酸，持续使用至诱发因素终止后2 d。长期预防适用于所有明确诊断的患者，目的是减少HAE对日常生活的影响，防止致命性水肿的发生。我国长期预防的常用药物包括：①弱化雄性激素，如达那唑、司坦唑醇、羟甲烯龙等；②抗纤溶药物，如氨基己酸和氨甲环酸，此类药物虽不如雄激素疗效显著，但可作为孕妇的选择。

**4. 伴有喉头水肿或过敏性休克的血管性水肿** 应立即皮下注射0.1%肾上腺素0.5～1.0 ml，30 min后可视病情重复使用。同时应吸氧，给予糖皮质激素如氢化可的松200～300 mg静滴，注意保持呼吸道通畅。

## 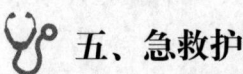 五、急救护理措施

血管性水肿最为危重的表现是喉头水肿引起的呼吸困难和窒息，当窒息发生时，保持呼吸道通畅是关键，其次是采取病因治疗。

1. 迅速解除窒息因素，保持呼吸道通畅。
2. 给予高流量吸氧，使血氧饱和度恢复 90% 以上，必要时建立或重新建立人工气道，给予人工呼吸支持或机械通气。
3. 保证静脉通路畅通，遵医嘱给予药物治疗。
4. **监测生命体征** 给予心率、血压、呼吸、血氧饱和度监护，遵医嘱采动脉血做血气分析。
5. **备好急救物品** 如吸引器、呼吸机、气管插管、喉镜等开放气道用物。
6. 根据窒息的严重程度，配合给予相应的救治与护理。
7. **人文关怀** 喉头水肿导致窒息的患者因为发病突然，几乎都存在恐惧心理，应该注意关注患者的神情变化，做好心理护理。嘱患者安静休息，避免剧烈活动，对精神紧张的患者，做好解释和安慰工作。

（郭 杰）

# 第二十九章 多器官功能衰竭

## 第一节 脓毒血症

### 一、定义

脓毒血症（sepsis）是感染引起的宿主反应失调，从而出现危及生命的器官功能障碍的临床综合征。脓毒症可发展为严重脓毒血症（severe sepsis）和脓毒性休克（septic shock），导致器官功能不全及循环障碍，病死率高，其预后与器官功能障碍有关。

### 二、病因机制

**1. 病因**

（1）感染因素：是脓毒血症发病的主要原因，细菌、真菌、病毒及寄生虫等都可引起感染。革兰氏阳性细菌和革兰氏阴性细菌感染的患病率几乎相等，金黄色葡萄球菌（革兰氏阳性菌）、假单胞菌和大肠埃希菌（革兰氏阴性菌）是最常见的致病菌。

（2）非感染因素：如严重创伤、烧伤、重症胰腺炎、中毒、恶性肿瘤、糖尿病、慢性肝肾病变、外科大手术等，患者出现全身性炎症反应，但血中多检测不到细菌或病毒。

**2. 发病机制**

（1）炎症反应失衡与免疫抑制：一方面促炎介质过度释放，出现炎症反应失衡；另一方面，具有免疫抑制作用的介质大量释放，出现免疫功能抑制或"麻痹"，表现为抗感染免疫防御能力降低。

（2）循环衰竭和呼吸衰竭：炎症介质释放所导致的血管扩张、心肌抑制等引起休克，造成组织低灌注而发生氧输送障碍。此外，炎症介质介导的内环境紊乱及毛细血管通透性异常引起组织水肿而导致组织氧摄取障碍，加重组织缺氧，促使炎症反应级联放大。另外，炎症介质还可导致肺组织水肿，从而引起呼吸病理生理改变，甚至发生 ARDS，进一步造成缺氧。

（3）肠道细菌和毒素移位：脓毒症发生时，肠黏膜屏障由于不同原因受损。肠道是机体最大的细菌及毒素储存库，生物屏障破坏，引起细菌和毒素移位。

（4）内皮细胞受损及血管通透性增加：炎症介质释放损伤血管内皮细胞，使血管通透性增加,导致毛细血管渗漏综合征,引起全身组织氧弥散距离增加,摄氧能力下降,在肺部导致非心源性肺水肿。

(5) 内环境紊乱:低灌注导致组织无氧酵解,乳酸蓄积,酸碱失衡,造成内环境紊乱。低灌注和缺氧影响肝的解毒功能和蛋白合成功能。毒素和缺氧引起肾功能受损,导致代谢产物蓄积,加重水、酸碱和电解质失衡,细胞因子引发进一步炎症反应。

(6) 凝血功能障碍:炎症反应可引起凝血系统活化,而凝血系统活化又可促进炎症的发展,二者相互影响,共同加重脓毒血症。一种严重的并发症是弥散性血管内凝血,其特征是微血栓和出血。

(7) 高代谢和重度营养不良:炎症反应导致机体代谢紊乱,表现为蛋白分解增强等高代谢反应。机体可在短期内出现代谢废物蓄积和重度营养不良,加重组织器官损伤。

(8) 受体与信号转导:外界刺激对免疫、炎症等细胞功能的调节与受体及细胞内多条信号转导通路的活化密切相关,引起细胞应激、生长、增殖、分化、凋亡、坏死等生物学效应。

(9) 基因多态性:严重创伤或感染后,全身炎症反应失控及器官损害受体内众多基因调控,表现出高度的个体差异性,不同人群对于脓毒血症发生的易感性不同。

## 三、护理评估与病情判断

一般按照 PIRO 体系来评估脓毒血症患者的病情。PIRO 系统包括:P (predisposition),易患因素;I (infection/insult),感染及创伤因素;R (response),机体反应;O (organ dyfunction),器官功能障碍。

**1. 危险因素** 评估患者是否存在易患因素,如遗传易感性、高龄、不良生活方式(酗酒)等;是否有癌症、糖尿病、肝硬化、感染、创伤、烧伤、免疫抑制药物、胰腺炎、中毒、低氧、低灌注和再灌注损伤等原发病及诱因。

**2. 临床表现** 在原发感染或非感染性疾病临床特征基础上出现机体炎性反应和器官功能障碍。

(1) 全身表现:寒战、发热或低体温、心率加速、呼吸加快、高血糖、精神状态的改变等。

(2) 感染:白细胞计数和分类改变,血清 C 反应蛋白和降钙素原增高。

(3) 血流动力学:低血压,收缩压 < 90 mmHg,平均动脉压(MAP)< 70 mmHg 或成人收缩压下降超过 40 mmHg 或低于年龄段正常值 2 个标准差。

(4) 组织灌注变化:高乳酸血症、毛细血管再充盈时间延长或皮肤出现花斑。

(5) 器官功能障碍:低氧血症、急性少尿、血肌酐增加、凝血异常、肠鸣音消失、血小板减少、高胆红素血症等。

**3. 病情判断** 脓毒血症强调器官失能,目前比较被认可的评价器官功能的量表是序贯性器官衰竭评估量表(sequential organ failure assessment score,SOFA),参见第二十三章第五节"分布性休克"中表的 23-3。

对于感染或者疑似感染的患者,当 SOFA 评分 ≥ 2,则诊断为脓毒血症。在脓毒血症的基础上,进行充分液体复苏后,需使用血管升压药才能使平均动脉压维持在 65 mmHg 以上,且血乳酸水平 > 2 mmol/L,则诊断为脓毒血症休克。

临床上常使用快速 SOFA (quick SOFA, qSOFA) 标准进行评估。qSOFA 三项指标中符合两项,再结合脏器功能障碍评定结果,则可初步诊断脓毒血症。qSOFA 指标如下:①收缩压 ≤ 100 mmHg;②呼吸 ≥ 22 次 / 分;③意识状态改变(Glasgow 评分 < 15)。

## 四、急救治疗原则

**1. 紧急生理支持** 评估患者（A：气道，B：呼吸，C：循环，D：神经系统，E：内环境），并协助医生进行相应的紧急生理支持。

**2. 积极液体复苏** 复苏液体可选择乳酸或醋酸林格液、人血白蛋白等。对于血流动力学不稳定的患者，定义为低血压（收缩压 < 90 mmHg，平均动脉压 < 70 mmHg，或收缩压从基线下降至 > 40 mmHg）或乳酸浓度升高（≥ 4 mmol/L），推荐在第 1 小时内开始，快速给予 30 ml/kg 晶体溶液。小儿脓毒血症患者，推荐初次输入晶体溶液或白蛋白 20 ml/kg，可重复输液，最多为 60 ml/kg。液体复苏后休克仍难以纠正者，应采用血管活性药，并获得血流动力学状态测量数据，评估液体反应性。

**3. 病原控制与抗感染治疗** 去除感染灶，如切除坏疽、引流脓肿、拔出感染导管等，被认为是管理脓毒血症的最佳措施，此外，应尽早采取抗生素治疗。

**4. 器官功能支持** ①并发急性肺损伤和 ARDS 的患者需行机械通气治疗；②贫血和凝血功能障碍患者选择使用红细胞、新鲜冷冻血浆和血小板制剂等；③肾替代治疗清除体内过多的水、代谢产物和炎性介质，抑制炎症反应；④严格血糖控制，并进行营养支持，预防应激性溃疡的发生。

## 五、急救护理措施

**1. 即刻护理措施** ①立即开放静脉通路，建立至少两条静脉通路，有条件者协助建立中心静脉通路和有创动脉测压通路，以方便进行 CVP、动脉血压及 $ScvO_2$ 或 $SvO_2$ 的监测；②在液体复苏过程中，应监测液体复苏及容量反应性，包括静态测量指标（生命体征、皮肤黏膜的肿胀或干燥程度、颈静脉压、中心静脉压和肺毛细血管楔压等）和动态测量指标（脉压变异率、每搏心输出量变异度以及被动抬腿试验）；③保持呼吸道通畅，合理氧疗，需要时配合医生建立人工气道进行机械通气支持，预防呼吸衰竭；④遵医嘱留置尿管，监测每小时尿量；⑤对高热患者进行物理降温，对体温不升者加强保暖。

**2. 常规护理**

（1）严密监测患者生命体征，密切观察疾病的发生、发展情况，及时发现病情变化，积极配合医生进行处理。

（2）保持各种留置管道通畅、妥善固定，防止脱落、堵塞等发生。

（3）严密观察和记录患者出入量。

（4）遵医嘱正确、合理给药，保证治疗措施有效进行。

（5）根据患者病情提供合适的营养支持，改善营养状况。

（6）根据病情选择合适的体位，若无禁忌，一般选择床头抬高 30°～45°，半卧位，早期开始物理治疗，争取早日自主活动。

（7）对烦躁、昏迷患者应采取保护性措施，如约束、使用床栏等。

（8）加强与患者交流沟通，消除其焦虑、恐惧等不良情绪，帮助患者树立战胜疾病的信心，对患者家属进行人文关怀。

（9）保持室内温、湿度适宜和空气清新。

（10）加强基础护理，提高生活质量。

**3. 器官功能监测与护理**

（1）中枢神经系统功能：严密观察患者意识状态并进行 Glasgow 评分，观测瞳孔大小、形状和对光反射,及时发现颅内病变征象;镇静患者严密评估镇静水平,及早发现神经功能障碍或药物副作用。

(2) 呼吸功能:①密切观察患者呼吸状况,监测患者呼吸频率、$SpO_2$和动脉血气,评估有无呼吸急促或呼吸困难、发绀等低氧血症表现,及早发现呼吸衰竭;②正确提供氧疗、呼吸机通气支持护理和气道护理,防止缺氧、人工气道堵塞和误拔管、肺部感染、窒息和气压伤等发生;③ARDS时做好肺保护性通气的各项措施,在允许性高碳酸血症通气时,应密切注意脑血管扩张和血压升高等改变;④除有禁忌证外,应维持半卧位(床头抬高30°~45°),防止机械通气过程中出现呼吸机相关性肺炎;⑤实施镇痛和轻度镇静、每日唤醒镇静等方案,提高机械通气患者的舒适度,缓解焦虑,减少氧耗和降低人机对抗,利于各项治疗和护理操作。

(3) 循环功能:监测患者心电图、血压和外周循环状况,评估有无心律失常、低血压、毛细血管充盈时间延长等心功能障碍和组织灌注不良的表现。

(4) 肾功能:做好肾替代治疗监测与护理,加强留置尿管护理,预防泌尿系统感染。监测每小时尿量、尿液性状、血清肌酐和尿素氮,及时发现少尿、肾灌注不足或功能不全的表现。

(5) 消化系统功能:应严密观察患者有无恶心、呕吐、腹胀、肠鸣音减弱、黄疸等,观察排便及胃管引流物性状,并监测胃肠黏膜内pH与肝功能。

(6) 凝血功能:通过血小板计数、凝血时间等辅助检查严密监测患者出凝血功能情况。观察患者伤口、穿刺点有无渗血,皮肤黏膜有无瘀点、瘀斑形成。抗凝治疗患者应严密监测凝血功能指标,防止出血等并发症。

**4. 感染防治与护理** 一旦病原菌的药敏试验结果确立,应遵医嘱尽早进行降阶梯治疗。遵循脓毒血症抗感染治疗的5R原则,即正确的患者(right patients)、正确的时间(right time)、正确的目标(right target)、正确的抗生素(right antibiotics)、正确的感染灶处理(right souce control)。各项治疗和护理操作严格遵循无菌技术和手卫生原则。做好口腔护理、雾化护理和胸部物理治疗等,预防呼吸道感染和呼吸机相关性肺炎。留置中心静脉导管和动脉导管的患者应防止发生导管相关性血流感染。留置尿管患者严格进行会阴和尿管护理,防止发生导尿管相关性尿路感染。

**5. 血管活性药物应用与护理** 护理人员应遵医嘱使用血管活性药物,维持平均动脉压≥65 mmHg。熟悉常用血管活性药物的种类、使用指征、用法、不良反应和注意事项,严密监测心电图、血压等变化,观察使用药物后血流动力学状况及氧代谢指标,如血乳酸。

**6. 并发症观察** 做好各器官、系统功能的观察和支持,及时发现与报告器官功能障碍的表现,并配合医生进行处理,防止疾病恶化,改善预后。

(陈 欧)

# 第二节 全身炎症反应综合征

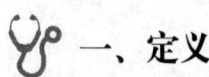 一、定义

全身炎症反应综合征(systemic inflammatory response syndrome,SIRS)是由感染或非感染因素作用于机体,过度激活炎症细胞,过量释放炎症介质所引起的全身性炎症损伤的临床综合征。

若原发病因和继发于炎症介质释放所引起的病理生理改变得不到控制和终止,以全身炎症反

应综合征为中心环节，可导致远隔原发病灶的器官发生功能损害甚至衰竭。机体对严重损伤的典型反应过程为：损伤→全身炎症反应综合征（SIRS）→脓毒血症（sepsis）→多器官功能障碍综合征（muliple organ dysfunction syndrome，MODS）→多器官功能衰竭（multiple organ failure，MOF）。

## 二、病因机制

**1. 病因**

（1）感染因素：细菌、病毒、真菌、寄生虫等病原生物引起的严重全身性感染，如细菌性脓毒血症、烧伤后伤口感染、念珠菌病、蜂窝织炎、胆囊炎、社区获得性肺炎等。

（2）非感染因素：严重创伤、大手术、烧伤、休克、急性重症胰腺炎、中毒、缺血再灌注损伤、免疫介导的器官损伤和外源性炎症介质反应等。

**2. 发病机制**　SIRS 是免疫、炎症系统在机体保护和组织损伤应答之间失平衡的结果。

（1）炎性细胞激活：各种致病因素通过激活单核-巨噬细胞等炎性细胞，释放 TNF-α、白介素-1β（IL-1β）等促炎症介质，参与机体的防御反应。

（2）炎症介质释放：TNF-α、IL-1β 诱导细胞产生白介素-6（IL-6）、白介素-8（IL-8）、血小板激活因子（PAF）、一氧化氮（NO）等炎症介质。此类炎症介质可诱导产生下一级炎症介质，同时又反过来刺激单核-巨噬细胞等炎性细胞进一步产生 TNF-α、IL-1β。炎症介质间的相互作用导致其数量不断增加，形成炎症介质网络体系。

（3）免疫功能失调：炎症反应不断扩大，诱导代偿性地产生抗炎症介质，无论炎症介质还是抗炎介质过度释放，其结局都是免疫功能紊乱。

（4）病理生理效应：促炎症介质和抗炎症介质的表达失衡，可引起血管通透性异常（如 TNF-α、PAF）、血管扩张（如 TNF-α、IL-1、NO）、血管栓塞（如补体 C5a、1L-8）、细胞损伤（如 O⁻、TNF-α）、分解代谢增强及体温升高（如 IL-1、IL-6）等，造成局部组织及远隔器官的相继损害，表现出高代谢和高循环动力状态等病理生理特征。

SIRS 的发展过程可分为 5 期：①局部反应期：致病因素刺激炎症介质产生以对抗致病因子；机体为防止损伤性炎症反应，启动抗炎症介质的释放；炎症反应和抗炎反应的程度基本平衡，仅形成局部反应。②全身炎症反应始动期：炎症和抗炎症反应程度较重，出现全身反应，但全身调节尚未失控。③严重全身反应期：促炎症介质和抗炎症介质释放不平衡，形成过度炎症反应，即 SIRS。④过度免疫抑制期：炎症介质/抗炎症介质平衡失调，代偿性抗炎症介质过度释放，形成代偿性抗炎反应综合征（compensatory anti-inflammatory response syndrome，CARS），免疫功能广泛抑制，引发持续和严重的全身感染。⑤免疫功能紊乱期：SIRS/CARS 失衡导致炎症反应失控，使其由防御性作用转变为自身损害性作用，损伤局部组织细胞并累及远隔器官，最终导致多器官功能障碍综合征（MODS）。炎症和抗炎反应相互存在、交叉重叠，并引起相应的临床症状，称为混合性拮抗反应综合征（mixed anagonistic response syndrome，MARS）。

## 三、护理评估与病情判断

**1. 病因诱因判断**　评估患者有无创伤、感染、中毒等严重原发疾病，有无灌注不足、再灌注损伤、缺氧等病理生理改变，有无免疫缺陷（如自身免疫性疾病）、恶病质、输液过多、吸氧浓度过高、药物中毒等诱发因素。

**2. 临床表现**　SIRS 是在原发病的基础上形成的全身应激反应过度的临床状态，可出现发热、寒战、呼吸增快、心率增快，伴随乏力、全身肌肉酸痛以及神志上的兴奋、烦躁或嗜睡等症状。除原发病表现外，SIRS 的表现可概括为"两个加快、两个异常和两高一低一过度"："两个加快"是指呼吸频率与心率加快;"两个异常"是指体温与外周白细胞计数或比例异常;"两高"是指高代谢状态(即高耗氧量、高通气量、高血糖、蛋白质分解增加、高乳酸血症)和高动力循环状态(即高心排血量和低外周阻力);"一低一过度"是指脏器低灌注和过度炎症反应。

SIRS 具有以下四个特征:①体温异常:$> 38\ ℃$ 或 $< 36\ ℃$;②心率增快:$> 90$ 次/分;③呼吸增快:$> 20$ 次/分,或 $PaCO_2 < 32\ mmHg$;④外周血白细胞总数或分类异常:白细胞计数 $> 12 \times 10^9/L$ 或 $< 4 \times 10^9/L$,或未成熟粒细胞 $> 10\%$。凡具有上述四种临床表现中的两种以上者,即可确诊为 SIRS。

## 四、急救治疗原则

采取及时有效的抢救措施包括清创、补液和抗感染等,以减轻炎症应激反应,防止缺血再灌注损伤和感染扩散。SIRS 的治疗目标是通过及早发现和有效干预,控制疾病发展,减少并发症多器官功能障碍综合征的发生,降低死亡率。

**1. 治疗原发病** 包括清除感染灶和使用抗生素等。

**2. 控制和纠正原发病所导致的病理生理失常** 包括纠正休克(液体复苏和血管活性药)、缺氧和内环境紊乱等。

**3. 清除或拮抗炎症介质及细胞因子** 如使用非甾体类药物(如布洛芬混悬液)、炎症介质单克隆抗体(如 TNF-α 抗体和抗内毒素脂多糖抗体)、自由基清除剂(如大剂量维生素 C、维生素 E、超氧化物歧化酶)、连续性肾替代疗法(持续静脉血滤过和持续静脉血透析)和血浆置换等。

**4. 营养支持** 给予经肠道免疫调节性营养治疗,如在营养食品中添加精氨酸、谷氨酰胺、微量元素、ω-3 脂肪酸和维生素等,帮助改变和调节免疫炎症反应,提高细胞免疫水平,促进病情恢复。

**5. 器官功能支持** 维持呼吸、循环、中枢神经系统等重要系统功能,维持稳定的内环境,改善患者营养状况,增强机体抵抗力。

## 五、急救护理措施

**1. 即刻护理措施** 保持呼吸道通畅,合理氧疗,必要时协助医生建立人工气道和进行机械通气支持,尽快改善低氧血症。快速建立有效的静脉通路,保证液体和药物能及时、准确输注,以维持水、电解质及酸碱平衡,维护肾功能,必要时协助医生进行动静脉穿刺置管监测血流动力学。对高热患者进行物理降温,体温不升者应加强保暖。

**2. 常规护理**

(1) 严密监测患者生命体征,密切观察疾病的发生、发展情况,及时发现病情变化,积极配合医生进行处理。

(2) 保持各种留置管道通畅、妥善固定,防止脱落、堵塞等发生。

(3) 严密观察和记录患者出入量。

(4) 遵医嘱正确、合理给药,保证治疗措施有效进行。

(5) 根据患者病情提供合适的营养支持,改善营养状况。

(6) 根据病情选择合适的体位,若无禁忌,一般选择床头抬高 30°~45°,半卧位。早期开始物理治疗,争取早日自主活动。

(7) 对烦躁、昏迷患者应采取保护性措施,如约束、使用床栏等。

(8) 加强与患者交流沟通,消除其焦虑、恐惧等不良情绪,帮助患者树立战胜疾病的信心;对患者家属进行人文关怀。

(9) 保持室内温、湿度适宜和空气清新。

(10) 加强基础护理,提高生活质量。

**3. 器官功能监测与护理**

(1) 中枢神经系统功能:严密观察患者意识状态,观测瞳孔大小、形状和对光反射,观察语言功能及四肢肌力、肌张力及躯体活动,及早发现异常并报告医生进行相应处理。

(2) 呼吸功能:密切观察患者呼吸状况(频率、节律),评估有无呼吸急促或呼吸困难、发绀等;监测 $PaO_2$、$PaCO_2$ 和 $SpO_2$,及时发现缺氧和二氧化碳潴留;正确进行吸痰和呼吸道湿化、雾化治疗,保持呼吸道通畅;协助医生建立人工气道并加强人工气道护理,避免人工气道堵塞、移位或被误拔出;机械通气的患者应严密监测呼吸功能,有效实施呼吸机治疗相关的护理。

(3) 循环功能:监测患者 ECG、BP、CVP 等,及时发现心律失常与血压异常并报告医生进行处理;做好循环监测中各种管线和通路的护理,预防导管相关性感染和管线折断、脱落、堵塞等情况发生。

(4) 肾功能:观察每小时尿量或 24 小时尿量及尿液的颜色与性状;保持尿管通畅;每日进行尿管护理和会阴护理,预防尿管相关性尿路感染的发生。

**4. 个体化营养支持** 全身炎症反应综合征患者机体呈高代谢状态,维持能量的正平衡可明显改善患者的预后。遵医嘱给予个体化营养支持:①施行营养支持前,采用回顾法对患者进行膳食调查,计算出患者 24 h 通过饮食所摄入的蛋白质、糖类、脂肪、各种维生素和微量元素的含量;②通过间接测热仪或 Harris-Benedict(HB)公式测定患者所需能量消耗总量,并结合膳食调查结果,确定不同患者实际所需能量消耗;③根据肠内营养适应证和肠外营养适应证,结合患者的临床病情和监测指标,遵医嘱选择符合该患者的营养支持途径和营养液支持量;④肠内营养遵循液量由少到多、浓度由稀到浓的原则,主要包括短肽型、氨基酸型、整蛋白型营养制剂,另可根据病情增加补充剂(如脂溶性维生素、水溶性维生素、微量元素、膳食纤维、谷氨酰胺等);⑤肠外营养可为脂肪乳混合液(主要包括 50% 葡萄糖注射液、8.5% 复方氨基酸注射液、20% 脂肪乳注射液、注射用脂溶性维生素、注射用水溶性维生素、注射用多种微量元素等)。

**5. 并发症观察** SIRS 患者常见并发症有脓毒血症、脓毒血症性休克和 MODS 等,应严密观察相关的症状和体征,监测各器官功能状态和辅助检查结果,以尽早发现各种并发症,采取积极治疗措施,防止病情进一步恶化。

**6. 人文关怀** 评估患者的心理状况,根据不同的心理特点予以心理疏导,以诚恳的态度为患者提供情感上的支持,消除其焦虑与恐惧情绪,解释治疗措施及目的,使其能积极配合,并做好家属的思想工作,让其参与到治疗过程中。

(陈 欧)

# 第三节 多器官功能障碍综合征

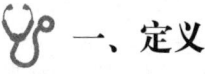

## 一、定义

多器官功能障碍综合征(muliple organ dysfunction syndrome,MODS)是指机体在遭受严重创伤、感染、休克、大手术等急性损伤 24 h 后,同时或序贯引发两个或两个以上器官出现可逆性功能障碍以至衰竭的临床综合征。

MODS 在概念上强调：①感染、创伤、休克、急性脑功能障碍等是其常见诱因；②发病前器官功能基本正常，或器官功能受损但处于相对稳定的生理状态；③致病因素与发生 MODS 间隔时间常超过 24 小时，器官衰竭往往发生在原发损害的远隔器官，呈序贯性器官受累；④病理变化缺乏特异性，病情发展迅速，死亡率高；⑤在急性致病因素作用下引发的器官功能障碍和病理损害是可逆的。

## 二、病因机制

**1. 病因** 常见病因有严重感染、严重创伤、大手术、大面积烧伤、心脏呼吸骤停、休克、严重低氧血症、重症胰腺炎、急性白血病、中毒、脓毒血症等。此外，尚有常见诱发 MODS 的高危因素，如复苏不充分或延迟复苏、持续存在感染灶、基础脏器功能障碍、高龄（年龄 ≥ 55 岁）、营养不良、嗜酒、大量输血输液、胃肠道缺血性损伤、创伤严重评分 > 25 分等。

**2. 发病机制**

（1）全身炎症反应失控：①全身炎症反应综合征（SIRS）时，单核-巨噬细胞系统被激活，释放 TNF-α、IL-1、IL-6、PAF 等促炎介质，激活粒细胞、淋巴细胞和内皮细胞，释放炎性介质及氧自由基和脂质代谢产物等，形成"瀑布样"连锁反应。②代偿性抗炎反应综合征（CARS）时，炎症介质的释放使机体内产生 IL-4、IL-10、IL-13、TGF-β、PGE2、TXB2 等内源性抗炎介质，以维持机体的稳态。当促炎反应（SIRS）占优势时，表现为"免疫亢进"，机体可出现休克和细胞凋亡；当抗炎反应（CARS）占优势时，表现为"免疫麻痹"，机体的免疫功能全面抑制。③混合性拮抗反应综合征（MARS），当 SIRS 和 CARS 同时并存又相互加强，则产生对机体更严重的损伤，导致炎症反应和免疫功能更严重的障碍。无论是 SIRS、CARS 还是 MARS，均使机体炎症反应失控，这可能是诱发 MODS 的根本原因之一。

（2）肠道内细菌和内毒素移位：在严重创伤、休克、感染等应激状态下，胃肠黏膜的屏障功能受损，肠道内大量细菌和内毒素吸收入血，引起内毒素血症和全身性感染，导致 MODS。

（3）缺血-再灌注损伤：严重创伤、休克或感染等引起重要器官缺血、缺氧。组织器官微循环灌注恢复时，生成的大量氧自由基和毒性氧代谢物引起 $Ca^{2+}$ 内流，造成细胞膜脂质过氧化，引起细胞损伤。

（4）二次打击或双相预激：机体遭受的最早创伤、休克、感染等致伤因素可被视为第一次打击，使炎性细胞被激活，处于一种"激发状态"（pre-prined）。若再次出现致伤因素（如严重感染、脓毒血症、导管菌血症等），则构成第二次打击，造成处于激发状态的炎性细胞超量释放细胞和体液介质，导致"二级""三级"甚至更多级别新的介质产生，从而形成瀑布样反应，最终出现 MODS。

（5）遗传易感性：基因多态性可能是决定人体对应激打击易感性和耐受性、临床表现多样性以及药物治疗反应差异性的重要因素。

## 三、护理评估与病情判断

**1. 病因诱因判断** 评估患者有无感染、创伤、大手术、重症胰腺炎、低血容量性休克等引起 MODS 的病因，是否存在高龄、慢性疾病、大量输血输液等 MODS 的危险因素。

**2. 临床表现** MODS 的临床表现因基础疾病、感染部位、器官代偿能力、治疗措施等的不同而各异，可在原发病的 2 天～3 周后出现，但起病后往往进展迅速，其临床表现特征是在全身炎症反应表现的基础上出现受累器官功能障碍的症状，平均病程约 30 天。目前多参照 Fry-MODS 的诊断标准（表 29-1）。

表 29-1　MODS 的诊断标准

| 器官或系统 | 诊断标准 |
| --- | --- |
| 循环系统 | 收缩压 < 90 mmHg 持续 1 小时以上，或需要药物支持才能稳定 |
| 呼吸系统 | 急性起病，$PaO_2/FiO_2 \leq 200$（已用或未用 PEEP），胸部 X 线片见双肺浸润，$PCWP \leq 18$ mmHg，或无左房压升高的证据 |
| 肾 | 血肌酐浓度 > 177 μmol/L，伴有少尿或多尿，或需要血液净化治疗 |
| 肝 | 血清总胆红素 > 34.2 μmol/L，血清转氨酶在正常值上限的 2 倍以上，或出现肝性脑病 |
| 胃肠道 | 上消化道出血，24 小时出血量 > 400 ml，或不能耐受食物，或消化道坏死或穿孔 |
| 血液系统 | 血小板计数 < $50 \times 10^9$/L 或减少 25% 或出现 DIC |
| 代谢 | 不能为机体提供所需能量，糖耐量降低，需用胰岛素，或出现骨骼肌萎缩、肌无力等表现 |
| 中枢神经系统 | GCS < 7 分 |

**3．临床分期**　MODS 可经历休克、复苏、高分解代谢状态和器官功能衰竭 4 期（表 29-2）。器官功能障碍是一个临床动态变化过程，应进行动态评价（表 29-3），以早期干预。

表 29-2　MODS 的临床分期和临床表现

| 临床表现 | 1 期 | 2 期 | 3 期 | 4 期 |
| --- | --- | --- | --- | --- |
| 一般情况 | 正常或轻度烦躁 | 急性病态，烦躁 | 一般情况差 | 濒死感 |
| 循环系统 | 需补充容量 | 容量依赖性高动力学 | 休克，心输出量下降，水肿 | 依赖血管活性药物维持血压，水肿，$SvO_2$ 升高 |
| 呼吸系统 | 轻度呼吸性碱中毒 | 呼吸急促，呼吸性碱中毒，低氧血症 | ARDS，严重低氧血症 | 呼吸性酸中毒，气压伤，高碳酸血症 |
| 肾 | 少尿，利尿药有效 | 肌酐清除率降低，轻度氮质血症 | 氮质血症，有血液透析指征 | 少尿，透析时循环不稳定 |
| 胃肠道 | 胃肠道胀气 | 不能耐受食物 | 应激性溃疡，肠梗阻 | 腹泻，缺血性肠炎 |
| 肝 | 正常或轻度胆汁淤积 | 高胆红素血症，PT 延长 | 临床黄疸 | 转氨酶升高，重度黄疸 |
| 代谢 | 高血糖，胰岛素需求增加 | 高分解代谢 | 代酸，血糖升高 | 骨骼肌萎缩，乳酸性酸中毒 |
| 中枢神经系统 | 意识模糊 | 嗜睡 | 昏迷 | 昏迷 |
| 血液系统 | 正常或轻度异常 | 血小板减少，白细胞增多或减少 | 凝血功能异常 | 不能纠正凝血功能障碍 |

表 29-3　MODS 评分标准

| 系统或器官评分 | 0 | 1 | 2 | 3 | 4 |
| --- | --- | --- | --- | --- | --- |
| 肺（$PaO_2/FiO_2$） | > 300 | 226 ~ 300 | 151 ~ 225 | 76 ~ 150 | ≤ 75 |
| 肾（Cr，μmol/L） | ≤ 100 | 101 ~ 200 | 201 ~ 350 | 351 ~ 500 | > 500 |
| 肝（血清胆红素，μmol/L） | ≤ 20 | 21 ~ 60 | 61 ~ 120 | 121 ~ 240 | > 240 |
| 心脏（PAR，mmHg） | ≤ 10 | 10.1 ~ 15 | 15.1 ~ 20 | 20.1 ~ 30 | > 30 |
| 血液（血小板，$\times 10^9$/L） | > 120 | 81 ~ 120 | 51 ~ 80 | 21 ~ 50 | ≤ 20 |
| 神经系统（GCS 评分） | 15 | 13 ~ 14 | 10 ~ 12 | 7 ~ 9 | ≤ 6 |

## 四、急救治疗原则

**1. 病因治疗及抗休克改善心功能** 应及时有效地处理原发病，创伤患者应彻底清创；严重感染者应清除感染灶、烧伤焦痂、坏死组织等；气道分泌物多的患者予以吸痰、及时清理气道；胃肠胀气的患者应予以胃肠减压，休克患者输注晶体液进行快速而充分的液体复苏治疗。控制感染源，尽早开始静脉使用有效的抗菌药物，并保证有效的组织渗透浓度。

**2. 器官功能支持和维护**

（1）呼吸功能：合理进行氧疗，必要时行机械通气支持。

（2）循环功能：尽早进行液体复苏，为改善微循环组织灌注，必要时使用血管活性药物。

（3）肾功能：注意扩容和维持正常血压，改善肾灌注，使用利尿药，必要时行肾替代治疗。

（4）胃肠功能：改善胃肠道缺血再灌注损伤，补充微生态制剂，恢复肠道菌群平衡等；预防应激性溃疡发生，病情允许时应尽早给予胃肠内营养支持，促进胃肠功能恢复。

**3. 合理使用抗生素** 根据感染部位，推荐初始经验性抗感染治疗应包括覆盖所有可能的致病微生物；一旦病原菌的药敏试验结果确定，则调整为针对性的抗菌药物；应将病原学依据和临床表现相结合，区分病原菌的"致病"和"定植"；采用降阶梯治疗的策略，并注意防止菌群失调和真菌感染。

**4. 其他** 包括免疫与炎症反应调节治疗、糖皮质激素治疗、营养与代谢支持和中医中药治疗等。

## 五、急救护理措施

**1. 即刻护理措施** 按各器官功能改变时的紧急抢救流程、抢救药物的剂量、用法、注意事项和各种抢救设备的操作方法，熟练配合医生进行抢救。呼吸功能障碍患者要保持气道通畅，必要时协助医生进行气管插管、呼吸机支持通气，严密观察肺部体征。急性左心衰竭者立即给予半卧位，吸氧，遵医嘱给予强心、利尿等药物治疗，监测血氧饱和度、血压和中心动脉压，在输液中注意输液量、输液速度，同时注意观察每小时尿量。

**2. 常规护理**

（1）严密监测患者生命体征，密切观察疾病的发生、发展情况，及时发现病情变化，积极配合医生进行处理。

（2）保持各种留置管道通畅、妥善固定，防止脱落、堵塞等发生。

（3）严密观察和记录患者出入量。

（4）遵医嘱正确、合理给药，保证治疗措施有效进行。

（5）根据病情选择合适的体位，若无禁忌，一般选择床头抬高30°~45°，半卧位。早期开始物理治疗，争取早日自主活动。

（6）对烦躁、昏迷患者应采取保护性措施，如约束、使用床栏等。

（7）加强与患者交流沟通，消除其焦虑、恐惧等不良情绪，帮助患者树立战胜疾病的信心；对患者家属进行人文关怀。

（8）保持室内温、湿度适宜和空气清新。

（9）加强基础护理，提高生活质量。

**3. 加强病情观察** 护士应熟悉掌握MODS的诱因和及其典型表现和非典型变化，做好体温、脉搏、呼吸、血压、意识、尿液、皮肤、药物反应及辅助检查的监测，积极协助医生早期发现病情变化，预防器官衰竭。

**4. 器官功能监测与护理**　重点加强血流动力学、呼吸功能、肝肾功能、胃肠功能、凝血功能及中枢神经系统功能等的监测，此外还应加强对氧输送量（$DO_2$）与耗氧量（$VO_2$）及胃肠黏膜内 pH（pHi）的监测。遵医嘱做好对各器官功能的支持和护理，评估患者对各种器官功能支持和保护的效果，及时发现器官功能变化并配合医生采取相应的处理措施。

**5. 感染防治与护理**　MODS 患者免疫功能低下，极易发生院内感染。因此，应尽早切除感染灶或引流、彻底清除坏死组织；加强口腔护理、气道护理、尿路护理、静脉导管护理和皮肤护理等；严格执行无菌技术、手卫生、探视等院内感染管理制度；早期、正确采集血、尿、痰等标本进行细菌培养和药物敏感试验，使用有效的抗生素进行足量支持治疗；监测各辅助检查指标的变化，及时报告医生。

**6. 营养支持**　MODS 患者机体处于高分解代谢状态，应尽早给予营养支持治疗，促进胃肠功能恢复。肠内营养应给予新鲜食物加工成浆，观察有无腹泻、脱水等情况；肠外营养尽量避免静脉输液，最好采用外周置入中心静脉导管（PICC），注意预防静脉导管血栓及感染。

**7. 人文关怀**　医护人员应给予患者人文关怀，使患者树立战胜疾病的信心，积极配合治疗，缓解患者焦虑、抑郁情绪，并应让患者家属参与到治疗过程中，保持良好的心态，勿增加患者的心理压力，避免创伤后应激障碍的发生。

（陈　欧）

# 第四篇

# 急诊护理技术

# 第三十章 呼吸管理相关技术

## 第一节 人工气道建立

### 一、口咽通气道置入术

（一）护理评估

**1. 适用范围** 口咽通气道是一种由弹性橡胶塑料制成的硬质人工气道，白色，呈扁管形，弯曲状，其弯曲度与舌、软腭相似；从口腔置入后使舌根与咽后壁分隔开，有效解除舌后坠等咽腔组织或器官引起的声门梗阻，保障上呼吸道通畅。口咽通气道适用于需要经口吸痰改善通气、有自主呼吸的患者，清醒、半清醒的患者对口咽通气道耐受性差。

**2. 适应证**
（1）舌后坠致呼吸道梗阻。
（2）限制舌后坠，维持气道开放。
（3）呼吸道分泌物较多不易咳出者。
（4）癫痫发作或抽搐时，保护舌、齿免受损伤。
（5）缺乏咳嗽或咽反射的昏迷患者。
（6）气管插管时，可充当牙垫作用，防止气管插管被咬。
（7）头后仰、抬下颏或抬下颌法等其他方式开放气道无效时。

**3. 禁忌证** 口咽通气道不可用于清醒或半清醒的患者，因其可能因刺激引起恶心和呕吐，甚至喉痉挛，或使口咽通气道移位而致气道梗阻。此外，当患者有下列情况时应慎重考虑操作。
（1）呼吸肌麻痹或中枢性呼吸衰竭。
（2）下呼吸道梗阻。
（3）需要进行机械通气。
（4）口腔及上下颌骨创伤。
（5）咽部气道占位性病变。
（6）喉头水肿、气管内异物、哮喘、咽反射亢进。
（7）门齿有折断或脱落危险。

(8) 频繁呕吐。

**4. 准备度**

(1) 口咽通气道型号的选择：长度为患者口角至下颌角的距离，宽度以能接触上颌和下颌的 2～3 颗牙齿为最佳，使其末端位于下咽腔、会厌游离缘之上，翼缘在上、下切牙外侧，将舌根与口咽后壁分开，使下咽部至声门的气道通畅。选择的原则是"宁长勿短，宁大勿小"，过小容易误入气管，过短不能够经过舌，起不到开放呼吸道的作用。

(2) 放平床头，协助患者取平卧位，头后仰。

(3) 清洁口腔内分泌物，保持呼吸道通畅。

## （二）操作流程与步骤

**1. 直接放置法** 借助压舌板或喉镜，将口咽通气道的曲面沿舌面顺势送至上咽部，将舌根与口咽后壁分开。

**2. 反向插入法** 抵住舌轻轻放入口腔（已通过悬雍垂），旋转 180° 使其凹面向下，前端置于舌根之后。操作者用一手的拇指与示指将患者的上唇齿与下唇齿分开，另一手将口咽通气道凹面向上从后臼齿处插入，让口咽通气道沿硬腭往下推入，操作时注意动作轻柔，当其前端接近口咽后壁时，将其旋转 180° 成正位，并用双手拇指向下推送至合适的位置。

**3.** 检查口腔，以防止舌或唇夹置于牙和口咽通气道之间。置管成功后，翼缘部分要加以固定，以防止脱管或口咽通气道滑入咽部导致呼吸道梗阻。

## （三）护理观察要点

1. 监测人工气道是否通畅（外口气流、棉絮、胸壁运动和听诊）。

2. 口咽通气道置入过程中，动作轻柔，观察患者反应、有无恶心、呕吐及黏膜破损出血等情况。

3. 及时吸痰，清理呼吸道，防止误吸甚至窒息，吸痰时动作应轻柔，避免患者剧烈咳嗽而使口咽通气道脱出。

4. 妥善固定，防止脱管或口咽通气道滑入咽部导致呼吸道梗阻。

5. 口咽通气道可持续放置于口腔内，但每隔 2～3 小时需重新移动位置，以防止口腔内压力性损伤，每隔 4～6 小时清洁口腔及口咽通气道 1 次，防止痰痂堵塞。

6. 严密观察患者病情变化，随时记录，并备好各种抢救物品和器械，置管后若患者呼吸频率、血氧饱和度进行性下降甚至出现呼吸骤停，配合医生立即做好相关抢救工作。

7. **做好心理护理** 放置口咽通气道前后，向患者及家属解释其必要性、作用以及可能出现的不适。清醒患者应用时通常会感到强烈的不适，需耐心解释，以取得患者及家属的配合。

# 二、鼻咽通气道置入术

## （一）护理评估

**1. 适用范围** 鼻咽通气道形状类似气管导管，较短，是软橡胶无套囊导管，尾端有一翼缘，以防止其脱入鼻腔，鼻咽通气道的弧度与硬腭和鼻咽部后壁相适宜，可以在鼻和咽之间提供气流，解除鼻咽部呼吸道阻塞，增加咽腔通畅，减少气流阻力，改善患者氧合，利于上呼吸道吸引。鼻咽通气道对咽喉部的刺激较口咽通气道小，因而清醒、半清醒的患者更易耐受，开口受限、牙关紧闭或口咽部创伤的患者，尤其适用本法。

**2. 适应证**

(1) 缓解清醒、半清醒或浅麻醉患者发生的上呼吸道梗阻。

(2) 舌后坠致呼吸道梗阻者。

(3) 呼吸道分泌物较多不易咳出，反复经鼻腔吸引引起鼻腔黏膜破损者。

(4) 呼吸困难通过鼻咽通气道进行氧气吸入者。

(5) 不适宜应用口咽通气道的患者。

**3. 禁忌证**

(1) 呼吸肌麻痹或中枢性呼吸衰竭。

(2) 下呼吸道梗阻。

(3) 需要进行机械通气。

(4) 鼻息肉、鼻腔出血或有出血倾向、鼻外伤、鼻腔畸形、鼻腔炎症、明显的鼻中隔偏曲者，凝血机制异常、颅底骨折、脑脊液耳鼻漏的患者。

**4. 准备度**

(1) 鼻咽通气道型号的选择：长度为患者鼻尖至耳垂的距离。正确插入后，鼻咽通气道全长从鼻至咽部，前端位于会厌上和舌根下，翼缘正好位于鼻孔外。当鼻咽通气道的位置正确时，其前端通过将舌根部抬离咽后壁而解除上呼吸道梗阻。但是，如果鼻咽通气道太短或插入过浅，其前端则不能向上抬起舌根部，从而不能有效解除呼吸道梗阻；如果鼻咽通气道过长或插入过深，其前端不仅可刺激会厌及其周围组织而诱发喉痉挛，而且可将会厌压向声门口，或其前端进入食管上段，不但不能解除呼吸道梗阻，反而可使呼吸道梗阻加重。

(2) 放平床头，协助患者取平卧位，头后仰。

(3) 清洁鼻腔内分泌物，保持呼吸道通畅。

**（二）操作流程与步骤**

1. 鼻腔黏膜表面喷洒血管收缩药和局部麻醉药，如肾上腺素、利多卡因等。

2. 将鼻咽通气道外涂以液状石蜡或生理盐水润滑管道。

3. 将鼻咽通气道的弯曲面对着硬腭放入鼻腔，顺腭骨平面向下推送通气道至硬腭部，直至在鼻咽部后壁遇到阻力。

4. 为不损伤咽后壁黏膜，在此需将鼻咽通气道逆时针旋转90°，使其开口斜面对向鼻咽后部黏膜。鼻咽通气道通过此弯曲后，将其旋转回原位，并推送至合适深度。

5. 置管时切忌暴力，如果用中等力量不能将鼻咽通气道置入，应换另一根较细的鼻咽通气道，并且需用棉棒再次扩张鼻道，也可在另一鼻孔试插。如果不能通过鼻咽部弯曲，可旋转鼻咽通气道90°轻柔推进，然后再旋转180°往前推进；另一种方法是先后退鼻咽通气道1～2cm，将一吸痰管经鼻咽通气道内置于口咽部，然后顺着吸痰管向前推进，多数能成功。

6. 拔管前，先吸净鼻腔及口腔分泌物，于呼气期拔出鼻咽通气道，以免误吸。当拔除过程中遇到阻力时可暂停，待用润滑剂或生理盐水湿润后反复转动鼻咽通气道，待其松动后再行拔除。

**（三）护理观察要点**

1. 监测人工气道是否通畅（外口气流、棉絮、胸壁运动和听诊）。

2. 及时吸痰，清理呼吸道，防止误吸甚至窒息。

3. 建议每日更换一个鼻孔插管，注意清洗消毒鼻咽通气道，避免痰液黏附管壁而导致通气管不畅。

4. 定时湿化插管鼻腔。

5. 加强口腔护理。

6. 严密监测患者生命体征，如血氧饱和度小于95%，应检查患者是否有分泌物堵塞，随时清除干净，避免口腔内分泌物误吸入呼吸道。

7. 备好各种抢救物品和器械，置管后若患者呼吸频率、血氧饱和度进行性下降甚至出现呼吸骤停，配合医生立即做好相关抢救工作。

（乔 莹）

## 三、喉罩置入术

### （一）护理评估

**1. 适用范围** 喉罩又称喉罩通气道（laryngeal mask airway，LMA），是一种声门上人工气道装置，由通气导管和用于封闭后喉部的椭圆形的充气或柔软材质的罩子组成，可用于麻醉、心肺复苏、气管插管失败时紧急开放气道、困难气道、院外急救等情况下开放气道等。

**2. 适应证**

（1）无呕吐反流危险的手术，尤其是气管插管困难病例。对困难插管病例在应用标准罩呼吸囊不能维持有效通气的场合，可将LMA作为紧急而有效的通气管使用。

（2）当困难插管而被迫使用喉罩以后，喉罩可作为气管内插管的向导，即先将一根气管导管导引或纤维光导支气管镜插入喉罩进入气管内，然后再套入气管导管顺势推进气管内。

（3）通过喉罩可施行纤维光导支气管镜激光烧蚀声带、气管或支气管内小肿瘤手术。

（4）对颈椎不稳定患者施行气管插管需移动头部有较大顾虑时，最适宜使用喉罩通气，因无需对头颈部施行任何移动操作。

（5）眼科手术适宜于使用喉罩，较少引起眼压增高，术后较少呛咳、呕吐，喉罩拔除反应较轻，眼内压波动幅度小，利于保证眼科手术的疗效，尤其利于闭角型青光眼患者，喉罩可列为首选。

（6）腹腔镜检查：因气腹致膈肌抬高而影响呼吸，插入喉罩有利于患者通气。腹腔镜操作时间一般较短，使用喉罩降低呕吐反流。

（7）急救复苏（CRP）时置入喉罩较简单，使用方便，效果可靠，能争取宝贵时间。据统计，在使用喉罩下施行心肺复苏术，86%患者可获得满意的通气效果，为电击除颤前创造通气良好的效果。

（8）适用于不需要肌肉松弛的体表、四肢全麻手术。也适用于面部烧伤患者。

**3. 禁忌证**

（1）饱食，腹内压过高，有呕吐反流误吸高度危险的患者。

（2）有习惯性呕吐反流史患者。

（3）疝手术。

（4）咽喉部存在感染或其他病理改变的患者。

（5）必须保持正压通气的手术。

（6）呼吸道出血的患者。

（7）通气压力需大于25 cmH$_2$O的慢性呼吸道疾病患者。

（8）小口、大舌或扁桃体异常肿大的患者。

**4. 准备度**

（1）用物准备：喉罩、负压吸引装置、简易呼吸器、听诊器、10 ml注射器、润滑剂、吸痰管、胶布（盘带）、静脉用镇静药物、医用手套、手消毒液、标识等。

(2) 环境准备：病室安静整洁，光线充足，适宜操作，关闭门窗（或窗帘），请无关人员回避，保护患者隐私。

(3) 护士准备：着装规范，洗手，戴口罩、帽子、手套，必要时穿隔离衣，戴护目镜或防护面罩。

(4) 患者准备：监测患者生命体征，评估呼吸、意识状态。与清醒患者沟通，做好解释，告知操作目的及注意事项，取得配合。

### （二）操作流程与步骤

**1. 评估** 患者意识、呼吸状态及牙齿情况。

**2. 操作流程**

(1) 戴手套，用吸痰管吸净口、鼻、咽分泌物，去除义齿。

(2) 选择合适大小的喉罩。

(3) 检查喉罩前端气囊是否漏气。

(4) 将气囊前端气囊抽空，呈扁平状，液状石蜡润滑气囊。

(5) 置入方法：①常规法：头轻度后仰，操作者左手牵引下颌以开放暴露口腔间隙，右手持喉罩，罩口朝向下颌，沿舌正中线贴咽后壁向下置入，直至不能再推进为止；②逆转法：置入方法与常规法基本相同，只是先将喉罩口朝向硬腭置入口腔至咽底部后，轻巧旋转180°（喉罩口对向喉头）后，再继续往下推置喉罩，直至不能再推进为止。

(6) 置入喉罩后，套囊注气（< 60 cmH$_2$O）施行正压通气，观察胸廓起伏的程度，听诊两侧呼吸音是否对称和清晰；听诊颈前区是否有漏气杂音。

(7) 确定喉罩位置正确，用长胶布妥善固定导管和牙垫。

(8) 使用呼吸机，气道内压不宜超过 20 cmH$_2$O，经导管内吸引时，吸痰管末端不宜触碰到喉头，以防引起喉痉挛。

(9) 安置患者舒适体位，整理用物，记录患者情况及导管外露长度。

### （三）护理观察要点

**1. 观察要点**

(1) 与气管内插管者基本相同，注意通气效果，尤其是 PetCO$_2$，在小儿常有上升趋势。

(2) 密切倾听呼吸音，以便及时发现反流误吸。

(3) 正压通气时，气道内压不宜超过 20 cmH$_2$O，否则易发生漏气或气体进入胃内。

(4) 手术结束后，麻醉尚未完全转浅时，可吸引罩内积存的分泌物，但需注意吸痰管不能直接接触喉头，因易诱发喉痉挛。

(5) 喉罩对气管的刺激较小，待患者清醒或在指令下能够自行张口时，再拔除喉罩。

(6) 喉罩不产生食管括约肌闭合的作用，相反使食管下端括约肌张力降低。因此，要时时警惕有可能突然发生胃内容物反流误吸的危险。饱胃或胃内容物残留较多的患者，禁忌使用喉罩。

(7) 严重肥胖或肺顺应性降低的患者，在喉罩下施行辅助呼吸或控制呼吸，往往需要较高的气道压（> 20 cmH$_2$O），容易出现漏气现象和气体进胃诱发呕吐的危险，因此应列为禁忌。一旦发生反流和误吸，应立即拔除喉罩，清理呼吸道，并改用其他通气管方式。

(8) 有潜在呼吸道梗阻的患者，如气管受压、气管软化、咽喉部肿瘤、脓肿、血肿等，禁忌使用喉罩。

(9) 需要特殊手术体位如俯卧位的患者，也不宜使用喉罩。

(10) 浅麻醉下置入喉罩，容易发生喉痉挛，应用深麻醉待喉反射消失后再置入喉罩。

(11) 喉罩与硬腭接触前，必须使喉罩完全展开，然后再逐步送入咽腔。若喉罩在舌后遇到阻力，不可强插，其罩端导管处不能打折，以防造成损伤。插入后要将喉罩妥善固定。

（12）注意选择适当大小的喉罩，喉罩过小常致插入过深，造成通气不良；喉罩过大不易到位，容易漏气。

（13）喉罩在使用前，应常规检查罩周套是否漏气。

（14）置入喉罩后，不能做托下颌操作，否则易导致喉痉挛或喉罩移位。

（15）术中密切注意有无呼吸道梗阻。呼吸道分泌物多的患者，不易经喉罩清理分泌物。

**2．并发症的预防处理**

（1）吸入性肺炎：针对发病原因进行预防，包括严格掌握使用喉罩通气道的适应证；术前常规禁饮食；术前给组胺 $H_2$ 受体拮抗药，如西咪替丁（cimetidine）等，以减少胃液分泌，提高胃液 pH；术前安置胃管，术中引流胃液和胃内气体；术中采取适宜体位等。

处理误吸的措施主要有以下几方面：①经口腔吸引气道异物。②紧急施行气管插管和气管内吸引。③抗生素肺内灌洗，置患侧肺于低位，健侧肺在高位，插入纤支镜对逐个支气管分支进行灌洗，每次注入抗生素生理盐水 5～10 ml，边灌洗边吸引，反复进行，直至恢复气道通畅，肺部听诊哮鸣音和啰音消失。如果系双侧肺受累，先灌洗一侧，再灌洗另一侧。灌洗期间保证充分供氧。④严格计算输液量，维持水、电解质、酸碱平衡。⑤应用小剂量糖皮质激素，减轻吸入性肺炎引起的肺纤维化。⑥应用抗生素、抗真菌药物。⑦呼吸支持，包括呼吸机支持、体外膜肺氧合器的应用，以清除 $CO_2$ 和加强氧合等。⑧近年来有人针对吸入性肺炎所致的肺泡表面活性物质破坏，进行修复治疗实验研究。例如应用支气管扩张药、血管活性药、抗氧化剂、吸入一氧化氮，注射 PGE1 和 PGI2 等，认为具有扩张肺血管，改善肺微循环，抑制白细胞聚集，降低 TXA2 合成，提高心搏指数和氧输送量，阻止自由基和中性粒细胞溶酶释放等多方面功效。

（2）气道阻塞：因喉罩安置的位置不恰当，或喉罩型号不符所致。出现上述情况后调整位置或更换喉罩后可改善。

（3）喉痉挛：在麻醉过浅的情况下置入喉罩，可诱发严重喉痉挛；手术或吸痰等刺激引起咽喉反射，可致喉痉挛。控制麻醉深度可避免发生喉痉挛。机械通气使用肌松药可减少喉痉挛的发生。

（4）咽喉痛：预防措施：①置喉罩前滑润罩囊边缘；②插入操作轻柔；③吸入气体加湿；④适当控制罩囊内压；⑤长时间使用时宜每隔 1～2 h 适当放气 2 min，以改善局部血液循环，但在放气前应先清除口咽分泌物，注意监测呼吸道通畅情况。

（5）喉神经损伤：需恰当控制充气量，防止罩囊内压过高。

（6）味觉减弱：与喉罩压迫舌神经麻痹有关。

（7）$CO_2$ 潴留：比较常见，在保留自主呼吸情况下容易发生，尤易见于小儿喉罩麻醉。

如果 $PetCO_2$ < 50 mmHg（6.7 kPa）、$SpO_2$ 正常，可继续维持喉罩麻醉。在婴幼儿，为减少喉罩自主呼吸下的 $CO_2$ 重复吸入，吸入氧流量应保持每分钟通气量的 2 倍，注意监测 $PetCO_2$ 浓度，必要时施行间断辅助呼吸，避免 $CO_2$ 潴留。

（8）意外并发症：①咬破喉罩通气管；②通气导管断裂：取出残留的喉罩，重新更换喉罩。

（乔　莹）

## 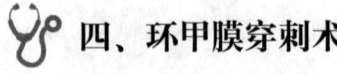 四、环甲膜穿刺术

（一）护理评估

**1．适用范围**　环甲膜穿刺术是通过环甲膜穿刺紧急开放气道或者通过气道内注射治疗药物

的一项诊疗措施。是临床上对于有呼吸道梗阻、严重呼吸困难的患者采用的急救方法之一，是现场急救的重要组成部分，具有简便、快捷、有效的优点。

**2．适应证**

(1) 各种原因导致急性上呼吸道梗阻，需快速开放气道。

(2) 注射表面麻醉药。

(3) 为喉、气管内其他操作做准备，注射治疗药物；引导支气管留置给药管；缓解喉梗阻；湿化痰液。

**3．禁忌证**

(1) 已明确呼吸道阻塞发生在环甲膜水平以下时，不宜使用环甲膜穿刺。

(2) 有出血倾向。

(3) 年龄未满8岁的儿童。

**4．准备度**

(1) 用物准备：7～9号注射针头或用作通气的粗针头、无菌注射器、1%丁卡因（地卡因）溶液或所需的治疗药物，必要时准备支气管留置给药管（可用输尿管导管代替）、无菌穿刺包（含常规皮肤消毒棉球及无菌孔巾）、无菌手套、手消毒液、护理记录单。

(2) 环境准备：病室安静整洁，光线充足，适宜操作，关闭门窗（或窗帘），请无关人员回避，保护患者隐私。

(3) 护士准备：着装规范，洗手，戴口罩、帽子、手套，必要时穿隔离衣，戴护目镜或防护面罩。

(4) 患者准备：监测患者生命体征，评估呼吸、意识状态。与清醒患者沟通，做好解释，告知操作目的及注意事项，取得其配合。

**（二）操作流程与步骤**

**1．评估准备** 医生位于患者床头，护士站立于患者右侧床旁。监测患者生命体征，确认患者供氧条件，评估呼吸状态及穿刺风险。

**2．洗手、戴口罩** 七步洗手法正确洗手。

**3．术前准备** 向患者说明施行环甲膜穿刺术的目的，消除不必要的顾虑。检查穿刺用品是否齐全。

(1) 患者平卧或斜坡卧位，头后仰。

(2) 按常规用碘酊及乙醇消毒环甲膜前的皮肤。

(3) 左手示指和拇指固定甲状软骨和环状软骨，右手持注射器垂直刺入环甲膜，到达喉时有落空感，回抽注射器有空气抽出。

(4) 固定注射器于垂直位置，注入1%丁卡因溶液后迅速拔出注射器。

(5) 按照穿刺目的进行其他操作。

(6) 穿刺点用消毒干棉球压迫片刻。

(7) 若经针头导入支气管留置给药管，则在针头退出后，用纱布包裹并固定。

**（三）护理观察要点**

**1．注意事项**

(1) 穿刺时进针不要过深，避免损伤喉后壁黏膜。

(2) 回抽必须有空气，确定针尖在喉腔内才能注射药物。

(3) 注射药物时嘱患者勿吞咽及咳嗽，注射速度要快，注射完毕后迅速拔出注射器及针头，以消毒干棉球压迫穿刺点片刻。针头拔出以前应防止喉部上下运动，否则容易损伤喉部的黏膜。

(4) 注入药物应以等渗盐水配制，pH要适宜，以减少对气管黏膜的刺激。

(5) 如穿刺点皮肤出血，干棉球压迫的时间可适当延长。

(6) 术后如患者咳出带血的分泌物，嘱患者勿紧张，一般均在1～2d内即消失。

**2. 并发症的预防处理**

(1) 出血：凝血功能障碍者慎重穿刺。

(2) 假道形成：准确定位环甲膜。

(3) 食管穿孔：穿刺不可用力过猛，以免穿透气管，形成食管-气管瘘。

(4) 皮下气肿或纵隔积气：穿刺后不可过长时间通气，有条件做气管切开。

（乔 莹）

## 五、球囊面罩通气术

### （一）护理评估

**1. 适用范围** 球囊面罩通气，即适用呼吸球囊和面罩对无自主呼吸或呼吸微弱且不规则的患者进行呼吸支持的方法，常用于心肺复苏的最初数分钟、不能及时建立高级人工气道或建立高级人工气道前给氧。

**2. 适应证**

(1) 无自主呼吸或者呼吸弱且不规则，通气严重不足。

(2) 尤其在复苏最初的几分钟、不能及时应用高级气道装置或应用失败时。

(3) 危重患者转运、出室检查过程中。

**3. 禁忌证**

(1) 气道阻塞。

(2) 面部软组织严重损伤。

(3) 大量胸腔积液或中等以上活动性咯血。

**4. 准备度**

(1) 用物准备：简易呼吸器1个（含单向阀、呼吸囊、氧气连接管、储氧袋）、一次性加压面罩1个、氧气装置1套、手套、纱布、弯盘、速干手消毒剂、车下放小桶内套双层黄色垃圾袋、黑色垃圾袋各1个、记录单。必要时备开口器、口咽通气道、吸痰器。（检查简易呼吸器：面罩充盈度、气囊检测、单向阀检测、安全压力阀检测、储氧袋与储气阀检测，各部件连接正确，整组检测性能良好。）

(2) 环境准备：病室安静、整洁，光线充足，适宜操作，关闭门窗（或窗帘），请无关人员回避，保护患者隐私。

(3) 护士准备：着装规范，洗手、戴口罩、帽子、手套，必要时穿隔离衣，戴护目镜或防护面罩。

(4) 患者准备：监测患者生命体征，评估呼吸、意识状态。

### （二）操作流程与步骤

**1. 评估**

(1) 确认环境是否安全。

(2) 评估患者病情、意识、自主呼吸及呼吸类型、呼吸道是否通畅。

(3) 立即呼救，寻求他人帮助，记录抢救时间。

**2．操作流程**

（1）快速判断呼吸：将耳靠近患者的口和鼻。

1）听是否有呼吸音。

2）看胸廓是否起伏。

3）用面颊感觉有无气流逸出，通过看、听、感觉判断呼吸型态。

（2）患者去枕平卧，松解衣领，头偏向一侧。

（3）清理呼吸道：戴手套，取下义齿，清除口鼻腔分泌物及呕吐物，将患者头部转至中立位，移开床头，连接氧源，8～10 L/min。

（4）开放气道：操作者站于患者的头部，托牢下颌使其向上，保持气道通畅，如有舌后坠，可放入口咽通气道。

（5）紧扣面罩：左手以"EC"手法（左手拇指与示指呈C形固定面罩，其余三指托举下颌骨骨性部分）将面罩罩住患者口鼻，按紧使不漏气。

（6）开始通气：右手拇指与示指放置在球囊中部，其余三指自然分开，用均等压力挤压球囊，待球囊重新膨起后开始下一次挤压，频率：成人10～12次/分，送气量400～600 ml（8～10 ml/kg），即挤压1 L成人球囊的1/2～2/3量或2 L成人球囊的1/3量；儿童及婴儿12～20次/分，儿童150～200 ml（8 ml/kg），婴儿30～50 ml。每次送气时间1秒；有自主呼吸患者，患者吸气时挤压球囊。

（7）观察判断通气情况：双眼平视前方，观察患者胸廓是否随挤压球囊而起伏；经由面罩透明部分观察患者的口唇与面部是否转红润；呼气时观察面罩内是否出现雾气；单向阀工作是否正常，心电监护患者血氧饱和度是否升高。

（8）生命体征：若患者呼吸频率、呼吸幅度有改善，则抢救成功，遵医嘱停用简易呼吸器，清洁患者口鼻及面部，给予持续氧气吸入。若呼吸未改善，立即行气管插管，必要时接呼吸机辅助呼吸。

**3．操作后**

（1）患者卧位舒适，整理衣物及床单位，询问清醒患者的感受。

（2）密切观察病情变化，继续进一步生命支持。

（3）正确处理用物，洗手、记录。

**（三）护理观察要点**

1．使用简易呼吸器前必须清除气道异物及分泌物。

2．观察患者胸廓起伏是否与挤压频率一致。

3．观察患者面部与口唇发绀是否有变化。

4．有储氧袋时注意袋体是否充满或扁平。

5．挤压呼吸球囊时，压力不可过大，以免损伤肺组织。发现患者有自主呼吸时，应按患者的呼吸动作加以辅助，以免影响患者的自主呼吸。

6．简易呼气器使用后，一次性面罩置于黄色医疗垃圾袋中，将呼吸活瓣、接头、储氧袋拆开，清水冲洗污物，送供应室高水平消毒，备用。

7．弹性呼吸球囊不宜挤压变形后放置，以免影响弹性。

8．简易呼吸器定时检测保养，确保处于完好备用状态，紧急时可立即使用。

9．并发症的预防处理

（1）胃胀气和胃内容物反流

预防措施：

1）避免通气量过大、通气速度过快，使气体流入胃内，导致胃胀气。

2) 检查和调整头部及气道位置，保持正确的体位。
3) 保持气道通畅，及时清理分泌物，未清除胃内容物时，通气要慢。

处理措施：
1) 抢救者位于患者头部后方，将头部后仰，保持气道通畅。
2) 观察胃部嗳气情况，必要时插入胃管。
3) 胃部气体胀满时勿挤压腹部，让患者侧卧，同时清理呼吸道。
4) 有反流发生时，复苏者让患者侧卧，擦拭干净流出的胃内容物，然后继续仰卧行 CPR。

(2) 误吸和吸入性肺炎

预防措施：
1) 未清除胃内容物时要采取较慢的通气方式，避免过高的气道压力。
2) 发现患者有分泌物流出（胃内容物反流），应停止挤压呼吸球囊，立即吸净分泌物后再行辅助呼吸。

处理措施：
1) 立即吸出分泌物，高浓度给氧。
2) 可用白蛋白或低分子右旋糖酐等纠正血容量不足。
3) 使用利尿药减轻左心室负荷，防止胶体液渗漏入肺间质。

(刘　青)

## 六、气管插管术

### (一) 护理评估

**1. 适用范围**　气管插管是指经口腔或鼻腔，将气管导管经声门置入气管的一种技术，用于建立人工气道来协助患者解除气道梗阻、清除呼吸道分泌物、保持气道通畅、进行机械通气等，常用于手术麻醉或危重患者急救。

**2. 适应证**
(1) 上呼吸道梗阻。
(2) 气道保护性机制受损。
(3) 气道分泌物潴留。
(4) 实施机械通气。

**3. 禁忌证**　无绝对禁忌证，但是以下情况应慎用。
(1) 喉头急性炎症。
(2) 喉头水肿或黏膜下血肿。
(3) 气道急性炎症。
(4) 气管黏膜下血肿。
(5) 严重凝血功能障碍。
(6) 巨大动脉瘤，尤其位于主动脉弓部位的主动脉瘤。

**4. 准备度**
(1) 用物准备：喉镜、气管导管、导管芯、牙垫、液状石蜡、注射器、胶布、寸带、护目镜、听诊器、供氧设备（麻醉面罩、呼吸机、呼吸囊、氧气表、吸氧管）、负压吸引设备（负压吸引装置、吸痰管、吸痰杯）、药品等，检查用物的有效期，各项处于完好备用状态。
(2) 环境准备：病室安静、整洁，光线充足，适宜操作，关闭门窗（或窗帘），请无关人员回避，保护患者隐私。

(3) 护士准备：着装规范，洗手，戴口罩、帽子、手套，必要时穿隔离衣，戴护目镜或防护面罩。

(4) 患者准备：监测患者生命体征，评估呼吸、意识状态。与清醒患者沟通，做好解释，告知操作目的及注意事项，取得配合。

(二) 操作流程与步骤

1. **评估准备** 医生位于患者床头，护士站立于患者右侧床旁。监测患者生命体征，确认患者供氧条件，评估呼吸状态及困难插管风险、有无义齿及活动的牙齿
2. **检查喉镜** 插管前将喉镜片与喉镜手柄相连，确认连接稳定，并检查光源亮度。
3. **检查导管气囊** 根据患者性别、年龄、身高等特点选择合适型号的导管，将导管气囊浸入无菌生理盐水中注入气体，检查是否漏气，然后将气体完全抽出。
4. **导管准备** 导管芯置入导管内塑形（J形），不超过导管远端开口，导管近端的导管芯反折以固定防止脱落，气管导管远端 1/3 表面涂液状石蜡润滑气管导管。
5. **镇痛镇静** 根据患者情况遵医嘱充分镇痛镇静，并给予约束带保护性约束。
6. **体位准备** 去除床头挡板，将患者的头尽量靠近插管医生，仰卧，肩下垫小枕，头后仰（无颈椎损伤者）。
7. **清理口鼻腔** 洗手、戴手套，使用吸引器吸净口腔、鼻腔内分泌物，取出活动性义齿，开放气道以保持通畅。
8. **预充氧** 面罩（EC法）加压给氧，吸入纯氧 2~3 分钟，频率约 12 次/分或高流量吸氧。
9. **置入喉镜** 医生置入喉镜时协助固定患者头部，清理口腔分泌物，插管困难时协助医生压迫患者环状软骨，暴露声门。
10. **监测插管过程** 严密监测患者心电图、血压、经皮血氧饱和度、二氧化碳波形图。
11. **置入导管** 导管置入气道后，确认气管导管置入深度（男 22~24 cm，女 20~22 cm），一手固定气管导管，另一只手同时拔出导管芯。
12. **气囊充气** 导管气囊内注入 5~8 ml 气体，不超过 10 ml，触摸气囊弹性似鼻尖，测气囊压 25~30 $cmH_2O$，立即连接供氧设备。
13. **退出喉镜** 置入牙垫后退出喉镜。
14. **固定导管** 使用胶布、寸带双固定，胶布长度以不超过下颌角为宜，勿粘住口唇，可使用气管导管固定器固定导管，系带松紧以插入 1~2 指为宜。
15. **确认导管位置** 清理气管内分泌物，使用简易呼吸囊接气管导管通气，胸廓抬举并听诊双肺呼吸音对称，可初步确认导管在气道内。
16. **整理床单位** 患者头部复位，协助患者取舒适体位，调整导管角度，防止牵拉。
17. **用物处理** 清点用物，一次性用物进行无害化分类处理，喉镜及叶片等非一次性用物进行初步清洁处理后送消毒中心消毒，洗手。
18. **观察** 观察患者有无口腔、牙齿损伤等并发症，严密监测患者生命体征及胸廓起伏情况。

(三) 护理观察要点

1. 气管插管操作中需严密监测患者生命体征，如出现心律失常、心搏停止等紧急情况立即给予抢救。
2. 置管操作不成功，暂停气管插管，给予面罩加压通气。
3. 操作时患者不配合，须遵医嘱及时给予镇静剂，妥善进行约束。
4. 妥善固定插管，固定带松紧以伸入 1~2 指为宜，严防管道移位脱出。

5. 合理安置牙垫，防止损伤牙齿和口腔黏膜。

6. 防止牙齿脱落误吸。术前去除义齿和已松动的牙齿，无法去除的松动牙齿可使用缝合线栓系，并将线的末端用胶布固定在面颊，以免牙齿脱落，滑入气道引起窒息而危及生命，并做好记录和交接，定期检查牙齿松动情况。

7. 插管前检查气囊有无漏气，插管后监测气囊压力，使之维持在 25～30 $cmH_2O$。

8. 保持呼吸道通畅，及时吸引气管导管内及口鼻腔分泌物，每次吸痰应执行无菌操作，吸痰时间 < 15 秒。同时观察患者肺部情况及有无并发症。

9. 并发症的预防与处理

（1）密切观察患者意识及生命体征的变化。

（2）体位：头稍后仰，以减轻气管插管对咽喉壁的压迫，如无禁忌，抬高床头 30°～45°，防止反流和误吸的发生。翻身时，左右转动头部以变换导管压迫点，防止局部损伤。

（3）预防呼吸机相关性肺炎，严格执行手卫生及无菌操作。

（4）口腔护理：气管插管在一定程度上破坏了患者口鼻腔对细菌的天然屏障作用，严格有效的口腔护理防止细菌移位，对气道有保护作用。使用牙刷、生理盐水或氯己定刷洗牙齿和舌面。

（刘　青）

## 七、气管切开术

### （一）护理评估

**1. 适用范围**　气管切开术是切开颈段气管前壁、经过新建立的与外界再通的通道进行呼吸的一种手术，主要应用于解除喉源性呼吸困难、呼吸功能失常或下呼吸道分泌物滞留所致呼吸困难。

**2. 适应证**

（1）喉阻塞：任何原因导致的达三、四度的喉阻塞，当病因不能及时解除时应尽早手术。

（2）下呼吸道分泌物阻塞：昏迷、神经肌肉疾病、胸腹部大手术及肺部感染等使分泌物潴留于下呼吸道，为清除潴留物，保持下呼吸道通畅，可考虑行气管切开术。

（3）预防性气管切开：对于某些口腔、鼻咽、颌面、咽、喉部大手术，为了进行全麻，防止血液流入下呼吸道，保持术后呼吸道通畅，可以先施行气管切开术；烧伤、张口受限、口腔及咽喉肿瘤阻塞导致经口插管困难者，为实施全麻手术，也需气管切开。

（4）其他：需要长时间辅助呼吸、异物或外伤等。气管切开术在机械通气脱机延迟时应予考虑。对于极少数复杂气管或支气管异物手术，由于异物特殊、经内镜下取出困难，无法越过声门者，可考虑经气管切开途径取出异物。复杂头颈部外伤，对于损伤后立即出现呼吸困难者，应及时施行气管切开术；无明显呼吸困难者，应严密观察，做好气管切开术的准备。

**3. 禁忌证**　无绝对禁忌证，当有以下情况时，施行气管切开术需慎重。

（1）血流动力学不稳定。

（2）呼吸道暂时性阻塞，梗阻因素可及时解除或保守治疗显著有效时。

（3）内颅高压：颅内压（ICP）> 15 mmHg。

（4）严重低氧：$PaO_2/FiO_2$ < 100 mmHg，且 PEEP > 10 $cmH_2O$。

（5）未纠正的出血倾向：血小板 < $50 \times 10^9$/L 和（或）PT-INR > 1.5 和（或）APTT > 2 倍正常值。

**4. 准备度**

(1) 征得家属同意，签署知情同意书。

(2) 物品准备：气管切开包、合适型号的气管套管、聚维酮碘、5 ml 注射器、无菌手套、无菌纱布及切口纱、无菌治疗巾、吸痰装置、喉镜、手术照明灯、简易呼吸器及氧气吸入装置等。药品准备：丙泊酚或咪达唑仑、2% 利多卡因，另备肾上腺素等急救药品。

(3) 患者准备：术前应给予患者心电监护；充分吸净口腔、气道内的分泌物，保持患者气道通畅，给予有效的氧气吸入或呼吸机辅助通气；意识清醒者做好心理疏导。

(4) 医护准备：2 名医生、1 名护士。医护人员应对整个手术过程充分了解，对各个环节自己应完成的工作做好准备。

(5) 环境准备：术前最好进行空气消毒，减少不必要人员的走动。

**（二）操作流程与步骤**

**1. 体位** 一般取仰卧位，肩下垫一小枕，使头后仰，使气管接近皮肤，显露明显，以利于手术，助手坐于头侧，以固定头部保持正中位。常规消毒，铺无菌巾。

**2. 麻醉** 采用局部麻醉。沿颈前正中，上自甲状软骨下缘，下至胸骨上窝，以 2% 利多卡因浸润麻醉，对于昏迷、危重或窒息患者，若患者已无知觉，也可不予麻醉。

**3. 切口** 多采用直切口，自甲状软骨下缘至接近胸骨上窝处，沿颈前正中线切开皮肤和皮下组织。

**4. 分离气管前组织** 用血管钳沿中线分离胸骨舌骨肌及胸骨甲状肌，暴露甲状腺峡部，若峡部过宽，可在其下缘稍加分离，用小钩将峡部向上牵引，必要时也可将峡部夹持切断缝扎以便暴露气管。分离过程中，两个拉钩用力应均匀，使手术野始终保持在中线，并经常以手指探查环状软骨及气管，确定是否保持在正中位置。

**5. 切开气管** 确定气管后，一般于第 2~4 气管环处，用尖刀片自下向上挑开 2 个气管环。切开 4~5 环者为低位气管切开术，刀尖勿插入过深，以免刺伤气管后壁和食管前壁，引起气管-食管瘘。可在气管前壁上切除部分软骨环，以防切口过小，放管时将气管壁压进气管内，造成气管狭窄。

**6. 插入气管套管** 以弯钳或气管切口扩张器撑开气管切口，插入气管套管，充起气囊，吸净分泌物，并检查有无出血。

**7. 创口处理** 用固定带将气管套管固定于颈部，松紧适宜（移动宽度限能容下 1 个手指）。切口一般不予缝合，以免引起皮下气肿。最后用一块切口纱布垫于切口与套管之间。

**（三）护理观察要点**

1. 密切观察伤口局部或气切处吸引的出血迹象。

2. 确认气切导管位置（标记），从气切导管底部内腔至导管末端 4~6 cm，临床可用纤支镜、胸部 X 线片确认位置。

3. 合理气道湿化，按需吸痰，严格无菌操作，保持套管通畅。

4. 妥善固定气管套管，观察套管是否在气管内，若套管脱出，未及时发现，可引起窒息。检查气囊压力，维持在 25~30 $cmH_2O$。保证呼吸管路对气管切开切口局部无压迫。

5. 因痰液污染，术后伤口易感染，故至少每日换药一次。

6. 加强口腔护理。

7. 床旁备再次插管或气管切开装置，以防早期意外脱管。术后 1 周内不宜更换套管，以免因气管前软组织尚未形成窦道，使插管困难而造成意外。

8. 并发症预防及处理

(1) 出血：伤口少量出血，可经压迫止血或填入明胶海绵止血，若出血较多，可能有血管损伤，应检查伤口，结扎出血点。

(2) 感染：气管切开一般不需要预防性使用抗生素，但是若气管切开处周围红肿、积液、有明显异味，那么需行细菌学检查，根据药敏试验结果应用抗生素治疗。

(3) 皮下气肿：是术后最常见的并发症，与气管前软组织游离过多、气管切口外短内长或皮肤切口缝合过紧有关，一般限于颈部，大多于数日后可自行吸收，情况严重者需协助医生紧急处理。

(4) 气胸及纵隔气肿：在暴露气管时，向下游离过多、过深，损伤胸膜后，可引起气胸。轻者无明显病症，严重者可引起窒息。如发现患者气管切开后呼吸困难缓解或消失，而不久再次出现呼吸困难时，应考虑气胸，X线摄片可确诊。此时应行胸膜腔穿刺，抽出气体，严重者可行闭式引流术。

(5) 脱管：过早更换气管套管、固定带松弛、肥胖或颈部短粗、术后咳嗽剧烈者有引起脱管的危险。如果不能立即重新找到插管的通道，应马上行气管插管或重新行气管切开。

(6) 气管-食管瘘：少见。在喉源性呼吸困难时，由于气管内呈负压状态，气管后壁及食管前壁向气管腔内突出，切开气管前壁时可损伤到后壁。较小的、时间不长的瘘孔，有时可自行愈合，瘘口较大或时间较长，上皮已长入瘘口者，只能手术修补。

（段元秀）

## 八、气道异物清除术——海姆利希法

### （一）护理评估

**1. 适用范围**　海姆利希法（Heimlich法）即海姆利希腹部冲击法，是美国医生海姆利希发明的，适用于异物卡住气管后的急救。食物、异物卡喉常见于进食或口含异物时嬉笑、打闹或啼哭而发生，尤其多见于儿童。由于食物或异物嵌顿于声门或落入气管，造成患者窒息或严重呼吸困难，表现为突然呛咳、不能发音、喘鸣、呼吸急促、皮肤发紫，严重者可迅速出现意识丧失，甚至呼吸、心搏停止。

**2. 适应证**　用于呼吸道异物的排出，主要用于呼吸道完全堵塞或严重堵塞的患者。另外，可用于溺水患者，以排出其呼吸道内的液体，但也有人认为该法不能从气道或肺排出足够的水以帮助复苏，还有可能导致胃食管反流，造成吸入性肺炎，同时，使用该法可能会使心肺复苏的时间延后，从而不利于成功复苏。

**3. 禁忌证**　心搏呼吸骤停、肋骨骨折、腹部或胸腔内脏破裂或撕裂。

**4. 准备度**　全民掌握Heimlich急救法，快速判断，沉着冷静施救；选择适合的施救体位和技法。

### （二）操作流程与步骤

**1. 应用于成人**

(1) 施救者站立在患者背后，双手臂环抱其腰部，让伤病员弯腰，头向前倾，保持头低胸高位，口张开。施救者一手握拳，将拇指顶住患者腹部正中线，脐与剑突连线中点处。另一手紧握在握拳手之上，快速用力向后上方挤压患者腹部，这样由于腹部下陷，腹腔内容物上移，迫使膈肌上升而挤压肺及支气管，这样每次冲击可以为气道提供一定的气量，从而将异物从气管内冲出。施压完毕后立即放松手臂，然后再重复操作，每秒约挤压一次，直到排出异物（图30-1）。

(2) 对于无意识的患者，急救者可以先使患者呈仰卧位，然后骑跨在患者大腿上或在患者两边，双手两掌重叠置于患者脐部上方，用掌根向前下方突然施压，反复进行，直至异物排出（图30-2）。

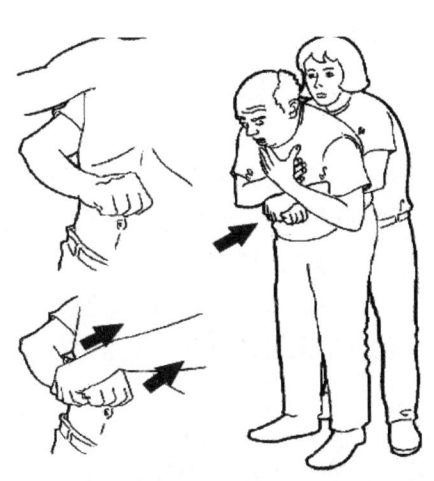

图 30-1　Heimlich 法应用于成人

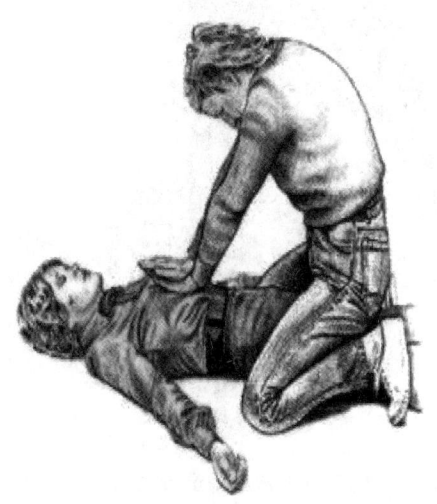

图 30-2　Heimlich 法应用于无意识者

(3) 对于极度肥胖及妊娠后期发生呼吸道异物堵塞的患者，清醒状态下应当采用胸部冲击法，姿势不变，只是将手的拇指顶住患者胸骨下端即可。注意不要偏离胸骨，以免造成肋骨骨折（图30-3）。

**2．应用于婴幼儿**　施救者将婴儿面朝下，使其身体放置在一手手臂上并倚靠在膝盖上。施救者一手手臂贴着前胸，拇指和其余四指分别卡在下颌骨位置，另一手掌根在婴儿背上两肩胛骨间拍5次，再将婴儿翻正，在婴儿胸骨下半段，用示指及中指向下压胸5次，重复操作，直到将异物吐出口（图30-4）。

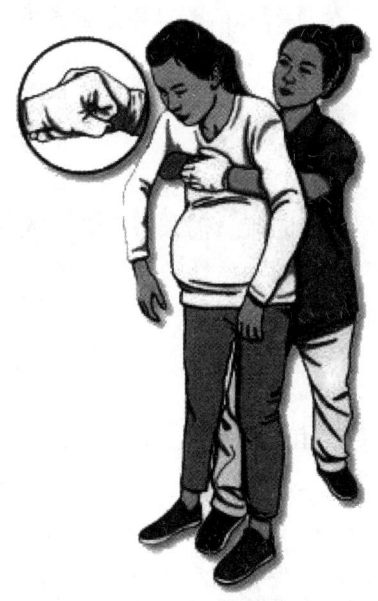

图 30-3　Heimlich 法应用于极度
　　　　肥胖及妊娠后期者

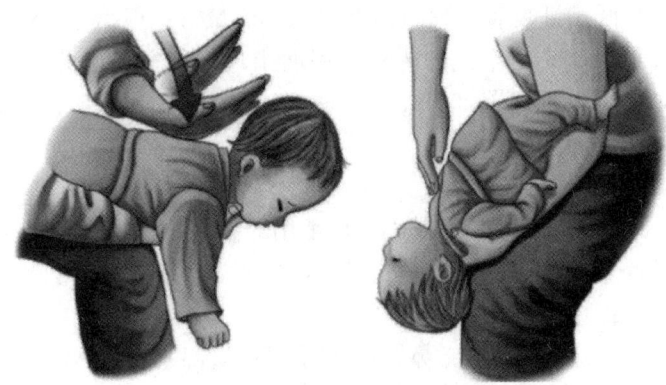

图 30-4　Heimlich 法应用于婴幼儿

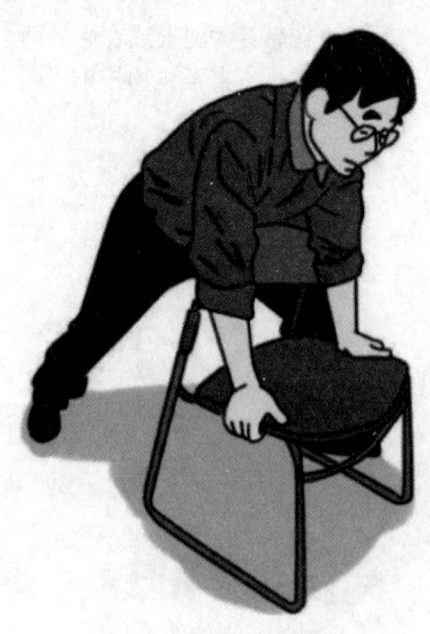

图 30-5 Heimlich 法应用于自救

3. **自救** 如果在紧急情况下，患者周围无一人在场，则可采用自救法。患者可用自己的拳头和另一只手掌猛捅，或用圆角物体边缘（椅背、扶手栏杆等）快速向上冲击式压迫上腹部。重复之，直至异物排出（图 30-5）。

（三）护理观察要点

1. 异物排出后，密切观察患者生命体征，尤其是呼吸情况。

2. 海姆利希法虽然有一定的效果，但也可产生并发症，如肋骨骨折、腹部或胸腔内脏的破裂或撕裂，尤其对老年人，因其胸腹部组织的弹性及顺应性差，容易导致损伤的发生，故发生呼吸道堵塞时，应首先采用其他方法排除异物，在其他方法无效且患者情况紧急时才能使用该法。

3. 重要的还在于预防异物卡喉，应注意以下几点：①将食物切成细块；②充分咀嚼；③口中含有食物时，应避免大笑、讲话、行走或跑步；④不允许儿童将小的玩具放在口中。有以下情况者，进食时应格外注意：①有义齿者；②饮酒后进食者。

（段元秀）

## 第二节　氧疗技术

氧疗是各种原因引起的低氧血症患者常规和必不可少的治疗，有着纠正缺氧、缓解呼吸困难、保护重要生命器官的功能，利于疾病痊愈。氧疗是使用高于空气氧体积分数的气体对患者进行治疗的一种技术。

###  一、低流量吸氧

低流量吸氧装置因提供的气体流量（一般低于 15 L/min）低于患者的流量需求，患者吸入氧气浓度易受空气的稀释作用而出现不恒定的特点。这类装置主要包括鼻导管（$FiO_2$ 24% ~ 50%）、普通面罩（$FiO_2$ 40% ~ 60%）和非重复呼吸储氧面罩（$FiO_2$ 60% ~ 90%）。

（一）鼻导管

鼻导管吸氧装置是临床最常用的吸氧方式之一，氧气通过鼻导管经由上呼吸道进入肺内，对患者无损伤，不影响进食、进水、咳嗽、咳痰易耐受，操作简便易行，安全经济。

1. **护理评估**

(1) 适用范围：鼻导管常用于吸氧流量和浓度不高的患者（鼻导管不适用于新生儿患者）。

(2) 适应证：一般限于短期氧疗，适用于轻症或呼吸衰竭恢复期的患者或支气管镜检查等。

(3) 禁忌证：患者有颜面部外伤、颅底骨折、鼻塞和凝血问题时应尽量避免使用鼻导管。

(4) 准备度：①物品准备：治疗车、医嘱执行单、吸氧记录单、吸氧装置、氧气流量表、一次性吸氧管、小药杯盛凉开水、棉签、一次性药碗、手消液。②环境准备：病室整洁、安静。③护士准备：衣帽整洁，洗手，戴口罩。④患者准备：患者处于安静状态，配合操作。

**2. 操作流程与步骤**

（1）评估

1）患者的病情、年龄、意识状态、合作程度、自理能力、心理反应。

2）呼吸状态、缺氧程度、胸闷发作情况。

3）鼻腔有无息肉、鼻中隔偏曲、鼻出血及分泌物阻塞。

4）患者对吸氧的了解程度。

（2）解释

1）吸氧的目的和方法、注意事项和操作要点。

2）询问患者有无特殊需要。

（3）操作步骤

1）协助患者摆好体位。

2）评估患者缺氧情况、呼吸情况、鼻腔状况。

3）检查安装用氧装置、调节氧流量。

4）清洁患者鼻腔，将鼻导管插入鼻孔并固定。

5）协助患者摆舒适体位。

**3. 护理观察要点**

（1）维护：保持吸氧管路通畅，无打折，防止分泌物堵塞管路或管路扭曲。

（2）观察要点

1）严格遵守操作规程，注意用氧安全，切实做好四防：防火、防油、防热、防震。

2）使用氧气时先调节好氧流量而后应用，停氧时先取下吸氧管，再关流量表。

3）吸氧时，检查面部、耳郭皮肤受压情况。

4）吸氧过程中，观察患者用氧状况及有无改善。

5）氧气筒内氧气不能耗尽，压力表上指针降至 0.5 MPa 即不可再用。

（3）并发症预防及处理

1）呼吸道黏膜干燥的预防及处理：吸氧时，先湿化，必要时给予雾化吸入。

2）氧中毒预防：避免长时间使用高浓度的氧气。给氧期间监测动脉血液中的氧分压和血氧饱和度，密切观察用氧效果。

（二）普通面罩

普通面罩是一个包绕嘴和鼻的一次性塑料装置，它提供的是可变的氧浓度。氧浓度大小取决于氧气输入量、面罩体积、空气泄漏的程度、患者的呼吸模式，操作快速、简便。

**1. 护理评估**

（1）适用范围：成人、儿童、婴儿均可使用。

（2）适应证：①低氧血症且不伴有高碳酸血症风险的患者；②比较适于缺氧严重，无 $CO_2$ 潴留的患者；③紧急情况需要中等 $FiO_2$ 短期治疗。

（3）禁忌证：不适用于伴明显 $CO_2$ 潴留的低氧血症患者。

（4）准备度：①物品准备：治疗车、医嘱执行单、吸氧记录单、氧气流量表、吸氧装置、普通面罩、手消液。②环境准备：病室整洁、安静。③护士准备：衣帽整洁，洗手，戴口罩。④患者准备：患者处于安静状态，配合操作。

**2. 操作流程与步骤**

（1）评估

1) 患者的病情、年龄、意识状态、合作程度、自理能力、心理反应。
2) 呼吸状态、缺氧程度、胸闷发作情况。
3) 鼻腔有无息肉、鼻中隔偏曲、鼻出血及分泌物阻塞。
4) 患者对吸氧的了解程度。
(2) 解释
1) 吸氧的目的和方法、注意事项和操作要点。
2) 询问患者有无特殊需要。
(3) 操作步骤
1) 操作者洗手、戴口罩,将所有物品携至床旁。
2) 核对患者,向患者解释操作目的,取得患者同意。
3) 协助患者取舒适安全卧位。
4) 检查患者鼻腔通畅情况,清洁两侧鼻孔。
5) 安装氧气装置并检查是否漏气,检查面罩各部分功能是否完好。
6) 遵医嘱调节氧流量。
7) 再次核对患者,将面罩紧密贴合患者面部并妥善固定。
8) 协助患者取安全舒适体位。

**3. 护理观察要点**

(1) 维护:①保持吸氧管路通畅,无打折,防止分泌物堵塞管路或管路扭曲;②使用面罩需紧贴口鼻周围,由弹力带固定于枕部。

(2) 观察要点:①呕吐患者及时取下面罩,防止患者发生误吸;②患者进食时给予更换鼻导管吸氧;③普通面罩吸氧流速不应低于 5 L/min;④防止鼻梁及耳郭出现压力性损伤。

## (三) 储氧面罩

储氧面罩是储存装置中最常用的。储氧面罩以容量较大的储氧空间扩大了固有的上呼吸道储氧空间,将患者每次呼吸之间的氧气储存起来,减少外界空气对氧气的稀释,又避免了患者在呼气相时氧气的浪费,提供较高浓度的氧气,储氧面罩的作用更好地发挥。储氧面罩包括部分重复呼吸面罩和非重复呼吸储氧面罩,部分重复呼吸面罩在面罩与储气囊之间无单向阀,导致患者重复吸入部分呼出气体;无重复呼吸面罩在面罩与储气囊之间有单向阀,从而避免吸气时重复吸入呼出气。

**1. 护理评估**

(1) 适用范围:提供高浓度氧,适用于严重缺氧患者。

(2) 适应证:①中到高 $FiO_2$ 短期治疗的患者;②低氧血症(氧饱和度低于 90% 的低氧血症患者)③呼吸不稳定的Ⅰ型呼吸衰竭和 ARDS 患者。

(3) 禁忌证:不适用于有 $CO_2$ 潴留风险的 COPD 患者。

(4) 准备度:①环境准备:病室整洁、安静;②物品准备:治疗车、医嘱执行单、吸氧记录单、氧气流量表、吸氧装置、储氧面罩、手消液。③护士准备:衣帽整洁,洗手,戴口罩。④患者准备:患者处于安静状态,配合操作。

**2. 操作流程与步骤**

(1) 评估
1) 患者的病情、年龄、意识状态、合作程度、自理能力、心理反应。
2) 呼吸状态、缺氧程度、胸闷发作情况。
3) 鼻腔有无息肉、鼻中隔偏曲、鼻出血及分泌物阻塞。
4) 患者对吸氧的了解程度。

(2) 解释操作目的和意义：提高患者血氧饱和度，纠正缺氧。
(3) 操作步骤
1) 操作者洗手、戴口罩，将所有物品携至床旁。
2) 核对患者，向患者解释操作目的，取得患者同意。
3) 协助患者取舒适安全卧位。
4) 检查患者鼻腔通畅情况，清洁两侧鼻孔。
5) 安装氧气装置并检查是否漏气，检查储氧面罩各部分功能是否完好。
6) 遵医嘱调节氧流量。
7) 再次核对患者，将储氧面罩紧密贴合患者面部并妥善固定。
8) 协助患者取安全舒适体位。

**3. 护理观察要点**
(1) 维护：为保证面罩内呼出的气体能够被冲刷出去，氧流量至少要 6 L/min。
(2) 护理观察要点：①防止患者呕吐物误吸，否则有窒息的风险；②防止鼻梁及耳郭出现压力性损伤。

## 二、高流量吸氧

高流量吸氧装置因提供的气体流量高于患者的流量需求，无空气的稀释作用，它最大的特点是患者吸入的氧浓度恒定。高流量吸氧装置包括文丘里面罩、球囊面罩（简易呼吸器）、经鼻高流量吸氧。

### （一）文丘里面罩

文丘里面罩（Venturi 面罩）是可调节的高流量精确给氧装置。利用文丘里原理在喷射气流周围产生负压，携带一定量空气从开放的边缘或侧孔流入面罩，可分别提供 24%、28%、31%、35%、40% 和 60% 浓度的氧气。文丘里面罩可以实现高流量低浓度给氧。

**1. 护理评估**
(1) 适用范围：适用于需要提供精确氧浓度的患者。
(2) 适应证：低氧血症伴有高碳酸血症的患者。
(3) 禁忌证：无绝对禁忌证，急性呼吸道梗阻、自主呼吸微弱等患者不宜选用。
(4) 准备度：①用物准备：治疗车、医嘱执行单、吸氧记录单、氧气流量表、吸氧装置、文丘里面罩、手消液。②环境准备：病室整洁、安静。③护士准备：衣帽整洁，洗手，戴口罩。④患者准备：患者处于安静状态，配合操作。

**2. 操作流程和步骤**
(1) 评估
1) 患者的病情、年龄、意识状态、合作程度、自理能力、心理反应。
2) 呼吸状态、缺氧程度、胸闷发作情况。
3) 鼻腔有无息肉、鼻中隔偏曲、鼻出血及分泌物阻塞。
4) 患者对吸氧的了解程度。
(2) 解释操作目的和意义：提高患者血氧饱和度，纠正缺氧。
(3) 操作步骤
1) 解释操作目的和意义：为患者提供稳定、准确的氧浓度。
2) 操作者准备，将所有用物携至床旁。
3) 核对患者，向患者解释操作目的，取得患者同意。

4）协助患者取舒适、安全卧位。
5）检查患者鼻腔通畅情况，清洁两侧鼻孔。
6）安装氧气装置并检查是否漏气，检查面罩各部分功能是否完好。
7）遵医嘱调节氧流量。
8）再次核对患者，将面罩紧密贴合患者面部并妥善固定。
9）协助患者取安全舒适体位。

**3. 护理观察要点**
（1）维护
1）面罩与面部紧密贴合，保持相对舒适。
2）氧气表安装是否漏气，文丘里面罩是否功能良好。
3）持续用氧者，应检查面罩是否通畅，有无分泌物。
4）注意观察患者皮肤有无压痕。
（2）护理观察要点
1）患者缺氧状态是否改善。
2）氧流量调节要遵医嘱，不能随便调节。

### （二）球囊面罩通气

球囊面罩又称简易呼吸器，其使用自充气包和非重复吸入阀，提供高达100%的氧，是最简单的借助器械加压的人工呼吸装置，与口对口呼吸比较供氧浓度高，操作简便。

**1. 护理评估**
（1）适用范围：通常在紧急情况下提供氧疗，适用于心肺复苏及需要行人工呼吸急救的场合。
（2）适应证
1）无自主呼吸或呼吸弱且不规则的患者。
2）心肺复苏过程中提供正压通气。
3）气管插管前后辅助通气或不能及时应用高级气道装置时。
4）危重症患者转运、外出检查过程中。
（3）禁忌证：面部软组织损伤严重的患者。
（4）准备度：①环境准备：病室安静、整洁；②物品准备：抢救车、球囊面罩（简易呼吸器）、口咽通气道、纱布、负压吸引器、手消液；③患者准备：放平床头，协助患者取去枕头后仰位；④抢救者站位：患者头顶端。

**2. 操作流程与步骤**
（1）评估
1）患者病情及生命体征。
2）呼吸道情况。
3）简易呼吸器是否处于备用状态。
（2）解释：向家属解释使用球囊面罩通气的目的及过程。
（3）操作步骤
1）开放气道：仰头抬颏法。
2）清除患者口腔内分泌物，若痰液较多，给予充分吸引；取下活动性义齿。
3）检查球囊有无破损，面罩是否充气良好，阀门是否连接紧密、有无漏气，连接氧源，调节氧流量至10 L/min。
4）EC手法固定面罩。
5）球囊面罩辅助通气。

**3. 护理观察要点**

(1) 组成：①球体、面罩、储氧袋、氧气连接管；②6个阀：单向阀（鸭嘴阀）、进气阀、呼气阀、压力安全阀、储气阀、储氧安全阀。

(2) 维护

1) 拆卸到最小单位：压力安全阀不能拆下，以免损伤安全阀零件。

2) 如球囊内部未被污染，进气阀可不拆卸，以防反复拆卸导致的球囊密闭性受损。

3) 清洁：含氯消毒液浸泡30分钟，用清水冲洗干净。

4) 消毒：高水平消毒，简易呼吸器各部件。

5) 灭菌：环氧乙烷灭菌，简易呼吸器各部件均可使用（用环氧乙烷袋密封，送供应室环氧乙烷灭菌）。

(3) 注意事项

1) 仰头抬颏法可解除无反应患者的气道梗阻。

2) 每次给予挤压球囊的时间持续1秒并可见胸廓抬起。

3) 球囊面罩辅助通气时，如遇阻力较大，需重新检查气道开放情况。

4) 有自主呼吸的患者，应与患者呼吸协调一致。

### (三) 经鼻高流量吸氧

经鼻高流量氧疗（high-flow nasal cannula oxygen therapy，HFNC）是一种通过无需密封的导管经鼻输入经过加温湿化的高流量混合气体的呼吸治疗方法。HFNC通过空氧混合器提供精确的吸入氧浓度（21%～100%），最高达70 L/min的流量，并且提供经过充分温化和湿化（相对湿度100%，温度37℃）的吸入气体，以达到更佳的氧疗效果。

**1. 护理评估**

(1) 适用范围：HFNC于2000年应用于临床，最初应用于新生儿和儿童，目前在成人各种类型衰竭中均有广泛的应用和研究。

(2) 适应证

1) 急性呼吸衰竭。

2) 机械通气拔管后的序贯吸氧治疗。

3) 气管插管预氧合。

4) 外科术后。

5) 支气管镜检查。

6) 阻塞性睡眠呼吸暂停综合征。

7) 特殊人群：免疫抑制患者、急性心力衰竭、轻度一氧化碳中毒、舒缓治疗患者。

(3) 禁忌证：呼吸心脏骤停、急性呼吸道梗阻、血流动力学明显不稳定及自主呼吸微弱的患者。

(4) 相对禁忌证：严重低氧血症（氧合指数 < 100 mmHg）、明显二氧化碳潴留（pH < 7.25）、矛盾呼吸运动、气道分泌物多且无排痰能力、鼻面部手术或创伤、鼻腔明显堵塞及HFNC不耐受的患者。

**2. 操作流程与步骤**

(1) Ⅰ型呼吸衰竭：初始设置：流量30～40 L/min，氧浓度100%，温度37℃。

(2) Ⅱ型呼吸衰竭（7.25 < pH < 7.35）：初始设置：流量20～30 L/min 氧浓度100%，温度37℃。

(3) 每1～2小时密切观察有无失败预测指标之一：呼吸频率 > 35次/分，$SpO_2$ < 88%，ROX指数 < 2.85，胸腹矛盾运动，持续使用辅助呼吸肌，Ⅰ型呼吸衰竭出现pH < 7.35和

$PaCO_2 > 45$ mmHg，Ⅱ型呼吸衰竭 pH < 7.25。

（4）无预测失败指标时持续 HFNC。

（5）6 小时 ROX 指数 < 3.47，或 12 小时 ROX 指数 < 3.85，或者 48 小时内出现预测失败指标之一或血流动力学不稳定。

（6）有第 5 条情况之一则立即给予气管插管、有创通气。

（7）无第 5 条情况，按下列标准撤离 HFNC。

1）原发病控制，呼吸情况好转。

2）先降低氧浓度，后逐步降低气体流量（每次 5～10 L/min）。

3）当流量降低到 15 L/min 时，停止 HFNC，改为普通氧疗。

### 3. 护理观察要点

（1）维护

1）不良反应：少数患者会出现鼻出血、气流过冲、黏膜干燥、耳鸣等不适。

2）冷凝水处理：及时处理聚在管路中的冷凝水。

3）使用后处理：HFNC 撤离后对 HFNC 装置进行终末消毒。

（2）护理观察要点

1）体位：使用前应告知患者治疗目的和注意事项，建议治疗时采取半卧位。

2）选择鼻塞型号：建议选择小于鼻孔内径 50% 的最大型号鼻塞。

3）严密监测患者生命体征、呼吸形式及血气分析的变化，及时做出针对性调整。

4）固定：用可调节的弹性固定带固定，使鼻塞妥善固定在位。固定带松紧适宜，过紧容易压迫皮肤，过松易导致鼻塞移位而影响疗效。

5）张口呼吸患者需嘱其闭口呼吸：不能配合且不伴有二氧化碳潴留者，可应用转接头将鼻塞转变为鼻 / 面罩方式进行氧疗。

6）舌后坠伴 HFNC 效果不佳者，先予以口咽通气道开口处连通，如不能改善，可考虑无创通气等其他呼吸支持方式。

7）避免湿化过度或湿气不足，密切关注气道分泌物性状变化，按需吸痰，防止痰堵窒息等紧急事件的发生。

8）注意管路积水现象并及时处理，警惕误入气道引起呛咳和误吸，应注意患者鼻塞位置高度高于机器和管路水平，一旦报警，应及时处理管路冷凝水。

9）若出现患者无法耐受的异常高温，应停机检测，避免灼伤气道。

10）注意调节鼻塞固定带松紧，避免固定带过紧引起颜面部皮肤损伤。

11）使用过程中如有机器报警，及时查看并处理，直至报警消除。

（刘颖青）

## 第三节　机械通气

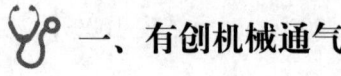 **一、有创机械通气**

有创机械通气是指通过建立人工气道（经鼻或经口气管插管，气管切开），应用正压机械通气方式，达到维持、改善和纠正患者由于诸多原因所致的急慢性重症呼吸衰竭的一种治疗措施。

### (一)护理评估

**1. 适用范围** 心肺复苏、呼吸衰竭(颅内病变、神经-肌肉疾病或胸廓疾病、药物中毒、上气道阻塞、喉部病变或大气道阻塞、小气道阻塞、急性肺实质疾病)、特殊目的的机械通气(预防性机械通气、康复治疗、分侧肺通气)。

**2. 适应证**

(1) 心搏、呼吸停止

(2) 胸、肺部疾病

(3) 神经-肌肉系统疾病

(4) 循环系统疾病

(5) 中毒造成的呼吸衰竭

(6) 腹部外伤、腹腔感染或腹部大手术后

**3. 相对禁忌证** 严重肺大疱、张力性气胸及纵隔气肿未行引流、大咯血或严重误吸引起窒息、低血容量性休克未纠正、支气管胸膜瘘、严重活动性肺结核、急性心肌梗死并心源性休克。

**4. 准备度**

(1) 环境准备:病室安静、整洁、宽敞。

(2) 物品准备:简易呼吸器、气管插管用物、听诊器、呼吸机、模拟肺、负压吸引用物、灭菌蒸馏水、湿化设备、急救药物。

(3) 患者准备

1) 心理准备:对清醒的患者要解释气管插管和机械通气的目的和操作流程。

2) 体位准备:若无禁忌证,床头至少抬高30°~45°。

### (二)操作流程与步骤

**1. 评估** 患者神志、生命体征、血流动力学状态、痰液颜色、性质及量、动脉血气、$PaO_2$、$PaCO_2$。

**2. 解释** 告知患者及家属机械通气的目的、重要性,取得患者配合。

**3. 呼吸机准备**

(1) 将呼吸机管路与呼吸机连接,连接电源,连接氧源(若有空气压缩源,可连接)。

(2) 湿化器中加无菌蒸馏水。

(3) 打开呼吸机电源,连接模拟肺进行呼吸机测试,自检通过后待用。

(4) 检查湿化器工作,正常温度在37~40℃。

(5) 将呼吸机管路与患者的气管插管连接,妥善固定气管插管。

(6) 若清醒患者,告知患者保持自己的呼吸。

(7) 观察患者生命体征、血氧饱和度。

(8) 监测通气、呼吸动力学参数。

(9) 及时处理报警,确定报警原因。

(10) 呼吸机故障、断电时,(呼吸机无备用电池时)及时将呼吸机和患者分离。

**4. 选择呼吸机模式** 根据呼吸机通气的机制,可将呼吸机的基本通气支持方式分为4类:指令(控制)、辅助、支持、自主呼吸。

(1) 指令通气(mandatory ventilation,MV):亦称控制通气(controlled ventilation,CV),呼吸机以预设频率定时触发,按照预定的呼吸频率、吸气时间、潮气量或气道压送气,在达到预设时间时切换为呼气。

(2) 辅助通气(assisted ventilation,AV):患者存在自主呼吸,通过吸气用力时压力触发或

流量触发而触发呼吸机按预设潮气量（或吸气压力）、吸气时间送气，在预设时间切换为呼气。

（3）支持通气（support ventilation，SV）：患者存在自主呼吸，通过吸气用力时压力或流量而触发呼吸机送气，达到预设的气道压力或潮气量；当患者自主吸气流速下降到设定的呼气灵敏度的流速时，呼吸机停止送气，切换为呼气。

（4）自主呼吸：与支持通气相类似，该通气模式是由患者自主吸气触发呼吸机送气，但吸气时间、潮气量、吸气与呼气切换则完全由患者自身情况决定。

将上述呼吸机不同的通气目标、通气机制、基本通气支持方式相应地组合，成为常用的呼吸机通气模式。

（1）压力控制通气（PCV）：吸气期间压力设置值是固定的，另外还需要设置吸气时间或吸呼比以及触发灵敏度。由于压力是固定的，随着呼吸力学（阻力和顺应性）和患者的吸气努力发生变化，潮气量亦随之变化。

（2）容量控制通气（VCV）：保持恒定的潮气量，通气过程中吸气压随着呼吸力学（如阻力和顺应性）和患者的吸气努力而改变。

（3）间歇指令通气（IMV）：是控制通气（CV）与自主呼吸相结合的通气模式。呼吸机以预设频率定时触发，按照预设的呼吸频率、吸气时间、潮气量或气道压送气，在预设时间切换为呼气；在相邻两次正压通气之间允许患者自主呼吸，并且不受呼吸机预设参数影响。

**5．呼吸机参数设置**　呼吸机常规通气参数所包括潮气量（$V_T$）、呼吸频率（f）、吸气时间（Ti）或吸呼比（I/E）、吸气流速、触发灵敏度、吸氧浓度（$FiO_2$）、呼吸末正压（PEEP）、报警范围、湿化器湿化程度。

（1）潮气量的设置：潮气量（$V_T$）设置的目标是保证足够的气体交换及患者的舒适性，成人潮气量一般为 6～8 ml/kg，潮气量过大，可导致气道过高和肺泡过度扩张，诱发呼吸机相关性肺损伤，这在 ARDS 患者尤易发生。潮气量过小，易引起通气不足。

（2）呼吸频率的设置：呼吸频率（f）的设置应考虑通气模式、潮气量的大小、$PaCO_2$ 目标水平和患者自主呼吸能力等因素。另外，机械通气频率的设置不宜过快，以免肺内残存气体增加气体陷闭，产生内源性 PEEP。

（3）吸气时间（Ti）或吸呼比（I/E）的设置：机械通气时呼吸机吸呼比的设定应考虑机械通气对患者血流动力学的影响、氧合状态、自主呼吸等因素，适当地设置能保持良好的人机同步性。

（4）吸气流速的设置：许多呼吸机需要设定吸气流速，吸气峰流速一般情况下以使气流满足患者吸气努力为目标。

（5）触发灵敏度的设置：此类参数的作用在于决定呼吸机何时向患者送气，合适的触发灵敏度设置将明显使患者更舒适，促进人机协调。

（6）吸入氧浓度（$FiO_2$）设置：吸入氧浓度指呼吸机送入气体中氧气所占的百分比，此参数的调节以能维持患者的血氧饱和度正常为目的。机械通气初始阶段可应用较高的 $FiO_2$（>60%）以迅速纠正严重缺氧，以后通常设为能维持血氧饱和度大于 90% 前提下的最低氧浓度，由于吸入高浓度氧可产生氧中毒性肺损伤，一般要求吸入氧浓度低于 50%～60%。

（7）呼气末正压（PEEP）的设置：呼气末正压指在呼气末维持气道内压为正压，PEEP 具有较为复杂的生理效应，应用 PEEP 可增加肺泡内压和功能残气量，在整个呼吸周期维持肺泡的开放，使萎陷的肺泡复张，增加肺的顺应性；能对肺水的分布产生影响，改善通气/血流比例；还可减少由于内源性 PEEP 造成的吸气功增加。应用 PEEP 不当可导致气道压增加；胸腔内压升高，回心血量减少，心排血量降低；增加中心静脉压和颅内压。一般为 5～10 $cmH_2O$。

（8）报警设置：容量（$V_T$ 或 MV）报警，其临床意义是预防漏气和脱机。压力报警分上、下限，用于对气道压的监测。高压限设定在正常气道峰压以上 5～10 $cmH_2O$，低压限设定在能保持吸气的最低压力水平。低压报警装置是对脱机的又一种保护措施，高压报警多提示咳嗽、分泌物堵塞、管道扭曲、自主呼吸与机械通气拮抗等。窒息报警用来监控强制性或自主呼吸、呼吸机停机时报警窒息设置，为患者提供完全的通气支持。一般窒息报警多设定大于15秒。一般高于或低于实际设置的 $FiO_2$ 10%～20%时报警。

(9) 湿化问题：有创通气患者均应进行气道湿化，进行主动湿化时，建议湿度水平在33～44 $mgH_2O/L$，Y型接头处气体温度在34～41 ℃，相对湿度达到100%，高温的报警高限应该是不高于41 ℃。低温报警应以不低于Y型管接头处温度2 ℃为宜。有创通气患者进行被动湿化时，建议热湿交换器提供的吸入气湿度至少达到30 $mgH_2O/L$。

(三) 护理观察要点

**1. 患者监护**

(1) 呼吸系统：监测血氧饱和度以了解机械通气的效果；监测有无自主呼吸，自主呼吸与呼吸机是否同步，呼吸的频率、节律、幅度、类型及两侧呼吸运动的对称性；仔细观察呼吸道分泌物的色、质量和黏稠度，为肺部感染的治疗和气道护理提供主要依据；胸部X线检查：及时发现并发症，了解气管插管的位置；动脉血气分析：判断血液的氧合状态；呼气末正压、$CO_2$ 浓度：评价通气效果。

(2) 循环系统：机械通气的患者应监测心率、心律和血压的变化。

(3) 体温：机械通气的患者因感染机会增加，常可并发感染，使体温升高。

(4) 意识状态：机械通气后患者意识障碍程度减轻，表明通气状况改善；若有烦躁不安、自主呼吸与呼吸机不同步，多为通气不足；如患者病情一度好转后突然出现兴奋、多语，甚至抽搐，应警惕呼吸性碱中毒。

(5) 皮肤、黏膜：观察气管插管或气管切开周围皮肤、黏膜的颜色、疼痛情况、皮肤刺激征象和局部引流情况，及时发现并处理口腔溃疡、继发性真菌感染或伤口感染。注意皮肤的颜色、弹性及温度，了解 $CO_2$ 潴留改善的情况。

(6) 腹部情况：应观察有无腹部胀气和肠鸣音减弱；观察患者有无呕吐物的颜色、量和性质，警惕应激性溃疡引起上消化道出血。

(7) 液体出入量：记录24小时液体出入量。

**2. 生命体征的监测**

(1) 神志及精神状态。

(2) 血压和心率：血压和心率是反映病情变化的敏感指标。

(3) 呼吸频率：呼吸频率是反映病情变化的敏感指标。

(4) 潮气量：潮气量与呼吸频率的变化有一定的相关性。一般病情加重，RR加快，$V_T$ 变小；反之则 $V_T$ 变大，RR减慢。

**3. 呼吸机参数及功能监测** 定时检查呼吸机各项通气参数是否与医嘱要求设定的参数相一致，各报警参数的设置是否恰当，报警器是否处于开启状态。

**4. 气道管理**

(1) 吸入气体的加温和湿化：气管插管或气管切开的患者失去了上呼吸道的温、湿化功能，因此机械通气时需使用加温加湿器，维持吸入的气体温度在32～36 ℃，相对湿度100%。湿化罐内水量要适当，尤其要注意防止水蒸干。

(2) 吸痰：应按需行气道内吸引，应至少每2 h通过肺部听诊等方式评估一次气道内吸引指征。

(3) 呼吸治疗：雾化吸入；定期翻身叩背，促进痰液引流。

(4) 确保气管插管的位置正确：患者活动、翻身、咳嗽、恶心、呕吐等可使气管内移位，上述活动后应观察有无气管移位。

(5) 维持适当气囊压：每隔 6～8 小时测量一次气囊压，使其维持在 25～30 cmH$_2$O。

(6) 气管切开护理：每天更换气管切开处敷料和清洁气管内套管 1～2 次，防止感染。

(7) 防止意外脱管：妥善固定，防止移位、脱出；及时倾倒呼吸机的冷凝水，防止误吸入气管内引起呛咳和肺部感染。

**5. 生活护理** 口腔护理、皮肤护理、排泄护理。

**6. 心理社会支持** 机械通气患者常会产生无助感，可以加重焦虑，降低机械通气的耐受性和人机协调性，易发生人机对抗。对清醒的患者，应主动关心，与其交流，帮助患者用手势、卡片、写字等非语言沟通方式表达需求，以缓解焦虑和无助感，增加人机协调性。

（四）并发症

**1. 呼吸机相关肺炎（VAP）** 呼吸机相关肺炎是指使用呼吸机引发院内获得性肺炎。但也有人认为其更确切的名称应该是人工气道相关性肺炎，因为在临床上，尽管呼吸机管路的污染物有可能导致 VAP，但 VAP 更常见的原因是随着呼吸进入气道的口腔分泌物。由于 VAP 增加患者治疗费用、延长机械通气时间，VAP 发病率的上升甚至与死亡率密切相关，因此越来越受到关注。以下为 VAP 的集束化预防策略。

(1) 手卫生。

(2) 根据特定菌种的感染进行预防。

(3) 无创机械通气。

(4) 抬高床头 > 30°。

(5) 定时进行口腔护理。

(6) 保持气管导管气囊压力在 25～30 cmH$_2$O。

(7) 使用密闭式吸痰管。

(8) 不需常规更换呼吸管路，除非有污染。

(9) 及时清理呼吸及管路中的冷凝水。

(10) 尽可能使用经口气管插管而非经鼻插管。

(11) 使用带有声门下吸引的气管插管，减少分泌物误吸入。

(12) 雾化器使用无菌水（生理盐水）冲洗，并保持干燥。

(13) 进行雾化治疗期间不应脱开呼吸机管路。

(14) 减少胃肠管细菌定植；预防消化性溃疡。

(15) 避免胃过度充盈。

(16) 保证营养。

(17) 每日唤醒及自主呼吸试验。

(18) 设置 PEEP 至少在 5 cmH$_2$O 以上。

(19) 尽可能减少患者间的接触。

**2. 呼吸机相关性肺损伤（VILI）** 包括气压伤、容积伤、萎陷伤；VILI 的典型临床表现包括纵隔气肿、皮下气肿、气胸、张力性肺大疱等，早期表现常难以发现，临床上强调观察和预防 VILI 的发生。

**3. 氧中毒** 长时间吸入高浓度氧气使体内氧自由基产生过多，导致组织细胞损伤和功能障碍，称为氧中毒。主要表现为呼吸系统毒性作用，通常吸入 FiO$_2$ > 50% 的氧气 6～30 小时后患者出现咳嗽、胸闷、PaO$_2$ 下降等表现，48～60 小时后可致肺活量和顺应性下降，胸部 X 线片可出现斑片状模糊浸润影，因此尽早将 FiO$_2$ 降至 50% 以下。

**4. 呼吸性碱中毒** 辅助通气水平过高，或采用辅助控制通气模式的患者自主呼吸频率过快时可导致过度通气。

**5. 血流动力学紊乱** 持续正压通气可使胸腔内压力升高，回心血量减少，从而导致心排血量减少。

**6. 气管-食管瘘** 气囊压迫所致。

**7. 呼吸机故障所致的并发症。**

(1) 气管插管脱出和管道脱开。

(2) 气管插管滑入右主支气管。

(3) 人工气道阻塞：常因黏痰、痰痂、呕吐物堵塞所致，也可因导管套囊滑脱堵塞而引起，导致通气不足甚至窒息。

(4) 呼吸机管道阻塞：呼吸及管道可因积水、扭曲、连接不当或单向活瓣方向装反等原因造成堵塞，如不及时处理可造成窒息。

(5) 其他：包括断电、呼吸切换障碍、机械故障等。

### （五）机械通气的撤离技术

机械通气的应用和发展抢救了许多呼吸衰竭患者的生命，但气管插管和机械通气的应用也不可避免地带来许多并发症。因此，如何充分发挥其作用，及早改善病情，改善或维护肺功能，尽早恢复患者的自主呼吸，完全脱离呼吸机，是在机械通气开始、维持、撤离的整个过程中都必须考虑的问题。

**1. 帮助患者树立信心** 长期接受呼吸机治疗的患者，因治疗前病情重，经治疗后病情缓解，患者感觉舒适，对呼吸机产生依赖心理，会担心停用呼吸机后病情反复，精神紧张。因此，撤机前要向患者及家属解释撤机的重要性、必要性和安全性。

**2. 按步骤有序撤机**

(1) 调整呼吸机参数。

(2) 间断使用呼吸机或调节呼吸机模式。

(3) 撤机：撤离呼吸机→气囊放气→拔管（气管切开除外）→吸氧。

(4) 呼吸机的终末消毒与保养。

##  二、无创机械通气

无创机械通气是指无需建立人工气道如气管插管或气管切开的正压辅助通气，只需通过鼻罩、面罩或头罩等方法将患者与呼吸机相连接。通过改善肺通气及肺换气功能、降低呼吸功能，对呼吸衰竭患者提供有效的呼吸支持。

### （一）护理评估

**1. 适用范围** 有自主呼吸的轻中度呼吸衰竭患者。

**2. 适应证**

(1) 有明显呼吸困难，常规氧疗方法不能维持氧合，或仍持续恶化的患者。

(2) 患者有较好的意识状态、咳痰能力、自主呼吸能力、配合能力且血流动力学稳定。

**3. 禁忌证**

(1) 意识障碍、生命体征不稳定的患者。

(2) 呼吸停止或呼吸微弱，呼吸道分泌物排出困难的患者。

(3) 有严重脏器功能不全的患者。

(4) 未经引流的气胸或纵隔气肿的患者。

(5) 有严重腹胀的患者。
(6) 上呼吸道或颌面部损伤、畸形或经历手术的患者。
(7) 对于无创机械通气不能配合或不能耐受面罩的患者。

**4. 准备度**
(1) 环境准备：环境安静、整洁。
(2) 物品准备：无创呼吸机，不同型号的面罩或鼻罩，湿化用水（灭菌注射用水），听诊器，手消毒液，标识。
(3) 患者准备：向患者及家属解释进行无创机械通气治疗的目的及意义，简述操作方法并取得同意，协助患者取舒适卧位。

### （二）操作步骤

**1. 评估患者**
(1) 根据患者病情明确具有进行无创机械通气指征，评估患者有无禁忌证。
(2) 协助患者清除口鼻腔分泌物，若患者有较多痰液，给予充分吸引或辅助咳痰。
(3) 检查患者颌面部皮肤情况，有无畸形、破溃或出血等。

**2. 呼吸机准备** 连接各管路及电源，打开呼吸机及湿化器电源开关，进行仪器自检测，检查呼吸机是否可以使用、管路是否连接紧密。在湿化器内添加适量灭菌注射用水并做好管路标识。

(1) 选择无创通气模式

1）持续气道正压（CPAP）：指在患者自主呼吸条件下，在整个呼吸周期中，呼吸机持续给予同一水平的正压支持，进而辅助患者完成整个呼吸运动。吸气时，正压有助于克服气道阻力，减少呼吸肌做功；呼气时，气道内正压有助于防止小气道塌陷封闭，从而增加功能残气量，达到改善氧合的目的。

2）双水平气道正压（BiPAP）：是时间切换-压力控制的机械通气模式，可分别调节吸气相气道正压（IPAP）和呼气相气道正压（EPAP）。根据吸-呼转换机制，BiPAP可分为自主呼吸（S）通气模式、时间控制（T）模式和自主呼吸通气辅助结合时间控制（S/T）模式等。

两种通气模式均可用于治疗Ⅰ型呼吸衰竭，而Ⅱ型呼吸衰竭最常用的是BiPAP模式。

(2) 设置通气参数

1）临床上常以患者可耐受的最高吸气压为原则进行无创机械通气的参数设定。CPAP的压力或NPPV的吸气压力首先从低压开始，20～30分钟内逐步增加，根据患者感受调节到可耐受的最高压力，这一过程为参数的初始化和适应过程。

2）常用的通气参数：①潮气量6～12 ml/kg；②呼吸频率16～30次/分；③吸气流量为自动调节或递减型，峰值40～60 L/min（排除漏气量后）；④吸气时间0.8～1.2秒；⑤吸气压力10～25 $cmH_2O$；⑥PEEP根据患者情况而定，常用4～5 $cmH_2O$，Ⅰ型呼吸衰竭时需增加；⑦CPAP 6～10 $cmH_2O$。

### （三）护理观察要点

**1. 患者指导** 要想通过NPPV达到目标治疗效果，就需要患者具有良好的配合能力，在治疗开始前应做好相应的解释工作，消除患者的恐惧心理，提高患者依从性；同时指导患者如何摘除面罩，以便患者在紧急情况如咳嗽、咳痰或呕吐时可自行迅速摘下无创面罩，保护患者安全。指导内容包括：
(1) 无创机械通气治疗的目的及意义。
(2) 通气面罩摘下和佩戴的方法。
(3) 在呼吸机辅助通气过程中可能出现的各种不适，及时向患者解释说明。

(4) 在治疗过程中需要注意的呼吸方式，使用鼻罩或鼻面罩时尽可能闭口呼吸，以免影响效果和胃肠胀气。

(5) 指导患者放松呼吸，逐步达到与呼吸机协调配合，减少配合不当引起的不适。

(6) 鼓励患者积极咳痰并教会患者咳痰方法。

(7) 嘱患者（或家属）若出现任何不适，及时告知医务人员进行相应处理。

**2. 连接无创呼吸机方式选择** 根据患者脸型的特点，连接呼吸机的方式偏好不同，给予患者合适的连接呼吸机方式至关重要，可增加患者舒适度、呼吸机耐受性，进而达到治疗效果。

(1) 轻症患者可先尝试鼻罩、鼻囊管或接口器。

(2) 较严重的呼吸衰竭患者一般需要佩戴口鼻面罩。

(3) 老年患者或口腔无牙齿的患者口腔支撑能力差，因此建议选择口鼻面罩。

(4) 佩戴方式如下：①协助患者取舒适卧位，呼吸机各管路连接好，位置摆放与患者床单位相适宜，调节好呼吸机模式参数；②根据患者面部特点选择适用于患者的面罩并放于患者面部的合适位置，嘱患者扶住面罩，调整好头带，将面罩固定，检查是否佩戴合适、有无头带扭曲或面罩胶垫变形；③进一步调整面罩位置和头带松紧度（以可插入1~2指为宜），询问患者舒适度、有无压迫或其他不适，并使其漏气量最小；④对于有较好自理配合能力的患者，教会患者佩戴和摘除面罩的方法。

**3. 病情观察**

(1) 病情监测：①密切监测患者神志及生命体征变化、患者呼吸困难和呼吸窘迫的缓解情况，关注患者呼吸频率、心率和血氧饱和度变化，辅助检查如动脉血气分析、心电图等变化以及患者使用无创呼吸机面罩的舒适性和呼吸机配合度；②观察患者使用无创机械通气是否有效，如呼吸频率由急促转为平缓，反常呼吸消失，辅助呼吸肌运动减少，血氧饱和度上升，动脉血气分析中pH、$PaCO_2$、$PaO_2$值趋于正常。

(2) 呼吸机参数监测：关注呼吸机显示页面上的潮气量、通气频率、吸气压力、呼气压力等参数设置是否合理，观察机械通气波形图的变化、患者是否漏气严重以及人机配合有无抵抗等。当患者出现呼吸、心率增快，大汗，张口呼吸，胸腹矛盾运动，三凹征阳性时，是呼吸阻力过大或通气动力不足的表现，多是由于呼吸机通气参数调节不当所致。

**4. 并发症的预防**

(1) 口咽干燥：常见于使用鼻罩或使用鼻面罩存在经口漏气或呼吸机湿化不充足的患者，在寒冷干燥季节更加明显。注意在给予患者治疗时调整合适的松紧度以减少漏气，在NPPV治疗过程中嘱患者少量多次饮水，及时调整呼吸机湿化程度，在不产生过多水汽的情况下适当加大湿化程度。

(2) 面罩压迫部位皮肤及鼻梁压迫部位皮肤损伤：主要与患者面部结构特点、面罩对面部的压力（压强）和面罩材料相关。鼻梁部和齿龈部的基本结构是骨骼，皮下组织较少，因此容易引起压力性损伤。面罩气垫对面部的压力超过毛细血管静脉端的压力，从而引起淤血，表现为皮肤瘀红；超过毛细血管动脉端的压力并持续一定时间可引起缺血性坏死，表现为皮肤深部组织损伤。处理办法有：①可在患者进行NPPV治疗开始时在鼻面部受压部位贴减压敷料以减少面部及鼻梁皮肤产生压力性损伤的风险。②在给予患者佩戴鼻罩或鼻面罩时，注意调整好面罩在患者面部的位置合适，松紧度适宜，以头带可伸入1~2指为宜。③在整个治疗过程中可根据患者病情，与医生沟通，遵医嘱给患者间歇性摘下面罩，使用其他吸氧方式替代，以免使患者鼻面部同一部位长时间受压不能缓解，降低皮肤受损风险。

(3) 胃胀气：这与患者病情状况、呼吸机通气压力和患者依从性相关。食管括约肌是对抗气体吞入和胃胀气的主要结构，张力大约为30 mmHg。当患者在辅助通气下配合不当产生反复吞气，或上气道压力超过食管贲门括约肌的张力时，造成气体直接进入胃内。精神状态较差如昏迷或高龄的患者由于括约肌张力降低,更容易发生胃胀气。因此在设置呼吸机参数时,在满足治疗条件下尽可能降低吸气压力(保持吸气压力 < 25 cmH$_2$O),改善人机配合程度。若患者胃胀气明显,可遵医嘱尽早给患者留置胃管,呈持续开放式或连接负压吸引罐进行胃肠减压。

(4) 误吸:当患者神志不清、痰液较多或发生呕吐不能自行拆除面罩时,易发生误吸。一旦发生误吸,极易造成患者吸入性肺炎或窒息,后果严重。因此在给予患者 NPPV 治疗前,要充分评估患者,如有发生误吸风险,暂不予行 NPPV 治疗。此外,进行 NPPV 治疗的患者,指导患者吃饭、喝水后要将口腔内食物全部咽下再佩戴面罩继续治疗,嘱患者避免进食过饱,饭后协助患者取半卧位,必要时遵医嘱给予患者促胃动力药。

(5) 排痰障碍:常见于自主咳嗽排痰能力较差的患者,在进行 NPPV 治疗前充分评估患者自主咳痰能力,体弱等无法自行咳出痰液的患者,先给予患者充分拍背咳痰,必要时行经口吸痰或纤维支气管镜吸痰后再治疗。

(6) 面罩漏气:漏气在 NPPV 治疗中极易发生,发生率可达 20% ~ 25%。漏气程度与面罩性能、固定方式、固定程度和气道峰压直接相关。漏气过多会导致呼吸机触发困难、气流过大和人机不同步,从而影响治疗效果且患者感到严重不适。在治疗开始时充分检查面罩佩戴是否完好,是否存在漏气过多的情况。在保障患者舒适度的基础上调整面罩位置和头带松紧度。对于无口腔支撑的患者,可在患者脸颊两侧贴泡沫敷料减少漏气。或者在呼吸机通气模式选择上选择定压型或自主通气模式,降低通气压力。

(7) 其他:①患者不耐受:是指患者自觉 NPPV 治疗造成不适而无法耐受治疗的情况。可在治疗前给予患者充分解释,告知患者可能出现的不适等,使患者更易接受此项治疗;避免强求患者闭口呼吸,张口呼吸是患者在通气阻力增加或通气动力不足时的代偿方式,可降低呼吸阻力,强求闭口用鼻腔呼吸必然会导致呼吸阻力增加和对面罩的不耐受;使用同步触发性较好的呼吸机,如流量触发、容量触发、流量自动追踪等。采用同步性能较好的模式,如 PSV、PRVC 等,并合理使用 PEEP。②恐惧:部分患者会存在佩戴面罩,尤其是口鼻面罩具有恐惧心理,对患者进行有效的教育指导和合理恰当的解释往往可以减轻或消除患者的紧张恐惧心理,也可让患者观摩其他进行 NPPV 治疗并成功的病例。③睡眠性上气道阻塞:这是由于睡眠时上气道肌肉松弛所致,要严密观察患者入睡后的呼吸情况。若出现上气道阻塞,可协助患者取侧卧位或通过在患者睡觉时增加 PEEP 的方法防止患者发生睡眠性上气道阻塞。

(刘颖青)

## 第四节  胸膜腔穿刺术

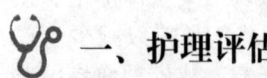

### 一、护理评估

**1. 适用范围**　胸膜腔穿刺术是指对有胸腔积液或气胸的患者,为了诊断和治疗疾病需要,自胸膜腔内抽取积液或积气的操作,常用于检查胸腔积液的性质、抽液减压或通过穿刺胸膜腔内给药。

**2. 适应证**

(1) 胸膜腔积液性质不明,需要抽取积液检查肺部情况者。

(2) 胸膜腔内中等量以上积液(积液量 ≥ 500 ml)或积气(肺组织压缩 ≥ 30%),为缓解压迫所致的呼吸困难，避免胸膜粘连增厚，需要排除积液或积气者。

(3) 脓胸抽液进行灌洗治疗。

(4) 恶性胸腔积液需进行胸膜腔内给药或促进胸膜粘连者。

**3．禁忌证**

(1) 有严重出血倾向、凝血功能异常者。

(2) 疑为胸膜腔包虫病，穿刺可引起感染扩散者。

(3) 需要进行穿刺的部位或周围有感染者。

**4．术前准备**

(1) 环境准备：处置室整洁安静。

(2) 患者准备：向患者及家属解释穿刺目的、操作步骤以及术中注意事项，协助患者做好心理准备，配合穿刺。指导患者练习穿刺体位，并告知患者在操作过程中保持穿刺体位，不要随意活动，避免咳嗽或深呼吸，以免损伤胸膜或肺组织。对于精神紧张者，可于术前半小时给予地西泮 10 mg，或可待因 0.03 g 以镇静止痛。

(3) 护士准备

1) 评估：评估患者的神志状态、合作程度；了解、熟悉患者的病情、过敏史；了解患者凝血功能及血小板情况。

2) 用物：无菌手套 2 副，无菌纱布 2 包，自粘敷料 1 个；皮肤消毒液（常用 0.5% 聚维酮碘）、局部麻醉药（1% 或 2% 利多卡因）；一次性胸腔穿刺包；注射器（一次性注射器 5 ml 1 个，一次性注射器 50 ml 1 个）；标本盒（无菌小瓶 2～3 个，标本容器 500 ml 2 个）；量杯 1000 ml 1 个；有靠背的座椅 1 个，抱枕 1 个，屏风（按需）。使用时需严格检查包装是否完好。

## 二、操作流程

**1．患者体位** 协助患者坐在有靠背的椅子上并面向椅背，两前臂置于椅背上，前额扶于前臂上。如患者卧床，可协助患者取半卧位，患侧前臂上举抱于枕部，完全暴露胸部或背部。

**2．穿刺部位** 协助医师标记穿刺点，一般选择实音明显的部位进行穿刺，常选择在肩胛下角线第 7～9 肋间、腋后线第 7～8 肋间、腋中线 6～7 肋间，或腋前线第 5～6 肋间。必要时行胸腔积液定位 B 超确定穿刺点。应避免在第 9 肋间以下穿刺，以免穿透膈肌损伤腹腔脏器。

**3．穿刺方法** 常规皮肤消毒，局部麻醉。术者左手示指和中指固定穿刺部位的皮肤，右手将穿刺针在局部麻醉处下沿一肋骨上缘缓慢刺入胸壁直达胸膜。连接注射器，护士协助术者抽取胸腔积液或气体。穿刺过程中应避免损伤脏胸膜，并注意保持密闭，防止发生气胸。术毕拔出穿刺针，再次消毒穿刺点后，覆盖无菌纱布，稍用力压迫穿刺部位片刻，用胶布固定后嘱患者静卧。

**4．抽液抽气量**

(1) 每次抽液、抽气时，不宜过多、过快，防止抽吸过多、过快使胸腔内压骤然下降，发生复张后肺水肿或循环障碍、纵隔移位等意外。

(2) 减压抽液时，首次抽液量不宜超过 600 ml，抽气量不宜超过 1000 ml，以后每次抽吸量不应超过 1000 ml。

(3) 如为脓胸，每次尽量抽尽，疑有化脓性感染时，使用无菌试管留取标本，行涂片革兰氏染色镜检、细菌培养及药敏试验。

(4) 如为诊断性抽液，抽取 50～100 ml 即可，置入无菌试管送检。检查瘤细胞，至少需要 100 ml，并应立即送检，以免细胞自溶。

(5) 如治疗需要，抽液、抽气后可注射药物。

## 三、护理观察要点

**1. 病情观察**

（1）穿刺过程中应密切观察患者的脉搏、面色等变化，注意询问患者有无异常感觉，以判定患者对穿刺的耐受性。

（2）如患者有任何不适，应减慢或立即停止抽吸。

（3）若患者突然感觉头晕、心悸、冷汗、面色苍白、胸部有压迫感或剧痛、晕厥，提示患者可能出现胸膜过敏反应，应立即停止抽吸，取平卧位，遵医嘱皮下注射0.1%肾上腺素0.3～0.5 ml，密切观察血压，防止休克。

**2. 严格无菌操作** 操作中要始终保持胸膜负压，防止空气进入胸腔。

**3. 引流后护理**

（1）准确记录穿刺的时间、抽液的量、胸腔积液的颜色。

（2）观察患者的脉搏和呼吸状况，注意有无血胸、气胸、肺水肿等并发症的发生。

（3）观察穿刺部位，如出现红、肿、热、痛、体温升高或液体溢出等，及时通知医生。保持穿刺部位敷料干净。

（4）嘱患者静卧休息，鼓励患者深呼吸，促进肺膨胀。

（刘颖青）

## 第五节 胸腔闭式引流术

胸腔闭式引流是经胸壁向患者胸膜腔内置入引流管道，通过单向引流装置持续排出胸膜腔内气体或液体的治疗方法。

## 一、护理评估

**1. 适应证**

（1）急性脓胸、支气管胸膜瘘、食管胸膜瘘。

（2）外伤性血气胸、自发性血气胸。

（3）肺及其他胸腔手术后。

（4）张力性气胸、开放性气胸、大量胸腔积液（积液量≥1000 ml）或积气（肺组织压缩≥50%）。

（5）乳糜胸。

**2. 禁忌证**

（1）有严重出血倾向者，凝血功能异常者。

（2）单纯结核性脓胸。

（3）恶性胸腔积液。

（4）肝性胸腔积液，持续引流可导致大量蛋白质和电解质丢失者。

**3. 术前准备**

（1）环境准备：处置室整洁安静。

(2)患者准备：向患者简要说明引流的目的、意义、过程及注意事项，以取得患者的理解与配合。告诉患者会使用局部麻醉，术中不会感到疼痛，但当胸腔引流管插入时会感到压力。

(3)护士准备

1)评估：评估患者神志状态、合作程度、生命体征及血氧饱和度。

2)用物：无菌手套2副、无菌手术衣1件、皮肤消毒液（0.5%聚维酮碘）、局部麻醉药（1%或2%利多卡因）、一次性无菌胸腔闭式引流包1个、一次性无菌胸腔闭式引流瓶1个及无菌蒸馏水或0.9%生理盐水1瓶，止血钳2把，无菌纱布2包，治疗巾1条。使用时需严格检查胸腔闭式引流瓶包装是否完好，并注入无菌蒸馏水或生理盐水至标记水位线，注水后将加水口密封盖拧紧，确保处于密封状态。

## 二、操作流程

**1.患者体位** 协助医生帮患者取斜坡卧位。插管部位应依体征、胸部X线片或超声检查确定，并在胸壁做标记。

**2.穿刺部位** 一般取锁骨中线外侧第2肋间或腋前线第4～5肋间。常规皮肤消毒，术者戴无菌手套，铺无菌巾，局麻。

**3.穿刺方法** 首先用注射器做胸膜腔穿刺，以确定最低引流位置。做皮肤切口，用直钳分开各肌层（必要时切开），最后分开肋间进入胸膜腔（壁胸膜应注入足量局部麻醉药），置入较大的橡胶管。大多数患者选用16～22F导管，如有支气管胸膜瘘或机械通气的患者，应选择24～28F的大导管。引流管伸入胸腔之长度一般不超过4～5cm，以缝线固定引流管于胸壁皮肤上，末端连接无菌水封瓶，使胸膜腔内压力保持在1～2 $cmH_2O$ 以下，插管成功则持续溢出气泡，呼吸困难迅速缓解，压缩的肺可在几小时至数天内复张。肺复张不满意时可采用负压吸引。对于肺压缩严重、时间较长的患者，插管后应夹闭引流管分次引流，避免胸膜腔内压力骤降而产生肺复张后肺水肿。若引流管不畅，则应及时调整引流管位置或深度。

## 三、护理观察要点

**1.确保引流装置安全**

(1)所有接口处需用胶布加固，防止脱开。

(2)引流瓶应低于患者胸部且不易绊倒的地方，任何时候其液平面都应低于引流管胸腔出口平面60 cm，以防瓶内液体反流进入胸腔。

(3)引流管长度适宜，妥善固定于床旁，既要便于患者翻身活动，又要避免过长扭曲受压。

(4)密切观察水封瓶液面，确保水封瓶中的长管末端始终在液面下1～2 cm。

**2.观察引流通畅情况** 密切观察引流管内的水柱是否随呼吸上下波动及有无气体自水封瓶液面溢出，了解肺膨胀的情况。正常平静呼吸时水柱波动3～10 cm，必要时可请患者做深呼吸或咳嗽，如水柱有波动，表明引流通畅。水柱波动的范围愈大，提示胸腔内残腔较大，肺膨胀不好。

(1)如引流瓶内有大量泡沫存在影响气体的引流时，可在引流瓶内加入数滴95%乙醇，以降低泡沫的表面张力，消除泡沫，保证引流通畅。

(2)如水柱波动不明显，液面未见气泡冒出，患者无胸闷、呼吸困难，可能肺组织已复张；若患者症状缓解不明显，甚至出现呼吸困难加重、发绀、大汗、胸闷、气管偏向健侧等症状体征，可能为引流管不通畅或部分滑出胸膜腔，应积极采取措施，用手挤压引流管或空针抽气或轻轻左右旋动引流管使之通畅，如仍不通畅，应立即通知医生及时更换导管或作其他处理。

（3）如同时引流液体，应定时观察和记录引流液的量、色和性状，每次观察引流量后可在液面上做一标记，便于记录每一时间段的引流液量，如果出现引流液浑浊或超过 70 ml/h，应及时通知医生。引流一次不应超过 1000 ml，以免肺复张后肺水肿。

（4）每日根据引流液情况更换引流瓶内无菌蒸馏水或 0.9% 生理盐水 1～2 次，引流液黏稠或为血液时，应根据病情定时挤捏排液管（由胸腔端向引流瓶端的方向挤压），一般情况下，每 30 min 挤压 1 次，以免管口被血凝块堵塞。

**3. 防止意外** 搬动患者时需要用两把止血钳将引流管双重夹紧，防止在搬动过程中发生引流管滑脱、漏气或引流液反流等意外情况。若引流管不慎滑出胸腔，应嘱患者呼气，同时迅速用凡士林纱布及胶布封闭引流口，并立即通知医生进行处理。

**4. 引流装置及伤口护理**

（1）严格执行无菌操作，引流瓶上的排气管外端应用 1～2 层纱布包扎好，避免空气中尘埃或脏物进入引流瓶内。

（2）一次性胸腔闭式引流装置可每周更换一次，但非一次性闭式引流装置需要每天更换引流瓶，更换时应注意连接管和接头处的消毒，更换前用双钳夹闭引流管近心端，更换完毕检查无误后再放开，以防止气体进入胸腔。

（3）伤口敷料每 1～2 天更换 1 次或根据敷料制造商建议的更换时间更换敷料，有分泌物渗湿或污染时及时更换。

**5. 肺功能锻炼** 鼓励患者每 2 h 进行一次深呼吸、咳嗽（但避免持续剧烈的咳嗽）和吹气球练习，协助患者经常更换体位，病情允许时可协助患者在床上坐起或下地走路，以促进受压萎陷的肺扩张，加速胸腔内气体排出，促进肺尽早复张。

**6. 病情观察**

（1）密切观察患者的呼吸频率、呼吸困难的和缺氧情况、治疗后反应和治疗后患侧呼吸音的变化等，有无心率加快、血压下降等循环衰竭征象。

（2）大量抽气或放置胸腔引流管后，如呼吸困难缓解后再次胸闷，并伴有顽固性咳嗽、患侧肺部湿啰音，应考虑复张性肺水肿的可能，立即报告医生进行处理。

**7. 人文关怀** 患者由于疼痛和呼吸困难会出现紧张、焦虑和恐惧等情绪反应，导致耗氧量增加，呼吸浅快，从而加重呼吸困难和缺氧。因此当患者呼吸困难严重时，应尽量在床旁陪伴，解释病情和及时回应患者需求。在做各项检查、操作前向患者解释其目的、效果和感觉，即使是在非常紧急的情况下，也要在实施操作的同时用简单明了的语言进行必要的解释。

**8. 拔管指征**

（1）术后 48 h 听诊，术侧肺呼吸音清晰，24 h 引流量小于 50～100 ml，引流液呈血清样，引流管水柱波动小，X 线透视或胸部 X 线片证实术侧肺膨胀良好，无明显积液即可拔管。

（2）全肺切除术后，如胸腔引流呈血清样，24～48 h 即可拔管。

（3）术中污染严重者，胸腔引流时间可适当延长，直至肺膨胀良好，胸腔积液量少而清澈，无发热等感染征象，方可拔管。

（4）胸内虽有积液、积气，但胸腔引流已阻塞，失去引流作用者可拔管。

（5）拔管后可采用穿刺、抽液、抽气等方法使肺膨胀；气胸患者引流侧胸腔肺完全膨胀，呼吸音清晰，夹管 24 h 以上无异常可拔管。

（6）拔管前做好患者和物品的准备，拔管后应注意观察有无胸闷、呼吸困难、切口处漏气、渗出、出血、皮下气肿等情况，如发现异常应及时处理。

（刘颖青）

# 第三十一章 心脏管理相关技术

## 第一节 心电图技术

心电图（electrocardiogram，ECG）是利用心电图机从体表记录心脏每一心动周期所产生电活动变化的曲线图形，是心脏疾病特别是心律失常最常用的检测手段之一。心电图的导联体系分为肢体导联和胸导联两部分。

### 一、护理评估

**1. 适用范围** 用于了解被检查者的心电活动情况，有助于诊断心律失常、心肌缺血、心肌梗死的部位，辅助诊断心脏扩大、心肌肥厚，判断药物或电解质紊乱对心脏的影响等。

**2. 适应证**

（1）疑似或证实有心血管疾病或心功能不全者。

（2）所有人群的常规检查。

（3）需要进行药物治疗监测、术前风险评估及人群筛查者。

**3. 禁忌证** 除特殊情况（Ⅲ度皮肤烧伤、严重皮肤疾病等）无法检查外，无相关禁忌证。

**4. 准备度**

（1）环境准备：宜在宽敞、明亮、安静的房间，远离大型电器设备。操作时室内保持温暖（不低于18 ℃），以避免因寒冷引起的肌电干扰。检查床宽度不窄于80 cm，备以窗帘或屏风遮挡，保护隐私。

（2）物品准备：心电图机（含各导联线），生理盐水棉球或酒精棉球、导电膏，必要时准备备皮包。

（3）患者准备：①检查前，避免剧烈运动，保持平静，避免紧张；②尽量穿着宽松，方便检查；③放置电极部位的皮肤如有污垢，可用肥皂水进行皮肤清洁；④去除身上手表、手机等电子器械和金属物品，减少电磁干扰；⑤放置电极部位如毛发过多，预先剃除局部毛发，以减少电阻；⑥精神异常、婴幼儿等不能配合者，必要时由家属协助或遵医嘱使用镇静药。

（4）操作者准备：①检查前，认真核对申请单，确认患者身份信息，快速了解申请检查目的，了解对描记有无特殊要求；②检查心电图机电源线、各导联线连接是否正确，导联线无缠绕；③向患者解释检查目的、方法、注意事项及配合要求，消除紧张心理。

## 二、操作流程与步骤

**1. 评估** 患者意识状态及配合程度；四肢活动度及皮肤情况，协助去除身上金属物品。做好解释工作，消除紧张心理。

**2. 连接电源** 连接地线，接通电源，打开心电图机开关。检查屏幕亮度适中、记录纸充足，检查机器性能及各导联记录的同步性、灵敏性。通常选择纵轴定标电压 10 mm/mV、横轴定标时间 25 mm/s 走纸速度。

**3. 摆放体位** 协助患者取平卧位，其他体位应做好标识；协助松解衣服，暴露胸前皮肤及双上肢腕关节和双下肢踝关节的皮肤，注意保护隐私，嘱放松肢体，保持平静呼吸。

**4. 准备皮肤** 将准备安放电极的部位先用酒精棉球去脂，对酒精过敏者可用干纱布多次擦拭，再涂上导电膏（或用生理盐水擦湿）。

**5. 安放电极** 按照国际统一标准，准确安放常规 12 导联心电电极、肢体导联和胸导联（图图 31-1），必要时可据病情或遵医嘱加做其他胸壁导联。肢体导联颜色对应：右上肢（RA）-红色、左上肢（LA）-黄色、右下肢（RL）-黑色、左下肢（LL）-绿色。

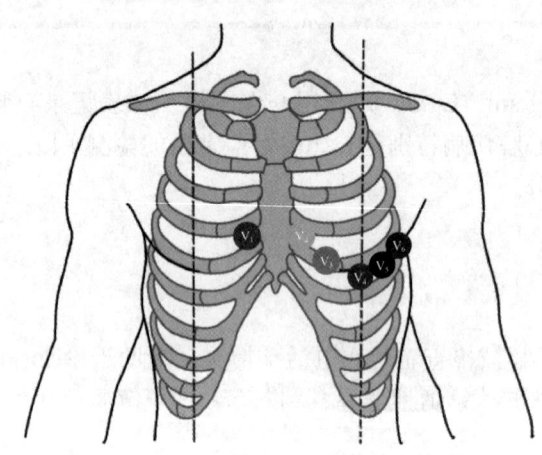

图 31-1　12 导联心电图胸导联位置

**6.** 检查电极安放位置是否有误，再次核对患者信息（表 31-1）。

表 31-1　体表电极名称及安放位置

| 电极名称 | 电极位置 |
| --- | --- |
| LA 导联 | 左上肢 |
| RA 导联 | 右上肢 |
| LL 导联 | 左下肢 |
| RL 导联 | 右下肢 |
| $V_1$ 导联 | 胸骨右缘第 4 肋间 |
| $V_2$ 导联 | 胸骨左缘第 4 肋间 |
| $V_3$ 导联 | $V_2$ 与 $V_4$ 连线中点 |
| $V_4$ 导联 | 左锁骨中线第 5 肋间 |
| $V_5$ 导联 | 左腋前线与 $V_4$ 同一水平 |
| $V_6$ 导联 | 左腋中线与 $V_4$ 同一水平 |

特殊情况下可加做下列导联（表 31-2）。

表 31-2　特殊情况下可加做的导联

| 电极名称 | 电极位置 |
| --- | --- |
| $V_7$ 导联 | 左腋后线与 $V_4$ 同一水平 |
| $V_8$ 导联 | 左肩胛线与 $V_4$ 同一水平 |
| $V_9$ 导联 | 左脊柱旁线与 $V_4$ 同一水平 |
| $V_{3R}$ 导联 | 右胸与 $V_3$ 相对应部位 |
| $V_{4R}$ 导联 | 右胸与 $V_4$ 相对应部位 |
| $V_{5R}$ 导联 | 右胸与 $V_5$ 相对应部位 |
| $V_{6R}$ 导联 | 右胸与 $V_6$ 相对应部位 |

7. **确认导联无干扰**，必要时按滤波键，选择手动/自动模式。

8. 按"开始"，记录心电图。手动模式记录必须在每个导联转换时记录定标方波，每个导联记录长度不少于 3～4 个完整的心动周期。

9. **描记心电图**　描记过程中观察患者状况，嘱放松配合，不要讲话或移动身体，获取合格心电图。

10. 记录完毕，自动模式将自动停止，手动模式需按"停止"键。

11. 取下患者胸部电极及肢体导联。

12. 协助整理衣物，取舒适卧位，整理床单位。

13. 取下记录纸，核对并注明患者姓名、年龄、性别、检查日期、时间；根据需要标记各导联及体位。

14. 操作结束，清洁电极，关闭开关，拔掉电源；心电图机充电备用。

## 三、护理观察要点

1. **注意事项**

(1) 确认各导联与肢体连接正确及导电性能良好，尽量避免心电检测的各种干扰。

(2) 肢体导联电极选择上肢内侧腕关节和下肢内踝关节上方 5～6 cm 处，此处皮肤较外侧皮肤细腻，阻抗小。放置常规胸导联电极时，注意电极不能松脱。

(3) 电极放置部位：避开骨性突处、薄的肌肉或有皱褶的地方；避开皮肤破损、过敏和瘢痕处。若有一肢体部位无法放置电极（截肢或受伤等），应将电极放在距离躯干更近处。

(4) 必须按照标记符号辨识，不能以导联线的颜色分辨上下肢或左右。疑有或急性心肌梗死患者首次作常规心电图检查时，为排除后壁心肌梗死，必须加做 $V_7$、$V_8$、$V_9$ 导联。

(5) 记录右位心的电活动时，需改变导联连接：左右手导联反接；$V_1$～$V_6$ 电极依次放在 $V_2$、$V_1$、$V_{3R}$～$V_{6R}$ 位置描记心电图（图 31-2）。

(6) 描记心电图时，如出现振幅超出心电图纸范围和心率过慢、过快，及时调整电压和走纸速度至合理范围。

(7) 用常规 12 导联心电图机记录 18 导联心电图时，建议分三次采集。

1) 第一次按常规 12 导联心电图安放导联电极。

2) 第二次将 $V_1$、$V_2$、$V_3$ 的电极分别放置于 $V_{3R}$、$V_{4R}$、$V_{5R}$ 处，$V_4$、$V_5$、$V_6$ 的电极放置位置不变。

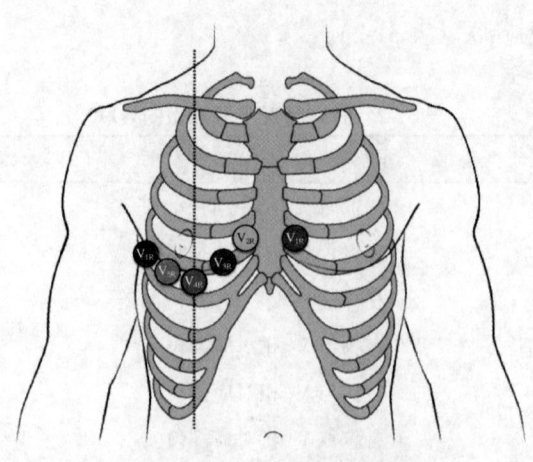

图 31-2　右心心电图胸导联位置

3）第三次将 $V_1$、$V_2$、$V_3$ 的电极分别放置于 $V_7$、$V_8$、$V_9$ 处，$V_4$、$V_5$、$V_6$ 的电极放置位置不变（图 31-3）。

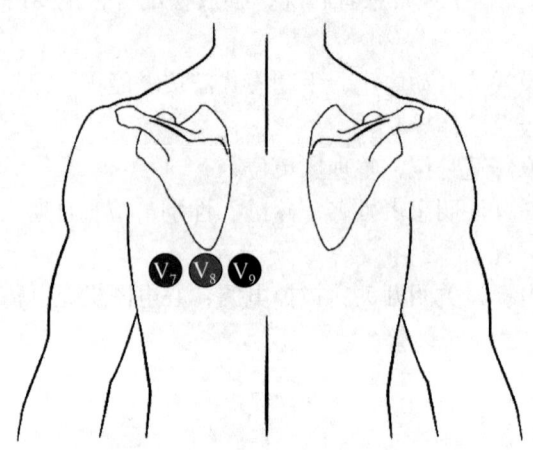

图 31-3　胸导联 $V_7$、$V_8$、$V_9$ 位置

（8）做 18 导联心电图，不应取侧卧位进行标记，因侧卧后患者心脏位置改变，其前后心电图可能不完全一致。可用毛巾或软枕卷曲呈"C"形垫于患者背部。有心律失常时应做长程记录，宜做多导联同步记录。

（9）躁动患者做心电图时，由家属协助进行，改用手动模式分步进行逐个导联描记。

（10）发现特殊心电图异常改变（急性改变）应及时通知临床医生，并嘱患者卧床休息。

**2. 心电图机的维护**

（1）每次使用后，及时清洁电极表面的导电膏或盐水，减少对电极的腐蚀。保持导联线完好，勿用力牵拉或扭转，避免锐角折叠造成损坏；收藏时应盘成直径较大的圆盘，亦可悬挂放置。

（2）心电图机避免高温、日晒、受潮、尘土或撞击。应按说明书要求定期充电，由医疗仪器维修部门及专职人员定期检测心电图机的性能。

（刘　嘉）

## 第二节 电除颤与电复律

### 一、定义

心脏电复律（cardic electroversion）是指在严重快速型心律失常时，在短时间内向心脏通以高能量脉冲电流，使全部或大部分心肌细胞在瞬间同时除极，然后由心脏最高自律性的起搏点（通常为窦房结）重新主导心脏节律的治疗过程。根据发放脉冲是否与心电图 R 波同步，可分为同步电复律和非同步电复律。用于消除心室颤动时称为电除颤，用于转复各种快速型心律失常时称电复律。

一般除颤仪可以同时支持同步、非同步两种除颤模式。根据电极板放置位置，可分为体外和体内两种，本节主要阐述人工体外电除颤/电复律。

电极板大小选择：成人电极板一般在 10～13 cm。儿童电极板 8 cm，婴儿电极板 4～5 cm。

### 二、护理评估

**1. 适应证**

（1）电除颤的适应证

1）心室颤动、心室扑动或无脉性室性心动过速者。

2）无法进行心电图诊断但不能排除心室纤颤或室性心动过速的心搏骤停者。

（2）电复律的适应证

1）室性心动过速：室速不伴有血流动力学障碍时，如经药物治疗无效或伴有心绞痛、心肌梗死、心力衰竭、休克等严重临床状况时。

2）室上性心动过速：经物理或药物治疗无效且伴有明显血流动力学障碍者。

3）心房颤动：为电复律最常见的适应证。伴有下述情况的房颤应考虑电复律治疗：①心房颤动时室率过快，药物控制心室率不满意或伴有心绞痛频繁发作或心力衰竭，电复律后有希望改善者；②房颤持续时间不足 1 年，心脏无显著增大者；③预激综合征合并快速房颤；④去除基本病因后房颤仍持续，如甲状腺功能亢进症治愈后、心脏瓣膜病或缩窄性心包炎术后 4～6 个月仍为房颤者；⑤病态窦房结综合征除发生异常快速型心律失常时，在预先安装好起搏器的条件下，可考虑电复律。

4）心房扑动：电复律可作为治疗心房扑动的首选措施，且成功率高。

**2. 禁忌证**

（1）电复律的绝对禁忌证：下列情况时绝对禁用电复律。①洋地黄过量所致心律失常，电击后可以引起心室纤颤等；②室上性心律失常伴完全房室传导阻滞；③已用大量抑制性抗心律失常药物者；④阵发性心动过速反复发作者；⑤持续房颤在未用影响房室传导药物的情况下心室率已缓慢者；⑥近期内有动脉栓塞或心房内存在血栓而未接受抗凝治疗者。

（2）电复律的相对禁忌证：房颤患者有下列情况时为电复律的相对禁忌证。①拟近期接受心脏外科手术者；②严重水与电解质紊乱、酸碱中毒，特别是低钾血症等；③严重心功能不全未纠正，如甲亢引起的心律失常、病毒性心肌炎急性期以及风湿活动期伴发快速的心律失常者；④心脏明显扩大者；⑤房颤为阵发性，既往发作次数少，持续时间短，预期可自动转复者。

**3. 准备度**

（1）环境准备：安静安全、清洁明亮的环境，如抢救现场有高浓度氧、吸入性麻醉药等，须立即关闭并打开门窗通风，以防引起爆炸和火灾。

（2）物品准备：①除颤仪，在使用前应确认除颤仪功能良好，电源无故障，各导线无接触不良，另备电极贴、导电膏或盐水纱布、干纱布；②各种复苏设备：如简易呼吸器、吸引器、氧气吸入装置、心电监护仪、气管插管物品以及急救药品等，以备急需。

（3）患者准备：①去枕平卧于硬板床；②检查并去除身上的金属及导电物质，松解衣扣，暴露胸部；③了解有无安装起搏器，有无禁忌证；④若患者胸毛过多，剔除除颤部位的胸毛，若胸部表面有较多水（如大量出汗），则快速擦干；⑤电复律前遵医嘱使用抗心律失常药物，常规检测血钾水平，电复律当日晨禁食。

（4）操作者准备：①熟练掌握电除颤操作相关知识、并发症及处理；②核对患者基本信息，了解患者病情，判断是否存在心脏骤停、室颤等除颤指征；③检查除颤仪性能良好，各导联线无缠绕；④除颤时，操作者及其他工作人员不能与患者、病床及与患者相连接的仪器设备接触，以免触电。

## 三、操作流程与步骤

**1. 电除颤操作流程**

（1）评估：①确认环境安全；②了解患者病情状况，评估是否突然发生意识丧失、抽搐、发绀、大动脉搏动消失，观察心电图状态以及是否为室颤、室速波形；③呼叫医生，记录抢救开始时间。

（2）迅速携除颤仪、抢救车至床旁。

（3）体位：患者取复苏体位（去枕平卧于硬板床上，除去金属物品），充分暴露胸部，擦干除颤部位皮肤，左臂外展。

（4）开机：打开除颤仪开关，进入"非同步方式"（NO SYNC MODE）模式，调至"心电监护"（MONITOR）档，粘贴电极片，监测患者心律，证实为可除颤波。必要时遵医嘱给予药物，以提高室颤阈值。

（5）准备电极板：将2个电极板均匀涂抹导电膏或每个电极板包以4~6层生理盐水湿纱布，纱布以浸湿后不滴水为限度。

（6）选择能量（select energy）：遵医嘱调节能量，成人心室颤动或无脉性室性心动过速使用单向波的能量为360 J，双向波为150~200 J（最高至360 J），紧急除颤可选择最高能量。儿童每千克体重2 J，第二次可增加至每千克体重4 J。

（7）安放电极板：电极板有两种放置位置。①前-侧位时，操作者右手持正极A（APEX）手柄放在患者左乳头外下方或左腋前线第5肋间（心尖部），左手持负极S（STERNUM）手柄置于胸骨右缘锁骨下方或第2~3肋间（心底部）；该方式操作方便，多用于急诊（图31-4）。②前-后位时，A电极板置于胸骨左缘第3和第4肋间，S电极板置于左背部肩胛下区（右位心则相反）。此方法适用于除颤电极贴片。上述两种方法均能够使电极板的最大电流通过心肌，且电能需要少，成功率高，可减少潜在并发症。择期电转复多用这种方式，两电极之间距离至少相距10 cm。

（8）施加压力使两电极板充分接触皮肤，以减小肺容积和电阻，保证除颤效果。若涂有导电膏，应轻微转动电极板，使导电膏分布均匀。

（9）再次评估心电示波：确认存在心室颤动、心室扑动或无脉性室性心动过速。

（10）放电前：口述"旁人离开"，环顾四周，确认所有人员（包括操作者）未直接或间接与

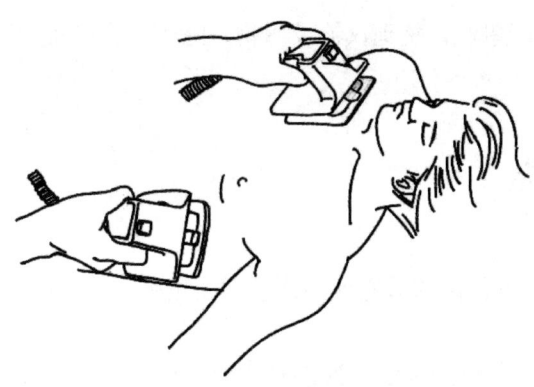

图 31-4　除颤电极放置位置：前 - 侧位

病床或患者接触。

（11）充电（charge）：按"充电"按钮，将除颤仪充电至所需电能量。

（12）放电（shock）：操作者双手拇指同时按下除颤手柄"放电"按钮放电，放电完成后电极板不要立即离开胸壁，应稍停留片刻。

（13）移开电极板，旋钮回监护档。

（14）立即胸外按压：除颤后，大多数患者会出现数秒的非灌流心律，需立即给予5个循环（大约2分钟）的高质量胸外按压，增加组织灌注。

（15）再次评估：观察心电示波，若恢复窦性心律，除颤成功，记录时间；必要时再次准备除颤。

（16）擦净皮肤，取下电极片，有条件更换为心电监护，密切观察病情变化，给予进一步生命支持。

（17）安置患者：擦净患者身上的导电膏，检查皮肤有无红肿、灼伤，清醒者给予心理安慰，未清醒者头偏向一侧（排除颈椎损伤）；协助患者取舒适卧位，整理床单位。

（18）整理用物：清洁电极板并正确回位，关机；除颤仪充电备用。

（19）留存并标记除颤时自动描记的心电图纸。

（20）洗手，记录。

**2．电复律操作流程**

（1）协助患者平卧于硬板床上，排二便，去义齿，建立静脉通路，给予吸氧。连接心电监护，记录12导联心电图以了解心律失常和ST段情况。

（2）遵医嘱应用镇痛、镇静药，减轻患者不适感。

（3）打开除颤仪，连接导联线（避开除颤部位），选择"同步方式"并测试同步性能，选择R波较高的导联进行观察。

（4）均匀涂抹导电膏，安放电极板（方法和位置同电除颤）。

（5）选择能量，根据不同的心律失常类型选用不同的能量充电。

（6）放电前，口述"旁人离开"，确认所有人员离开床边。

（7）放电方法同电除颤，放电完成后电极板不要立即离开胸壁，应稍停留片刻。

（8）电复律后立即听诊心脏并记录心电图，如未转复，可增加能量，每次电击增加50 J，间隔2～3 min再进行电击。首次电复律失败后间歇5～10分钟后进行第二次放电，若仍未复律，可第三次电击。如反复电击3次或能量达到300 J以上仍未转复为窦性心律，应停止电复律。

（9）复律后密切观察患者的生命体征，记录心电图与术前对照，观察有无ST段抬高及T波变化，并连续进行心电图、血压、呼吸和意识的监测，一般需持续24 h，直至病情稳定。

（10）操作完毕关闭电源。

（11）整理患者衣服及床单位，整理仪器及用物，除颤仪充电备用。
（12）洗手，记录。

## 四、护理观察要点

### 1. 注意事项

（1）严格掌握电除颤和电复律的适应证和禁忌证。正确识别心电图类型，以选择合适的除颤方式。

（2）操作者动作迅速、准确。对于心搏骤停患者，除颤仪未到前应实施高质量CPR；对于室颤波形纤细的患者，可先行胸外心脏按压、静脉注射肾上腺素，将其转化为粗颤后，再行电除颤，提高成功率。一次除颤后应立即进行CPR，而心搏检查应在实施5个周期CPR（约2 min）后进行，每次检查时间不超过10 s，仍未复律再次电击。

（3）导电膏或生理盐水的准备：与除颤器在同一处保存，两者不允许分开存放。不可用耦合剂替代导电膏。

（4）除颤前确定患者除颤部位无破损、无潮湿、无多毛、无敷料。清洁并擦干皮肤，不能使用乙醇、含有苯基的酊剂或止汗剂。两电极板之间保持干燥，操作者手上、电极板之间的胸壁上、电极板手柄上切勿粘有导电膏。涂抹导电膏时切记两个电极板不能相互摩擦。

（5）手持电极板时，两极不能相对、不能朝向自己，放置位置应避开瘢痕和伤口，两电极板间的距离在10 cm以上。安装有起搏器的患者除颤时，电极板距起搏器至少10 cm；若电极板部位安放有医疗器械（如电极片），电极板应远离其至少2.5 cm。

（6）消瘦且肋间隙明显凹陷而致电极与皮肤接触不良者，宜用多层盐水纱布，改善皮肤与电极的接触。

（7）误充电需要在除颤仪上放电，或重新选择能量以取消，不能空放电，电极板不能对击。

（8）放电操作时，注意所有人员均应与患者保持绝缘隔离，操作者应戴乳胶手套，禁止湿手操作。操作者必须使电极板紧贴患者的胸壁，保证电极板与胸壁的完全接触，避免对组织的损伤。

### 2. 并发症及处理

（1）局部皮肤灼伤：多由电极板按压不紧或导电膏涂抹不均匀或太少所致。①电极板应紧贴患者皮肤并稍加施压（5 kg），边缘不能翘起；②安放电极处的皮肤应涂导电膏，也可用盐水纱布，紧急时甚至可以用清水，禁用乙醇，否则可引起皮肤灼伤；③除颤后要观察患者局部皮肤有无灼伤的出现，轻者一般无需特殊处理，保持灼伤部位皮肤清洁，避免皮肤摩擦，避开粘贴心电监护的电极片，较重者按一般烧伤处理。

（2）低血压：电击后的短时血压降低或与高能量电除颤所致心肌损伤有关。注意监测患者血压、心电图变化，若仅为低血压倾向，大多可在数小时内自行恢复，若导致周围循环衰竭，应及时使用升压药。

（3）急性肺水肿：一般为老年人和潜在的左心功能不全患者，尤其易发生于二尖瓣和主动脉病变及心肌病的患者。一旦发生，立即通知医生，给予高流量氧气吸入，遵医嘱给予强心、利尿、扩血管、镇静、平喘等药物治疗，保持呼吸道通畅。

（4）栓塞：多发生于心房颤动时间较长或左心房扩大者，可发生于电复律后即刻或24~48小时内，亦可发生在电复律2周后。如发生栓塞，及时对症处理，使用抗凝和溶栓药物。

（5）心肌损伤：高能量电击可引起。除颤选择能够终止室颤的最低能量，过高则会导致心肌损害。如发生应加强监护，予对症支持处理。

（6）呼吸抑制、喉痉挛：可能由镇静剂对呼吸中枢抑制或电击本身引起。呼吸抑制一旦发生，应立即开放气道，行气管插管，做人工辅助呼吸。

（7）心律失常：以各种期前收缩最多见，历时短暂，一般不需要处理。①若为严重的室性期前收缩并持续不退者，应用抗心律失常药物治疗。②一度房室传导阻滞预后良好，多可自行恢复；窦性停搏、窦房阻滞、二度房室传导阻滞历时较长时，可给阿托品、异丙肾上腺素等药物提高心室律、改善传导。③如果有阿-斯综合征发作、三度房室传导阻滞，则需起搏器治疗。④若为室性心动过速或室颤，即刻再行电除颤。

**3. 除颤仪的维护**

（1）保证仪器整洁、干燥、完整，配套装备齐全。定点放置，定专人管理，每日开机检查仪器性能。

（2）保持各导联线完整、无打折，每次使用除颤仪后对手柄进行清洁（按说明书要求），防止积累的导电膏对心电监护信号造成干扰，或者使操作者遇到意外电击。

（3）定期检测除颤仪性能，做到完好备用。普通病区每周仪器自检一次，监护室、急诊室每天自检一次。自检完成后，悬挂"良好""故障"标识。自检不正常应立即上报仪器维修科，并取来备用仪器。对机器自检、充放电、送修均有记录。

（4）电极板平时置于电极板卡槽之中，每次用之后及时对电极板进行清洁与消毒。在关机状态下，取下金属电极板，用专用抹布擦拭电极板表面，如有血液、体液、分泌物污染时，则用75%乙醇进行擦拭，待干后重新安放电极板。

（5）不能用锐利金属工具刮除附着的污垢，特别是不能对电极板金属表面造成划损，不可用对电极板有腐蚀作用的酸碱溶液消毒。

（刘　嘉）

## 第三节　主动脉内球囊反搏术

主动脉内球囊反搏泵（intra-aortic balloon counterpulsation，IABCP）由球囊导管和主动脉反搏泵两部分组成，主要用于支持和稳定心脏功能。主动脉内球囊反搏术（intra-aortic balloon pump，IABP）在冠心病、心力衰竭及心肌梗死介入治疗等方面得到了广泛的应用。目前使用的是双腔球囊导管，除与球囊相连的管腔外，还有一个中心腔，可通过压力传感器监测主动脉内的压力。驱动控制系统由电源、驱动系统、监测系统、调节系统和触发系统等组成。触发模式包括心电触发、压力触发、起搏信号触发和内触发。工作原理：主动脉内球囊通过与心动周期同步充放气，达到辅助循环的作用。在心脏舒张早期主动脉瓣关闭后瞬间快速充盈球囊，大部分血流逆行向上，升高主动脉根部压力，增加冠状动脉的血流灌注，使心肌的供血量增加；小部分血流被挤向下肢及肾，轻度增加外周灌注。在等容收缩期，主动脉瓣开放前瞬间快速排空球囊，产生"空穴"效应，降低心脏后负荷、左心室舒张末期容积和室壁张力，减少心肌耗氧量。IABCP通过这种工作原理调节心肌氧的供需平衡来改善心肌缺血、增加心排血量，达到辅助心脏功能的目的。

## 一、护理评估

**1. 适应证**

（1）心源性休克：对该类患者，应尽早应用IABP，有助于稳定患者的血流动力学指标，联合紧急血运重建术有助于改善预后。

(2) 冠心病高危患者的介入治疗：对于左心室射血分数（LVEF）< 0.40、右主干病变伴左心排血量下降、大面积心肌梗死、PCI失败或术后发生血管闭塞等情况的冠心病高危患者，可考虑应用IABP稳定血流动力学，降低PCI的风险或作为转外科治疗前的临时支持治疗。

(3) 顽固性心绞痛：对于一些药物治疗效果差，并伴有血流动力学不稳定的顽固性心绞痛或缺血相关的心律失常，可考虑。

(4) 顽固性心力衰竭。

(5) 缺血性顽固性室性心律失常。

(6) 急性心肌梗死伴或不伴急性期并发症。

(7) 感染性休克。

(8) 非心脏手术的心脏支持。

(9) 体外循环脱机。

(10) 危重心脏病手术前的预防性措施。IABP还可以用于冠状动脉旁路移植术（CABG）、心脏移植术、心室辅助装置置入等高危外科手术的前后，辅助维持血流动力学的稳定。

(11) 术后心功能异常。

(12) 术后低心排血量综合征。

(13) 心肌顿挫。

(14) 过渡至其他左心室辅助装置。

(15) 纠正心脏解剖缺陷手术后的心脏支持。

急性心肌梗死合并心源性休克（cardiogenic shock，CS）时，保护性使用IABP，可预防PCI再通后闭塞事件的发生，预防非坏死区的重塑和扩大，促进左心室功能恢复，同时可增加脑、肾等重要脏器的血流灌注，增加尿量，减少酸中毒，改善机体内环境。急性心肌梗死合并有CS的患者，尽早在IABP辅助下行PCI，可提高患者院内存活率并能改善患者预后。无保护性左主干狭窄（unprotected left main disease，ULMCA）术前IABP置入可为患者提供稳定的血流动力学基础，IABP与PCI相结合，可提高该类患者生存率。冠状动脉多支血管病变、陈旧性心肌梗死病史和（或）糖尿病史、心力衰竭、高龄（> 75岁）等患者血流动力学极不稳定，如果药物治疗不能稳定患者的心脏功能状态，应尽早使用IABP，同时将IABP与再灌注和（或）血运重建治疗相结合，能最大程度地降低死亡率。

**2. 禁忌证**

(1) 重度主动脉瓣关闭不全。

(2) 主动脉夹层动脉瘤或胸主动脉瘤。

(3) 脑出血或不可逆的脑损害。

(4) 严重的主动脉或髂动脉血管病变。

(5) 凝血功能异常。

(6) 晚期恶性肿瘤患者。

**3. 准备度**

(1) 用物准备：备好消毒用品、IABP穿刺包、除颤仪、无菌手术衣、无菌手套等用品。贴好心电图电极并与IABP反搏泵连接。根据患者的身材选择合适的球囊导管，原则上宁小勿大，以免损伤主动脉壁。成年男性可选择容积为35～40 ml的球囊导管，成年女性一般可选择容积为30～35 ml的球囊导管。原则上合适的球囊导管充盈后应占降主动脉横截面积的90%～95%，其容积大小应大于每搏排血量的50%。

(2) 环境准备：病室安静整洁，光线充足，适宜操作，关闭门窗（或窗帘），请无关人员回避，保护患者隐私。

(3) 护士准备：衣帽整洁，洗手，戴口罩。评估患者股动脉和足背动脉搏动，双下肢皮肤颜色、温度。

(4) 患者准备

1) 根据病情向患者及家属交代 IABP 的必要性和重要性，介绍手术大致过程及可能出现的并发症，争取尽早实施 IABP 术，以免错过最佳抢救时机。

2) 检查双侧足背动脉、股动脉搏动情况并作标记；听诊股动脉区有无血管杂音。

3) 完善血常规及血型、尿常规、出凝血时间等相关检查，必要时备血。

4) 评估股动脉及穿刺术区皮肤并备皮。

## 二、操作流程及步骤

1. 血管超声检查，评估股动脉及髂动脉，排除外周动脉狭窄性病变。

2. 经皮穿刺股动脉，插入球囊导管。可采用无鞘插入球囊导管或通过 8 Fr 鞘管插入。插入前需排出球囊内气体。

3. 在 X 线透视下沿导丝送入球囊导管，留置球囊于左锁骨下动脉开口下方 2 cm 处和肾动脉开口上方的降主动脉内。

4. 撤出导丝，冲洗中心腔，连接压力转换器，固定球囊导管，并与主动脉反搏泵相连。

5. 反搏开始时应在透视下观察球囊充气情况，根据心电图或压力自动调节球囊充气、排气时间。充气应控制在主动脉瓣刚好闭合以后，在主动脉压力曲线重搏波处；排气应控制在主动脉瓣开放前，在主动脉舒张压的波谷处。

## 三、护理观察要点

**1. 注意事项**

(1) 术前常规遵医嘱给予抗血小板聚集药物与地西泮等镇静药物。

(2) 术前备齐术中用物、抢救物品、器械和药品。

(3) 术前给予留置导尿，建立静脉通路，以备术中急用。

(4) 术中记录 IABP 前患者生命体征、心率、心律、心排血量、心脏指数等相关指标，以利于术后评价效果。

(5) 术中严密监护患者的意识、血压、心率、心律、呼吸等变化，一旦出现紧急情况，积极配合医生进行抢救。

(6) 术后护患者保持平卧位或 < 45° 半坐卧位，肢体制动，床头抬高也不应超过 30°，以防导管打折或移位。协助做好生活护理和基础护理，定时协助患者翻身、拍背，减少坠积性肺炎及压力性损伤的发生。对意识不清的患者还应注意做好安全护理。

(7) 观察穿刺部位情况，并每日消毒穿刺点，更换敷料。观察导管深度，以防导管扭曲、移位、脱出、局部受压等。

(8) 所有患者应接受肝素抗凝，并且穿刺远端肢体要定时按摩，以防深静脉血栓形成。每小时使用肝素盐水冲洗测压管道，注意严格无菌操作；每小时检查穿刺局部有无出血和血肿情况；每小时观察患者足背动脉搏动情况，注意观察皮肤的温度和患者自我感觉情况。

(9) 持续监测并记录患者生命体征、意识状态、尿量、心排出量、心脏指数、心电图变化（主要是反搏波形变化情况）、搏动压力情况等，观察循环辅助的效果，如出现异常，及时通知医生。

(10) 仔细观察及发现反搏有效的征兆。反搏满意的临床表现为患者神志清醒、尿量增加、中心静脉压和左心房压在正常范围内、升压药物剂量大幅度减少甚至完全撤除，反搏时可见主动脉收缩波降低而舒张波明显上升是反搏辅助有效的最有力根据。

(11) 遵医嘱进行血、尿等实验室检查，及时报告医生检查结果。

(12) 血流动力学稳定后，可考虑及早撤除 IABCP。撤除时根据病情逐渐减少主动脉球囊反搏比率，若血流动力学稳定，病情无反复，可停止反搏，将 IABCP 撤出。每次变换频率间隔应在 1 小时左右，停止反搏后带管观察的时间不可超过 30 分钟，以免发生 IABCP 球囊导管血栓形成。

**2. 并发症预防处理**

(1) 动脉血栓：主要是股动脉及其远端动脉血栓栓塞，表现为患侧下肢疼痛、苍白、局部动脉搏动消失。

(2) 动脉壁损伤：股动脉损伤多见，可出现股动脉及其分支撕裂、假性动脉瘤、内膜剥离等。

(3) 球囊破裂导致栓塞：气囊破裂时，导管内出现血液，反搏波形消失，应立即停止反搏，更换气囊导管。IABCP 系统在设计上保证了在球囊破裂时立即停止反搏并自动变为负压，所以因球囊破裂导致的栓塞并不多见。

(4) 局部出血：股动脉插管处出血较常见，可压迫止血后加压包扎。

(5) 局部感染：表现为局部发热、红、肿、化脓，严重者出现败血症。严格无菌操作和预防性应用抗生素可控制其发生率。

(6) 下肢缺血：可出现双下肢疼痛、麻木、苍白或水肿等缺血或坏死的表现。较轻者应使用无鞘的 IABP 球囊导管或插 IABP 球囊导管后撤出血管鞘管；严重者应立即撤出 IABP 球囊导管。

(7) 血小板减少。

(8) 肾前性少尿：主要见于球囊末端在肾动脉开口以下。

（石 蕾）

## 第四节　体外膜肺氧合

体外膜肺氧合（extracorporeal membrane oxygenation，ECMO）是将静脉血从体内引流到体外，经膜式氧合器氧合后再用血泵将血液灌注回体内。ECMO 可有效地进行血液气体交换和组织灌注，通过保护肺通气，减少呼吸机对肺的损伤；通过降低心脏前后负荷和减少正性肌力药及血管活性药的应用，使心脏和肺得到充分休息，为心肺功能的恢复或脏器移植赢得时间。

### 一、护理评估

**1. 适应证**

(1) 各种原因引起的心脏、呼吸骤停。

(2) 心肌炎、冠状动脉痉挛等所致急性心力衰竭。

(3) 急性严重呼吸衰竭。

(4) 各种严重威胁呼吸循环功能的疾病、酸碱及电解质重度失衡、重症哮喘、溺水、冻伤、外伤、感染等。

(5) 药物或呼吸机治疗无效的新生儿顽固性肺动脉高压。

**2. 禁忌证**　体外生命支持组织在指南中明确指出，有下列情况者不建议建立循环 ECMO

支持。

(1) 心脏功能无恢复可能，同时没有心脏移植和安装心室辅助器的可能。
(2) 有明显的出血倾向，尤其是颅内出血患者。
(3) 严重不可逆的脑损伤。
(4) 严重感染或晚期恶性肿瘤患者。
(5) 主动脉瓣关闭不全。
(6) 长时间心肺复苏。
(7) 不确切的心肺复苏，如心脏骤停时间不详、复苏方法不当。
(8) 不可逆的多脏器损伤。

严重出血患者，体外循环高流量不能维持基本血流动力学稳定，不宜运行ECMO。当心脏收缩无功能时，建议安装心室辅助装置。

**3．ECMO 支持方式**

(1) VVECMO：是成人呼吸衰竭支持治疗的主要途径，应用的前提条件是心功能良好。VVECMO对血流动力学无明显影响。
(2) VAECMO：同时存在呼吸、循环衰竭时，可选择VAECMO进行生命支持。
(3) AVECMO：主要用于心功能较好而由于各种原因所导致血氧合功能差或$CO_2$排出功能障碍的成人呼吸衰竭患者。

**4．准备度**

(1) 患者准备

1) 患者评估：ECMO应用时机是治疗成功的关键。评估患者病情，出现以下情况可进行ECMO循环支持。

①心脏指数 < 1.8 L/(min·m$^2$)，并伴有以下情况
②左心房压力或肺毛细血管楔压（PCWP）> 20 mmHg
③平均动脉压：成人 < 60 mmHg，婴幼儿 < 50 mmHg
④尿量 < 0.5 ml/(kg·h)
⑤代谢性酸中毒
⑥体循环血管阻力 > 2100 (dyne×s)/cm$^5$
⑦大剂量的正性肌力药的治疗
⑧患者评估时注意脑功能的可恢复性。向患者或家属解释ECMO的并发症等，若确定上机，应迅速建立，以争取最佳的治疗效果。

2) 体位摆放：取平卧位，穿刺部位下方铺清洁垫巾。
3) 手术部位：常规选择右颈内静脉和右股静脉置管，予以穿刺部位备皮。
4) 皮肤保护：保护骶尾部位和骨突处皮肤，以免形成压损。
5) 静脉通路：患者常规避开置管穿刺部位，在对侧肢体开通静脉通路，便于术中给药。
6) 有效监护：进行有效心电监护，有创动脉血压监测，利于术中连续动态监测血压。
7) 抗凝准备：插管前5分钟给患者肝素，ACT > 300秒。

(2) ECMO上机前的准备

1) 了解患者既往史，熟悉患者病情。
2) 评估患者心肺功能、心功能分级、心脏节律等。
3) 评估患者肺部病变程度、变化趋势、目前治疗护理效果。
4) 评估血气结果、肝肾功能；乳酸超过10 mmol/L将影响ECMO后的总体效果。
5) 患者诊断是否明确，如需要，可进行内科、外科、ICU、麻醉科等MDT会诊。
6) 代谢指标提示组织缺氧加重，伴或不伴有严重呼吸功能不全，尿量减少，可行ECMO支

持治疗，并考虑 ECMO 后下一步治疗。

7) ECMO 循环辅助后，心肺功能可能恢复，可顺利脱机。或可进一步治疗（手术治疗、心脏移植、安装人工心脏等），无明确 ECMO 禁忌证，获得家属知情同意，可行 ECMO 治疗。

(3) 用物准备：ECMO 主机、离心泵、手摇泵、空氧混合器、变温水箱（加蒸馏水或者灭菌用水）、0.9% 氯化钠 1000 ml、消毒棉签、灭菌手套、管道钳 3 把、剪刀、耦合剂、彩色多普勒超声、预充管路套包、鞘管、导丝、动静脉导管、手术衣、无菌铺巾包、换药碗、缝合包、缝线。

(4) 护士准备：着装整洁，洗手，戴口罩。

##  二、操作流程及步骤

**1. ECMO 系统预充排气**

(1) 仪器自检

1) 主机自检：打开主机电源开始自检，显示 VALV 提示主机自检通过。

2) 变温水箱自检：确认水位线，打开电源，显示 TEST-OK，确认轮机转动，确认温度键正常、指示灯亮及温度可调节，提示自检通过。

3) 空氧混合器自检：首先检查空氧混合器连接接头是否和气源插孔匹配，将空气及氧气插入相应的气源插孔，调节氧浓度键，调节气流量键，提示自检通过。

(2) 管道安装

1) 检查：检查套包质量及有效期。打开包装，将套包内的所有部件放置到无菌台上（膜肺以及管道、氧气连接管、预冲灌注管 2 根、扎带若干、预冲袋、膜肺侧支管 2 根）。

2) 管道连接：连接静脉引流管与离心泵头入口，确认接头处超过第二刻度线，并用扎带固定。

3) 连接近泵头预冲灌注管，确认三通"开放"状态；连接另一根预冲灌注管，确认三通"通大气"状态；夹毕两个罗伯特夹。连接膜前侧支管，连接膜后侧支管（均关闭三通）。

4) 离心泵头流量监测槽涂抹耦合剂，抬高膜肺卡扣，安装膜肺，将管道挂于膜肺架上。

5) 流量调零定标：接下来开始零点定标，按管道夹闭按钮，主机提示进行下一步，转动转速旋钮至零转，按零转确认按钮，按静音键。

6) 使用 3 把管道钳分别夹闭预充灌注管两端及中间管路。取生理盐水 1000 ml 连接近泵头预冲灌注管，取预冲袋连接预冲排气管，打开 2 个罗伯特夹。

7) 打开桥段的管钳，使用重力的原理先排除两根预冲管之间的管道内的空气，确认无空气，再次夹闭桥段，打开远泵头段的管钳，将管钳夹于桥段。打开近泵段管钳，抬高泵头，排尽泵头内的空气，夹毕泵头后的管路，然后正确安装泵头。

8) 打开泵头与膜肺之间的管钳，将转速调至 1500～2000 转 / 分。注意观察液体不要排空。

9) 取下膜前黄色排气小帽（在预冲过程中保持排气孔开放，以确保能持续排气），取下管路，沿水流方向均匀转动管路，以排出管路内的空气，排气后挂回；排出膜后空气，依次排出膜前、膜后侧支管的空气。

10) 再次观察桥段及两端管路内有无气泡。确认无气泡，松开管钳；关闭 2 根灌注管三通，夹闭罗伯特夹，再次确认管道内无空气，取两把管钳分别夹毕灌注管两端的管路，卸除预冲灌注管（2 根灌注管撤除方法相同）。再次确认管道内无空气，还原黄色排气小帽（也可自循环备用，即将 2 根灌注管均插入预冲排气袋内，转速调至 3000～4000 转 / 分）。

11) 连接氧气连接管：将氧气连接管两端分别连接到膜肺及空氧混合器上。

12) 连接变温水箱：水箱温度提前进行预热，等变温水箱中的水温达到设置温度后，将管道连接在膜肺。

13）ECMO 开机自检无误后，打开流量开关，观察离心泵运转是否正常，流量计数调零，设定流量报警范围。松开离心泵进出口管道钳，观察流量显示是否正确，检查管道各接口和膜肺有无渗漏、氧气管连接是否正常、气源供应是否正确。

14）再次检查 ECMO 系统内无气泡，夹闭动静脉管道，机器预充调试完毕，移至床旁安装 ECMO。

**2. ECMO 置管** 置管与管路组装和预充同时进行。插管位置包括经颈部、股部、胸部等部位。根据患者体重及所选择插管部位血管粗细选择插管型号。经腹股沟插管简单易行，适合在任何地方进行。该技术可采用改良 Seldinger 技术，配合彩超使用。可明确靶血管通畅情况，避免盲穿对血管的损伤。为预防下肢缺血，可同时在插管侧下肢远端放置灌注管。如已有中心静脉或动脉插管，可在导丝引导下更换为 ECMO 插管。

**3. ECMO 启动**

（1）插管与管路，台上台下分别查对引流与回流管道方向。

（2）台上松开管道钳，台下先松开静脉引流管道钳，旋转流速开关，转速达到 1500 转/分以上后，再打开离心泵后管道钳，ECMO 开始运转，并逐渐提高转速至 ECMO 流量以达到预期目标。

（3）观察血流方向和流量，打开空氧混合器的流量开关。

（4）观察动脉血颜色，检查动静脉血氧饱和度是否正常，观察静脉管道有无抖动。

（5）检查膜肺和各个接头有无渗漏，观察患者动脉血压、中心静脉压、血氧饱和度等。

（6）ECMO 启动初期需要通过转速与对应流量来确认当前插管可以达到的最高辅助流量，再结合患者的实际情况观察需要辅助的最佳流量。如流量达不到最佳流量，需要调整插管位置或重新置管。

（7）确定最佳辅助流量后维持，等待病变脏器的恢复。

## 三、护理观察要点

**1. 专人监护**

（1）指脉氧监测器放右手。

（2）详细记录生命体征、动静脉血氧饱和度。

（3）每班检测肢体末端的脉搏搏动及肤色变化并记录。

（4）密切监测变温水箱温度 38 ℃，维持体温 37 ℃。

（5）ECMO 运行期间暂不使用含有脂肪乳的药物。

**2. 管路管理**

（1）管路接头紧密连接。

（2）管道固定自然、顺畅、不承受重力。

（3）严格预冲操作，排尽气泡。

（4）维持正常的转速和流量。

（5）不可在管路上接任何液体通路。

（6）管道系统操作时必须先停泵。

**3. 血流量不稳定或下降提示处理**

（1）迅速通报 ECMO 小组。

（2）管路是否有扭折。

（3）管路抖动现象：管线会颤动，多是静脉端的问题，如静脉导管位置不佳、血容量不足或心脏压塞。若是管线不会颤动，而突然血流量下降，多是动脉端的问题，动脉导管因有血栓卡住而造成阻塞。

**4. 常见并发症**

（1）出血：给予输血、应用止血药等及时纠正出血，准确记录出血量，注意肺功能检测，输血时注意有无过敏反应及大量输血低体温等不良反应，观察有无心脏压塞症状，出现异常及时报告医生，及时给予处理。

（2）栓塞：长时间辅助循环导致静脉血流运行障碍、长时间卧床且置管侧肢体制动导致血流缓慢等均可引起栓塞。监测置管侧下肢动脉波动，记录皮肤颜色，观察下肢有无疼痛、肿胀，异常时测量下肢周径变化，注意神志及瞳孔变化。加强患者肢体主动及被动功能锻炼。

（3）感染：感染是ECMO辅助期间最严重的的并发症之一。重点是感染的监控与护理。环境保持清洁，每日定时消毒。严格各项无菌操作。呼吸机管理按预防感染流程管理。按需进行病原学培养，按医嘱合理调整抗生素使用并观察使用效果。置管处敷料及时更换，加强皮肤观察及护理，适度翻身，预防压力性损伤。

（4）溶血：严密观察监测溶血指标、尿色及皮肤有无黄染等，做到及时发现，及时报告，尽早处理。

（石 蕾）

## 第五节 心肺复苏术

心肺复苏（cardiopulmonary resuscitation，CPR）是指针对心搏、呼吸骤停采用的抢救措施，即用心脏按压或其他方法形成暂时的人工循环并恢复心脏自主搏动和血液循环，用人工呼吸代替自主呼吸并恢复自主呼吸，达到恢复苏醒和挽救生命的目的。心搏骤停（sudden cardiac arrest，SCA）是指心脏泵血功能突然停止，患者对刺激无反应，无脉搏，无自主呼吸或呈濒死叹息样呼吸。猝死（sudden death）是指外表健康或非预期死亡的人在外因或无外因的作用下突然和意外发生的非暴力性死亡。心脏性猝死（sudden cardiac death，SCD）是指急性症状发作后1 h内发生的以意识骤然丧失为特征的、由心脏原因引起的自然死亡。发生心脏停搏5~10 s出现意识丧失，10~15 s发生阿-斯综合征，伴有全身抽搐及二便失禁，20~30 s出现呼吸停止、面色发绀，30~60 s出现瞳孔散大，如能进行及时的抢救，患者有复苏的可能。如果心脏停搏超过4~6 min，中枢神经系统将造成不可逆的损害。及早进行心肺复苏，是提高复苏成功率的关键。现代心肺复苏包括基础生命支持、高级心血管生命支持和心搏骤停后管理三部分。《2020年美国心脏协会心肺复苏及心血管急救指南》对生存链进行了修改。院内心脏骤停（in-of-hospital cardiac arrest，IHCA）生存链：及早识别与预防、启动应急反应系统、高质量CPR、除颤、心脏骤停恢复自主循环后治疗、康复；院外心脏骤停（out-of-hospital cardiac arrest，OHCA）生存链：启动应急反应系统、高质量CPR、除颤、高级心肺复苏、心脏骤停恢复自主循环后治疗、康复。

### 一、护理评估

**1. 适应证** 因各种原因所造成的心脏停搏（包括室颤、无脉性室速、无脉性电活动及心脏静止）。心搏骤停时，血流停止，重要脏器的血液供给停止。而脑组织对缺血、缺氧最为敏感，故以神经系统的表现出现最早和最为显著。具体的表现包括：①意识突然丧失或伴有全身短暂抽搐；②心音消失，大动脉搏动消失，血压测不到；③呼吸呈叹息样或喘气式（濒死呼吸），随后即停止；④皮肤灰白、发绀；⑤瞳孔散大、固定；⑥如果呼吸先停止或严重缺氧，则表现为进行性发绀、意识丧失、心率逐渐减慢，随后心搏停止。

心搏骤停时的心电图表现主要有4种：①心室颤动，是成人心搏骤停最常见的心电图节律表现；②无脉性室性心动过速；③心室停顿，心脏的一切活动消失，心电图上无心室活动；④无脉性电活动。心电图可有除室颤、室性心动过速和停搏外的各种表现，但无脉搏。

**2. 准备度**

(1) 现场安全评估。

(2) 患者评估：呼吸与脉搏评估。

## 二、操作流程及步骤

**1. 基础生命支持（basic life support，BLS）** 是心搏骤停后挽救生命的基础。包括心搏骤停的识别、呼叫急救系统、尽早开始CPR、尽早除颤。

(1) 做好个人防护。

(2) 评估环境，确认现场环境安全。

(3) 迅速判断患者意识：轻拍患者双肩，在其双耳旁大声呼唤，判断患者有无反应。

(4) 确认患者意识丧失，立即呼叫，寻求帮助，启动应急反应系统，取来除颤仪。

(5) 判断患者呼吸：听呼吸音、看胸廓起伏、感觉气流溢出（一听二看三感觉）。同时触摸同侧颈动脉搏动：以示指和中指触摸到甲状软骨，向外侧下方滑动2~3cm，至胸锁乳突肌凹陷处。时间不超过10秒。

(6) 患者无动脉搏动无呼吸或呼吸不正常，立即给予胸外心脏按压。

(7) 去枕平卧，置于复苏体位。如为软床垫，需垫按压板。

(8) 胸外心脏按压（cardiac compression，C）

1）按压部位：胸骨下半部（胸部正中，两乳头连线水平）。

2）按压手法：双手掌根重叠，十指相扣，掌心翘起离开胸壁，上半身前倾，两臂伸直，肩肘腕垂直于胸骨用力向下按压（以髋关节为轴）。

3）按压深度：胸骨下陷5~6cm。

4）按压频率：100~120次/分。

5）按压与放松比例为1∶1。

6）每次按压后胸廓充分回弹，掌根不离开定位点，双手不离开胸壁。

7）按压的同时观察患者面色。

8）按压过程中尽量避免按压的中断，中断应<10秒。

(9) 除颤：除颤仪到达应尽早除颤。

1）检查是否为可除颤心律。如为可除颤心律，立即给予电击，除颤后立即进行心肺复苏5个循环，如需除颤，可再次给予电击。如为不可除颤心律，继续心肺复苏。

2）使用除颤器应连接监护，确定患者有电除颤适应证。选择"非同步"，在两个电极板上涂导电膏，按下"充电"键，充电至200J。将两电极板分别放置于胸骨右缘第2肋间和左腋前线第5肋间。用力压紧，再次确认为可除颤心律，按下"放电"键。除颤后立即进行胸外心脏按压。

3）使用AED：开机，将两个电极贴分别放置于胸骨右缘第2肋间和左腋前线第5肋间，连接电极贴及AED，AED自动分析心律并充电，按下放电键。除颤后立即进行胸外心脏按压。

(10) 开放气道（open airway，A）

1) 检查口腔有无活动性义齿、异物。

2) 轻轻将头偏向一侧，取出义齿及异物，清除口鼻分泌物。

3) 仰头举颏，开放气道。怀疑颈椎损伤患者可用托颌法。①仰头抬颏法：一手置于患者的前额，使头后仰，另一手示指、中指置于颏骨，提起下颏，使下颌尖、耳垂连线与地面垂直。向上抬动下颏时，避免用力压迫下颌部软组织，避免造成气道阻塞。②托颌法：在患者头侧，两手拇指置于患者口角旁，其余四指托住患者下颌部位，在保证头部和颈部固定的前提下，用力将患者下颌向上、向前抬起，并用拇指轻轻向前推动颏部使口张开。③必要时可放置口咽通气道、喉罩或气管插管。

(11) 人工呼吸（artificial breath，B）

1) 放置面罩紧贴患者面部，用手固定并加压于边缘，自然吸气后口对面罩吹气。2人以上可使用简易呼吸器通气。

2) 每次通气时间持续1秒，连续通气2次。

3) 通气同时观察胸廓起伏，可见胸廓隆起。避免过度通气。

4) 按压/通气比为30∶2。

(12) 每5组CPR评估一次效果。

1) 判断呼吸（一听二看三感觉）和脉搏是否恢复。

2) 再次评估患者瞳孔、面色、口唇、甲床、血压。

3) 判断患者意识，如患者意识未转清，头偏向一侧。

**2. 高级心血管生命支持**（advanced cardiovascular life support，ACLS） 是建立在基础生命支持（BLS）的基础之上，由专业急救、医护人员应用急救器材和药物实施的一系列复苏措施。ACLS包括人工气道的建立、电除颤、药物的应用、机械通气、循环辅助仪器、综合评估、复苏后脏器功能的维持等。

(1) 人工气道的建立

1) 基础气道：主要有鼻咽通气管、口咽通气管。口咽通气管用于没有咳嗽或呕吐反射的无意识患者，需由接受过培训的人员操作。可防止舌阻塞气道，保持气道的通畅。鼻咽通气管可用于有气道阻塞或气道阻塞风险的患者，特别是牙关紧闭无法放置口咽通气管者。鼻咽通气管比口咽通气管更容易耐受，严重颅面部损伤的患者慎用鼻咽通气管。

置入鼻咽通气道（NPA）：鼻咽通气道一般首选从右侧鼻孔进入。如患者有颅面部骨折"熊猫眼"征时，应避免使用鼻咽通气道。如在置入的过程中遇到阻力，应将鼻咽通气管退出，更换至对侧置入。如遇舌体阻塞气道，应托起下颌或上提下颏，使鼻咽通气管从舌体下方穿过。

置入鼻咽通气管操作步骤（经右侧鼻孔）：①选择合适型号的鼻咽通气管，尽量选择能够轻松通过外鼻孔的最大号的鼻咽通气管，以患者的小指粗细为参考来选择鼻咽通气管型号；②测量鼻孔到耳垂的距离；③用水溶性润滑剂润滑鼻咽通气管；④经右侧鼻孔沿着鼻腔的底面缓慢置入鼻咽通气管，与面部垂直，使鼻咽通气管斜面朝向鼻中隔；⑤通过后咽部时，边旋转边送管，动作轻柔，直至通气管的凸缘到达鼻尖。

置入鼻咽通气管操作步骤（经左侧鼻孔）：①将鼻咽通气道旋转180°，斜面朝向鼻中隔；②沿垂直于面部的方向置入，送至后咽部；③将鼻咽通气管旋转180°后继续置入至咽部。

置入口咽通气道（OPA）步骤：①根据患者口角到外耳下部的长度或到下颌角的长度选择型号；②用手指或压舌板将患者嘴部打开，将口咽通气道放入口内，动作要轻柔，避免挤压舌体；③若口咽通气道不耐受，出现恶心等，可改用鼻咽通气管。

置入声门上气道步骤：①选择合适的型号，润滑；②手持管腔部分，开口朝向下颌侧，轻压下颌打开口腔；③软尖朝向硬腭，沿着硬腭轻轻送入，直至感觉到阻力，此时尖端应位于食管上口，罩囊封闭喉周；④固定。

置入喉罩（LMA）：喉罩置入简单，成功率高，可迅速建立人工气道，通气可靠，避免咽喉及气管黏膜损伤，刺激性小。使用时防移位、防反流及误吸。置入步骤：①保持颈部中立，检查气囊无漏气；②放空气囊内气体，用手指整理并使其平滑，便于放置；③润滑，采用执笔式使前端紧贴硬腭，用示指引导向耳部处向后向下置入，送至下咽部，感觉到明显阻力为止；④一手固定住通气管后将另一手撤出，充气；⑤放入牙垫，用胶带固定。

2）高级气道：主要是经口气管插管。紧急气管插管时胸外心脏按压暂停时间应小于10 s。必要时可连接呼吸机进行紧急机械通气。

喉镜直视下经口气管插管步骤：①助手固定患者头部及颈部；②抬起下颌，将喉镜片从患者右侧嘴角插入，将舌体推向左侧，喉镜片沿舌面进入直至看到会厌；③将喉镜向前上方提拉，挑起舌体及会厌，暴露声门；④将气管导管沿口咽腔的右侧送入，确认声门后，送管至过声带5 cm；⑤紧握气管导管，拔出管芯，向套囊充气；⑥检查气管导管位置。物理检查评估包括：观察两侧胸廓起伏，在上腹部和两侧肺部听诊。上腹部应听不到呼吸音，两侧肺部呼吸音应对称。也可使用呼气$CO_2$检测仪、食管探测仪等确认气管导管位置是否正确。如怀疑导管不在位，用喉镜观察导管是否通过声带。如仍有怀疑，应拔出导管给予球囊面罩通气，直到重新插管。插入和确认气管内插管的位置正确后，在门牙处标记导管的深度，并予以固定。

（2）电除颤：高质量的CPR和尽早除颤是心肺复苏成功的基础。心搏骤停由四种心律失常引起：心室纤颤（室颤）、无脉性室性心动过速（无脉性室速）、无脉性电活动和心室停搏。目击下的心搏骤停最常见的初始心律为心室纤颤，电除颤是治疗心室纤颤的有效手段。除颤成功的可能性随时间延长迅速降低，如不能及时纠正心室纤颤，可转为心脏停搏等难以纠正的心律失常。

（3）建立给药途径：心搏骤停急救时主要的给药途径包括外周静脉、骨髓腔、中心静脉、气管内给药。首选静脉通路，穿刺困难者可使用骨髓腔通路。如心搏骤停与大量血容量减少有关，应考虑低血容量性心搏骤停，及时给予补液。除有明确低血糖，一般避免输入含葡萄糖的液体，以免引起高血糖而加重心脏停搏后的神经系统功能障碍。复苏期间建立输液通路的主要目的是用药。心搏骤停期间药物治疗的主要目的是促进自主心律的恢复和维持。药物的应用不应中断CPR。主要药物：

1）肾上腺素：在成人心搏骤停期间，每3～5 min静脉或骨髓腔通路使用1 mg肾上腺素是合理的。

2）胺碘酮：可用于除颤、CPR和血管加压药无反应的室颤或无脉性室速患者的治疗。首次用药为300 mg，用5%葡萄糖稀释到20 ml静脉或骨髓腔通路注射。

3）利多卡因：是一种相对安全的抗心律失常药物。如没有胺碘酮，可考虑利多卡因，初始剂量为1～1.5 mg/kg静脉注射。

4）阿托品：应用于血流动力学不稳定的窦性、房性或交界性心动过缓。1 mg静脉或骨髓腔通路注射，可以重复给予直至总量为3 mg。

5）碳酸氢钠：应根据碳酸氢根浓度、血气分析或实验室检查提供的碱缺失指导碳酸氢钠治疗。常规起始剂量为1 mmol/kg。

（4）密切观察患者病情变化，尽快连接心电监护仪或除颤仪或心电图机进行持续心电检测，及时发现心律失常，采取相应的急救措施。检测中需与患者的临床实际情况相联系。密切检测血压，一般至少维持收缩压≥90 mmHg或维持平均动脉压≥65 mmHg。

**3．心搏骤停恢复自主循环后救治护理和神经功能预后** 对于已恢复自主循环（return of spontaneous circulation，ROSC）的患者，还需要度过复苏后综合征这一关。复苏后综合征（post-resuscitation syndrome，PRS）是心肺复苏成功、机体自主循环恢复（ROSC）后复杂的病理生理过程。包括脑损伤、心肌损伤、全身缺血再灌注损伤等多器官功能不全。需提供心脏骤停后治疗，常由多学科专业人员组成的医疗康复护理团队以提高出院生存率和改善神经功能预后为目的进行各种治疗及护理。主要包括神经系统功能监测与复苏、原发因素寻找与治疗、脏器功能监测与支持等。其重点是预防心脏骤停的再次发生并提供个体化治疗康复护理方案，以改善患者的长期生存率与神经功能预后。

（1）循环支持：早期目标化治疗。治疗的关键是在数小时内使血流动力学达标，6 h 内达到以下要求：中心静脉压 8～12 cmH$_2$O，颅内压 65～90 mmHg，中心静脉血氧饱和度（ScvO$_2$）＞70%，血红蛋白达 80 g/L，乳酸水平＜2 mmol/L，尿量大于 0.5 ml/kg 体重等。血管活性药物应根据心肌收缩力、血管张力等进行调整。若经过上述治疗血压仍不能维持，需考虑用机械手段如主动脉球囊反搏（IABP）、体外膜肺氧合（ECMO）、体外循环等来达到理想血压。

（2）氧合维持：维持血氧饱和度在 94%～96% 即可。机械通气的患者要避免高碳酸血症或过度通气导致颅内压升高、酸中毒等情况，因此应使二氧化碳保持在正常水平。

（3）亚低温治疗：亚低温的治疗目标是使患者在 12～24 h 内体温在 32～34 ℃。可分为诱导期、维持期及复温期。如由于各种原因不能进行亚低温治疗，在第一个 72 h 尽量防止高体温发生。

（4）原发病的治疗：治疗导致心搏骤停的原发病很关键。如急性心肌梗死患者尽早进行再灌注治疗。对于心律失常的患者应维持正常的电解质平衡、使用抗心律失常药物、植入起搏器等。其他的原发病例如脑卒中、肺栓塞、中毒、创伤等应尽早去除病因，防止导致心搏骤停的因素持续存在而再发。

（5）镇静肌松、抗抽搐、控制血糖、控制感染等治疗。

**4. 康复期间的支持、治疗和护理** 心搏骤停存活患者在住院后需经过较长时间的恢复期，在出院前患者应进行生理、神经、心肺和认知障碍方面的多模式康复评估和治疗。应根据患者具体情况制订全面的多学科出院计划，纳入患者治疗、护理、康复治疗及活动/工作恢复预期目标。

## 三、护理观察要点

**1. 监测、预防、早期干预** 对于医院内的成人患者，心脏骤停常因严重的呼吸或循环情况恶化所致。很多心脏骤停的发生是可以通过仔细观察、预防和对心搏骤停前情况的早期识别与治疗来预测和避免的。

**2. 早期识别心脏骤停并启动应急反应系统** 由于患者没有意识、没有呼吸（或没有正常的呼吸）、没有脉搏，需要迅速识别患者的心脏骤停的状态。一旦做出判断，应立即就近呼喊求救并启动院内（院前）抢救系统或让他人启动并获取抢救设备如抢救车和除颤器等。

**3.** 医务人员评估时应检查脉搏，时间不超过 10 秒。判断患者无呼吸，未触及脉搏，即可立即给予心肺复苏。患者无呼吸、能触及脉搏，可进行单纯人工呼吸。

**4.** 当院外心脏骤停时间被目击或发生医院内的心脏骤停时，在现场可获取 AED 或人工除颤器，应立刻进行 CPR 和尽早使用除颤器，同时给予人工呼吸。

**5. 高质量胸外心脏按压** 减少胸部按压中断次数及时间，换人时间不超过 5 秒，特殊情况如气管插管或除颤操作，一次中断胸外心脏按压时间不应超过 10 秒。

**6.** 对于创伤和非创伤且不怀疑受伤的患者，均可使用仰头抬颏法开放气道。当高度怀疑患者颈椎受伤时，应使用托颌法。

**7.** 人工呼吸通气应为 1 s，保证有足够的气体进入肺内，潮气量以 500～600 ml（6～7 ml/kg）为宜，并避免过度通气。

8．对心脏骤停患者首选建立静脉通路，对于建立静脉通路困难的情况可建立骨内通路。

9．可使用呼吸机及心肺复苏仪等辅助仪器。

10．由于孕期患者更容易发生缺氧，在孕妇心脏骤停期间应优先考虑氧合和气道管理。若妊娠20周以上，子宫会向右侧移位。除颤仪的设置和药物剂量也与普通患者相同。对于低血容量的心搏骤停患者，补液量需要增加。需尽早准备行剖宫产术。

11．儿童心搏骤停相对于成人而言，更容易对复苏有反应，应给予更积极的治疗。

（石　蕾）

# 洗 胃 术

## 第三十二章

洗胃术是指将含有特定成分的液体适量反复多次灌入胃腔内，混合胃内容物以后再抽出的一种技术。主要目的包括解毒、减轻胃黏膜水肿及检查或术前准备。对于吞服非腐蚀性的毒物、各种口服药物过量、食物中毒等急性中毒的患者，洗胃是临床上一项极其重要的急救措施。洗胃术又可分为口服催吐洗胃术、胃管洗胃术、剖腹胃造口洗胃术3种。本章主要介绍临床最常用的洗胃机胃管洗胃术。

## 一、护理评估

**1. 适用范围**

（1）解毒：迅速清除胃内尚未吸收的毒物，同时利用不同的洗胃液进行中和解毒，用于急性经口毒物中毒、食物中毒、过量服用药物等。一般6小时内效果最佳，毒物量过多、过大、毒性强、洗胃不彻底、毒物吸收比较缓慢而在胃内停留时间较长等情况，超过6小时也应积极洗胃。

（2）减轻胃黏膜水肿：对于幽门梗阻的患者常有胃潴留的情况发生，洗胃能清除胃内潴留物，减轻潴留物对胃黏膜的刺激，从而减轻胃黏膜水肿。

（3）手术或检查前的准备：行胃部手术或胃镜检查时，洗胃可以清除胃内容物，清晰胃镜下或手术中视野。洗胃既利于检查、手术操作的进行，也有利于明确诊断、切口恢复以及消化道的功能恢复，同时还能降低术后感染的风险。

（4）留取标本送检：对于经口毒物中毒的患者毒物性质不明时，可通过洗胃留取胃液标本送毒物分析。

**2. 适应证**

（1）凡口服毒物中毒无禁忌证者。

（2）幽门梗阻伴大量胃液潴留患者需做钡餐检查或手术前的准备，急性胃扩张需排出胃内容物减压者。

（3）催吐洗胃法无效或意识障碍不合作者。

（4）需留取胃液标本送毒物分析者。

**3. 禁忌证**

（1）伴有胸腹主动脉瘤患者。

（2）伴有严重心脏疾病的患者。

（3）肝硬化伴食管胃底静脉曲张患者。

（4）中毒诱发抽搐未控制者。

(5) 乙醇中毒等呕吐反射亢进，易发生误吸者慎用。
(6) 近期有上消化道出血及胃癌、胃穿孔患者。
(7) 近期做过胃和食管的大的外科手术患者及昏迷患者应谨慎洗胃。
(8) 孕妇及老年人应谨慎洗胃。
(9) 一些烃类化合物，这种情况下洗胃容易引起吸入性肺炎。
(10) 口服强酸、强碱或其他对消化道有明显腐蚀作用的毒物中毒。

**4．准备度**

(1) 评估：评估患者年龄、病情、病史、疾病诊断、配合程度、意识、生命体征、口鼻腔黏膜有无损伤、有无活动性义齿。

(2) 环境准备：安全、明亮、宽敞、温度适宜、遮挡患者，配备监测患者生命体征的监护仪以及吸氧装置、吸引装置等抢救设备。

(3) 护士准备：衣帽整洁，修剪指甲，洗手，戴口罩。

(4) 用物准备：治疗盘1个，盘内放置胃管一套、洗胃连接管一套、50 ml注射器、听诊器、压舌板、纱布、弯盘、手电筒、液状石蜡、干棉签、橡胶单、治疗巾、胶布、一次性口含器或导管固定器、水温计、一次性手套、量杯、10000～20000 ml 根据毒物性质准备的25～38 ℃的洗胃液、洗胃机（带刻度的洗胃桶、污物桶及附件），必要时备标本容器、开口器、舌钳。

(5) 患者准备：了解洗胃目的、方法，清楚配合要点，并签署知情同意书。卧位合适，病情允许的情况下一般取左侧卧位或者半坐卧位。

## 二、操作流程与步骤

1．携用物至床旁，核对患者信息。嘱咐患者在洗胃过程中如有不适，及时举手示意。

2．洗胃机安装检查　将洗胃连接管分别对应洗胃机的进液口、胃管口和排液口进行连接，洗胃管和进液管放入清洁桶，排液管放入排污桶，开机循环两次以排空管道内空气，并在洗胃机显示出胃状态时按下暂停键。

3．协助病员取左侧卧位。

4．将橡胶单及治疗单铺于患者颌下，置弯盘、纱布于口角处。

5．将棉签、胃管等包装打开，戴手套。将一次性口含器或导管固定器固定于患者口中。

6．再次核对患者信息后用正确的方法安置胃管　定位剑突位置，安置深度一般为患者前额发际至剑突的距离再加上10 cm，为55～70 cm。液状石蜡润滑胃管前端15 cm后，自患者口腔轻柔插入至所需长度。

7．核实胃管准确在位，轻压患者上腹将胃内容物引流出来，必要时留标本送检。

8．将胃管与洗胃机导管连接，按下计数复位键，开始洗胃。按照出胃—进胃—出胃的方式进行循环，每5次循环后手动进行一次液量平衡，以及时吸出胃内潴留液，每次注入液体以300～500 ml 为宜。

9．在洗胃过程中，密切关注患者生命体征及意识状态，密切观察洗出液的性质、量、颜色、气味等，反复冲洗直至洗出的液体澄清无味，洗胃液总量一般为10000～20000 ml，有时可达30000～50000 ml，在洗胃机显示出胃末时再按"停机"键，机器停止工作。

10．洗胃完毕，断开胃管与洗胃机连接管，轻压患者剑突下，以充分引流胃内残留液体。

11．拔胃管　反折胃管尾端，在患者深呼吸末拔除胃管。

12．整理患者床单位，再次核对后送患者回病房进一步治疗。

13．处理用物　一次性用物按照医疗废物处理，洗胃机表面擦拭消毒，洗胃机内部按照洗—消—洗的顺序进行清洁消毒，最后空循环两次排出液体，备用。

14. 洗手，记录洗胃液总量、洗出液颜色、总量、气味、患者目前情况等。

## 三、护理观察要点

**1. 洗胃机维护**

（1）洗胃前

1）洗胃前连接洗胃机电源，开机检查机器功能是否完好。

2）洗胃前工作两次循环以上以排出管内空气。

3）洗胃前按"次数清零键"，使计数显示回零位。

4）洗胃前确认洗胃机显示为出胃状态方可按启动键开始洗胃。

（2）洗胃中

1）洗胃过程中，随时注意观察洗胃机注入总洗胃液量、排出量、进胃及出胃的压力及时间等情况，每次注入洗胃液量为 300～500 ml，正常情况下出胃压力为 0.001～0.045 MPa，出胃时间为 15～20 s，进胃压力为 0.001～0.040 MPa，进胃时间为 15～20 s，发现排出总液量大于注入的总洗胃液量应按一次"液量平衡"，洗胃机进入出胃状态，排出胃内潴留液，发现进出胃压力及时间异常，应及时处理。

2）洗胃机工作过程中患者体位应与洗胃机处于同一高度，洗胃机高于药液桶液位 60～100 cm。

（3）洗胃后

1）洗胃后及时对各洗胃管路进行终末处置。胃管及各洗胃管路一般为一次性使用，使用后丢弃入黄色垃圾袋即可。也有部分医院仍在使用可重复使用洗胃管路，此时可按洗 - 消 - 洗的顺序初步处理后送供应室消毒。

2）洗胃后及时对洗胃机进行终末处置。洗胃机表面用清水、500 mg/L 的含氯制剂或 75% 乙醇进行擦拭即可。洗胃机内部按洗 - 消 - 洗的顺序进行清洁消毒（用清水冲洗洗胃机内部及各管道 5 次，再用 500 mg/L 的含氯制剂消毒液冲洗洗胃机及各管道 5 次，第 5 次循环后，可让管腔充满消毒液浸泡 30 分钟，再用清水冲洗洗胃机及各管道 5 次）。最后，运行洗胃机将洗胃机内部液体全部排出，关机并拔出电源线备用。

3）洗胃机应放置平稳，并放置在干燥通风处。

4）洗胃机如果长时间闲置，应每隔两天开机运行 2～3 分钟，以保证机器完好备用。

**2. 并发症预防处理**

（1）胃穿孔

1）临床表现：患者自感腹胀、腹痛并持续加重，X 线示膈下大量游离气体。

2）预防：①注意出入液体量平衡；②使用洗胃机时压力不宜过大；③洗胃前详细询问病史；④洗胃过程中严密观察。

3）处理：①立即停止洗胃；②报告医生；③做好术前准备。

（2）胃出血

1）临床表现：抽出液呈洗肉水样，严重者可出现休克表现。

2）预防：①选用胃管不宜太粗；②插管动作轻柔娴熟；③强酸、强碱禁止洗胃。

3）处理：①立即停止洗胃；②报告医生；③建立静脉通道；④备血；⑤遵医嘱用止血药；⑥密切观察患者生命体征。

（3）窒息

1）临床表现：患者烦躁不安，面色发绀，血氧饱和度下降。

2）预防：①患者采取左侧卧位；②洗胃室内备吸痰装置；③洗胃过程中严密观察患者面色及血氧饱和度；④注意灌洗液出入平衡，避免胃内容物过多引起呕吐、误吸；⑤洗胃前评估患者意识及呼吸状态。

3）处理：①患者取平卧位头偏向一侧，迅速吸出气道内误吸物；②面罩加压给氧，密切监测生命体征；③自主呼吸微弱者行气管插管、机械通气。

(4) 心搏呼吸骤停

1）临床表现：神志突然丧失，大动脉搏动消失。

2）预防：①插管规范，动作轻柔；②洗胃过程中严密监测生命体征。

3）处理：①立即停止洗胃；②立即行心肺复苏术。

(5) 急性胃扩张

1）临床表现：患者表现为腹部高度膨隆，呕吐反射消失，洗胃液吸出困难。

2）预防：①保持出入液量平衡；②保持管路通畅；③严禁一次灌入过多液体。

3）处理：①暂停洗胃；②查找原因，对症处理。

(6) 其他并发症

1）临床表现：水中毒，口腔及食管黏膜损伤，低钾血症，吸入性肺炎，胃肠道感染，寒冷反应，中毒加剧，急性胰腺炎。

2）预防：①插管动作轻柔；②必要时遵医嘱使用利尿剂；③洗胃液温度适宜；④注意给患者保暖。

（高永莉）

# 第三十三章 创伤管理相关技术

创伤性损伤仍是国际上造成死亡的主要原因。每年有500多万人死于创伤，占世界总死亡人数的9%。创伤占全年龄残疾患者的6%。因创伤导致死亡最常见的原因有交通伤害，其次是故意伤害、自杀和跌倒。社会人口老龄化因素导致死亡的人数持续上升。

创伤是指机械性致伤因素作用于人体所造成的组织结构完整性的破坏或功能障碍。分类如下。

**1. 按有无伤口分类** 开放性损伤、闭合性损伤。

**2. 按部位分类** 颅脑伤、颌面伤、颈部伤、胸部伤、腹部伤、脊柱伤、骨盆会阴部损伤、四肢伤等。

**3. 按致伤因素分类** 火器伤、冷兵器伤、烧伤、冻伤、化学伤、放射损伤等。

**4. 按受伤部位的多少及损伤的复杂性分类** 可分为单发伤、多发伤、多处伤、复合伤等。

**5. 按伤情轻重分类** 一般分为轻度、中度、重度3度。①轻度：主要伤及局部软组织，无生命危险，只需局部清创处理；②中度：主要是广泛软组织损伤、四肢长骨骨折、肢体挤压伤及一般腹腔脏器损伤等，需手术治疗，但一般无生命危险；③重度：主要指危及生命或治愈后留有严重残疾者。

## 第一节 清 创 术

清创术是对新鲜开放性污染伤口进行清洗去污、清除血块和异物、切去失去生机的组织、缝合伤口，将其处理成为新鲜、清洁的伤口，达到一期愈合，有利于受伤部位的功能和形态的恢复，是处理开放性损伤最重要、最基本、最有效的手段。开放性伤口分为清洁、污染、感染三类。

### 一、护理评估

**1. 适应证**
(1) 适用于开放性创伤。
(2) 伤口6～8小时以内者。
(3) 伤口污染较轻，不超过伤口12小时者。
(4) 血运丰富部位（头面部）伤后24小时以内者。

**2. 禁忌证** 污染严重或已化脓感染的伤口不宜一期缝合，仅将伤口周围皮肤擦净，消毒周围皮肤后，敞开引流。

**3. 评估伤口并记录**　检查神经、血管、肌腱、骨骼等受伤情况，向患者交代病情，让其有合理的期望值，并做病历记录，为将来可能的纠纷提供证据。

(1) 皮肤、皮下组织评估

1) 有活力的正常皮肤：血运好、颜色正常、真皮层下健康、皮下组织牢固贴合。

2) 危险可能需要清除：血运差、颜色发暗、皮下脂肪有瘀斑。

3) 皮下组织已失活、必须清除：无血运、皮肤颜色发黑，与皮下组织完全撕脱、重度污染。

(2) 筋膜、肌肉评估"4C"原则：颜色（color）、韧性（consistency）、出血（capacity to bleed）、收缩性（contractility）。

(3) 肌腱评估

1) 有活力：主动、被动活动正常。

2) 无活力：失去张力或呈绿色。

(4) 骨与骨膜评估

1) 危险可能需要清除：骨膜内瘀斑。

2) 必须清除：骨膜与周围组织完全分离。

(5) 神经评估

1) 神经受压：剧痛、感觉迟钝。

2) 神经损伤：疼痛刺激无反应，无反射。

3) 神经断裂：功能丧失，足下垂、垂腕、爪形手。

**4. 外科清创的时机**

(1) 病情许可，越早越好。

(2) 无明显感染表现，均可清创。

(3) 已有感染，但伤口有异物或较多坏死组织，也可清创，清创后伤口暂不缝合。

(4) 理想时间：伤后 8 h 以内，头面、手部伤口伤后 12 h 以内。

## 二、操作流程与步骤

清创术的主要原则是清创和修复，也就是尽可能地减少创面的细菌含量以及将损伤的组织重新缝合。

**1. 探查评估注意事项**

(1) 止血：若血流不止，需止血，四肢部位开放伤可应用止血带。

(2) 麻醉：若伤口较深需探查伤口，需麻醉。

(3) 应尽可能清除伤口内的各种异物，有时需辅助检查帮助定位。

(4) 多学科会诊：对于开放性骨折、严重的手部肌腱或肌肉撕裂、损害功能的神经损伤、眼部或眼睑深于皮下的撕裂，为保证良好的效果，应请相应专科医师协助评估清创和治疗。

**2. 术前准备**

(1) 充分了解伤情，判断伤情是否伴有血管、神经、肌腱、骨骼等损伤。

(2) 完善相关的实验室检查。

(3) 重大损伤伴休克者，应先积极抗休克，做临时止血，病情稳定后再清创处理。

(4) 多发伤、复合伤涉及多个专科范畴时，应急诊会诊迅速拟出手术方案。

**3. 清创步骤**　主要分为清洗和消毒治疗两个步骤，具体如下。

(1) 清洗：用无菌纱布盖住伤口，用肥皂水和毛刷，刷洗伤口周围皮肤，再去掉无菌纱布，用生理盐水冲洗伤口。

(2) 消毒和治疗

1) 体位：根据伤口的部位，安置于能充分显露伤处及合适的体位。

2) 麻醉：一般伤口选用局部麻醉，四肢创伤可采用臂丛和（或）硬膜外麻醉。

3) 清洗伤口：先用无菌纱布覆盖伤口，剔除伤口周围毛发，其范围应距离伤口 5 cm 以上，用肥皂液（油污可用汽油或乙醚擦拭）洗净伤口周围皮肤，除去伤口纱布，进行冲洗，一般冲洗 3 遍，严重污染时，可冲洗多次，直至清洁为止。常见伤口冲洗液按来源或成分可分为以下几种：自来水、生理盐水、表面活性剂（如肥皂水、苯扎氯铵等）、消毒剂（如聚维酮碘、氯己定等）、抗菌药溶液等。

不同伤口的冲洗方法：①斜向创面冲洗：伤口冲洗时，应使水流与接触的创面呈一定角度（如呈 45°），避免水流与创面垂直。若垂直冲洗创面，不易将纤维蛋白膜从创面剥离去除，且容易将冲洗液、污染物碎片颗粒"冲击"进入伤口深部，造成组织水肿和污染物残留，也可能将细菌冲到伤口深处。②小而深伤口的冲洗：对于穿刺伤等小而深的伤口，应考虑在解剖学允许的情况下，适当扩创后冲洗。如不能扩创，应考虑将冲洗设备（如注射针头）深入伤口冲洗，避免伤口内水流交换不充分。③扩创冲洗：水进入伤口后，在出伤口时会和新进入伤口的水发生撞击，使得伤口内部水流不强，不能把病原微生物及污染物冲出来，也不容易把冲下来的颗粒带出伤口且易造成水肿，因此应扩创冲洗。④深入冲洗：把冲洗设备放入伤口深部冲洗，避免出伤口的水流和入伤口的水流发生碰撞。进行该冲洗时，注意冲洗压力勿过大。

**4. 检查伤口** 查看伤口有无血凝块及异物，并检查伤口的深度，有无合并神经、血管、肌腱与骨骼损伤。

**5.** 常规消毒伤口周围皮肤，铺无菌巾。

**6. 清理伤口**

(1) 修整伤口：周围不整齐的皮肤边缘 1 ~ 2 mm、失去活力成灰白色或不出血的紫色皮肤应予以去除。

(2) 探查伤口：从伤口两端沿纵轴延长，逐层切开皮肤、皮下组织、深筋膜，必要时扩大伤口，充分暴露潜在的无效腔，剪除伤口内失去活力的组织。

(3) 组织修复：由深层向浅层按局部组织的解剖层次进行缝合，避免遗留死腔，缝合时应松紧适宜，以免影响局部血运。非重要血管的断裂，可予以结扎。主要血管损伤，应及时吻合或修补。神经断裂，修齐断端并进行吻合或修补。

## 三、护理观察要点

1. 对有血管、神经、肌腱、骨骼损伤者，应给予固定肢体。

2. 保持适当体位，胸腹脏器伤术后取半卧位，肢体伤后应适当抬高患肢，以减轻疼痛及肿胀。

3. 严密观察伤口情况，注意有无感染情况。

4. 观察伤肢末端的血液循环、运动、感觉情况。

5. 应用抗生素预防感染，注射破伤风抗毒素。

6. 密切观察全身情况，预防和治疗并发症。

7. 伤口的愈合

(1) 一期愈合：组织修复以原来的细胞为主，仅含少量纤维组织，局部无感染、血肿和坏死组织，再生修复过程迅速，结构和功能修复良好，一般是 1 周左右。

(2) 二期愈合：以纤维组织修复为主，即瘢痕愈合，不同程度地影响结构和功能恢复，多见于损伤较重、范围大、坏死组织多，且常伴有感染而未经合理的早期外科处理的伤口。伤口较大或并发感染，愈合时间长，外观功能差。

（3）三期愈合或延期愈合：某些伤口保持开放24～72小时，引流其分泌物，无明显感染后予以缝合，以达到近似一期愈合，但瘢痕稍多，比二期愈合时间短，功能较好。

（李 尧）

## 第二节 止血、包扎、固定、搬运术

创伤的特点是发生率高、危害性大、易致残和死亡。创伤四项基本技术为止血、包扎、固定、搬运。及时、正确、有效的救治，可防止损伤加重，减轻伤员的痛苦。

### 一、止血术

成人全身血量占自身体重的7%～8%，出血是创伤后最常见的表现，短时间内大量的出血可危及生命或造成严重的并发症。在急救中有效地止血，可防止失血性休克的发生。

出血种类按出血部位分为皮下出血、内出血和外出血。皮下出血为皮下组织内出血，形成血肿、瘀斑。内出血为身体深部组织或内脏损伤出血，创伤后易出现应激反应，评估时易漏诊，救护人员需警惕。怀疑内部脏器有出血时，应每5分钟进行评估一次。外出血为体表的伤口出血。外出血按损伤血管分为动脉出血、静脉出血、毛细血管出血。动脉出血量大、呈鲜红色、喷射状、具有搏动性，如不及时有效地止血，可因大量失血而危及生命。静脉出血呈暗红色、持续从伤口外溢，易控制。毛细血管出血呈鲜红的点、片状渗血，危险性较小。

（一）护理评估

**1. 适应证** 有外伤出血的伤口均需止血。

**2. 物品准备** 常用的有无菌敷料、绷带、三角巾、止血带等，急救现场可就地取材，如清洁的毛巾、手绢、衣物等。

（二）操作方法

常用的止血方法有直接压迫止血法、指压止血法、填塞止血法、包扎止血法、加垫屈肢止血法、止血带止血法。适用于外伤出血的伤口。

**1. 直接压迫止血法** 是第一时间直接按压出血部位的止血方法，用无菌敷料直接压迫于伤口上，使其达到止血的目的。是最直接、最快速、最有效、最安全的止血方法，可用于大部分外出血的止血。

**2. 指压止血法** 是用于动脉止血的方法，用手指、手掌或拳头压迫伤口近心端动脉，阻断动脉血运，起到临时止血的目的。因止血时间短暂，常与其他止血方法结合进行。此方法是临时性的，其他止血法完成后，应立即终止。

**3. 填塞止血法** 对四肢有较深、较大的伤口或盲道伤、穿透伤可用无菌敷料填塞于伤口内，再进行加压包扎。

**4. 包扎止血法** 伤口表浅、出血量少时，可采用包扎止血法。对于肢体采用包扎止血法止血时，应同时抬高患肢减少出血。分为加压包扎止血法和间接加压止血法。

（1）加压包扎止血法：将无菌敷料覆盖过伤口2～3cm，用手或其他材料（绷带、三角巾、网套、清洁布料等）在伤口敷料上施加一定压力，从而达到止血的目的。

（2）间接加压止血法：异物刺入肌体后，应用绷带固定异物，再用绷带或三角巾进行包扎。严禁拔出异物。

**5. 加垫屈肢止血法** 用于四肢出血且无肢体骨折、无关节脱位者。用此方法者，应每隔40～50分钟缓慢放松一次，每次3～5分钟，随时观察肢体末端血液循环，防止肢体缺血坏死。在关节屈侧加无菌敷料，再用绷带或三角巾进行固定（表33-1）。

表33-1 不同出血部位的加垫屈肢止血法

| 出血部位 | 无菌敷料位置 | 屈曲部位 | 固定位置 |
| --- | --- | --- | --- |
| 上臂出血 | 腋窝处 | 前臂屈曲于胸前 | 患侧上臂固定于胸前 |
| 前臂出血 | 肘窝处 | 屈曲肘关节 | 屈肘位固定 |
| 小腿出血 | 腘窝处 | 屈曲膝关节 | 屈膝位固定 |
| 大腿出血 | 大腿根部 | 屈曲髋关节与膝关节 | 患肢于躯干固定 |

**6. 止血带止血法** 适用于肢体出血量多、伤口大或有较大血管的损伤，采用其他止血方法仍不能有效止血时。应先采用指压止血法配合止血带止血。常用的止血带有橡皮止血带、卡带式止血带、充气式止血带、旋压止血带等，也可用绷带、三角巾、布条等代替止血带。止血带不能直接作用于皮肤上，使用时应加衬垫。

（1）橡皮止血带：以左手的拇指、示指和中指持止血带的头端，将长的尾端绕肢体一圈后压住头端，再绕肢体一圈，用左手示指和中指夹住尾端后将尾端从两圈止血带下拉出，形成一个活结。如需放松止血带，只需将尾端拉出即可。

（2）卡带式止血带（表带式止血带）：将止血带缠在衬垫上，一端穿进扣环，一手固定扣环，另一手拉紧止血带至伤口不流血。需要放松时用手按压扣环上按钮，解开按压开关即可。

（3）充气式止血带（气囊止血带）：依据血压计袖带原理，有显示止血带压力大小的装置，压力均匀可调，止血效果好，有手动充气和电动充气两种。使用时将止血带缠在衬垫上，充气后起到止血作用。

（4）旋压止血带：由摩擦带扣、旋棒、固定带、自粘带和C形锁扣组成，使用时将止血带环套于肢体，拉紧自粘带，转动旋棒加压并固定于C形锁扣内。旋压止血带通过旋转绞棒增加布带局部压力以达到止血目的。

（5）布带止血带：布料止血带止血原理与旋压止血带类似。将三角巾、围巾或领带等布料折成带状，绕伤肢一圈，打一活结，取绞棒（小木棍、竹棍、笔等）穿在布带的外圈内，提起绞棒拉紧，将绞棒按顺时针方向拧紧，将绞棒一端插入活结环内，最后拉紧活结并与另一头打结固定。

（三）注意事项

1. 止血带止血法应谨慎使用，操作不当可造成不可逆的损伤。
2. 结扎位置应正确，上肢出血应扎在上臂的上1/3处，下肢出血应扎在大腿的中上部。
3. 使用止血带止血时，结扎松紧度应适宜，观察肢体从流血到滴血或渗血为宜。伤口用包扎止血法进行包扎止血。
4. 应在伤侧做好明显标识，记录结扎时间（年月日时分），以便后续处理。
5. 使用止血带止血法止血后，应每隔40～50分钟缓慢松解一次，每次2～3分钟，每次松解前应提前做好止血准备。
6. 使用止血带止血过程中，应随时观察肢体末端血液循环、运动、感觉等。
7. 禁止使用铁丝、电线、绳索等当作止血带。

## 二、包扎术

包扎术是创伤救护的重要一环。目的是保护伤口、减轻疼痛、减少感染;压迫止血、预防休克;固定无菌敷料、骨折位置;保护内脏和血管、神经、肌腱等重要解剖结构;有利于转运和进一步治疗等。包扎时伤口要加盖无菌敷料,包扎动作要快、准、轻、牢,包紧。

### (一)护理评估

**1. 适应证** 体表各部位的伤口,需采用暴露疗法者(如厌氧菌感染、犬咬伤等)除外。

**2. 物品准备** 常用的材料有无菌敷料、尼龙网套、各种绷带、三角巾、四头带或多头带、胸带、腹带、胶布、别针或夹子等。在紧急情况下可就地取材,干净的衣服、毛巾、床单、领带、围巾等可作为临时包扎的材料。

### (二)操作方法

常用的包扎方法有尼龙网套包扎法、绷带包扎法、三角巾包扎法等。

**1. 尼龙网套包扎法** 尼龙网套具有较好的弹性,使用方便。适用于表浅的伤口,可用于头部及四肢部位的包扎。包扎前先用敷料覆盖伤口并固定,再将尼龙网套套在敷料上,使用过程中应避免尼龙网套移位。

**2. 绷带包扎法** 纱布绷带有利于伤口渗出液的吸收,弹力绷带适用于关节部位损伤的包扎。绷带包扎是包扎技术的基础,有固定敷料和夹板、加压止血、制动止痛、减少组织液的渗出和促进组织液的吸收、促进静脉回流等作用。在使用绷带前,应以无菌敷料覆盖伤口。使用绷带时,一手拿绷带的头端并将其展平,另一手握住绷带卷,由伤员肢体远端向近端包扎,用力均匀。绷带包扎法是用途最广、最便捷的包扎方法。常见的有环形包扎法、蛇形包扎法、螺旋包扎法、螺旋反折包扎法、"8"字包扎法、回返包扎法。包扎方法及范围见表33-2。

表33-2 绷带包扎法及适用范围

| 名称 | 包扎方法 | 适用范围 |
| --- | --- | --- |
| 环形包扎法 | 将绷带作环形缠绕,第1圈呈斜形,第2圈将第1圈之斜出的三角压于环形圈内,最后环绕数周,固定绷带末端 | 包扎开始与结束;包扎肢体粗细相等的部位,如额部、颈部、胸腹部、手腕部、踝部等 |
| 蛇形包扎法 | 以环形包扎法起始,再以绷带宽度为间隔,斜行向上,各周互不遮盖 | 固定夹板、简单固定或需要由一处迅速延伸至另一处时 |
| 螺旋包扎法 | 以环形包扎法起始,螺旋向上缠绕,每圈压上一圈的1/2或1/3,固定绷带末端 | 肢体上、下粗细相等的部位如上臂、躯干、大腿等 |
| 螺旋反折包扎法 | 以环形包扎法起始,螺旋向上缠绕时每一圈均将绷带反折,并遮盖上一圈的1/2或1/3,反折时,一手拇指按住绷带上面的正中处,另一手将绷带向下反折,向后绕并拉紧环绕。反折部应位于同一轴线并避开伤口或骨突处 | 肢体上、下粗细不等的部位如前臂、小腿等 |
| "8"字包扎法 | 以环形包扎法起始,将绷带自下而上缠绕,然后自上而下交叉缠绕,重复做"8"字形旋转缠绕,每圈压住上一圈的1/2或1/3 | 用于肢体不一致的部位或关节处,如肩部、肘部、腕部、手掌、手背、膝部、踝部、足部等 |
| 回返包扎法 | 以环形包扎法起始,将绷带多次来回反折,每次反折压上一次的1/2或1/3,反折时一手在后面将绷带固定住,反折后绷带由后部经肢体顶端或截肢残端向前,反复多次反折,直至包住整个伤处顶端,最后将绷带再环绕数周,把反折处压住固定 | 头顶部、肢体末端或断肢部位 |

**3. 三角巾包扎法** 三角巾为等腰直角三角形,使用部位广、易操作,应用时可按需折叠成不同的形状,适用于不同部位的包扎,但要注意边要固定,角要拉紧,中心伸展,敷料贴实。常用的三角巾包扎方法如下。

(1) 头面部

1) 头顶帽式包扎法:将三角巾的底边往里折叠两横指宽(2~3 cm),正中置于伤员前额齐眉处,顶角经头顶垂于枕后,将三角巾的两底角经耳上拉向头后部交叉,压住顶角后再绕回前额,在健侧眉弓上打结。一手压着前额,另一手将顶角拉紧,将顶角折叠后嵌入底边内。

2) 风帽式包扎法:在顶角、底边中点各打一结,将顶角结放在额前,底边结置于枕后,将两底边拉紧并向外反折,覆盖两侧面颊,交叉包绕下颌部后绕至枕后,在底边上面打结。

3) 面具式包扎方法:三角巾顶角打结套在颌下,罩住面部及头部,将底边两端拉紧至枕后交叉,再绕回前额打结。分别将眼、鼻、口处三角巾提起剪洞,露出双眼、口、鼻。

4) 下颌部包扎法:将三角巾折成约4横指宽的带状,留出顶角的带子,置于枕后,两端分别经耳下绕向前,一端托住下颌,至对侧耳前与另一端交叉后在耳前向上绕过头顶,另一端交叉后向下绕过下颌经耳后拉向头顶,然后两端和顶角的带子一起打结。此方法亦可用于下颌骨骨折的临时固定。

5) 单眼包扎法:绕至头后部,经健侧耳上绕至前额,在健侧眉弓上方压住条带上端。条带上端向下反折,并从健侧耳上拉向枕部,在头后侧方打结。

6) 双眼包扎法:双眼用敷料覆盖并固定。将三角巾折叠成约4指宽条带,条带中央置于枕后下方。条带两端分别经两侧耳下绕至面部包住双眼,在鼻背交叉,分别经耳上拉向头后,在侧方打结。

(2) 肩部

1) 单侧肩部包扎法:将三角巾折叠成燕尾式,燕尾夹角约90°,燕尾夹角对准伤侧颈部,肩后大片压住肩前小片,覆盖肩部,拉紧燕尾两尾角,分别经胸、背部至对侧腋下打结,燕尾底边两角包绕上臂上部打结。

2) 双肩部包扎:将三角巾叠成两燕尾等大的燕尾巾,夹角约100°,将夹角朝上对准颈后正中部,燕尾披在双肩上,两燕尾角分别经左右肩拉到腋下与燕尾底边打结。

(3) 胸背部

1) 单侧胸(背)部包扎:将三角巾展开,顶角置于伤侧肩上,覆盖胸部。底边往内侧折叠至肋弓下方围绕胸部至背部,两底角在后背健侧腋后线打结。将顶角延长线拉至后背穿过横带向上反提并系紧,三角巾斜边不要压迫伤员的颈部。背部包扎时,将三角巾置于背部,操作步骤与胸部包扎相同。

2) 双侧胸(背)部包扎:将三角巾折叠成燕尾式,燕尾夹角约100°,将燕尾夹角对准胸骨上凹,燕尾底边置于胸部下方,顶角及延长线与燕尾底边在侧方打结。把两燕尾角向上翻,分别覆盖胸部过肩至后背。有系带的燕尾角拉紧穿过横带后向上提起,与另一燕尾角于后背打结。背部包扎时,将三角巾置于背部即可,与上述操作方法相同。

(4) 腹臀部

1) 单侧腹(臀)部包扎:将三角巾折叠成燕尾式,燕尾夹角约60°,燕尾底边置于伤侧腰部,夹角朝下对准外侧裤缝,大片在前,小片在后。顶角及延长线围绕腰部,至健侧腰背部与底边打结。腹前燕尾角绕过伤员大腿内侧至大腿后面,与另一燕尾角打结。单侧臀部包扎时,大片在后,小片在前,其他操作与单侧腹部包扎相同,两底角在大腿前面打结。

2) 全腹(臀)部包扎:三角巾展开,底边朝上,顶角向下对准两腿之间,底边折叠至腰,斜边与两侧腹股沟(大腿根部)平齐,覆盖腹部。两底角围绕腹部于腰侧方打结。会阴部加衬垫,将顶角及延长线从两腿之间用力拉向后上方,与两底角连接处打结。臀部包扎时,将三角巾覆盖臀部，操作方法与腹部包扎相同。

(5) 四肢

1) 上肢三角巾包扎法：将三角巾一底角打结后套在伤肢手部，伤肢外展伸直，三角巾顶角朝下，底边覆盖伤肢。另一底角拉紧覆盖同侧肩背部，顶角由外向内包绕伤肢，然后用顶角及延长线缠绕伤肢固定。将伤肢前臂屈曲至胸前，手放在健侧锁骨处，两底角在健侧肩部打结。

2) 上臂大悬吊包扎法：三角巾展开，一底角置于健侧肩部，底边与身体长轴平行，顶角对向伤肢肘关节。伤肢屈曲放于三角巾中部，末端抬高。另一底角翻折包绕伤肢至伤侧肩部，两底角在健侧颈后侧方打结，打结处加衬垫。将顶角由前向后拧紧掖入肘部，承托伤肢的三角巾底边必须超过掌指关节，露出小指末端。也可将顶角延长线向后绕背部至腋前线与底边相系。

3) 上臂小悬吊包扎法：将三角巾折叠成适当宽的条带（约 10 cm）。条带一端置于健侧肩上，伤肢屈曲置于条带中央，末端抬高。另一端翻折承托腕掌关节，放于伤侧肩上，两端在健侧颈后侧方打结。将前臂悬吊于胸前。

4) 膝部包扎法：伤口用敷料覆盖并固定，将三角巾折叠成适当宽度（15～20 cm）的条带。将条带中央部分斜放于伤处，外高内低，有延长线的底角置于两腿之间。两端向后交叉，返回时条带上、下两端分别压住膝前条带的上、下两边（上压上，下压下），包绕膝部在大腿外侧打结。

5) 手（足）三角巾包扎法：伤口用敷料覆盖并固定，必要时在指缝或趾缝间插入敷料。三角巾展开，伤侧手指（足趾）尖对向三角巾顶角，平放于三角巾中央。将顶角折回覆盖手背或足背。将三角巾两侧折向手或足，在手背或足背交叉，围绕腕部或踝部在腕背侧或踝前方打结。

6) 小腿和足部包扎法：展开的三角巾顶角朝外平铺于地面，足趾朝向有延长线的底角。提起顶角与足跟侧底角包绕小腿，顶角延长线与底角在小腿外侧打结。将另一底角经足底拉向踝关节，并包绕踝关节固定。

7) 悬臂带包扎法：①大悬臂带：三角巾展开，一底角置于健侧肩部，底边与身体长轴平行，顶角对向伤肢肘关节，伤肢屈曲放于三角巾中部，末端抬高，另一底角翻折包绕伤肢至伤侧肩部，两底角在健侧颈后侧方打结，打结处加衬垫。将顶角由前向后拧紧掖入肘部，承托伤肢的三角巾底边必须超过掌指关节，露出小指末端。也可将顶角延长线向后绕背部至腋前线与底边相系。②小悬臂带：将三角巾折叠成适当宽的条带（约 10 cm）。条带一端置于健侧肩上，伤肢屈曲置于条带中央，末端抬高。另一端翻折承托腕掌关节，放于伤侧肩上，两端在健侧颈后侧方打结。将前臂悬吊于胸前。③三角悬臂带：伤员伤肢屈曲，置于健侧胸前。双手分别持三角巾的顶角和一底角，顶角覆盖伤侧肘部，底角放于健侧肩部，盖住前臂和手。将前臂下方的底边折入前臂内侧包裹前臂。下方的底角自伤侧肩胛骨下方拉至健侧肩部，两底角在健侧锁骨上凹处打结。拉紧顶角，由前向后拧紧，掖入肘部。

(三) 注意事项

1. 包扎前应先检查伤口大小、有无异物、出血量等。
2. 绷带不能直接作用于伤口处，伤口处应加无菌敷料。
3. 包扎时注意松紧度要适宜，过紧压迫组织易导致组织坏死，过松易滑脱；打结时应在健侧的外侧面，严禁在伤口、骨隆突处和易受压的部位打结；打结处应加衬垫，防止长时间受压而损伤皮肤。
4. 包扎部位要准确、严密、全面，三角巾应完全覆盖无菌敷料；包扎方向应从远心端向近心端，以利于静脉血液回流。
5. 关节处包扎时，要保持肢体的功能位。
6. 随时观察肢体末端的血液循环、运动、感觉等。

## 三、固定术

固定术对骨折、关节损伤、软组织大面积损伤等有较好的固定作用,及时、正确地固定可以减轻伤者的疼痛,避免血管、神经、骨骼及软组织的进一步损伤,减少并发症,预防休克,为搬运提供有利条件。

### (一)护理评估

**1. 适应证** 所有四肢骨折均应进行固定,骨盆骨折、脊柱骨折在急救中也应相对固定。

**2. 物品准备** 固定器材最理想的是夹板,类型有木质、金属、充气性塑料夹板或树脂做的可塑性夹板。紧急情况下应注意因地制宜,就地取材,选用竹板、树枝、木棒、镐把等代替。还可直接用伤员的健侧肢体或躯干进行临时固定。固定时还需另备纱布、绷带、三角巾或毛衣、衣服等。

### (二)操作方法

**1. 四肢骨折固定**

(1) 上臂骨折:①躯干固定:上肢屈肘取功能位,用大悬臂带悬吊伤肢,伤肢与躯干之间加衬垫,用另一条三角巾折叠成宽带(肩到肘的距离),将伤肢固定于躯干。②夹板固定:有一块夹板时,夹板置于上臂外侧,利用躯干当内侧夹板,伤侧上肢屈肘取功能位,伤肢与夹板、伤肢与躯干之间加衬垫,另取两条三角巾分别折叠成3指左右的条带,用条带将伤肢固定于躯干,先固定骨折上方,再固定骨折下方,在健侧腋后线打结,用小悬臂带悬吊伤肢。有两块夹板时,夹板分别置于上臂的后外侧和前内侧。上肢屈肘取功能位,伤肢与夹板之间加衬垫,另取两条三角巾分别折叠成4指(约5 cm)左右的条带,用带子固定于骨折的上(近心端)、下(远心端)端,在外侧肢体与夹板中间处打结。用小悬臂带悬吊伤肢,另取一条三角巾折叠成4指(约5 cm)左右的条带,将伤肢固定于躯干,在健侧腋后线打结。

(2) 前臂骨折:①躯干固定:上肢屈肘取功能位,用大悬臂带悬吊伤肢,伤肢与躯干之间加衬垫,用另一条三角巾折叠成4指(约5 cm)左右的条带,将伤肢固定于躯干;②夹板固定夹板固定时,上肢屈肘取功能位,取两块夹板,分别置于前臂内外侧,夹板长度要过肘、腕两个关节,另取两条三角巾分别折叠成4指(约5 cm)左右的条带,用带子固定于骨折的上(近心端)、下(远心端)端,在外侧肢体与夹板中间处打结,再用大悬臂带将上肢悬吊于胸前。

(3) 大腿骨折:①健肢固定:将三角巾折叠成四条适当宽度(约10 cm)的条带,一条自伤者腰下穿入,下滑于骨折上端(骨折近心端),两条自伤者健侧膝关节下方穿入,分别放于骨折下端(骨折远心端)和小腿处。第四条自伤员踝关节下方穿入,放于踝关节。患侧肢体制动,健侧肢体往患侧肢体靠拢,两腿之间加衬垫,先固定骨折上端(近心端)和骨折下端(远心端),再依次固定小腿和踝部,条带在健侧肢体外侧处打结(打结方法一手抓住条带上方,另一手用力拉紧条带下方,条带下方在夹板边缘或健侧肢体外侧与条带上方交叉旋转后掖入圈内,然后将条带上方和条带下方在打结处固定)。两踝关节之间加衬垫,条带两端于足背交叉,两拇指用力推足底,使踝关节保持功能位,条带两端绕过足底后于两足背间打结固定,踝部用"8"字法固定,趾端露出,检查末梢血液循环。②夹板固定:夹板固定时,将三角巾折叠成七条适当宽度(约10 cm)的条带,四条自伤员腰下穿入,分别放于腋下、腰部、髋部和骨折上端(骨折近心端)。两条自伤员膝关节下方穿入,分别放于远心端和小腿处,第七条自伤员踝关节下方穿入,放于踝关节。取两块夹板,长夹板置于腋窝至足跟,短夹板置于大腿根部至足跟;夹板与躯干、肢体之间加衬垫,用绷带固定7个部位,先固定骨折上下两端,再固定腋下、腰部、髋部、小腿及踝部；条带在健侧肢体外侧与夹板中间处打结（打结方法同健肢固定），足部用绷带"8"字形固定（同健肢固定）。如只有一块夹板，则放于伤腿的外侧，从腋下至足部，内侧夹板用健肢代替，固定方法同上。

(4) 小腿骨折：①健肢固定：将三角巾折叠成四条适当宽度（约 10 cm）的条带。两条条带自伤员健侧肢体膝关节下方穿入，分别放于大腿和骨折上（骨折近心端）。两条条带自伤员踝关节下方穿入，分别放于骨折下（骨折远心端）和踝关节。两腿之间加衬垫，先固定骨折近心端和远心端，再依次固定大腿和踝部，条带在健侧肢体外侧打结（打结方法同大腿骨折健肢固定），足部用条带"8"字形固定，使脚掌与小腿成直角功能位。②夹板固定：夹板固定时，将三角巾折叠成五条适当宽度（约 10 cm）的条带。一条条带自伤员腰下穿入，放于髋部。两条自伤员膝关节下方穿入，分别放于大腿和骨折近心端，两条条带自伤员踝关节下方穿入，分别放于骨折远心端和踝关节，取两块夹板，长夹板置于伤侧髋关节至外踝，短夹板置于大腿根部至内踝，在髋关节、膝关节、踝关节、大腿内侧等处加衬垫，固定条带，先固定骨折近心端和远心端，再依次固定髋部、大腿和踝部，条带在外侧夹板处打结（打结方法同健肢固定），踝部用"8"字法固定。如只有一块夹板，则放于伤肢外侧，夹板长度从髋部到外踝，内侧夹板用健肢代替，固定方法同上。

**2. 锁骨骨折固定** 伤侧肢体屈肘位，用三角悬臂带悬吊上肢，伤肢与躯干之间加衬垫，用条带将伤肢固定于躯干，在健侧腋前线或腋后线打结，打结处加衬垫。

**3. 骨盆骨折固定** 伤者取仰卧位，三角巾底边朝上自伤员腰部穿入，将顶角下拉滑至两腿之间，直至包裹整个臀部，两底角由后向前拉紧，在腹部正中打结固定。会阴部加衬垫，将顶角延长线拉紧后在两底角打结处系紧。将伤员双膝屈曲，两膝间加衬垫，固定膝关节，结打在两膝之间。膝下用软垫承托。

**4. 肋骨骨折固定** 三角巾折叠成三条适当宽度（约 10 cm）的条带，伤者取坐位，伤侧上臂外展，手置于头后，伤侧加衬垫，衬垫过前后正中线，伤员深呼气并屏住呼吸，三条条带自下而上成叠瓦状（第二条条带的下端压住第一条条带的上端）固定，伤员深呼气并屏住呼吸，于健侧腋后线加衬垫打结。

**5. 脊柱骨折固定** 正常健康的脊柱可承受很大的压力，从而保持自身的完整性，且不会伤害脊髓。某些损伤机制可以破坏这种保护性防御，损伤脊柱和脊髓。最常见的受伤机制是过伸、过曲、压缩和旋转。横向压力或牵拉也会损伤脊髓，脊柱运动限制的目的是减少或防止转运过程中的继发性脊柱损伤。

(1) 颈椎骨折：颈托与脊柱板联合固定，适用于有颈椎损伤者。

1）怀疑颈椎损伤时，一名急救人员先用头锁固定头部，使伤者头部为正中位；另一名急救人员根据伤者颈部的高度选择合适的颈托或调节颈托至合适的宽度。（颈托的使用：将五指并拢，测量伤员下颌角至肩峰之间的距离，即颈部高度。）

2）先将颈托从颈后环绕，对准下颌角，固定颈托于下颌部，两端粘贴固定。

3）脊柱板固定：双手牵引伤员头部恢复颈椎轴线位后戴上颈托；保持伤员身体长轴以直线侧翻，放置脊柱固定板，将伤员平移至脊柱固定板上；将头部固定，双肩、骨盆、双下肢及足部用宽带固定在脊柱板上，避免运送途中晃动。

(2) 胸腰椎骨折：单纯胸椎、腰椎骨折时，禁止伤员站立、坐起或脊柱扭曲，以免加重损伤。固定方法同颈椎骨折的脊柱板固定术，因无颈椎骨折，可不必使用颈托。

（三）注意事项

**1. 伤口先处理再固定** 如有出血和伤口，应先止血和包扎，再行骨折固定术；露出的骨折断端在未经清创时不可还纳入伤口内。

**2. 加必要的衬垫** 夹板不可直接接触皮肤，其间要加衬垫，尤其在夹板两端、骨隆突处和悬空部位应加厚垫。

**3. 夹板长度合适** 夹板长度、宽度要与骨折的肢体相适应。下肢骨折夹板长度须超过骨折上、下两个关节，即"超关节固定"原则；固定时除骨折部位上、下两端外，还要固定上、下两关节。

**4. 固定效果确切、便于观察** 固定应松紧适度，牢固可靠，但不影响血液循环。固定肢体时，要将指（趾）端露出，以便观察末梢血液循环情况。

**5. 注意保护** 患肢固定后应尽量避免不必要的活动。

## 四、搬运术

搬运术是将伤员在保证安全情况下，迅速脱离危险环境，防止病情加重或再次损伤，减轻痛苦，尽快得到进一步治疗，最大限度地挽救生命，减少伤残。

### （一）护理评估

**1. 适应证** 适用于转移活动受限的伤病员。

**2. 物品准备** 担架是搬运伤病员的专用工具，紧急情况下多为徒手搬运，或用临时替代的搬运工具，但不可因寻找搬运工具而贻误搬运时机。

### （二）操作方法

**1. 徒手搬运法** 适用于转运路程较近、现场无担架、病情较轻的伤员。

（1）单人徒手搬运法

1）单人扶行法：适用于搬运单侧下肢有轻伤但没有骨折，双侧或单侧上肢没有受伤，在帮助下能行走的伤员。在伤员一侧，将其上肢从急救人员颈后绕到肩前；一只手抓住肩前伤员的手，另一只手扶住伤员的腋下或腰部，搀扶伤员前行。

2）背负法：适用于搬运意识清醒、老弱或年幼、体型较小、体重较轻、两侧上肢没有受伤或仅有轻伤、无骨折的伤员。急救人员背向伤员蹲下，让伤员将双臂环抱于急救人员胸前；急救人员双手抓住伤员大腿，或双手穿过伤员大腿后，再握住伤员双手，慢慢站起前行。

3）抱持法：适用于搬运年幼体轻、伤病较轻的伤员。

①急救人员面向伤员一侧，让伤一侧上肢从救护员颈后绕到肩前。

②急救人员半蹲，一手臂经伤员后背，扶住对侧腋下，另一手臂放在伤员双侧大腿下面，将伤员轻轻抱起前行。

4）拖行法：适用于现场环境危险的情况下，搬运不能行走或体重较大的伤员。

①腋下拖行法：将伤员的手臂屈曲横放于胸前；急救人员双手经伤员的腋下，分别抓紧伤员对侧手臂，将伤员缓慢拖行。

②衣服拖行法：将伤员上衣解开，衣服从后背反折，中间部分托住伤员颈部和头后。急救人员抓住衣服缓慢向后拖行。

③毛毯拖行法：将伤员放在毛毯上，或用毛毯、床单、被罩等将伤员包裹；急救人员抓住毛毯、床单或被罩缓慢向后拖行。

（2）双人徒手搬运

1）双人扶行法：适用于伤势不重、无下肢骨折、两侧上肢均没有受伤的伤员。两名急救人员分别站在伤员两侧，将其上肢从急救人员颈后绕到肩前。两名急救人员一手握住肩前伤员的手，另一手扶住伤员的腋下或腰部，搀扶伤员前行。

2) 轿杠式：适用于搬运无脊柱、骨盆及大腿骨折，能用双手或单手抓住救护员的伤员。两名急救人员面对面站立，先用一手握住自己的另一手腕，然后再握住对方手腕。急救人员蹲下，伤员上肢从救护员颈后绕到肩前，然后坐到救护员握紧的手上。两名急救人员同时站起，行走时保持步调一致。

3) 椅托式：适用于搬运无脊柱、骨盆及大腿骨折，能用双手或单手抓住急救人员的伤员。两名急救人员面对面站立，各自伸出相对的一只手并互相握紧对方手腕；急救人员蹲下，伤员上肢从救护员颈后绕到肩前，然后坐到急救人员握紧的手上；急救人员各自的另一只手在伤员后背交叉，并抓住伤员腰背部的衣物；两名急救人员同时站起，行走时迈出外侧的腿，保持步调一致。

4) 前后扶持法：适用于在狭窄空间搬运无脊柱、四肢、骨盆骨折，意识不清的伤员，或用于将伤员移上椅子、担架等。扶伤员坐起，将伤员的双臂屈曲横放于胸前。一名急救人员在伤员背后蹲下，双手经伤员的腋下，分别抓紧伤员对侧手臂。另一名急救人员在伤员腿旁蹲下，将伤员两足交叉，用双手抓紧伤员的踝部。两名急救人员同时站起，一前一后行走。另一名救护员也可蹲在伤员两腿之间，双手抓紧伤员膝关节下方（拉车式）。两名急救人员同时站起，一前一后行走。

(3) 三人徒手搬运：伤员仰卧位，三名救护员单膝跪在伤员一侧，分别在肩部、腰部、大腿和小腿处，将双手掌心向上经伤员身下伸到其对侧；由中间急救人员指挥，三人同时用力，保持伤员的脊柱为一轴线平稳抬起，放于急救人员大腿上；急救人员协调一致地将伤员抬起后，轴向旋转伤员使其身体前面朝向急救人员，缓慢前行；如将伤员放下，可按相反的顺序进行。

**2．担架搬运法** 担架是运送伤员最常用的工具，担架搬运可保障伤员安全，避免损伤加重。一般适用于搬运伤病较重、不宜徒手搬运，且转运路程较远的伤员。常用担架有铲式担架、脊柱板，也可在现场利用木板等自制担架。担架搬运由3～4人组成一组，将伤员移上担架，伤员头部向后，足部向前，以便后面的担架员能随时观察病情变化；伤员要固定于担架上；担架员脚步行动要一致，平稳向前；向高处抬时，前面的担架员要放低，后面的担架员要抬高；向低处抬时则相反。一般情况下伤员应采取平卧位，昏迷伤员头部应偏向一侧。

(1) 铲式担架搬运方法：疑似骨盆骨折、双下肢骨折、肠外溢等不能翻身的伤员，必须使用铲式担架搬运法搬运。

1) 伤员取平卧位，根据伤员身高调节担架长度。
2) 打开头侧和尾侧的卡扣，将担架分成两个铲式单片。
3) 将两个铲式单片分别从伤员身体的左右两侧插入，两单片对合后，合拢头侧和尾侧卡扣。
4) 绑好固定带，将伤员固定在担架上，急救人员协同用力搬运伤员。

(2) 脊柱板搬运方法：疑似有脊柱损伤时，应使用脊柱板搬运。

1) 对伤员进行身体全面创伤性检查。
2) 怀疑颈椎损伤应戴颈托固定。
3) 1人在伤员的头部，双手掌抱于头部两侧轴向牵引颈部（头肩锁），另外三人在伤员的同一侧（一般为右侧），手分别在伤员的肩腰部、背臀部、膝踝部，4人同时用力，保持脊柱为中立位，平稳地将伤员翻身，放于脊柱板上。
4) 将伤员平移至脊柱板中间并绑好固定带。
5) 4名急救人员分别位于脊柱板前后两侧，靠近伤员，采用单膝跪地的姿势，靠近脊柱板一侧的膝关节屈曲，腰背部挺直。
6) 内侧手抓牢脊柱板，由一名救护员指挥，协同用力，先将脊柱板放在各自内侧大腿上，然后协同用力站起，缓慢前行。

**3．楼梯椅搬运法** 椅子搬运可用于空间有限、担架无法使用的场所，如狭窄的楼梯或电梯。

适用于转运急性心力衰竭、呼吸困难等而无下肢骨折的伤势较重的伤员。

(1) 将伤员放在一个轻而结实的椅子上，并固定好。

(2) 两名急救人员分别站在伤员前后两侧，使伤员背对前行方向，由一人指挥，两人协同用力抬起椅子，缓慢前行。

(3) 两名急救人员也可位于伤员左右两侧，由一人指挥，两人协同用力抬起椅子，缓慢前行。

**4．特殊伤员搬运方法**

(1) 腹腔脏器脱出伤员的搬运

1) 已脱出的内脏严禁回纳入腹腔，以免引起感染。

2) 将伤员双腿屈曲，使腹肌放松，减轻腹部张力，防止内脏继续脱出。

3) 取三角巾做成略大于脱出物的环形圈，套住脱出的内脏，再用大小合适的碗将内脏和环形圈一并扣住。

4) 用腹部三角巾包扎法包扎。

5) 包扎后伤员取仰卧位，下肢屈曲，膝下垫枕，注意腹部保暖，用铲式担架搬运法进行搬运。

(2) 骨盆骨折：搬运前先固定伤员的骨盆，用铲式担架搬运方法进行搬运。途中防止晃动，密切观察生命体征，预防失血性休克。

(3) 身体带有刺入物：应先包扎伤口，妥善固定好刺入物后方可搬运。搬运途中避免震动、挤压、碰撞，防止刺入物脱出或继续深入。刺入物外露部分较长时，应由专人负责保护。

（三）注意事项

**1．搬运方法得当**　根据不同的伤情和环境采取不同的搬运方法，搬运动作应轻巧、敏捷、步调一致，避免强拉硬拽、震动等。

**2．注意保护脊柱**　疑有脊柱骨折时应注意始终保持脊柱的轴线位。

**3．搬运途中注意安全**　搬运过程中应注意观察伤员的伤势与病情变化，防止皮肤压伤或缺血性坏死。将伤员妥善固定在担架上，防止头颈部扭动和过度颠簸。

（李　尧）

# 第三十四章 血管通路管理相关技术

## 第一节 动脉穿刺置管术

动脉穿刺置管术是指经皮穿刺动脉并留置导管在动脉腔内,利用其进行治疗或监测的一种临床常用操作。其中桡动脉因其安全且成功率高,是动脉穿刺置管术的首选动脉,其次是足背动脉、肱动脉、股动脉,儿童可选颞浅动脉,此外,腋动脉及尺动脉可作为备选动脉。

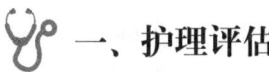

### 一、护理评估

**1. 适用范围**

(1) 危重症患者:可以很好地监测患者血压的变化,而且危重症患者要时常查血气分析,动脉穿刺置管后,可以直接从动脉穿刺置管处抽取血液,进行检测。

(2) 重大手术患者:可以监测术中患者的一般情况,能够很好地指导术中补液以及生命体征的监测。

(3) 手术后病情不稳定的患者:可以监测患者病情的变化。

**2. 适应证**

(1) 接受重大或者复杂手术,需连续监测血压的患者。
(2) 血流动力学不稳定需密切观察动脉压的患者。
(3) 术中需进行控制性降压的患者。
(4) 需监测血压但无法测量无创血压者。
(5) 需指导心血管活性药物使用及持续血药浓度监测的患者。
(6) 需频繁抽取动脉血进行检验的患者。
(7) 采集患者血液标本困难需获取大量血液标本者。
(8) 需通过动脉压力波形获得诊断信息者。
(9) 需通过测量收缩压变异度来评价容量治疗反应者。

**3. 禁忌证**

(1) 凝血功能障碍,有出血倾向者。
(2) 穿刺部位感染者。
(3) 穿刺处血管闭塞或严重病变,以及血管炎者。

**4. 准备度**

(1) 评估：评估患者年龄、病情、病史、疾病诊断、配合程度、意识、生命体征、穿刺部位皮肤情况。

(2) 环境准备：安全、明亮、宽敞、干净整洁、温度适宜、遮挡患者。

(3) 护士准备：衣帽整洁，修剪指甲，洗手，戴口罩。

(4) 用物准备：动脉留置针一套、无菌手术衣、无菌治疗巾、洞巾、注射器、无菌纱布、无菌手套、肝素盐水、局麻药（常用利多卡因）、肝素帽或无针接头、三通、透明敷贴、加压输液袋、消毒用品、其他穿刺相关用物。

(5) 患者准备：了解动脉穿刺置管术的目的及流程，清楚配合要点，并签署知情同意书。卧位合适，确定穿刺部位。

## 二、操作流程与步骤

1. 备齐用物，携用物至床旁，核对患者的床号、姓名、腕带。

**2. 选择穿刺部位**

(1) 桡动脉穿刺：穿刺点位于肱桡肌腱和桡侧腕屈肌腱之间，从腕部到远端桡骨头 2 cm 处。穿刺前需进行 Allen 试验。

(2) 足背动脉：穿刺部位在第 1 和第 2 趾骨之间的间隙，足背动脉搏动最明显处。

(3) 股动脉：髂前上棘至耻骨联合连一直线，在腹股沟韧带水平的中点稍下方可触及股动脉搏动，搏动最明显处即为穿刺点。

**3. 穿刺步骤**

(1) 消毒皮肤：以穿刺点为中心消毒皮肤，直径 ≥ 20 cm；穿无菌手术衣，戴无菌手套，铺洞巾，遵守最大无菌屏障原则。

(2) 检查导管：用肝素盐水冲洗导管，检查动脉导管完整性。

(3) 再次核对患者，行动脉穿刺，穿刺前根据患者情况行穿刺点局部麻醉，穿刺者手持动脉穿刺套管针，桡动脉穿刺时将穿刺针与皮肤呈 15°～30° 穿刺，股动脉呈 45°，沿动脉走向进针，见鲜红血液快速回流针芯后，将穿刺针尾角度适当压低并向前推动穿刺针 1～2 mm，使针尖完全进入动脉管腔，然后将外套管送入动脉，抽出针芯。

(4) 连接管路：置管后连接加压冲液管路，用无菌敷料固定导管。再次核对患者，并做好记录和标识。

## 三、护理观察要点

**1. 动脉导管维护**

(1) 预防感染

1) 穿刺时要严格无菌操作，保证无菌屏障最大化。

2) 每天对穿刺部位进行消毒处理，并用无菌贴膜在穿刺部位进行有效覆盖，加强临床监测，每天 4 次体温监测，有可疑导管相关感染时及时拔除，必要时做细菌培养。合理使用抗生素，防止感染情况加重，置管时间一般不超过 7 天。

(2) 保持管道通畅

1) 妥善固定穿刺针及导管。

2) 0.9% 生理盐水持续冲洗测压管道，保证加压袋压力在 300 mmHg，每次抽血后及时将管路冲洗干净，防止出现凝血情况。

(3) 观察肢体远端皮肤变化：密切观察穿刺侧肢体的血液循环情况，有缺血征象时（皮肤发白、发凉、有疼痛感），及时拔除。

**2. 并发症预防及处理**

(1) 出血及血肿形成

1) 临床表现：穿刺点周围皮肤瘀斑、青紫，甚至出现肿块，尤以次日表现更明显；清醒患者有疼痛灼热感，甚至肢体活动受限。

2) 预防：①熟练操作，争取一次穿刺成功；②管道保持连接紧密；③了解患者凝血状况，凝血功能差的患者适当降低抗凝剂浓度；④对不配合患者，酌情使用镇静药，约束肢体，防止管道意外脱出；⑤拔除管道后压迫止血至少 5~10 分钟，使用抗凝药患者，适当延迟压迫止血时间。

3) 处理：①血肿形成 24 小时宜冷敷，24 小时后宜热敷促进血肿吸收；②发现出血，及时按压止血，采取局部加压包扎。

(2) 感染

1) 临床表现：沿血管走向出现条索状红线，患者感穿刺部位灼热、剧痛，皮肤周围少数有肿胀、脓性分泌物、破溃等。

2) 预防：①严格无菌操作；②留置期间每日更换穿刺处敷料；③密切观察，及时评估，不需要时及时拔除，尽量减少留置时间。

3) 处理：①患者局部出现感染症状时及时拔除管道；②用庆大霉素或 50% 硫酸镁加维生素 $B_{12}$ 湿敷患处；③怀疑导管感染者，应做导管头端培养和血培养，合理使用抗生素。

(3) 动脉栓塞、远端肢体缺血坏死

1) 临床表现：穿刺侧远端肢体麻木、疼痛、苍白、皮温低，动脉搏动减弱。

2) 预防：①桡动脉置管前需做 Allen 试验；②避免反复穿刺造成血管壁损伤；③拧紧所有接头，严防气体进入血管。

3) 处理：①发现缺血征象应及时拔管；②血栓形成影响血液供应者，遵医嘱予尿激酶溶栓治疗，必要时请外科医生协助诊治。

(4) 其他并发症：如桡神经损伤、动脉痉挛等，在临床操作及管道维护过程中应操作熟练，动作轻柔，加强观察，发现问题及时处理。

（李 尧）

## 第二节　深静脉穿刺置管术

深静脉穿刺置管术是指将导管经锁骨下、颈内或者股静脉置入上腔或者下腔静脉的一种技术。是急诊抢救和危重患者手术的创伤性血流动力学监测，以及临床输血输液扩容、输注全静脉营养液、紧急血液净化治疗，甚至安装临时起搏器的前提。乃是重症病房、大手术和救治危重病员不可缺少的手段。

### 一、护理评估

**1. 适用范围**

(1) 治疗：需要快速大量补液者，需要进行肠外营养者，需输注化疗、刺激性药物者，血液净化治疗。

(2) 监测：危重患者抢救和大手术期行 CVP 监测；Swan-Ganz 导管监测；心导管检查明确诊断。

(3) 急救：放置起搏器电极；急救用药。

**2. 适应证**

(1) 监测血流动力学变化（测量中心静脉压）。

(2) 严重创伤，各类休克的液体复苏及急性循环功能衰竭等危重患者。

(3) 各类大中手术，尤其是心血管、颅脑和腹部手术需严密监护者。

(4) 需长期行肠外营养或者输液治疗者。

(5) 血容量不足需快速大量补液者。

(6) 外周静脉置管困难。

(7) 血液净化治疗。

**3. 禁忌证**

(1) 凝血功能障碍患者。

(2) 穿刺部位有感染、血栓、放射治疗史、血管外科手术史的患者。

(3) 胸廓畸形或有严重肺部疾病患者禁忌锁骨下静脉穿刺。

**4. 准备度**

(1) 评估：评估患者年龄、病情、病史、疾病诊断、配合程度、意识、生命体征、凝血功能及穿刺部位皮肤情况。

(2) 环境准备：安全、明亮、宽敞、干净整洁、温度适宜、遮挡患者。

(3) 护士准备：衣帽整洁，修剪指甲，洗手，戴口罩。

(4) 用物准备：深静脉穿刺包（内含穿刺套管针、注射器、扩张管、导丝、静脉导管等）、肝素盐水、局麻药（常用利多卡因）、肝素帽或无针接头、透明敷贴、消毒用品、其他操作相关用物。

(5) 患者准备：了解深静脉穿刺置管术的目的、方法及配合要点，并签署知情同意书。卧位合适，躁动者需适当的镇静及约束。

## 二、操作流程与步骤

1. 备齐用物，至病员床旁，核对患者床号、姓名、腕带。

2. **安置患者体位** 锁骨下静脉及颈内静脉穿刺取头低 15°～30° 仰卧位（可通过去枕平卧位加肩部垫软枕实现），头转向拟穿刺侧对侧；股静脉穿刺取仰卧位，穿刺侧大腿放平，稍外旋外展。

3. **穿刺部位选择及穿刺点确定**

(1) 首选锁骨下静脉，分锁骨下和锁骨上两种进路穿刺。锁骨下进路穿刺点为锁骨中、内 1/3 交界处，锁骨下方 1 cm。锁骨上进路穿刺点为胸锁乳突肌锁骨头外侧缘，锁骨上方 1 cm 处穿刺。

(2) 颈内静脉分前、中、后路三种进路穿刺方法，中路进路最常用。中路进路穿刺点为胸锁乳突肌三角的顶端，距锁骨上缘 2～3 横指处。

(3) 股静脉穿刺点在腹股沟韧带中、内 1/3 交界的外下方 2 横指、股动脉搏动点内侧 1 cm 处。

4. 再次查对患者，消毒铺巾。以穿刺点为中心消毒皮肤，直径 ≥ 20 cm。

5. **检查导管** 用肝素盐水冲洗导管，检查导管完整性。

6. **穿刺置管** ①穿刺局部 2% 利多卡因浸润麻醉；②穿刺进针（在超声引导下进行），见回血后再进针少许，注意鉴别动静脉血；③置入导丝，拔出穿刺针；④沿导丝插入扩皮器扩皮，退出扩皮器，保留导丝；⑤置导管：沿导丝置入导管，置入深度成人 12～15 cm；⑥拔出导丝；⑦抽回血以确认导管在位；⑧肝素稀释液封管。

**7．固定止血**　推荐使用深静脉导管专用敷贴固定导管，予手动压迫穿刺点 5～10 分钟，必要时再予沙袋压迫止血。

**8．置管后处理**　再次核对患者信息，整理用物，并做好记录和标识。X 线摄片或超声确定导管尖端位置。

## 三、护理观察要点

**1．锁骨下静脉、颈内静脉及股静脉导管维护**
（1）CVC 导管维护频率
1）穿刺后第一个 24 小时进行穿刺点消毒并更换无菌透明敷贴。
2）常规每 7 天进行 1 次导管维护。
3）无菌透明敷料至少每 7 天更换一次，无菌纱布敷料至少每 2 天更换 1 次，敷料被污染（或可疑污染时）、潮湿、松动、脱落及穿刺点渗血渗液时应及时更换。
4）留置时长通常为 7～14 天，一般不超过 30 天。
（2）CVC 导管维护操作程序
1）更换输液接头。
2）冲洗导管。
3）消毒穿刺点及周围皮肤并更换透明贴膜。

**2．并发症预防处理**
（1）出血与血肿
1）预防：正确、规范的操作方法，力争一次穿刺成功，避免多次、反复穿刺。
2）处理：股静脉穿刺血肿可进行压迫止血，颈部出血或者血肿较严重时须协助医生行外科切开引流术。
（2）感染
1）预防：操作过程中严格执行无菌操作，尽量缩短导管留置时间。
2）处理：发生感染，及时拔除导管并抽血培养，留取导管标本送细菌培养。
（3）血管损伤
1）预防：操作前对血管进行认真评估，操作熟练，动作轻柔，超声引导下穿刺。
2）处理：严密观察，对症处理，严重时须静脉补液及输血。
（4）血栓及栓塞
1）预防：高危患者可以预防性应用抗凝药物。
2）处理：一旦出现栓塞或者血栓形成应遵医嘱积极进行抗凝治疗。
（5）气胸、血胸或者血气胸
1）预防：操作熟练、动作轻柔、超声引导下穿刺。
2）处理：症状较轻者可先观察不处理，症状较重者及早行胸腔闭式引流。

（李　尧）

## 第三节　骨髓腔穿刺术

骨髓腔穿刺术是指用骨髓腔穿刺仪或手动骨髓腔穿刺针经胫骨近端、胫骨远端或者肱骨近端等部位置入骨髓腔穿刺针，建立紧急输液通路的一种技术。当无法建立静脉通路时，骨髓腔穿刺是建立输液通道的安全和便捷的途径，有效避免了外周静脉通路不耐受刺激性药物、穿刺针易脱落、血管塌陷难以建立静脉通路以及深静脉穿刺技术要求高、潜在危险多等不足。

### 一、护理评估

**1. 适用范围**　主要在抢救阶段无法迅速建立外周静脉通道时使用，适用于任何年龄阶段的危重症患者。

**2. 适应证**
(1) 心脏骤停。
(2) 休克。
(3) 败血症。
(4) 严重创伤。
(5) 大面积烧伤。
(6) 癫痫持续状态。
(7) 肥胖患者紧急情况下建立静脉通路失败，也可考虑骨髓腔穿刺。

**3. 禁忌证**
(1) 骨质疏松及骨质硬化症患者。
(2) 骨折的部位。
(3) 蜂窝织炎等感染的部位。
(4) 局部血管损伤的部位。
(5) 严重烧伤及皮肤大面积破损的部位
(6) 骨髓腔穿刺一次未成功的部位或48 h内接受过骨髓腔穿刺时不可再重复穿刺。

**4. 准备度**
(1) 评估：评估患者年龄、病情、配合程度，选择穿刺部位。
(2) 环境准备：安全、明亮、宽敞、温度适宜、遮挡患者。
(3) 护士准备：衣帽整洁，修剪指甲，洗手，戴口罩。
(4) 用物准备：电动骨髓腔穿刺仪或手动骨髓腔穿刺针、标准鲁尔接头导管、2%利多卡因1支、10 ml或20 ml空针1支、加压输液器、纱布、胶带、无菌手套、无菌巾、皮肤消毒液。
(5) 患者准备：穿刺前告知患者及家属益处和风险。

### 二、操作流程与步骤

**1.** 备齐用物，至病员床旁，核对患者床号、姓名、腕带。

**2. 选择穿刺部位**　胫骨近端内侧（胫骨结节下方2 cm，内侧1～2 cm处）具有易定位、骨面平坦、覆盖皮下软组织菲薄等特点，是使用穿刺仪穿刺时的首选位置；胫骨远端内侧（内踝近端2 cm）面骨质和覆盖的皮下软组织均较薄，是使用手动穿刺针穿刺的首选部位；其他可选择的部位还包括肱骨远端、股骨远端、胸骨、跟骨、桡骨茎突、骨盆、锁骨等。

**3.消毒** 以穿刺点为中心,消毒范围直径应至少15 cm。

**4.再次核对患者,进行穿刺。** 一手固定穿刺部位,另一手持骨髓腔穿刺设备,与骨面呈垂直角度进针。

**5.回抽** 拔除针芯,接头与标准鲁尔接头导管进行连接,连接空针,如果回抽到骨髓说明正确在位。

**6.固定** 用专用敷贴将穿刺针妥善固定。

**7.冲管(必要时麻醉)** 先用5～10 ml生理盐水对导管进行冲洗。必要时给予2%利多卡因(不含盐酸肾上腺素)麻醉。如果通过骨髓腔内通路给予利多卡因无效时,可考虑全身的疼痛控制。

**8.输注药物** 连接输液管进行治疗药物的输注。

**9.再次核对患者信息,整理用物,洗手,做好记录及管路标识。**

## 三、护理观察要点

**1.骨髓腔内通路维护** 骨髓腔穿刺置管只能作为一种临时的应急措施,留置时间最好不超过24小时。

**2.严密观察穿刺处有无出血,如有渗血,立即更换无菌敷料,压迫伤口直至无渗血为止。**

**3.并发症预防及处理**

(1)液体外渗

1)预防:正确选取穿刺点位置,输液过程中严密观察,及时识别外渗。

2)处理:一旦发现有液体外渗应立即停止给药,拔出穿刺针。

(2)感染

1)预防:严格无菌操作,尽早拔除骨髓腔内穿刺装置。

2)处理:一旦出现感染症状,应立即停止输液,拔除穿刺针,给予充分的抗感染治疗,如果有必要,协助医生及时进行引流术引流。

(3)其他少见的并发症:包括误入关节内、脂肪栓塞等,应正确选取穿刺点,严格按照操作流程进行穿刺,严密观察,发生并发症遵医嘱及时处理。

(李 尧)

# 连续性血液净化技术

连续性血液净化（continuous blood purification，CBP）又名连续性肾替代治疗（continuous renal replacement therapy，CRRT），是所有连续、缓慢清除水分和溶质治疗方式的总称。目前CRRT的治疗目的已不仅仅局限于重症肾衰竭患者的治疗，随着技术不断发展，又扩展到对多脏器衰竭、严重创伤、感染、急性肾衰竭、急性胰腺炎、中毒等危重病的急救，成为急救医学的重要部分。CRRT和机械通气、体外膜肺氧合合称为危重患者的"三大生命支持技术"。

由于CRRT在临床上的巨大使用价值及确切稳定的医疗效果，现已成为急危重症医师的一门常规掌握的技术，并作为在医疗质量管理年中要求急危重症医师所必须掌握的技术之一，也在一定程度上反映了医院处理危重水平的高低。有着较高的社会效益，使得更多的患者在此项技术中受益，并提高了患者的生存率。

目前CRRT常用治疗模式包括采用中心静脉建立血管通路以利用血泵驱动进行体外血液循环的连续性静脉-静脉血液滤过（continuous venovenous hemofiltration，CVVH）、通过静脉通路并运用泵装置将血液进行净化的连续性静脉-静脉血液透析（continuous venovenous hemodialysis，CVVHD）、CVVH基础上增加透析的连续性静脉-静脉血液透析滤过（continuous venovenous hemodiafiltration，CVVHDF）、增加透析膜孔径的连续性高通量透析（continuous high flux dialysis，CHFD）等治疗模式。

## 一、护理评估

**1. 适用范围** 早期的连续性血液净化技术在临床上主要用于肾脏科重症肾衰竭患者的治疗，随着技术不断发展，又扩展到其他科室如ICU、消化科、烧伤科、心内科、急诊科等科室，对多器官功能衰竭，严重创伤，感染，急性肾衰竭，急性胰腺炎，严重的水、电解质及酸碱失衡，高热中暑，中毒等危重病患者进行救治。

（1）连续性血液净化技术的器官支持作用

1）内环境稳定：连续性血液净化技术可迅速纠正钠和其他电解质的紊乱，对水的摄入不受限制，由于是持续、缓慢以对流方式清除溶质，比IHD更符合生理性。

2）液体平衡和心脏支持：连续性血液净化技术容易达到液体平衡，降低组织和器官的水肿，恢复心脏理想的前后负荷。有研究显示，CVVH能恢复心肌的弹性，维持血流动力学的稳定性包括平均动脉压、心率、周围血管的阻力。

3）热能交换：体外循环有潜在的体温调节作用，可丢失100 kJ/h的热能，可调节机体对炎症的反应和减少器官氧消耗。

4）脑保护：间歇性血液透析时，由于快速的溶质清除，容易导致脑水肿，另外，加重脑损伤的因素包括低血压、败血症时的一些氨基酸代谢产物的蓄积、酸中毒，而连续性血液净化技术可降低这方面的损伤。

5）骨髓支持：败血症和尿毒症都可导致骨髓抑制、尿毒症毒素的蓄积，可影响红细胞的生成和血小板的功能，连续性血液净化可有效清除小分子、中分子毒素，可恢复骨髓功能。

(2) 连续性血液净化技术在低钠血症中的应用

1）血 $Na^+$ 上升速度可通过置换液 $Na^+$ 调整。

2）通过调节超滤量精确控制容量平衡，对肾病综合征、心力衰竭、急慢性肾衰竭等高容量少尿患者尤为合适。

3）能清除其他溶质如尿毒症毒素。

4）清除其他对组织损伤的介质，如炎症介质、细胞因子等。

(3) 连续性血液净化技术在急性重症胰腺炎中的应用

1）清除血浆细胞因子和炎症介质。

2）清除各种胰酶。

3）纠正水、电解质、酸碱紊乱，维持内环境稳定。

4）减轻应激反应。

5）减少血浆内毒素水平。

6）改善机体免疫系统功能。

7）改善多器官功能衰竭症状。

(4) 连续性血液净化技术在心脏手术中的应用

1）调节水、电解质、酸碱平衡，避免电解质的急剧变化对心肌的影响。

2）清除炎症介质，使血流动力学稳定。

3）清除血液中激活/损伤内皮细胞的成分，改善内皮细胞功能。

4）促进肾功能、肺功能的恢复。

5）提高胶体渗透压，升高血红蛋白，改善凝血障碍。

(5) 连续性血液净化技术在急性呼吸窘迫综合征中的应用

1）清除血管外肺水，纠正肺间质和肺泡水肿，改善气体和组织供氧。

2）体外循环所致的低体温可减少 $CO_2$ 的产生，降低氧耗。

3）清除炎症介质，下调炎症反应，恢复机体内稳态，从而改善呼吸。

4）调节水、电解质、酸碱平衡。

(6) 连续性血液净化技术在全身炎症反应综合征和多器官功能障碍综合征中的应用

1）通过弥散或对流产生的吸附/滤过作用清除促炎、抗炎性介质和血管活性物质。

2）与膜接触有关的反应：激活白细胞和前炎症反应、消耗血小板。

3）其他作用：降低血液温度、抗凝可能起到抗炎作用，减轻组织水肿，改善供氧和器官功能，纠正代谢性酸中毒。

**2. 适应证**

(1) 急性肾损伤伴多器官功能障碍综合征（MODS）。

(2) 慢性肾衰竭伴尿毒症脑病、心力衰竭、血流动力学不稳定等。

(3) 严重体液潴留，容量负荷的心力衰竭和急性肺水肿，心肺体外循环手术。

(4) 严重电解质紊乱、酸碱平衡失调。

(5) 全身炎症反应综合征、多器官功能障碍综合征、脓毒血症或败血症休克。

(6) 药物或毒物中毒。

(7) 急性胰腺炎。

(8) 急性呼吸窘迫综合征（ARDS）。
(9) 挤压综合征。
(10) 肝性脑病。
(11) 肿瘤溶解综合征。
(12) 热射病等。

**3. 禁忌证** 连续性血液净化治疗无绝对禁忌证，但是在以下情况使用可能加重病情甚至危及生命。
(1) 精神异常不能配合，或者不能合作的婴幼儿。
(2) 无法建立合适的血管通路。
(3) 凝血功能障碍或活动性出血。
(4) 药物难以纠正的低血压。
(5) 恶病质，如恶性肿瘤伴全身转移。

**4. 准备度**
(1) 评估：评估患者拟行连续性血液净化治疗的适应证和禁忌证，以保证有效性及安全性。对患者的意识状况、生命体征、肾功能及电解质、血常规、凝血功能、出血倾向、治疗通路等进行全面评估。
(2) 环境准备：安全、明亮、宽敞、温度适宜、遮挡患者。
(3) 护士准备：着工作服或隔离衣，洗手，戴帽子、口罩。
(4) 用物准备：准备血液透析机、血液滤过器、体外循环管路、置换液、生理盐水、透析液、4% 枸橼酸钠溶液、10% 氯化钙或 10% 葡萄糖酸钙注射液，以及穿刺针、注射器、无菌治疗巾、无菌纱布、聚维酮碘和棉签等消毒物品、止血带、无菌手套等。
(5) 患者准备：了解连续性血液净化治疗的目的、方法，清楚配合要点，并签署知情同意书。根据临床需要选择适宜部位建立治疗通路，危重患者置管部位首选股静脉。必要时加盖棉被保暖。

## 二、操作流程与步骤

以目前 CRRT 常用的治疗模式 CVVHDF 的操作流程（局部枸橼酸钠抗凝）为例。

**1. 治疗前准备**
(1) 推用物至床旁，查对患者床号、姓名、登记号。
(2) 检查血液透析装置并接通电源，按装置要求严格完成所有自检程序，不得简化或跳过自检步骤。
(3) 检查滤过器与体外循环管路包装是否完好，查对其有效日期及型号等信息。
(4) 按照装置提示，逐一完成血液滤过器、体外循环管路及置换液袋等的安装，并打开各管路夹。
(5) 按装置指引完成自动预冲与自检。如有故障，应当及时报备，维保技术人员到场检修。
(6) 装置自检完成后检查各显示情况，并及时调整存在的问题。其间需要关闭动静脉管夹。
(7) 抗凝使用 4% 枸橼酸钠溶液、10% 氯化钙或 10% 葡萄糖酸钙注射液。

**2. 治疗开始**
(1) 连接体外循环
1) 准备清洁手套、无菌手套、一次性无菌肝素帽、5 ml 注射器肝素封管液、一次性 20 ml 无菌注射器、0.9% 氯化钠 500 ml、无菌棉签、安尔碘消毒液、无菌纱布、纸胶等相应物品。
2) 患者在颈静脉置入中心静脉导管时，需要偏斜头部，佩戴口罩。治疗开始前应观察导管穿刺处及周围的皮肤是否有肿胀、渗出、导管固定等情况，并对导管穿刺点及周围皮肤进行消毒后覆盖敷料。

3）辅助人员协助操作者打开导管敷料，对导管和导管夹子进行消毒，并固定。

4）操作者佩戴无菌手套，铺放无菌治疗巾，放置导管到治疗巾上并确保导管管夹均已夹闭。

5）操作者取下导管肝素帽。

6）辅助人员协助消毒导管接头，尽量减少其在空气中暴露的时间，以降低感染风险。

7）注射器回抽导管内的封管液，并推注在纱布上，检查是否有凝血块（推注时距纱布＞10 cm），动、静脉管各回抽约 2 ml 液体。如遇回抽不顺畅，不得盲目用力推拉注射器，应当严格认真查找回抽不畅的原因，并进行对症处理，以免将血凝块推注入血管而引起动静脉血栓。

8）连接体外循环，打开 4% 枸橼酸钠抗凝剂、10% 氯化钙或 10% 葡萄糖酸钙剂注射液的液体泵开关，以及管路动脉夹及静脉夹，启动血液透析装置治疗键。

9）用止血钳固定好管路，无菌治疗巾遮盖好留置导管连接处。医疗废物放于指定医疗废物桶中。

（2）循序渐进地调整各个治疗参数至目标值，并查看机器各监测系统是否处于监测状态，整理用物。

**3. 治疗过程中的观察要点**

（1）血液透析装置开启治疗后，需要立即测量患者血压与脉搏，问询患者是否有任何不适。治疗过程中需要在患者血透治疗单上详细记录患者各项指标及治疗过程中的参数调节等。

（2）再次核查

1）依据体外循环管路的血液流向，顺序检查管路系统各连接处和开口处，未使用的管路开口应使用保护帽并夹闭管夹。

2）遵照医嘱核查血液透析装置的各项治疗参数。

（3）完成上述操作后，应与其他护士一起双人再次仔细核查患者信息及各项参数的调节，并在患者治疗单上进行签字确认。

（4）固定护士于患者床旁监护，严格监测患者各项生命体征参数、血液透析装置管路凝血等情况，注意装置是否处于正常工作状态。

（5）在患者治疗过程中，操作者需要依据血液透析装置的提示，及时更换置换液、透析液，清空废袋液。如有必要，也应及时更换管路或透析器。

（6）在患者治疗过程中，如遇装置发生报警，操作者应迅速按照装置的提示进行操作。如报警仍无法解除且血泵停止运行，则应立即停止治疗，采用手动回血，并速请维保人员到场处理。

**4. 治疗程序结束**

（1）遵照医嘱，结束治疗程序前需要再次仔细核对患者信息。

（2）制备生理盐水或预充式导管冲洗液用以冲洗导管，同时准备聚维酮碘与棉签等消毒物品。

（3）断开血液透析装置的抗凝剂与 10% 氯化钙或 10% 葡萄糖酸钙注射液的管路。

（4）启动结束程序，先确认治疗已结束，再检查回血生理盐水是否足量（大于 200 ml）并降低血流速度至 50～100 ml/min。关闭血泵、进液泵、出液泵开关。关闭血泵抽血端夹子、中心静脉导管动脉端夹子。

（5）采用颈静脉放置中心静脉导管的患者头偏向对侧，戴口罩。

（6）操作者戴无菌手套，将已开包装肝素帽放置于无菌敷料上；分离抽血端管路与中心静脉导管动脉端的连接，并将血泵抽血端与生理盐水输液器连接。

（7）辅助人员分别消毒中心静脉导管动脉端管路、导管夹和管路接头并配合操作者用大于 10 ml 的注射器抽取生理盐水或使用预充式导管冲洗液脉冲式冲洗导管，再用配制好的低浓度肝素溶液进行正压封管。

(8) 操作者关闭导管夹、连接肝素帽。

(9) 打开血泵管路，匀速缓慢回血下机。

(10) 中心静脉导管静脉端冲管及封管同上述动脉端封管。

(11) 操作者用无菌敷料包扎中心静脉导管，辅助人员协助胶布固定；辅助人员再次消毒导管皮肤入口周围皮肤，操作者更换无菌敷料覆盖，辅助人员协助胶布固定，并注明更换时间。

(12) 操作者记录并签名，关闭透析装置电源，卸下透析器、管路及各液体袋。对透析装置进行擦拭消毒，推至治疗室备用。

## 三、护理观察要点

**1. 血液透析机维护**

(1) 每日清洁：机器外部用清水湿毛巾擦拭，打开血泵门盖，使用干布擦转子上的滚筒，并在转轴上抹润滑剂，如果有血液附着在机身上，应使用含氯制剂蘸湿抹布进行擦拭。

(2) 每周应清洁空气通风过滤网。

(3) 为每一台血液净化装置（包括水处理装置、血液透析机、血液透析滤过机等）编号并建立档案，档案内容应包括透析机的相关信息、故障、维修、保养、转让、实际使用时间等事项。

(4) 血液净化装置的使用应按照装置使用说明书，在装置规定的环境下（包括温度、湿度、电压、供水压力等）使用，并按照要求进行操作。

(5) 定期进行技术安全检查、参数校对和常规维护保养。血液透析室（中心）应当按照产品说明书的要求进行检查、检验、校准、保养、维护并予以记录。

(6) 更改血液透析机/血液透析滤过机消毒程序，改变消毒液原液浓度或吸入量时，应在消毒完成后，使用消毒剂残留量试纸（试剂）在排水口取样，检测水路中的残留浓度，达到安全标准后方可应用。

(7) 血液净化装置的维护工作必须在人机分离的情况下进行，以确保患者安全。

(8) 备用透析机停用＞48 h，使用前应进行一次完整的水路消毒。

**2. 透析机常见报警原因及处理**

(1) 动脉压力报警

1) 常见原因：血流量不足、动脉导管受压、动脉导管扭曲打折、患者血容量低。

2) 处理：检查透析通路并保持通路通畅，如果管道扭曲则解除扭曲，低血容量患者应遵医嘱补充血容量，降低血泵血流速度。

(2) 静脉低压报警

1) 常见原因：血泵血流速度慢、静脉管路断开或破损、患者血容量低。

2) 处理：流速慢则调高流速，检查管路是否连接紧密，患者低血容量则遵医嘱补充血容量。

(3) 静脉高压报警

1) 常见原因：患者体位改变、静脉监测点与回输管路之间管道受压或者打折扭曲、管路被血凝块等堵塞。

2) 处理：调整体位，解除受压管路，清除血凝块或更换管路。

(4) 跨膜压报警

1) 常见原因：滤器凝血、设置的超滤过大、置换量过大。

2) 处理：滤器凝血者更换滤器，设置合适水平的超滤量，降低置换量。

(5) 漏血报警

1) 常见原因：滤器膜破损、漏血壶光洁度或探测器内污染、漏血壶漏安装。

2) 处理：滤器膜破损及时更换，漏血壶保持清洁，正确安装漏血壶。

(6) 空气报警

1）常见原因：管路安装不当及各端口连接不紧密、静脉壶液面过低、静脉壶里有气泡或者杂质、静脉壶或者管路表面光洁度不够。

2）处理：检查各管路及各连接处连接是否紧密，调整静脉壶液面或直接更换管路，静脉壶里有气泡者可用注射器抽取气泡或者直接更换管路，保持静脉壶或者管路清洁。

(7) 平衡报警

1）常见原因：置换液/废液袋未正确悬挂、置换液/废液袋夹子未打开、置换液/废液袋管路打折扭曲。

2）处理：正确悬挂置换液/废液袋，夹子未打开者打开夹子，保持管路通畅。

(8) 温度报警

1）常见原因：置换液温度过高、机器本身设置温度过高、环境温度过高、加热盘内气泡太多。

2）处理：控制置换液温度在合适水平、仪器设置合适的温度、确保环境温度适宜。

(9) 电源报警

1）常见原因：电源脱落或接触不良、蓄电池蓄电不足。

2）处理：正确连接电源。

**3. 血管治疗通路维护**　无隧道无涤纶套中心静脉导管是连续性血液净化首选的血管通路，常用置管方式为颈内静脉、股静脉及锁骨下静脉。带隧道带涤纶套中心静脉导管及动静脉内瘘或者人工血管在行连续性血液净化治疗时不推荐常规使用。无隧道无涤纶套中心静脉导管的维护：

(1) 正确冲封管，启用导管时应先从各端口抽出封管肝素和血液 3 ~ 5 ml，然后用生理盐水冲洗各管腔，透析结束后用 10 ml 的注射器或 10 ml 管径的预充式导管冲洗器向管腔注射 10 ml 生理盐水，最后采取正压封管法封管，采用 10 mg/ml 的普通肝素钠稀释液封管，高凝患者可以采用更高浓度的肝素钠溶液。

(2) 妥善固定血管通路，防止脱落。禁止将已经脱出的导管消毒之后再插入血管中。

(3) 保持穿刺部位清洁干燥，纱布敷料应至少每 2 天更换 1 次，无菌透明敷料至少每 7 天更换 1 次，敷料污染、松动或穿刺点渗血渗液要及时更换，注意观察穿刺点有无红肿及渗血渗液。

(4) 非抢救状况时，中心静脉导管仅用于血液净化治疗，不用于输血、输液。

(5) 向患者行健康宣教，股静脉留置导管的患者不宜过多活动，防止导管移位、受压及扭曲打折，影响血流量。穿脱裤子时避免将导管拉出，防止导管脱出。颈内静脉留置导管的患者睡眠时尽量仰卧或向对侧卧，避免颈部过度活动，应尽量穿开胸上衣，以免脱衣时将导管拔出。

**4. 并发症预防处理**　常见技术性并发症包括血管通路不畅、血流下降和体外循环凝血、管道连接不良、空气栓塞、水电解质平衡紊乱、滤器功能丧失。

常见临床并发症包括出血、血栓、低血压、感染。

(1) 血管通路不畅

1）预防：①治疗过程中加强巡视；②指导患者采取正确的体位。

2）处理：恢复正常的血管通路。

(2) 血流下降和体外循环凝血

1）预防：①透析治疗前对患者的凝血状态进行充分全面评估，合理选择和使用抗凝药物种类和剂量是预防关键所在；②加强透析过程中的监测，及早采取预防和治疗措施，监测重点包括压力参数改变（动脉压力和静脉压力快速升高、静脉压力快速降低）、管路和透析器血液颜色变暗、透析器中空纤维凝血、管路的动脉壶或静脉壶内出现小凝血块等；③避免透析中输注影响血透的液体如血液制品和脂肪乳等，尤其要避免凝血因子的输注；④加强血管通路血流量的监测，避免再循环过大；⑤透析时血流速度不宜过低，如确需降低血液流速，并且持续时间长，则需要增加抗凝药物的使用剂量。

2) 处理：①如果发生轻度凝血，可追加抗凝剂用量或者调快血液流速，一旦凝血程度加重，应及时回血，并更换透析器和透析管路；②重度凝血则必须立即回血，如凝血过重不能回血者，应直接丢弃透析管路和透析器，不可强行回血，以免引起栓塞事件。

(3) 管道连接不良

1) 预防：①仔细检查，确保管路连接完好；②加强巡视。

2) 处理：发现连接不良及时处理。

(4) 空气栓塞

1) 预防：严格按照血液透析的操作规程进行：①在使用之前，要对透析管道、透析器进行严密的检查，确认是否有破损，如有破损应及时更换；②确保各管路之间连接紧密；③在透析期间，要严密观察中心静脉导管以及透析管路的各个连接部位是否出现松动、脱落；④透析完成时严禁采用空气进行回血；⑤透析机空气报警时应及时处理。

2) 处理：①立即夹闭静脉管路，停止血泵；②采取头低足高左侧卧位；③心肺支持，给予患者吸纯氧、使用面罩，必要时协助医生行气管插管术，给予人工通气；④如空气进入的量比较大，可考虑进行右心房或右心室穿刺排气。

(5) 水、电解质平衡紊乱

1) 预防：①精准的容量监测系统，监测进出液体总量；②定时监测电解质、酸碱指标。

2) 处理：及时调整液体配制。

(6) 滤器功能丧失

1) 预防：①有效恰当的抗凝；②充分预充排气。

2) 处理：及时处理，必要时更换。

(7) 出血

1) 预防：①在进行血液净化之前，应充分评估患者的出血风险；②根据患者的血液透析前以及血液透析中的凝血状况，制订个性化的抗凝治疗方案；③对出现出血的患者，必须对其凝血状况进行重新评估，停用或减少使用抗凝药，并重新选择抗凝药和使用剂量。

2) 处理：针对血液透析时使用的不同的抗凝剂给予相应的拮抗剂进行拮抗：①如果使用过多的肝素或低分子量肝素，可以适当补充鱼精蛋白；②使用过多枸橼酸钠可以补充钙制剂；③阿加曲班少许过量时，可以暂时观察不处理，如果严重超量，应遵医嘱给予凝血酶原制剂或血浆。

(8) 低血压

1) 预防：在上机前酌情补充必要的胶体或晶体溶液。

2) 处理：①调整患者体位，普遍推荐采用头低足高位；②液体输注，体位干预没有改善的患者，应快速输注一定量的液体，迅速扩张血容量，遵医嘱根据低血压发生原因针对性用药；③上述治疗无效，可提前终止治疗。

(9) 感染

1) 预防：①严格按照操作规范执行操作，可疑污染的无菌物品应及时更换；②建议采用一次性使用的血液透析器；③透析管路和透析器在进行透析前必须进行彻底冲洗；④确保使用的透析液未受污染。

2) 处理：①对于出现高热患者，可采用温水擦浴、冰袋等物理降温的方式以及口服退热药等药物降温的方式进行对症处理，同时适当降低透析液的温度；②如果怀疑细菌感染，应遵医嘱抽取血培养送检，并遵医嘱使用抗生素进行治疗。

(高永莉)

# 第三十六章 亚低温治疗技术

亚低温治疗技术是通过药物和物理手段来降低患者的体温，从而达到治疗目的的一种技术。国际上根据体温下降的程度将体温分为轻度体温（33～35 ℃）、中度体温（28～32 ℃）、深度体温（17～27 ℃）、超深低温（4～16 ℃）。临床上的亚低温一般是指轻中度体温。目前，亚低温疗法在CPR术后、脑梗死、高血压脑出血、严重蛛网膜下腔出血中得到了广泛的应用。另外，脑炎、高热昏迷、中枢性高热也是亚低温疗法的适应证。在新生儿出现窒息时，也可使用亚低温疗法进行降温以降低脑损伤，保护神经功能。

亚低温治疗技术的作用原理是通过物理及药物降温，将患者的体温控制在一个可控的低温状态，从而降低机体新陈代谢、增加血液中氧含量、促进氧代谢、改善心肺功能和微循环。

亚低温治疗使用药物包括盐酸氯丙嗪、盐酸哌替啶、盐酸异丙嗪等，按照患者病情需要，将冬眠药物按照不同种类和剂量进行组合，配成不同配方的冬眠合剂。亚低温治疗常见的物理降温方法有：

（1）体表降温：包括冰水浸浴降温、亚低温治疗仪降温、冰袋置于大血管走行处降温、冰帽置于头部降温。该方法具有操作简单、方便易行、无创等优点，但同时存在使用时间长、降温不均匀、体温及降温速度难以控制、容易反跳等缺点。

（2）对体腔进行降温：将消毒后的生理盐水倒入胸腔或腹腔进行冲洗，以降低体温。此法常用于手术时的降温，容易引起心房颤动、心律失常等严重并发症。

（3）血液冷却：①体外循环法：如CRRT、ECMO等，具有良好的降温效果，但由于是侵入性操作，创伤较大，易诱发疼痛、感染等并发症。②血管内热交换法：该法是将闭合的冷盐水循环管路置入静脉系统内进行降温，它能快速降低体温并且精确地控制并保持温度，对血流动力学的影响相对较小，具有很好的应用前景。③静脉注射法：30 min内注入4 ℃晶体液（等渗林格液，30 ml/kg），可使体核温度明显下降，但此法无法精确地控制体温，而且输液量受限于心脏功能。

## 一、护理评估

**1. 适用范围**　亚低温治疗技术适用于广泛性脑挫裂伤、脑水肿、脑肿胀、脑干损伤的患者；GCS评分小于8分的患者；中枢性高热难以控制的患者；也可用于机体局部降温；要求患者的年龄在18～70岁。

**2. 适应证**

（1）重型颅脑损伤。

(2) 脑缺血缺氧性脑病。
(3) 脑干损伤。
(4) 脑缺血。
(5) 脑出血。
(6) 蛛网膜下腔出血。
(7) 心肺复苏术后。
(8) 新生儿缺血缺氧性脑病。
(9) 高热惊厥。
(10) 重度中暑。
(11) 细菌性脑膜炎。

**3. 禁忌证**
(1) 失血性休克。
(2) 年龄小于16岁的儿童以及70岁以上老年人。
(3) 患有严重的心肺疾病。
(4) 严重缺氧尚未纠正。
(5) 处于全身衰竭状态。
(6) 存在活动性大出血和严重凝血功能异常者。

**4. 准备度**
(1) 评估：评估患者年龄、病情、病史、疾病诊断、配合程度。
(2) 环境准备：安全、明亮、宽敞、遮挡患者，室温控制在25℃以下，房间内空气流通并且配有电源、稳压器和可靠的地线，治疗仪器背侧通风孔与物体间距要求至少20 cm。
(3) 护士准备：衣帽整洁，修剪指甲，洗手，戴口罩。
(4) 用物准备：亚低温治疗仪、电源线、地线、温度传感器、管路、床单、蒸馏水、冬眠合剂、肌松剂、气管切开用物等。
(5) 患者准备：使用前须向患者或家属解释，了解治疗目的及方法；患者气管插管或气管切开，使用呼吸机辅助呼吸；使用冬眠合剂，待患者逐渐进入冬眠状态后，方可进行亚低温治疗；如果患者只进行头部物理降温，可不使用冬眠合剂。

## 二、操作流程与步骤

**1. 应用亚低温治疗仪实施亚低温治疗流程**
(1) 治疗前准备
1) 推用物至床旁，核对患者床号、姓名、登记号。
2) 仪器准备：将治疗仪输水管道、治疗毯、温度传感器依次连接完好，确认无松脱。
3) 加水：往治疗仪水箱加水至水位线水平（乙醇与蒸馏水以1∶3比例混合后加入水箱，防止产生污垢影响治疗，不得在水箱中加入任何固体物质，同时应每个月定期对水箱内的水进行更换）。
4) 铺毯：将降温毯铺在患者病床，并保证平整，降温毯不能直接接触患者，因此应在冰毯上覆盖单薄的被单或者护理垫以防皮肤冻伤。
5) 连接传感器：将传感器夹于患者腋窝处并固定稳妥，防止脱落影响机器正常运行。
6) 开机：连接电源，打开电源开关。
7) 模式选择及温度设定：选择降温模式，水温设定10～16℃，目标温度设定在28～35℃，临床一般设定为35℃。护士要每10～30分钟观察患者，依据实际情况可以调整温度。

8）设置体温下限报警值：体温报警下限设置值比目标温度设定值低 1～2 ℃。

（2）治疗中

1）核对患者床号、姓名、腕带，遵医嘱使用冬眠合剂。

2）在患者进入冬眠状态，各种反应减弱或消失后，点击开始键开始治疗，降温速度以每小时降低 1～1.5 ℃为宜。

3）密切监护患者

①神经系统监测：亚低温不会对大脑造成损伤，但低温可能掩盖颅内血肿的症状，因此要引起足够的重视。每 30 分钟观察一次瞳孔，如果双侧或一侧瞳孔进行性散大，表明已经形成脑疝。如果患者脉搏洪大，呼吸深而缓慢，血压升高，说明颅内压增高，应告知医生及时处理。

②呼吸系统监测：主要监控呼吸的频率和节律，亚低温治疗患者的中枢神经受到了冬眠合剂的影响，所以呼吸速度相对比较缓慢，但节奏却很均匀。如果患者呼吸频率太慢或节奏不均匀，且胸廓呼吸活动度显著降低，甚至出现点头样呼吸，则可能是呼吸中枢受到了过度的抑制，故需立即停止使用冬眠合剂，并给予呼吸中枢兴奋剂或机械通气。

③循环系统监测：对接受亚低温治疗的患者，要密切观察循环功能，并应用肺动脉漂浮导管检测心排血量，并测量动脉内的氧含量，或通过脉搏、氧饱和度、血压等进行间接测定。一般情况下，如果亚低温治疗有效，患者会出现肢端温暖、面色红润、血压正常、脉搏整齐有力、心率减慢等微循环改善体征。如果患者面色苍白、肢端发绀、血压降低、心律不齐，则表明微循环障碍、冬眠过度及体温过低，应立即停止使用冬眠药物，进行保暖并配合使用血管活性药物以改善微循环。

④体温监测：亚低温疗法中，温度监控是一项重要的工作。亚低温疗法的疗效和并发症的产生与温度的控制有很大的关系。应保持患者的体表温度维持在 28～34 ℃，肛温维持在 32～34 ℃，头部重点降温的患者应维持鼻腔温度在 33～34 ℃。如果患者的体温高于 36 ℃，疗效不佳，33 ℃以下易出现呼吸循环功能异常。对体温过低的患者，可适当减少冬眠合剂的用量，并采取盖被子、使用温水袋、适当调高治疗仪水温及目标温度等措施。

⑤消化系统监测：密切关注胃液的颜色、性质、量以及 pH 变化，如果发现任何异常，应及时汇报医生并遵医嘱给予对症处理。低温会诱发凝血功能障碍，从而引发出血倾向。再加上脑损伤患者丘脑-脑干-迷走神经功能障碍所致的胃肠道应激性改变，引起胃酸分泌增加，诱发消化道出血。如果患者出现血便、呕吐咖啡色胃内容物或者胃管内抽出咖啡色胃内容物，以及血红蛋白进行性下降、口唇发白等症状和体征，应考虑患者出现消化道出血，应做好止血准备。病情危重的患者胃出血往往反复发生，应加强对其的监测。如有必要，做好配血、输血准备。进食后还要注意观察患者是否有腹胀、便秘等情况，应保持排便通畅。密切监测胃潴留量，超过 150 ml 的情况下应暂停鼻饲。

⑥肾功能监测：给予安置留置尿管，监测患者 24 h 尿量及尿液的颜色、性质以及尿比重。如尿量小于 30 ml/h 而尿比重超过 1.025，则提示肾血流量减少，此时表明血容量不足，应及时给予补液治疗。如果尿液中出现了蛋白尿，则提示肾衰竭。在肾衰竭的早期，可以使用呋塞米、甘露醇等药物。如果患者出现高血钾或急性肾衰竭，应及早进行腹膜透析或血液透析。

⑦电解质和肝功能监测：亚低温治疗期间，应定时监测血清电解质（尤其是血钾水平）、乳酸、肝肾功能的变化，必要时遵医嘱做血气分析，防止在低温时，肝、肾灌注不足造成肝、肾功能损害。

4）治疗时间：疗程通常为 3～10 天，停用指征为患者颅内压降到正常范围并维持 24 h。

（3）复温

1）采用复温法使体温逐渐恢复至正常。先停用控温仪，再停用肌松冬眠复合剂，最后逐渐撤除呼吸机。

2) 复温要缓慢，通常每4 h复温1 ℃，复温时间控制在10～12 h。

3) 复温后，要严格控制体温，防止发热，保持核心体温低于37.5 ℃，保持72 h以上。

(4) 结束步骤

1) 让管子和毯子连在设备上10 min。这样可以让一些水流回设备里。

2) 将探测器从患者身上和探测器插孔中移除。

3) 断开电源线与电源的连接，绕好电源线并将其用尼龙带子固定在后面板上。

4) 断开管子和设备的连接。

5) 移开毯子。

6) 对于可重复使用的毯子，将其连接管子和设备断开。将管子纵向绕好放在毯子的中间，朝中间叠好毯子（左右各叠进1/3）。

7) 再次核对患者床号、姓名、腕带，记录患者治疗开始时间、治疗结束时间、治疗过程中生命体征变化、治疗效果等。

**2. 亚低温治疗新生儿缺氧缺血性脑病操作流程** 新生儿缺氧缺血性脑病（hypoxic ischemic encephalopathy，HIE）的亚低温治疗是指采用主动降温的方法，使体核温度降低到33.0～35.0 ℃，并维持72h，然后缓慢复温，以达到神经保护的效果。

(1) 适用范围：在医疗条件允许的地区，大于35周出生并有进展性（中度到重度）缺氧缺血性脑病的新生儿。相对禁忌证包括：①存在严重的先天性畸形；②颅脑创伤或中、重度颅内出血；③全身性先天性病毒或细菌感染；④临床有自发性出血倾向或血小板计数小于$50×10^9$/L。

(2) 治疗前准备

1) 将新生儿置于远红外线辐射治疗床或保温箱内，远红外辐射式治疗床为首优选择。

2) 关闭远红外辐射式治疗床或保温箱电源。

3) 新生儿尽量裸露，并将所有可能的保暖设施移除。

4) 监测心电、氧饱和度、血压和体温，应用脑电图监测脑功能；建立动、静脉通路。

5) 完善治疗前检查：常规心电图，血常规，CRP，血气分析，乳酸，血电解质（钠、钾、氯、钙），血糖，肝、肾功能，凝血功能，头颅B超。

(3) 选择合适的冰帽、冰毯：冰帽的尺寸要适当，要盖住头部，不能遮挡眼睛，冰毯应覆盖躯干和大腿，注意勿覆盖颈部。

(4) 亚低温治疗的实施

1) 根据新生儿基础体温开始诱导亚低温治疗，一般要求1～2 h达到亚低温治疗的目标温度（33～35 ℃）。

2) 在设定的目标温度下，持续治疗72 h。

3) 在治疗过程中应连续监测患儿皮肤温度、鼻咽部或食管温度。

4) 新生儿出现烦躁、颤抖等症状时要使用镇静药物。

5) 每4 h对新生儿皮肤进行一次检查，每2 h变动1次体位。

6) 低温可能导致新生儿皮肤发暗或发灰，若测得患儿血氧饱和度处于正常水平，则不需特殊处理。若持续低氧（经过积极处理后，其血氧饱和度仍然低于80%），应考虑终止亚低温治疗。

7) 低于35.5 ℃会导致心率下降，亚低温治疗期间患儿的心率一般会降至90次/分以下，如果心率持续降低甚至出现心律失常，应立即停止治疗，根据复温流程进行复温。

8) 亚低温治疗24 h、48 h、72 h复查患儿血常规、生化及凝血常规等实验室检查结果。

9) 亚低温治疗期间应持续安置心电监护，严密监测生命体征，并连续性进行脑功能监测。

10) 亚低温治疗期间每天进行神经系统症状和体征检查。

(5) 复温

1) 复温时间不少于5 h（0.5 ℃/h）。连续监测皮肤温度、鼻咽部或食管温度，复温期间开始每小时记录1次，6h后4h记录1次。

2）复温过程中出现抽搐时停止复温或治疗抽搐的同时降低复温速度（0.2 ℃/h）。

3）复温结束后，再连续监测肛温24h（维持在36～36.5 ℃）。

## 三、护理观察要点

**1. 亚低温治疗仪维护保养及注意事项**

（1）保证本仪器的电源及接地环境安全稳定，本机背面有保护接地标记，请确保已保护接地。

（2）使用仪器时，仪器与四周物体间距必须大于20 cm，以利散热。

（3）每次使用前，要注意观察机器左侧水标的工作水位，如低于下限水位要立即补至"工作水位"。然后将仪器预开15～20 min，待水温降至10 ℃左右，冰帽冰毯运行工作。

（4）温度值设定正确后，必须按下确认键，然后按运行键工作，否则设备将不能正常控温。

（5）在使用体温传感器时，请将体温传感器用胶布固定，并且需要每隔至少20 min检查传感器固定位置情况和帽毯与患者接触区域的皮肤情况。

（6）不得拉拽本仪器的电源线、温度传感器、毯帽接头及软管，以免造成损坏而影响设备正常工作。

（7）勿用力拉扯或挤压、折压循环水管，以免造成漏液或阻断循环而导致不降温或烧毁制冷器，造成不必要的损失，防止可能导致的皮肤损伤。

（8）使用帽/毯时，应平铺，不得打折。将毯子平铺在病床，相当于患者背部的位置，为了避免毯子被患者的排泄物污染，建议在毯子上面自下至上铺双层中单棉垫。切勿与锐器、坚硬物品接触，以防扎破帽/毯。

（9）面板按键均为薄膜轻触型，使用过程中切勿用力按压，以免长时间造成机械疲劳而失灵。

（10）注意防尘、防潮，尤其是定期清理冷凝器进风口侧的灰尘（建议每1～3个月定期除尘），以免影响散热而导致一次制冷不能正常工作。

（11）更换保险丝时，必须是同规格，切忌使用金属材料代替。

（12）如瞬间出现死机、乱码现象，按下复位键使机器恢复初始状态，然后重新运行。如不能恢复，关断总电源3～5 min，重新开机即可。

（13）用于测量患者体温的温度传感器，只有在需要测量时使用，每次使用后必须用75%医用酒精进行清洗并消毒，其测量值仅作为参考值。如果患者的体温反应不正常或者在规定时间没有达到规定的温度范围，请通知医师，否则可能导致患者受伤。

（14）发生故障时勿自行拆卸，及时向厂家报修。

（15）搬运过程中切勿剧烈震动，以免破坏内部电路参数值标定或损坏其他部件，而且不可倒置，最大倾斜角为45°。

（16）冬季放置不用，室内温度低于零度以下时，务必将循环水放掉，以防结冰冻坏，造成损失。

（17）常见故障排除

1）连接电源线，按下总电源开关产品没反应：检查电源座的保险丝是否损坏。

2）产品面板报警灯亮起，提示缺水：将乙醇与蒸馏水以1:3比例混合后从加水口加入机器中，看水标水位到"工作"位以上、"溢出"位以下。

3）产品"运行"指示灯亮起后产品面板报警灯亮起，传感器故障：检查产品传感器是否插紧，插的位置是否正确。

4）冰毯不凉，降温效果不好：检查冰毯或冰帽的管路是否有打折的地方而导致水循环不畅。

5）产品面板"除尘"灯亮起，产品报警：长按面板"除尘"键10秒，"除尘"灯熄灭，然后将标有"除尘"标识的侧门清灰。

**2. 并发症预防处理**

（1）寒战

1）诱发原因：低温可诱发寒战。

2）预防：采取手、足和面部皮肤保温措施，有可能减少寒战的发生。

3）处理：可应用镇静剂、麻醉药予以对抗。

（2）感染

1）诱发原因：24小时或更长时间的低温疗法，感染的风险明显增加。其作用机制主要有：①低温能抑制炎症因子的释放以及白细胞等炎性细胞的迁移和吞噬。②低体温会引起机体血糖升高，诱发高糖血症，感染的危险增高。③皮肤血管的收缩，周围组织血液循环障碍会增加皮肤压力性损伤的危险。④胃肠道功能紊乱可引起反流，增加呼吸道感染的风险。⑤深度镇静、镇痛后患者排痰及排出气道分泌物能力下降，再加上行有创呼吸机辅助通气，会增加肺炎风险。⑥机体安置侵入性管道如深静脉置管等也会增加感染的风险。

2）预防：适当抬高床头，予半卧位休息，每日行口腔护理，定时翻身，及时清理气道分泌物。

3）处理：予以对症处理，必要时遵医嘱使用抗生素。

（3）代谢率、血气、葡萄糖和电解质异常

1）诱发原因：低温会降低机体代谢率，导致机体组织利用氧气的能力下降，从而引起代谢性酸中毒。血气分析值具有温度依赖性，如果血样在分析之前被加温到37℃，那么低温患者的血氧分压和血二氧化碳分压将被高估，而pH被低估。低温会降低胰岛素敏感性和胰腺分泌胰岛素的量，从而引起高血糖，复温阶段由于机体温度升高，胰岛素的敏感性逐步恢复，引发低血糖。低温会使电解质向细胞内转移，引起低镁血症、低钾血症等，相反，复温时要警惕高血钾。

2）预防：①机械通气参数需经常调整；②为了检测精确，血样应在患者实际体温下分析；③加强血糖监测；④加强电解质监测。

3）处理：及时对症处理。发生高血糖时强化胰岛素治疗，发生低血糖时给予升血糖措施，根据血气结果及时调整呼吸机参数，及时补充电解质。

（4）凝血功能障碍

1）诱发原因：低温可影响血小板功能、抑制凝血通路的酶类及凝血酶原激活物抑制物的活性，导致凝血酶时间和部分凝血活酶时间延长，出现凝血功能异常。

2）预防：有活动性出血患者、出血高风险患者，可采用较浅的低温水平，并注意严密监测。

3）处理：发现异常，及时告知值班医生，并遵医嘱及时对症处理。

（5）对心血管系统的影响：血压波动、心律失常、心电图异常

1）诱发原因：低温会导致外周血管收缩，引起回心血容量增加，平均动脉压上升。复温时，体温升高，外周血管扩张，外周血管阻力下降，易诱发低血压。在诱导低温的早期，外周血管收缩，心率出现反射性增快，随着体温进一步下降，降至35.5℃以下后，会出现心率减慢，温度越低，心率越慢，核心体温降至32℃左右时，心率会降至40~45次/分，28~30℃的深度低温会导致心律失常如房颤、室颤的发生。

2）预防：严格控制体温；加强监护，发现异常及时汇报医生处理。

3）处理：治疗中平均动脉压升高不超过10 mmHg，可严密观察不处理。复温血管扩张引起的低血压可遵医嘱补液，一般很快可以纠正。低温导致的心动过缓一般无需特殊处理，极少数情况下需要处理时，可遵医嘱使用异丙肾上腺素、多巴胺或临时起搏器，或将温度适当升高。

（6）影响药物的清除及效能

1）诱发原因：低温使酶反应的速率下降，导致机体对药物的清除率下降，同时也会影响药

物作用效果。

2）预防：在给药时应充分考虑温度对药物在机体的代谢的影响，根据情况及时增减药物用量。

3）处理：加强临床观察和评估，尤其是针对血管活性药物等药物代谢变化会危及患者生命的药物，一旦发现病情变化，应及时遵医嘱调整药物用量。

(7) 消化系统：呃逆、胃肠动力障碍、急性肝损伤、淀粉酶升高、消化道出血

1）诱发原因：可能与低温及心肺复苏后脏器缺血再灌注损伤有关。

2）预防：严密观察患者病情变化。

3）处理：一般情况下只需要对症处理，对有胃肠功能障碍的患者可暂停肠内营养，采取肠外营养支持，若有消化道出血，可遵医嘱予药物对症治疗。

(8) 复温高颅压

1）诱发原因：一般认为与复温过快有关。

2）预防：严格控制复温速度，将复温速度控制在每小时体温升高 0.2～0.25 ℃。

3）处理：及时发现病情变化，对症处理。

(9) 压力性损伤及皮肤冻伤

1）诱发原因：由于低温疗法时，患者的皮肤、肌肉、血管均处于收缩状态，且患者在休眠中不能自行翻身，容易造成皮肤应激损伤。同时冰毯温度设置较低，长时间与皮肤直接接触容易造成皮肤冻伤。

2）预防：每隔 1～2 h 为患者翻身，每次翻身时注意整理患者身上的各种管路，避免皮肤受压，对受压处皮肤进行按摩，促进血液循环。保持皮肤清洁干燥，保持床单位整洁。遵医嘱将冰毯水温调至 10 ℃以上，易冻伤部位如耳郭、枕部予毛巾保护，避免与冰毯直接接触。

3）处理：严密观察，发现并发症及时处理。发生压力性损伤应根据分期给予相应的处理。

（高永莉）

# 第三十七章 床旁快速检验技术

## 第一节 概　述

床旁快速检验（point-of-care testing，POCT）技术是指在采样现场进行的、利用便携式分析仪器及配套试剂快速得到监测结果的一种方式。其包括两层含义，空间上指在患者身边或附近，时间上要求及时检验。具有快速、使用简单、节约综合成本等特点。目前，POCT广泛应用于临床各个科室疾病的评估、诊断及治疗监测。

### 一、临床应用进展

POCT已经成为临床各个科室尤其是急诊科、ICU、呼吸科、内分泌科等科室重要的辅助评估手段。随着POCT技术发展，再加上与不同领域技术的融合，POCT有望成为患者个人、家庭、社区、基层医院、大型综合医院等多场景下的便捷信息采集平台，实现对社区人群、慢性病人群、疾病高危人群的快速筛查、识别以及管理。同时结合医院、第三方数据平台和疾病预防控制中心建立大数据中心，通过人工智能分析，为社区人群提供有益的支持。

（一）床旁快速检验技术现阶段多场景临床应用

**1. 急诊科**　急诊科需要快速分流患者及识别疾病高危患者，POCT可实现床旁快速诊断，提高分诊效率。此外，POCT也是院前急救的一种重要评估手段。

**2. 重症监护室**　重症监护室患者病情危重，病情变化快，POCT可快速提供患者临床重要指标，给予临床诊疗指导。

**3. 心脏监护病房**　心脏监护病房多涉及心肌梗死患者，对于患者的及时识别及处置直接影响患者预后，POCT可实现快速评估。

**4. 手术室**　POCT广泛应用于手术室内患者实时实验室指标，如血气分析、凝血功能的监测及传染病快速排查等。

**5. 门诊与基层医疗**　门诊和基层医疗机构肩负着常见疾病诊断及急危重症患者的快速识别的重任，POCT对于资源受限的基层机构具有价值。

**6. 公共卫生防控**　在新型冠状病毒疫情防控中，基于POCT平台的核酸快速检测发挥了重要作用。

7. **社区管理**　随着社区-家庭医疗的发展，POCT逐渐成为慢性病患者重要管理手段。

### （二）床旁快速检验技术临床应用的不足

**1. POCT 的管理**　虽然目前我国已经陆续出台了相应的法律法规和管理规范。在临床应用中，仍然存在缺乏管理、使用者培训不足以及设备维护不当、结果报告欠规范等问题，影响医疗安全。

**2. POCT 技术本身的不足**　首先是成本问题，虽然对于综合医疗成本是降低的，但是对于个人检测成本会有部分增高，对于 POCT 低成本检测技术的开发及多指标融合检测提出了更高的要求。其次是检测性能，POCT 的灵敏性、特异性及准确性等方面与传统的实验室检测设备尚有一定差距。信息时代背景下，POCT 的信息化需要更加完善。

### （三）对 POCT 临床应用的建议

1. 健全 POCT 的法律法规和管理规范。
2. 完善 POCT 质量管理体系，院内设置管理部门、实验室、临床科室及临床护理等多学科在内的 POCT 管理委员会，建立 POCT 管理制度，对于 POCT 临床实施进行指导和管理。
3. 加强检测人员的规范化培训，并定期进行考核，建立培训人员与检测人员的沟通渠道，便于及时沟通。

### （四）POCT 技术的未来展望

**1. 可穿戴设备与无创/微创 POCT**　近年来，可穿戴、可植入的连续监测技术不断发展，集成无创/微创 POCT 设备将是未来发展的趋势，有助于重症监护室/急诊科和社区环境下的连续性监测。

**2. 纸基微流控技术**　纸基微流控技术是将"芯片实验室"的理念移植到纸基上，具有成本低、样本量要求低以及多重检测等优点，随着纸基微流控技术与各种新技术融合，有望更好地满足基层医院的应用需求。

**3. 质谱技术**　质谱技术可简化样本制备，同时检测多种指标，适用于药物滥用、治疗药物监测、细菌鉴定等领域。

**4. 移动智能设备与 5G 通信技术**　大数据时代背景下，POCT 与移动智能设备、5G 技术的集成推动医学检测技术由医学逐步向个体扩展。

**5. 人工智能**　将人工智能与 POCT 进行整合，为受检者提供结果解读及治疗建议。

## 二、质控

POCT 的临床应用过程中应有有效的质量控制方式。

**1. 医疗机构多方参与**　医疗机构内 POCT 质控需要多方参与，从医院的领导开始就应该重视 POCT 质量管理工作，设备采购部门、医疗主管部门（医务处）、护理部、检验科、信息中心等部门都应该参与其中，由医疗主管院长牵头组成团队，各部门各自分工明确，相互协作，做好质量工作。

**2. 临床应用规范化**　POCT 设备临床应用的规范化可以从以下 9 个方面入手：①选购合格的产品并做好全周期的管理；②需要培训、考核，评估 POCT 操作人员能否胜任岗位，考核合格后授以操作权限；③临床应用前进行 POCT 产品的性能验证；④在 POCT 应用的各个场景都需要有健全的质量管理体系，如文件、各个方面的规定、具体的实施记录等，需要覆盖整个检测过程；⑤在质量体系的要求指导下规范化操作；⑥规范地进行室内质控、参加室间质评；⑦建立不良事件报告制度；⑧建立危急值报告制度规范；⑨在质量体系建设过程中要做好 SOP 文件；⑩实施量值溯源和外部校准。

**3. 应用标准指南** 指导POCT临床应用规范化。

## 三、授权

开展POCT的科室和人员需得到医院相关部门的认可和质量督导，检测人员必须接受相关的培训，并且有考核记录，考核合格者由相应部门授权，方可开展POCT，不合格者必须重新培训直至考核通过。

### （一）人员资质

医疗机构从事POCT操作的人员为护士、医生、临床实验室专业技术人员或其他医务人员，并同时满足以下3个条件。

1. 持有卫生专业技术职称证书。
2. 参加POCT培训，通过专人考核。
3. 单位POCT管理委员确认具有做好相应POCT检测工作的专业能力。

### （二）培训内容

1. 质量控制和质量保证的操作流程。
2. 样本采集流程及仪器操作步骤。
3. 监测项目的危急值范围及临床意义。
4. 测定结果相关的应急措施和误差来源分析。
5. 正确的结果记录。
6. 安全性及预防传染的措施。

（高永莉）

# 第二节 床旁快速动脉血气分析检测技术

床旁快速动脉血气分析检测技术是对血液中酸碱度、二氧化碳分压和氧分压等相关指标进行测定，用于快速判断机体是否存在酸碱平衡失调以及缺氧和缺氧程度等的检验手段。因其操作简单、快捷，被广泛用于医院急诊科及其他临床科室。

## 一、护理评估

**1. 适用范围** 适用于临床各科的危重患者。
（1）用于判断患者缺氧及酸碱平衡失调的类型及程度。
（2）对氧疗、机械通气等患者的治疗效果进行评估。

**2. 适应证**
（1）严重呼吸问题或肺疾病者。
（2）心力衰竭。
（3）肾衰竭。

(4) 未控制的糖尿病判断其酸碱平衡者。
(5) 严重感染者。
(6) 睡眠障碍者。
(7) 氧疗及机械通气患者。
(8) 意识障碍者。
(9) 心肺复苏患者。
(10) 其他如循环功能障碍的患者等。

3. **禁忌证** 无绝对禁忌证。有出血倾向的患者谨慎应用。

4. **准备度**
(1) 评估：评估患者年龄、病情、病史、疾病诊断、配合程度、体温、使用呼吸机患者的呼吸机参数、凝血功能、穿刺部位皮肤情况。
(2) 环境准备：安全、明亮、宽敞、温度适宜。
(3) 护士准备：衣帽整洁，修剪指甲，洗手，戴口罩。
(4) 用物准备：治疗车、治疗盘、治疗巾、消毒用品、纱布块、无菌棉签、动脉采血器、无菌手套。
(5) 患者准备：了解操作目的、方法，清楚配合要点。协助患者取合适体位。

## 二、操作流程与步骤

1. 备齐用物，至患者床旁，核对患者床号、姓名、腕带。
2. **选择采血部位** 首选桡动脉，其他还可选肱动脉、足背动脉、股动脉。如果选择桡动脉采血，采血前应行改良 Allen 试验。
3. 皮肤消毒，以穿刺点为中心直径大于 5 cm。
4. 再次核对患者信息，一手中指及示指固定穿刺部位血管，另一手持笔式持动脉采血针，针尖斜面向上以 30°～45°缓慢进针，如果是股动脉采血则垂直进针。见回血后勿手动抽取血液，应让血液自动顶入动脉采血器至预设位置（采血量根据具体血气分析仪要求）。
5. **拔针** 迅速拔针后予无菌纱布或棉签按压穿刺部位 5～10 分钟，确认止血。
6. **标本处理** 拔针后第一时间封闭样本，如果存在气泡，翻转采血器，用纱布或棉签遮挡，缓慢排气。缓慢转动采血器使血液和肝素充分混匀。
7. **送检** 立即送检，常温 15 分钟内检测，最迟不超过 30 分钟。并注明患者体温及吸氧状况或呼吸机设置的吸氧浓度。检测结果及时告知管床医生，如有危急值，应及时核查并报告值班医生，以便及时抢救患者。
8. 再次核对患者信息，洗手，做好记录。

## 三、护理观察要点

1. **注意事项**
(1) 告知患者家属采血前应嘱患者平卧或静坐 5 分钟，帮助患者缓解紧张情绪，防止过度通气或屏气；如患者给氧方式发生改变，应在采血前等待至少 20～30 分钟，以达到稳定状态，保证检测结果的准确性。
(2) 严格无菌操作，预防感染。
(3) 采血后穿刺部位按压 5～10 分钟，患者如有出血倾向则延长按压时间，防止血肿发生。
(4) 标本应隔绝空气，避免混入气泡或静脉血。

(5) 标本在运送过程中，应避免使用气动传送装置，避免由于剧烈震荡导致血标本溶血，以及 $PaO_2$ 等检测值的不准确。

(6) 下肢静脉血栓患者，避免从股动脉等下肢动脉采血。

**2. 血气分析仪维护**

(1) 血气分析仪应放置在通风良好、阴凉干燥的环境中使用，勿阳光直射，并注意防尘以及防潮，仪器表面可用清水毛巾或者含氯制剂湿毛巾进行擦拭消毒。

(2) 血气分析仪在不使用时应使其处于休眠模式，以保证电池的工作状态，有利于延长电池的使用寿命，减少耗材，降低费用。

**3. 并发症预防处理**

(1) 皮下血肿

1) 预防：①合理选择穿刺点，避免在同一部位反复穿刺；②熟练掌握穿刺技术，徐徐进入，防止穿破动脉后壁；③穿刺完毕，用干棉球按压穿刺部位 5～10 分钟，避免移动按揉，凝血功能不好者按压时间延长，严重凝血机制障碍者应充分评估其穿刺风险，尽量避免穿刺。

2) 处理：48 小时内的血肿应采用冷敷，防止加重出血；48 小时后方可采取热敷，有助于血肿的吸收。如果血肿轻微，且未进行性加重，可暂不行特殊处理，加强观察。

(2) 感染

1) 预防：①穿刺时严格遵守操作流程及无菌原则，确保使用无菌物品的无菌状态，可以污染时应及时更换，操作熟练；②穿刺前认真选择血管，避免在有皮肤感染的部位进行穿刺。

2) 处理：已发生感染者，除对症处理外，还应根据医嘱使用抗生素抗感染。

(3) 筋膜室综合征

1) 预防：同（1）皮下血肿。

2) 处理：①遵医嘱应用止痛药尽快止痛；②注意观察肢体有无出现皮温降低、疼痛加剧、麻痹、无脉等缺血持续加重症状，如果发生以上情况，应及时告知管床医生，请外科医生会诊，必要时协助手术处理。

(4) 假性动脉瘤形成

1) 预防：①避免在同一个位置进行反复穿刺；②对出血部位的护理：行动脉穿刺后，发现有出血时，应用纱布敷料按压出血点，用绷带行加压包扎止血或用盐袋加压止血，并密切观察是否继续出血及血流量大小。

2) 处理：①如果患者足背有小的动脉瘤形成，应嘱其穿着棉质、柔软、宽松的鞋子，以避免压迫或摩擦瘤体，导致瘤体破裂，引起大出血；②如果形成较大的假性动脉瘤，严重影响肢体功能时，可汇报值班医生，必要时协助手术修补。

(5) 动脉痉挛

1) 预防：操作前向患者做好解释工作，确保环境尽量安静、安全，缓解患者紧张情绪。

2) 处理：在穿刺过程中，如果出现抽血不畅又确定针头在血管内，可暂时不动穿刺针，对患者予以适当的放松指导，待痉挛缓解后，让血液自然流入采血针，避免操之过急，反复穿刺增加患者紧张情绪及躯体痛苦。

(6) 血栓形成

1) 预防：①尽量避免同一位置进行反复穿刺，减少同一部位的穿刺次数；②拔针后，止血压迫的力度不能过大或者过小，应做到既能有效压迫，动脉血流又能通畅通过，以指腹仍能感受到动脉的搏动为宜。

2) 处理：严密观察，若发现血栓形成，应立即汇报管床医生，必要时遵医嘱行尿激酶溶栓治疗。

（高永莉）

## 第三节　床旁快速心脏生化标志物检测技术

近年来,随着人们生活水平提高,心血管疾病(CVD)的发病率及死亡率也随之升高。心脏标志物的检测意义重大,尤其在缺血、坏死性心脏疾病以及充血性心力衰竭的危险分层、早期诊断及预后评估中发挥重要作用。由于床旁检验技术检测心脏标志物能够满足临床对快速获取结果的需求,故在心血管领域发展迅速。

### 一、护理评估

**1. 适用范围**　心脏生化标志物POCT技术目前主要用于常见心血管疾病如心肌梗死、心力衰竭的床旁快速定量或者定性检测筛查,以进行诊疗决策及疾病预后的判断。常见的心脏生化POCT标志物包括肌红蛋白、肌酸激酶同工酶,肌钙蛋白T、N末端B型脑钠肽前体,心型脂肪酸结合蛋白等。

**2. 适应证**
(1) 急性胸痛高度怀疑急性心肌梗死患者。
(2) 就诊时心电图异常(如出现新的ST段抬高)的患者。
(3) 急性冠脉综合征患者。
(4) 心衰患者。

**3. 禁忌证**　无绝对禁忌证,对于心脏疾病低危患者不建议常规使用。

**4. 准备度**
(1) 评估:评估患者年龄、病情、病史、疾病诊断、配合程度、意识、生命体征。
(2) 环境准备:安全、明亮、宽敞、温度适宜。
(3) 护士准备:衣帽整洁,修剪指甲,洗手,戴口罩。
(4) 用物准备:心脏生化标志物床旁快速检测试纸或床旁快速检测仪、采血用品(压脉带、干棉签、消毒棉签、采血针、采血管、治疗巾、胶布、持针器)、免洗手消毒液、医用手套、锐器盒。
(5) 患者准备:检验前应告知患者检验的影响因素,如活动、药物等,了解操作目的方法,清楚配合要点,卧位合适。

### 二、操作流程与步骤

1. 备齐用物,至患者床旁,核对患者床号、姓名、腕带。

**2. 样本的收集**　按照仪器说明书准确规范地采集样本,特别要注意标本要求的采集时间,采集完成后注意再次核对患者信息,并将标本做好标识(姓名、登记号),最好能用专用的标签进行标识。在检测时将患者姓名及登记号输入检验系统,以确保标本从收集、检验到报告期间的准确性及结果的可追溯性。

**3. 样本检测**　将按规范采集到的标本在检测仪器或者检测试纸上进行检测。检测试纸以床旁快速肌钙蛋白定性试纸为例,将约1.0 ml的静脉血液用1 ml的专用空针缓慢注入标本检测框,将试纸做好标识,静置15分钟即可查看结果。检测仪器以床旁快速肌钙蛋白定量检测仪为例,用特定采血管采集标本后,将标本按照仪器检测程序注入仪器,仪器采集标本完成后输入患者信息,系统开始自动进行标本的检测,约30分钟即可完成检测。

**4. 检验结果的报告及保存**

（1）准确地进行结果判读（定性的检测一般将结果判读为阴性或者阳性，对于定量的检测，一般将结果按照参考值定义为正常或者异常），并及时将结果报告给临床申请医生，当发现超过医学警戒值的结果时要立即复查，确保检验无误，并及时与申请检验的医生联系，以便及时采取抢救措施。对于与临床症状不符的异常结果，检验人员应根据具体情况分析原因，做出合理解释，注意检测结果是随时变化的，将检测结果与其他检查结果及临床症状结合进行病情判断。

（2）POCT检验结果要求：可以将结果输入实验室信息系统或医院信息系统，这样可以形成患者检验结果曲线，便于查询。如果不能利用计算机，应该做好记录。检验记录包括以下内容：患者信息、标本信息、检测项目类型、检测结果、检验者姓名、临床申请人姓名等。

**5. 整理用物，洗手，做好记录并再次核对患者信息。**

## 三、护理观察要点

**1. 仪器维护**

（1）仪器保养

1）仪器或监测试纸应放置在通风良好、阴凉干燥的环境中使用，勿阳光直射，并注意防尘以及防潮。仪器表面定期用清水毛巾或含氯制剂消毒毛巾擦拭消毒。

2）每个操作者必须严格按照仪器说明保养仪器，完成每日质控检测后都要及时进行仪器的日保养，并做好记录，以保证仪器处于良好的运行状态。

（2）质量控制及质量评价：POCT的人员必须按照仪器说明进行定标、质量控制及标本检验，定标物及质控物都要正确存贮，严密注意有效期。质控结果尽可能使用计算机保存。对于失控的质控结果要进行详细记录，在更换新的试剂、检验人员时也应特别注明。此外，还要通过定期参加室间质量评价来检测仪器的检测能力，以保证检测结果的准确性、可靠性，室内质控及室间质评都要按照常规标本处理，所有的质控资料都要文件化并至少保存2年。

**2. 并发症预防处理** 并发症主要为采血相关并发症，包括皮下出血或局部血肿、晕针或晕血等。

（1）皮下出血或血肿

1）预防：①合理选择血管；②避免衣袖过紧；③采血后有效按压，至少按压5～10分钟。

2）处理：早期冷敷，48小时后改为热敷。

（2）晕针或晕血

1）预防：①采血前应评估患者身体状况、心理情绪、是否进食、有无晕针晕血史等，并做好解释工作，给患者以心理安慰；②采血时可与患者进行交谈，以分散患者注意力，缓解患者紧张情绪；③协助患者取舒适卧位或者坐位，以利于身体放松，尤其对于有晕针或晕血史的患者可采取平卧位；④熟练掌握穿刺技术，避免重复穿刺，减少刺激。

2）处理：①发生晕针或晕血时，应立即停止操作，汇报医生，迅速将患者移至空气流通处或遵医嘱给予吸氧；②如果患者为坐位，则立即改为平卧位；③必要时给予患者口服葡萄糖液，一般数分钟后即可自行缓解。

（高永莉）

## 第四节　其他指标床旁快速检测技术

POCT 因其快速、使用简单、节约综合成本等特点，除用于动脉血气分析检测及心脏生化标志物检测，还广泛应用于医学领域的各个科室多种临床指标的检测。

### 一、护理评估

**1. 适用范围**　呼吸内科、消化内科、血液内科、内分泌科、感染内科、肿瘤内科、泌尿科、妇产科、儿科、免疫内科、普外科、ICU、急诊科等科室。

**2. 适应证**

(1) 呼吸内科

1) 甲型和乙型流感病毒测定。

2) 呼吸道合胞病毒抗原测定。

3) 对于非典和甲型禽流感病毒也可进行快速检测。

(2) 消化内科

1) 肝功能检查：包括血清酶学检查、血清总蛋白、清蛋白测定、血清总胆红素测定、血氨测定。

2) 胰腺外分泌功能检查：如淀粉酶测定。

3) 粪便隐血检查：如便隐血检测、便转铁蛋白检测。

(3) 血液内科：可进行项目包括血红蛋白定量、红细胞沉降率测定、血细胞计数、传染性单核细胞增多症测定、抗人球蛋白测定等。

(4) 内分泌科

1) 糖代谢紊乱检查：包括空腹血糖检测、口服糖耐量试验、糖化血红蛋白测定、β-羟丁酸测定、乳酸测定。

2) 血脂代谢异常检查：包括总胆固醇测定、三酰甘油测定、高密度脂蛋白、低密度脂蛋白测定。

3) 血液电解质检查：包括钾测定、钠测定、氯测定、钙测定、总二氧化碳测定、阴离子间隙。

4) 甲状腺功能测定：包括促甲状腺激素、四碘甲腺原氨酸、游离 $T_4$、三碘甲腺原氨酸、游离 $T_3$ 测定。

5) 垂体激素测定：包括促卵泡激素测定、黄体生成素测定。

6) 人绒毛膜促性腺激素检测。

(5) 感染内科

1) 细菌感染检测：包括快速 C 反应蛋白测定、降钙素原检测、结核分枝杆菌检测、幽门螺杆菌检测、嗜肺军团菌检测、A 群链球菌测定、金黄色葡萄球菌测定、霍乱弧菌测定、白念珠菌检测、细菌性脑膜炎抗原检测。

2) 病毒感染检测：包括人类巨细胞病毒抗体测定、风疹病毒抗体检测、单纯疱疹病毒-2 抗体检测、人类轮状病毒抗原测定、腺病毒抗原测定、登革病毒抗体测定。

3) 寄生虫感染检测：包括刚地弓形虫抗体检测、恶性疟原虫检测。

4) 病毒性肝炎感染检测：包括甲型肝炎病毒、乙型肝炎病毒、丙型肝炎病毒。

5) 性传播疾病诊断：包括梅毒测定、AIDS、细菌性阴道病。

(6) 肿瘤内科：多种肿瘤标志物测定，包括甲胎蛋白测定、癌胚抗原测定、前列腺特异性抗原测定、糖类抗原 123 测定、糖类抗原 19-9 测定、核基质蛋白 22 测定。

(7) 泌尿科

1) 尿液常规分析：包括尿液理学检查、尿液化学检查。

2) 肾小球滤过功能检查：包括血肌酐检测、血尿素测定、血尿酸测定。

3) 肾小管功能检测：如尿渗量的测定。

4) 早期肾损伤检测：如尿微量清蛋白测定。

(8) 妇产科：可用于优生优育五项检测、抗卵巢抗体检测、抗透明带抗体检测、抗子宫内膜抗体检测、人绒毛膜促性腺激素（HCG）的金标早孕测试。

(9) 儿科：儿科常见的感染性疾病危害严重，进行早期的识别极为重要，常用于儿科炎症床旁快速检测的指标包括 PCT、IL-6、SAA、CRP 等。

(10) 免疫内科

1) 可用于变态反应性疾病的检查：包括过敏原检测、血清总 IgE 测定、血清特异 IgE 测定、食物不耐受检测等。

2) 自身免疫性疾病检测：包括类风湿因子检测、抗双链 DNA 抗体检测、抗可提取性核抗原抗体检测、抗脱氧核糖蛋白抗体检测、抗核抗体检测。

(11) 普外科：普外科主要用于常规凝血功能指标的检测，如凝血酶原时间（PT）、活化部分凝血活酶时间（APTT）、凝血酶时间（TT）、纤维蛋白原（FIB）、国际标准化比值（INR）、血小板功能、D-二聚体都能使用 POCT 设备检测，可以为急诊手术患者节省时间。

(12) ICU：重症监护室患者病情危重、病情变化快，POCT 检测显著缩短了检测周转时间，为急危重症患者赢得了宝贵的诊疗决策时间。

(13) 急诊科

1) 胸痛患者早期分类：心脏标志物，目前常用的有肌钙蛋白 I 的定性及定量检测。

2) 脓毒症/休克患者的评估：乳酸的床旁快速检测。

3) 出血、创伤、休克、复苏患者的评估：血红蛋白床旁快速检测、血细胞比容检测等。

4) 出血和休克患者凝血功能的评估：国际标准化比值（INR）。

5) 肺栓塞和主动脉夹层的识别及排除：D-二聚体。

6) 脓毒症的早期诊断：炎症标志物如床旁快速 C 反应蛋白的测定。

7) 传染性疾病的快速筛查。

**3．禁忌证**　无绝对禁忌证，应正确判断患者的使用适应证，避免非必要检测。

**4．准备**

(1) 评估：评估患者配合程度及仪器是否处于良好状态。

(2) 环境准备：安全、明亮、宽敞、温度适宜。

(3) 护士准备：衣帽整洁，修剪指甲，洗手，戴口罩。

(4) 用物准备：检测仪器或试纸，采集标本工具、速干手消毒液、无菌手套、生活垃圾袋及医用垃圾袋，必要时备锐器盒。

(5) 患者准备：了解操作目的方法，清楚配合要点，必要时签署知情同意书。

## 二、操作流程与步骤

**1．检测前**

(1) 备齐用物，至患者床旁，核对患者床号、姓名、腕带，向患者解释操作目的及配合要点，以取得合作。

(2) 选择合适的检测仪器，仪器开机进行自检，并严格按照说明书进行操作。
(3) 再次核对患者，按标准流程进行标本采集。禁忌在输液一侧进行采集，以免影响结果。

**2. 检测中**
(1) 按照说明书进行规范的检测，了解常见干扰物，并对干扰物质保持警惕。
(2) 应及时完成检测，减少对结果准确性的影响。

**3. 检测后**
(1) 对检测的结果进行准确的解读，熟知危急值和仪器报警标识。
(2) 仔细核对数据抄写结果或使用自动传输设备，并将检测结果及时告知主管医生。
(3) 整理用物，洗手、做好记录，并再次核对患者信息。

## 三、护理观察要点

**1. 仪器维护**
(1) 仪器应定期充分消毒，最大限度地降低生物污染风险。
(2) 每天进行质控测试，保证仪器处于良好备用状态。

**2. 并发症预防处理**　　并发症与各检测项目标本留取密切相关。
(1) 预防：熟悉操作流程，准确评估患者。
(2) 处理：操作过程中密切观察患者情况，发现问题及时告知主管医生并对症处理。

（高永莉）

# 第五篇

# 急诊护理质量与安全

# 第三十八章 急诊医疗服务风险评估

## 第一节 急诊护士风险管理

### 一、概述

急诊科作为医院的第一线,接收的患者都是病情危重、复杂、变化快的患者,面对突发的情况,主管护士尽管做好了解释说明,但家属仍难以接受,对病情的变化难以理解,容易引起各种纠纷。因此,医疗风险管理不容忽视,风险管理已成为现代医院管理不可缺少的一部分,在医疗实践中正确认识医疗风险管理,提高医疗质量,缓解医院和医务人员的压力已成为亟待解决的问题。能够评估预期的或潜在的医疗风险,并告知患者与评估结果相关的风险。

(一)护理风险的概念

护理风险是指护理人员在临床护理过程中,可能导致患者及护理人员本身发生的护理目的之外的不良事件。它是一种职业风险,即从事医疗护理服务职业,具有一定的发生频率并由该职业者承受的风险,包括经济风险、技术风险、法律风险、人身安全风险等。

研究认为,护理安全与护理风险成反比关系,护理安全做得好,安全系数高,护理风险就少,风险系数低;反之,护理安全保障差,护理风险就增加。有效减少护理风险首先必须提高护理人员的风险意识。

(二)护理风险管理

护理风险管理是指医院有组织、系统地消除或减少护理风险的危害和经济损失。护理风险管理是一种识别、评估并做出正确决策,最大限度地降低患者和护理人员可能面临的潜在风险的管理过程。护理风险管理的本质是安全。在医院安全的内涵方面,将人与灾难的接触面降到最低程度,而首先要防止的是对人的物理伤害(如感染、损伤、失误)。因此,护理风险管理计划的基础是安全。

护理风险管理分为四个阶段:护理风险识别、护理风险衡量、护理风险处理、护理风险管理评价。

有效的护理风险管理对医院而言可以提升形象、降低医疗风险、避免风险赔偿、降低资源的浪费；对员工而言可以降低投诉率、增强士气与满足感、降低重复工作量、节约资源；对患者家属而言可以增强信心、提升满意度。

## 二、护理风险的成因

### （一）患者因素

1. 护理风险很大程度上来自患者自身，急诊接收的患者多为危重患者，起病急、病情变化快，包括患者的身体健康因素（对疼痛的抵抗能力、创伤、是否有其他疾病及并发症）都会影响到医疗与护理行为的效果。
2. 由于患者及家属缺乏相关的医学知识，疾病的结局期望过高，不能正确认识疾病的不良后果、并发症和医疗事故，家属常心急、焦躁，急诊又较为忙碌，护理人员在接待患者家属时往往忽略这一点，往往引起纠纷。

### （二）护理人员因素

1. 每年急诊科都会入职大批护理人员，若理论知识较为欠缺，实践操作掌握不熟练，在护理工作中则可能会出现一些问题，从而引起医疗纠纷。
2. 急诊科的护理人员经常连续加班，注意力不集中，精力不够，可能会造成用药错误或者药品剂量不对等护理事故。

### （三）现有技术的局限性

1. 现代医学已经取得了很大的进步，但由于人体的特殊性和复杂性，很难完全预测。
2. 由于目前的医疗技术状况，可能会出现不可抗拒或不可预见的因素。尤其急诊患者的病情较为复杂，医疗技术的局限性增高了疾病确诊难度。
3. 无论护理人员的诊疗技术和水平有多高，同样需要依靠一些现代化的医疗设备、医疗器械、医疗药品和其他医疗辅助工具。但这些本身都对人体有一定损害，或有产品缺陷，使用时存在一定程度的风险。

### （四）管理因素

1. 所谓管理因素，是指医院在人力资源管理、设备环境管理、保障体系建设等方面全面协调管理，直接或间接对患者或护理人员造成的损害。
2. 目前，各级各类医院临床一线普遍存在护理人员不足、护理负荷加重、护理不到位等情况，随时存在护理安全隐患。

## 三、护理风险的特点

护理风险有以下四大特点。

### （一）与护理行为的伴随性

首先，医疗护理行为就像一把双刃剑，给饱受病痛折磨的患者带来了健康恢复和新生命的希望，但也对正常人体有一定的侵害。如果药物本身具有毒性作用，在杀死细菌和有害细胞的同时，还可能对患者的正常组织细胞造成损害，损害相应器官的功能，从而损害身体的健康。急诊患者的病情危重，再进行治疗时会优先考虑危及生命的疾病，从而可能会引起并发症。

## （二）不可预测性

不可预测性是指护理风险的发生带来很大的偶然性、意外性和个体差异。难以预测不等于无法预测，只要通过努力还是可以预测的，或预测可能发生的概率，但在目前的医疗水平和条件下，一部分护理风险是很难预测的，随着时间的推移、科学技术的进步，人们最终的认知能力才能在医学科学领域逐渐揭晓。因此，应将护理风险分为可预测的护理风险和不可预测的护理风险，可通过工作中的经验将不可预测的护理风险最小化。在急诊护理工作中，应全面考虑到患者自身因素与疾病带来的并发症等。

## （三）难以防范性

难以预防并不意味着无法预防。有些风险是可以预防的，有些风险是通过努力无法预防和避免的。因此，在实施护理行为前，护理人员应对可能出现的护理风险做好尽可能充分的准备，制定一些应急预案，采取相应的预防措施，从而避免风险真正发生时无所适从、无法妥善处理而导致医疗不良事件的发生。

## （四）后果的严重性

不良事件的影响往往会加重病情，并造成一种新的损害。因此，护理风险一旦发生，就会对患者造成很大的伤害，所以应该尽量避免不良事件，将风险降到最低。

## 四、护理风险的控制方法

### （一）制度

完善科学合理的规章制度是预防差错和事故纠纷的良好基础，严格执行规章制度是预防差错和事故的保证。因此，在工作中，各级护理人员必须严格执行规章制度。

**1. 急诊室工作制度** 抢救药品和器械应"四定三及时"，即定品种数量、定位摆放、定人员管理、定期维护和及时检查、及时消毒、及时补充。设备和药品完好率应达到100%。救援现场应紧张有序，不说任何与救援无关的话，认真做好救援记录，有序、准确。

**2. "三查十对"制度** "三查十对"制度必须准确、严格地执行，对药物的性质、用法、用量、配伍禁忌等应熟悉和掌握，抢救时应向医生反复口述医嘱，经核对无误后方可执行。抢救结束之后，督促医生及时开具诊断书，并签署准确的执行时间和全名。

**3. 职业防护制度** 制定职业防护流程，接触患者体液、血液时佩戴手套；接触传染病患者应严格遵守消毒隔离制度。与每个患者直接接触前后，从同一患者身体的污染部位移动到清洁部位时，与患者的黏膜、破损皮肤或伤口接触前后，与患者的血液、体液、分泌物接触前后，穿、脱隔离衣前后、脱手套后，用药前或配餐前，进行无菌操作和接触清洁无菌材料前，接触患者周围环境后均应及时进行手消毒。培训护士防止刺伤，规范操作流程，纠正操作中的违规行为，防止护理人员在工作中受伤。

**4. 危重患者护送系统** 护士在转诊前应准确评估和记录患者的病情，并在途中携带必要的抢救药物和设备。

### （二）成立护理风险管理小组

急诊应成立护理风险管理小组，并制定小组成员职责。风险管理小组成员由护士长、区域负责人和部分带教老师组成。风险管理小组成员的主要任务是：①风险管理小组每月应定期召开会议，共同讨论、分析、确认风险事件，研究风险干预措施。②检查区域护士是否按要求报告风险事件，并调查报告的事件起因与干预措施，从而减少风险事故的发生。

**1. 风险治理是一种全新的治理理念**　首先，组织急诊科护士学习风险治理的定义、护理工作中常见的风险事件模式、风险治理的流程、风险事件的报告等知识，能够做到了解风险治理的作用和目的，使护士正确认识风险的存在。注重风险防范，坚持严格事前控制、认真后处理的原则，做到有预见性，重点对潜在风险进行分析，完善工作流程，及时预防和避免护理差错的发生，找出每一个护理风险发生的原因，明确责任。

**2. 风险事件报告**　风险事件报告是实施风险管理的核心和关键，而风险治理实施的难度在很大程度上取决于风险事件的有效报告。为了帮助护士确认风险事件，应对护理风险事件进行更详细的分类，将风险事件定义为四个方面：投诉事件、错误事故、意外事故、护理记录问题。风险根据是否对患者造成伤害分为直接风险和间接风险。直接风险来自护理人员，间接风险来自医院各部门和后勤保障系统。

**3. 事件风险的发生**　事件风险的发生频率在一定程度上反映了护士所面临的风险程度，但不能反映护士的绩效。风险事件报告的目的是为风险管理提供信息，最终目的是确保类似事件不再发生。通过肯定报告风险事件的护士的工作态度，鼓励护士如实报告风险事件，不将风险事件作为处罚的依据。

**4. 制定风险呈报报告**　内容包括：事件类别；患者资料及客户资料；事件前后患者病情变化；事件发生后的处理过程；原因分析；科室讨论意见等方面。在陈述报告时，不要求相关护士写自我检查，而只要求写事件发生的客观过程。

### （三）加强风险报告监管

在质控检查中，如果发现风险事件，质控人员会向护士提出要求和指导，并严格遵守风险报告制度。

### （四）风险事件分析

每月风险管理人员对收到的风险报告进行讨论，对科室薄弱环节、潜在不安全因素、护理缺陷等进行认真分析总结，找出原因并进行改进。通过对风险事件的分析和了解，防止类似事件的发生，达到风险预警的目的。

### （五）护理文书书写

护理文书的书写和管理必须从法律的角度认真对待，各类护理文书必须如实、客观地书写。统一护理记录表，记录的内容、格式、表达都标准化，实现护理记录及时准确，客观反映患者病情变化。急诊抢救时的护理文书应详细记录，保证完整、准确。

### （六）指导护士正确与患者沟通

急诊患者情况复杂，变化快，抢救人数多，工作人员紧张忙碌，家属焦虑情绪化。如果护理人员与家属交谈时态度简单、生硬，很容易引起家属的误解和不满。因此，及时有效的沟通是缓解矛盾、避免纠纷的重要途径。

### （七）设备安全

确保各类设备、器械的正常运行，新设备耗材库存充足，新器械使用及时；制定操作规程和管理制度；各类设备、器械实行专项管理，定期检查，发现问题立即处理；建立设备维护保养记录；每日评估护理工作量，了解耗材消耗情况，及时补充，急诊抢救情况很多，应避免因耗材不足导致延误抢救或护理工作的风险。

（八）确保工作安全

确保护理工作的安全，制定护理操作流程，实行灵活调度，设立值班组长，由护士长负责，职责是解决班内护理工作中出现的问题并检查护理质量，确保护理安全。有经验的护士将负责预检分诊，根据病情轻重安排患者就诊，并加强对候诊患者的检查观察，确保候诊过程的安全。

加强专业培训，提高专业水平，营造学习的氛围，努力鼓励护士参加与本专业相关的各种学术活动，并定期在科内举办专业知识和法律知识培训。制定新护士培训计划，按计划培训新护士，有明确的考核标准，分阶段定期考核；提高护理人员综合素质，形成专业水平稳定、思想素质优秀的护理队伍。

随着国家医疗健康服务水平的提高，加强急诊风险管理，防止护患纠纷发生，成为国家医疗体系建设的重要方面。急诊护理中，医护人员要积极与患者及家属进行沟通，让患者和家属了解急诊护理中存在的风险因素，提高患者及家属的认知水平。

（赵　明）

## 第二节　医疗服务与法律法规

### 一、法律意识和健康需求的提高

随着我国社会的不断进步，人民群众的法律意识明显提高，在就医时，即有意识地运用法律意识和手段来维护自己的合法权益，这是社会进步文明的标志，也是医务人员提高服务、提高技术的动力。此外，人民群众的健康意识不断提高，对医疗服务的期望和服务质量的要求也在提高，而目前，我国医疗服务水平、服务意识和设备技术的不足，医疗工作量的矛盾客观存在，容易导致人民群众对医疗服务的需求不适应，从而引起各种医疗纠纷。

### 二、医疗技术水平有待提高，医患沟通不足

少数值班急诊医务人员资历低，临床经验少；部分医生技术水平不高，造成误诊漏诊。急诊工作繁忙，工作量大，对患者的观察和接触时间短，急诊患者病情复杂，变化快，有时医务人员不能详细告知患者及其家属检查、治疗和可能的医疗风险。他们不重视患者及其家属在治疗过程中的参与和自主权，在昂贵或侵入性检查和治疗时不征求同意。一旦出现并发症或难以承受的费用，即使是不可避免的医疗并发症，患者也无法理解，导致纠纷。有一定医疗经验的人都知道，经常被"吐槽"的医生，不是医术最差的医生，而是临床沟通能力最差的医生。因此，建立良好的医患关系，提高医患沟通技巧是预防医疗纠纷的重要环节。

### 三、患者和群众对急救工作的误解

患者对急救工作的性质、服务内容和程序缺乏认知和理解，有的患者甚至无理取闹。少数患者不了解急救医疗工作是有偿服务，拒绝支付费用，导致纠纷；尤其是患者死亡后或现场抢救失

败后家属强行要求患者继续抢救或将患者送至殡仪馆,超出急救工作范围;受害人发生交通事故或醉酒后提出不合理及过分要求,故意刁难辱骂,甚至对医务人员造成人身伤害等。

## 四、急诊科医疗服务与法律法规

急诊科医务人员应该认真学习《医疗事故处理条例》《护士条例》等法律法规,掌握保护医护人员和患者的法律权利。急诊患者往往发病突然,病情危重,病死率高,抢救概率大,护理工作本身具有较高的风险,工作时要保持清醒的头脑,严格规范护理行为,严格遵守操作规程,对于突发性疾病,护士要有较强的急救处理能力,根据迅速变化的病情,及时调整思维,做出正确的判断。及时、准确、真实、客观地记录患者的病情变化和抢救过程,及时完善护理文书,护理文书是病历的重要组成部分,是护士对患者病情观察和实施护理措施的原始书面记录,具有重要的法律意义。

急诊科护士经常会接触到各种意外伤害,如打架、交通事故、自杀、杀人、用药过量等造成的伤害。随着患者进入医院,当事人之间的冲突也很容易转移到医护人员身上。因此,护士在整个护理过程中要有法律意识,同时也要加强自我保护意识,谨言慎行。同时要有高度的责任心、良好的职业道德,严格遵守规章制度、操作规程,严防在忙碌中出错。

(一)严格遵守国家相关法律法规及急诊科管理制度、工作条例,严格按照操作规范履行急诊科护士的职责

潜在的法律问题包括:

**1. 因责任意识而侵犯患者权利的犯罪行为** 急诊科护士从接诊患者的那一刻起就要有应急意识和高度的责任感,认识到这是一个突发的紧急情况,需要密切观察,及时行动;不注意或疏忽,最低限度可能导致侵犯患者权利,最高限度可能导致犯罪。例如,护士疏忽地将青霉素注射到一个没有进行青霉素过敏测试的患者身上。如果患者对青霉素没有过敏反应,护士的行为只构成护理失误。然而,如果患者死于过敏性休克,护士的行为就构成了职业失当。

**2. 执行医嘱过程中的问题**

(1)执行医疗建议的合法性:医嘱是医生进行诊疗的依据,具有法律效力。一般情况下,护士应该听从医嘱,随意签署、修改医嘱和无故不执行医嘱是违法的。但是,在另一种情况下,护士发现医嘱明显错误的,护士有权拒绝执行医嘱,在护士提出明确抗辩后,医生仍坚持强迫护士执行医嘱的,由此造成的不良后果,护士不承担责任。相反,如果护士明知医生的建议可能会对患者造成伤害,但仍按照医生的建议行事,如果造成严重后果,则由护士共同承担由此产生的法律责任。例如,医生开具了"10%氯化钾10毫升静脉滴注"的错误医嘱,但护士机械地执行医嘱,没有拒绝,导致患者死亡。护士也要对这种后果负责,因为"10%氯化钾禁忌证静脉输注"是护士应该具备的知识。因此,护士不仅要有良好的职业道德,还要有过硬的专业知识。护士有责任用自己的理论知识治疗患者。

(2)准确执行医嘱:急诊科常常面临着争分夺秒的抢救,急诊科不能用书面医嘱,所以口述医嘱是急诊科很常见的一种医嘱形式。护士一定要注意"三清一审",即听清楚、问清楚、看清楚,和医生核对药名、剂量、浓度,谨防忙中出错。各种急救药品的安瓿、空输液瓶或空袋用完后收集在一起,以便检查和统计护理记录中的法律问题。应注意护理记录的书写。急诊护理记录的书写简洁、突出、清晰、准确。填写患者的姓名、性别、年龄、职业、工作地点、地址和电话号码。

(3)准确记录时间:到达医院时间、接待时间、护理评价都要记录,特别是对于生命体征记录要写具体数据。抢救时间、患者出院时间或死亡时间也应正确记录,并应与医生的记录一致。

救援时来不及记录的，允许在 6 小时内如实记录。因为急诊科经常遇到法律问题，所以保管好病历是很重要的，不要丢失或删除。

（二）急诊科设备、仪器及药品的法律问题

急诊科的各类急救设备、仪器、药品需要妥善保管、放置，定期消毒，定量给予，定期清点，及时补足，交予各班次，不得外借，防止因挪用、盗窃或工作疏忽而准备不当，造成急救时因物资补充不足而耽误对患者的抢救；应防止因储存不当而非法使用。对于急诊患者，无论能否支付医疗费用，医务人员都应贯彻人道主义精神，急诊护士有义务配合医生为其提供急救措施，不得拒绝急救。

（三）重危患者转送入院或进行辅助检查时，应有医护人员在场

1. 重大工伤、重大交通事故和必须全员出动救援的情况　紧急抢救或手术时患者单位领导或亲属不在场，患者治疗中涉及政治或法律问题，或医务人员对死亡原因有疑问时应立即通知医院总值班和公安部门，在积极治疗的同时应保持警惕，遇有干扰治疗和护理的情况不宜动怒，应冷静处理，同时通知医院保卫科寻求保护或拨打"110"保护自身安全。

2. 如患者昏迷，应与陪护人员一起核对经济状况，并在第三方在场的情况下交给家属；如无家属，由值班护士照管。但同时要有两人签写的财务清单。

3. 涉及法律问题的伤病员在观察期间应由家属或公安人员陪同。

4. 对于自杀、杀人、交通事故、斗殴等涉及患者的法律问题，医务人员应贯彻革命人道主义精神积极救治，同时应增强法纪观念，提高警惕性。

5. 预检分诊护士应立即通知医疗部门或医院值班主任，并向所在地公安机关报告。

6. 病历应当书写准确、清晰。检查要全面细致。病历应妥善保管，不可丢失或毁坏。

7. 出具的损伤检测和诊断证明应符合实际，并经上级医师批准。

8. 服毒的患者，应当取呕吐物、排泄物送鉴定。

9. 对吸毒人员应当按照有关规定申报。

10. 对于故意制造矛盾的患者及家属，医院工作人员应予以劝阻，并向当地公安机关报告。

（四）急诊科室工作制度

1. 急诊科必须 24 小时接诊，节假日照常接诊，工作人员必须明确急诊科工作的性质、任务。严格执行首诊责任制和抢救制度、程序、职责和技术操作规程，掌握急诊医学理论和抢救技术，实行急救措施和抢救制度、预检分诊制度、绿色通道管理制度、三无患者救治管理制度、急诊科首诊负责制、危重患者转运制度、三级医师负责制、观察室工作制度、抢救室工作制度、病历书写制度、查房制度、消毒隔离制度等，严格履行各级人员的职责。

2. 分诊护士不准离开分诊区域，当急诊患者就诊时，分诊护士应根据患者病情，必要时给予患者一定的治疗措施（如测体温、脉搏、血压、血糖等），登记好姓名、性别、年龄、地址、准确来院时间、主诉等信息，并通知相关科室的值班医生做好接诊准备。

3. 各类急救药品和设备应准备完善，由专人管理，放置于固定位置，经常检查，及时更新，定期维护和消毒，确保抢救需要。

4. 对急诊患者应具有高度的责任感和同情心，及时、准确、敏捷地治疗，密切观察患者病情变化，做好记录。疑难、危重患者在急诊科现场抢救，病情稳定后护送至病房。需要立即手术治疗的患者应及时送手术室手术，手术完成后由急诊医师或外科医生直接转病房。任何部门和个人不得以任何理由和借口拒绝收治急危重症患者。

5. 急诊患者被送入急诊观察室，由急诊医生撰写病历并给出医疗建议，急诊护士负责治疗。

密切观察和记录急诊患者病情变化,及时有效地采取救治措施。观察时间一般不超过3天。

6. 如遇重大抢救,患者必须立即报告医务科、护理部、门诊部,相关领导亲自到场指挥,凡患者发生法律纠纷,积极处理的同时,要及时向相关部门报告。

### (五)急诊会诊制度

1. 对于需要其他科室救治的危重患者,首诊科室的工作人员不能搪塞,要争分夺秒采取最基本的抢救措施,然后通知相应科室参与救治,并进行口头交接。

2. 如遇紧急情况,由治疗人员或所属部门先打电话请求紧急会诊,被邀请部门人员应在5分钟内到达邀请部门。特别是抢救危重患者和涉及多科室的患者数量较多,应及时向多科室请求紧急会诊,要求配合尽快到达。会诊单和被邀请科室的治疗意见应在病情缓解后或抢救结束后书写。

3. 留观的患者如需会诊,在急诊病历上记录病情原因"请××科会诊",电话联系会诊科。会诊科及时前来问诊,不得以任何借口、理由拒绝会诊。

4. 在会诊过程中,急诊负责医师应准备会诊所需的临床资料,陪同医生检查并介绍病情,被邀请医师应认真填写会诊记录。

5. 经会诊需要住院的,由医生出具住院证明,值班护士电话与病房联系。

### (六)护生的法律问题

护生是正在学习护理的学生。根据法律规定,护生只能在护士从业人员的监督和指导下,按照严格的护理操作规程进行护理尝试,否则视为侵权。在护士的监督下,护生一旦出现护理差错,除自身责任外,教学护士也要承担法律责任。因此,护理教师要认真、严格教学,护生要虚心、认真学习,防止错误和事故的发生。如果护生脱离带教老师的指导,独立操作对患者造成伤害,护生应承担法律责任。因此,护生在进入临床实习前,应明确自己的法律责任,按照护理法律法规进行实习。

(赵 明)

# 第三十九章 职业暴露与职业防护

## 第一节 急诊科感染预防与控制

### 一、概述

医院感染（nosocomial infection）主要是指住院患者在医院内获得的感染，包括在住院期间发生的感染和在医院内获得，出院以后又发生的感染，但不包括入院前已经开始或入院时已存在的感染。医院工作人员在医院内获得的感染也属于医院感染。

急诊科为医院接诊、抢救急、危、重症患者的窗口及转运站，多数患者就诊时病情危急，实施救治时，急救器械使用频繁，侵入性操作多，且就诊患者流动性较大，病种复杂，对部分患者潜在的传染性疾病不能够及时确诊，是最容易发生医院感染的科室之一。此外，急诊科感染与工作质量密切相关，预防和控制感染发生是保证急诊医疗及护理质量的关键。因此，必须加强对医院急诊科感染的预防与控制。

### 二、感染的分类

通常根据感染发生的部位、病原体的来源和种类等对医院感染分类。

1. **根据感染发生的部位分类** 全身各个系统、各个部位都可能发生医院感染。
2. **根据病原体的来源分类** 可将医院急诊科感染分为内源性感染和外源性感染。
  （1）内源性感染：也可以称为自身感染，是指患者自身的皮肤、口腔、咽部和胃肠道等处寄生的正常菌群，由于数量或者寄生部位的改变而引起的感染。
  （2）外源性感染：又称为交叉感染，是指携带病原体的医院内患者、工作人员和探视者，以及医院环境中细菌的侵袭或定植造成的感染。
3. **根据病原体种类进行分类** 可将感染分为细菌感染、病毒感染、真菌感染、支原体感染、衣原体感染及原虫感染等，其中急诊科最常见的是细菌感染。

##  三、感染的发生条件

病原体侵袭个体必须有一定的环境和途径，感染的发生必须具备三个基本条件：感染源、传播途径、易感宿主。三者同时存在并相互联系，构成了感染链。

**1. 感染源**（source of infection） 又称病原微生物生物贮源，是指病原微生物自然生存、繁殖并排出的宿主（人或动物）或场所。在急诊科感染中，主要的感染源有：

（1）已感染的患者及病原携带者：体内有病原微生物生长、繁殖及发生病变，成为感染，感染后可表现为有临床症状的患者或无症状的病原携带者。

（2）自身感染患者：感染源即患者自身。当个体的抵抗力下降或发生菌群易位时，可能引起患者自身感染或传播感染。

（3）动物感染源：各种动物都可能感染或携带病原微生物而成为动物感染源。

（4）急诊科环境：急诊科的环境、设备、器械和物品、药品、食品、垃圾等容易受各类病原微生物的污染而成为感染源。

**2. 传播途径**（mode of transmission） 是指病原微生物从感染源排出后侵入易感宿主的途径和方式。急诊科感染的主要传播途径有：

（1）接触传播

1）直接接触传播：感染源直接将病原微生物传播给易感宿主，如急诊科诊室中的疱疹病毒、沙眼衣原体、柯萨奇病毒等的传播感染。

2）间接接触传播：感染源排出的病原微生物通过媒介传递给易感宿主。最常见的传播媒介是医护人员的手，其次是急诊科各种医疗设备如侵入性诊治器械、病室内物品及生物媒介（昆虫）等。

（2）空气传播

1）飞沫传播：当患者咳嗽、打喷嚏、谈笑时可从口、鼻腔喷出许多小液滴；医务人员进行某些诊疗操作如吸痰时也可以产生许多液体微粒，这些液体微粒称为飞沫。飞沫含有呼吸道黏膜的分泌物及病原体，液滴较大，在空气中悬浮时间不长，只能近距离传播给周围的密切接触者。其本质是一种特殊形式的接触传播。

2）飞沫核传播：从感染源排出的飞沫，在降落前，表面水分蒸发，形成含有病原体的飞沫核，能在空气中长时间浮游，远距离传播。

3）菌尘传播：物体表面上的感染性物质干燥后形成带菌尘埃，通过吸入或菌尘降落，引起局部的直接感染；或菌尘降落于室内物体表面，引起间接感染。

（3）消化道传播：各种原因导致医院水源或食物被病原微生物污染，尤其是各种条件致病菌，如铜绿假单胞菌及大肠埃希菌等可在肠道定植，增加感染机会。病原体通过饮水源、食物进行传播常导致医院感染的暴发流行。

（4）注射、输液、输血传播：通过污染的药液、血制品、注射或输液器等途径传播感染，如输液、输血中的发热反应，输血导致的丙型肝炎等。

**3. 易感宿主**（susceptible host） 指对感染性疾病缺乏免疫力而易感染的人。如将易感者作为一个总体，则成为易感人群。急诊科是易感人群相对集中的地方，易发生感染且感染容易流行。

##  四、急诊科感染危险因素

在急诊科这个特定环境中，许多因素均可能导致医院感染的发生，归纳起来，主要有以下几个方面。

**1. 个体抵抗力下降、免疫功能受损** 发生医院感染通常与其抵抗力下降、免疫功能受损有关。影响个体抵抗力、免疫功能的主要因素有：

(1) 生理因素：包括年龄、性别等。急诊科不同患者病情各异、病种复杂，一些急慢性传染病及病原携带者常混杂其中，由于小儿自身免疫系统发育尚不完善、老年人脏器功能衰退，导致儿童和老年人的防御功能低下，抵抗力下降。女性特殊生理状况期间如月经、妊娠、哺乳期时，个体比较敏感，抵抗力下降，是发生医院感染的高危时期。

(2) 病理因素：患者本身对病原微生物的抵抗力降低。如恶性肿瘤、血液病、糖尿病、肝疾病等造成个体抵抗力下降；外伤、烧伤等造成皮肤黏膜的损伤，伤口内坏死组织、异物、血肿、渗出液积聚等均有利于病原微生物的生长繁殖，易诱发感染；急诊科呼吸机大量使用易引起呼吸机相关性肺炎。个体意识状态也会影响医院感染的发生，如昏迷或者半昏迷患者易发生误吸而引起吸入性肺炎。

(3) 心理因素：个体的情绪、主观能动性、暗示作用等在一定程度上可影响其免疫功能和抵抗力。由于来急诊科就医通常是急危重症患者，患者及家属往往表现为惊慌失措，增加了急诊科感染的机会。

**2. 侵入性诊疗机会增加** 急诊科诊疗技术尤其是各种侵入性诊疗较多，如气管插管、血液净化、机械通气、伤口清创等破坏机体皮肤和黏膜的屏障功能，损害了机体的防御系统，把致病微生物带入机体或者为致病微生物侵入机体创造了条件，而导致感染发生。

**3. 抗生素滥用** 在对急诊科患者进行治疗时，为了立即控制病情，在未明确病毒或敏感菌致病的情况下，急诊科往往联合使用多种抗生素，这种情况下会导致细菌耐药性的发生，而当病原菌发展为耐药菌后，菌株所导致的感染则不容易控制，极易引起交叉感染及正常菌群失调。相关资料显示，急诊科抗菌药物使用率达15.1%，仅次于重症医学科和呼吸科。

**4. 管理机制不完善** 急诊科是各类患者聚集的场所，加之急诊科某些区域建筑布局不合理、卫生设施不良等，使急诊科的空气中往往含有病原微生物颗粒，急诊科的设备、器械等物品容易受到细菌、病毒、真菌等各种病原微生物的污染，适合病原体的生长繁殖和变异。因此，居留愈久的病原体，由于其耐药、变异，病原微生物的毒力和侵袭性愈强，常成为急诊科感染的共同来源或成为持续存在的流行菌株。

另外，有些医院急诊科管理制度不健全，或者虽然建立了医院感染管理组织，但只是流于形式；医院感染管理工作资源不够，投入缺乏；大量研究指出，医院感染与医务工作者不当操作存在直接关联，如未能严格按照无菌要求进行各项操作，未能严格监督管理消毒灭菌各项工作，未能严格落实规章制度、对人员进行管理等，急诊科医务人员对医院感染的严重性认识不足、重视不够等，则都会影响急诊科感染的发生、发展。

## 五、急诊科感染的预防和控制

为保障医疗安全、提高医疗治疗，各级各类医院都应将医院感染纳入医院日常管理工作中，建立健全医院感染管理组织及制度，完善急诊科感染监控系统，以有效预防和控制急诊科感染。

**1. 建立医院感染管理机构，加强急诊科感染的三级监控** 医院感染管理机构应有独立完整的体系，通常设置三级管理组织，即医院感染管理委员会、医院感染管理科、急诊科感染管理小组。

医院感染管理委员会由医院感染管理科、医务处、护理部、临床相关科室、辅助科室、后勤部门等的主要负责人和抗感染药物临床应用专家等组成，在院长或业务副院长的指导下开展工作。

应在医院感染管理委员会的领导下，建立层次分明的三级护理管理体系（一级管理——病区护士长和兼职管控护士；二级管理——科护士长；三级管理——护理部副主任，为医院感染管理委员会的副主任），加强急诊科感染管理，做到以防为主，及时发现、及时上报、及时处理。

**2. 健全各项规章制度，依法管理急诊科感染** 依照国家卫生行政管理部门的法律、法规来健全医院感染各项管理制度，并依照法律的规定做好医院急诊科感染的预防、日常管理和处理。与医院感染管理有关的法律法规很多，主要有以下几种：《医院感染管理规范》《消毒技术规范》《医院消毒卫生标准》《医疗废物管理条例》，此外还有《中华人民共和国传染病防治法》《突发公共卫生事件应急条例》等。

**3. 落实医院感染管理措施，阻断急诊科感染链** 落实医院感染管理措施必须切实做到控制感染源、切断传播途径、保护易感人群，加强对急诊科重点区域、重点环节、高危人群与主要感染部位的感染管理。具体措施主要包括：建立规范合格的感染病房，布局合理；急诊抢救室、留观室、重症监护病房等重点区域的消毒隔离；做好清洁、消毒、灭菌及效果检测；合理使用抗菌药；手卫生、无菌技术、隔离技术的监督检测；加强急诊科重点环节的检测如气管插管、各种内镜、接触血及血制品的医疗器械、医院污水、污物的处理等；严格急诊科探视与陪护制度，对易感人群实施保护性隔离，加强主要感染部位如呼吸道、创伤伤口等的感染管理。

**4. 加强医院感染知识的教育，督促各级人员采取行动预防与控制急诊科感染** 对各级各类急诊科医务人员、工勤人员、患者、探视人员不断加强医院感染知识的教育，增加预防与控制急诊科感染的自觉性，在各个环节上把关，并督促全体急诊医务人员履行在医院感染管理中的职责。

**5. 急诊科医务人员在医院感染管理中应履行的职责**
（1）定期参加预防与控制医院感染的知识培训。
（2）掌握医院感染诊断标准。
（3）加强手的清洁与消毒，严格执行各项诊疗技术操作规程。
（4）掌握抗感染药物的临床合理应用原则，做到合理使用。
（5）加强自我防护。
（6）发现医院感染病例或疑似病例，及时进行病原学检查及药敏试验，查找感染源、感染途径，控制蔓延，积极治疗患者，隔离其他患者，并及时准确地报告感染管理科，协助调查。发现法定传染病，按《中华人民共和国传染病防治法》进行报告。

**6. 发生感染后的处理措施**
（1）急诊科医务人员发生感染后，应先按照职业暴露处理流程进行应急处理，随后咨询感染性疾病科医生进行相关检查和用药治疗。
（2）在发生感染1周内，医务人员应进行职业暴露上报。
（3）当发生HIV职业暴露时，填报"医务人员职业暴露登记表"及"针刺伤和锐器伤上报表"，并且到传染病医院公共卫生科上报和进行后续治疗及监测。

急诊科是急诊患者入院治疗的必经之路，是医院内疾病种类最多、急重症患者最集中、管理与抢救任务最重的科室。因为医院急诊科的工作职能具有较高的特殊性，这就会增加急诊科感染的概率。尽管目前国内很多医院职业防护体系已基本建立，但医院现有的职业防护体系与医务人员实际落实的情况存在一定的差距，急诊医务人员依旧面临着较大的职业暴露风险。建议医院立足于自身临床的实际情况，进一步细化和完善职业防护体系，积极构建良好的医院安全氛围，以改善职业防护体系的落实情况，切实提高急诊医务人员的防护意识和防护行为。同时应在最大程度上降低患者在接受治疗时存在感染的风险，为患者的生命安全做出保障，提高急诊科的医疗水平，避免急诊科医院感染的出现。树立突发公共卫生事件的常态化理念（特别是传染病常态化理念），强化急诊队伍管理，提高业务能力。

（王文君）

## 第二节 护理人员的职业暴露

### 一、概念

职业暴露：指医务人员在从事诊疗、护理等工作中受到物理、化学或生物等有害因素影响，直接或间接损害健康或危及生命。

护理人员的职业暴露：指护理人员在从事诊疗、护理活动过程中接触到有毒、有害物质或传染病病原体，从而损害健康或危及生命的一类职业暴露。可分为感染性职业暴露、放射性职业暴露、化学性（如消毒剂、某些化学药物）职业暴露、其他职业暴露。

急诊科护理人员的职业暴露：指急诊科护理人员在从事诊疗、护理活动过程中接触到有毒有害物质、传染病病原体或有暴力风险的人群，从而损害健康或危及生命的一类职业暴露。

### 二、职业暴露现状

我国医务人员尤其是护理人员面临职业暴露的风险大、危害重，急诊科护士首当其冲。急诊科护士职业暴露的发生率较高，虽然受伤程度以轻至中度为主，但是潜在风险高；就诊环境相对拥挤，繁忙的工作区域增加了职业暴露的发生率；急诊科不同工作区域高发的职业暴露种类不同，越嘈杂拥挤的工作区域，职业暴露的发生率越高，锐器伤暴露以流水区/输液区和抢救室发生率最高，工作场所暴力则以分诊台的发生率最高，而相对安静的区域（监护室和急诊病房）职业暴露的发生率相对较低。改善急诊科工作环境和流程、合理排班、配备人力，是急诊护理管理者降低急诊科护士职业暴露的重要举措。同一直径的静脉穿刺针比缝合针可携带更多的血液，针头越粗、刺入越深，则感染的机会越大，而静脉采血针往往选用最粗的针头，刺伤后引起血源性感染的概率更大，随着临床中安全型针具的使用，针刺伤的比例有了明显的下降，但却增加了血液暴露的发生率。急诊护士在采血过程中手套佩戴的依从性不高，可能与佩戴手套后对血管的感知力差、工作效率低有关。急诊科工作场所暴力多以语言暴力为主，有研究表明，急诊科护士面临的语言暴力的发生率为68.0%，身体暴力的发生率为12.0%，性骚扰的发生率为5.3%，尽管语言暴力表面上并没有给护士造成身体伤害，但实际却给护士带来了巨大的潜在的心理伤害。工作场所暴力，尤其是语言暴力，多是通过同事间诉说来缓解，上报则更是微乎其微，缺乏暴露后对护士的疏导，管理者和医院应加强职业暴露的预防培训及上报管理，从而更好地保障护士的职业安全。

### 三、职业暴露分类

**1. 感染性职业暴露** 是护理人员在从事护理活动时意外地被患者的血液等体内物质污染，或被患者血液等体内物质污染的针头、手术刀等锐利器械刺破自己的皮肤，而有可能导致感染性疾病发生的一类职业暴露，重要是指血源性职业暴露。有研究表明，发生的风险高达78%~95%。可以分为三级。

（1）一级暴露：暴露源为体液、血液或者含有体液、血液的医疗器械、物品；暴露类型为暴露源沾染了有损伤的皮肤或者黏膜，暴露量小且暴露时间较短。

（2）二级暴露：暴露源为体液、血液或者含有体液、血液的医疗器械、物品；暴露类型为暴露源沾染了有损伤的皮肤或者黏膜，暴露量大且暴露时间较长；或者暴露类型为暴露源刺伤或者割伤皮肤，但损伤程度较轻，为表皮擦伤或者针刺伤。

(3) 三级暴露：暴露源为体液、血液或者含有体液、血液的医疗器械、物品；暴露类型为暴露源刺伤或者割伤皮肤，但损伤程度较重，为深部伤口或者割伤物有明显可见的血液。

**2. 放射性职业暴露**　是接触射线与同位素药物时发生的职业暴露。紫外线暴露会导致眼部伤害和皮肤色素沉着。

**3. 化学性职业暴露**　是从事化学性物品接触性操作发生的职业暴露。常见的职业暴露有：护理大剂量放化疗患者时，感到恶心、呕吐；为患者配制青霉素等输液时发生过敏反应，严重的甚至导致休克，配制抗肿瘤药物、消毒剂等高危害性物品导致的血象变化与中毒等。

**4. 其他**　工作场所暴力（语言暴力、身体暴力、性骚扰）等。

## 四、职业暴露危险因素

**1. 生物因素**

(1) 血源性传染疾病：急诊科室经常接诊的是一些病情比较危急的患者，需要处理一些自杀、创伤以及意外损伤等事件，过程中频繁接触患者的血液、体液，如护士手上皮肤的黏膜受损，容易感染血源性传染病。

(2) 呼吸道传染：急诊科接诊的病患中有的患有严重急性呼吸综合征、肺结核等呼吸道传染病，急诊护士在进行护理或者是辅助手术时，未做相应的防护准备，或是缺乏防护意识，或是防护不到位，都容易发生职业暴露，严重危及护士的生命。

**2. 物理因素**

(1) 锐器伤：锐器伤是急诊护理人员甚至所有医护人员最容易出现的损伤，其中针刺伤是发生率最高的。急诊科护士锐器伤的发生率为37.8%，高于急诊科医护人员锐器伤的发生率31.6%。

(2) 负重伤：急诊科室的护士大部分时间都需要站立工作，大部分患有腰间盘突出、脊柱损伤、关节疼痛以及下肢静脉曲张等职业性疾病。

(3) 电离辐射：急诊科收治的患者在入院后往往需要立即进行相关检查，包括CT、X线等，护士需要负责陪同患者进入相关的检查室，协助患者进行检查，会间接或直接地接触到放射线，轻则引发头痛、头晕、困倦等不适反应，重则致畸、致癌。护士在使用各种仪器进行抢救工作时，由于仪器老化或者设计不合理，或因为操作方式不规范，容易出现电击伤、灼伤等危险。

(4) 噪声：急诊科室每天接诊的患者数量多，人流量极大，场面嘈杂，护士整个上班时间都处在这种环境之下，容易出现头痛、耳鸣、易怒、失眠、血压升高等职业病。

(5) 在使用紫外线消毒时，操作不合理容易出现皮炎、眼炎。

**3. 化学因素**

(1) 长期接触抗菌药物、抗生素以及化疗等药物会对身体有害，尤其是化疗药物的配制过程中，直接接触或是吸入药物挥发物都会影响到护士的健康。

(2) 工作的特性造成乳胶、药物、消毒剂等过敏反应，经常接触会刺激护士的呼吸道以及皮肤黏膜，造成其机体免疫力逐渐下降。

**4. 自身因素**

(1) 急诊科部分护士尤其是低年资护士未正确树立职业暴露的防护意识，没有充分认识到职业暴露的危险性，防护工作不到位。

(2) 操作不规范，对使用过后的一次性注射器没有进行及时处理；传递锐器时不注意锐器的朝向，刺伤他人；利器盒放置不当及过满；操作过程中不戴手套；用手直接分离利器。

(3) 工作强度过大，节奏快，时常发生的护患纠纷等让护士的心理压力大。尤其是近年关注度不断升高的医患纠纷，暴力次数越来越多，工作上承受极大的压力。

**5．患者因素** 部分患者存在神志不清、烦躁不安的状况，易导致护理人员在医疗操作时受伤。若对方为传染病患者，可增加护士的感染风险。或者是患者的病情过于严重，医院现有医疗水平不能进行救助，此时患者家属在情绪激动的情况下，容易对护士进行言语攻击或是暴力行为。

**6．管理因素** 医院以及科室管理人员未深刻意识到职业暴露后果的严重程度，对护士相关方面的教育培训力度不够，缺乏健全的职业暴露防护机制。依然崇尚传统的"不怕脏"的奉献精神，落后的管理观念过于倾向工作效率，而轻视了护士职业防护的重要性。

## 五、职业暴露的紧急处置

**1．皮肤污染** 皮肤污染部位用流水和肥皂或液体肥皂冲洗，并用适当的消毒剂浸泡和擦拭（75%乙醇或碘酊）。

**2．针刺和切割伤** 尽量从损伤远端向前挤出损伤处的血液，立即用流水和肥皂冲洗伤口，使用75%乙醇、碘酊或皮肤消毒剂消毒。

**3．眼睛溅入液体** 必须迅速用生理盐水冲洗眼睛，避免揉擦眼睛，连续冲洗至少10分钟。

**4．衣物污染** 尽快脱掉被污染的衣物、手套，洗手并更换衣物及手套；将已污染的衣物及手套放入容器内或浸泡；尽快清理和消毒发生污染的地方。

**5．** 涉及污染的重大损伤或暴露，如感染性培养液体泼溅、气溶胶会造成最大危害，应立即采取以下措施。

（1）从污染处疏散人员，防止污染扩散。

（2）控制感染，锁门并防止人员进入。

（3）医院应急处理小组尽快查清情况，确定消毒的程序。

**6．职业暴露的报告和登记**

（1）详细记录事故发生的时间、地点及经过、暴露方式、操作的具体部位、程度、接触物种类及含有HIV的情况、艾滋病患者的病毒载量及病情状况。

（2）详细记录暴露后的紧急处理方法及处理经过、暴露级别、暴露源头的评估情况。

（3）是否采用药物预防疗法，若是，则详细记录治疗用药情况、首次用药时间（暴露后几小时或几天）。

（4）定期检测的日期、检测项目和结果。

无论是在应对重大突发公共卫生事件期间，还是在日常的诊疗活动中，医务人员职业暴露都已经成为危害医护人员健康的主要原因之一。急诊护士每天需从事大量的工作，如输液、抽血、注射、处理废物及医疗器械等操作，超负荷的工作造成护士身体疲劳，心理压力大，有时会影响护士医疗操作的准确性和专业性。手部是医护人员暴露最为严重的部位，整理或清理使用后医疗器械、注射、输液、拔管、抽血等医疗操作或收集医疗垃圾等清洁工作都需要手来完成，由于这些操作频繁，操作过程易发生疏忽，增加了职业暴露发生的风险。不论是在新型冠状病毒感染疫情防控期间还是在日常诊疗过程中，均必须重视对医务人员的职业保护。

（王文君）

# 第三节 护理人员的职业防护

## 一、概念

职业防护是指医务工作者在工作中采取多种有效措施，保证工作者免受职业损伤因素的侵袭，或将其所受伤害降到最低程度的防护。

急诊科面对的患者均发病急、病情进展快且病情危重，其护理工作特点是：突发性及紧迫性、工作忙、压力大、协作性强、易感染性、高风险等。急诊科护士在接诊过程中如果防护措施不当，均可能造成感染，甚至危及生命。这就要求急诊科护理人员规范护理行为，树立标准预防概念，建立健全针刺伤管理制度，加强护士职业安全教育，严格执行操作规程，制定切实可行的防护措施和护士心理调节方法，最大限度地降低职业暴露事件，减少职业危害，保证职业安全。

## 二、职业防护现状

最近几年，由于我国传染病预防与治疗工作日益繁重，急诊科护士接触传染病患者唾液、体液以及血液的概率不断增加，所以其出现职业暴露的概率也呈现出增加的趋势。研究表明，在新冠病毒感染疫情期间，截至2020年2月11日，中国已有1716名医务工作者感染，病死率约为0.3%，医务工作者是发生职业暴露的高危群体。有研究显示，在医务人员中护士发生职业暴露的概率最高，占比为45%，其次为医生，占比为17%。流行病学调查显示，锐器伤、血液暴露及暴力事件是急诊科医护人员面临的最显著的职业暴露。尽管目前三甲医院职业防护体系已基本建立，但医院现有的职业防护体系与医务人员实际落实的情况存在一定的差距，急诊医务人员依旧面临着较大的职业暴露风险。研究表明，急诊科护士对针刺伤的防护行为较好，但对血液暴露方面的认识相对不足。对于工作场所暴力，尤其是语言暴力的防护措施目前在急诊科尚较为缺乏，这可能与语言暴力多集中在急诊科有关。虽然护士在职业暴露防护上有进步，但防护管理仍存在一定问题，如上报制度不健全等。建议医院立足于自身临床的实际情况，进一步细化和完善职业防护体系，积极构建良好的医院安全氛围，改善职业防护体系的落实情况，切实提高急诊医务人员的防护意识和防护行为。

## 三、防护措施

### （一）职业暴露前

**1. 环境因素的防护**

（1）物理环境：在急诊科新建、改建、扩建时，建筑布局应合理，宜设置符合国家职业卫生标准和医院卫生学要求、具备隔离预防功能的病房，区域划分应明确、标识清楚，分为清洁区、潜在污染区、污染区和两个缓冲间（清洁区与半污染区间，半污染区与污染区间）。有条件的医院在急诊科可设置负压隔离病房。负压隔离病房应独立设置，宜在建筑的一侧、一端，自成一区，其布局符合负压隔离病房建设配置基本要求。病房内应有良好的通风，采用自然通风或通风设施辅助通风，负压隔离病房应采用负压通风系统，以保证病房内空气新鲜。通风方向应从清洁区到污染区，各区之间空气不对流。

(2) 政策制度：①医院应采用政策倾斜，吸引更多有高度责任感、热爱急诊事业的高学历人才加入急诊队伍中。同时，合理配置人员，确保充足的后备人力资源。针对年轻的医务人员，要强化急诊急救专科知识和技能的培训。②针对具体的急诊科护理人员职业危害因素，管理人员要制定符合实际的规章制度和防范细则，并在实施过程中不断充实完善，从而增强医护人员的风险意识，减少风险事件的发生。③建立各种急危重病诊疗指南和抢救流程，改造急诊患者的就诊环境和流程，畅通绿色通道，并能持续追踪质量改进。制定常见的风险预案并定期演练，如患者突发心搏、呼吸骤停时的风险预案，停电时呼吸机辅助呼吸患者和血液透析患者的风险预案，患者发生摔倒、坠床时的风险预案等。④做好急救药品与设备管理。新仪器新设备投入使用后，要及时制订操作流程和管理制度；建立仪器设备保养记录；专人负责仪器设备的清点和功能检测。每班交接急救药品，清理过期药品，及时补充所需药品，避免因药品不足而导致抢救延误。

(3) 安全文化：医院方面要构建更和谐完善的急诊环境，使护理人员全身心投入护理工作中，最大程度地有效减小职业危害。要强化急诊医护人员安全理念、风险意识，推动并构建完善的不良事件上报系统，建立医疗风险监测预警体系，修订工作流程，学习和共同分享患者安全的经验。同时，医务人员应充分致力于以患者和家庭为中心的医疗行为，提高沟通技巧和能力，从而避免和减少各类医疗风险。

**2．物理性因素防护**

(1) 噪声：规范医护人员言行，按要求做到"四轻"；各种仪器的报警声音量合适，进行各项操作应保持安静；定期检查和维修发出噪声的设备，如移动的各种抢救仪器、担架推车要经常上润滑油或放置橡皮垫等以减少振动产生的噪声。熟悉各种抢救设备的性能和正确的操作方法，陈旧设备要及时报废，减少不必要的噪声。针对高噪声的急救现场，寻求医院保卫部门配备24小时急诊科专门保安维持秩序，尽可能保持相对安静的急救环境。

(2) 电热辐射：急诊科的护士在护送危重患者做各种检查时应注意自我防护，要根据患者的病情选择暂时回避或穿防护服。要熟悉各种仪器的性能及正确的操作方法，并定期进行检修和保养，及时更换陈旧及不良的仪器，以确保使用人员的人身安全。

(3) 紫外线及臭氧：消毒时禁止人员进入消毒区，在进行紫外线强度监测时应戴好防护眼镜、帽子、口罩，避免皮肤黏膜直接暴露在紫外线灯光下。尽量减少用紫外线消毒，臭氧消毒床单位最好有床帘遮盖，消毒后进行空气净化，以减少对人员的损害。

(4) 体力劳动危害：培训护士正确搬、抬患者的技巧，运用人体力学原理和技巧，保持身体的正常平衡，尽可能用最大的肌肉及杠杆作用去完成工作。对危重、无陪护的患者搬运时加强人员的配备，如配备护工协助搬运等。医院应根据工作压力、工作风险等因素合理调整工作流程，合理安排班次，使护理人员能得到及时有效的休息。在休息时应当多做抬高下肢的运动，以便静脉回流。在工作时可选择穿弹力袜，进而降低下肢静脉曲张发病率。护理人员平时应注意饮食规律、加强体育锻炼、强健体魄，提高机体抗病能力，从而胜任自己的本职工作。

(5) 针刺伤：研究显示，安全器具是针刺伤防护的保障，然而医院考虑到成本效益问题，临床护士对新型安全型注射器具不熟悉、不愿接纳等抵触心理，导致安全型器具引入和使用困难。①医院管理者应在充分评估医护人员针刺伤风险的基础上，制订全面减少针刺伤的计划与方案，并将相关配套措施融入日常的风险管理中，为医护人员采取防护措施。②组织层面的针刺伤预防核查表可从组织管理层面定期审查针刺伤管理的漏洞；科室层面的针刺伤预防核查表内容更加具体，定期核查，便于科室针刺伤预防工作的高质量实施，保证针刺伤预防措施的持续、常规、动态落实，使针刺伤管理常态化。③护理工作者规范临床操作，严格遵守针刺伤预防及处理流程、上报流程，提高防护意识。操作前：治疗室和治疗车贴上针刺伤防护提醒标识，护士戴双层手套，锐器盒放置于护士可及的位置，尽可能选择安全注射用具，加药时不回套针帽；操作中：正确执行相应的操作流程；操作后：锐器放置于不超过锐器盒的3/4高度，使用不渗漏的塑料锐器盒，禁止回套针帽、徒手分离针头和分拣针头，防止针头回弹引起针刺伤。

**3．化学性因素防护**

（1）消毒灭菌剂：急诊科护士应当对消毒剂的注意事项以及配制方法进行详细的掌握，并在消毒剂配制过程中配戴口罩以及橡胶手套，如若必要，还可配戴护目镜，进而减少消毒剂与皮肤进行直接接触。对于易挥发且刺激性强的消毒剂，在保存时应当密闭保存，同时要防止消毒液出现外溢的情况。还应定期对消毒剂保存空间进行通风，使空气中消毒剂浓度降低，减轻其对呼吸道的刺激性。加强对消毒剂使用的管理，合理使用化学消毒剂，缩小消毒灭菌剂的适用范围，逐步过渡到物理灭菌。

（2）化学药物：配制化疗药须穿隔离衣，戴双层手套、口罩，严格遵守操作规范。在配制化疗药、输入化疗药物时，如药液接触皮肤或溅到眼内，应立即用大量清水冲洗。为患者更换输液时戴手套。

（3）农药等毒物：在为农药等毒物中毒患者洗胃时，护士应戴口罩、手套，围具有防渗透性的围裙等。必要时戴护目镜或防护面罩，防止患者的分泌物、呕吐物等污染，并做好开窗通风。

**4．生物性因素防护**

（1）遵守各种消毒隔离规范，认真执行卫生部颁发的手卫生规范。针对急诊患者的特殊人群，抢救和护理时，护士应采取标准预防的措施，尽量减少职业危害。

（2）确保护理人员针对传染病的途径进行有效把握，对已确诊的传染性患者应有明显的隔离标志。

（3）提供足够的个人防护用品，接触患者的血液、体液、分泌物、排泄物时需有防护措施，如戴口罩、手套、工作帽、护目镜、防护面罩、防水围裙，穿隔离衣或防护服等。选择正确的呼吸防护用品是医护人员防止职业暴露的第一步，急诊科工作人员应按照分级防护的原则选用防护用品。防护用品应符合国家相关标准，在有效期内使用。

（4）做好医疗废弃物的管理，对污染的物品应分类集中处理，严格浸泡、消毒和灭菌。

（5）正确洗手是预防疾病传播和安全防护的最简单有效的方法，提供便利的洗手设施如安装感应式水龙头或脚踏式水龙头，在洗手处水池上方张贴洗手步骤的宣传图予以提醒，使护士在操作后能及时洗手。

（6）急诊预检分诊护士做好病史的询问，发现可疑的传染病患者，做好分流工作，护送至独立单元就治。对已确诊的有传染性疾病的患者应立即做好汇报，采取隔离措施，及时进行终末消毒工作。采集的血标本应放置在密封的容器内送检，以防溢出或喷溅，手持标本时应戴手套。

**5．社会心理因素的防护** 针对心理社会危害的防护，要确保护理人员加强职业道德和专业修养的学习和训练，对心理调控能力进行有针对性的培训，使护理人员能够具备更为显著的判断、应急、沟通和解决问题的能力，学会自我心理调节，放松情绪，使自身的心理状态调整到最佳。相关管理人员也应当对护士进行充分的关心，尊重护士的工作付出，使其得到一定的支持，进而减轻来自各方的压力，提高护理服务质量。

**6．工作场所暴力（workplace violence，WPV）防护** 急诊科护士遇到突发事件的概率相较于其他科室会更高，所以对于急诊科护士的素养以及紧急情况处理能力也要求较高。加强风险识别与管理，是预防WPV发生的关键。研究推荐从环境布局、安保人员和物资配备、行政措施和工作规范以及护士培训等方面进行风险控制，运用美国急救护士协会推荐的WPV先兆评估工具，从眼神、声调、焦虑、语态和步态上识别WPV发生的前兆，从而适当回避和自我防护，减少WPV的发生。建立WPV应急预案是控制事态的有效方法。普及急诊护士暴力预防培训；加强急诊基础设施，包括安装安全摄像头和配备保安人员；进行合理的紧急分诊并安排夜间值班的经验丰富的护士；推广暴力报告流程和改进WPV后续干预支持将对WPV预防产生积极的影响。

## （二）职业暴露后

职业暴露后采取正确的应急处理、风险评估、暴露后预防、随访等措施可以有效地降低职业暴露相关感染率，保障医务人员的职业安全。研究表明，急诊科护士感染性职业暴露后预防处理水平有待进一步提高。医院管理者可以通过营造良好的护理组织气氛，完善职业暴露后处理与管理流程，定期对急诊科护士职业暴露进行分析与相关培训等措施，提高其感染性职业暴露后预防处理能力。职业暴露后处理与管理流程主要包括正确处理暴露部位→评估感染性职业暴露（暴露级别、危险性、护士心理状况）→上报（通过医院感染管理信息系统上报）→暴露后预防措施（包括接种疫苗与预防用药）→暴露后随访（预防性用药不良反应与暴露病原体抗体监测）等。提供流程各个环节的指引和指导，有利于提高护理人员感染性职业暴露后预防依从性，从而提高急诊科护士感染性职业暴露后预防水平。

职业安全是近年来护理人员越来越关注的重要话题，提高防护意识是预防职业危害的基础。医院管理者应充分认识潜在职业危险的存在，尽可能完善急救设备和防护设施，创造安全健康的工作环境，建立完善的职业暴露上报体系，寻求有效的防护措施并随时改进，减少职业感染的危险。同时，对急诊科护士进行岗前职业防护培训，使护士了解职业暴露的危险性，加强自身防护，自觉做好预防性的防护措施，减少不必要的紧张。这样在抢救患者时，才能得心应手，防止各种不必要的损伤，最大限度地减少危害。

（王文君）

# 第四十章 感染控制管理

2020年1月20日，经报国务院批准后国家卫生健康委发布公告，将新型冠状病毒肺炎纳入《中华人民共和国传染病防治法》规定的乙类传染病，并采取甲类传染病的预防、控制措施。当时命名为"新型冠状病毒肺炎"，主要考虑疫情初期病例大部分有肺炎表现。随着奥密克戎变异株成为主要流行株以后，致病力减弱，仅有极少数病例有肺炎表现。考虑到肺炎仅反映了病毒感染后较为严重的患病状况，不能概括所有感染者临床特征，国家卫生健康委2022年第7号文将"新型冠状病毒肺炎"更名为"新型冠状病毒感染"，更加符合目前的疾病特征和危害。

当前，随着病毒变异、疫情变化、疫苗接种普及和防控经验积累，我国新型冠状病毒感染疫情防控面临新形势、新任务，防控工作进入新阶段。从病毒变异情况看，国内外专家普遍认为病毒变异大方向是更低致病性、更趋向于上呼吸道感染和更短潜伏期，新冠病毒将在自然界长期存在，其致病力较早期明显下降，所致疾病将逐步演化为一种常见的呼吸道传染病。从疫情形势看，奥密克戎变异株已成为全球流行优势毒株，虽然感染人数多，但无症状感染者和轻型病例占比超过90%，重症率和病亡率极低。从我国防控基础看，我国目前累计接种新冠病毒疫苗超过34亿剂次，3岁以上人群全程接种率超过90%；国内外特异性抗病毒药物研发取得进展，我国筛选出"三药三方"等临床有效方药；广大医疗卫生人员积累了丰富的疫情防控和处置经验，防治能力显著提升。

综合评估病毒变异、疫情形势和我国防控基础等因素，经国务院批准，自2023年1月8日起，解除对新型冠状病毒感染采取的《中华人民共和国传染病防治法》规定的甲类传染病预防、控制措施；新型冠状病毒感染不再纳入《中华人民共和国国境卫生检疫法》规定的检疫传染病管理。对新型冠状病毒感染实施"乙类乙管"。依据传染病防治法，对新冠病毒感染者不再实行隔离措施，不再判定密切接触者；不再划定高低风险区；对新冠病毒感染者实施分级分类收治并适时调整医疗保障政策；检测策略调整为"愿检尽检"；调整疫情信息发布频次和内容。依据国境卫生检疫法，不再对入境人员和货物等采取检疫传染病管理措施。

医疗机构内感染预防与控制：

1. 落实门急诊预检分诊制度，做好患者分流。提供手卫生、呼吸道卫生和咳嗽礼仪指导，有呼吸道症状的患者及陪同人员应当佩戴医用外科口罩或医用防护口罩。

2. 加强病房通风，并做好诊室、病房、办公室和值班室等区域物体表面的清洁和消毒。

3. 医务人员按照标准预防原则，根据暴露风险进行适当的个人防护。在工作期间佩戴医用外科口罩或医用防护口罩，并严格执行手卫生。

4. 按照要求处理医疗废物，患者转出或离院后进行终末消毒。

# 第一节 人员防护

 一、传染病及标准预防的基本概念

（一）流行过程的基本条件

传染病的流行过程指传染病在人群中发生、发展和转归的过程。构成流行过程的 3 个基本条件是传染源、传播途径和易感人群，这 3 个条件相互联系、同时存在，使传染病不断传播蔓延。若切断其中任何一个环节，流行即告终止。

**1. 传染源**（source of infection） 指病原体已在体内生长繁殖并将其排出体外的人或动物。主要有患者、隐性感染者。新型冠状病毒传染源主要是新型冠状病毒感染者，在潜伏期即有传染性，发病后 3 天内传染性最强。

（1）患者：是重要的传染源，不同临床类型或病期不同的患者作为传染源在不同传染病中的流行病学意义各异。新型冠状病毒感染轻型患者数量多、症状不典型而不易被发现。

（2）隐性感染者：隐性感染者由于无任何症状、体征而不易被发现。新型冠状病毒感染中，隐性感染者也称为无症状感染者，在病原体被清除前是重要的传染源。

**2. 传播途径**（route of transmission） 指病原体离开传染源后，到达另一个易感染者所经过的途径。同一种传染病可有多种传播途径。新型冠状病毒的传播途径有：

（1）经呼吸道飞沫和密切接触传播是主要的传播途径。

（2）在相对封闭的环境中经气溶胶传播。

（3）接触病毒污染的物品后也可造成感染。

**3. 人群易感性**（susceptibility of the crowd） 人群普遍易感，感染后或接种新冠病毒疫苗后可获得一定的免疫力。老年人及伴有严重基础疾病患者感染后重症率、病死率高于一般人群，普遍推行人工自动免疫，可把人群易感性降到最低，降低重症及死亡风险。

（二）标准预防

标准预防（standard precaution）的核心内容：

1. 所有的患者均被视为具有潜在感染性的患者，即认为患者的血液、体液、分泌物、排泄物均具有传染性。在接触上述物质时，无论自身黏膜与皮肤是否完整，都必须采取相应的防护措施，包括手卫生，以及安全注射。在接触新型冠状病毒感染的患者，根据预期可能的暴露，选用手套、隔离衣、口罩、护目镜或防护面罩，穿戴合适的防护用品处理患者环境中污染的物品与医疗器械。

2. 临床实践中要考虑到操作者因穿戴防护用品造成操作不便，增加针刺伤等经血传播性疾病的暴露风险。

3. 在采取双向防护的基础上，要强调接触不同患者之间的防护。接触确诊或疑似患者时，应更换防护用品，既要预防疾病从患者传染给医务人员，也要预防疾病从医务人员传染给患者。

## 二、防护用品的种类和功能使用

### (一) 个人防护用品

个人防护用品 (personal protective equipment, PPE) 是用于保护医务人员避免接触感染性因子的各种屏障用品。包括口罩、手套、护目镜、防护面罩、防水围裙、隔离衣、防护服等。

### (二) 防护用品的功能和使用

防护用品应符合国家相关标准，在有效期内使用。

**1. 口罩**　常用的医用口罩分为医用外科口罩和医用防护口罩，分别遵循《医用外科口罩》(YY 0469—2011)、《医用防护口罩技术要求》(GB 19083—2010)，防护等级由低至高。

(1) 医用外科口罩 (surgical mask): 能阻止血液、体液和飞溅物传播，医护人员在有创操作过程中佩戴的口罩。

(2) 医用防护口罩 (respirator): 能阻止经空气传播的直径 ≤ 5 μm 感染因子或近距离 (< 1 m) 接触经飞沫传播的疾病而发生感染的口罩。医用防护口罩除了包括颗粒过滤效率 (≥ 95%)、合成血液穿透阻力、通气阻力这 3 个核心指标外，还增加了表面抗湿性、密合性良好、总适合因数，对面部密合度提出严格要求。每次佩戴医用防护口罩进入工作区域之前，应进行密合性检查。检查方法：将双手完全盖住防护口罩，快速呼气，若鼻夹附近有漏气，应将双手示指与中指指尖放在鼻夹上，从中间位置开始分别向两侧移动和按压调整鼻夹，若漏气位于四周，应调整系带的松紧度及口罩与面部的贴合度，直到不漏气为止。

(3) 应根据不同的操作要求选用不同种类的口罩。

**2. 帽子**

(1) 进入污染区和洁净环境前、进行无菌操作等时应戴帽子。

(2) 被患者血液、体液污染时，应立即更换。

(3) 一次性帽子应一次性使用。

**3. 护目镜、防护面罩/防护面屏**

(1) 护目镜 (protective glass): 是防止患者的血液、体液等具有感染性物质溅入人体眼部的用品。

(2) 防护面罩/防护面屏 (face shield): 是防止患者的血液、体液等具有感染性物质溅到人体面部的用品。

(3) 下列情况应使用护目镜或防护面罩。

1) 在进行诊疗、护理操作，可能发生患者血液、体液、分泌物等喷溅时。

2) 近距离接触飞沫传播的疑似或确诊患者时。

3) 为疑似或确诊患者进行气管切开、气管插管等近距离操作，可能发生患者血液、体液、分泌物喷溅时，应使用全面型防护面罩。

(4) 佩戴前应检查有无破损、佩戴装置有无松懈。每次使用后应清洁与消毒。

(5) 一般情况下，护目镜和防护面罩/防护面屏不需同时使用。

**4. 手套**

(1) 手套 (gloves): 是防止病原体通过医务人员的手传播疾病和污染环境的用品。

(2) 应根据不同操作的需要，选择合适种类和规格的手套。

1) 接触患者的血液、体液、分泌物、排泄物、呕吐物及污染物品时，应戴清洁手套。

2) 进行手术等无菌操作，接触患者破损皮肤、黏膜时，应戴无菌手套。

3）一次性手套应一次性使用，并正确戴脱。

**5．隔离衣与防护服**

（1）隔离衣（isolation gown）：是用于保护医务人员避免受到血液、体液和其他感染性物质污染，或用于保护患者避免感染的防护用品。根据与患者接触的方式（包括接触感染性物质的情况及隔离衣阻隔血液及体液的可能性）选择是否穿隔离衣和选择其型号。

（2）防护服（disposable gown）：是临床医务人员在接触甲类或按甲类传染病管理的传染病患者时所穿的一次性防护用品。应具有良好的防水、防静电、过滤效率和无皮肤刺激性，穿脱方便，结合部严密，袖口、脚踝口应为弹性收口。

（3）应根据诊疗工作的需要，选用隔离衣或防护服。防护服应符合 GB 19082—2009 的规定。隔离衣应后开口，能遮盖住全部衣服和外露的皮肤。

**6．鞋套/靴套（shoe cover）**

（1）鞋套/靴套应具有良好的防水性能，并一次性使用。

（2）从潜在污染区进入污染区时和从缓冲间进入负压病房时应穿鞋套/靴套。

（3）应在规定区域内穿鞋套/靴套，离开该区域时应及时脱掉。发现破损应及时更换。

## 三、人员防护的原则和措施

### （一）人员防护的原则

**1．防护级别**　医务人员个人防护应遵循《医院隔离技术规范》（WS/T 311—2009）要求。医疗机构和医务人员应当落实标准预防措施，按照《医务人员手卫生规范》要求，做好诊区、病区的通风管理，根据诊疗护理操作中可能的暴露风险选择适当的防护用品：可能接触患者的血液、体液、分泌物、排泄物、呕吐物及污染物品时，戴清洁手套，脱手套后洗手；可能受到血液、体液、分泌物等喷溅时，戴护目镜/防护面屏、穿防渗隔离衣；可能出现呼吸道暴露时，戴医用外科口罩或医用防护口罩。在严格落实标准预防的基础上，按照接触风险，在标准预防的基础上增加飞沫隔离、接触隔离的防护措施；在为疑似或确诊新冠感染患者进行产生气溶胶的操作时，增加空气隔离防护措施。防护用品被患者血液、体液、分泌物等污染时应当及时更换。

（1）一级防护

1）适用范围：预检分诊点，普通急诊留观区，门诊，普通病区，重症监护病房，密切接触者医学观察区，医务人员医学观察区，隔离病区的潜在污染区工作人员，以及进行普通患者手术，非新冠患者的影像检查与病理检查，发热门诊及隔离病区外的安保、保洁、医疗废物转运等工作人员采用一级防护措施。

2）一级防护用品主要包括：医用外科口罩、一次性工作帽、工作服、一次性乳胶手套或丁腈手套等。

（2）二级防护

1）适用范围：发热门诊及隔离病区内，隔离重症病区，疑似及确诊患者影像检查及检验，消毒供应中心对隔离病区物品回收、清点及清洗时，疑似及确诊患者转运、陪检、尸体处置时，为疑似或确诊患者手术、新冠病毒核酸检测时采用二级防护措施。

2）二级防护用品主要包括：医用防护口罩、护目镜或防护面屏、一次性工作帽、防渗隔离衣或防护服、一次性乳胶手套或丁腈手套、鞋套等。

（3）三级防护

1）适用范围：有条件的医疗机构在为疑似或确诊患者实施可产生气溶胶操作时，为疑似或确诊患者实施尸体解剖时采用三级防护措施。

2) 三级防护用品主要包括：正压头套或全面防护型呼吸防护器、防渗隔离衣或防护服、一次性乳胶手套或丁腈手套、鞋套等。

**2. 医务人员防护用品穿脱程序**

（1）穿戴防护用品应遵循的程序

1）从清洁区进入潜在污染区：洗手→戴帽子→戴医用防护口罩→穿工作衣裤→换工作鞋→进入潜在污染区。手部皮肤破损的戴乳胶手套。

2）从潜在污染区进入污染区：穿隔离衣或防护服→戴护目镜/防护面屏→戴手套→穿鞋套→进入污染区。

3）为患者进行吸痰、气管切开、气管插管等操作，可能被患者的分泌物及体内物质喷溅的诊疗护理工作前，应戴防护面罩或全面型呼吸防护器。

（2）脱防护用品应遵循的程序

1）医务人员离开污染区进入潜在污染区前：洗手和（或）手消毒→摘护目镜/防护面屏→脱隔离衣或防护服→脱鞋套→洗手和（或）手消毒→进入潜在污染区，洗手或手消毒。用后物品分别放置于专用污物容器内。

2）从潜在污染区进入清洁区前：洗手和（或）手消毒→脱隔离衣或防护服→摘医用防护口罩→摘帽子→洗手和（或）手消毒后，换医用外科口罩进入清洁区。

3）离开清洁区：沐浴、更衣→离开清洁区。

（3）穿脱防护用品的注意事项。

1）医用防护口罩的效能持续6~8h，遇污染或潮湿，应及时更换。

2）离开隔离病区前应对佩戴的眼镜进行消毒。

3）医务人员接触多个同类传染病患者时，防护服可连续应用。

4）接触疑似患者，防护服应每个患者之间进行更换。

5）防护服被患者血液、体液、污物污染时，应及时更换。

6）戴医用防护口罩或全面型呼吸防护器应进行面部密合性试验。

### （二）人员防护的措施

**1. 急诊科（室）的建筑布局和设施要符合隔离要求**

（1）应设单独出入口、预检分诊、诊查室、隔离诊查室、抢救室、治疗室、观察室等。有条件的医院宜设挂号、收费、取药、化验、X线检查、手术室等。急诊观察室床间距应不小于1.2 m。

（2）应严格预检分诊制度。急诊应适当限制人流量、陪诊数量。急诊患者可能存在其他危急的基础疾病，掩盖传染病的表现，应提高警惕，做好排查。

**2. 严格落实标准预防措施**

（1）手卫生：根据《医务人员手卫生规范》（WS/T 313—2019），医务人员应当在接触患者前、清洁或无菌操作前、暴露患者血液体液后、接触患者后、接触患者周围环境后五个时刻采取手卫生措施。

手卫生措施包括流动水洗手和卫生手消毒等，如有可见污物，应使用流动水和洗手液清洗双手，可去除手部皮肤污垢、碎屑和部分微生物；如无可见污物，宜使用含乙醇成分的手消毒剂进行手卫生消毒，可减少手部暂居菌。急诊科各诊室内应配备非手触式开关的流动水洗手设施和（或）速干手消毒剂。

（2）手套：强调戴手套不能代替洗手。根据暴露级别和操作者自身情况选择单层或双层手套，如操作者手部有破损，应佩戴双层手套。有条件的可佩戴双色双层手套，内层深色、外层浅色，以便外层手套破损时提醒及时更换。

(3) 面罩、护目镜和口罩：可以减少患者的体液、血液、分泌物等液体的传染性物质飞溅到医护人员眼睛、口腔及鼻腔黏膜，要注意避免叠加使用和过度防护。

(4) 隔离衣：用于避免被传染性的血液、分泌物、渗出物等污染，隔离衣应具备防水效果。

(5) 隔离室：将可能污染环境的患者安置在专用的病房，有助于维持适当的卫生或环境的控制。负压隔离室能够最大限度地控制污染的范围，尤其适用于严重的呼吸道传染病。可选择自然通风或机械通风进行有效空气交换，每日通风2～3次，每次不少于30分钟，注意空气流向应由清洁区向污染区流动。

(6) 其他预防措施：对可重复使用的设备、医院日常设施、环境的清洁消毒，应按照清洁标准和卫生处理程序落实，如处理所有的锐器时应当特别注意，防止被刺伤，用后的针头及尖锐物品应弃于锐器盒内。

**3. 重视额外预防** 额外预防是在标准预防的基础上，针对感染性疾病病原学特点和传播途径，以阻断接触传播、飞沫传播或空气传播途径为目的而采取的针对性综合防控措施。

(1) 额外预防的原则

1) 安全、有效、科学、方便、经济的原则，采取按需配备和分级防护。
2) 所有人员必须遵循公共意识。
3) 面向所有医务人员，所有人员必须参加培训、考核。
4) 防护措施始于诊疗之前而不是诊断明确之后。
5) 违规必纠。

(2) 额外预防的方法

1) 基本防护：是每位医务人员必须遵守的基本措施。

①适用对象：诊疗工作中所有医务人员（无论是否有传染病流行）；②防护配备：医用口罩、工作服、工作鞋、工作帽；③防护要求：遵循标准预防的理念，洗手和手消毒。

2) 加强防护：在基本防护的基础上，根据感染暴露的风险加强防护措施。

①防护对象：可能接触患者血液、体液或者接触血液、体液、污染物的物品或环境表面的医、药、护、技、工勤等人员；进入传染病区域、留观室、病区的医务人员（传染病流行期）；转运传染病患者的医务人员、实验室的技术人员和其他辅助人员、工勤人员或司机等。②防护配备：医用手套、医用外科口罩、医用防护口罩、护目镜、防护面屏、隔离衣、防护服、鞋套和靴套等。

3) 严密防护：由于感染风险特别严重，在加强防护的基础上，额外增加更为严密的措施。

①防护对象：为甲类传染病、新发再发传染病或原因不明的传染病患者进行如气管切开、气管插管、吸痰等有创操作时；为传染病患者进行尸检时。②防护要求：在加强防护的基础上，增加使用全面型防护器等有效的防护用品。

总之，在标准预防理念下，基于临床诊疗操作中不同的暴露风险，根据安全防护的需要而采取适当、安全的防护方法。

**4. 开展全员培训，全面提高感染防控意识和水平**

(1) 医疗机构要根据当地疫情防控要求和本机构功能定位，制定细化本机构的感染防控全员培训方案，进一步强化"人人都是感控实践者"的意识，将感染防控要求落实到临床诊疗活动各环节。梳理本机构存在的薄弱环节，持续全员培训。在全员培训的基础上，对发热门诊、急诊、感染性疾病科、呼吸科、重症医学科、CT检查室、手术室等高风险科室和部门制定针对性培训内容，使相关人员熟练掌握新型冠状病毒感染的防控知识、方法与技能。除此之外，急诊科应充分发挥其优势，着重开展应急急救能力的理论教学和演练，加快应急救援队伍建设，为医疗机构健全应急管理机制奠定基础。

(2) 医疗机构应当加强人员防护管理，储备质量合格、数量充足的防护物资。医务人员应根据暴露风险和开展的诊疗操作，正确合理使用个人防护用品，确保医务人员个人防护到位。同时，应指导、监督患者及其陪同人员，以及其他进入医疗机构人员做好个人防护。

**5. 合理安排工作时间，优化人力资源配置** 应当合理调配人力资源和安排班次，以减少因特殊工作环境、大量重症患者、高强度的工作给护士带来的巨大压力和挑战。医务人员相对固定，缩短可能暴露的时间，避免医务人员过度疲劳。可安排有经验的护士负责院感工作，或由院感专职人员监督防护用品穿脱等每一个细节，以保证医务人员不被感染。

**6. 关注护士情绪变化，给予人文关怀和良好保障** 应重视护士的心理健康，及时疏导护士的负面情绪，可适当安排一些减压运动或提供心理咨询等。医疗机构提供营养膳食，保障医务人员充分休息。在绩效考核时，应考虑给予参与传染病救治的工作人员工作量赋值。

**7. 实施对急诊科人员的主动监测** 做好医务人员疫苗接种工作，落实"应接尽接"要求。根据岗位特点和风险评估结果，开展体温和呼吸道症状等主动健康监测，发现异常及时报告。

**8. 开展健康宣教** 医疗机构应对患者及陪同人员积极开展健康教育，普及感染防控知识。强调"每个人都是自己健康的第一责任人"，倡导公众遵守防疫基本行为准则，坚持勤洗手、戴口罩、常通风、公筷制、保持社交距离、咳嗽礼仪、清洁消毒等良好卫生习惯和合理膳食、适量运动等健康生活方式，避免人群聚集，自觉提高健康素养和自我防护能力。

（尹　霞）

## 第二节　环境消毒与医疗废物处理

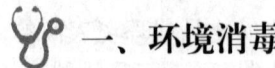

### 一、环境消毒

**（一）基本概念**

**1. 环境表面**（environmental surface）　医疗机构建筑物内部表面和医疗器械设备表面，前者如墙面、地面、玻璃窗、门、卫生间台面等，后者如监护仪、呼吸机、透析机、新生儿暖箱的表面等。

**2. 清洁**（cleaning）　去除物体表面有机物、无机物和可见污染物的过程。

**3. 消毒**（disinfection）　清除或杀灭传播媒介上病原微生物，使其达到无害化的处理。

**4. 消毒剂**（disinfectant）　能杀灭传播媒介上的微生物并达到消毒要求的制剂。

**5. 高频接触表面**（high-touch surface）　患者和医务人员手频繁接触的环境表面，如床栏、床边桌、呼叫按钮、监护仪、微泵、床帘、门把手、计算机等。

**（二）环境物体表面的清洁与消毒**

**1. 遵循原则**　严格遵循《医院消毒卫生标准》（GB 15982—2012）、《普通物体表面消毒剂通用要求》（GB 27952—2020）、《医疗机构消毒技术规范》（WS/T 367—2016）、《医疗机构环境表面清洁与消毒管理规范》（WS/T 512—2012）、《关于全面精准开展环境卫生和消毒工作的通知》（联防联控机制综发〔2020〕195号）等文件标准要求。

**2. 防控要点**

（1）加强日常环境物体表面清洁和消毒工作，消除污染的环境物体表面的传播隐患。

(2) 按照单元化操作的原则,强化高频接触物体表面的清洁与消毒。

(3) 严格执行医院环境清洁与消毒制度,有明显污染的情况下应先去污,再实施消毒。消毒可选用 500 mg/L 含氯消毒液,或采用同等杀灭微生物效果的消毒剂。

(4) 物体表面擦拭宜采用有效消毒湿巾,也可使用超细纤维抹布;地面清洁消毒宜使用超细纤维地布;清洁工具做到分区使用(如采用机械热力清洗消毒的可统一使用),保持工具清洁与干燥,宜集中机械热力清洗、消毒与干燥。使用过的或污染的保洁工具未经有效复用处理,不得用于下一个患者区域或诊疗环境,防止发生病原微生物交叉污染。

(5) 预防消毒与随时消毒相结合:有明显污染随时消毒。高频接触的物体表面应增加消毒频次。

**3. 疑似或确诊新冠感染患者接触的环境物表清洁与消毒**

(1) 地面、墙面:有肉眼可见污染物时,应先完全清除污染物再消毒。无肉眼可见污染物时,可用有效氯 1000 mg/L 的含氯消毒液或 500 mg/L 的二氧化氯消毒剂擦拭或喷洒消毒。地面消毒先由外向内喷洒一次,喷药量为 100～300 ml/m$^2$,待室内消毒完毕后,再由内向外重复喷洒一次。消毒作用时间应不少于 30 分钟。

(2) 物体表面:诊疗设施设备表面以及床围栏、床头柜、家具、门把手等有肉眼可见污染物时,应先完全清除污染物再消毒。无肉眼可见污染物时,用有效氯 1000 mg/L 的含氯消毒液或 500 mg/L 的二氧化氯消毒剂进行喷洒、擦拭或浸泡消毒,作用 30 分钟后清水擦拭干净。

(3) 污染物

1) 患者血液、分泌物和呕吐物:少量污染物可用一次性吸水材料(如纱布、抹布等)蘸取有效氯 5000～10000 mg/L 的含氯消毒液(或能达到高水平消毒的消毒湿巾/干巾)小心移除。大量污染物应使用含吸水成分的消毒粉或漂白粉完全覆盖,或用一次性吸水材料完全覆盖后用足量的有效氯 5000～10000 mg/L 的含氯消毒液浇在吸水材料上,作用 30 分钟以上(或能达到高水平消毒的消毒干巾),小心清除干净。清除过程中避免接触污染物,清理的污染物按医疗废物集中处置。患者的分泌物、呕吐物等应有专门容器收集,用有效氯 20000 mg/L 的含氯消毒剂,按物、药比例 1:2 浸泡消毒 2 小时。清除污染物后,应对污染的环境物体表面进行消毒。盛放污染物的容器可用有效氯 5000 mg/L 的含氯消毒剂溶液浸泡消毒 30 分钟,然后清洗干净。

2) 粪便和污水:具有独立化粪池时,在进入市政排水管网前需进行消毒处理,定期投加含氯消毒剂,池内投加含氯消毒剂(初次投加,有效氯 40 mg/L 以上),并确保消毒 1.5 小时后,总余氯量达 6.5～10 mg/L。消毒后污水应当符合《医疗机构水污染物排放标准》(GB 18466—2005)。无独立化粪池时,使用专门容器收集排泄物,消毒处理后排放。用有效氯 20000 mg/L 的含氯消毒液,按粪、药比例 1:2 浸泡消毒 2 小时;若有大量稀释排泄物,应用含有效氯 70%～80% 漂白粉精干粉,按粪、药比例 20:1 加药后充分搅匀,消毒 2 小时。

**(三)室内空气清洁与消毒**

**1. 遵循原则** 应严格遵循《医院空气净化隔离规范》(WS/T 368—2012)、《经空气传播疾病医院感染预防与控制规范》(WS/T 511—2016)、《空气消毒剂通用要求》(GB 27948—2020)、《医院中央空调系统运行管理》(WS 488—2016)、《公共场所集中空调通风系统卫生规范》(WS 394—2012)、《公共场所空调通风系统清洗消毒规范》(WS 396—2012)和《关于印发公众科学戴口罩指引(修订版)和夏季空调运行管理与使用指引(修订版)的通知》(联防联控机制综发〔2020〕174 号)等文件标准要求。

**2. 防控要点**

(1) 在建筑设计中应结合中央空调通风系统,合理配置新风系统、回风系统和排风系统,建立上送风下回风的气流组织,有效降低诊疗场所室内空气中微生物、气溶胶浓度。

（2）可选择自然通风或机械通风进行有效空气交换，每日通风 2～3 次，每次不少于 30 分钟；宜选择在中央空调通风系统中安装空气净化消毒装置，或在回风系统中安装空气净化消毒装置；室内也可配置人机共存的空气净化消毒机；有人情况下不能使用紫外线灯辐照消毒和化学消毒。

（3）负压隔离病房，在保证有效换气次数的前提下，不必额外增加空气消毒措施。在患者出院或转科后，对腾空的负压病房做好环境物体表面终末清洁与消毒的基础上，如有洁净系统，可连续开启通风机组自净 1 小时后使用；如无洁净系统，可使用过氧化氢气化/雾化等空气消毒设备进行空气消毒。

（4）化学消毒剂气化/雾化消毒应在无人情况下使用，可选择过氧化氢、二氧化氯等消毒剂，使用浓度和作用时间按产品的使用说明进行。

（5）中央空调系统的日常管理应按《医院中央空调系统运行管理》要求进行，安全有效使用。

**3．疑似或确诊新冠感染患者所处室内空气的清洁与消毒**

（1）当发现有疑似或确诊新冠感染患者时，在患者离开该环境后，应对患者所处室内环境先通风再清洁消毒。

（2）疑似或留观患者应单间隔离，并通风良好，可采取排风（包括自然通风和机械排风），也可采用人机共存的空气消毒机进行空气消毒。

（3）无人条件下可用紫外线等对空气进行消毒，用紫外线消毒时，可适当延长照射时间到 1 小时以上；或可选择过氧乙酸、二氧化氯、过氧化氢等消毒剂，采用超低容量喷雾法进行消毒。

**4．注意事项** 诊疗场所的气流组织应从清洁区域流向污染区域。选择的空气消毒设备，应符合国家有关管理规定，并按照使用说明。

### （四）诊疗器械、器具和物品清洗与消毒

**1．遵循原则** 严格遵循《消毒供应中心 第 1 部分：管理规范》（WS 310.1—2016）、《消毒供应中心 第 2 部分清洗消毒及灭菌技术操作规范》（WS 310.2—2016）、《消毒供应中心 第 3 部分：清洗消毒及灭菌效果监测标准》（WS 310.3—2016）、《医疗机构消毒技术规范》（WS/T 367—2012）和《医院消毒卫生标准》（GB15982—2012）等标准要求。

**2．防控要点**

（1）按照行业标准要求做好复用诊疗器械、器具和物品的收集、清洗、包装、灭菌或消毒、储存、运送的全流程工作，确保复用器械的使用安全。

（2）应采取集中管理方式，所有复用的诊疗器械、器具和物品由消毒供应中心负责回收、清洗、消毒、灭菌和供应。内镜中心、口腔科等科室的复用器械的清洗消毒，可按国家相关行业标准处理，也可集中由消毒供应中心处理。

（3）使用后的诊疗器械、器具与物品，在使用部门应先就地预处理，去除肉眼可见污染物，及时送消毒供应中心集中处理；无法及时送消毒供应中心的器械和物品可使用器械保湿剂或及时进行初步清洗。消毒供应中心应遵循先清洗后消毒的处理程序，被朊粒、气性坏疽及突发不明原因的传染病病原体污染的诊疗器械、器具和物品应遵循先消毒再清洗的原则。耐湿、耐热的器械、器具和物品首选热力消毒或灭菌方法。不耐热物品可选择化学消毒剂或低温灭菌设备进行消毒或灭菌。

（4）新使用的医疗器械与物品，应先了解材质与性能，选择合适的灭菌或消毒方法。

（5）血压计、听诊器、输液泵等医疗用品的处理同物体表面。

**3．疑似或确诊新冠感染患者诊疗器械、器具和物品的清洗与消毒**

（1）可复用诊疗器械、器具和物品，使用后应立即采用双层专用袋逐层密闭包装，做好标识，密闭运送至消毒供应中心集中进行处理。

(2) 使用后立即用有消毒杀菌作用的医用清洗剂或 1000 mg/L 含氯消毒液浸泡 30 分钟，采用双层专用袋逐层密闭包装，做好标记，密闭运送至消毒供应中心集中进行处理。

(3) 灭菌首选压力蒸汽灭菌，不耐热物品可选化学消毒剂或低温灭菌设备进行消毒或灭菌。

(4) 建议使用一次性餐（饮）具，如非一次性餐具，清除食物残渣后，煮沸消毒 30 分钟，也可用有效氯为 500 mg/L 的含氯消毒液浸泡 30 分钟后，再用清水洗净。

**4. 注意事项** 首选机械清洗、消毒，手工清洗注意个人防护。注意医疗器械处理间的环境通风、清洁与消毒。防止运送中再污染。

（五）医用织物的清洁与消毒

**1. 遵循原则** 应严格遵循《医院医用织物洗涤消毒技术规范》（WS/T 508—2016）的要求。

**2. 防控要点**

(1) 应保持清洁卫生。

(2) 宜使用可水洗的医用织物、可擦拭的床垫。

(3) 住院患者、急诊室患者应一人一套一更换，衣服、床单、被套、枕套至少每周更换 1 次；遇污染时应及时更换；更换后的医用织物应及时清洁、消毒；枕芯、被褥、床垫应定期清洁、消毒，被血液、体液污染时应及时更换、清洁、消毒。

(4) 门诊诊室、治疗间的床单至少每天更换，如就诊人数较多，半天更换，有污染随时更换；如可能接触患者黏膜（如妇科检查等）的，应一人一换，或使用隔离单（如一次性中单等）。

(5) 医务人员工作服应保持清洁，定时更换；专用工作服专区专用，至少每日更换。遇污染应随时更换。

(6) 宜使用具有防水阻菌阻尘功能的床上用品，可采用擦拭清洁与消毒。

(7) 使用部门应备有足够的被服收集袋（桶），分别收集感染性织物、脏污织物及医务人员的工作服、被服；织物收集袋（桶）应保持密闭。

(8) 有明显血液、体液、排泄物等污染的被服，多重耐药菌或感染性疾病患者使用后的被服视为感染性织物，由产生的部门负责放置在专用袋（橘红色）中并有警示标识，洗衣部门需分开单独清洗消毒。

(9) 明显污染且无法清洗的织物可按医疗废物处理。

(10) 被服的收集运送车与干净被服发放车应分车使用，并有明显标识，收取和发放车辆应专用并密闭运送，防止二次污染。

(11) 应分别设有相对独立的使用后医用织物接收区域和清洁织物储存发放区域，标识应明确，避免交叉污染。

**3. 疑似或确诊新冠感染患者接触织物的清洁与消毒**

(1) 宜使用可水洗的医用织物、可擦拭的床垫。

(2) 当发现有疑似或确诊新冠感染患者，使用后的床单、被套等立即装入用双层专用袋（橘红色）鹅颈结式包扎，并贴有警示标识，密闭转运集中进行消毒、清洗；可用流通蒸汽或煮沸消毒 30 分钟；或先用 500 mg/L 的含氯消毒液浸泡 30 分钟，然后按常规清洗；或采用水溶性包装袋盛装后直接投入洗衣机中，同时进行洗涤消毒 30 分钟，并保持 500 mg/L 的有效氯含量；贵重衣物可选用环氧乙烷法进行消毒处理。

(3) 一次性床单等，使用后当作医疗废物处理。

(4) 洗衣房宜单独区域进行消毒与清洗，环境通风，定期消毒。

(5) 明显污染且无法清洗的织物可按医疗废物处理。

**4. 注意事项** 实施患者单元整理、更换、清洁和消毒时，以及洗衣时应做好个人防护。医用织物收集过程避免扬尘和二次污染。

## 二、医疗废物处理

### (一)遵循原则

将新冠感染确诊或疑似患者产生的医疗废物纳入感染性医疗废物管理,严格按照《医疗废物管理条例》《医疗卫生机构医疗废物管理办法》《医疗废物包装物、容器标准和标识》《医疗废物分类目录》进行规范处置。

### (二)防控要点

1. 医疗废物应放置在装有黄色垃圾袋的医疗废物桶中,禁止混入生活垃圾袋(黑色垃圾袋)中,医疗废物桶应加盖并有明显标识。锐器及时置于锐器盒中,避免扎伤。锐器盒严禁重复使用。
2. 感染病区患者使用后的医疗废物需采用双层黄色医疗废物袋,分层封扎,做好标识,生活垃圾按照医疗废物处理。
3. 治疗室外使用后产生的医疗废物严禁入治疗室存放。
4. 医疗废物袋装量达 3/4 时应扎紧袋口后放入医用废物暂存容器(转运箱)中,锐器盒装量达 3/4 时封口,转运时放入转运箱中,转运箱应加盖后扣紧环扣。存放医疗废物的容器应防渗,医疗废物袋外表面粘贴医疗废物标志(感染性、损伤性、病理性、药物性、化学性)。
5. 医疗废物存放时间不超过 48 小时,集中回收后移交有资质的医疗废物集中处置单位。
6. 病原体的培养基、标本和菌种、毒种保存液等高危险废物,应当在产生地点进行压力蒸汽灭菌或者化学消毒处理,然后按照感染性废物收集处理。
7. 医疗废物由医院专人、定时、定线、使用密封容器进行收集、运送。收集人员应做好必要的防护,如工作衣、手套等。每天运送结束后,应对运送工具进行清洁和消毒。
8. 医疗废物收集人员负责登记各部门产生的废物量(数量或重量),并请产生部门人员确认,落实双签字。
9. 医疗废物宜在集中暂存于相对独立区域,尽快交由医疗废物处置单位进行处置,做好交接登记。暂存期间必须上锁(或门禁),避免流失,并有明显的警示标识和禁止吸烟饮食的标识,有防漏、防鼠、防蚊蝇、防蟑螂、防盗、防儿童接触等安全措施,有上下水、洗手等设施,每日进行清洁与消毒(宜选用 1000 mg/L 的含氯消毒液),有污染时立即消毒。运送车辆每天清洁消毒。医疗废物运送人员应做好个人防护。

### (三)疑似或确诊新冠感染患者医疗废物的管理

1. 患者产生的生活垃圾与医疗废物均作为医疗废物处理。
2. 医疗废物收集桶应为脚踏式并带盖。
3. 医疗废物达到包装袋或者利器盒的 3/4 时,应当有效封口,确保封口严密。使用双层包装袋盛装医疗废物,采用鹅颈结式封口,分层封扎。
4. 盛装医疗废物的包装袋和利器盒的外表面被感染性废物污染时,应当增加一层包装袋。
5. 潜在污染区和污染区产生的医疗废物,在离开污染区前应当对包装袋表面采用 1000 mg/L 的含氯消毒液喷洒消毒(注意喷洒均匀)或在其外面加套一层医疗废物包装袋;清洁区产生的医疗废物按照常规的医疗废物处置。
6. 含病原体的标本和相关保存液等高危险废物的医疗废物,应当在产生地点进行压力蒸汽灭菌或者化学消毒处理,然后按照感染性废物收集处理。

7. 每天运送结束后,对运送工具进行清洁和消毒,可使用 1000 mg/L 含氯消毒液擦拭消毒;运送工具被感染性医疗废物污染时,应当及时消毒处理。

(尹 霞)

## 第三节 尸体处理方法

患者死亡后,要尽量减少尸体移动和搬运,应由经培训的工作人员在严密防护下及时进行处理。用浸有消毒液的双层布单包裹尸体,装入双层尸体袋中,由民政部门派专用车辆直接送至指定地点尽快火化。

《中华人民共和国传染病防治法》第四十六条提到,患甲类传染病、炭疽死亡的,应当将尸体立即进行卫生处理,就近火化。患其他传染病死亡的,必要时,应当将尸体进行卫生处理后火化或者按照规定深埋。为了查找传染病病因,医疗机构在必要时可以按照国务院卫生行政部门的规定,对传染病患者尸体或者疑似传染病患者尸体进行解剖查验,并应当告知死者家属。

尸体处理人员建议穿戴工作服、一次性工作帽、一次性手套和长袖加厚橡胶手套、防护服、KN95/N95 及以上级别的防护口罩或医用防护口罩或动力送风过滤式呼吸器、防护面屏、工作鞋或胶靴、防水靴套、防水围裙或防水隔离衣等。

(尹 霞)

## 第四节 终末消毒

 ### 一、基本概念及消毒原则

(一)基本概念

1. **终末消毒**(terminal disinfection) 是感染源离开疫源地后进行的彻底消毒。
2. **床单位**(bed unit) 是病室(房)内为每位住院患者配备的基本服务设施,一般包括病床及其床上用品、床头柜、床边治疗带等。

(二)终末消毒原则

1. 患者一旦出院或转科,应立即对病房或患者区域进行环境终末清洁与消毒工作,有效阻断病原微生物传播。

2. 应有序实施以"床单位"为单位的终末清洁与消毒工作,从医用织物到环境物体表面,先清洁、后消毒,从上到下,从相对清洁物体表面到污染物体表面,清除所有污染与垃圾。可搬离的医疗设备与家具,应在原地实施有效清洁与消毒后,方可搬离。

3. 消毒可选用 500 mg/L 含氯消毒液,或采用同等杀灭微生物效果的消毒剂;有明显污染时先去污染再消毒。

4．必要时可采取强化的终末消毒措施，即可以在上述清洁与消毒措施基础上，采用过氧化氢气化/雾化消毒，或紫外线辐照设备消毒，或增加含氯消毒液浓度，亦可采用同等杀灭微生物效果的消毒方法，按产品的使用说明进行消毒。

## 二、防控要点

### （一）空气消毒

1．在患者离开该环境后，应对患者所处室内环境先通风再清洁消毒。
2．无人条件下可用紫外线等对空气进行消毒，用紫外线消毒时，可适当延长照射时间到1小时以上；或可选择过氧乙酸、二氧化氯、过氧化氢等消毒剂，采用超低容量喷雾法进行消毒。

### （二）环境物体表面的清洁与消毒

1．发现疑似或确诊新冠感染患者时，在患者离开该环境后，应对患者所处周围环境的物体表面、地面进行清洁与消毒，消毒可选用1000 mg/L含氯消毒液至少作用30分钟，或采用同等杀灭微生物效果的消毒剂。如为留观隔离病区，则每日消毒不少于2次。
2．有可见污染物时，应先使用一次性吸水材料清除污染物，再用1000 mg/L的含氯消毒液或500 mg/L的二氧化氯消毒剂等进行擦拭消毒，作用30分钟。

### （三）诊疗器械、器具和物品清洗与消毒

1．可复用诊疗器械、器具和物品，使用后应立即采用双层专用袋逐层密闭包装，做好标识，密闭运送至消毒供应中心集中进行处理；或使用后立即用有消毒杀菌作用的医用清洗剂或1000 mg/L含氯消毒液浸泡30分钟，采用双层专用袋逐层密闭包装，做好标记，密闭运送至消毒供应中心集中进行处理。
2．灭菌首选压力蒸汽灭菌，不耐热物品可选择化学消毒剂或低温灭菌设备进行消毒或灭菌。

### （四）医用织物的清洁与消毒

1．当发现有疑似或确诊新冠感染患者，使用后的床单、被套等立即装入用双层专用袋（橘红色）鹅颈结式包扎，并贴有警示标识，密闭转运集中进行消毒、清洗；可用流通蒸汽或煮沸消毒30分钟；或先用500 mg/L的含氯消毒液浸泡30分钟，然后按常规清洗；或采用水溶性包装袋盛装后直接投入洗衣机中，同时进行洗涤消毒30分钟，并保持500 mg/L的有效氯含量；贵重衣物可选用环氧乙烷法进行消毒处理。
2．一次性床单等，使用后当作医疗废物处理。
3．明显污染且无法清洗的织物可按医疗废物处理。

## 三、注意事项

1．遵循"五要、六不"原则
（1）"五要"：隔离病区要进行定期消毒和终末消毒；医院人员密集场所的环境物体表面要增加消毒频次；高频接触的门把手、电梯按钮等要加强清洁消毒；垃圾、粪便和污水要进行收集和无害化处理；要做好个人手卫生。
（2）"六不"：不对室外环境开展大规模的消毒；不对外环境进行空气消毒；不直接使用消毒剂对人员进行消毒；不在有人条件下对空气使用化学消毒剂消毒；不用戊二醛对环境进行擦拭和

喷雾消毒；不使用高浓度的含氯消毒液进行预防性消毒。合理使用消毒剂，科学规范采取消毒措施，同时避免过度消毒。

2．使用合法有效的消毒剂，消毒剂的使用剂量、作用时间和注意事项参考产品使用说明。

3．消毒剂对物品有腐蚀作用，特别是对金属腐蚀性很强，对人体也有刺激，配制消毒液、实施环境清洁消毒措施时，应做好个人防护。

（尹　霞）

# 第四十一章 护理质量控制

## 第一节 急诊流程管理

### 一、急诊流程的定义及内涵

（一）流程管理的定义

流程是指一系列连续有规律的活动，而这些活动以特定的方式进行，并导致特定结果的产生。流程管理（process management，PM）又称业务流程管理，是20世纪90年代企业界应用于企业管理的以业务绩效持续提高为目的的管理思想和管理方法，该理论应用于医学界也发挥了显著的作用。

（二）急诊流程管理的定义

急诊流程是医院为急诊患者提供一系列诊疗服务活动的全过程，是一组相互关联的诊疗工作或活动，是急诊工作运转的基础。医疗机构评审联合委员会国际部（Joint Commission International，JCI）标准的急诊护理流程应涵盖院内医疗急救与院前急救衔接的流程、以循证为基础的预检分诊流程、危重患者转运流程、急诊入院及转院等流程。国内外对急诊流程管理尚无统一定义，主要是采取循证或其他科学的研究方法对原有工作流程的薄弱和隐患环节实施业务流程优化或再造，形成以提高整体医疗质量、护理效益，减少医疗意外为核心的护理流程。

（三）流程再造与优化的定义

美国著名管理学教授迈克尔·哈默最早于1990年发表的《再造：不是自动化改造，而是重新开始》（*Reengineering Work：Don't Automate，But Obliterate*）中，指出了流程再造是一种宏观与微观相结合的质量管理方法，是在立足于长期战略发展的基础上，把实现企业价值增值作为目标，把原有的部门管理揉碎后，提倡改进管理、人员重组、顾客导向等，实现企业的可持续发展。国内学者认为流程管理的优化是以企业现有流程的问题为指向，对现有流程进行调研、分析、梳理、完善和改进，在满足业务和管理需要的前提下，打破部门间的壁垒，按照最简单、最直接的方式运作企业流程，提升企业敏捷性及适应环境变化的能力，尽可能减少无效的或不增值的活动，减少等待时间，协调工作量和重复工作。

（四）急诊流程管理的意义

**1. 提高服务质量，满足患者需求**　随着我国经济的不断发展，民众对健康服务的需求不断提高，越来越看重医疗服务质量。作为公共医疗服务的主要供给者，公立医院的服务水平和质量直接关系到医院的整体发展与国民健康水平。急诊医疗服务是医院医疗服务的重要组成部分，是医院整体诊疗技术水平的重要体现。急诊流程管理直接影响医疗安全及急诊资源的有效利用度。

**2. 优化资源分配，提高抢救效率**　急诊是患者进入医疗程序的重要环节，包括院前急救和院内急救主要职能，承担着医院各类急危重症首诊首接抢救任务，将有限的急诊医疗资源发挥最大的效用，确保患者能在最短时间内得到最佳的医疗服务，还对患者入院时的疾病分类和患者分流去向起着关键作用。

**3. 提高急救质量，降低管理风险**　医院急诊科应加强工作流程和细节管理，进行急诊的全流程管理，是将整个过程中关键环节进行分析及风险管理，动态延续性评估，实现闭环小循环管理。全流程、全过程管理可提高管理质量，降低管理风险，强化各级医护人员的急救意识，提高急救应急反应速度。急诊科管理者应从优化工作流程入手，做到接警、出车、现场急救和转运伤员辅助检查、院内会诊、救治等各个环节的紧密衔接，把握好每个细节。

## 二、院前-院内急救衔接流程管理

（一）院前-院内急救衔接的重要意义

院前急救作为院内急诊科的外延，肩负着争分夺秒挽救生命的责任。它是急诊医疗服务的最前沿，是急诊过程中的重要一环。它以医院急诊科和医院内综合技术支持系统为坚强后盾，并与后两者紧密衔接，形成一体化医疗服务。

（二）院前-院内急救衔接流程（图41-1）

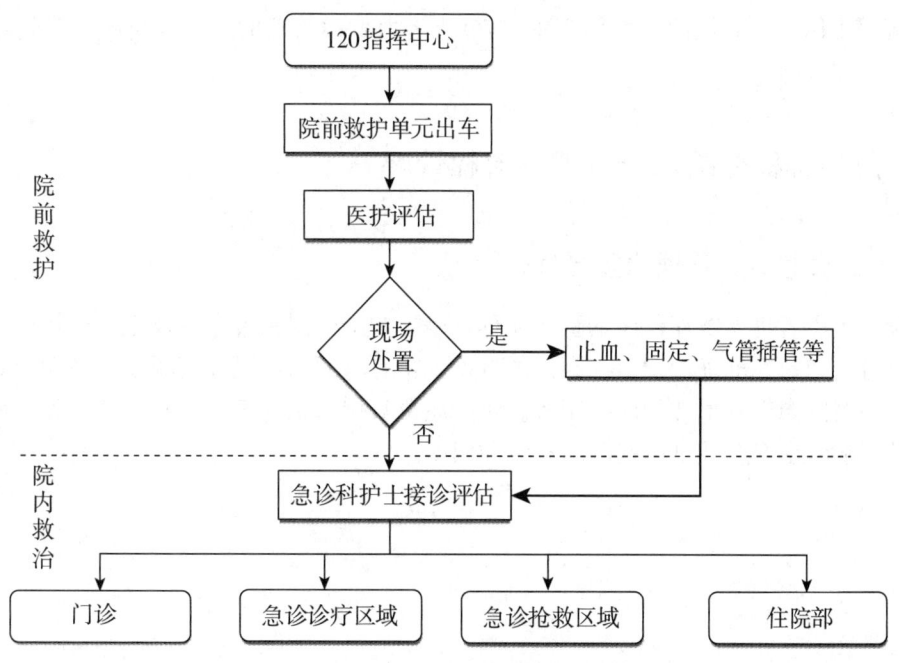

图41-1　院前-院内急救衔接流程

## （三）预检流程管理重点

**1. 提前预警，预先获取患者信息**　院前 120 医生事先提供信息，预检护士从"急诊 120 接诊信息平台"的屏幕提示，获取患者相关信息如病因、目前病情、发病时间、估计到达时间等，通知专科医生及抢救室护士做好接诊准备。

**2. 完善 120 救护专用通道**　救护车通道是"生命的航线"。但医院门口道路拥堵是国内大医院普遍面临的问题。按照 JCI 标准，120 救护车进入医院急诊室应该有所属专用通道，而且标识必须醒目，避免其他车辆占道而影响抢救时速。24 h 值岗的保安人员立即予以开放通道，使急诊患者能快速、有序地进入救护车专用区域。

**3. 专人接诊 120 患者，提高抢救时速，快速分区**　急诊科拥挤已是目前国内外急诊科较为普遍的现象，非急症患者在急诊就诊率可达 90%。大量非急症患者的急诊就医不仅会增加急诊科的工作量，还会在一定程度上影响急诊运行的效率，增加急危重症患者危险。各医院可根据急诊接诊情况，安排专职接诊护士，在 120 救护车到达后，预检护士可到救护车大致评估患者病情，如心肺复苏、急性心肌梗死、呼吸衰竭等危重患者建议绕行急诊诊疗区域，直接进入抢救区域，减少患者在急诊科各流程的过渡时间。

## （四）院前－院内衔接流程管理案例举例

**1."分级预警模式在急危重患者院前与院内急救衔接中的应用"**　福建省急救中心对 120 患者预警模式进行再造，对院前急救患者病情分级采用可量化预警模式，启动相应级别的院内急救调配预案，引入信息化技术衔接急救过程。该流程改造缩短了院前急危重患者院内急救反应时间，保障了院前与院内急救交接期间的医疗安全，实现院前与院内无缝隙急救衔接。

**2."院前预通知流程改善急性缺血性卒中患者血管内治疗的预后"**　浙江大学医学院附属第二医院院前急救、院内急救与神经内科多学科合作，通过对 120 急救工作人员进行缺血性脑卒中的培训，指导其根据面、臂、言语、时间评分量表筛选可疑缺血性脑卒中患者，并在接到患者后转运至医院的过程中，电话提前通知卒中小组。溶栓小组通过电话获取患者身份信息、起病时间和简要病史，提前在急诊建立病历档案，患者到达急诊后留取血液标本，行 CT 灌注成像检查，若为大血管闭塞（large vessel occlusion，LVO），评估情况后行溶栓或取栓。优化急救系统的院前预通知流程可以缩短急性缺血性脑卒中 LVO 患者血管内治疗的穿刺至再灌注时间和入院至再灌注时间，并改善预后。

## 三、急诊预检分级及分区就诊流程管理

### （一）急诊预检分诊管理的重要意义

急诊预检是患者进入医疗程序的重要流程，是指护士根据患者主诉及主要症状、生命体征借助分诊工具进行快速、准确、安全、高效的分诊，将有限的急诊医疗资源发挥最大的效用，确保患者能在最短时间内得到最佳的医疗服务。预检质量直接关系到患者的救治效果和医疗，预检分诊情况直接影响医疗安全及急诊资源的有效利用度。

## （二）预检分诊流程（图 41-2）

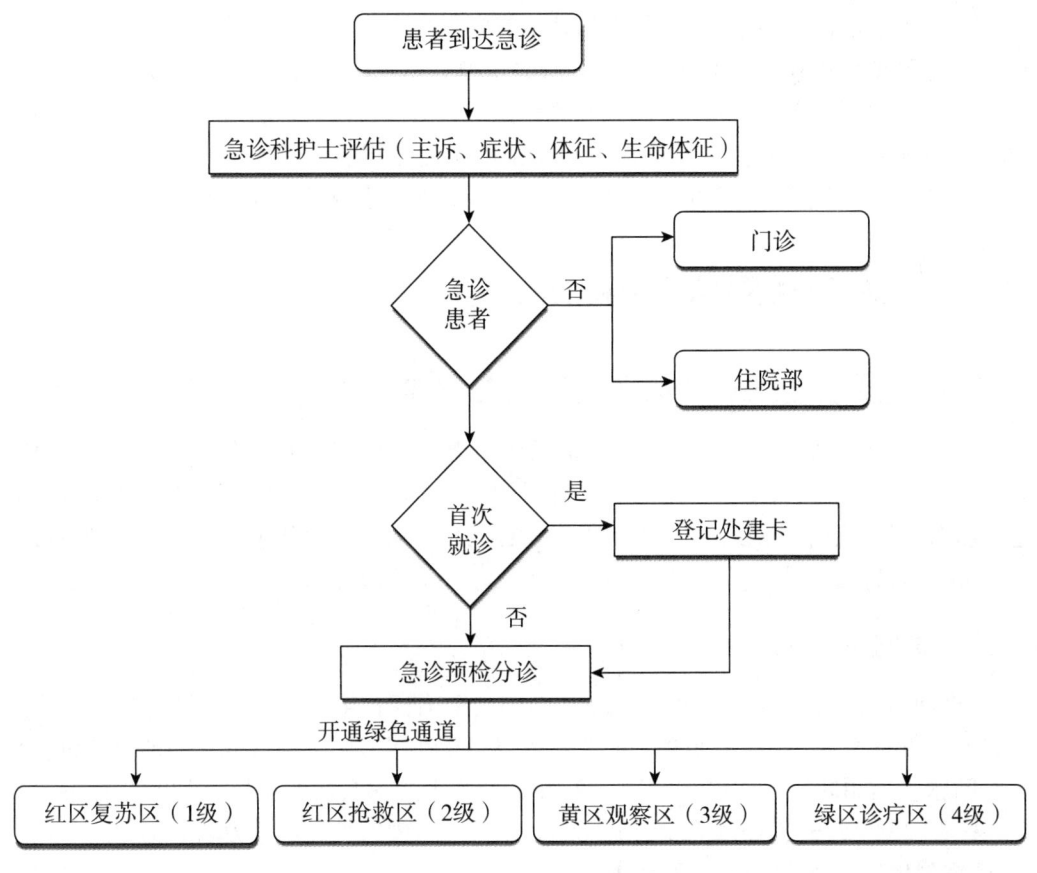

图 41-2 预检分诊流程

## （三）预检分诊管理重点

**1. 严格执行分诊制度，关注目标响应时间** 快速识别需要立即抢救的患者，优先使最严重的患者能够获得最及时的治疗，保证患者的安全。分诊护士应按照"医院急诊科规范化流程"实行"四级""三区"的分诊方法对患者进行分诊分区救治，根据患者病情的轻、重、缓、急，分为 1 级濒危患者（目标响应时间：即时）、2 级危重患者（目标响应时间：10 min）、3 级急症患者（目标响应时间：30 min）、4 级非急症患者（目标响应时间：240 min），实现患者分区分流就诊，患者等待时间越长，急诊管理风险越大。

**2. 快速评估，紧急处置** 急诊分诊护士应规范查体，熟悉抢救流程，初步评估后发现病情危重、危及生命而采取必要的初步急救措施。患者病情暂无生命危险时，采取对随后治疗有帮助的简单处置，如对外伤出血部位给予无菌纱布覆盖、压迫止血等。

**3. 关注诊疗区域患者病情变化** 由于就诊患者量多，三级患者会面临更长的等待时间，在候诊期间因等待时间过长而延误治疗，出现病情变化。预检分诊护士应关注急诊预检黄区转红区患者的相关危险因素，提高预判预警能力，以降阶梯思维分诊，减少急诊患者就诊期间出现病情变化，保证患者就诊安全。

## （四）预检分诊流程管理案例举例

**1. "急诊预检分诊流程优化对脑血管病患者候诊响应时长符合率的影响"** 首都医科大学附

属北京天坛医院急诊科采用分区分级管理及电子预检分诊信息系统，辅助对预检分诊流程进行优化，比较未进行优化前两组的候诊意外、医疗纠纷发生率、平均候诊时间。实施改进后发现，急诊预检分诊流程优化能够有效提升脑血管病患者候诊响应时长符合率，同时降低患者的候诊意外发生率、医疗纠纷发生率，缩短患者的平均候诊时间。

**2."新型冠状病毒肺炎疫情期间口腔急诊的预检分诊管理策略"** 中山大学光华口腔医院急诊科在新型冠状病毒肺炎疫情期间应用预检流程分析，对预检流程进行再造，包括口腔预检分诊人员的培训、预检分诊点设置、制订口腔专科医院急症患者预检分诊流程、预检分诊过程管理等方面，有效排查具有新型冠状病毒肺炎风险的患者，保障分诊流畅高效、无漏诊。

## 四、关注急危重症特殊病种救治流程管理

### （一）关注急危重症特殊病种救治流程管理的重要意义

《三级甲等医院评审细则》中指出，急危重症患者是医疗活动中应当重点关注的人群，应当优先救治以争取最佳诊疗效果。为充分利用有限的资源，医院和科室应当明确急危重症患者的范围，建立创伤、急性心肌梗死、脑卒中等重点病种的急诊服务流程与规范，建立抢救资源配置与紧急调配机制和绿色通道机制，为患者提供一体化综合救治服务。

### （二）严重创伤患者救治流程管理

**1. 严重创伤患者流程管理的重要意义** 创伤是中国青壮年人群的首位死亡原因，道路交通伤造成的健康伤害尤为突出。创伤救治的全过程仍然存在诸多困难和挑战。当前阶段创伤救治面临的核心问题包括团队能力建设与管理、关键时刻关键技术有效实施以及技术与体系的高效整合。解决核心问题、提升创伤救治能力需要驱动力，包括创新力、规范力和应用力。

**2. 严重创伤患者救治流程**（图 41-3）

**3. 严重创伤患者救治流程管理重点**

（1）加强团队协同：在创伤救治的全过程中，需要多学科团队参与。根据创伤救治进程，可以分为初始创伤团队和强化治疗团队。初始创伤团队的核心任务是根据创伤初始评估原则快速进行初次评估与紧急处理后，完成从病史到全面查体的再次评估，并决策进一步影像学检查需求或是否需要紧急手术以及各部位手术的优先顺序。如上海长征医院通过及时启动多学科团队，进一步规范急诊严重创伤患者绿色通道就诊流程管理，缩短了各环节滞留时间，提高了救治效率及抢救成功率。

（2）遵循创伤救治指南和专家共识的规范力：创伤救治培训是过程链学习，旨在通过培训提升科学实践指南与共识的能力。急诊团队根据院前急救团队规范化预警信息，提前建立患者就诊信息，开通绿色通道，缩短患者住院时间。创伤团队做好设备、物品准备及标准防护。初始创伤评估包括初次评估和二次评估，遵循评估重点至关重要。规范使用出血控制集束化策略如损害控制复苏、止血带使用、骨盆带使用、止血敷料使用。创伤护士需要对创伤患者各流程时间窗进行管理与追踪，推进下一个流程提前，减少患者等候时间。

### （三）急性冠脉综合征患者救治流程管理

**1. 急性冠脉综合征患者救治流程管理的重要意义** 急性冠脉综合征是指冠状动脉内不稳定的粥样硬化斑块破裂或糜烂继发新鲜血栓形成所导致的心脏急性缺血综合征，涵盖了ST段抬高型心肌梗死（STEMI）、非ST段抬高型心肌梗死（NSTEMI）和不稳定性心绞痛（unstable angina, UA），其中NSTEM与UA合称非ST段抬高型急性冠脉综合征（NSTE-ACS）。ACS的

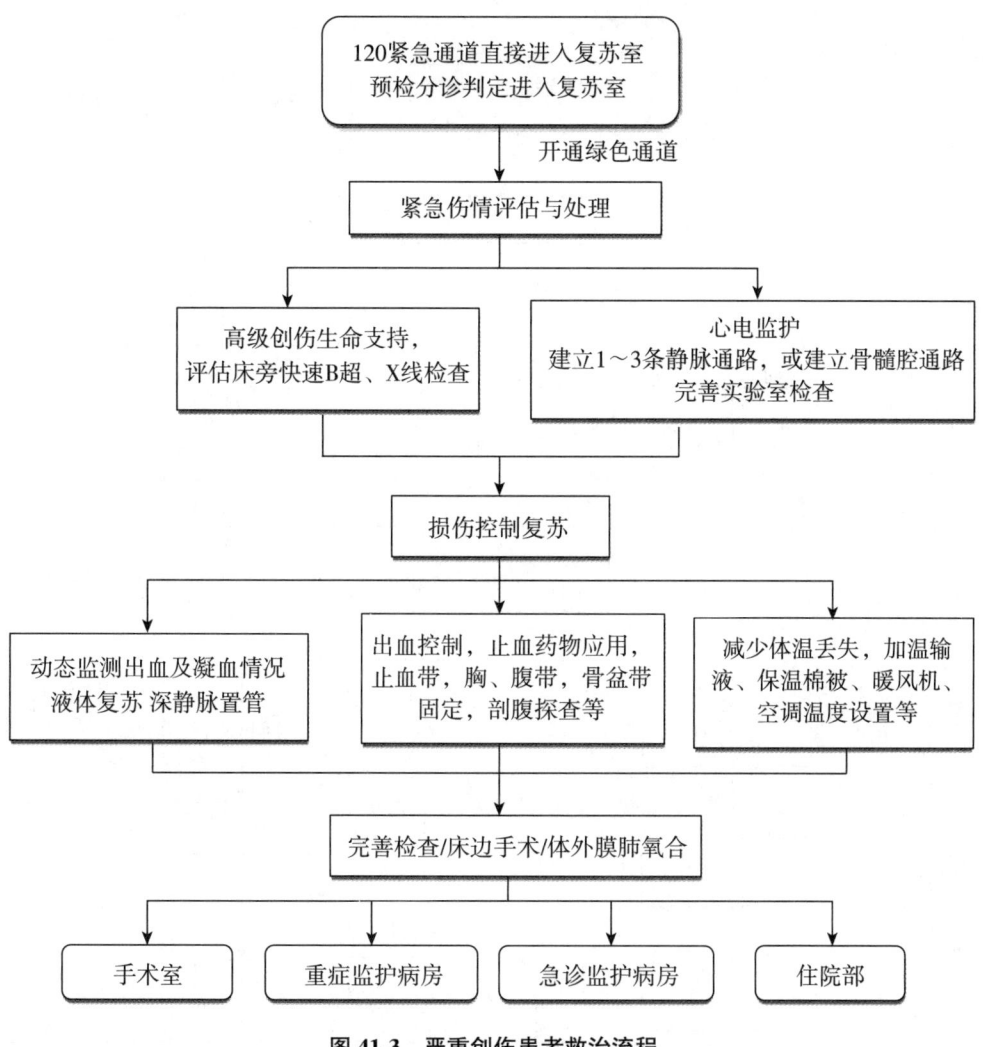

图 41-3 严重创伤患者救治流程

发病率在我国依然呈逐年增加的态势,而且绝大多数 ACS 患者首诊于急诊科,该类患者病情发展迅速,死亡率高,做好 ACS 患者的急诊管理尤为重要。

**2. 急性冠脉综合征患者救治流程**(图 41-4)

**3. 急性冠脉综合征患者救治流程管理重点**

(1)优化急救流程:接到有急性心肌梗死患者入院消息后,第一时间开启绿色通道,入院后立即送入抢救室,尽快做好交接、接诊等工作,建立静脉通路,并完善血糖、心电图等检查。患者出现严重疼痛时,遵医嘱予以镇痛干预,必要时可使用吗啡止痛。国内外指南建议进门至球囊开放要在 90 分钟内完成,故最大限度缩短发病至再灌注时间是有效救治患者的关键一步。

(2)NSTE-ACS 急诊护理分诊管理:NSTE-ACS 症状变异大,临床表现多样,心电图不典型,极易漏诊误诊。急诊护士在分诊时,对于主诉胸痛或者胸部不适患者,首先注意患者的年龄,年龄是 NSTE-ACS 最重要的风险预测指标。对年龄 > 70 岁主诉胸痛的患者采用降阶梯思维,首先考虑是否为 ACS,预检等级上升一级,加快就诊流程,由专人带至心电图区域,力求 5 min 内完成心电图采集,必要时间隔 15~30 min 进行连续 ECG 检查,10 min 内完成病史收集。对疑似患者,有条件的医院建议 1 h 内行超敏肌钙蛋白检测。

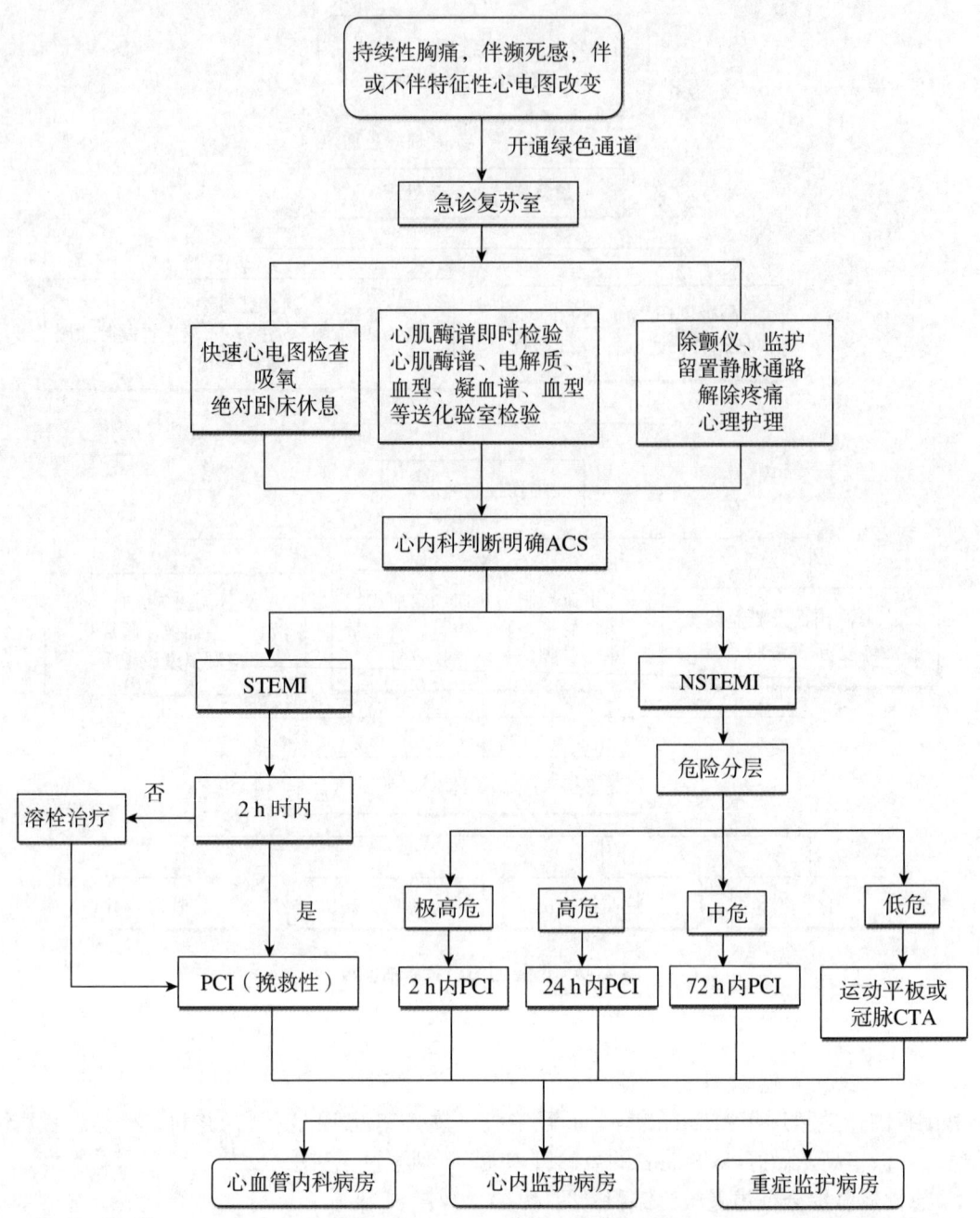

图 41-4　急性冠脉综合征患者救治流程

### （四）急性缺血性脑卒中患者救治流程管理

**1. 急性缺血性脑卒中患者救治流程管理的重要意义**　急性缺血性脑卒中是指各种原因引起的脑部血液循环障碍，是急诊科常见的急性脑血管病，占我国脑卒中的69.6%～70.8%。时间窗内实施静脉溶栓是急性缺血性脑卒中最有效的全身再灌注治疗方法。2018年，美国心脏协会/美国卒中协会提出门-针时间（door-to-needle time，DNT），首要目标为超过50%的患者能在60 min内进行静脉溶栓。静脉溶栓的效用和益处在很大程度上受到治疗时间窗的限制，溶栓越早，患者预后越好。因此，如何建立高效的急诊静脉溶栓绿色通道，有效缩短DNT，提高时间窗内静脉溶栓率，是急救护理亟待解决的问题。

**2. 急性缺血性脑卒中患者救治流程**（图41-5）

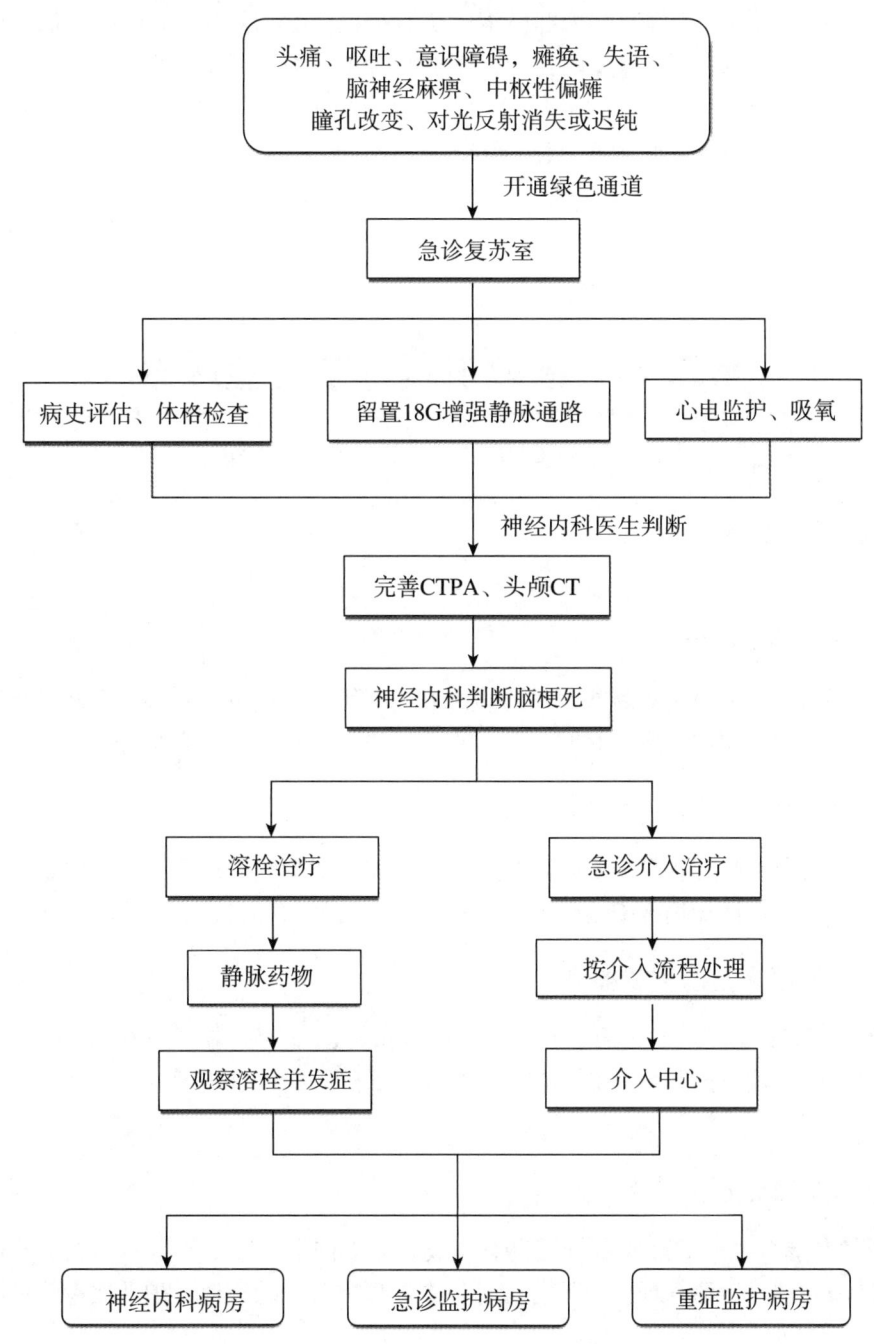

图41-5 急性缺血性脑卒中患者救治流程

**3. 急性缺血性脑卒中患者救治流程管理重点**

（1）快速预检分诊评估，建立绿色通道：急性缺血性脑卒中静脉溶栓有严格的时间窗，专家共识指出急诊分诊应在 5 min 内完成，预检分诊的关键环节是迅速识别疑似脑卒中患者。研究证实，多种院前卒中筛查工具能够帮助急救人员准确快速地识别卒中患者。FAST 卒中量表近年来国内外应用较多，护士可通过观察患者是否出现口角歪斜或面部麻木、肢体麻木无力、语言困难或说话不清等症状来快速识别卒中患者。对疑似卒中患者，分诊护士应及时启动院内卒中快速救治通道，各相关科室优先处置卒中患者。

(2) 规范化急性期护理流程：针对疑似卒中患者，立即通知医生接诊，电话神经内科二线现场评估，10 min 内到场。同时采集病史、评估神经功能、测血糖、抽取血标本。指南推荐采用 NIHSS 评估卒中病情严重程度，为静脉溶栓决策提供依据。发病 6 h 内的疑似卒中患者应在 20 min 内完成急诊头颅 CT，以排除脑出血。静脉溶栓前应综合评估出血风险、NIHSS、溶栓后的可能获益、患者及家属意愿等个体化因素。急诊科应制作静脉溶栓健康教育视频资料，预设问题，规范化回答家属疑问，缩短患者及家属的决策时间。

（金静芬）

## 第二节 急诊护理持续质量改进

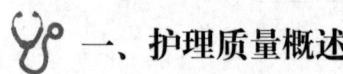

### 一、护理质量概述

#### （一）护理质量的概念

护理质量是指护理人员为患者提供护理技术和生活服务的过程和效果，以及满足服务对象需要的程度，是在护理过程中形成的客观表现，直接反映了护理工作的职业特色和工作内涵。

#### （二）护理质量管理的概念

护理质量管理是指按照护理质量形成的过程和规律，对构成护理质量的各要素进行计划、组织、协调和控制，以保证护理服务达到规定的标准和满足服务对象需要的活动过程。

#### （三）护理持续质量改进的概念

护理持续质量改进（continuous quality improvement，CQI）是一种科学的护理管理方法，提倡以患者为中心，注重过程管理和环节管理方法，通过不断改进护理管理过程，进而提高护理质量。

#### （四）护理质量管理的特点

**1．广泛性和综合性** 护理质量管理具有有效服务工作量、技术质量、心理护理质量、生活服务质量及环境管理、生活管理、协调管理等各类管理质量的综合性，护理质量管理的范围较为广泛。

**2．协同性和独立性** 护理工作与各级医师的诊断、治疗、手术、抢救等医疗工作密不可分。但是，护理质量不只是辅助性的质量问题，而有其相对独立性，护理质量必须形成一个独立的质量管理系统。

**3．程序性和连续性** 工作程序质量的管理特点，就是在质量管理中承上启下，其基本要求就是确保对每一道工作程序进行质量把关。在护理质量管理中，不论是护理部本部门内还是护理部门与其他部门之间，都有工作程序质量的连续性，必须加强连续的、全过程的质量管理。

#### （五）急诊护理持续质量管理的意义

急诊科是医院医疗服务的重要组成部分，专为重症患者提供抢救，是体现医院服务质量的窗口。由于急诊患者具有突发性、复杂性、不可预测性等方面的特点，容易出现护理纠纷，且护理风险贯穿在各个护理环节，直接影响护理人员的医疗效率和救治质量。护理质量是护理工作的永恒主题，是护理管理的核心，应用合适的框架结构和管理模式发展急诊护理单元，可提升急诊护理团队的综合能力，提高危重症患者抢救成功率，消除护理隐患，提高患者及家属的满意度，全面提升急诊护理质量，这是护理管理者的重要职能。2020年，国家卫生健康委员会办公厅发布了《护理专业医疗质量控制指标》，从国家层面为护理质量管理提供了依据，但其为普适性指标，未能体现专科特性。护理持续质量改进作为一种科学的质量管理手段，被广泛应用于医疗领域，同样可应用于急诊专科护理管理中，是提高急诊科救治效果和工作效率的关键。

## 二、护理持续质量改进的方法

护理质量管理的目标是保障患者诊疗护理过程的安全有效，而护理质量是一个持续改进的过程。医疗的高风险性及侵入性医疗技术的广泛运用，使患者在医疗过程中更容易受到伤害，采用科学的质量管理方法和分析工具，可以前瞻性地预测流程和系统中的漏洞，也可以回顾分析医疗护理不良事件的根本原因，进而把护理质量持续改进连成一个更谨慎、更严密的系统和环路，从根本上改进和优化服务流程，避免和预防不良事件发生。

### （一）循环管理法

循环管理法（plan，do，check，action，PDCA），是护理质量管理最基本的方法，由美国质量管理专家爱德华·戴明提出，被称为"戴明环"。PDCA环包含计划（plan）、执行（do）、检查（check）、处置（action）四个阶段，它是在全面质量管理中反映质量管理客观规律和应用反应的系统工程。

护理质量改进和患者安全管理体系遵循PDCA循环。P-计划：护理质量管理和护理人力资源管理规划；D-执行：临床护理和护理管理服务的实现；C-检查：质量监控资料收集与分析；A-处置：采取措施进行持续的质量改进。通过运用PDCA循环管理模式总结出，每一项护理工作都要有计划、有实施、有检查、有改进，周而复始地进行，一个循环完成，解决一些问题，未解决的问题进入下一个循环，这样阶梯式上升，使护理质量工作循序上升，不断提高。目前，急诊护理持续质量改进的方法主要是运用PDCA的管理法则，充分依托信息系统，注重日常医疗数据结果的应用和数据分析，采用统计学分析、现场评审和社会评价等多个维度对急诊进行综合评审。

### （二）根因分析法

根因分析法（root cause analysis，RCA）是回顾性的失误分析方法，RCA的目标是找出问题、原因、措施，主要内容是对系统运行过程中差错或事件发生的背景、人员、地点、时间等进行系统的、详细的分析和归纳，找出直接原因。同时分析和直接原因相关的辅助因素所起的作用，再根据所占的比重确定各类根源相互之间的因果关系，在此基础上确认引发事件的根本原因，最后列出改善计划、实施步骤和评价标准。其目的在于降低解决问题的成本、找出问题的根本原因、找到问题解决办法、制订预防措施。

临床中组织护理管理人员和科室质控人员可采用RCA对院内护理不良事件报告系统的各类事件加以汇总并作趋势分析，例如对跌倒/坠床事件、护理相关不安全事件等进行分析评估和处理，对警讯事件和重大护理不良事件以及可能导致警讯事件的临界差错进行紧急处理上报。

### （三）对高危流程进行失效模式和效应分析

对高危流程进行失效模式和效应分析（failure mode & effect analysis，FMEA）是一种前瞻性系统评估流程的方法，通过前瞻性检视高风险的流程，找出和矫正失效因子，防患于未然。组织护理管理者和科室的护理人员可采用 FMEA，进行风险识别、风险优先级判断，能够系统地在医疗护理程序中做好评估，很好地识别医疗护理过程中的薄弱环节，通过量化指标对关键项目标准化管理。

### （四）品管圈

品管圈（quality control circle，QCC）又名质量控制圈、质量小组、QCC 小组等。QCC 是由同一工作现场、工作性质相似或互补的人员自动自发组成的质量管理小组，一般为 6～10 人，然后集体合作，集思广益，按照一定的活动程序，应用品管七大手法，来解决工作现场、管理、文化等方面所发生的问题和课题。采用 QCC 可持续改善护理质量和服务水平，营造护理团队合作及学习的环境，培养护士管理人才，提升护理质量。

## 三、护理持续质量改进管理组织体系

### （一）护理质量管理体系组织框架

建立院长或副院长领导下的护理垂直管理体系，有护理工作中长期规划、年度计划和年度总结。①院长或副院长领导下的三级（院 - 科 - 病区）或两级（院 - 病区）护理垂直管理体系，并定期专题研究护理管理工作；②护理工作中长期规划、年度计划，且与医院总体规划和护理发展方向一致，有措施保障和总结，并得到落实；③二级甲等及以上医院配备有护理工作经历的分管领导；④科室对护理工作年度计划和护理工作管理目标的落实情况有自查；⑤主管部门对护理工作中长期规划、护理工作管理目标和护理工作年度计划的落实情况有检查与监管；⑥持续改进有成效，护理管理体系健全，护理工作中长期规划与年度计划得到有效落实。

### （二）急诊护理质量与安全管理团队的组成和职责

急诊科作为医院管理组织中重要的一部分，也需要建立急诊护理质量与安全管理团队并实施护理质量管理工作：①根据等级护理质量与安全管理组织和体系，建立完善一个强有力的护理持续质量改进工作的管理团队，支持急诊护理持续质量改进工作；②急诊护理质量管理小组由护士长和护理骨干组成，例如由急诊护士长、值班护士长、分诊抢救区质控组长、留观病区质控组长、输液室质控组长、EICU 质控组长、急诊手术室质控组长、带班组长以及其他全体护士组成，主要负责组织科室内护理人员贯彻执行上级下达的规划、计划及各项规章制度并进行培训和教育；③根据急诊护理质量管理团队的质量改进管理目标、年度计划，组织制订本科室的质量管理计划，进行本科室优先级项目指标的确定，监督实施情况及分析评估工作等；④定期或不定期地向护理部报告。

## 四、急诊护理持续质量管理与持续改进

### （一）急诊护理的质量保障与持续改进

**1. 急诊护理质量管理的主要内容**　根据国家卫生健康委员会专科及综合医院等级评审等标准，主要包括医院功能与任务、医院服务、患者安全、医疗质量、安全管理与持续质量改进在内的各类医院的同质化评价指标内容，对医院管理不断提出了更高的要求，主要是以下 6 个方面。

（1）急诊科布局、急诊服务支持部门设置、人力配备、仪器设备及药品配置符合《急诊科建

设与管理指南（试行）》的要求。

1）急诊科布局、急诊服务支持部门设置符合《急诊科建设与管理指南（试行）》的要求；

2）急诊科应当配备足够数量，受过专门训练，掌握急诊医学的基本理论、基础知识和基本操作技能，具备独立工作能力的医护人员；仪器设备及药品配置符合急诊科建设与管理的基本标准，急救设备处于应急备用状态，有应急调配机制。

（2）急诊医务人员按计划进行技术和技能专业培训，能够熟练、正确地使用各种抢救设备，掌握各种抢救技能。

1）急诊医务人员经过专业培训，考核达到急诊医师、护理人员技术和技能要求，EICU 固定护理人员均经重症护理相关技术培训并考核合格。

2）医护人员能够熟练、正确地使用各种抢救设备，掌握各种抢救技能。

3）有针对急诊护理技术操作常见并发症的预防措施与处理规范流程，对护理人员培训计划的落实和掌握技术操作的熟练程度有自查机制，并对存在的问题有改进措施。

4）有紧急意外情况的急诊护理应急预案和处理流程。

（3）急诊服务及时、安全、便捷，建立院前急救、院内急诊与住院或转诊的连贯性医疗服务工作流程，以提高急诊服务能力。

（4）建立急诊"绿色通道"。

1）加强急诊预检、分诊，有效分流非急危重症患者，及时救治急危重症患者。

2）有急危重症抢救患者优先住院的制度与措施，保证急诊处置后需住院治疗的患者能够及时收入相应的病房。

3）有急诊留观患者的管理制度与流程，控制留观时间原则上不超过 72 小时。

（5）落实首诊负责制，与 120 急救中心、基层医疗机构建立急诊、急救转接服务制度，针对重大突发事件应急医疗救援，制定大规模抢救工作流程，保证绿色通道畅通。

（6）建立创伤、急性心肌梗死、脑卒中、急性呼吸衰竭、高危孕产妇、危重新生儿等重点病种的急诊服务流程与管理，为患者提供一体化综合救治服务。

1）对急性创伤、急性心肌梗死、急性心力衰竭急性脑卒中、急性颅脑损伤、急性呼吸衰竭、高危孕产妇、危重新生儿等重点病种的急诊服务流程与服务时限有明文规定，并能落实到位。

2）有保证相关人员及时参加急诊抢救和会诊的相关制度，相关人员应当在规定时间内进行急诊会诊。

**2．急诊护理持续质量改进检测指标的制定**　急诊护理质量是医院质量的重要组成部分，是衡量急诊医疗服务质量的重要标志之一。因此，采用护理质量指标来控制和保证急诊护理质量，是持续改进护理质量的关键。制定护理质量标准，在急诊科原有的护理标准基础上，制定有针对性的急诊护理标准，包括基础的人员、设施、环境标准、护理的过程标准、护理结果的评定标准等。急诊护理质量指标的制定按照不同级别医院设置不同的合格要求，实现对护理工作全面、持续的管理和控制。应把急诊科问题严重的、高风险的、易发生问题的、最直接影响护理服务质量与患者安全的基本流程作为护理质量改进的重点。

（1）重点环节护理指标监测：选择与本科室相关的护理监测和改进的重点，对护理服务质量的评价、护理服务的效率和护理服务的流程等几个方面进行质量监控。

（2）优先级指标设置：利用现有数据与资料，确定护理质量改进和保障患者安全的优先次序。通过与国内外其他医院的比较，选用科学的、高标准的要求进行质量改进。组织设计合理、高效的新流程或修改现有流程，项目负责人确定合适的测量指标，收集资料，确定流程的运行是否和预期的设计目标一致。

**3．急诊护理质量持续改进的考核制度**　根据急诊科护理质量考评和计算方法，从结构指标床护比、护患比、不同级别护士配置比、分级护理合格率、护理技术操作合格率、护理文件书写合格率、消毒隔离无菌物品合格率、急救药品物品完好率、急诊预检分诊正确率、护理工作满意率、病区管理质量、接诊患者护理服务、常用药品设备质量、患者安全、门诊输液室质量考核、EICU护理质量以及手术室护理质量这几个方面去计算得分，从而综合客观地评估急诊的护理质量。

此外，还需与以下几个方面的绩效考核相结合才能有效提升急诊护理质量：①有基于护理工作量、质量、患者满意度、护理难度及技术要求的绩效考核方案，绩效考核结果与评优、晋升、薪酬挂钩，并得到落实；②制定绩效考核方案应征求护理人员意见，护理人员知晓绩效考核方案；③根据相关部门文件要求，落实护士临床护理津贴、30年护士工龄100%退休工资、增加薪级工资等待遇；④主管部门对绩效考核方案的落实情况有检查与监管；⑤持续改进有成效，实现优劳优得、多劳多得，调动护理人员积极性。

（二）急诊护理质量持续改进的过程

首先，急诊患者安全管理贯穿医院整个护理管理体系，建立对医院护理流程周期性监测体系；其次，健全监测数据的收集、汇总、分析和评价的监督机制；再次，关注优先级监测项目，用数据为急诊护理持续质量改进和保障患者安全提供决策依据；最后，预防或减少患者不安全的风险情况。

急诊护理质量与安全管理团队定期组织对各监测结果进行分析，并提出改进意见，通过不断改进，切实提高护理服务质量。其主要内容包括以下几个方面：①根据急诊护理管理要求及本院情况，确定管理目标、护理质量目标及考核标准；②急诊护理团队制订本科护理质量考核标准；③确立片区、病区护士长三级或院、科二级质控组织，明确职责和分工；④每月对质量安全管理重点内容进行抽查，每季度进行全面质量检查，病区护士长每日或不定期巡查，每月对本片区的护理质量进行全面检查，结果上报护理部；⑤计算每月质控达标情况，对质量检查结果进行汇总分析，形成书面材料向科室反馈，对普遍存在的问题提出整改措施，对严重的质量安全问题进行追责，病区护士长抓好落实；⑥年终统计目标完成情况，对于没有达标的项目，分析原因，制定改进措施；⑦科护士长或病区护士长督促落实，护理管理团队加强督查，对整改情况定期进行效果评价。

（三）急诊护理质量持续改进的沟通与反馈渠道

将护理质量改进活动的信息通过办公OA网（OA、邮件）、JCI专栏、电话、短信、现场督导、会议等方式向员工进行定期或不定期发布，警讯事件和护理不良事件的分析结果经急诊护理质量与安全管理团队讨论分析后，在护士长会议上进行通报，并下发至科室，组织护理人员对急诊发生的护理不良事件进行讨论分析，在日常工作中加以借鉴。

（金静芬）

## 第三节　急诊护理质量敏感指标

 一、护理质量敏感指标的概念

1998年，美国护士协会（ANA）率先提出了护理质量敏感指标的概念，创建了美国护理质量指标国家数据库（NDNQI），并将其定义为评估护理服务的过程和结局，定量评价和监测影响患者结局的护理管理、临床实践等各项的质量，指导护士照护、患者感知及组织促进的监测评价标准。护理质量敏感指标体系涵盖了护理质量过程性指标、结构性指标和结果性指标，体现了质量管理中"结构-过程-结果"的三维内涵。

## 二、护理质量敏感指标的历史沿革

20世纪60年代，著名的医疗质量管理学者Donabedian提出了经典的三维质量结构理论，即"结构-过程-结果"理论模型，系统地阐述医疗"质量"除了直接的患者结局，还应涵盖与治疗结果密切相关的结构性因素（如人力配置、硬件环境、制度建设）和临床过程的关键环节。1994年，美国护士协会（ANA）发起"护理质量与安全"行动，在全美试点开展评价护理人员配置与护理质量关系相关指标的研究。

2004年，美国国家质量论坛（NQF）将其解读为与护理敏感性相关的"结构-过程-结果"三个维度的质量指标，是护理人员所能提供的、可影响其结果的评价方法。2014年，NQF将注册护士、执业护士、助理护士进行独立评价，并连同患者日护理时数、注册护士实践环境调查、跌倒和跌倒损伤、医院获得性压疮、物理约束、尿管相关性尿路感染、中心导管相关性血流感染共10项指标确立为护理质量敏感性指标。

截至2014年，NDNQI共甄选出18项护理质量敏感性指标：①8个结构性指标，包括护理人员结构（包括对注册护士、职业护士、助理护士3项指标的独立评价）、每患者日护理时数、注册护士教育程度、护士周转率、注册护士调查（包括对实践环境和工作满意度2项指标的调查）。②3个过程性指标，包括物理约束、物理侵害、疼痛的评估-干预-再评估。③7个结果性指标，包括跌倒和跌倒损伤、医院获得性压疮、外周静脉外渗、医院获得性感染（包括尿管相关性尿路感染、中心导管相关性血液感染、呼吸机相关性肺炎、呼吸机相关性事件4项指标）。除了美国外的全球其他国家，如新西兰、英国、澳大利亚、日本、泰国等在构建护理敏感质量指标体系方面均开展了研究和实践。

我国护理质量敏感性指标研究尚处于探索阶段。2008年，卫生部出台《医院管理评价指南》，要求有基础护理、专科护理质量评价标准，建立可追溯机制，对护理质量标准进行定期与不定期的效果评价，并就护理质量考核标准及持续改进方案作出明确规定，有效指导了全国各医院护理质量标准的制订。近年来，其相关研究从早期的以文献描述和经验性总结逐渐向循证和量性研究过渡。目前，通过护理质量敏感性指标开展护理质量管理已成为护理管理领域的共识。

## 三、护理质量敏感指标体系建设的意义

护理质量是衡量医疗服务质量的重要标准之一。护理质量敏感指标是护理质量管理目标的具化。将护理管理目标转化为可测量的监测指标，使管理者清晰地了解现状与目标之间的差距，评价目标的达成情况，为制定下一步决策提供科学的参考依据。同时，护理敏感指标也能帮助管理者在有限的时间和精力中最大限度地拓宽管理幅度，掌控护理质量的重点和要点，以护理敏感指标为质量管理的重要抓手，以点带面进行重点管理。因此，护理质量敏感指标的选择是护理质量评价的关键，直接关系到护理质量控制，影响患者安全与护理质量的持续改进。通过构建科学、实用、统一的护理质量敏感性指标体系，能有效保障患者安全，深化优质护理服务，提升护理管理者的管理能力。

## 四、护理质量敏感指标的特点

护理质量敏感指标应突出"敏感性"的特点,护理质量敏感指标体系中某个指标的变化会在较短的时间内导致其他部分也发生变化,提示护理实践质量发生重要改变。即管理目标或管理结果一旦发生细微的变化,通过某个指标的指标值能反映出明显的波动,向管理者发出明显的信号,这个指标便是"敏感指标"。其敏感性应体现指标与护理质量之间依赖效应的大小与快慢。同一个目标值,通过不同的三个管理指标来体现,指标值随目标值变化的幅度越大,意味着指标越"敏感"(图41-6)。管理者借助敏感指标,通过监测值的变动了解整个管理层面的异动,让管理者做到见微知著、以点带面。

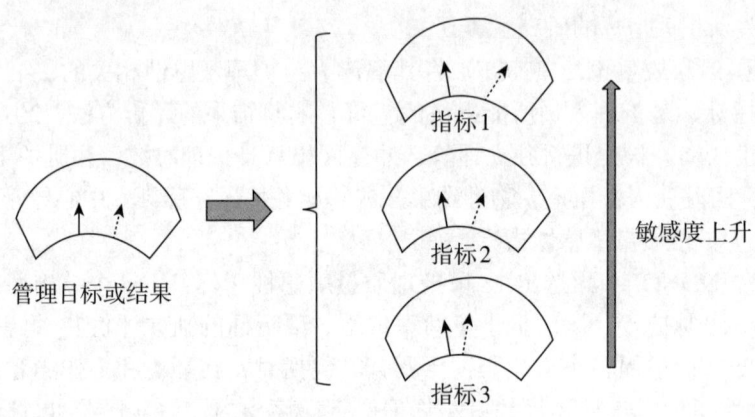

图 41-6　指标的敏感度

## 五、护理质量敏感指标的分类

护理质量敏感指标从质量内涵的角度区分,质量指标分为结构性指标、过程性指标和结果性指标。结构性指标涉及护理质量相关的人力、设备、制度等,如注册护士数、护理时数;过程性指标是组织管理过程中形成的工作能力、服务项目及工作程序的评价指标,如疼痛评估、给药操作执行;结果性指标是患者感受到护理活动的最终效果,是护理活动和服务效果的综合反映,如外周静脉外渗发生率、院内感染率、跌倒、压疮发生率。从适用范围的角度区分,质量指标分为通识性指标和专科性指标。前者是全院都要监测的指标,如护患比、压疮、跌倒、院内感染等;后者可依照医院单位或专业科别划分,包括监护室、门诊、急诊、产房、骨科、手术室等指标。从衡量事件的角度区分,指标分为正性和负性指标。正性指标越高越好,质量管控主要关注下限;负性指标则相反。

## 六、护理质量敏感指标的筛选

筛选出科学的护理质量敏感指标并进行合理的运用,是护理管理者质量管理能力的体现。好的护理质量敏感指标应满足护理部及各护理单元不同层次使用的一致性,符合高量性、高危险性、高问题倾向性和高成本性的原则。因此在筛选和制定护理质量评价指标过程中,指标具有以下要求:①客观性,即指标的筛选和制定应从临床实际出发;②特异性,即指标能反映护理活动的重要方面;③灵敏性,即指标能反映护理活动的实际质量;④可操作性,即指标在实际运用中应易于测量和观察；⑤简易性和层次性，即指标结构简单明了，量化方法简单，各级指标间体现概括与解释的关系，同层次指标相互独立又相互依存。同时，指标筛选也要对数据采集的样本量是否足够等方面有所考量，测量具备科学性、持续性和可获得性，不会因评价者的评价技能或警惕性不同而发生偏倚。

国家卫健委医院管理研究所护理中心对护理敏感质量指标筛选有明确的指导意见，第一，突出护理工作特点，否则难以筛选出对护理工作特异性高、有指导意义的指标；第二，突出质量管理的要求，否则不能为质量管理者所应用；第三，突出少而精的特点，即能够为护理质量管理带来"以点及面"的效果。从护理工作特点、质量管理要求、敏感度三个维度筛选敏感指标。

### （一）护理工作的维度

从护理工作特点出发来筛选护理敏感质量指标，既有体现护理专业技术壁垒的指标（如重症监护室患者各类感染的发生率），也有体现护理工作关注患者安全（如跌倒发生率和跌倒伤害发生率）和身心体验（如约束使用、疼痛管理）的指标。护理工作涉及的面比较广，与医生、医技人员、药剂人员甚至管理者均有交集。许多与患者健康结局相关的事件，有与护理工作相关的一面，但又似乎不完全相关。此时，可以考虑把这些健康结局事件中的护理人员有条件做到先知先觉、出现漏洞时可以第一时间提出防范措施的事件纳入指标范畴。当前国际护理界强调护理人员在医疗服务过程中的"领导力"。如果护理人员能够在关键时刻准确示警并引领医疗团队避免不良事件的发生，提升医疗服务质量，便是"领导力"的最好体现。

### （二）质量管理的维度

结合国内外的实践经验，护理敏感性质量指标体系的构建一般以结构-过程-结果理论模式为支撑。涵盖了护理质量过程性指标、结构性指标和结果性指标。其中结构性指标起到了要素质量的奠基作用，间接界定了质量管理的基本原则，是"防范为主"思想的重要体现。围绕过程及结果质量管理制定的护理质量敏感指标，如住院患者跌倒发生率、插管患者的非计划拔管率是质量评价中不可或缺的组成部分，它直接影响着护理实践的类型及其实施情况。指标筛选还应紧扣护理质量的主题进行动态调整，护理管理者保持对护理内外环境变化的敏感性，尤其是整体护理、责任制护理、优质护理、循证护理的提出和发展，使得护理专业的内涵和范畴得以扩展，探索适应学科发展和实践深化的需要的有独特价值的质量指标。

### （三）敏感的维度

护理敏感性质量指标筛选的敏感度考量，即敏感度高的指标能够让管理者通过少而精的资讯，把握质量工作的关键问题，体现"重点管理"思想。护理过程指标，抓的是护理工作流程中的关键节点，如果是护理工作的结果，则抓的是对患者健康危险大的事件。

## 七、急诊护理质量敏感指标体系的构建

急诊护理有鲜明的学科特色，虽然我国护理学者对护理质量敏感性指标的构建已做了一定的研究，但是应考虑到不同专业护理工作的差异性、工作的重点和要点。建设专科护理质量敏感指标已成为学科纵深化发展和高质量管理的必然趋势。目前，对急诊护理质量敏感性指标的研究尚未形成体系化、统一化的标准。普遍使用的体现要素质量的结构性指标，如床护比、护患比、护士离职率，结果性指标性如跌倒发生率、非计划拔管率等多为通识性指标。比较有针对性和急诊专科特色的指标，如预检分诊级别符合率、预检分诊响应时间符合率，下文将做重点描述。

## （一）床护比

**1. 床护比指标定义**　统计周期内提供护理服务的单位实际开放床位与所配备的执业护士人数比例，反映平均每张开放床位所配备的执业护士数量。根据护理服务单位的类型，可分为医疗机构总床护比、普通病房护理单元床护比及特殊护理单元床护比等。不同护理单元收治的病例类型不同，需要的护理服务内容和强度也有区别，重症医学科（各类ICU）、手术室、产房、层流病房、母婴同室等护理单元的护理工作服务强度通常明显高于普通病房，这些单元的床护比一般也比较高。

**2. 指标的意义**　患者护理结局的好坏，与护理人力的配备有直接关系。床护比正是反映护理服务的人力投入。床护比过低，表明护理人力不足，护理质量和服务的规范化便失去了基础的保障。护理人员的工作强度很可能超负荷，进而影响护理队伍的稳定。不同护理单元的人力配置参考国家卫生行政部门及行业组织的相关推荐。急诊人力配置的"理论值"目前普遍参照重症医学科的系数，但是忽视了急诊的特殊性，即急诊除了抢救人力需求外，还有预检分诊的工作要求。如何合理的配置急诊人力，探讨更合理的"理论值"，是需要护理管理者思考的。《优质护理服务评价细则（2014版）》对"床护比"的要求如下。

（1）医疗机构实际开放床位床护比最低不低于1:0.4。

（2）当床位使用率≥93%，床护比不低于1:0.5。

（3）当床位使用率≥96%，平均住院日<10天，实际开放床位床护比不低于1:0.6。

（4）对于重症医学科（综合ICU及各专科ICU），当床位使用率≥85%，实际开放床位床护比≥1:（2.5～3）。

（5）手术室手术间与护士比≥1:3。

**3. 计算公式**

$$床护比 = 1 : \frac{同期执业护士人数}{统计周期内实际开放床位数}$$

## （二）预检分诊质量的评价指标

随着医药卫生体制改革的不断深化，医疗服务质量已经成为目前各大医疗机构可持续发展的基础与保障。预检分诊是急诊患者就诊的首个环节，其准确、及时与否，不仅涉及患者能否得到快速、有效的诊治，也直接反映了急诊预检护士的业务能力和医院服务质量。针对日常的预检分诊工作，完善的分诊质量评价体系是前提。评价的方法一般可以分为信度和效度两个方面。

**1. 信度**　信度用于评价不同分诊人员采用同一标准对相同患者分诊结果间的一致性。该指标反映分诊标准的稳定性。信度评价方法举例见表41-1。

表41-1　信度评价方法

| 评价方法 | 评价者 | 评价方式 |
| --- | --- | --- |
| 评定者间信度（常用） | 护士A—护士B | 现场观察（同时）/回顾性 |
|  | 护士A—专家（expert）（常用） | 现场观察（同时）/回顾性 |
|  | 护士A—医生（physician） | 现场观察（同时）/回顾性 |
| 评定者内信度 | 护士A | 模拟情景案例/回顾性 |

具体实施方案采用评定者间信度，回顾性抽样验证。

（1）研究对象：随机抽取1个月（1—12月中的1个月），导出该月分诊数据。按照急诊班次（白班/前夜班/后夜班）分层抽取，每个班次随机抽取2个，共计6个班次（2个白班，2个前夜班，2个后夜班）。选择抽取数据，隐去分诊级别。每一例分诊数据包括以下信息：患者一般资料（年龄、性别、家庭地址、就诊时间）、主诉、症状、生命体征［体温（T）、心率（HR）、呼吸频率（RR）、血压（BP）］、$SpO_2$、疼痛评分、意识评分、创伤标记、末次月经（女性患者）、跌倒风险、入院途径、备注信息。

（2）专家选择标准：15年以上急诊工作经验，其中包含10年以上分诊工作经验；能够熟练地按照标准进行分诊。

（3）由选取专家按照分诊数据信息，进行回顾性分级，并记录。

（4）评价指标

1）分诊不足率 $= \dfrac{护士A分诊级别低于专家E分诊级别的患者数}{同期急诊科就诊患者总数} \times 100\%$

2）分诊过度率 $= \dfrac{护士A分诊级别高于专家E分诊级别的患者数}{同期急诊科就诊患者总数} \times 100\%$

3）分诊级别符合率 $= \dfrac{各级别符合患者数之和}{各级就诊患者总数} \times 100\%$

4）响应时间符合率 $= \dfrac{各级目标响应时间内接诊患者数}{各级就诊患者总数} \times 100\%$

**2. 效度**　效度用于评价护士为患者分配的分诊级别与患者病情真实情况之间的一致性。由于目前没有判断患者病情级别的金标准，所以研究多采用效标关联效度反映标准能够预测患者结局的能力。该指标反映分诊标准的可靠性。

（1）效标关联效度：指测验值与作为效标的另一独立测验结果之间的一致性程度，一般用本测验与效标测验测同一被试得到的两组值的相关系数表示。

（2）常用效标：急诊死亡率、住院死亡率（30天）、总住院时间，以及转归情况（转入ICU、普通病房、出院）。

## 八、指标测量的注意事项

### （一）测量者同质化培训

护理质量指标测量者因为个人能力与认知干扰测量结果，因此，应排除外在干扰因素。具体方法：制定核查表，对测量人员集中培训，对检查方式、样本量、抽样方法、记录方式做统一要求，发现问题及时反馈，组织讨论后统一回复。

### （二）监测结果的可测量性

监测护理质量指标应符合专业人员共同遵守的标准，监测结果多具有技术参考依据，必须绝对数量化。参考指标也应符合国家行业标准、政策要求。指标基线以本院历史数据为准，以维持数据的科学性。

### （三）数据的准确性

数据的准确性和真实性直接影响数据分析的结果和管理者的决策制定。科学系统的数据收集、统计、分析平台能够为护理敏感性质量指标的动态监测提供有力的质量追踪证据，能够发现护理质量管理中的薄弱环节和优势领域，从而为质量指标的合理组合提供基础参考。因此必须保证原始数据的准确性、数据分析的全面性和结果表达的系统性。

护理管理者运用敏感指标改进护理质量，切实解决与患者健康结局密切相关的护理问题。注重以科学、客观的数据说话，避免主观臆断，最终形成敏感指标管理的良性循环，使广大患者受益。

（金静芬）

# 第四十二章 急诊患者安全管理

患者安全管理是指将与卫生保健相关的不必要伤害减少到最低程度的风险控制过程，其目的在于预防和减少医疗过程中给患者造成的风险、错误和伤害。急诊科患者具有发病急骤、病情凶险且变化迅速、临床结果难以预测等特点，做好急诊各环节风险控制、全面保障患者安全是提高护理质量的核心，也是当前医疗卫生保健的重点。急诊患者安全管理主要包括以下关键要素。

## 一、患者身份识别安全管理

患者身份识别是指医护人员在医疗活动中对患者身份进行查对和核实，以确保将正确的治疗用于正确的患者的过程。患者身份识别的安全管理对于减少身份识别相关不良事件、提高患者就医安全具有重要意义。

（一）安全目标

1. 确保患者身份识别准确无误。
2. 提高患者身份识别的规范性。

（二）潜在风险及因素

**1. 造成护理差错事故** 常见于用药错误、手术错误、检查错误等。常见因素为：①患者方面：急诊患者密集、情况复杂且流动性大；患者危重、昏迷或无自主能力的情况较多；突发的急症易使患者随口误答、答非所问等，均增大了身份核查的难度。②护士方面：包括对患者身份核查安全的认识不足、工作繁忙、错误身份核查方式等因素，如未采用2种方法确认患者身份、习惯性直接呼叫患者姓名核对等。

**2. 引发医疗纠纷** 如在治疗过程中因身份识别错误对患者造成伤害，很容易引发医疗纠纷，甚至承担法律责任，如手术对象错误造成不可挽回的重大医疗事故。常见因素为医护人员未充分认识到身份识别错误造成的严重后果，导致责任松懈、查对不严谨，埋下纠纷隐患。

（三）防范及应对措施

**1. 健全身份识别制度，完善身份确认流程** 应制订急诊科标准化的患者身份识别流程与方法，并用患者唯一身份识别符确认患者身份，同时使用2种以上的识别方式，如在进行护理操作时使用"姓名+住院号/门诊号"确认患者身份；对于因意识障碍、沟通障碍等无法知晓姓名的患者，采用"日期-序号-无名氏"的方式进行身份标记。

**2. 加强护士培训，提高身份识别安全意识** 加强对护士的理论和实践培训，将身份识别制度与流程纳入业务学习内容，通过授课、案例分析等形式定期组织学习，提高对患者身份识别制度与流程的知晓度，并强化对患者身份识别的安全意识，从而规范身份识别的自觉性和依从性。

**3. 加强风险评估，关注重点人群** 重点关注特殊患者的身份识别，包括昏迷、麻醉或镇静、婴幼儿、精神疾病、语言功能障碍、手术、无法佩戴腕带以及身份不明等患者。同时动态评估身份识别工具的有效性，如患者腕带是否出现被取下或变湿、褪色、损坏或难以辨认等情况。

**4. 加强院内监管，规范护士准确身份识别的行为** 建立质量控制和监管机制，提高患者身份识别的规范执行率。设置科室质控员，负责督查并上报科室内患者身份识别情况，对相关不良事件进行专题分析、讨论，进而有效规范护士行为。

## 二、预检分诊护理安全管理

急诊预检分诊是指对急诊患者进行快速评估，根据其急危重程度进行优先顺序的分级及分流，是急诊就诊的首要环节。安全有效的急诊预检分诊可快速识别出急危重症患者，确保患者安全，提高急诊运行效率。

（一）安全目标

1. 提高分诊的准确性。
2. 提高沟通的有效性。

（二）潜在风险及因素

**1. 分诊错误** 分诊制度与流程不健全、分诊护士能力不足以及急诊患者量激增（如群体伤）是影响分诊效率、导致分诊错误的常见因素。

**2. 护患冲突** 急诊患者病情危急，患者及家属往往缺乏心理准备，就诊过程中易出现紧张、焦躁情绪，均希望得到优先救治，若缺乏有效沟通及妥善处置，可能引发患者或家属的误解和不满，甚至出现辱骂、肢体冲突等，发生工作场所暴力。

（三）防范及应对措施

**1. 完善制度与规范** 建立健全首诊负责制、分诊制度、流程、标准、应急预案等，同时确保分诊设施设备配备齐全。

**2. 强化护士培训** 采用多形式培训方式，对护士开展分诊制度与流程、分诊分级标准、应急预案等培训与考核，提升护士预检分诊、风险评估与预判以及应急反应能力，确保快速、准确、安全、有序、高效分诊。如针对群体伤等突发公共卫生事件应定期开展应急预案演练。

**3. 合理安排人力** 根据急诊患者数量及病情情况，合理调配护理人力。分诊护士通常应具备至少3年急诊护理工作经验。

**4. 以人为本的有效沟通** 分诊护士应注重"以患者为中心"的优质护理服务理念和坚持"多方配合"的工作态度，通过标准化沟通方式积极主动迎接患者，关注其需求、心理及病情变化，重视沟通的有效性及患者的满意度。

**5. 关注特殊人群** 对老年、孕妇、儿童、残疾人、受虐待、精神疾病患者等特殊人群，应给予适当关注，为其提供方便。

**6. 妥善留存预检信息** 预检的信息应有记录且可溯源，确保信息安全。条件允许时，宜采用电子化预检分诊系统。

**7. 加强关键指标监测** 对响应时限、候诊时间、分诊准确率等关键指标进行有效监测，持续改进分诊质量。

## 三、院前急救与院内交接护理安全管理

院前急救与院内交接的安全管理有助于保证急危重症患者抢救的连续性、提高抢救成功率。

（一）安全目标

1．预防交接过程中不良事件的发生。
2．提高院前院内交接人员沟通的有效性。

（二）潜在风险及因素

**1．交接过程中突发病情变化** 急诊患者具有病情变化迅速的特点，部分急危重症患者可能在交接过程中出现病情恶化、突发心脏骤停等情况，若观察不到位，应对不及时，很可能延误患者救治，影响预后。

**2．信息交接遗漏或错误** 若交接方式不当，患者的病情、用药、检查等信息很可能遗漏或不全，导致接管者对患者的病情评估与观察重点不明确，加大患者诊疗困难，甚至引发医疗纠纷等，从而造成患者不必要的伤害，危及患者生命安全。

（三）防范及应对措施

**1．建立健全交接制度与流程** 院前与院内护理人员需进行病情交接，并做好口头、书面交接，完成交接记录单，一式两份，双方留存。

**2．建立急诊信息网络支持系统** 通过信息网络支持系统，实现院前急救与院内急诊有效的信息对接，并做好规范记录。对需要紧急抢救的急危重患者，院前急救人员应提前与医院急诊科取得联系，在患者到达急诊室之前，急诊科护士需保证抢救团队、仪器设备、物品和药品准备妥当，随时做好抢救准备。

**3．明确重点交接内容** 护理人员重点交接的内容包括患者的神志、瞳孔、生命体征、皮肤、治疗过程、管路及引流液情况、护理记录等；对实施保护性约束的患者，需交接约束起止时间、约束部位、局部皮肤完整性及血液循环情况等。

## 四、急诊留观护理安全管理

急诊留观患者是指对不符合住院条件或不同意住院，但根据病情尚需急诊观察的患者，通常在留观室进行观察，留观时间原则上不超过 72 h，留观期间急诊护士应当根据患者病情采取相应治疗、护理措施，并重视对留观患者的安全管理。

（一）安全目标

1．确保留观患者的诊疗安全。
2．确保病历书写完整性及交接班规范性。
3．提高护士对留观患者的病情观察和预判能力。

（二）潜在风险及因素

**1．护理操作不当给患者造成伤害** 主要与护士安全意识不足、行为不规范有关，如护士未正确执行查对制度造成医嘱执行错误，给患者带来伤害等。

**2. 患者发生意外伤害事件** 如跌倒、坠床、自杀、走失、留观期间擅自离院出现病情加重甚至心脏骤停等。常见因素为：①护患双方对意外伤害事件的防范意识不足；②护士对留观患者意外伤害事件防范知识与技能掌握不足或宣教不到位。

**3. 引发医疗纠纷** 留观患者病情观察至关重要，如护士观察不到位、处理不及时或记录不规范，易引发医疗纠纷。

### （三）防范及应对措施

**1. 加强巡视与风险评估** 护士应严格按照分级护理制度巡视患者，动态评估患者生命体征、输液情况等，密切监测病情变化，及时规范记录，早期发现危及生命的征象并联合医生尽早干预。加强对跌倒、自杀、走失等不良事件的风险评估，识别高危人群，重点标识、警示，做好交接班，如对于病情可能发生变化但坚持离院的患者，应签署离院病情告知书，并上报上级部门。

**2. 做好随时抢救准备** 准备好抢救物品及药品，一旦病情发生变化，需积极配合医生抢救，并协助医生及时与家属沟通，告知家属病情并签危重患者病情告知书。

**3. 规范操作与护理病历书写** 在执行各项护理措施时，护士应严格按照相关制度与流程规范操作；严格按急诊病历记录书写要求规范记录，如因抢救患者未能及时书写病历记录，应在抢救结束后 6 h 内据实补记，并加以注明。

## 五、急诊绿色通道护理安全管理

急诊绿色通道是指医院为挽救急危重症患者生命而设置的，用于紧急救治的诊疗过程。急诊绿色通道开通范围包括但不限于严重创伤、急性脑血管意外、急性心血管疾病、孕产妇急症及其他急危重症（如严重哮喘持续状态、大咯血、急性中毒等）。

### （一）安全目标

1. 提高急危重症患者的抢救效率。
2. 缩短急危重症患者诊治等候时间。

### （二）潜在风险及因素

**1. 错误分诊到非急诊绿色通道** 如护士分诊能力不足、观察不到位，未能对急性心肌梗死、休克等急危重症患者正确分诊，将延误患者最佳救治时间。

**2. 因诊疗不及时延误救治** 常见因素为医护人员对进入急诊绿色通道的患者缺乏标准化救治流程，各诊疗环节职责不清、流程不明，导致最佳抢救时机延误，耽误救治，如未在规定时间内完成分诊与相应检查、检查结果报告延迟等，均会延误救治。

### （三）防范及应对措施

**1. 完善制度与流程** 建立急诊绿色通道管理制度，明确救治范围、标准化救治流程以及护理人员资质、职责与培训考核要求；建立急诊绿色通道应急预案，定期开展应急演练。

**2. 充分做好应急抢救准备** 以抢救患者生命为首要原则，确保急救所需的基本设施、设备、药品、器材等均处于完好备用状态。

**3. 严格做好各环节时间窗管理** 如急诊预检分诊应在 2~5 min 内完成；脑卒中患者生命体征监测、心电图检查、静脉通道建立应在 10 min 内完成；胸痛患者心电图检查应在 10 min 内完成等。确保所有环节优先诊治、全程陪护，为患者提供快速、有序、安全、有效的医疗服务。

**4. 特殊情况应对** 对突发群体事件、重大灾难事故、批量伤员救治等特殊情况，接诊护士应立即报告上级领导，协同医生有序组织抢救。

##  六、急诊抢救护理安全管理

急诊患者的抢救争分夺秒，成功抢救需要医护的共同配合。但急诊患者发病急、变化快，其中存在较多潜在风险，因此护士应积极防控风险，确保患者安全。

### （一）安全目标

1. 及时发现患者病情变化并做出响应。
2. 提高抢救物品、药品管理的规范性。

### （二）潜在风险及因素

**1. 抢救不及时** 常见因素为：①医护人员因素：如人力资源紧张、病情评估不到位、抢救能力不足等。②急救药品、设备因素：仪器设备故障、电量不足、药品过期、药品不足、氧气不足等。③家属/患者不配合：当患者发生病情变化时，部分家属无法接受、沟通困难、意见不统一，或患者角色强化、角色缺如等，不配合抢救，影响医护人员急救效率。

**2. 发生医疗纠纷** 急诊患者病情复杂、变化快，当治疗效果未达到预期甚至发生死亡时，患者或家属常难以接受，易发生医疗纠纷。

### （三）防范及应对措施

**1. 加强护士培训** 对急诊科护士开展急救知识与技能、急救药品及仪器设备使用等培训与考核，提升护士综合急救能力，确保专业、快速、安全施救。针对急诊科重点病种，如严重创伤、急性呼吸衰竭等患者的抢救，定期开展应急演练，提高团队救治效能。

**2. 备齐急救物资** 做好急救设备及药品的管理，确保所有急救设备及药品处于应急状态，每次接班及抢救患者后及时清点并补充相关物资。

**3. 有效沟通** 对情绪激动、难以沟通的患者及家属，医护人员应多从患方角度思考，多关心患者，耐心沟通。对于病情危重患者，医护人员需告知病情情况并签危重患者病情告知书。

## 七、急诊手术护理安全管理

急诊手术是指病情紧迫，经医生评估后认为需要紧急手术以抢救患者生命、器官或肢体，或病情较紧急，延迟处理会影响患者预后与转归，需在短时间内实施的手术。由于急诊手术具有术前准备时间短、患者病情复杂等特点，手术的潜在风险多，因此急诊手术的护理安全管理尤为重要。

### （一）安全目标

1. 加强急诊手术各环节核查安全。
2. 减少急诊手术不良事件的发生。

### （二）潜在风险及因素

**1. 手术患者错误** 常见因素为未仔细核对患者身份，尤其急诊同时有多个手术患者，更易出现错误。

**2. 手术部位错误** 常见因素为：①评估、核对患者信息不全，遗漏手术部位；②书写记录错误，如写错"手术部位"或"左右"；③紧急抢救状态下，未严格执行查对制度。

**3．物品、器械、敷料等异物遗留体内** 常见因素为：①因急诊手术时间紧急，医护人员术前、术中、术后未认真清点器械、敷料等手术用物；②记录不及时、忘记记录或错误记录；③术中器械护士或巡回护士换人，交接班不清楚。

**4．电灼伤或烫伤** 如某些手术部位使用电刀引起灼伤、使用变温毯不当引起烫伤等。

**5．手术体位并发症：皮肤损伤** 常见因素为：①手术体位摆放不当；②体位垫、床单折叠不平整或受力点不均匀；③手术时间过长；④老年、年幼、消瘦或营养状况差的患者。

**6．术中低体温** 手术间的低温环境、输入大量低温液体及冷藏库存血、低温液体冲洗体腔等均容易导致患者低体温。

（三）防范及应对措施

**1．术前取得知情同意** 医护人员术前应履行告知义务，并由患者或家属签署知情同意书，如手术知情同意书、麻醉知情同意书、输血知情同意书等。对急危重症患者拟实施抢救性手术时，若无法取得患者或家属知情同意，应由医院主管院领导或授权的部门批准实施。

**2．严格查对手术患者** 严格执行查对制度，做好患者急诊交接时、入手术室时、入手术间后、麻醉前、手术开始前、患者离开手术室前等各环节的查对。其中，急诊护士与手术室人员交接时，需使用手术患者交接单，交接内容包括患者床号、姓名、性别、年龄、住院号、手术名称、手术部位、静脉通道、术前备血、备肠道与备皮情况、患者病情、过敏史、术前用药、病历、影像学资料等。

**3．严格查对手术部位** 准确记录手术部位并仔细核对。术前在手术部位皮肤上作明确标记，如患者手术部位已有纱布、石膏等包扎物，应在包扎物上方统一标识，标记者应签署姓名和时间，涉及多个部位的手术，应全部进行标记，无法进行标记者，如会阴部手术，应在病历中准确记录。

**4．仔细核查物品、器械及敷料** 核查手术物品、器械、敷料等准备情况及效期。巡回护士、洗手护士、手术医生三方严格按照手术物品清点流程在手术开始前、关闭体腔前、关闭体腔后、缝合皮肤后共同清点手术物品，包括手术敷料、手术器械和手术特殊物品，如纱布、组织剪、持针器等。清点时要遵循双人清点、原位清点、同步唱点、即刻记录原则，同时要求手术医生协助清点过程，结束后签字确认。如有数目不清或物品完整性缺失且寻找未果的情况，需经 X 线辅助确认，并按流程上报。巡回或洗手护士中途若需换人，应严格执行交接班制度，详细交接手术相关所有事情并有交接记录。

**5．预防电灼伤或烫伤** 严格按照操作规程使用电刀、电凝、超声刀等设备，使用前协同手术医生认真检查设备连线情况、配件和连接、患者是否佩戴金属饰品、是否安装起搏器、摆放是否处于绝缘和干燥处、负极板的使用和贴敷等。使用变温毯时，应动态观察患者皮肤情况。

**6．预防术中皮肤损伤** 根据手术部位、手术方式正确摆放患者体位，充分暴露手术视野，并选择合适的器物保护患者皮肤。术中密切观察患者体位和皮肤变化，必要时进行调整，避免并发症的发生。

**7．术中体温管理** 调节适宜的手术间温度，一般维持在 21～25 ℃，具体根据手术时段、手术时长等及时调节，并注意减少皮肤暴露。必要时可通过加盖棉被、使用加温设备（如温毯机）、加热静脉输液及体腔冲洗液等促进保暖。

**8．特殊情况应对** 对危重而不能移动的患者实施紧急救治，应明确手术与麻醉人员、手术设备、手术器械与材料等的调配流程，建立急诊室紧急床旁手术预案，定期开展演练并有记录。

## 八、急诊转运护理安全管理

急诊患者诊疗过程中完善各项检查或转住院均需进行转运,由于患者病情危重、变化快,转运难度大,需高度重视其转运安全。

### (一)安全目标

1. 减少急诊患者转运不良事件的发生。
2. 正确处理转运过程中的患者病情变化。

### (二)潜在风险及因素

1. **跌倒风险** 常见因素为:患者烦躁不安;转运时未系安全带;转运车老旧,零件损毁未及时修理;家属及医护人员监护不到位等。
2. **管道滑脱风险** 常见因素为:管道未妥善固定;患者约束不到位等。
3. **病情变化风险** 常见因素为:患者病情危重,急需外出检查;外出检查转运前未与接收科室做好沟通协调,导致等待检查时间过长;转运前对患者病情评估不到位等。

### (三)防范及应对措施

1. **评估分级** 针对需要转运的急危重症患者,由医生对患者病情、转运可行性、预计转运时间进行评估,确定转运分级,分级标准按照转运风险由高到低分为Ⅰ、Ⅱ、Ⅲ级。
2. **沟通解释** 与家属沟通并告知其转运风险,征得家属同意后签署知情同意书。
3. **充分准备** ①药品、物品、仪器准备:如转运监护仪、简易呼吸器、氧气枕(瓶)、微量泵等,检查仪器设备电量是否充足、性能是否完好、氧源是否足够等。②患者准备:评估患者生命体征、意识、血氧饱和度、循环等情况,原则上在患者病情相对稳定时转运;妥善固定各种导管;检查静脉通路的通畅性;合理约束患者。③其他准备:通知接收方患者的病情及生命体征、用药情况、预计到达时间等;合理规划转运路线,尽量缩短转运时间,如转运途中有电梯,应提前通知电梯等候。
4. **正常转运** 转运途中至少需要2名医护人员陪同,要求负责转运的医护人员应具有执业资格并具备一定的急危重症患者抢救经验。转运途中或检查时,医护人员应密切观察患者的生命体征、血氧饱和度等,保持各种管道通畅,关注各种仪器设备运行是否良好。若为院前院内或院际间转运,需做好病情的交接,交接双方需在转运交接单上确认签字。
5. **病情变化时的标准化管理** 如转运过程中患者发生病情变化,应根据不同的转运级别进行处理:转运分级为Ⅰ级的患者就地抢救;转运分级为Ⅱ级的患者进行初步处理后,如病情稳定,可继续转运,否则尽快返回病室抢救;Ⅲ级患者须尽快返回病室处理。
6. **总结评价** 针对有不良事件发生、患者病情变化等特殊情况的转运,转运结束后,需对患者转运的获益与风险进行分析、评价与总结,为后续完善转运方案及患者治疗决策提供依据;同时定期对医护人员开展培训与转运突发情况的应急演练。

## 九、急诊仪器设备护理安全管理

急诊仪器设备的管理是急诊科护理管理的重要组成部分,急危重症患者的病情监测及生命支持离不开仪器设备的使用,仪器设备的安全管理也直接影响着急诊患者的病情判断与健康结局。

### （一）安全目标

1. 提高急诊医疗设备管理的规范性。
2. 确保急诊医疗设备使用安全。

### （二）潜在风险及因素

**1. 仪器设备故障** 呼吸机、微量泵、心电监护仪等仪器都需要长时间工作，可能会导致仪器不能耐受而出现故障。

**2. 仪器设备损坏** 醉酒、烦躁、意识不清的患者不配合治疗，若仪器设备未妥善摆放或固定，容易出现机器被损毁的情况。

**3. 仪器设备使用不正确** 常见因素为护士对急救仪器设备使用方法不熟悉、调节参数不正确等。

### （三）防范及应对措施

**1. 完善仪器设备管理制度** 设专人管理急救仪器设备，负责急救仪器设备的管理及定期维护；每班清点并检查，确保仪器设备性能良好、呈备用状态；发生故障或损坏的仪器设备及时报修、上报，启用备用方案。

**2. 加强仪器设备使用培训** 制订急救仪器设备培训方案，对护士进行规范使用、故障处理等相关培训。

## 十、急诊抢救药品安全管理

### （一）安全目标

1. 确保急诊抢救药品给药安全。
2. 准确识别并有效处理抢救药品不良反应。

### （二）潜在风险及因素

**1. 给药错误** 急诊患者通常情况紧急，需尽快接受药物治疗，尤其在抢救情况下，患者具有高风险药物使用量高、多种药物联合使用的特点，护士必须通过口头医嘱快速准确地完成给药，若药物标识不醒目、准备不充分或未处于应急状态，均会增加用药错误的风险。

**2. 发生用药不良反应** 常见于高风险药品渗漏、输液反应、过敏反应、急性肺水肿等。

### （三）防范及应对措施

**1. 完善制度与流程** 包括急诊安全用药制度与流程、用药不良事件应急预案等。

**2. 加强护士培训** 加强抢救药品相关知识培训，避免因自身对药物知识掌握不足埋下安全用药隐患；加强专业素质教育，严格按照制度和标准操作流程进行给药，提升护士责任感和风险防范意识，确保急诊患者用药安全。

**3. 严格落实医嘱执行原则** 除抢救或紧急状态外，护士原则上不执行口头医嘱；执行口头医嘱时，应复诵医嘱两次，待医师确认后方可执行。保留抢救中使用过的空安瓿，经双人核对记录后方可弃去。

**4. 密切观察用药后反应** 护士给药后应密切观察患者的症状、体征及主诉等，监测用药不良事件，一旦发生，必须及时按应急预案流程规范处理。

**5. 规范急救药品管理** 抢救车、急救箱中的急救药品必须标识清楚，注明药名、剂量，并按要求做好"五定"，即定数量品种、定点放置、定专人管理、定药物基数、定时检查，用后及时补充。定期开展急诊抢救车、急救箱等的质量控制与评价，查找安全隐患，针对风险问题，及时采取整改措施。

## 十一、急诊护士职业安全管理

急诊护士面临的职业安全风险相对较高，常受到多种明确或潜在危害因素的影响，对身心健康造成严重的伤害。

（一）安全目标

1. 提高急诊护士职业安全防护意识和能力。
2. 促进急诊护士身心健康。

（二）潜在风险及因素

**1. 发生职业暴露** 急诊护士常见职业暴露为针刺伤、皮肤黏膜接触、抓伤、咬伤等，与护士标准防护意识、工作条件及其他不可抗因素（如精神障碍患者抓伤）相关。

**2. 造成创伤后应激障碍** 急诊护士是发生创伤后应激障碍的高风险人群，常见因素为：①急诊科高强度、高风险及高纠纷的工作性质让护士普遍产生较大的工作压力；②护士易遭受患者、家属等的辱骂、威胁或袭击等工作场所暴力；③参与突发公共卫生事件一线任务时，激增的工作负荷与风险的不确定性使护士面临巨大的身心压力。

（三）防范及应对措施

**1. 完善制度与流程** 建立健全职业防范与暴露、暴力伤害事件及突发公共卫生事件等相关制度、应对处理流程及应急预案。并通过安全教育强化护士职业安全意识，提升标准预防与有效应对不良事件的能力。

**2. 科学的人力资源配置** 根据急诊科建设指南要求科学配置急诊护士人力、合理排班，保证护士充分休息。

**3. 创建支持性工作环境** 包括物质环境与文化环境。①物质环境：根据急诊科条件，打造清洁、安全、素养的工作环境；合理配置医疗防护用品、安全设备、安保人员等，提升护士职业安全感；健全针对职业暴露、突发公共卫生事件应对等的补偿机制与健康管理机制，充分做好后勤保障，形成关爱护理人员的氛围。②文化环境：一是加强团队建设。通过组织丰富的团队文化活动，营造宽松、和谐的工作氛围，提升团队凝聚力。二是积极建立长效心理创伤援助机制，随时为护士提供心理咨询和干预，促进心身健康。三是搭建学习成长平台，营造积极进取的学习氛围，提升护士专业价值感与获得感。

（甘秀妮　龚　静　郑秋兰）

# 第六篇

# 灾难与应急管理

# 第四十三章 灾难护理

## 第一节 概　　述

世界卫生组织（WHO）和联合国减灾国际战略组织（UNISDR）对灾难的定义为：涉及广泛的人员、物资、经济、环境损害和冲击社区或社会功能的严重破坏，这种破坏超出了受影响社区或社会能够动用自身资源去应对的范围。灾难按照其起因可主要分为自然灾难、人为灾难、公共卫生事件、社会安全事件四大类。自然灾难是指依靠人类的力量不能或难以操纵的各种自然物质和自然力量聚集、爆发所致的灾害事件，如地震、洪灾、台风、泥石流等。人为灾难是指在社会经济建设或生活活动中，因为各种不合理工作和失误所造成的灾难事件，如交通事故、火灾、化学品爆炸、群体踩踏、矿难等。公共卫生事件是指致病性生物因子造成的疾病大范围流行，如SARS、禽流感、埃博拉出血热、COVID-19等。社会安全事件是指人为故意的破坏性行为所造成的灾难事件，如纵火、自杀爆炸、恐怖袭击等。

灾难医学（disaster medicine）是一门研究在各种灾难情况下，实施紧急医疗救治、卫生保障和疾病预防的临床医学学科。灾难护理是指系统、灵活地应用有关灾难护理学独特的知识和技能，同时与其他专业领域开展合作，为减轻灾难对人类的生命、健康所构成的危害而开展的活动。2009年，由WHO和国际护士协会（ICN）共同发布ICN灾难护理能力框架，提出灾难护理分前、中、后三个阶段，灾难前主要为有计划地预防和减少灾难事故的潜在影响以及做好社区、人群的防灾准备工作；在灾难或紧急事件中所涉及的所有活动都属于灾难中阶段；灾难后主要是重建与康复。2015年8月在仙台举办的世界减灾大会上提出的理论框架，将行动重点转移到加强对灾难风险的认识、减少灾难风险的管理、提高灾难时的应变能力、加强防灾准备以有效应对和更好地重建这四个方面来管理潜在的灾难风险。护理人员作为灾难医疗救护队伍中的主力军，救援行动贯穿灾难发生时的紧急启动、现场急救照护和后期公共卫生的维护，应加强对各种灾难事件的救护能力，掌握灾难医学救援的知识和技术，随时做好应对全灾难事件的应急救护准备，对于减少灾难所致人员伤亡、提高受灾人群的健康水平具有重要的意义。

（王兴蕾）

## 第二节 灾难应急准备

应急准备是指为有效地应对突发事件而采取的各种措施的总称，包括意识、组织、机制、预案、队伍、资源、培训演练等各种准备活动。应急准备是支撑突发事件"预防、预警、响应和恢复"全过程的基础性行动，应急准备活动包括"规划—实施—演练—评估—改进"这样一个持续改进过程。应急准备体系是一个多维层次结构体系，在基础层面包括应急相关法律标准、社会道德及应急准备文化等；在支撑层面包括应急科技、资金、人力等资源；在功能要素方面，有应急队伍、装备、物资等单元，以及这些要素组合形成的各种应急能力；在具体行动层面，通过"建设规划"合理配置科技、资金、人力等资源，形成各种必要且适度的应急能力；通过"应急预案"将特定范围内的应急能力与相应的组织结构和运行机制结合起来，形成应对某类突发事件的制度性安排。当今社会，有备可能无患，无备必有大患，做好应急准备是应急管理的关键。

灾难医学是一项极其复杂的系统工程，涉及面极广，其内涵也极其丰富。因此，事先是否已经建立了针对各种灾难的有效应对机制和预案，将直接影响紧急救治的速度、能力和效率。国务院于2004年1月开始制订应急预案和建设应急体制、机制、法制，2006年1月，国务院向社会颁布《国家突发公共事件总体应急预案》，2007年1月，全国人大常委会通过了《中华人民共和国突发事件应对法》。由此，我国在应对各种突发灾难事件上有法可依，有预案可遵循，有规范可操作，有情况可发布。2017年以来，《国家综合防灾减灾规划（2016—2020年）》《国家突发事件应急体系建设"十三五"规划》《"十三五"公共安全科技创新专项规划》三大规划接连颁布，各规划对目前突发事件现状和形势进行了总结，指出灾害的时空分布、损失程度和影响深度广度均出现新的变化，各类灾害的关联性、衍生性、复合性和非常规性日益突出，我国政府高度重视应急管理工作，在灾难应急体系方面取得了很大的进步。

### 一、灾难医学救援体系

近年来，世界上各种自然灾害频发，减灾、抗灾已是国际社会的一个共同主题。我国幅员辽阔，地理环境和气候条件复杂，是世界上自然灾害损失最严重的少数国家之一，而随着全球化进程加快，传统的烈性传染病、各种新发传染病、群体性不明原因疾病等，可能通过现代交通工具造成远距离迅速传播和扩散，大大提高了我国暴发公共卫生事件的风险，使得中国的灾难医学应急救援工作面临着复杂的形势和严峻的挑战。因此，建立完善的灾难医学救援体系刻不容缓。

（一）灾难医学救援法规体系

一个社会要健康协调地存在和发展，良好的社会秩序不可或缺。特别是在灾难发生时期，社会系统中的混乱因子大大增加，更需要采取各种调整措施来不断克服混乱因素，维护社会秩序，确保社会生活处于有序运行状态。建立健全相关的法律、法规就是重要的措施之一。2003年，我国政府及时出台了《突发公共卫生事件应急条例》（以下简称《条例》）（该条例于2011年修订），2006年出台了《国家突发公共事件总体应急预案》（以下简称《总体预案》），2007年颁布了《中华人民共和国突发事件应对法》（以下简称《应对法》）。这些法律、法规确保在突发公共事件时，能及时采取积极有效的措施，保障公众身体健康和生命安全，维护正常的社会秩序。在《条例》和《总体预案》中，明确规定统一有力的指挥系统，包括中央、省市、县三级应急处理指挥部，统一领导，分级负责，明确责任，加强合作，积极有效地开展应急处理工作。

### (二)灾难医学救援管理体制

《应对法》明确了国家建立统一领导、综合协调、分类管理、分级负责、属地管理为主的应急管理体制。2018年3月，根据第十三届全国人民代表大会第一次会议批准的国务院机构改革方案，设立中华人民共和国国应急管理部。其为国家突发事件最高指挥机构，统一部署全国突发事件的应急管理。应急管理部的主要职责是组织编制国家应急总体预案和规划，指导各地区各部门应对突发事件工作，推动应急预案体系建设和预案演练。建立灾情报告系统并统一发布灾情，统筹应急力量建设和物资储备并在救灾时统一调度，组织灾害救助体系建设，指导安全生产类、自然灾害类应急救援，承担国家应对特别重大灾害指挥部工作。指导火灾、水旱灾害、地质灾害等的防治。负责安全生产综合监督管理和工矿商贸行业安全生产监督管理等。调动医疗卫生系统各类医疗卫生机构，吸纳社会各界力量，动员社会公众，整合各类资源共同应对突发事件，形成以政府为主导、社会整体共同参与的灾难医学救援体系。

### (三)灾难医学救援预案体系

"凡事预则立，不预则废"。应对各种突发灾难事件，制定科学、系统的灾难医学救援预案，预先建构出一套规范合理的医学救援行动计划和实施指南，是应对灾难导致生命健康危害问题的一种主动、积极、有效的方法。灾难医学救援预案体系包括综合预案、专项预案以及现场处置方案，只有在综合灾难医学救援预案的基础上，针对各级各类可能发生的突发灾害和危险源制定各种专项灾难医学预案和现场处置方案，并明确灾前、灾发、灾中、灾后的各个过程中相关部门和有关人员的职责，才能确保灾难医学救援预案的可操作性和可执行性，切实发挥其防灾减灾应有的作用。灾难医学的发展趋势正在从"应付紧急"向"应在未急"转变；"救援"正从重灾后处置向灾前预防与灾后处置并重转变，从短期的非常态（急救）行动向持续的常态（平急结合）转变。以国际先进的灾难医学救援标准为目标，围绕医学救援、疾病预防和卫生保障三大任务，以灾难医学救援队伍（人员）为主体，以区域紧急医学救援中心为核心，以紧急医学救援基地为依托，按照国家和省两级结构构建我国灾难医学救援网络体系，是我国灾难医学救援体系建设的发展方向。

### (四)预防与应急准备机制

**1. 降低社会脆弱性** 社会脆弱性是指人类社会系统受外部致灾因素影响的可能性和敏感性，在外部致灾因素影响下致社会系统伤害和损失的程度以及社会系统对外部致灾因素的抵抗力和抗逆性的衡量。降低脆弱性是减轻突发事件社会后果的一种重要策略。突发事件造成的伤害程度，社会脆弱性是重要影响因素之一，脆弱性还具有放大灾害的作用，加大伤害程度和伤害范围。脆弱性可以来源于地理、环境和基础设施这些物理因素，也可来源于社会文化、经济状况、政治体制和应急管理等社会因素，降低社会脆弱性，须从这两个方面考虑。

**2. 提高社会恢复力** 在突发事件灾难医学管理中，恢复力是指在突发事件发生后，社会系统对可能造成的生命、健康伤害的抵御能力，以及对灾害快速响应，灾后适应、恢复和重建的能力。因此，灾难医学管理必须重视提高社会恢复力，增强社会系统对灾害的承受力和从灾害中快速恢复的控制力。

**3. 公众灾难医学教育** 公众灾难医学教育是有效应对突发事件的一项重要工作。培养社会公众引起对公共危机事件的诱因、征兆和隐患的意识，完善突发事件管理的风险心理储备，增强战胜危机的信心和决心。提高自身实际的应对能力，模拟危机情景反复演练，在突发事件的第一时间实施自救、互救，可以有效减轻公众在突发事件中的生命与健康危害。

### (五)监测与预警机制

监测与预警机制是指对突发事件的危险要素进行动态、持续、实时监测,收集相关信息资料,运用逻辑推理和科学预测的技术方法,研判危险要素未来发展趋势及演变规律,评估、分析其转化为突发事件的可能性及其危害程度,及时提醒公众做好相应准备,从而达到有效防止和减轻生命与健康危害的目的。监测与预警机制包含三个方面:一是危险要素监测及风险评估;二是及时向公众发布预警预报;三是引导公众迅速采取适当的响应行动规避风险。

我国将预警级别分为四级,即Ⅰ级(特别严重)、Ⅱ级(严重)、Ⅲ级(较重)、Ⅳ级(一般),分别用红色、橙色、黄色和蓝色标示。预警信息包括突发事件类别、预警级别、起始时间、可能影响范围、警示事项、应采取的措施和发布机构等。政府卫生行政部门应当根据即将发生的突发事件的特点、可能造成的危害和预警级别采取响应行动,避免响应不足或响应过度。预警后的响应能力取决于应急准备和应急预案的完备程度,社区是应急响应的基础,社会公众的响应能力取决于公众对风险的认知程度。

## 二、灾难应急救援人才培养

人才培养的目标是造就出具有灾难医学救援技能和管理能力的复合型专业人才,为灾难应急管理储备专业化应急救援队伍,也要考虑到不断提高对灾难紧急救援的认知,扩大灾难紧急救援现场的社会人力资源。

### (一)培养现场救援技能

**1. 掌握搜索与营救知识** 即搜索生命迹象,寻找被困人员,判断其位置和危险程度,为营救行动提供依据,如何采用起重、支撑、破拆等方法营救存活者脱离险境。

**2. 使用各种可救援方式** 通信在灾难救援中尤为重要,是保证救援人员的联络方法。平时使用的通信设备在灾难中可能被毁坏,常不能正常使用。必须要能利用有可替代的备用有线和无线通信设备,以及无人机等各种图像信息采集设备,保证救灾指挥部门与灾难现场、交通运输、各医疗机构、公安、消防、军警、药械和血液供应等部门保持通信联络畅通。

**3. 培养野外生存技能** 对于野外救援人员来说,野外生存也是一项基本业务技能,掌握这项本领有助于提高环境适应能力,减少不必要的自然减员,更好地发挥救援作用。

**4. 熟悉语言和各地人文常识** 灾难救援队伍不仅在当地、在全国各地实施救援,还可能去其他国家或地区的灾区实施救援,需要了解被救援国家、地区的人文知识、风俗习惯、宗教信仰等,同时掌握基础外语知识,以更好地开展救援工作。

### (二)熟练掌握急救技能

**1. 现场创伤急救** 主要包括通气、止血、包扎、固定、搬运等,都是灾难现场中最常用的急救技术。

**2. 现场检伤分类** 创伤伤病员的早期紧急救治对降低死亡率起着决定性的作用。但对创伤伤病员进行有效的医疗救护,常常受到致伤原因、受伤人数、医疗条件和救援人员之间协调及后送条件等因素的影响。灾难事故现场的医疗救护包括灾难事故现场的评估、伤病员伤情的判定和伤病员的分类及给予相应的处理。

**3. 心肺复苏** 基本生命支持是最初数分钟在灾难现场患者能否存活的关键,应尽可能恢复自主循环。有可能的话提供高级生命支持,恢复或维持自主循环和有效通气。

**4. 相关临床专科技能** 需要有相关临床专业技能,如内科、外科救治,专科处理如颅脑外伤、脊柱骨折、腹部损伤等。灾难造成的伤害常常涉及人体各个器官，如地震造成挤压伤，火灾造成烧伤，交通事故造成多发伤，化学危险品事故造成灼伤，恐怖袭击造成枪伤等，在平时培训中要注重这些专业技术的培训。

**5. 医疗救援设施、装备管理** 救援人员须学会使用常用医疗设备，如心电监护仪、除颤器、呼吸机、便携式超声仪、血尿常规仪器、采血箱等操作技术。医学救援防护、生活装备、施救现场照明、通信、急救医疗器械、药品、运输等装备、设备及其他辅助器材等处于备用状态。加强设施、装备、器材的维护和保养，确保其完好可用的状态。

（三）自身素质的培养

**1. 政治和管理素质** 思想品质优良，组织纪律观念强，富有爱心和责任担当，具有一定的组织协调和管理能力。

**2. 身体和心理素质** 当灾区情况异常危急，物资缺乏，缺少医疗设备，甚至连食物、饮用水都不能供给时，救援队员还要面对因灾难失去生命的悲惨境况，承受极度的体力消耗与巨大的心理压力。要求在平时的教育培训中，注重救援队员的体能训练和心理素质培养，必须经过指定医院体检合格，测试心理适应能力和承受能力。

**3.** 本着"平战结合，应急优先"的原则，实行常态化专项管理，做好随时应对突发公共卫生事件或常规突发性意外事故应急医疗救援的准备，定期开展各种应急模拟演练，不断提高应急反应能力和医学救援水平。进行地震知识、抢险救援技术、方法、医疗急救技能、最新急救动态等业务培训，组织拉练和演习，对各急救预案进行反复演练，对装备（设备）性能熟悉掌握，做到操作准确、动作规范、快速高效，提高紧急救援能力。并按训练计划、预案要求等有关规定执行，切实保障训练安全。

## 三、研究完善应急管理的科学技术储备

在提高公众防灾避险的意识培养和技能培训中，要注重结合使用互联网、人工智能和语音机器人等现代智能技术，开发应用APP智能软件，方便随时随处学习防灾避险的知识和技能。建立适合专业救援及公众普及救援方法的知识库平台，可以采用自然语言理解和智能问询的方法，可随时用来解决灾难现场应急救援及自救互救知识技能缺乏的问题。

由政府主导建设灾难应急救援大数据资源管理和智能辅助决策平台，可针对灾难救援中可能出现的各类问题，汇集社会各方面人力、物力、救援资源信息，根据国内外的灾难救援的经验共识，及时提供相应有效的实施方案，辅助政府及有关救援机构制定救援决策。

在灾难紧急救援需求的基础上研发各种智能化搜救、可穿戴数据采集、生命定位检测设备、救援工程机器人、传递物品无人机等产品。获取灾难环境下各类现场灾情、受灾人群、地质变化、救灾条件、人员物资需求、相关的在前线人员、物资准备等数据资源。

灾难医疗救援采用智能大数据技术与灾难救援产业结合的优势，并应用于灾难救援实践中，对我国灾害应急救援水平的提升，居身于世界领先水平，无疑也是一个不可错失的战略机遇。

（王兴蕾）

## 第三节 灾难现场救护

20世纪以来，人类社会进入了各种自然和人为因素造成的大规模人员伤亡事件的高发时期，许多灾难性事件导致了大量的人员伤亡和财产损失，灾难救护被推向一个前所未有的重视高度。21世纪，现代灾难现场急救最新的发展趋势是急救社会化、结构网络化、抢救现场化、知识普及化。灾难医学紧急救治具有工作条件艰苦、组织及人员临时性、时间紧迫、伤情复杂、医疗资源有限、救治活动分阶段性等特点，对于不同程度及性质的灾难，要有针对性地进行有计划、有部署、程序化、标准化的管理。灾难现场救护首先要强调整体观念。为抢救尽量多的伤病员，应急救护应以整体救护为原则，实施全面救护与重点救护相结合的救护模式，遵循先救命后治伤、先重伤后轻伤、先抢后救、抢中有救、立体救护、快速反应的救治原则。采取及时有效的急救技术措施，最大限度地减少伤病员的疾苦，降低致残率，减少死亡率，为医院抢救打好基础。

### 一、灾难现场医学救援的管理

**1. 灾难现场医学救援的组织管理原则** 突发公共事件的紧急救援应该按照就地、就近、安全、高效的原则，充分利用现有的医疗资源，通过急救中心网上调度，在尽可能短的时间内组织救护转送；迅速启用突发大型灾难事件的应急预案；权力集中、职责分明。

**2. 灾难现场医学救援的组织结构** 有效的灾害医学救援需要有一个完整的急救体系，包括急救指挥系统、急救通讯网络、高素质的急救人员、性能良好且有检测和急救装置的运输工具及医院的急诊科。具体的组织结构可以分以下几个部分。医疗指挥部：由一个总指挥（一般是当地卫生行政部门的领导）及若干名工作人员组成，负责联系、协调和指挥工作；现场抢救组：由身强力壮的医务人员组成，和现场军警及其他人员一起搜救伤患；医疗组：由具有现场抢救经验的医生和护士组成，可分为检伤分类和医疗抢救两部分人员；后送组：负责将经过简单抢救后的伤员转送到距离灾难现场较远的医疗机构进行进一步的救治，一般由当地的急救中心承担。

**3. 灾难医学救援队的组建** 组建灾难医学救援队要考虑灾难的性质。一般来讲，地震、爆炸、车祸等灾难时人员伤害的性质主要是外伤，所以应以外科系统为主组建救援队，尤其是骨科、脑外科、胸外科；传染病、中毒等灾难事故应以内科系统为主组建救援队；而小儿、烧伤、中毒及化学灾害、生物灾害、辐射灾害及尸体辨识等需要组建特殊类型的救援队。

### 二、灾难医学救援现场处置措施

**1. 现场初始评估** 对突发事件现场情况进行初始评估，包括事故影响范围和扩展的潜在可能性、人员伤亡数量、损伤类型和严重度、特殊医疗需求、危害物质种类及可能造成的生命和健康危害、紧急救援行动的规模和级别，以及是否需要增加医学救援力量等。现场评估必须由具备现场紧急医学救援经验的医疗卫生人员完成。

**2. 建立现场工作区域** 根据灾难的危害、现场状况、气候条件和地势情况等建立现场工作区域。重特大突发事件紧急医学救援通常设立三类工作区域：危险区域、临时医疗救助区、安全区域。

（1）危险区域：只有受过专业、正规训练并配有特殊装备的紧急医学救援人员能够在这一区域开展工作。在此区域内应建立紧急情况下可以得到后援人员帮助的通道。

（2）临时医疗救助区：一般设在靠近救援现场的安全区域内，靠近转送道路，在指挥站的短距离内,通信良好,最好在建筑物或者帐篷内。按功能设置五类区域:检伤分类区、重症抢救区、轻症等候区、等候转运区、太平区。用彩旗标识各类救护区域,便于检伤分类区抬出的伤员能够被准确送到相应救护组。其中重症抢救区以红色标记,轻症等候区以黄色标记,等候转运区以绿色标记,太平区以黑色标记。

此处需要与检伤分类的颜色标记进行区分,避免混淆。检伤分类的红色表示极危险,伤情危及生命且已休克,需第一时间处理,一般会分入同样为红色的重症抢救区;检伤分类的黄色表示危险,发生了生命体征稳定的严重损伤,有潜在的危险但尚未休克,处理顺序第二优先,通常也会分入红色标记的重症抢救区;检伤分类的绿色表示轻伤,不会立即危及生命,可以延后救治,处理顺序第三优先,一般会分入黄色标记的轻症等候区候诊;检伤分类为红色、黄色、绿色的伤员在经过初步救治后可能会被分入标记为绿色的等候转运区;检伤分类的黑色表示已死亡的伤患,会分入同样为黑色标记的太平区。

(3)安全区域:即支持区域,是指挥所和一级医疗机构所在区域,其功能是收容、收治从救援现场和临时医疗救助区转运来的伤病员。

**3. 搜救与救援** 快速的搜救与救援反应和救援人员的有效协调是抢救生命的关键。一般情况下,搜救与救援行动的优先原则是"先避险、后救援""先救人、后救物""先救命、后治伤""先重伤、后轻伤"的原则。以灾区人民和救援人员的安全为重。

## 三、灾难现场检伤分类

**1. 定义** 检伤分类(triage)一词源于法语的 trier,意思是进行挑选、分类,最早由战争催生,用于军事医学领域,是一个以救治需求与存活可能性为依据,对伤兵进行检伤和分类,决定实施救治次序的过程,后来逐渐发展成为灾难救援中的必需步骤,成为灾难医学史上的重要里程碑。

**2. 原则**

(1)简单快速原则:因灾难时无法进行全面病史采集和体检,只能根据简要的病史和体检做出判断。平均每名伤员的分类时间≤1分钟。

(2)分类分级原则:灵活掌握分类标准,先重后轻,合理调配。分拣级别的确定不仅取决于伤情,还取决于灾难性质、救援环境、伤员数量和救援资源等因素。

(3)救命优先原则:灾难现场分拣一般不包括伤员的治疗,除非伤情紧急且简单的手法即能缓解伤员的紧急状态,可进行治疗,先救后分或边救边分。

(4)自主决策原则:检伤人员有权根据现场需要和可利用资源等情况,自主决定伤员的流向和医学处置类型。

(5)重复检伤原则:分拣应是一个动态的过程,重复分拣是必要和重要的。

(6)公平有效原则:为尽可能挽救更多的伤员,兼顾公平性和有效性是现场检伤分类的基本伦理原则。

**3. 标志** 虽然有不同的检伤分类系统,但其大同小异,且形成了一致的共识。绝大多数检伤分类系统将伤员分为4类,采用红、黄、绿、黑四色进行分类标识。

(1)第一优先(immediate)——红色标志:代表危重伤,表示紧急治疗。含义:伤情危重需立即进行医疗处理,能够用简单的方法、较短的时间和较少的资源进行救护,且经过救护能够导致较好的预后。

(2)第二优先(delayed)——黄色标志:代表中重伤,表示延缓治疗。含义:有较重的损伤但伤情相对稳定,允许在一定时间内延缓处理和后送。

(3)第三优先(minimal 或 nonurgent)——绿色标志:代表轻伤,表示不紧急。含义:轻伤员,可以等待治疗,所以又称为可自己行走的伤员(walking wounded)。这组伤员可以等待重伤员处理结束后治疗,或在救援人员指导下自己救护。

(4) 第四优先(black)——黑色标志:代表致命伤,表示伤情过于危重,即使给予强力救治也少有存活希望者。对无存活希望的伤员,分拣后可给予姑息性治疗;对无反应、无呼吸、无脉搏者直接标记为死亡,应尽快将其移至远离分拣现场的尸体处理场所。

**4. 常用分类方法**

(1) 院前模糊定性法(ABCD法):ABCD法来源于伤情判断依据中的四项重要生命体征指标,即神志、脉搏、呼吸、血压。ABCD代表着创伤的各种危重症情况。A(asphyxia):窒息与呼吸困难;B(bleeding):出血与失血性休克,休克快速检测方法为一看神志、面色,二摸脉搏、肢端,三测毛细血管充盈度、血压,四量,估计出血量;C(coma):昏迷与颅脑外伤;D(dying):正在发生的突然死亡。

ABCD法属于模糊定性法,只要一看见伤员出现ABCD其中一项以上明显异常,即可快速判断为重伤,异常的项目越多,说明伤情越严重;相反,如果ABCD四项全部正常,则归类为轻伤;介于两者之间,即ABC三项(D除外)中只有一项异常但不明显者,则判定为中度伤。该法只需5~10秒就可完成对一个伤员的检伤分类,适合灾害施救现场的医疗评估。

(2) 简明检伤分类与快速急救系统(START):START法是通过评估伤员的行走能力、呼吸、循环和意识四个方面进行检伤分类。特点是简单便捷准确,只需一或两名经过训练的急救人员即可完成,对每名伤员的分拣需时不超过1分钟。适合在灾难较大、出现较多伤员的场合使用,已得到国际上的普遍认可。

该方法将伤员分为四类,分别以红色、黄色、绿色和黑色标示,代表第一优先、第二优先、第三优先和第四优先。第一优先表示紧急,包括呼吸大于30次/秒,伤员不能执行指令,桡动脉搏动不能触及或毛细血管充盈大于2秒。第二优先表示延缓,包括不能行走的伤员,且不符合第一和第四优先。第三优先表示轻伤,伤员能够自己行走到另一医疗点接受进一步评估和治疗。第四优先表示没有救治希望,即使开放气道伤员仍无呼吸。

(3) SALT法:SALT检伤分类法包括分类(sort)、评估(assess)、拯救生命的干预措施(life-saving interventions)和治疗/转运(treatment/transport)四部分。

SALT分类采用的是IDMED 5级分类法,将群体伤患者分为亟须抢救者(immediate,红色)、可延迟处理者(delayed,黄色)、轻微伤者(minimal,绿色)、姑息治疗者(expectant,灰色)和死亡者(dead,黑色)。通过整体分类和个体评估进行检伤,当医疗资源有限时,以 I > D > M > E > D 的分配方式,达到救治最多幸存者的目的。

SALT检伤分类法具有简单易行、易于掌握、准确可靠的优点;与传统的START法比较,一致性好、准确性高,而检伤分类时间更短、适用范围更广,在灾难医学教学和现实灾难救援中推广使用。

## 四、灾难现场创伤急救技术

灾难现场情况复杂多变,及时脱离致伤环境,终止致伤因素继续伤害,积极开展现场急救,迅速后送进行后续诊疗,对提高伤员救治成功率、减少伤残率有至关重要的作用。在灾难现场,创伤急救应尽快实施,以确保伤员在正确的时间、正确的地点得到正确的治疗,从而防止伤情加重,避免可预防性死亡。灾难现场创伤急救基本技术包括解救、现场心肺复苏、通气、止血、包扎、骨折固定、搬运后送以及开放外周静脉通道等内容,为抢救伤员生命和实施后续诊疗所必需。团队合作展开救治时,创伤评估与急救往往同时进行,复杂、严重的创伤需要反复评估以避免伤情遗漏和检验救治效果。为便于记忆,灾难现场创伤急救通常按照"CABCDE"的步骤顺序进行。critical bleeding（C）：致命性出血止血技术；airway（A）：气道管理；breath（B）：呼吸支持；circulation（C）：循环支持；disability（D）：失能评估；exposure/environment（E）：充分暴露/环境控制。

**1. C（critical bleeding）：致命性出血止血技术** 致命性出血在短时间内导致伤员休克或死亡。及时有效地止血可挽救伤员生命。对伤员实施损伤控制性复苏可防止创伤致死三联征。根据伤口部位和类型，选择简单有效的方法和设备控制出血和污染。肢体出血推荐使用止血带控制出血，应用夹板、外固定器等固定肢体协助止血。肢体受压解救困难或伤肢危及生命时，有条件的可现场截肢。体腔出血时，进行相应的胸腹腔引流、腹腔出血填塞、闭合和稳定骨盆环等出血控制措施，必要时输血。有条件时及时应用抗生素。体腔出血伤员在生命体征稳定时，应优先后送至创伤救治中心。

（1）损伤控制性复苏：损伤控制性复苏是指在损伤控制性外科原则的指导下，通过允许性低血压复苏和止血性复苏，预防由低体温、代谢性酸中毒和凝血功能障碍形成的创伤致死三联征出现，进而有效地对严重创伤伤员进行的液体复苏。损伤控制性复苏包括快速建立静脉通道、快速补液和血管活性药物使用。允许性低血压强调在院前急救阶段，不以恢复生理血压为目标，严格控制液体输入量，维持一定血压水平（如收缩压 90 mmHg），防止血压过高，引起再次出血。止血性复苏强调以血制品取代晶体液进行早期液体复苏，来纠正内在的急性创伤性凝血功能障碍和预防可能发生的稀释性凝血障碍。同时，氨甲环酸和活化凝血因子Ⅶa的输注也包含在止血性复苏中。

（2）止血带：致命性出血早期控制至关重要，重要血管破裂会迅速导致休克和死亡。比如，股动脉破裂超过 3 分钟，伤员就会因失血过多死亡。多项研究证实止血带具有紧急救命作用。

目前一般认为在肘、膝关节使用止血带都能有效控制肢体远端动脉搏动性出血。止血带结扎在距离伤口 5～8 cm 近心端的位置。虽然止血带能有效地控制四肢出血，但使用时间过长或使用指征错误，可能导致广泛软组织损伤、神经损害以及潜在肢体缺血坏死。因此，使用止血带时，应注意把握止血带松紧度和止血时间，保护神经和软组织。

（3）止血敷料：传统止血纱布与绷带已无法满足当前创伤急救的需要。止血敷料研制正向多能化、复合化方向发展。各种类型的止血敷料为控制出血提供了多样化选择。

目前用于临床的止血敷料主要有：①凝血因子浓缩剂，通过吸收血液中的水分浓缩凝血因子，加速血液凝固。②黏附、封闭伤口止血敷料，具有很强的组织黏附性，可以物理封闭出血伤口而不参与凝血级联反应。③促凝血剂，参与凝血反应过程，缩短凝血时间。

（4）经骨髓腔输液技术：无论平时还是战时，抢救失血性休克时，迅速建立输液通路，快速补液扩容是抢救成功的关键。但在休克状态下，由于周围静脉塌陷，常常无法迅速建立静脉输液通路。经骨髓腔输液（intraosseous infusion，IOI）技术就是一种有效替代静脉输液的方式。

**2. A（airway）：气道管理** 各种原因引起的气道梗阻如不及时解除，可严重危及生命。颈椎保护条件下的气道管理措施要及时、有效、稳定，救援人员应在第一时间建立人工气道，确保心肺良好地摄入气体，降低心肺脑死亡的风险。所有瘫痪、意识丧失、诉颈部疼痛或锁骨水平以上明显损伤者均应被假定为颈椎骨折。气道管理措施应贯穿于急救、转运的整个过程。

（1）评估气道通畅性：可以通过询问伤员"你叫什么名字"来简单评估气道通畅性。如果伤员回答问题时声音正常，那么气道暂时是安全的；如果声音微弱、气短、声嘶或无反应，则提示气道功能受损。易激惹提示低氧，但某些通气不足的伤员常被误诊为中毒或脑外伤。呼吸急促、发绀和辅助呼吸肌用力常提示上气道梗阻。

（2）徒手开放气道：开放气道是保持气道通畅和实施人工通气的前提条件。徒手开放气道是指在没有辅助装置的情况下，以徒手的方式保持气道通畅，目的是解除由于舌根后坠造成的上呼吸道梗阻。徒手开放气道有仰头举颏法、仰头抬颈法、双手抬颌法。伤员仰卧位，头、颈、躯干平卧无扭曲，双手放于躯干两侧。实施徒手开放气道前，如果伤员并非仰卧，则应使伤员全身各部成一个整体，小心转动伤员至仰卧位。转动时要注意保护颈部，以防止颈椎损伤。体位摆好后立即清除口咽腔异物及分泌物。开放气道后，伤员置于复苏体位，以防止呕吐性误吸。

（3）基本通气辅助设备：当徒手开放气道不满意及需持续气道开放时，可进行机械辅助气道开放。基本通气辅助设备有口咽通气道和鼻咽通气道，其原理是确保舌根与咽后壁分隔开，从而保障伤员的气道通畅。

口咽通气道是最常用的人工气道，适用于气管内插管困难或禁忌采用气管内插管（如颈椎损伤）的伤员，具有插入迅速简单、创伤小、气道与口腔完全隔离、可降低误吸风险和通气确切有效等优点。放置方法：顺插法和反转法。

鼻咽通气道一般选择常用型（ID 6.0～8.0 mm，长 17 cm）。先清理鼻腔分泌物，插入端涂润滑油或用生理盐水湿润。将导管与面部作垂直方向轻轻地插入鼻孔，遇到阻力不要强行硬插，要稍做调整或换另一侧鼻孔，插入深度为患者鼻翼至耳垂的长度。取去枕平卧中立位或头偏向一侧，稍后仰，保持气道有一定的弧度，从而扩大咽腔，有利于通气。注意吸痰，防止分泌物堵塞前端；同时密切观察呼吸，进行生命体征监测。

（4）复杂气道：当基本通气辅助设备不能维持患者通气时，可应用复杂通气辅助设备。救援人员在实施复杂辅助通气时，要考虑到操作可能失败，并做好后备计划，一旦辅助通气不成功，即应启动后备计划。声门上气道可以替代气管内插管。当气管内插管失败时，或救援人员仔细评估气道，若气管内插管成功概率不大，声门上气道可以作为备用气道。声门上气道的主要优势在于，患者的姿势不会影响气管的插入。这对高度疑似颈椎损伤或不易脱困的创伤患者尤为重要。气管内插管是最大限度控制无呼吸或需要辅助通气的伤员气道的优选方法。

（5）外科开放气道：外科手术开放气道主要适用于其他气管插管方式失败或不宜气管插管（喉部骨折或严重面部外伤）的伤员。操作时颈部直线固定，避免过伸。环甲膜穿刺术是对急性上呼吸道梗阻伤员采用的急救方法之一。它能临时维持氧浓度，为气管切开赢得时间，是现场急救的重要组成部分。它具有简便、快捷、有效的优点。

**3. B（breathing）：呼吸支持** 灾难现场胸部评估主要依靠视触叩听等手段。视诊重点检查有无胸廓不对称运动、连枷胸、辅助呼吸肌参与、开放性伤口、颈静脉怒张和烦躁。触诊注意有无压痛、捻发感、皮下气肿、气管偏移以及骨性异常等。叩诊在吵闹的创伤现场操作相对困难，但可发现浊音界。听诊同样会受嘈杂环境影响，听诊可以辨别气胸或血胸时呼吸音不对称、气道异物时喘鸣，通过心率和节律判断有无心包积液所致的心音低钝，心瓣膜受损时可听到杂音或提示心衰的异常心音如奔马律等。

灾难现场可初步判定的急症有张力性气胸、开放性气胸、连枷胸和大量血胸。张力性气胸进行胸膜腔穿刺减压术；开放性气胸应尽快封闭伤口，变开放性气胸为闭合性气胸，有条件时进行胸腔闭式引流；连枷胸应进行肋骨固定术，改善低通气和低氧；大量血胸应进行胸腔闭式引流和液体复苏，必要时开胸探查并止血。

**4. C（circulation）：循环支持** 一旦气道建立，通气恢复，就必须检查和评估伤员的全身循环状态。组织器官有效灌注不足和缺氧导致休克，必须快速诊断和纠正。对创伤伤员而言，最常见的休克是失血性休克，但也可为心源性休克（心脏压塞、张力性气胸或心肌直接损伤所致）、神经性休克（脊髓损伤）和感染性休克（通常晚期出现）。不论哪种休克，都要迅速建立两条以上静脉通路，开始快速补液复苏。对于低血容量性休克，不要首先给予血管加压药物、激素或碳酸氢钠，通常通过给氧改善组织氧合，恢复血循环后酸中毒自行缓解。使用加温的平衡盐液如林格液复苏是安全有效的。

失血性休克是特殊的低血容量性休克，最基本的治疗原则是快速止血。开放性伤口，可直接加压包扎，必要时在出血远端血流回流方向也加压止血（如股动脉在腹股沟处、肱动脉在肘关节处加压),而钳夹止血则主要适用于手术室。大面积的头皮上很难通过压迫止血,此时可缝合止血。美军战术战伤救治(tactical combat casualty care,TCCC)指南规定:对于失血性休克伤员,选择复苏液体从优到劣依次是全血,1∶1∶1比例的血浆、红细胞和血小板,1∶1比例的血浆和红细胞,单纯血浆/红细胞,羟乙基淀粉平衡液,晶体(乳酸林格液/复方电解质注射液)。当伤员预计需要大量输血时,应尽早使用氨甲环酸,注意伤后3小时不再使用,因为副作用将大于益处。

**5. D(disability):失能评估**  在对呼吸和循环进行初步评估和纠正后,需要对神经系统功能进行评估,目的是判断伤员意识状态并确定脑部是否缺氧。

(1) AVPU评分法:AVPU评分适用于伤员的快速评估,每个字母代表不同的意识状态。A(alert)清醒:伤员完全清醒,能自主睁眼,对声音有困惑但有反应,身体具有运动功能;V(verbal response)对声音刺激有反应:伤员对问话有睁眼、语言或者运动等任何一项反应,包括咕哝声、呻吟声、肢体轻微的移动等;P(response to pain)对疼痛刺激有反应:伤员对疼痛刺激有睁眼、语言或者运动等任何一项反应;U(unresponsive)无任何反应:对问话或疼痛刺激无任何反应。

(2) 格拉斯哥昏迷评分法:GCS是应用最广的意识状态评估方法,分别以睁眼、言语和运动反应判断伤员意识状态。睁眼反应分为自动睁眼、呼唤睁眼、刺痛睁眼和不睁眼4级;语言反应分为回答切题、回答不切题、答非所问、只能发音和不能言语5级;运动反应分为按吩咐动作、刺痛能定位、刺痛能躲避、刺痛后肢体能屈曲、刺痛后肢体能过度伸展和不能活动6级。不同级别赋予不同分值,根据总分得出当前意识状态等级,分数越低则意识障碍越重。

如果伤员处于昏迷状态,丧失方向感或无法遵守指令,救援人员可快速评估伤员瞳孔直径、对称性和对光反应,如果GCS < 14分且瞳孔检查异常,表示伤员有致命性脑损伤。持续性GCS ≤ 8分时,提示需要气管内插管。运动或感觉功能的不对称改变以及GCS评分的进行性恶化均提示需要进行外科干预的颅内病变可能。

**6. E(exposure/environment):充分暴露/环境控制**  在急救现场,伤员应充分暴露,以便于进行全面检查,防止遗漏损伤,但同时应注意保温,预防发生低体温。环境控制包括确保灾难救援现场安全性和控制伤员低体温。评估灾难救援现场周围环境安全性,保障救援人员和伤员人身安全。

(1) 低体温是伤员死亡的独立危险因素:中心体温< 35 ℃称为低体温。由于大量失血、暴露于寒冷环境或维持正常体温能力下降等原因,严重创伤伤员常易发生低体温。热量丢失可明显加重伤情。复温措施有主动和被动复温两种策略,前者有脱离寒冷环境、加盖被服、保温毯等方法,后者有气道加温、输液输血加温等措施。对于创伤大出血伤员,止血是维持体温的最佳方法。必须动态监测伤员体温;不能以救援人员对于环境温度的舒适度作为衡量伤员体温保护需求的标准。

(2) 创伤致死三联征:低体温、代谢性酸中毒与凝血功能障碍称为创伤致死三联征。创伤致死三联征是导致伤员呈螺旋式恶化的重要因素,其中任何一个因素未得到有效救治即可导致死亡。严重创伤引起的凝血功能障碍使出血控制变得复杂。低体温和代谢性酸中毒影响凝血过程的各个方面,二者协同导致严重凝血机制障碍和灾难性后果。当机体在寒冷刺激作用下缺乏足够的体温调节机制来维持正常体温时,避免低体温以预防凝血机制障碍就成为重要的救援措施。

**7. 心肺复苏(cardiopulmonary resuscitation,CPR)**  任何灾难都具有突发性强、危害程度大、人员伤亡多的特点。如何在废墟、积水及淤泥内搜救伤员并对心脏呼吸骤停伤员实施有效的心肺复苏(CPR),最大限度地提高生存率,是从事灾难医学救援工作者所面临的一项重大课题。

(1) 心肺脑复苏技术:主要包括BLS和ALS。在死亡边缘的患者,基本生命支持(BLS)的初期4~10分钟是患者能否存活的最关键的"白金时刻",决定着抢救程序是否继续进行。在

BLS 之后，应尽可能恢复自主循环，因为胸外心肺复苏（CPR）仅产生临界的血流，持续几分钟以上，对维持脑和心血流都是不相适应的。高级生命支持（ALS）意味着进一步恢复自主循环和呼吸，是 BLS 的延续，常需借助器械实施，因而疗效更为确切。

（2）创新腹部提压心肺复苏技术：当遇有胸腹部穿透伤并发心脏骤停、肺栓塞或心脏压塞、胸廓畸形等，还可行腹部提压心肺复苏。腹部提压心肺复苏技术采用腹部提压心肺复苏仪（LW-1000）吸附于 CA 患者中上腹部，以 100 次 / 分的频率连续交替对腹部实施向上提拉（提拉拉力 10～30 kg）和向下按压（按压压力 40～50 kg），是达到同步建立人工循环和通气的腹部提压心肺复苏方法。

##  五、灾难现场伤患的转运

**1. 转运的优先级顺序** ①胸部伤、任何影响到呼吸道的伤害、休克为第一优先；②稳定后的休克伤患、腹部钝器伤、大面积烧伤、头部外伤且意识不清、严重的复杂的骨折或肌肉的伤害为第二优先；③脊椎受伤、眼睛受伤、手外伤、小骨骨折或软组织损伤，可以走动的患者为第三优先；④致命伤、已灭亡、没有生还可能性、治疗为时已晚的伤病员为第四优先。

**2. 转治途中病情监护及处理** 转运过程中必须密切监测伤员的生命体征，包括神志、瞳孔变化、呼吸等，生命体征波动较大，伤员出现烦躁不安或异常安静等情况时，均提示病情变化，必须积极查找原因并及时实施生命抢救、疾病救治等工作。

（王兴蕾）

# 第四节　灾难心理危机干预

危机是个体面临严重、紧迫的处境时产生的伴随强烈痛苦体验的应激反应。灾难心理危机干预强调时间紧迫性和效果，在短时间内明确治疗目标并取得一定成效，即：围绕改变认知、提供情感支持、肯定患者的优点、确定其拥有的资源及已采用的有效应对技巧、寻找可能的社会支持系统，帮助患者恢复失衡的心理状态。

##  一、灾难产生的心理影响

**1. 心理危机的概念** 灾难作为一种社会性应激源，具有不可预见性、突发性、速度快、强度大等特点。当个体目睹或经历灾难事件后，生理和心理处于高度的紧张状态，即为应激状态，常表现出不同程度的应激性反应，如生理反应异常、情绪反应异常、认知障碍、行为异常等。

Cohen 将对灾难的反应分为 4 个不同的阶段：①第一阶段是灾后直接阶段，通常包括强烈的情绪，如怀疑、麻木、恐惧和疑惑等；②第二阶段从灾后 1 周到几个月不等，通常出现闯入性症状，如高度震惊反应、高警觉性、失眠和梦魇等，焦虑、易怒、冷漠和社会功能退缩也经常出现；③第三阶段通常持续 1 年，此时强烈的团体意识被削弱，个体开始关注自身的利益，其典型特征是当援助和重建达不到预期目标时，产生失望和怨恨的情绪；④第四阶段，通过对灾难事件的重新评估和陈述，生理和心理症状逐渐得到恢复。

1964 年，Caplan 首次提出了心理危机的概念，即当个体面临突发或重大事件时无法回避，此前处理危机的方式和惯常的支持系统也不足以应对该处境，此时个体就会出现暂时的心理失衡状态，即心理危机。心理危机的实质包括三个方面的内容：危机事件的发生；当事人主观产生的负面情绪；惯常的应对方式失效，导致当事人的心理、行为等方面的功能水平降低。

**2. 灾难后心理应激性损伤** 当个体目睹或经历灾难事件后，常伴随出现不同程度的心理问题，可能表现为急性应激障碍、创伤后应激障碍、重性抑郁、广泛焦虑障碍、惊恐发作、适应障碍和物质滥用等灾难后心理应激性损伤。其中急性应激障碍和创伤后应激障碍是灾难后心理应激性损伤的两大常见类型，主要区别在于病程的差异。

（1）急性应激障碍：急性应激障碍（acute stress disorder，ASD）也称急性应激反应或急性心因性反应，是指个体对创伤等严重应激因素的快速、一过性的异常精神反应。

突如其来且超乎寻常的威胁性事件和灾难是 ASD 发病的直接原因，个体易感性和应对能力对于 ASD 的发生和发展也起到了重要作用。

ASD 的临床表现有很大变异性，常见的典型表现是最初出现"茫然"状态，表现为意识范围局限、注意狭窄、不能感受外界刺激、定向错误等。进而表现为对周围环境进一步退缩，如分离性木僵，或是激越性活动过多，如逃跑反应或神游。患者常常存在惊恐性焦虑的自主神经症状，如心动过速、出汗、面赤等，部分患者还可直接引起精神病性障碍，表现为妄想和情感症状等。ASD 的症状一般在受到应激性刺激或事件的影响后几分钟内出现，并在 2~3 天内消失，其症状往往历时短暂，预后大多良好，患者对于发作可有部分或完全的遗忘。

（2）创伤后应激障碍：创伤后应激障碍（post-traumatic stress disorder，PTSD）也称延迟性心因性反应，是指个体受到非同寻常的威胁性或者灾难性事件所引发的延迟出现和长期持续的强烈无助感、恐惧感或厌恶感等严重异常的精神反应。

PTSD 常在创伤后数天甚至数月后才出现，症状持续 1 个月以上。病程 < 3 个月称为急性型 PTSD；> 3 个月则为慢性型 PTSD；还有部分患者在创伤事件几个月甚至几年后才出现症状，称为迟发型 PTSD。

PTSD 主要表现为三大核心症状群：闯入性症状群、反应性麻木及回避症状群和持续的警觉性增高症状群。

1）闯入性症状群：①不由自主地回想创伤事件经历；②反复出现有创伤性内容的噩梦；③反复发生错觉、幻觉；④反复发生触景生情的精神痛苦，如目睹死者遗物、旧地重游，或周年日等情况下会感到异常痛苦和产生明显的生理反应，如心悸、出汗、面色发白等。

2）反应性麻木及回避症状群：①极力不想有关创伤性经历的人与事；②避免参加能引起痛苦回忆的活动，或避免到会引起痛苦回忆的地方；③不愿与人交往、对亲人变得冷淡；④兴趣爱好范围变窄，但对与创伤经历无关的某些活动仍有兴趣；⑤选择性遗忘；⑥对未来失去希望和信心。

3）持续的警觉性增高症状群：①入睡困难或睡眠不深；②易激惹；③集中注意困难；④过分地担惊受怕。

## 二、灾难心理危机干预

**1. 心理危机干预模式** Belkin 提出了心理危机干预的 3 种理论模式，即平衡模式、认知模式、心理社会转变模式。

（1）平衡模式：平衡模式认为危机状态下的个体，通常都处于一种心理情绪失衡状态，原有的应对机制和解决问题的方法不能满足当前的需要。因此危机干预的工作重点应该放在稳定个体的情绪，使其重新获得危机前的平衡状态。平衡模式尤其适合进行灾难心理危机的早期干预。

（2）认知模式：认知模式认为，危机导致心理伤害的主要原因在于个体对危机事件和围绕事件的境遇产生了错误思维，而不在于事件本身或与事件有关的事实。该模式要求干预人员帮助个体认识到认知中的非理性和自我否定成分，重新获得思维中的理性和自我肯定的成分，从而实现对生活危机的控制。认知模式较适合于那些心理危机状态基本稳定、逐渐接近危机前心理平衡状态的个体。

(3) 心理社会转变模式：应该从内、外两个方面分析个体的危机状态，除了考虑个体的心理资源和应对能力外，还要了解同伴、家庭、职业、宗教和社区的影响。危机干预的目的在于将个体内部适当的应对处理方式与社会支持和环境资源充分地结合起来，从而使个体具有更多的问题解决方式和选择机会。

**2. 心理危机干预的目的与目标** 心理危机干预的主要目的是降低急性、剧烈的心理危机和创伤的风险，稳定和减少危机或创伤情境的直接严重的后果，促进个体从危机和创伤事件中恢复或康复，可进一步分为以下三个层次：①防止个体的过激行为；②加强交流，促进问题的解决；③提供适当的医疗帮助。

心理危机干预的最低治疗目标是在心理上帮助个体解决危机，使其恢复心理平衡；最高目标则是提高个体的心理平衡能力。

**3. 危机心理干预的原则**

(1) 快速干预：灾难带来的心理危机会造成情绪上的危险状态，即使个体已经被安定下来，也仍可能处于不适应的高危状态。因此，灾难心理危机干预人员应该在第一时间到达现场展开快速干预。

(2) 稳定化：最大程度地动员物资、人员等参与救灾工作，建立物质上和心理上的支持网络，尽快恢复生活秩序和规则以稳定受灾人员和受灾群体的生理和心理状态。促进稳定是灾后心理重建的第一步，有利于尽快恢复受灾人员的各项心理功能。

(3) 理解灾难：灾难心理危机干预人员应注意倾听受灾人员描述事件经过，帮助受灾人员回顾灾难发生后的一切，理解灾难发生的过程、灾难发生后的各种影响，从而理解灾难的影响。

(4) 注重问题解决：对灾难心理危机干预人员而言，积极帮助受灾人员使用各种资源来获得控制感是非常重要的。灾难发生后受灾人员对自己生命和环境的控制感被摧毁，很容易导致无助和绝望的情绪，影响灾后的心理重建。因此心理危机干预人员要协助受灾人员从自己的经验出发，通过解决灾后出现的众多问题来重新恢复信心，重新获得控制感，进而恢复各项心理和社会功能。

(5) 鼓励自力更生：注重受灾群众的自力更生能力在灾后的心理重建中起到重要作用。危机干预人员要激发受灾人员的主动性，鼓励他们调动自身能力，积极寻找有效的方法，解决灾后的各种问题。

**4. 危机心理干预的流程**

(1) 第一阶段——评估问题或危机：尤其应注意评估自杀危险性，评估周围环境-家庭和社区。急性期的心理评估多限于灾后1个月内，针对幸存患者的当前需求和担忧收集信息，识别危险因素，筛查高危人群，作为心理干预的重点人群。恢复期的心理评估多在灾后3个月以上进行，在了解受灾人群整体心理健康状况的基础上，对适应障碍、抑郁、焦虑、恐惧等心理障碍进行评估，并在不同时间点进行阶段性随访评估以检验危机干预的效果，调整危机干预的措施。

(2) 第二阶段——制定治疗性干预计划：针对即刻的具体问题，在了解患者的症状、人格特点、人际系统、对干预的期望、灾难背景等基础上，考虑社会文化背景、家庭环境等因素，与患者共同商定治疗目标，制定适合患者功能水平和心理需要的干预计划。

(3) 第三阶段——治疗性干预：根据患者情况和干预人员的特长，采用相应的治疗技术，包括综合性地运用关系技术、短程心理动力学治疗、认知治疗、行为治疗、家庭治疗、催眠、放松训练，配合使用抗焦虑或抗抑郁药物、建议休养等。主要分为三类技术。

1) 沟通和建立良好关系的技术：营造有力的社会支持系统，帮助患者建立新的社交网络，鼓励人际交往，同时鼓励患者积极面对现实和注意社会支持系统的作用。

2）支持技术：突发灾难事件发生后，患者是否发展成创伤后应激障碍以及是否会成为慢性创伤后应激障碍与个体的认知模式有关。护理工作主要在于纠正其不合理思维，提高患者应对生理、心理的应激能力。通过交谈疏泄患者被压抑的情感，帮助患者认识和理解危机发展的过程及与诱因的关系，调整、改变不合理信念，重新审视问题。旨在尽可能地解决目前的危机，使患者的情绪得以稳定。可以应用暗示、保证、疏泄、环境改变，以及转移或扩展注意等方法。如果有必要，可使用镇静药物或考虑短期住院治疗。

3）解决问题的技术：教会患者问题解决技巧和应对方式，强化患者新习得的应对技巧及问题解决技术。可通过放松训练等方法缓解、疏导不良情绪；给予个体希望，传递乐观精神；鼓励个体参加各种活动，转移注意力。使患者理解目前的境遇、他人的情感，树立自信，引导设计有建设性的问题解决方案，用以替代目前破坏性的、死胡同式的信念与行为；注意社会支持系统的作用，培养兴趣、鼓励积极参与有关的社交活动，多与家人、亲友、同事接触和联系，减少孤独和隔离。

在干预初期注意保持较高的干预力度与频度，以保证干预效果逐步巩固，不致反弹。特别要防范已实施过自杀行为的个体再次自杀；非精神科的医护人员在紧急处理自杀行为的躯体后果（如中毒、外伤、窒息）后，应提供力所能及的心理帮助，或联系精神科会诊。

(4) 第四阶段——危机的解决和随访：度过危机后，应及时结束干预性治疗，以减少依赖性。同时强化、鼓励应用新习得的应对技巧。如危机当事个体因经历创伤性应激事件，经危机干预后仍持续存在某些心理或行为问题，应建议其继续接受专业的创伤治疗，以促使进一步康复。

（王兴蕾）

# 第四十四章 应急管理

## 第一节 概述

应急管理是为了应对特重大事故灾害的危险问题提出的,是政府及其他公共机构在突发事件的事前预防、事发应对、事中处置和善后恢复过程中,通过建立必要的应对机制,采取一系列必要措施,保障公众生命、健康和财产安全,促进社会和谐健康发展的有关组织活动。

近年来,重大不可预测性自然灾害常有发生,2003 年的非典、2008 年的汶川地震、2019 年的新冠病毒感染等造成了突发性、广泛的人员伤亡,疫情流行暴发,自然灾害或者公共卫生事件不断升级,考验着大型医院的应对能力。国家相关部门为更好地应对突发事件,倡导各级医院建立完善的应急管理体系,医院应急管理这一概念应运而生。医院应急管理是指医疗机构面对突发事件,为保证其在特殊情况下仍能提供正常医疗行动所采取的预防准备、精确应对、及时恢复等一系列措施。

### 一、应急管理体系的基本流程

医院应急管理流程基本可以分为五步,即预防、准备、应对、恢复和提高。尽管在实际情况中,这些阶段往往是重叠的,但它们中的每一步都有自己单独的目标,并且成为下个阶段内容的一部分。

1. **预防** 从我国自然灾害危机管理的实践来看,减缓期的预防作用还显得非常薄弱。作为医疗救援机构,医院应成立应急管理部门,发挥突发事件的通知、决策、协调等作用。下设各级小组,组织不同职能的工作组,按照不同部门、不同学科分别完成自身相关的管理工作。相关科室要时常总结整理各类突发事件,制定不同情景下操作性强的标准化应急预案,切记做到又薄又实。同时根据各自制定的预案,在院内组织模拟演练,使各级工作人员更加明确自己的职责和程序,提高自身协调指挥、应急响应和物资保障等综合应急能力。

2. **准备** 排除了不可控制的自然灾害外,医院应提前做好应对时刻都有可能发生的任何突发性事件的人员、设施、药品、医用消耗品等的准备。

3. **应对** 当突发事件发生时,医院上下各层人员应做到及时、客观、准确地上报信息,不可推迟、隐瞒,按照共同急救原则、统一识别标准、一体化的规范流程对不同等级的突发事件有组织、有条理地应对。为保证整体工作顺利流畅,医院不仅要做好各个部门、各工作组之间的协同配合，还需加强与上级部门的联络，及时分析总体趋势，掌握各方需求，解决联络和协调应急工作中的问题。

**4. 恢复**　在应对突发事件的同时，医院应努力保障医院日常工作轨迹，恢复基础医疗职责，将突发公共卫生事件对医院工作的影响降至最小。协调各科室工作人员的任务，继续完成伤病员和受灾人员的救治工作，清点核算消耗的物力、财力，评估恢复所需的人力、时间和技术投入。

**5. 提高**　完成应急救难工作后并不是结束，还应参考外界反馈信息，回顾分析，定向总结。加强管理薄弱环节，提出针对性的改进措施，跟踪实际演练中的整改情况，不断完善预案，提高医院自身应急反应能力。

## 二、应急管理的指导方针

"居安思危，预防为主"是应急管理的指导方针。预防在应急管理中有着重要的地位。古代的先哲们在总结历史经验的基础上，提出了许多精辟的思想。《诗经》里有"未雨绸缪"的告诫；《周易》中有"安而不忘危，存而不忘亡，治而不忘乱"的思想；《左传》里有"居安思危，思则有备"的警句。应急管理也是同样的道理，最理想的境界是少发生、不发生突发事件，不得已发生了，那就要有力、有序、有效地加以处置。做到平时重预防，事发少损失，坚持和贯彻好这个方针是十分重要的。

## 三、应急管理的原则

国家突发公共事件总体应急预案提出了六项工作原则，即以人为本，减少危害；居安思危，预防为主；统一领导，分级负责；依法规范，加强管理；快速反应，协同应对；依靠科技，提高素质。

## 四、医院应急管理的现状

医院可能遇到的灾害种类主要分为自然灾害、人为灾害、设备危险及生化危害。当出现一些重大、不可预测性的自然灾害时，经验尚浅的医务人员和患者都会出现惊慌失措的情况，如何快速有效地进行救援一直是医院需要重视的问题。此外，现今医院内都面临着人员流动性大、众多大型仪器设备运行对电路造成高负荷、实验室内危化品较多等问题，这些在院内因预防手段不够完善或监管不利等原因导致的消防隐患也同样需要引起医院的重视。

针对自然灾害，美国医院应急管理均采用医院紧急事件管理系统（HICS），包括明确的组织框架、事件管理指南、规范化人员培训等。而国内针对突发事件则采取"一案三制"，"一案"是指应急预案，即根据发生和可能发生的突发事件，事先研究制订的应对计划和方案。"三制"是指要建立健全和完善应急工作的管理体制、运行机制和法制。通过经验积累出"四集中一及时"（伤员、专家、资源、救治集中，及时转运）、"三级救治"（现场、早期及专科救治）等基本救援流程。

## 五、我国医院应急管理体系建设的方向

近年来，在经历了SARS、甲型H1N1流感、新冠病毒感染等多次公共卫生事件后，医院应急管理积累了大量经验，但同时也面临着一些不利的社会因素，如医患矛盾的加剧等。医院在功能上除了承担医疗服务外，还要应对非医疗问题。因此，要规范化建立一致性强的管理系统，同

时要加强应急管理研究，重视预案的实用性，加强教育与演练来强化应急管理。应急管理体系建设应加强顶层设计，注重连贯性，分级分类建设。

**1. 应急管理体系建设应加强顶层设计** 突发公共事件发生往往涉及多方面的应对，从医院外的社会公共应对到院内的医疗专业应对，整个过程涉及多方面、多部门。从事故发生到院前、院内、院后，需要建立一系列联动反应机制，保障应对的时效性。因此，需要统一规划建设，整体组织协同，全方位推进，多部门联动，形成统筹协调、分工负责、高效有序的医院应急管理体系。

**2. 应急管理体系应注重事前、事中、事后序贯性建设与管理** 医院的应急管理部门应积极参与到应急事件中，及时收集信息，恰当反应，主动应对危害需求，提高整个应急反应的效率。及时反馈突发事件的发生发展动态变化，做好预案的修订，降低乃至消除突发事件发生的可能性或减少突发事件发生后的危害。突发事件的不确定性决定了医院要做好应急管理的持续性评估和改进，提升管理和应急人员的综合应对能力，改善设备设施物资的供应，提高医院的组织弹性，在事后及时地恢复和总结改进。

**3. 应急管理体系应分类建设与管理** 公共突发事件大致分为自然灾害、事故灾害、公共卫生事件和社会安全事件等大类，其中每一类又分很多小类，因此做好各类公共突发事件的归类和预案非常重要。在构建应急体系的架构时，建设组织管理系统、信息网络系统、医疗救治系统、服务保障体统时充分考虑各种预案的建设细节。组建应急办公室，根据实际情况完善应急预案，在应对时贯彻统一领导、分级负责、及时应对、快速反应、措施果断、科学处置、协调合作的原则。遵循依法管理、预防为主、强化培训、适时演练、平战结合、常备不懈的方针。

（马爱霞　尉喜燕）

## 第二节　院内应急管理

紧急医疗救援作为社会保障体系的重要组成部分，是基本医疗服务和公共卫生服务的提供者，在满足人民群众日常急救需求，以及应对重大突发传染病等疫情和重大自然灾害等方面，发挥了不可替代的作用。医院紧急医疗救援包括两种：第一种是医院内紧急医疗救援，是对医院内部急诊患者、重症患者等的紧急医疗救援；第二种是院外紧急救援，包括发生突发性传染病、自然灾害等突发性公共卫生事件时的医疗紧急救援。高效快速的应急保障救援体系的建立是提高紧急救援能力的关键。医院的医疗救援是突发公共卫生事件处置中的重要环节，突发的重大传染病疫情、群体性不明原因疾病、职业中毒，以及自然灾害、事故灾难或危及社会安全等公共事件都是医院可能遇到的灾害种类。

### 一、医院在应对重大突发公共卫生事件过程中的关键作用

当重大突发公共卫生事件发生时，医院是否能够有效应对对于防控重大突发公共卫生事件显得尤为关键。当重大突发公共卫生事件出现前兆，医院可以说是重大突发公共卫生事件监测预警的前哨。尤其是 SARS、新冠病毒感染等传播前期病原体未知、传染源不详、传播途径不确定的突发不明原因疾病，作为能够第一时间接触到此类疑似患者的机构，医院若能在早期发现并采取有效应对措施，则对于控制重大突发公共卫生事件的早期扩散起着重要作用；当重大突发公共卫生事件发生时，医院是医疗救治患者的主战场。重大突发公共卫生事件发生后，患者的治疗是依

托于医院的，医院的诊疗水平将同患者的生命健康产生直接的关联性。同时，对于重大突发公共卫生事件而言，医院在救治患者中所发现的有效诊疗药品、方案、技术等，对于减少人民群众生命损害、快速控制重大突发公共卫生事件起到了关键作用，这些效果是在突发公共卫生事件发生后一系列的应急过程中尤为难以替代的关键力量。

## 二、医院在应对重大突发公共卫生事件应急管理过程中存在的问题

近年来，从国家到省市各级卫生部门为加强突发公共卫生事件的管理，陆续制定并颁布了一系列政策性文件，如国家卫生健康委印发的《全国医疗机构卫生应急工作规范（试行）》等，进一步要求各级医院在现有的应急机制下，在更深层次上明晰自身应对重大突发公共卫生事件的责任，制定卫生应急管理制度的方法、程序、规定、内容等，切实提升医院卫生应急工作水平。此次新冠病毒感染疫情，我国从国家和区域角度已通过大范围的资源调动和高效严格的精准防控取得了符合预期的成果，然而反思疫情暴发期间，在疫情防控的过程中仍显示出医院在应对重大突发公共卫生事件的应急管理中的诸多缺陷和不足，如应急组织机构不完善、应急预案不全面、应急物资不足、培训和应急演练仍然缺乏、应急队伍专业化程度不高、信息沟通不足等。由此可见，进一步开展对医院应急管理工作的研究显得尤为必要，采取有力措施优化完善医院应对重大突发公共卫生事件应急管理刻不容缓。

现今医院内都面临着人员流动性大、众多的大型仪器设备运行对电路造成高负荷、实验室内危化品较多等问题，也是现如今医院在应急管理中需要注意的问题。灾害、公共卫生事件的突发性、不可预测性、原因多样性、危害直接性及发生隐蔽性等特点，决定了伤情和病种的多样性和复杂性，而救援中的应急处置能力不仅反映医疗机构的整体实力，也直接影响到救援效果。因此，各医疗机构需要有一支反应迅速、医学理论基础扎实、专业信念坚定、技术精湛、高实践水平的急救人才队伍，同时，医院还需要做好院内应急体系的建设和管理。

**1. 医院应急管理体系的组织管理**

（1）建立监管小组：医疗机构应建立应急管理核心小组，由专人负责日常应急体系的管理和建设，管理协调各应急部门，督察各部门的管理情况，督促常态化应急物资的管理及应急处置中的流程和制度的完善，并做到有反馈、有整改和有落实，切实加强应急管理，在发生院内紧急事件时发挥核心指挥作用。

（2）培训测评：医疗机构应建立日常安全巡查制度和考核指标体系，结合月安全周和节假日安全联合检查机制，加强对重点部门或区域、重点防范内容的监督管理和技术指导。加强调查评估，重点开展对医院应急指挥系统、各类应急预案的应急效能评价。通过现场调查、考察或资料分析等方式，对医院相关部门或人员在院内突发事件应急处置中的经验进行督导与评估，发现处理院内突发应急事件中存在的问题，针对出现的问题找到有效的应对措施，逐步改进应急管理工作。

（3）激励和奖惩：应急管理作为医院管理的重要组成部分，应常抓不懈，练在平时，医疗机构应建立健全相应的鼓励机制，保障院内应急管理的开展。应急工作作为医院各科室、各部门日常工作的考评内容之一，建立院内突发事件责任追究及奖惩机制。对在院内突发事件应急管理工作中做出突出贡献的先进集体和个人要给予表彰和奖励。对迟报、谎报、瞒报和漏报院内突发事件重要情况或者院内应急管理工作中有失职、渎职行为的，依法对有关责任人给予行政处分；构成犯罪的，依法追究刑事责任。

**2. 医院应急管理体系的建设实践**　医疗机构院内应急管理体系应包括医疗救治核心系统和应急服务保障系统。其中，医疗救治核心系统包括建立应急分类分级响应系统、应急呼叫程序、应急救治的各类各级应急预案，加强应急队伍建设以及应急救治中的医院感染控制和心理干预；

应急服务保障系统建设内容包括保障物资分类、日常应急装备维护保养、卫生应急物资保障的培训演练和信息保障系统建设等。医院医疗应急专门成立应急管理办公室，由专人负责，负责应急救治系统、物资保障系统、信息管理系统等的体系建设和日常监管。

(1) 医疗救治系统建设：医疗救治是应急反应体系中的核心环节，医疗救治要求快速反应、快速分流、快速救治。第一时间的高效快速反应和高效组织，直接关系到救治的成功率。医院医疗救治要求分级分类，有序协作，同步后勤服务保障到位。在日常管理中强调应急反应队伍的能力建设，强化对各类应急的快速反应建设。注重应急队伍对应急的响应速度和能力的训练。

1) 建立应急救治指挥系统：医院应设置专门的应急机构，负责接收突发事件信息，协调指挥各部门科室完成应急救治工作。突发事件发生时，医院应成立应急救治指挥小组，包括5个部分。应急指挥部：设立1名总指挥，全面负责医院内应急救治指挥和调度，成员若干名，分别负责伤员接收、救治、调度医疗团队、后勤保障等方面。专家技术指导组：设立1名专家组长，必须是长期从事急诊急救方面的专家，若干名各相关专业专家。应急医疗组：设立1名组长，全面负责伤员的救治和组织安排，由本院专家担任。医护比例约1:1，由急诊科、创伤外科、神经外科、ICU等科室组成，人员数量、结构由事件程度、伤员数量决定。后勤保障组：设立1名组长，一般由医务部主任担任，成员若干名，全面保障应急医疗设备、药品、物资的供应，制订包括人员调配、物资供应、联络转运等一整套应急预案及应急规章制度。信息通信组：由信息科主任担任，负责建立应急通信网络平台，保证信息互通，确保应急机构各部门迅速联动，并与外界沟通，随时掌握事件动态及伤员情况。

2) 应急分类分级响应系统：建立分级分类响应机制，各救治区域设置分指挥中心，统一协调区域内医疗救治和救治协调工作，确保工作有序、有效进行。做好急救区域检伤分诊，基本抢救物资设备药品、转运工具的调配和保障供应。根据突发公共事件造成的人员伤害情况，医疗救援也相应分为特别重大、重大、较大和一般4级梯队响应，并由规定部门呼叫相应级别的救治梯队。应急队伍响应级别就高不就低，根据实际情况按专科部分响应，响应级别与指挥层级可不匹配。

3) 应急呼叫程序：呼叫程序系统包括全院布置呼叫广播系统、短信群发、各应急小组网电话等。在急诊、门诊、病房安装呼叫系统。接报部门得到应急领导小组明示"启动应急预案"后，按响应层级组织相应呼叫部门、召集相关应急队伍人员。充分运用全院呼叫广播系统进行快速、及时、清晰、无死角的广泛广播。为避免造成不必要的恐慌，按预定代号紧急呼叫。不同分工响应梯队应急队伍人员听到广播后自行第一时间迅速前往抢救室参加应急抢救任务。

4) 应急救治的各类各级应急预案：制定各类伤害事件的预案，包括人员、技术、设备、保障等方面的应对。由应急管理办公室负责组织和督导各职能部门相关应急预案实施，并根据突发公共事件形势的变化及实施中发现的问题，及时向应急管理领导小组提出更新、修订和补充建议。医院各科室部门应始终保持思想不松懈、动作不走样，定期或不定期地分级、分类组织开展全院全员参与的、有针对性的演练或桌面推演，确保一旦出现紧急情况，医院能迅速有序开展相关工作。

5) 应急队伍的建设：突发事件发生所造成的损害是严重的、复合式的，因此要有一支训练有素的应急医疗队伍。应急医疗救援队伍应抽调应急管理、各临床专业技术和后勤技术保障等人员组成，确保人员相对固定、专业构成合理、学科门类齐全，必须熟练掌握各种抢救技能。队员要接受规范化的紧急医学救援知识培训及急救综合技能训练，要求掌握救援常识、通用技能和专科技能，具有良好的心理素质、团队精神和各自为战的能力。要加强医学救援人员基本技能训练、通用技能训练、专科技能训练和救援合成训练和演练。全面提高紧急医学救援能力和水平，特别是非急诊科人员，他们平时应急训练较少，更要加强应急救援训练，才能在实战时发挥出作用。同时开展应急志愿者的培训工作，使其掌握应急管理相关法律法规和突发事件应对基本技能,增强现场组织、自救互救及配合专业救援队伍开展工作的能力。后续应急响应医疗队伍主要由院应急处置专家队、应急医疗队、护理应急SOS队、医疗救援队组成。医院应不断完善应急指挥体系架构,夯实工作小组,做到人员结构合理、职责分工清晰、响应快速及时。突发事件出现时,医院党政领导下沉一线,靠前指挥,第一时间激活应急管理体系。

6)应急救治中的医院感染控制:医院感染的控制在应急救治中尤为重要。对传染病类、核化类突发事件的救治,要做好院内消毒隔离和个人防护,统筹资源,及时与上级行政主管部门汇报,区域化处置。对于非传染类公共卫生事件,及时做好急救与急救后的洗消,做好伤员救治中的医院感染控制。在此基础上,强化医院兼职感控队伍的构建。加强全员全覆盖感控知识的培训、考核和行为督导,重点加强保安、保洁、维修、运送、便民服务等非医学专业人员的指导和培训,强化个人防护意识。不断提升信息化管理水平,强化院感风险预警评估能力。加强院区,尤其是院感高风险区域的巡查督导,有效利用视频监控手段,及时反馈和指导整改。

7)应急救治中的心理干预:心理救援是突发事件整个救援工作的重要组成,突发事件发生后,会给伤员造成心理创伤和其他心理问题。应建立院内心理援助专区,专业的心理治疗可鼓励和积极消除伤员的心理阴影。医院心理科建立在应急情况发生时相应的预案,有计划和规划地进行心理干预。心理救援人员主要包括精神科医生、心理医生、受过专门训练的救助人员(如非心理学专业的医护人员、志愿者)。需要注意的是,心理救援人员必须经过系统、专业的培训,才能适应突发事件后不同局面的要求,达到更好的心理救援效果。

(2)应急服务保障系统建设

1)保障物资分类:突发事件发生造成的伤员众多,需要大量救援物资、医疗设备、药品以及伤员的保暖衣物、食物、帐篷等。救援相关物资:救援相关物资指的是在应急救援中所涉及的除医学救援装备外的后勤装备,包括帐篷、工具、办公设备、交通工具等。物资保障的管理要建立物资采购、储备、运输等体系,应针对不同突发事件制定不同的保障预案,对物资进行科学的分门别类,加强物资储备仓库的建设,物资选择应遵循坚固耐用、轻便易带、综合性高、适应性强的原则。管理方法是根据预案对物资保障进行分类,基本原则是以共性物资为基础,针对不同突发事件性质设立各分包,再依据救援队伍的等级配备不同数量的物资包。通信装备:通信装备是指用于医学救援队伍和指挥部之间信息联络的工具。通信装备是应急救援中必不可少的工具,保持通信畅通是后勤保障的重要环节之一。医疗设备、器械和耗材:医疗设备、器械和耗材是医学救援的必备工具,应储备足够的设备、器械和耗材。设备包括床旁移动式CT、便携式彩色多普勒超声诊断仪、便携式生化仪、血液分析仪等。器械包括清创缝合包、气管切开包等。耗材包括一次性注射器、静脉输液器、纱布、胶布、绷带等。药品储备:药品保障作为应急救治的重要组成部分,要制定周密的突发事件药品应急预案。一旦突发事件发生,迅速启动预案,按照预案要求,将应急药品及时提供给救护部门。应急药品要妥善存放保管,其布局要做到各类药品摆放在指定位置,应分为基本用药和特殊用药两部分,药理作用相近的药品靠近存放。基本用药数量要多,一些特殊用药相对数量可以少。药品管理部门切实担负起应急药品日常管理、检查和指导责任。要保证应急储备药品的满额配套。除了平时的更新、增减等外,一般不得动用。遇有突发灾害事件发生,按照"药品应急预案"批准程序调用,用后及时补齐。应急药品管理部门要每年组织1~2次全面检查,保管人员根据实际情况和季节变化,随时检查保养,发现问题及时解决。

2)日常应急装备维护保养:后勤保障处按照分类分级要求管理设备,应急状态下按流程应急调配。完善各设备使用指南,指导临床按性能和规范正确使用,确保设备安全与质量。完善医院设备维护保养相关规定,定期做好设备相关的维修记录。应急设备定期专人维护保养,保障应急情况下的设备安全和使用。

3)卫生应急物资保障的培训和演练:为保障应急情况下人员、物资的快速调配和应急救治的有效开展，按照已制定的流程和规章制度，常态化培训和演练，每年至少1~2次的演练。

4）信息保障系统建设：应急信息保障系统的建设应从院内的呼叫系统建设，到医院与其他单位部门间的合作应急协作网络的建设，这些都是快速响应的基础保障。在应急处置中，建立区内和院内的医疗应急响应快速应答，达到应急系统情报共享，是应急反应的重要环节。

通过建立应对突发公共卫生事件院内应急救治系统，可以规范医院应急管理运行机制，推进医院应急管理制度建设，完善应急预案和演练方案，提升医院应急管理水平，提高医院在应急救援工作中的整体反应能力和救治效能，可以拯救更多的生命，对于保护人民群众的身体健康和生命安全、构建和谐社会具有重要意义。目前，我国院内应急救治系统还有很多需要完善的地方，还需要政府、医院、医务人员、公众共同的努力。

（尉喜燕　马爱霞）

## 第三节　突发公共卫生事件应急管理

现代社会生活中，随时都有可能发生一些不可避免的重大自然灾害、重大疫情、重大安全事故、重大群体性事件或其他重大突发事件，不仅给人民的生命健康造成灾难，而且给社会经济发展带来巨大冲击。突发事件已经成为现代社会一个重要的公共问题。

### 一、突发公共卫生事件的定义

根据国务院发布的《国家突发公共卫生事件应急预案》，突发公共卫生事件是指突然发生，造成或者可能造成社会公众身心健康严重损害的重大传染病、群体性不明原因疾病、重大食物和职业中毒以及因自然灾害、事故灾难或社会安全等事件引起的严重影响公众身心健康的公共卫生事件。如：

1. 重大的传染病疫情。
2. 群体性不明原因疾病。
3. 重大食物和职业中毒事件。
4. 其他严重影响公众健康的事件　可能会因认识水平、时间和重视程度等因素，而未能将其列为突发公共卫生事件。

因此，突发公共卫生事件针对的是群体，而不是个体。

### 二、突发公共卫生事件的特征

1. **突发性**　突发公共卫生事件都是突然发生、突如其来的，一般是不容易预测的。
2. **群体性**　突发公共卫生事件危害的不是特定的人，而是不特定的群体。
3. **危害性**　突发公共卫生事可对公众健康和生命安全、身心健康、社会经济发展、生态环境等造成严重危害。
4. **系统性**　突发公共卫生事件不仅仅是一个公共卫生问题，它还是一个社会问题，需要有关部门的共同努力，甚至是全社会的共同参与。

## 三、突发公共卫生事件的分类

根据突发公共卫生事件性质、危害程度、涉及范围，突发公共卫生事件可划分为特别重大（Ⅰ级）、重大（Ⅱ级）、较大（Ⅲ级）和一般（Ⅳ级）四级。

## 四、突发公共卫生事件中医院的工作定位与医疗卫生保障特点

**1. 突发公共卫生事件中医院的工作定位**　医疗机构是突发公共卫生事件应急处理的专业技术机构。因此，医院在突发公共卫生事件中既要做好医疗救治工作，又要与相关各部门配合，完成公共卫生突发事件的监测、控制、预防等环节的工作。一般来说，医疗机构在突发公共卫生事件中主要发挥以下几方面的作用。

（1）救治患者：医院在突发公共卫生事件中必须开展患者接诊、收治和转运工作，根据患者病情严重程度，对不同患者分开管理，及时排除或确诊疑似患者；协助疾控机构人员开展标本采集、流行病学调查等工作；做好医院内部的现场控制、消毒隔离、个人防护、医疗垃圾等的处理工作，防止发生院内交叉感染；任何医疗机构不得拒绝接诊因突发公共卫生事件而引起身体伤害的患者。

（2）收集信息与报告：医院在突发公共卫生事件中必须做好传染病和中毒患者的报告，医院是突发公共卫生事件的责任报告单位，应在公共卫生事件发生2小时内向所在地县级人民政府卫生行政主管部门报告。

（3）总结病例与分析：医院在突发公共卫生事件中必须对群体性、原因不明疾病和新发传染病等做好病例分析与总结，积累诊断治疗的经验。发生重大中毒事件时，医疗机构工作人员应按照现场救援、患者转运、后续治疗相结合的原则展开救援；除此之外，医疗机构还应承担突发公共事件研究工作，积极开展突发公共事件相关研究及国际交流，开展与突发公共卫生事件相关的诊断试剂、药品、防护用品等的研究与开发，开展国际合作，加快病源查寻和病因诊断。

**2. 突发公共卫生事件中医疗卫生保障的特点**

（1）突发公共卫生事件医疗卫生保障的共性

1）事件的突发性：事件往往突然发生，在人们意想不到的时间及地点发生，而且事发后的演变时间短、变化幅度大，医院往往是在整体情况不明确、仓促准备后尽快进入应急状态。

2）患者的群体性：事件发生后受到损害或者同时发病的人数较多，仅仅是受灾患者数量上的冲击就足以打乱医院的正常运转状态，造成民众的极度恐慌。

3）病因的复杂性：发生突发事件后，不同患者的致病因素是不同、复杂而综合的，同时由于不同患者可能存在各种不同的基础疾病，无疑增加了患者病因的综合性，叠加程度更为复杂。

4）处置的艰巨性：患者的现场抢救、控制和转运以及原因调查和善后处理等的政策性极强，处理突发公共卫生事件比处理一般的个别疾病或一般事故更为艰巨与复杂。

（2）重特大突发公共卫生事件医疗卫生保障的特殊性

1）环境的危险性：近距离接触的救援人员特别是医护人员有被传染的危险，因此需要现场救援人员及患者做好隔离防护，这样就给医护人员的临床诊治、抢救带来困难。另外，事故抢救现场、途中，医务人员也同样面对着各种不可预测的风险。

2）时间的持续性：重特大突发公共卫生事件一般持续时间较长，不像一般突发公共卫生事件在短时间内即可过去，因此医院要常备不懈，警钟长鸣，而医务人员长时间、高强度的脑力、体力劳动会降低他们的身体抵抗力，增加了他们被感染的危险，具有很大的风险性。

3）病症的隐匿性：多种突发公共卫生事件，如非典、新冠肺炎等，由于其病症表现不典型，

因此需要特别仔细甄别，以免漏诊或误诊，进而造成疫病大面积传播，带来严重后果。

4）污染的流动性：一般突发公共卫生事件造成的环境污染主要在事件发生地，而重大疫病造成的污染不仅局限在疫病发生地，还有可能会向其他地方传播，即存在传染源，因此，发生重特大突发公共卫生事件时，要从传染源、传播途径和易感人群这三个环节入手做好疫病的流行和传播。

5）心理的冲击性：不管是一般突发公共卫生事件还是重特大突发公共卫生事件都会对社会公众的心理造成一定的负面影响。此外，重大疫病对医护人员的心理冲击也是十分明显的。

## 五、突发公共卫生事件中医院的应急管理

**1. 突发公共卫生事件的演变周期与分期管理** 对于突发公共卫生事件的管理过程是贯穿于事件发生的整个过程的，因此，研究事件发生的过程是分析医院应急管理过程的前提和基础。突发公共卫生事件不是突然形成的，一般都有一个孕育、发生、发展和结束的过程，只是这些阶段没有被察觉到而已。一般来说，突发公共卫生事件的发生发展过程包括以下几个阶段。

（1）征兆期：此时期是突发公共卫生事件发生前各种先兆出现的时期，如果在这个阶段察觉到了问题所在，引起警惕，及时采取应对措施，一般来说处理比较简单有效。因此，《突发公共卫生事件应急条例》和《国家突发公共卫生事件应急预案》都提出针对突发公共卫生事件要做到"三早"，即早发现、早报告、早处理。

（2）爆发期：此阶段是事件发生、事态变化迅速的阶段，这个阶段一旦失控，不仅严重威胁广大人民群众的生命健康，甚至会造成社会的动荡不安，因此，这个阶段是应急管理最困难的时期，也是最重要的阶段。

（3）延续期：即事件得到控制但没有彻底解决的阶段，这个阶段如果处置不当，同样会引发更严重的后果，甚至衍生出其他公共突发事件。

（4）善后期：即事件得到有效处理，进入对事件的调查、评估、反思阶段，这个阶段的工作是总结应对此次突发事件过程中值得肯定和继续发扬的地方，反思这个应对过程中存在的不足之处，为今后更好地预防处置突发公共卫生事件积累经验。

**2. 医院的应急管理过程**

（1）监测预防阶段：监测预防是医院应急管理的第一个阶段，也是应对突发公共卫生事件的第一步。有效的监测预防可以把引起突发公共卫生事件的因素消灭在萌芽状态。

1）牢固树立危机意识：鉴于突发公共卫生事件提出了严峻的挑战，医院要居安思危，建立"危机是常态"的忧患意识，把突发事件应急管理纳入医院的日常工作体系中，建立健全反应迅速、组织科学、运转高效的突发公共卫生事件应对机制，随时准备应对挑战。

2）制定严格的、针对性实用性强的工作制度、流程和应急预案：医院需制定应对突发事件的组织管理制度、消毒隔离制度、报告制度等，重点把握各个环节，常抓不懈，防患于未然。医院制定工作流程要考虑实用性。

3）在医护人员中开展系统的技术培训和仿真情景模拟训练：首先，医院要让广大医护人员了解并掌握各种突发公共卫生事件处理程序、危重抢救的基本原则等，从技术上做好准备；其次，在普遍接受培训的基础上，对急诊科医护人员进行强化训练，在训练过程中提高突发事件应对的实战能力，及时修正训练中各种漏洞；最后，在培训中不仅要强调爱护伤病员的观念，也要强调良好的自我保护意识，以免造成不必要的损失。

（2）识别控制阶段：识别突发公共卫生事件是事件监测预报的后续，也是事件控制的开始。

1）科学收集和分析信息，及时识别突发公共卫生事件：医院能否在第一时间识别突发公共卫生事件，关键在于是否能科学地收集和分析各种信息，根据临床病例的空间（是否在一个地

区、单位)、时间(是否在一个潜伏期内)、人间(是否在一个单位、班级)的分布的综合分析,对事件的卫生需求进行初步评估。

2)信息报告及时、准确:相关科室在接诊群体或可能发生群体事件时,应按照相关要求采取随到随报的动态上报方式,每增加3~5名患者或有新情况发生时,责任科室要按程序报告。报告内容为突发事件发生的时间、地点、伤亡人数及种类,伤员主要伤情、采取的措施以及需要解决的问题等。医院接报后,必须按《突发公共卫生事件应急条例》的要求及时上报。

3)迅速启动医院相关应急预案:在预见到将有更多伤员或大批伤员涌入时,医院要迅速启动相关的应急预案,成立临时指挥机构,并针对事件的特点对医院各方面力量进行调整,果断采取措施,防止事态扩大。

(3)综合处理阶段:一般的突发公共卫生事件处理周期比较短,但对于持续时间比较长的事件,医院应根据预案实行全方位的管理。

1)医护人员的调度:在突发公共卫生事件的处理过程中,事件开始时,大家处于应激状态,精神振奋,工作状态比较好;进入持续状态之后,大家的精神已进入疲劳状态。因此,医院应注意人员调配,安排好值班人员的轮换。

2)物资的调度:医院要对前期的物资消耗进行统计,此外,还要估算出下一阶段患者治疗需要的物资供应量,并采购补充。

3)患者及其亲属的管理:在突发公共卫生事件处理进入延续期后,医院要投入适当的人力配合事发地政府做好善后工作。

4)信息的管理:医院参与了事件处理与医疗救治的全过程,掌握着国家重要的医疗卫生信息资源,所有信息的收集、上报和发布都要严格统一。除医院信息管理责任部门外,其他任何个人和科室不得擅自接待新闻媒体。

(4)分析总结阶段:此时,突发应急事件的处理基本完成,医院在这一阶段的主要任务是调查突发公共卫生事件发生的原因,做好病例分析与总结,评估医院应急管理中的优缺点,形成改进管理工作的意见。

**3. 医院应急管理中需注意的几个问题**

(1)要强化法律意识,严格依法办事:目前,与突发公共卫生事件有关的法律、法规有《中华人民共和国传染病防治法》《突发公共卫生事件应急条例》《国家突发公共卫生事件应急预案》等。因此,医务人员严格依法办事处理重大疫情和中毒事故,必须认真执行有关法律法规,不应强调应急任务而违规操作。同时,还要注重保存证据,重视病历文书的书写、记录,尤其是对今后可能成为法律证据的相关内容要详细记载。

(2)要重视心理健康问题:任何突发公共卫生事件都会对人的心理造成一定的负面影响,尤其是重特大突发公共卫生事件对医患双方心理的影响都是冲击性的。首先,要加强对患者的心理治疗和护理。突发事件往往使患者产生紧张、恐惧、焦虑心理,患者会出现过度害怕、易激怒等情绪反应。因此,医院在应急管理中要加强对患者的心理治疗和护理。其次,要给予医护人员必要的人文关怀。亲自参与应对突发事件的医护人员,他们或亲眼目睹事件造成的惨痛场面,或与患者一道封闭在严密的隔离生活区,非常事件、非常环境、非常工作,造成非常的心理压力。因此,医院在应急管理中要加强对医护人员的心理干预和疏导。

(3)要注意工作状态转换时机的把握:突发公共卫生事件对医院的工作状态影响较大,医院在应对突发公共卫生事件过程中一般都会经历从开始局部工作状态到全院工作状态,再到事件处理后期的由全院工作状态逐步缩小到局部科室工作状态(如专门的病区),直至消除遗留问题,宣布事件处理结束。在这一动态变化过程中,医院对工作状态转换时机的把握会影响事件处理的速度、稳妥性,因此要特别注意把握工作状态时机的转换。

总之,突发公共卫生事件应急工作应当遵循预防为主、常备不懈的方针,同时贯彻统一领导、分级负责、反应及时、措施果断、依靠科学、加强合作的原则。各级医疗机构及有关部门在突发事件发生后应积极主动地做出反应，立即了解情况，组织调查，采取正确、果断的措施应对所发生的事件，不可优柔寡断、玩忽职守。同时，应急工作要充分尊重和依靠科学，要重视处理突发公共卫生事件的科研和培训，为突发公共卫生事件应急处理提供科技保障。各有关部门和单位通力合作、资源共享，有效应对突发公共卫生事件。广泛组织、动员公众参与突发公共卫生事件的应急处理。

（尉喜燕）

# 第四十五章 公众科普与培训

## 第一节 目击者急救知识培训

第一目击者（first responder），也称第一反应人，是指在伤病意外突发的第一现场，第一时间做出反应并对伤病员采取急救行动的人。第一目击者可以是伤病员的亲属或其他现场的人，如警察、保安人员、公共场合服务人员等。在院外紧急情况下，第一目击者运用所学的救护知识、技能对伤病员开展救助，能够对挽救生命、减轻伤残发挥至关重要的作用，因此，第一目击者的现场救护能力是体现一个国家、地区和城市的文明程度的标志，也是每个社会公民的基本生存能力。任何一个社会公民，都可以通过急救知识和技能的规范培训与考核，成为合格的第一目击者。

急救科普教育培训是指通过大众传媒以及各类社会组织科教、宣传等方式传播急救知识、培训急救技能，提高公众应急防病能力的社会教育活动。简单来说，就是指关于防病和急救知识的社会普及活动，具有基础性、全民性和普及性等特点。

### 一、急救培训教育

"全民参与"是提高我国第一目击者现场救护能力的重要策略。社会应大力倡导"健康中国，急救先行"理念，开展急救知识与技能普及和社会急救体系建设工作，积极创建"政府主导、部门协同、专家指引、科技支撑、社会参入"全覆盖的社会急救培训体系，强化公众参与现场救护的意识，提高公众自救互救能力，是助力实现"健康中国2030"目标的重要措施。

### 二、建立急救培训体系

1. 以公众健康需求为导向，政府推动与社会参与相结合，推进社会急救培训与普及的创新发展，积极引导公众建立正确的社会急救理念，提高公众急救意识，形成有利于社会急救、人人参与的社会环境。

2. 规范急救培训管理，以"统一教学大纲、统一技术标准、统一考核标准"为培训要求，充分有效地结合理论知识讲授与救护技能实际操作，优化课程设置，规范培训管理，强化监督指导，提升培训质量。

3. 加强培训师资队伍建设，明确培训导师的准入条件及职责，建立完善急救培训导师师资库，确保培训教学水平及急救培训师资队伍的稳定性。

4. 制定急救培训器材管理长效机制，确定公众急救培训用品购置、安装、维护、培训及宣传等职责的主体承担机构，确保急救培训效果。

## 三、制定急救培训方案

遵循"简单易懂、规范易学、生动形象、实操为主"的培训原则，根据实际情况开展针对性强、适宜性高的急救培训计划。

### （一）培训对象

以警察、消防员、飞机乘务员、导游、游泳场馆救生员、机动车驾驶员及教练、矿山抢险人员、救护车驾驶员、交通民警、学生、军人、大型场所工作人员、大型交通工具工作人员等为主体。

### （二）培训内容

**1. 现场评估**　第一目击者在面对需要施救的患者时，应首先对周围环境的安全性进行有效评估，再根据急救知识经验等对现场情况做出快速的初步判断和应急处理。

（1）确认现场安全级别：实施任何急救措施之前必须要确保现场的安全及可操作性，第一目击者必须掌握评估急救环境风险的能力，以最大限度地确保自己及他人在施救环境中的绝对安全。

现场安全级别可划分为低风险、中风险、高风险，具体如下。

1）低风险：普通疾病多发生在常态环境中，如患者家中、其他生活场所或一般工作场所等，发病地点相对安全，多数情况下不会危及施救者的安全。

2）中风险：普通疾病发生在非生活区，如野外、矿井、坑道等特殊的工作场所，发病地点往往存在一定的危险因素，施救者进入现场时应小心谨慎，需根据实际情况制定安全避险方案。

3）高风险：如大型自然灾害、事故、重大公共卫生事件及刑事案件等原因造成的现场，急救环境可能存在较高风险。

（2）评估自我保护能力：自我保护能力是指施救者在急救现场能够有效保护自己免受伤害的能力，主要评估以下几点。

1）是否已经完成对环境可能存在的危险因素的评估。

2）是否充分了解存在的危险因素及其危害性。

3）是否掌握存在的危险因素的防范知识和应对策略。

4）是否具备存在的危险因素的防范设备和措施等。

**2. 拨打急救电话**

（1）伤病员本人或施救者立即拨打急救电话，或请他人拨打，并准确向急救调度员报告事件发生的时间、地点、患者人数、病情、本人姓名、身份、联系方式等。

（2）评估患者目前最危重的情况，如昏倒、呼吸困难、大出血等。

（3）报告现场是否已经开始采取急救措施及效果，如通畅气道、止血、包扎、固定、心肺复苏等。

（4）在专业急救人员赶到现场之前，施救者须提高警惕，不可贸然进入事故现场，可与急救调度员持续保持通话状态。应在评估自我保护能力和环境安全级别后，根据情况决定是否进入现场，必要时可在急救调度员的指导下进行急救。

**3. 常用急救方法**

(1) 心肺复苏术（CPR）：心搏骤停是指心脏的有效射血功能突然终止，是心源性猝死的最主要原因，而 CPR 是针对心脏、呼吸停止所采取的重要抢救措施，可以有效促进苏醒和挽救生命。鼓励第一目击者抓住抢救的黄金时间，在发现伤病员出现心搏骤停后的第一时间实施 CPR，可以有效提高心肺复苏的成功率，有效改善伤病员的预后效果。如果施救者不愿意或不会人工呼吸，或者被建议不做人工呼吸，进行胸外心脏按压已被证实是最有效的办法。操作方法：

1）体位要求：确定伤病员心搏、呼吸骤停后，将伤病员放置于硬平面上，取仰卧位，施救者位于其旁侧。

2）按压位置：成人的按压部位在胸骨下半段，胸骨正中间；婴儿按压部位在两乳头连线之间稍下方的胸骨处。

3）按压手法：①成人按压：施救者一只手掌根部置于按压部位，另一手掌平行叠放在其上，双手十指交叉紧扣，手指尽量向上，以掌根部为着力点进行按压。施救者肩、肘、腕应位于同一轴线，与患者身体平面垂直，双臂绷紧伸直，借助上身重力按压；每次按压应保证胸廓充分回弹，按压暂停间隙施救者不可双手倚靠患者，放松时手掌不离开胸壁。②婴儿按压：施救者用两个手指指尖放在婴儿胸部中央，垂直向下按压胸骨，使胸部下降 1/3 前后径的深度。放松时手指不要离开婴儿胸部，在进行下一次按压前使胸部充分回弹。

4）按压频率：100~120 次/分，按压与放松时间大致相同。

5）按压深度：成人 5~6 cm，儿童 5 cm，婴儿 4 cm，应避免按压深度不够或过度按压。

6）停止心肺复苏指征：①有效指征：伤病员颈动脉搏动恢复；自主呼吸逐渐恢复；瞳孔由散大开始回缩；面色及口唇由发绀变为红润；神志恢复。②其他情况：周围环境安全发生变化；施救者体力消耗过大过于劳累，可能导致操作不达标或对伤病员造成再次伤害。

(2) 自动体外除颤：自动体外除颤仪（AED）是通过电击来抢救和治疗致命性心律失常的便携式设备。如果施救者判断伤病员出现心脏骤停且现场有 AED，应尽早使用 AED；如果现场有 2 名以上施救者，应一人进行 CPR，另一人取来 AED。操作方法：

1）施救者打开 AED，根据语音提示操作，开机。

2）将电极板准确地贴在患者裸露的胸部。注意：对于装有植入性复律除颤仪的患者，应将 AED 贴片避开植入装置位置。

3）施救者双手离开患者，AED 开始分析伤病员心律。

4）若 AED 建议电击，施救者应大声警告"离开"，确定已无人接触伤病员后按"电击"键。

5）若无需电击或者电击完成后，施救者应立即开始胸外心脏按压，及时进行 CPR。

6）约 5 个 CPR 循环或 2 min 后，根据 AED 提示重复步骤 3 和 4。

7）注意：对于 < 8 岁的儿童使用 AED 时建议使用儿科剂量减量系统，≥ 8 岁的儿童或成人可使用普通 AED。

(3) 海姆立希法：海姆立希法，即腹部冲击法，是一种利用肺部残留气体，形成气流冲出气道异物，能够有效解除急性呼吸道异物堵塞的抢救方法。操作方法：

1）成人：①施救者站立在伤病员背后，双手臂环抱其腰部，让伤病员弯腰、头向前倾，保持头低胸高位；②施救者一手握拳，用拇指顶住伤病员腹部正中线、脐与剑突连线中点处，另一只手紧握在握拳手之上，快速用力向后上方挤压伤病员腹部，每秒挤压约一次，直到异物排出；③若没有旁人，伤病员可自行弯腰靠于已固定水平物体边缘（如椅背、扶手栏杆等），快速向上冲击式压迫上腹部，直到异物排出进行自救。

2）孕妇：①对于清醒状态下的孕妇，可进行胸部冲击；②对于昏迷或心脏骤停的孕妇，如果宫底高度超过脐水平，施救者需徒手将子宫向左移位后进行 CPR，以便使下腔静脉血液回流到心脏。

3）1岁以内婴儿：①施救者用一侧手臂贴着婴儿前胸，将拇指和其余四指放在婴儿下颌骨位置，将婴儿面朝下，手臂倚靠在施救者膝盖上；②施救者另一只手在婴儿背部的两肩胛骨间连续拍5次，再将婴儿翻正，在婴儿胸骨下半段，用示指及中指按压5次，如此反复，直到婴儿将异物排出。

**4. 常见应急事件处理**

（1）交通事故：发生交通事故，若在伤后5分钟内能够给予救命性措施，伤后30分钟内给予医疗急救，可以挽救18%~25%的患者生命。急救要点：

1）确保安全：第一目击者在接近伤员前首先需要评估事故现场是否安全，如是否存在油箱漏油、溜车、追尾等危险因素。

2）判断伤情：迅速检查伤员情况，快速评估伤者呼吸、血液循环等情况，迅速判断有无威胁生命的征象，如窒息、呼吸困难、大出血、意识障碍等，判断需要优先处理的伤员。可以通过询问以下问题快速判断伤员是否有应答："发生什么事了？""你还好吗？"或发出指令"睁开你的眼睛"等。如果没有反应，则轻拍患者肩膀，如果患者能说话，则可做眼神交流或打手势代表有应答，无应答需要优先紧急救治。

3）拨打急救电话，尽量详细描述现场情况，告知事故发生的具体地点、伤员数量、大致年龄及受伤类型等重要信息。

4）疏散轻伤员远离事故现场。

5）对于无生存机会的伤员，如断首或半体切除、Ⅲ度烧伤达到身体表面95%以上者，可不进行复苏。

（2）淹溺：是一种位于液体介质中而导致呼吸障碍的过程，淹溺生存链包括预防、识别、提供漂浮物、脱离水面、现场急救五个关键环节。急救要点：

1）立刻启动应急程序急救。呼叫援助，包括通知水上救生员、拨打110及120。

2）第一目击者需在确保自身安全的前提下进行施救。若现场有专业的急救设备，可借助浮力救援设备或船只等工具接近溺水者进行救援；若溺水者离岸较远，可利用绳索、树枝、棍棒或救生圈等工具将其拉出水面。不推荐非专业人员盲目下水营救及多人手拉手救援。

3）将溺水者救上岸后，第一目击者可在急救调度员指导下对其进行初步判断，若溺水者无意识、无呼吸或仅有濒死呼吸，立即清理其口鼻腔内异物（如义齿等），开放气道，予以5次人工呼吸辅助通气，每次吹气时长应超过1秒，以能看到胸廓起伏为有效。

4）若溺水者对初次人工呼吸辅助通气无反应，可行胸外心脏按压；若无生命迹象，可将患者放置在干燥地区，擦干其身体、去除胸毛再使用AED；若患者呼吸逐渐恢复正常，为其盖上衣物或毛毯以预防体温过低。

（3）中暑：又称体温过高，是指在温度或湿度较高、不透风的环境下，因体温调节中枢功能障碍或汗腺功能衰竭，电解质、水分丢失过多，从而导致的以中枢神经和（或）心血管功能障碍为主要表现的急性疾病。常见表现为头痛、眩晕和不适、焦躁不安、发热、面色潮红、皮肤干燥、反应水平下降等。急救要点：

1）快速降温是中暑现场救护的首要措施。立即将患者搬离高温环境，移至阴凉通风处，室温调至20~24℃，使患者平卧并除去全身衣物。

2）可用常温水喷洒或温湿毛巾擦拭全身皮肤进行物理降温，在颈部大血管处、腋下、肘窝、腹股沟等处冷敷可进行迅速降温；还可使用风扇加快散热；降温目标：核心体温19~40分钟内降至39℃以下，2小时降至38℃以下。

3）关注患者生命体征变化。每10~15分钟测量一次体温、血压、脉搏。

4）若患者失去知觉，可指掐人中、合谷等穴位，使其苏醒；意识清醒者，可给予服用500~1000 ml生理盐水、运动型饮料或藿香正气口服液等，并用风油精或清凉油涂抹于患者额部及太阳穴；重症中暑者，使患者平卧，持续补液、物理降温处理的同时，立即送至医院诊治。

(4) 火灾：是指在时间或空间上失去控制的燃烧所造成的伤害。急救要点：

1) 迅速脱离火灾现场。第一目击者应以"先救人，后救物"为原则，及时疏散人员，按下火灾报警器并拨打119。

2) 火焰烧伤者需立即脱去衣服或就地缓慢打滚，切勿奔跑，以免火借风势加重烧伤；勿呼喊，以免引起呼吸道烧伤，并减少浓烟吸入以防止中毒与窒息；勿用双手扑打，以免手烧伤，可用浸湿的衣被、水直接扑火，或直接跳入水中。

(5) 烧伤：是指热力所致的组织损害，烧伤后，皮肤会失去抗感染的天然屏障功能，烧伤持续时间越长，损伤越严重。急救要点：

1) 立即脱离烧伤源，检查危及生命的情况。

2) 用大量清水冲洗伤处，至少持续20 min或直到疼痛减轻；对烧伤面积超过30%和Ⅲ度烧伤者禁止冷疗，创面覆盖干净敷料，注意保暖并监测体温。

3) 禁止强行撕脱粘在伤者烧伤区域的衣物，严重烧伤者禁止破坏水疱或在清洁创面使用软膏。

4) 化学物质烧伤严重程度与酸碱性质、浓度及接触时间有关。若为干燥化学物质引起的烧伤，应戴上手套用毛巾擦掉皮肤表面的化学物质，去除受污染的衣物，防止化学物质溅落皮肤；立即用大量清水冲洗伤处至少30 min；若为头面部烧伤，冲洗时应注意保护眼睛，观察有无角膜损伤并优先冲洗，冲洗时保持伤眼处于低位。

(6) 冻伤：通常发生在冰冻、寒冷和有风的环境下，严重者可导致永久的感觉丧失。急救要点：

1) 尽快脱离低温环境，可利用保温毯保护伤者并迅速移至室温为25～26 ℃的环境，褪去潮湿冻结的衣物。

2) 对于局部冻伤者，可用37～42 ℃温水浸泡患部15～30 min，或将冻伤肢体放入身体温暖部位升温，直至冻区感觉恢复、皮肤颜色恢复至深红或紫红色、组织变软为止。禁用冷水浸泡、揉搓或火烤，以防冻伤加重。

3) 对于全身冻伤者，若体温低于20 ℃，可采用全身浸泡法复温，水温为35～42 ℃，直至伤者甲床潮红、肢体有温感为止，使体温在15～30 min内恢复至正常，提醒患者保持清醒。

4) 若伤者意识清醒，可协助其补充热量，如喝热饮；若伤者疼痛剧烈，可予以服用止痛片；若出现心脏骤停，需进行胸外心脏按压。

(三) 培训时长

通常为3～6小时，可根据培训对象及培训内容的不同进行相应调整，其中理论讲授时间不超过30%，急救技能操作培训时间不低于70%。

(四) 培训标准

每6～8名学员配备1名培训导师、每2～4名学员配备1套培训模型（如心肺复苏训练模型、AED训练模型等）。

(五) 培训场地

建议开设"急救科普社区站"，为开展公众急救培训提供平台，并做到"四定"（定时开放、定时布局、定人管理、设备固定），逐步构建公众急救培训网络。

### （六）培训形式

以急救培训"五进"为切入点，即进企业、进学校、进机关、进社区、进农村，与相关部门建立长期合作关系，强化急救培训效果。

### （七）传播方式

在利用电视台、报刊、电台等传统传媒的同时，充分利用"两微一端""互联网+"模式、网络远程教育开展"精准健康传播"。

## 四、构建社会急救体系的未来展望

在构建社会急救体系的过程中需积极依托创新科技驱动，以大数据、5G+物联网、人工智能、云计算、机器人、物联网传感器等新兴信息技术为载体，与急救服务领域渗透融合，可通过网络实时传送伤病员的生命体征信息，召集、组织实施社会急救技能培训及建立社会化急救志愿者在线队伍体系，将现场目击者、伤病员、社会急救志愿者、公众急救物品（AED等）等社会急救要素有机串联，为社会急救体系建设以及急救培训等注入创新元素。

（甘秀妮）

# 第二节　常用急救知识科普

《健康中国行动（2019—2030年）》中指出，将"健康知识普及行动"作为重大行动之一，需要帮助公众学习、了解和掌握有关紧急救援等维护健康的知识与技能，增强公众的自主健康意识，不断提高公众的健康管理能力。

医学科普是将专业医学术语以公众易于接受的形式进行健康宣传，以便公众能够在紧急情况下加以应用。提升全民自救互救素养，提高应对突发公共卫生事件防控治的水平，通过多种途径和模式对公众开展医学科普与培训，为全民普及急救知识奠定基础。掌握常见意外应急事件的发生原因及正确初步处理方法，是提高自救互救效果的关键。

## 一、必备急救技能

### （一）心肺复苏

20世纪60年代，Pater等结合人工呼吸、胸外心脏按压、除颤三项技术创建了现代心肺复苏术。美国心脏协会（American Heart Association，AHA）于1974年开始制定心肺复苏指南，并不断地修改、补充及完善。作为一项基本的抢救技术，心肺复苏的临床和实验研究均已取得长足的进步。

急救方法详见上一节。

### （二）自动体外除颤

自动体外除颤仪（AED）是一种通过电击来抢救和治疗致命性心律失常的便携式设备，在心脏猝死发生的1分钟内进行电除颤，存活机会可高达90%，是院外心搏骤停（out-of-hospital cardiac arrest，OHCA）的"救命神器"。近30年来，欧美、日本、韩国等发达国家和地区在公共场所密集配置AED，国内则起步较晚。2006年，北京首都机场安装了11台AED设备，开创了国内公共场所安装AED设备的先河，此后，全国各地已陆续在公共场所安装AED急救设备。

急救方法详见上一节。

### （三）海姆立希法

1974年，美国医生海姆立希发明海姆立希法，利用肺部残留气体，形成气流冲出气道异物，从而有效解除急性呼吸道异物堵塞，并应用该法成功抢救了1名因食物堵塞呼吸道而发生窒息的患者，从此该法在全世界被广泛应用。

急救方法详见上一节。

## 二、初步急救知识

### （一）胸痛了该怎么办？

急性非创伤性胸痛是急诊最常见的就诊原因之一，病因繁多，严重性悬殊极大。其中高危胸痛患者约占胸痛就诊人数的1/3，主要包括急性冠脉综合征（acute coronary syndrome，ACS）、主动脉夹层、肺栓塞等急性心血管病，致死、致残率高。ACS是指冠状动脉内不稳定的粥样斑块破裂或糜烂引起血栓形成所导致的心脏急性缺血综合征，包括急性心肌梗死和不稳定性心绞痛，占高危胸痛的95%。

**1. 常见表现** 心前区剧烈疼痛或伴有濒死感，同时出现大汗淋漓、恶心呕吐、焦虑紧张等。

**2. 急救方法** ①告知患者立即停止活动，进行休息，及时拨打120。②如患者没有明显呼吸困难和心功能不全等基础疾病，应快速协助患者置于半卧位（约30°），减少心肌耗氧量，缓解症状；如果患者存在心功能不全或急性肺水肿，应协助患者置于半坐位或坐位，必要时使双腿下垂，减少回心血量，缓解症状。③如果患者失去意识，应将其置于侧卧位，防止发生呕吐和误吸。④对无禁忌证的ACS患者，第一目击者可以予以患者舌下含服硝酸甘油1片，并根据患者体重选择服用150～300 mg阿司匹林片。⑤密切观察患者的心搏、呼吸等生命体征及意识，如果判断为心脏骤停，应立即进行心肺复苏，必要时及早用AED进行除颤。

### （二）卒中了该怎么办？

卒中是指由于脑部血管阻塞或血管突然破裂引起脑组织损伤的急性脑血管疾病，包括缺血性卒中和出血性卒中。2004年，美国北卡罗来纳大学医学院设计并提出"FAST"口诀作为判断脑卒中的预警信号，即面瘫/口角歪斜（face）、肢体无力（arm）、言语不清（speech）、迅速求助（time），帮助公众快速识别脑卒中并施行院前急救。

**1. 常见表现** ①突然面部和（或）肢体麻木或无力，尤其是单侧肢体；②突然不能说出物体名称，说话或理解困难；③突然单眼或双眼视物不清或视物成双；④突然行走不稳、头晕伴恶心、呕吐，肢体失去平衡或不协调；⑤突然出现不明原因的严重头痛，可伴恶心、呕吐，持续时间可短至数秒钟。

**2. 急救方法** ①无论发作时间长短，只要出现上述表现就应立即就医，或者拨打120；②在等待救治期间，可帮助患者仰卧并保持头偏向一侧，用枕头将患者的头肩部垫高，有助于改善脑血流和脑灌注压，还可以防止痰液或呕吐物堵塞气道引起窒息；③及时设法清理患者口鼻中的分泌物，保持呼吸道通畅；④观察患者生命体征及意识，对于意识清醒的患者，可以进行安慰以缓解其紧张情绪,并使用手电筒观察患者的双侧瞳孔是否等大等圆及对光反射情况;⑤在急救人员到达现场之前,不可擅自给患者服用药物。

### (三)休克了该怎么办?

休克是指机体遭受强烈的致病因素侵袭后,导致体内有效循环血量锐减,各重要器官及组织的血流灌注广泛、持续、显著减少,造成全身微循环不良、重要器官严重障碍的综合征。休克是一种紧急、濒危的病症,一旦发生,必须尽快到医院救治,否则会造成严重伤害,甚至死亡。

**1. 常见表现** 早期常表现为精神紧张、烦躁不安、面色苍白、四肢湿冷、脉搏加快、呼吸增快;随着病情加重,患者意识发生改变,表现为表情淡漠、反应迟钝,甚至出现意识模糊或昏迷,可伴有口唇发绀、四肢冰冷、脉搏细速、血压进行性下降。

**2. 急救方法** 一旦出现上述表现应立即施救:①立即处理危及生命的症状,如呼吸、心搏停止,应立即进行心肺复苏;如有呼吸道堵塞,应立即畅通呼吸道;如有肉眼可见的出血伤口,须直接压迫予以止血,不建议采用在止血点附近按压和抬高肢体的方法止血。若直接按压止血对严重或危及生命的出血无效时,施救者可在了解使用指征和使用方法的前提下考虑使用止血敷料覆盖后按压。②协助患者处于中凹卧位,即保持头部和腿部均抬高20°~30°,有利于全身静脉血的回流,防止脑水肿,利于呼吸,若患者合并有昏迷、呕吐,应协助患者去枕平卧,头偏向一侧,防止呕吐窒息。③高热的感染性休克患者给予降温,对体温过低的患者注意保暖。④观察患者的神志、呼吸、血压及脉搏变化。⑤患者口渴时,避免大量喝水以保持胃排空,有利于进行手术治疗。⑥有条件的情况下紧急建立静脉通道,等待救援。

### (四)晕厥了该怎么办?

晕厥是由于各种原因引起的突发的一过性大脑供血或供氧不足所导致的综合征,具有发生快、消失快、数秒后或调整姿势后可自行恢复的特点。

**1. 常见表现** 常伴有面色苍白、出汗、发绀、呕吐、二便失禁等。

**2. 急救方法** ①立即将患者置于通风、凉爽、舒适的地方,协助取平卧位,可抬高下肢,几秒钟或经调整姿势后可自行恢复。②如果判断发生了心脏骤停,应立即行心肺复苏。③松开患者衣领,观察呼吸情况;若有呕吐,应将患者置于侧卧位,防止呕吐窒息。④判断晕厥的原因,如是否站立过久、劳累、气温影响、服药史等,针对病因酌情处理,必要时拨打120急救电话。

### (五)癫痫发作了该怎么办?

癫痫是大脑神经元突发性异常放电,导致大脑短暂的功能障碍。

**1. 常见表现** 突然意识丧失、两目上翻、瞳孔放大、牙关紧闭、二便失禁、面色苍白或青紫、口吐白沫,可有羊或猪叫声等。

**2. 急救方法** ①立即协助患者顺势躺下,迅速移开周围物品,防止摔伤、碰伤;②松开患者衣领,保持呼吸道通畅;③切忌用力按压患者抽搐的肢体,以免造成骨折和肌肉拉伤;④切忌将任何物体放入患者口中,以免损伤牙齿或导致误吸;⑤癫痫发作一般在5 min之内都可以自行缓解,如果连续发作或频繁发作,应立即送医或拨打120急救电话。

### (六)哮喘发作了该怎么办?

哮喘是指突然发生喘息、气促、咳嗽、胸闷等症状,或原有症状急剧加重,伴有呼吸困难。

**1. 常见表现** 轻度急性哮喘者可保持平卧位,稍重者常保持坐位,严重者常保持前倾位,伴大汗;危重患者说话断续或不成句,甚至不能讲话,可出现极度呼吸困难、呼吸过缓、大汗淋漓等,常保持卧位。

**2. 急救方法** ①立即协助患者取坐位，松开患者颈部或腹部紧身衣物。②吸入速效支气管舒张剂，常以 $β_2$ 受体激动剂（如沙丁胺醇、特布他林）为首选药物。初始剂量为 2～4 喷，每 20 min 吸入 1 次，1 小时后观察治疗反应；轻度急性发作可调整为每 3～4 小时 2～4 喷，中度急性发作每 1～2 小时 6～10 喷，直到症状缓解，并记录给药时间和患者变化状况。③协助患者进行家庭氧疗，开始可进行高流量吸氧，维持血氧饱和度在 93%～95%，待血氧饱和度维持正常后，可以调整为低流量吸氧；④若病情未见明显好转或持续恶化，需立即送医。

### （七）急性中毒了该怎么办？

急性中毒是指人体在短时间内接触毒物或超过中毒量的物质后，使得机体受损及器官组织发生功能障碍，严重者可能出现多器官功能衰竭，甚至危及生命。

**1. 常见表现** 恶心、呕吐、头昏，随后出现惊厥、抽搐、呼吸困难、呼出气体及排泄物的气味及颜色发生特殊改变，甚至出现发绀、休克以及呼吸、心脏骤停等。

**2. 急救方法** ①立即拨打 120、110，协助患者脱离染毒环境。②判断患者生命体征，心脏骤停者立即行 CPR；存在呼吸道梗阻者，清理呼吸道并开放气道。③对于可能经皮肤吸收的毒物，协助患者迅速脱去污染衣物，用清水充分清洗皮肤，或选择适当的中和剂中和处理；若毒物遇水能发生反应，应先用干布抹去沾染的毒物后再用清水冲洗，避免增加毒物吸收。④如无禁忌证，消化道途径中毒者可考虑现场催吐；但对于怀疑吞服强腐蚀性的化学物质，则不可催吐，防止反复腐蚀导致严重后果。⑤若患者意识清醒，可询问患者获得毒物的种类、数量、服毒时间等相关信息，并尽量带上呕吐物或可疑化学物质送院治疗。⑥尚未明确中毒毒物时，应禁食。

### （八）过敏了该怎么办？

过敏症是一种严重的、可危及生命的全身性或系统性超敏反应，发展迅速并可导致气道和（或）呼吸和（或）循环问题，危及生命，常伴随皮肤、黏膜的变化。

**1. 常见表现** ①由药物、羽毛、花粉、油漆等引起，表现为荨麻疹、湿疹、血管神经性水肿；②食入含过敏原的食物导致的消化道过敏，表现为恶心、呕吐、腹痛、腹泻等；③呼吸道过敏，表现为过敏性哮喘、鼻炎等。

**2. 急救方法** ①切断过敏原，如蜂蜇伤后应及时取出毒刺。②协助患者取舒适体位，如呼吸窘迫者可以取坐位；伴有循环系统不稳定者取仰卧位并抬高下肢；孕妇患者应取左侧卧位并抬高下肢；无意识患者应协助其取侧卧位，保持呼吸道通畅，为建立人工气道做准备。③出现心脏骤停时应立即行心肺复苏。④密切观察患者呼吸、意识及生命体征，协助患者服用抗组胺药，等待医护人员救援。

### （九）毒蛇咬伤了怎么办？

**1. 常见表现** 伤口处常有一对大而深的牙痕，伤口周围明显肿胀，疼痛或有麻木感，局部有瘀斑、水疱或血疱；一般 1～3 小时后出现视物模糊、四肢无力、头晕、恶心、胸闷、呼吸困难等全身症状。

**2. 急救方法** ①嘱患者立即停止伤肢的活动；②协助患者取合适体位，为避免毒素扩散，需将被咬伤的部位置于低于心脏的位置；③尽可能保持受伤肢体静止不动，或用无弹力绷带对整个被咬肢体进行包扎固定；④专业急救人员可以采用绑扎法阻断毒液回流，绑扎的松紧程度以能维持肢体远端动脉搏动稍微减弱为宜；⑤包扎后，检查伤口周围部位的感觉、温度、肤色，每 30 分钟松解 1 次，每次放松 2～3 分钟，以免造成组织缺血坏死；⑥施救者不要吮吸患者伤口试图吸出毒液，以免对施救者带来伤害；⑦安抚患者情绪，避免紧张和恐惧。

### （十）如何正确处理伤口？

妥善包扎伤口是预防和减少伤口感染的关键。头部、胸部、腹部等重要部位伤口若不能及时正确处理，可能危及生命，因此需要优先包扎，而后包扎四肢伤口。

急救方法：①对于开放性气胸患者，应协助患者取坐位并且上身向患侧倾斜，立即用密闭敷料封闭伤口，防止形成张力性气胸，并保持呼吸道通畅，及时拨打120；②对于连枷胸的大面积胸壁软化、凹陷、反常呼吸患者，应立即用敷料、沙袋或衣物置于软化区进行加压包扎；③对于前壁心前区穿透伤的患者，不应直接包扎鲜血外溢的伤口；④闭合性腹部损伤多见于钝器伤后，会导致腹腔内脏器官内出血或胆汁、胃内容物等进入腹腔，引起弥漫性腹膜炎、休克等，因此应当对患者制动，告知其活动风险，并协助患者取侧卧位或仰卧位，松解皮带、纽扣等，清除口鼻腔内的分泌物，保持呼吸道通畅；⑤开放性腹腔损伤多为锐器创伤，常伴有肠管从腹腔内脱出，禁止直接还纳肠管，可用干净的保鲜膜包裹脱出的肠管，并用干净、较大的容器扣住已脱出的肠管，再用宽带将容器固定在患者腹部，告诉患者保持双膝屈曲垫起，缓慢呼吸，放松腹壁肌肉，避免腹部用力，否则肠管将继续脱出；⑥移开患者身边的尖锐物品以免损伤肢体；⑦观察患者神志、脉搏、呼吸等变化，予以保暖，等待救援；⑧禁食禁饮，以免加大手术难度。

（甘秀妮　罗成琴　刘　娜）

# 主要参考文献

[1] 金静芬，黄素芳，张春梅，等．急诊护理专科实践［M］．北京：人民卫生出版社，2021．

[2] 王芳．急救护理学［M］．北京：人民卫生出版社，2021．

[3] 管向东．中国重症医学专科资质培训教材［M］．北京：人民卫生出版社，2019．

[4] 万学红．诊断学［M］．北京：人民卫生出版社，2021．

[5] 尤黎明，吴瑛．内科护理学［M］．7版．北京：人民卫生出版社，2022．

[6] 金静芬，刘颖青．急诊专科护理［M］．北京：人民卫生出版社，2018．

[7] 葛均波，徐永健，王辰．内科学［M］．9版．北京：人民卫生出版社，2018．

[8] 李乐之，路潜．外科护理学［M］．7版．北京：人民卫生出版社，2021．

[9] 桂莉，金静芬．急危重症护理学［M］．5版．北京：人民卫生出版社，2022．

[10] 王建枝，钱睿哲．病理生理学［M］．9版．北京：人民卫生出版社，2018．

[11] 步宏，李一雷．病理学［M］．9版．北京：人民卫生出版社，2018．

[12] 金静芬，刘颖青．中华护理学会专科护士培训教材［M］．北京：人民卫生出版社，2019．

[13] 贾建平，陈生弟．神经病学［M］．北京：人民卫生出版社，2018．

[14] 张梅，胡豫，孙连坤．血液系统与疾病［M］．北京：人民卫生出版社，2021．

[15] 陈玉国．急诊医学新进展［M］．北京：中华医学电子音像出版社，2016．

[16] 张建中，晋红中．皮肤性病学［M］．北京：人民卫生出版社，2021．

[17] 赫斯．机械通气精要［M］．袁月华，译．北京：人民卫生出版社，2016．

[18] 姜保国，陈红．中国医学生临床技能操作指南［M］．3版．北京：人民卫生出版社，2020．

[19] 张福奎，蒋建光，于大鹏．外科基本操作处置技术［M］．3版．北京：人民卫生出版社，2022．

[20] 金静芬．急诊预检分诊［M］．杭州：浙江大学出版社，2020．

[21] 伊诺曼．院前创伤生命支持（第8版）［M］．黎檀实，姜保国，吕发勉，译．北京：人民军医出版社，2017．

[22] 李庆印，陈永强．重症专科护理［M］．北京：人民卫生出版社，2018．

[23] 全国科学技术名词审定委员会医学名词审定委员会肠外肠内营养学名词审定分委员会．肠外肠内营养学名词［M］．北京：科学出版社，2019．